“十三五”国家重点图书出版规划项目
国家新闻出版改革发展项目
国家出版基金项目
中央本级重大增减支项目
科技基础性工作专项
全国中药资源普查项目

峨眉山
中药资源图志

第二卷

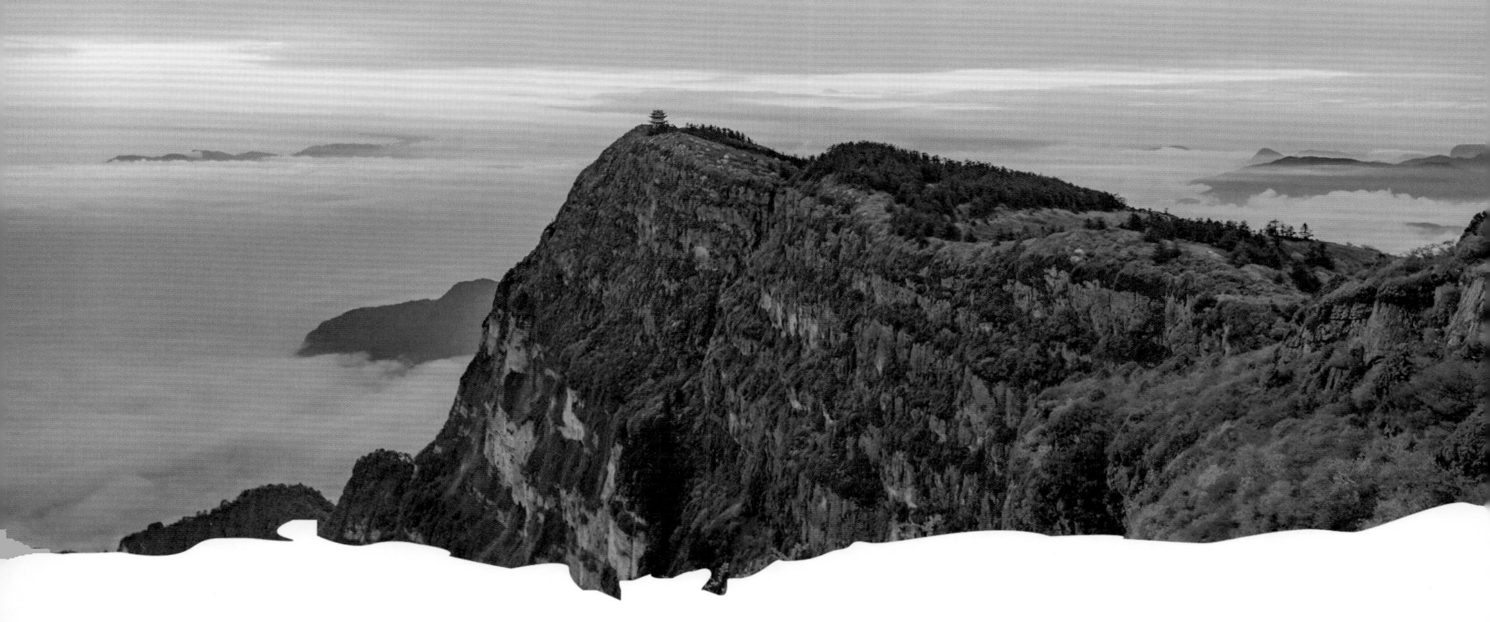

主编
黄璐琦　赵军宁　方清茂

海峡出版发行集团 THE STRAITS PUBLISHING & DISTRIBUTING GROUP | 福建科学技术出版社 FUJIAN SCIENCE & TECHNOLOGY PUBLISHING HOUSE

目录

第二卷

景天科

八 宝

脚指甲、胡豆七、景天

Hylotelephium erythrostictum (Miq.) H. Ohba

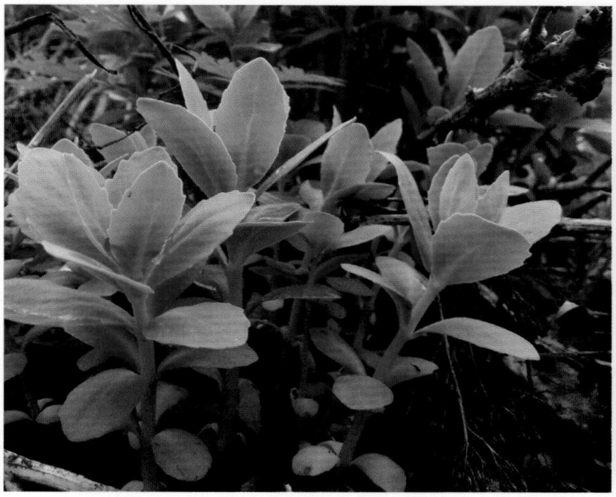

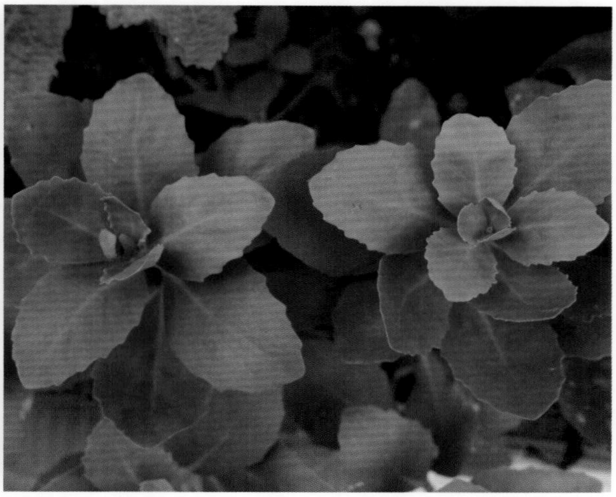

【形态特征】多年生草本。茎不分枝，直立。叶对生，无柄，长圆形至卵状长圆形，边缘疏具锯齿。聚伞花序顶生，密具花；花白色或粉红色；心皮 5，直立，基部几分离。花期 8~10 月。

【适宜生境】生于灌丛岩石下或栽培。

【资源状况】分布于中山区。

【入药部位】全草（景天）。

【功能主治】清热解毒，通经活络，祛瘀止血。用于热毒火疮，疮疖，小儿丹毒，音哑肿痛，游风，烦热惊狂，咯血，吐血，疔疮，肿毒，风疹，瘾疹，漆疮，目赤涩痛。

瓦 松

瓦莲花、瓦屋葱

Orostachys fimbriatus (Turcz.) Berger

【形态特征】二年生肉质草本。一年生莲座丛的叶短，莲座叶线形，为白色软骨质；二年生花茎高（5~）10~20（~40）cm。叶互生，细疏，有刺，线形至披针形。花序总状或圆锥形；花瓣红色或白色，披针状椭圆形；花药紫色。蓇葖果矩圆形，顶端具细喙。种子多数，卵球形，细小。花期 8~9 月，果期 9~10 月。

【适宜生境】生于岩石、屋顶、石缝。

【资源状况】分布于峨眉山各地。常见，可以适度开发利用。

【入药部位】地上部分。

【功能主治】清热凉血，通经，收敛。用于咯血，肺结核咯血，吐血，鼻衄，便血，月经不调，热淋，痔疮出血，湿疹，痈毒，疔疮，烫火伤，皮肤溃疡与疮口久不愈合。

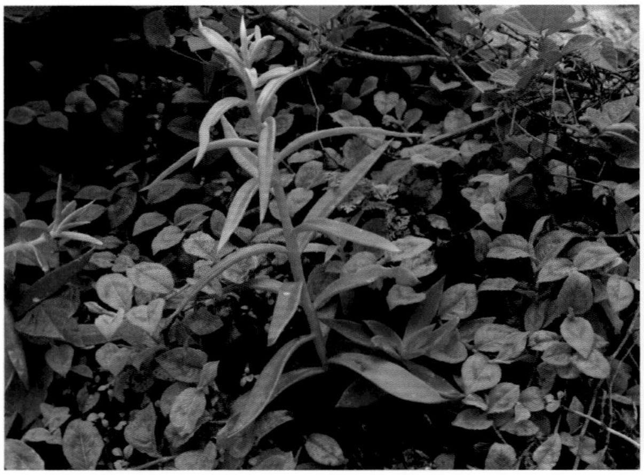

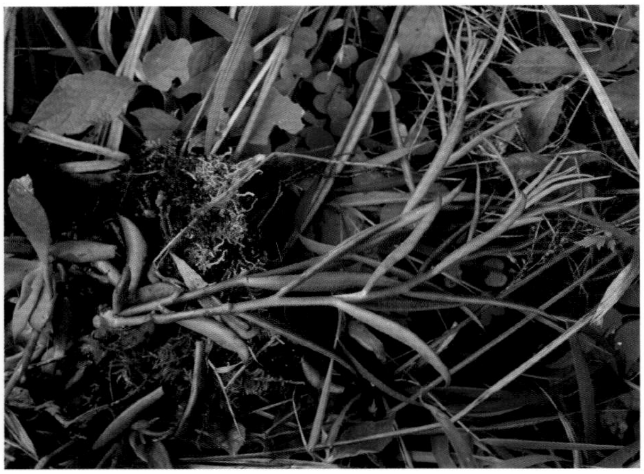

小丛红景天

凤尾七

Rhodiola dumulosa (Franch.) S. H. Fu

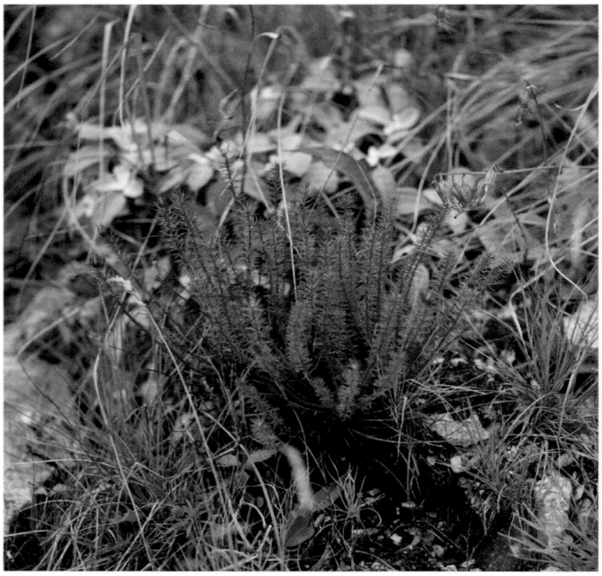

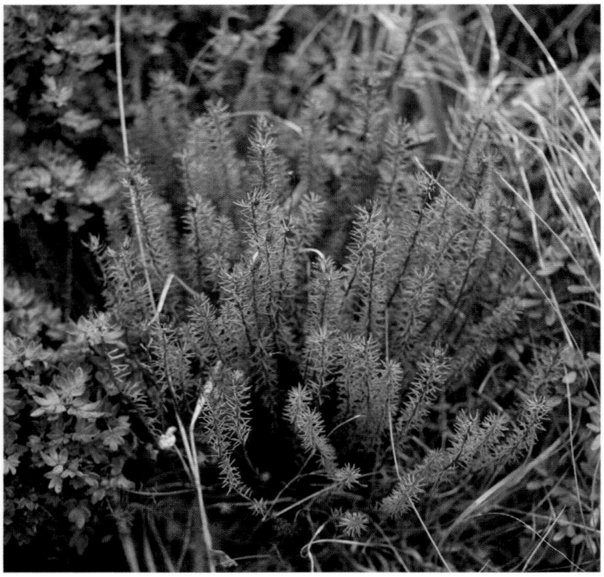

【形态特征】多年生肉质草本，高 6~9cm。宿根木质化，粗枝，分枝。茎直立，不分枝，丛生。茎生叶互生，无柄，条形至阔条形。聚伞花序具花 4~7 朵；花瓣 5，直立，白色或红色；心皮直立，卵状长圆形。蓇葖果 5。种子具狭翅。花期 6~7 月，果期 8 月。

【适宜生境】生于荒地。

【资源状况】分布于高山区。少见。

【入药部位】全草或根（凤尾七）。

【功能主治】滋阴补肾，养心安神，调经活血，明目。用于骨蒸劳热，干血痨，干虚劳，心悸怔忡。

云南红景天 胡豆七

Rhodiola yunnanensis (Franch.) S. H. Fu

【标本采集号】LEM120723011

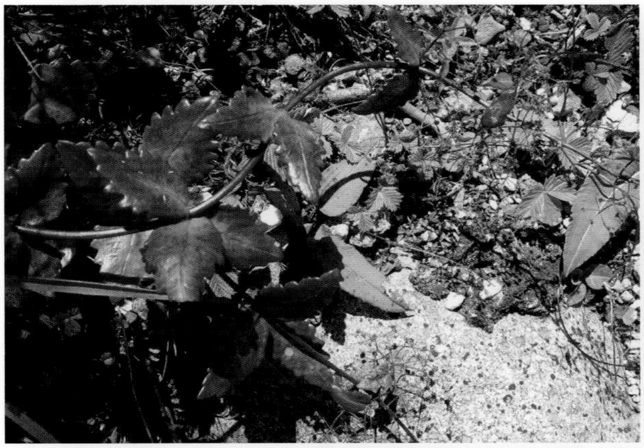
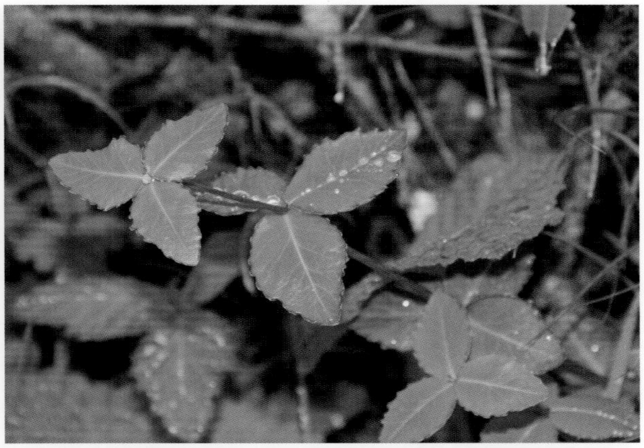
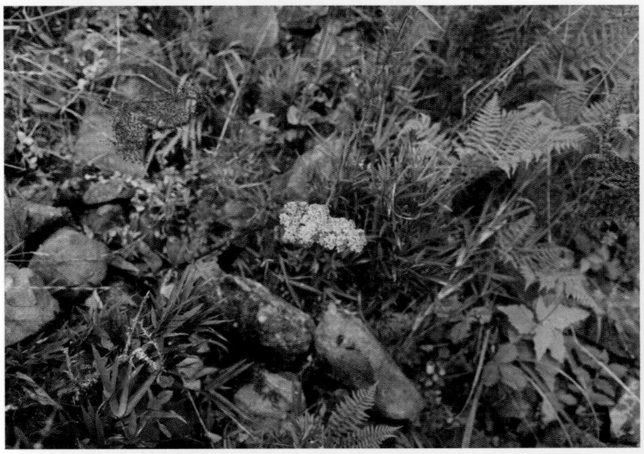
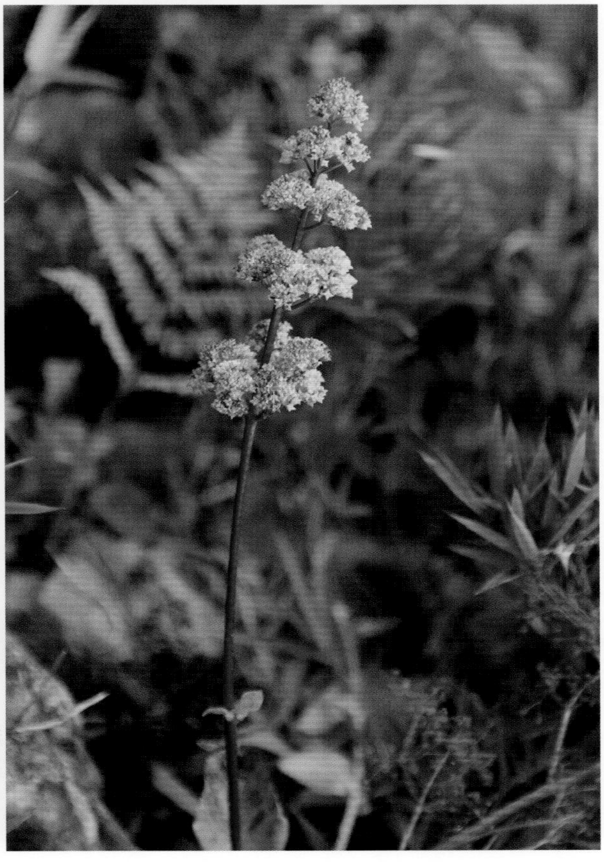
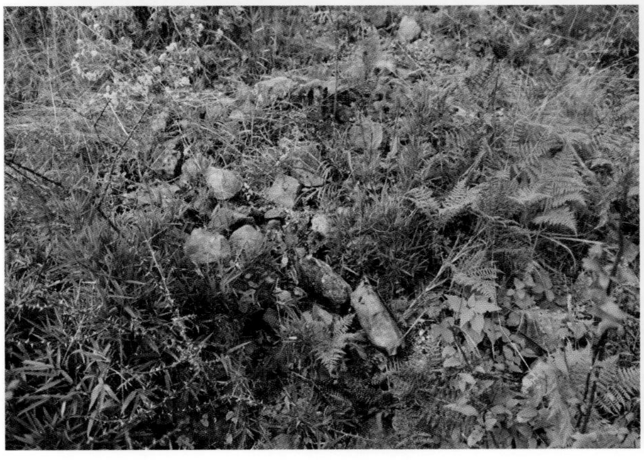

【形态特征】多年生草本。根颈粗。花茎单生或少数几条着生。茎生叶 3 叶轮生，稀对生。花序聚伞圆锥状，分枝轮状；花多数，单性；雄花浅黄绿色至黄色；雌花紫色，线形，心皮喙反折。蓇葖果星状排列。花期 5~7 月，果期 6~8 月。

【适宜生境】生于岩石或草地上。

【资源状况】分布于高山区。常见，可以适度开发利用。

【入药部位】根、全草。

【功能主治】活血镇痛，通经活络，清热解毒，散瘀止血，强筋。用于喉炎咳嗽，泄泻，痢疾，跌打损伤，创伤。

费　菜

土三七、紫云七、景天三七

Sedum aizoon L.

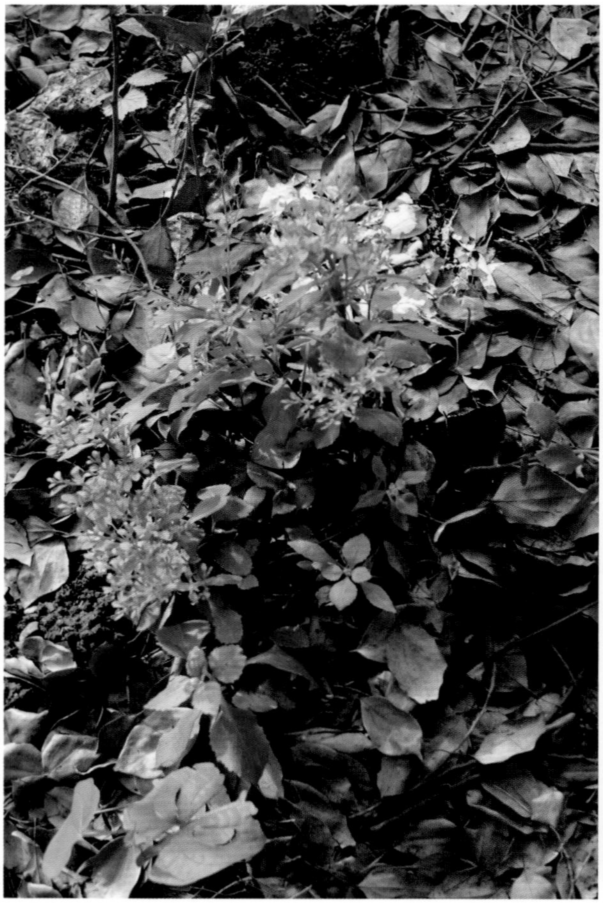

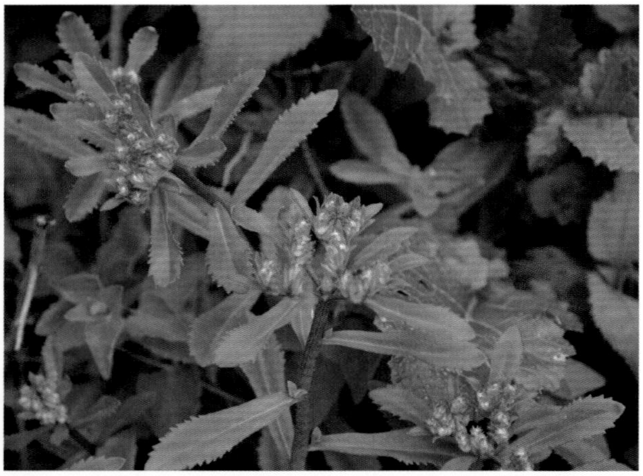

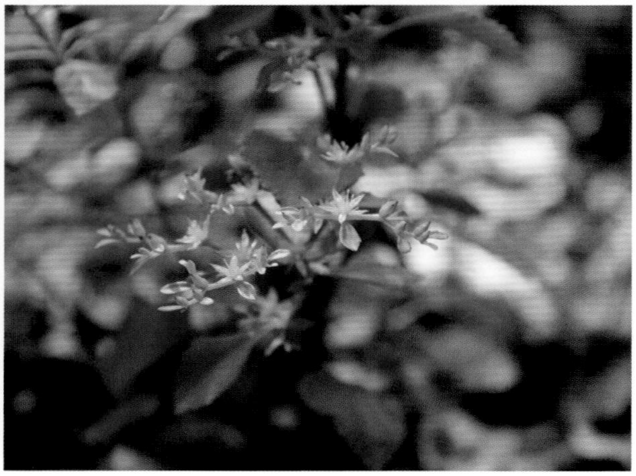

【形态特征】多年生草本，高达 80cm。根状茎粗厚；茎自根状茎发出。叶互生；叶缘具不整齐细齿。伞房状聚伞花序平展分枝，多花；苞片叶状；花瓣黄色；鳞片近四方形；雄蕊 10；心皮卵状长圆形。蓇葖果星状。种子边缘具窄翼，顶端较宽。花期 6~7 月，果期 8~9 月。

【适宜生境】栽培。
【资源状况】分布于中山区、高山区。常见，可以开发利用。
【入药部位】根或全草（景天三七）。
【功能主治】安神补血，止血化瘀。用于肺热咳嗽，跌打损伤，吐血，便血，衄血，尿血，崩漏，消化道出血，子宫出血，牙龈出血。

珠芽景天　佛甲草

Sedum bulbiferum Makino

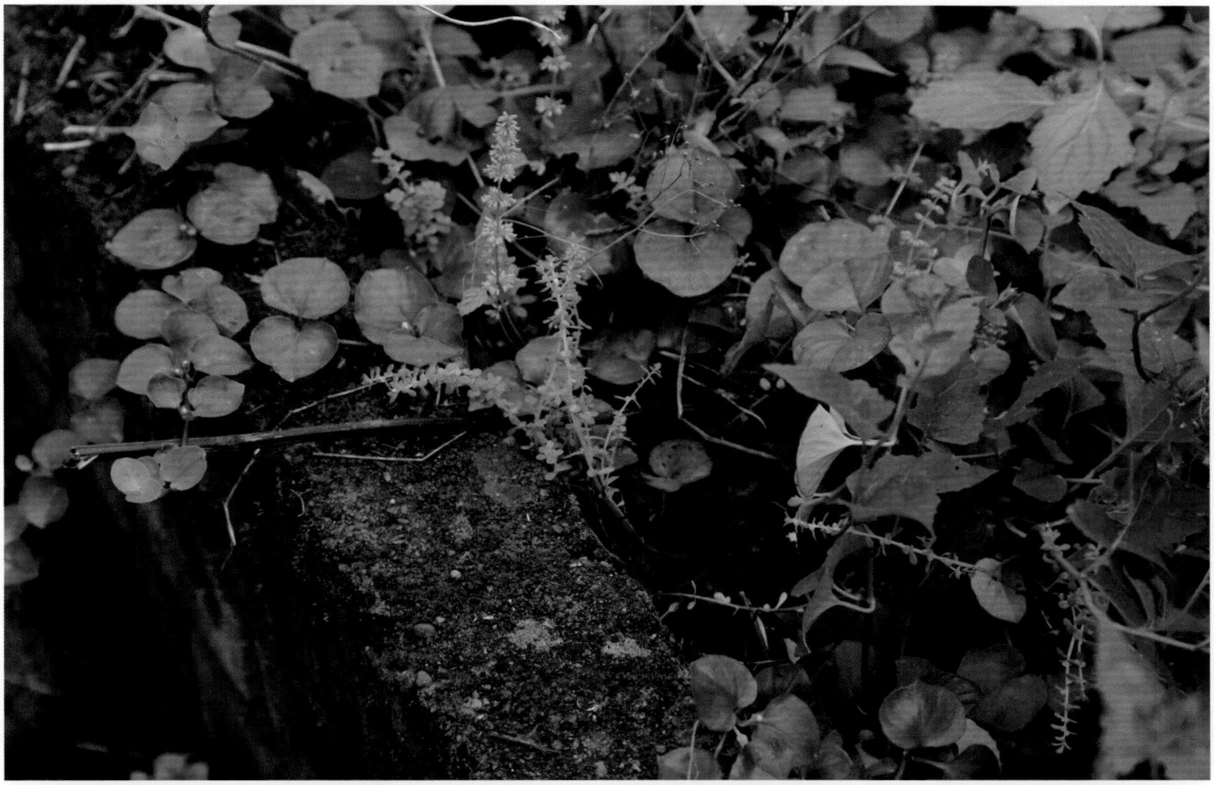

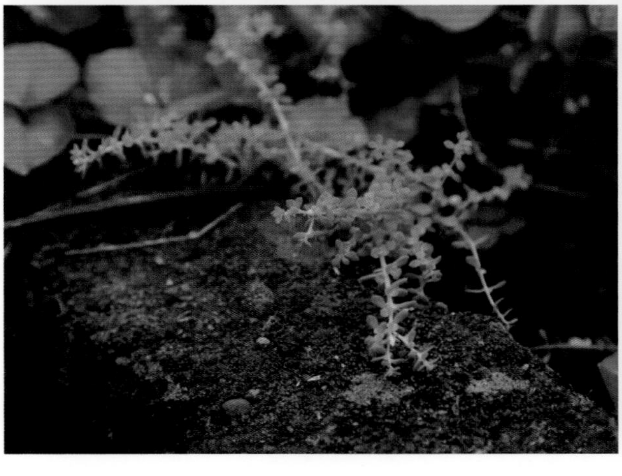

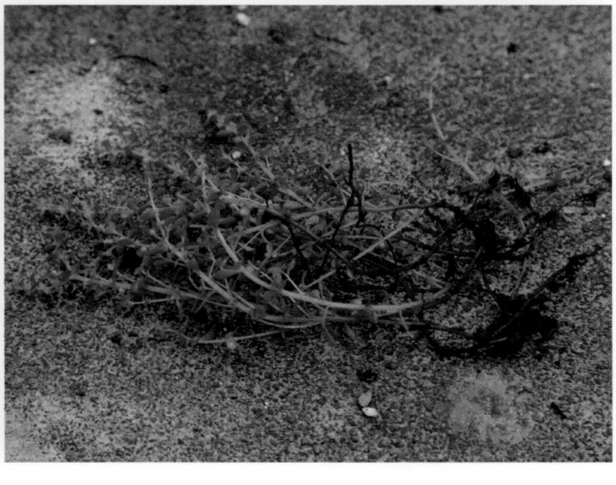

【形态特征】多年生草本，高 10~20cm。根须状。茎多数丛生。叶腋珠芽球形白色，落地生新苗；叶匙状倒披针形。聚伞花序具 3 分枝，多花，常再二歧分枝；花瓣黄色，披针形；雄蕊 10；心皮 5，略叉开，基部 1mm 合生。蓇葖果。种子有乳突状突起。花期 4~7 月。

【适宜生境】生于高山荒坡。

【资源状况】分布于低山区、中山区。常见。

【入药部位】全草（珠芽半枝）。

【功能主治】祛风，理气，止痛。用于风湿麻木，食积，中风瘫痪。

凹叶景天

六月雪、豆瓣草

Sedum emarginatum Migo

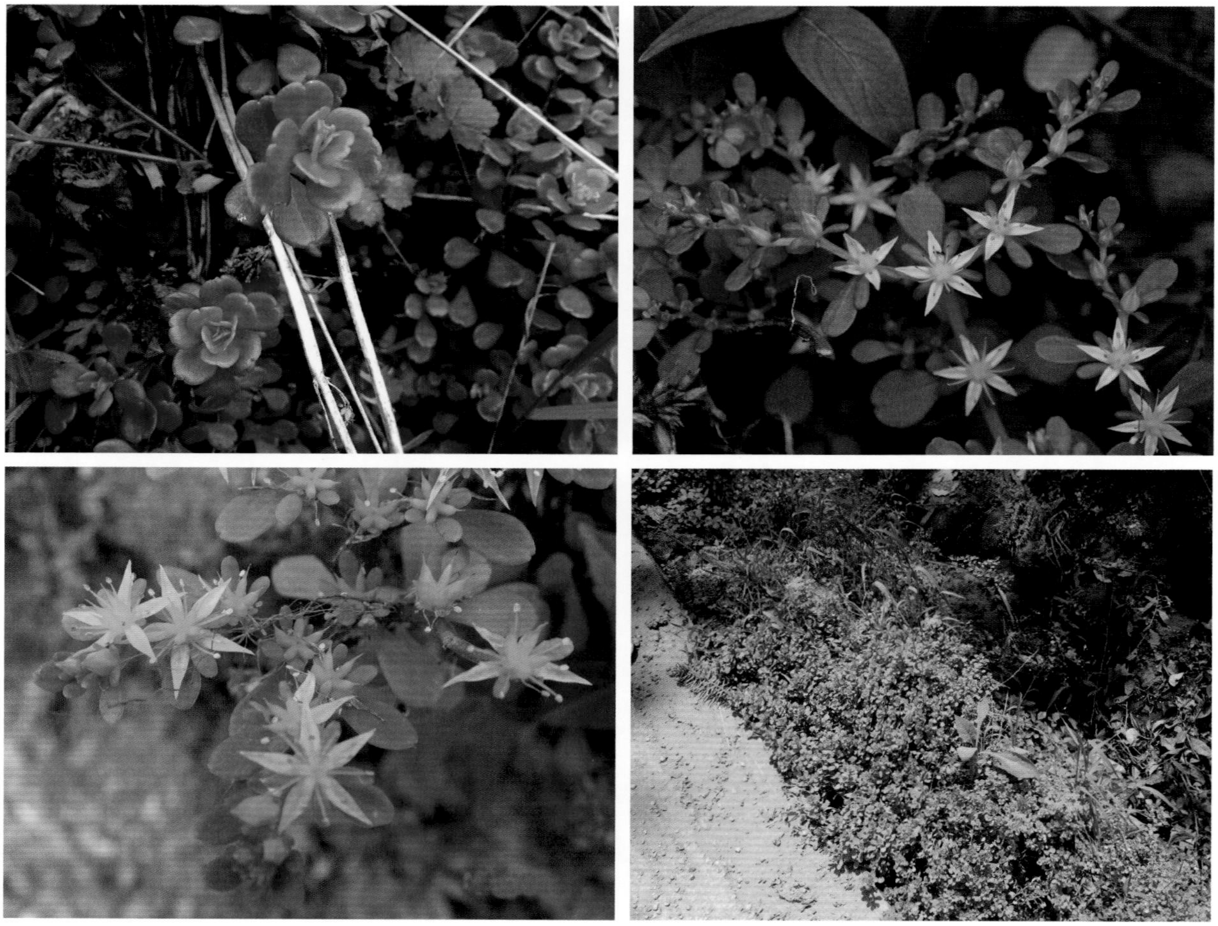

【形态特征】多年生草本，高 10~17cm。茎下部平卧，节上生不定根。叶对生，匙状倒卵形至阔倒卵形，先端圆且具凹缺。聚伞花序通常 3 分枝；花瓣黄色，条状披针形至披针形；鳞片长圆形；心皮长圆形。蓇葖果叉开，腹面有浅囊状隆起。花期 5~6 月，果期 7 月。

【适宜生境】生于潮湿岩石上。

【资源状况】分布于坝区、低山区。常见，可以大量开发利用。

【入药部位】全草（马牙半支）。

【功能主治】清热解毒，利湿。用于痈肿，风火赤眼，丹毒，肝炎，痢疾，肠炎，疔疮，吐血，衄血，血崩，带下病，瘰疬，黄疸。

佛甲草 豆瓣草

Sedum lineare Thunb.

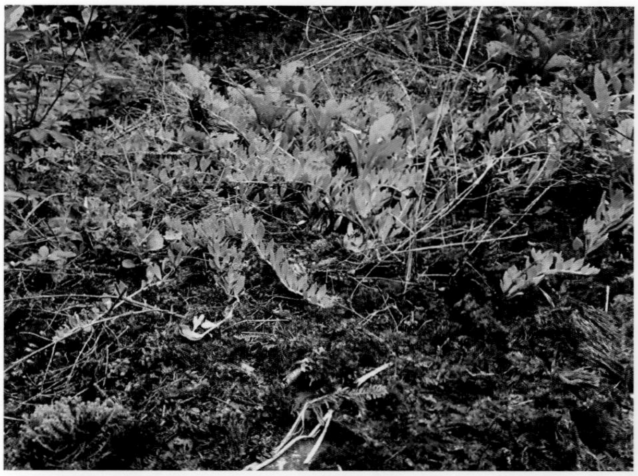

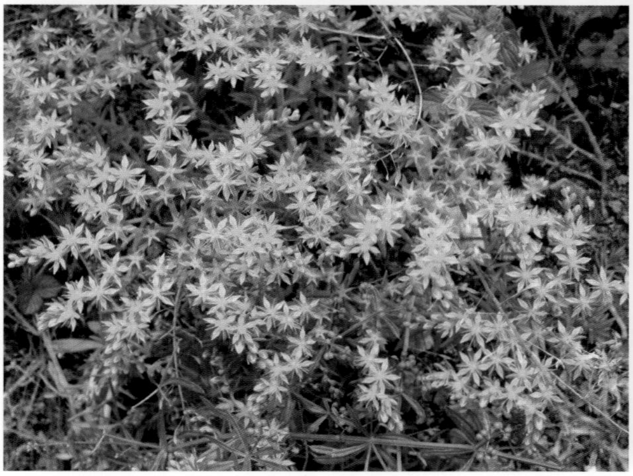

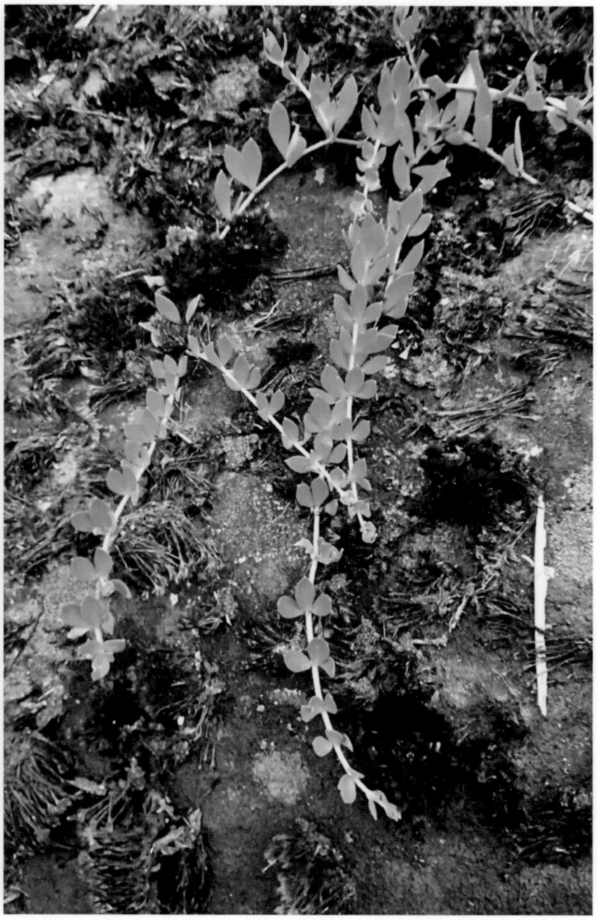

【形态特征】多年生草本，高达 30cm。茎丛生，匍匐，柔软。叶 3（4）轮生，条形，无柄。聚伞花序 2 或 3 分枝；分枝常再 2 分枝；花瓣黄色，披针形；鳞片 5，宽楔形至近四方形；雌蕊 5 枚，成熟时分离。蓇葖果叉开，先端具短喙。花期 4~5 月，果期 6~7 月。

【适宜生境】生于潮湿岩石上。

【资源状况】分布于坝区、低山区。常见。

【入药部位】全草（鼠牙半支）。

【功能主治】清热解毒，利湿。用于咽喉肿痛，痈肿，肝炎，疔疮，丹毒，烫伤，黄疸，痢疾，劳伤咳嗽，带状疱疹，疮疡肿毒，毒蛇咬伤。

山飘风 *Sedum major* (Hemsl.) Migo

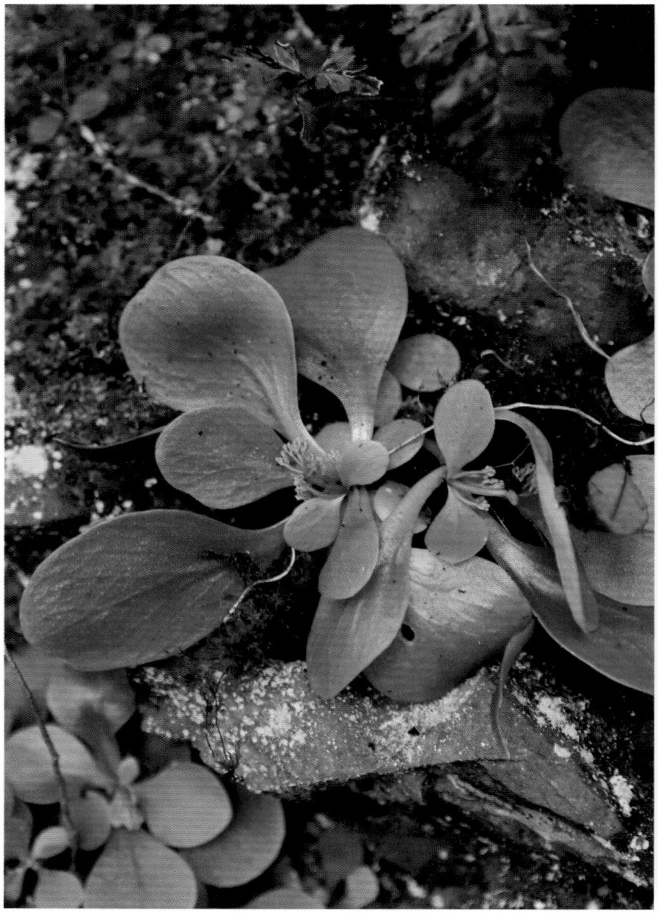

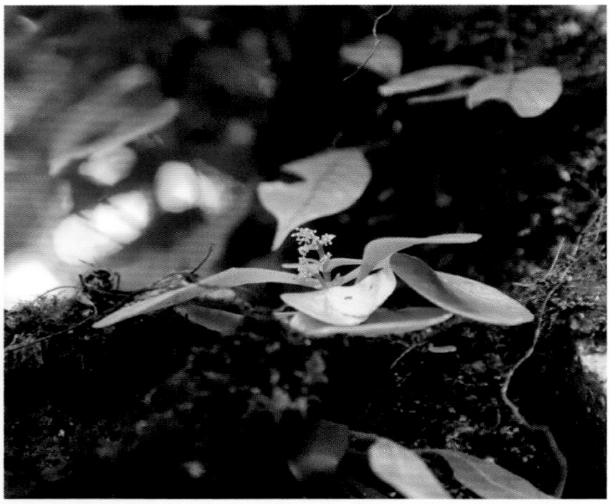

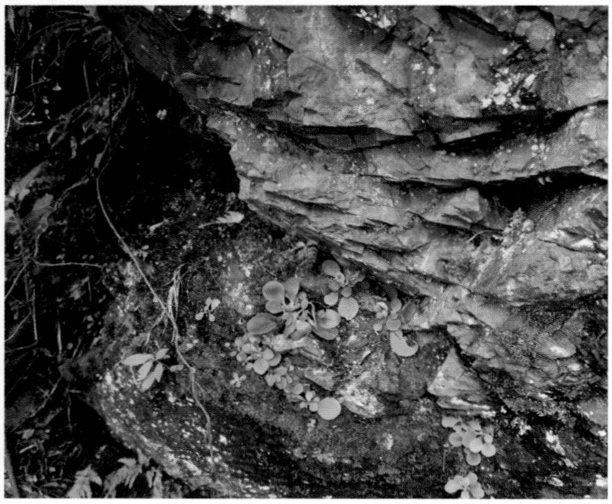

【形态特征】小草本。茎单一，高约 10cm。4 叶轮生，具假柄或近无柄，全缘。伞房状聚伞花序；花为不等的 5 基数；雄蕊 10；鳞片长圆形；心皮直立，基部合生。蓇葖果具少数种子。花期 7~10 月。

【适宜生境】生于海拔 850~1600m 的潮湿岩石上。

【资源状况】分布于低山区、中山区。少见，应加以保护。

【入药部位】全草。

【功能主治】清热，凉血，止血。用于肺热咳嗽，衄血，疮毒，无名肿毒，跌打损伤。

垂盆草

石指甲

Sedum sarmentosum Bunge

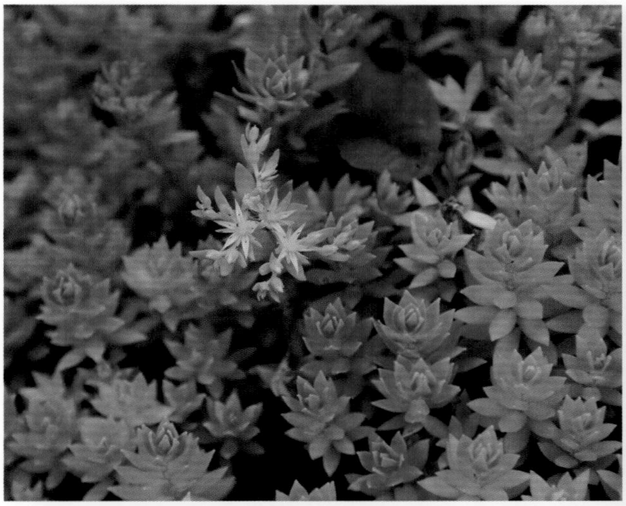
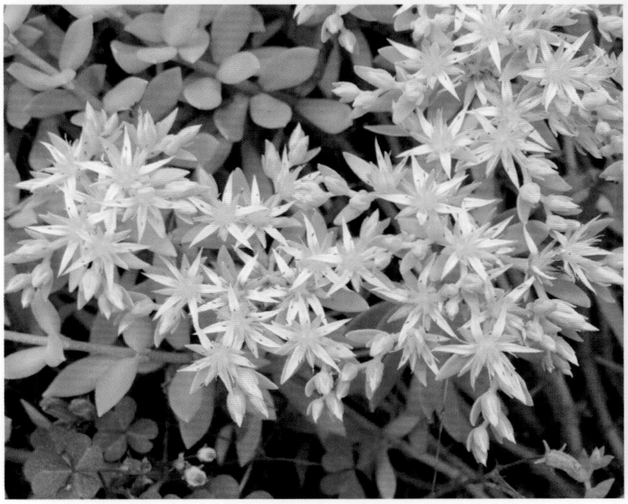
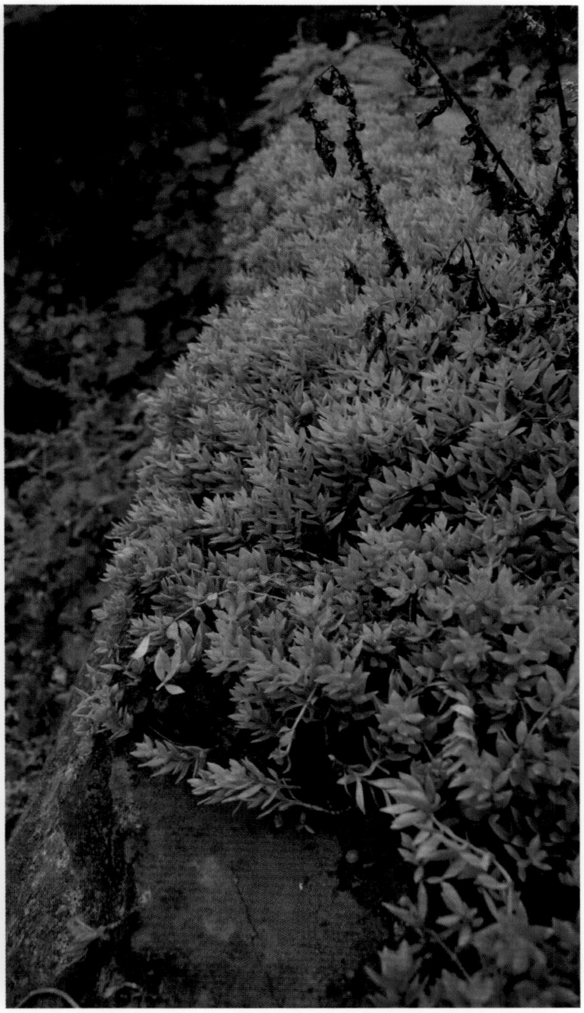

【形态特征】多年生肉质草本，高 9~18cm。茎匍匐，节处生根。3 叶轮生，叶倒披针形至长圆形。三至五回的伞房状聚伞花序；花瓣黄色；心皮 5，分叉，长圆形。蓇葖果。花期 5~7 月，果期 8 月。

【适宜生境】栽培或野生于潮湿岩石上。

【资源状况】分布于坝区、低山区。常见，可以大量开发利用。

【入药部位】全草。

【功能主治】清热解毒，消痈肿。用于血热所致的咯血、衄血，外伤出血，咽喉肿痛，风火牙痛，牙龈炎，口腔溃疡，乳腺炎，带状疱疹，阑尾炎，痢疾，肝炎，热淋，烫火伤，蛇虫咬伤。

石　莲

红花岩松

Sinocrassula indica (Decne.) Berger

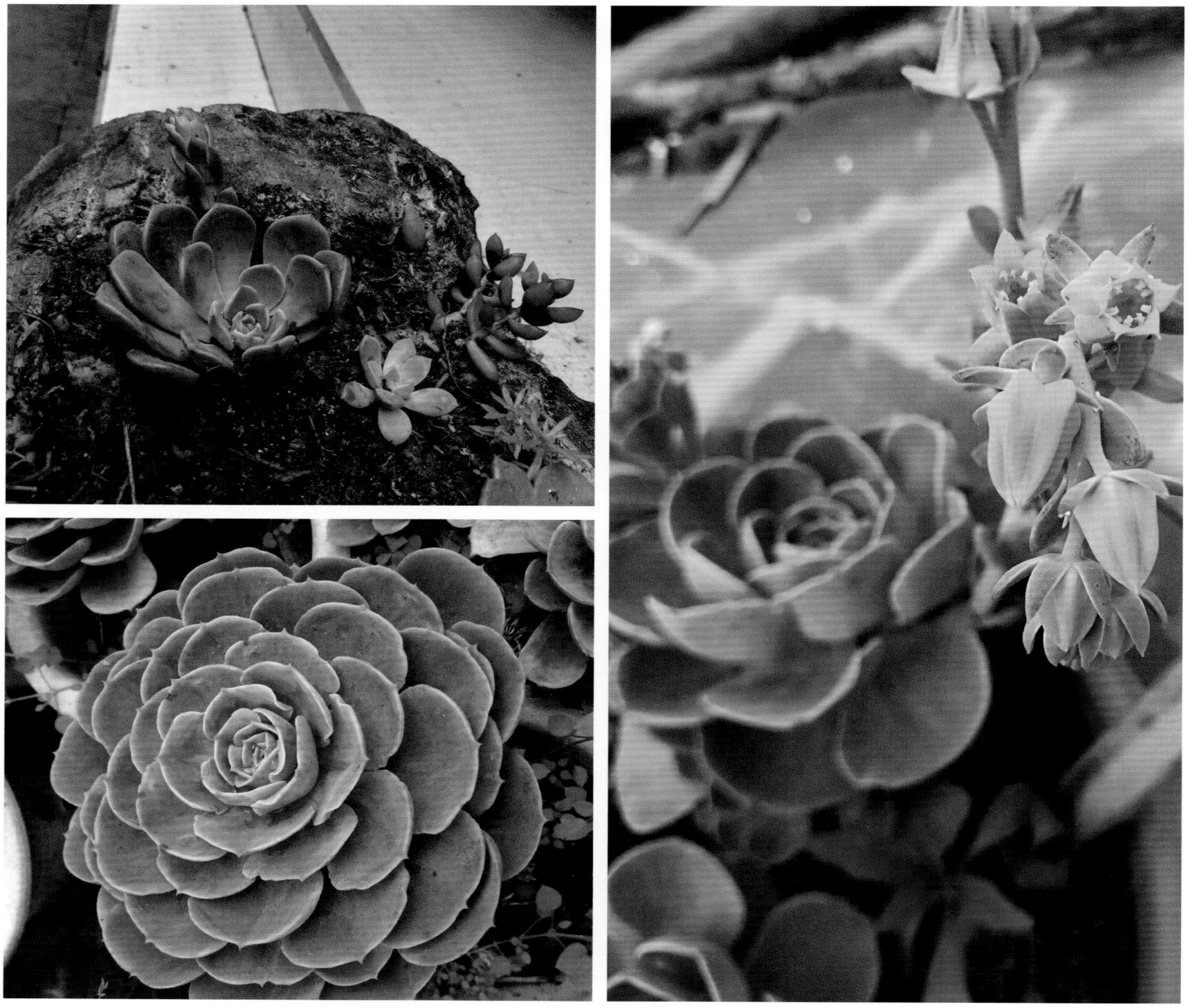

【形态特征】二年生草本，无毛，高 15~50cm。基生叶莲座状，匙状长圆形；茎生叶宽倒披针形、近倒卵形或卵状圆形。花序圆锥状，常伞房状；花瓣红色；心皮卵球形。蓇葖果顶端具反折的喙。种子细小，平滑。花期 7~10 月。

【适宜生境】生于旷野岩石上。

【资源状况】分布于中山区。较常见。

【入药部位】全草（红花岩松）。

【功能主治】清热解毒，消肿止痛。用于肝炎，腮腺炎，中耳炎，烫伤。

虎耳草科

落新妇

红升麻

Astilbe chinensis (Maxim.) Franch. et Savat.

【标本采集号】511423140707952LY、LEM120725009

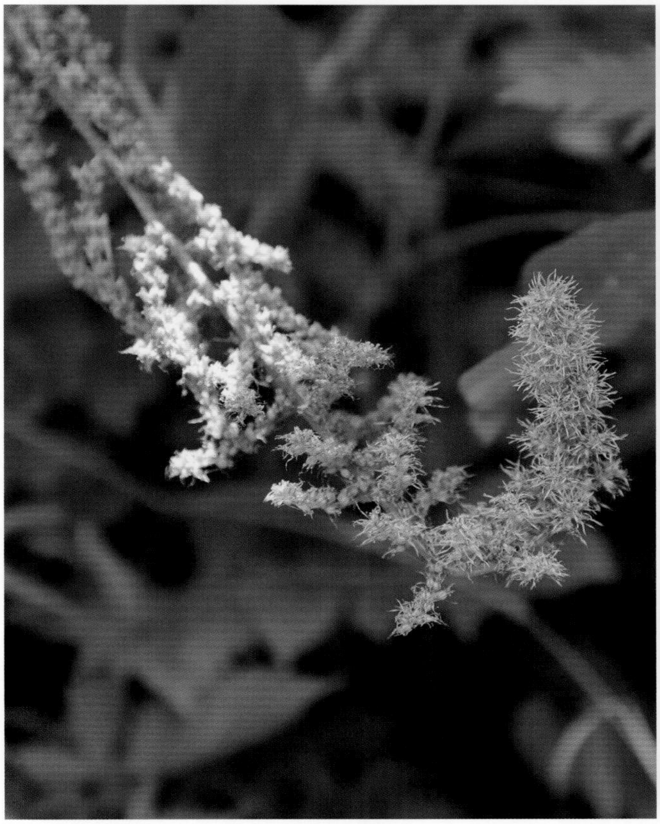

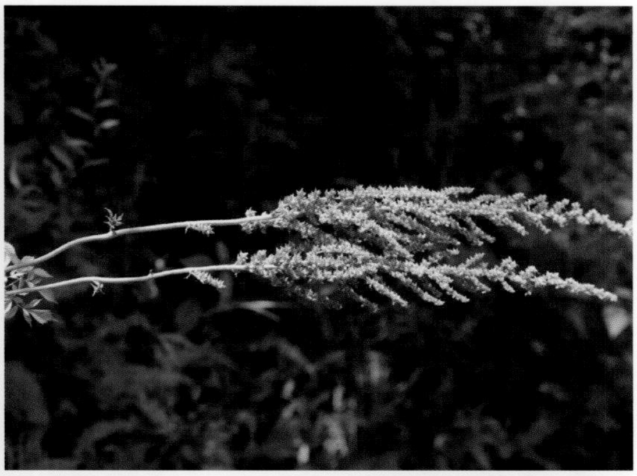

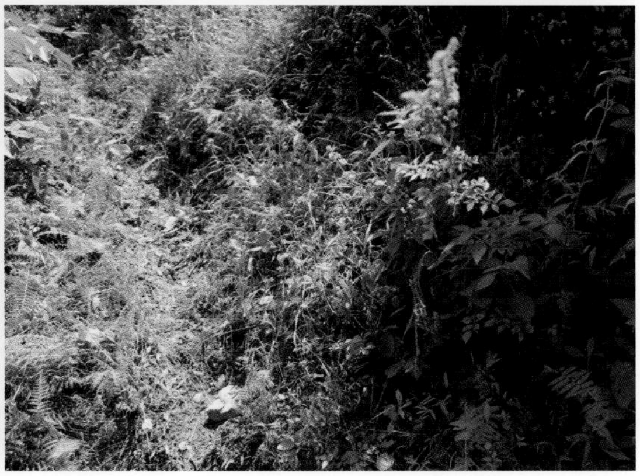

【形态特征】多年生草本，高 40~80cm。根状茎粗大，呈块状，表面有叶柄残留物而凹凸不平，有深棕黄色长绒毛和褐色鳞片；茎被多数褐色长毛并杂以腺毛。基生叶为二至三回三出羽状复叶。圆锥花序密具花；近轴分枝长 4~11.5cm，密具褐色长卷毛；花瓣 5，淡紫色至紫色；心皮 2，基部贴生。蓇葖果熟时枯黄色。花、果期 6~9 月。

【适宜生境】生于灌丛下。

【资源状况】分布于中山区。常见。

【入药部位】根茎（红升麻）。

【功能主治】清热解表，止咳祛痰，活血祛瘀，止痛，敛汗。用于风热感冒，头身疼痛，烫火伤，咳嗽，跌打损伤，偏头痛，风湿疼痛。

大落新妇 *Astilbe grandis* Stapf ex Wils.

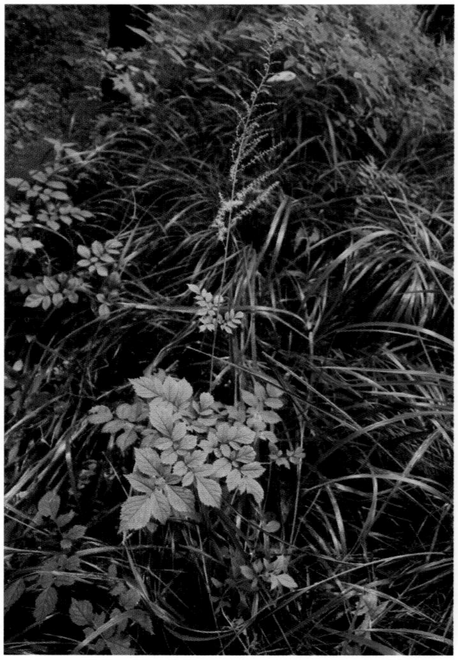
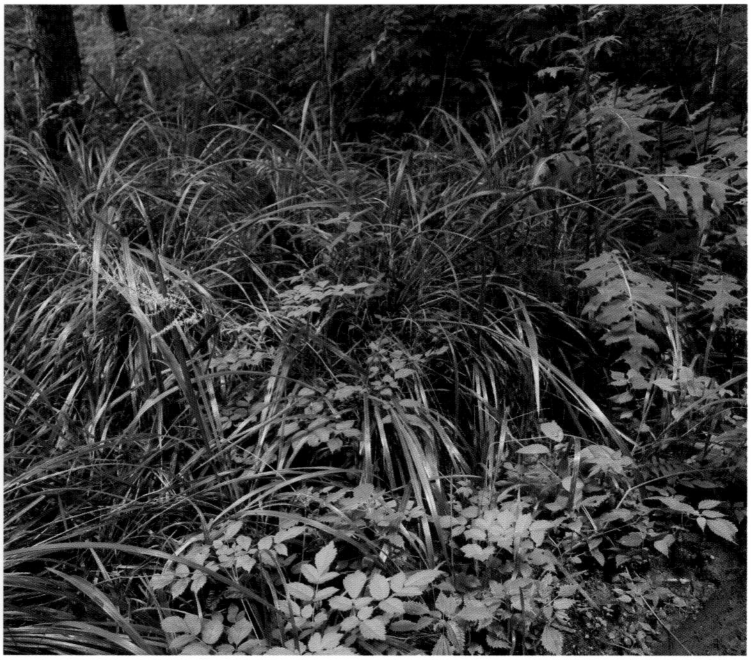

【形态特征】草本。根状茎粗壮；茎通常不分枝，被褐色长柔毛和腺毛。叶二或三回三出羽状复叶。圆锥花序顶生，长 16~40cm；分枝具腺毛；花瓣 5，白色或紫色，线形，具单脉，先端锐尖；心皮 2，基部联合；子房半下位，花柱稍叉开。花、果期 6~9 月。

【适宜生境】生于阴湿林下。

【资源状况】分布于中山区。常见，可以开发利用。

【入药部位】根茎（红升麻）、全草。

【功能主治】根茎强筋健骨，活血止痛。用于跌打损伤，筋骨疼痛，毒蛇咬伤。全草祛风，清热解毒，止痛，止咳。用于风热感冒，头身疼痛，风湿疼痛，腹痛，烫火伤，咳嗽。

厚叶岩白菜 岩白菜、红花岩白菜 *Bergenia crassifolia* (L.) Fritsch

【形态特征】多年生草本，高 15~31cm。根状茎粗壮，具鳞片和枯残托叶鞘。叶基生，革质。花序聚伞状；花梗和总花梗被腺毛；托杯外面被腺毛；萼片直立，外面被腺；花瓣紫色，先端微凹，基部变狭成长约 1mm 之爪；花柱 2。蒴果。花期 5~9 月。

【适宜生境】生于阴湿悬岩上。

【资源状况】分布于高山区。少见。

【入药部位】全草。

【功能主治】滋补强壮，止咳敛肺，止血。用于肺炎咳嗽，痞积，肺痨吐脓痰，红崩白带。

峨眉岩白菜　岩白菜

Bergenia emeiensis C. Y. Wu

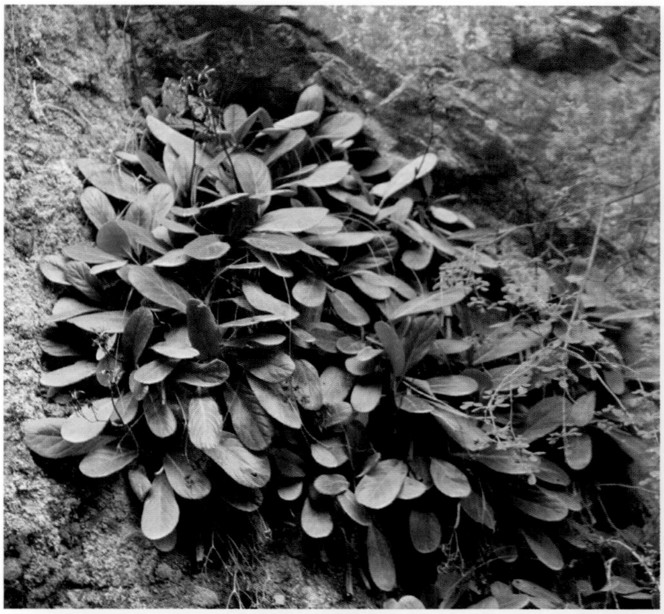

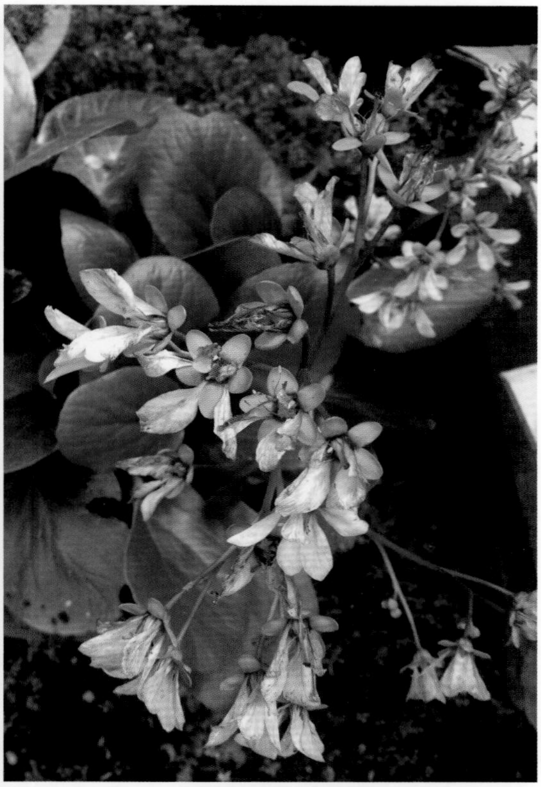

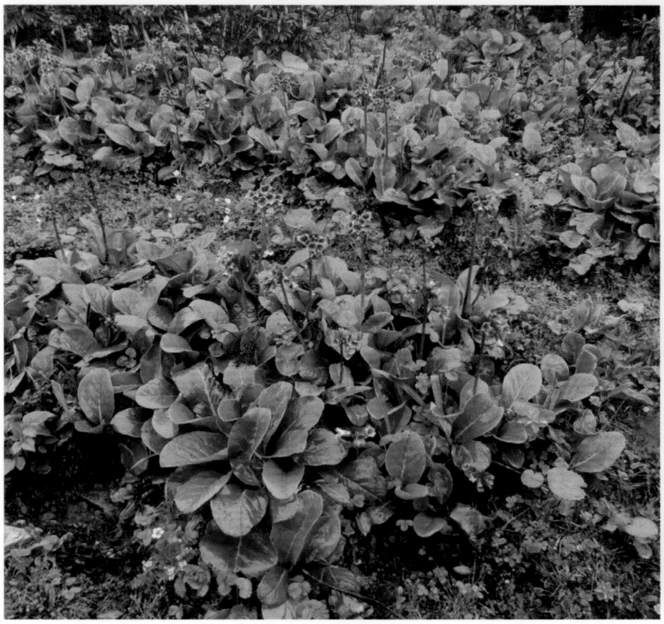

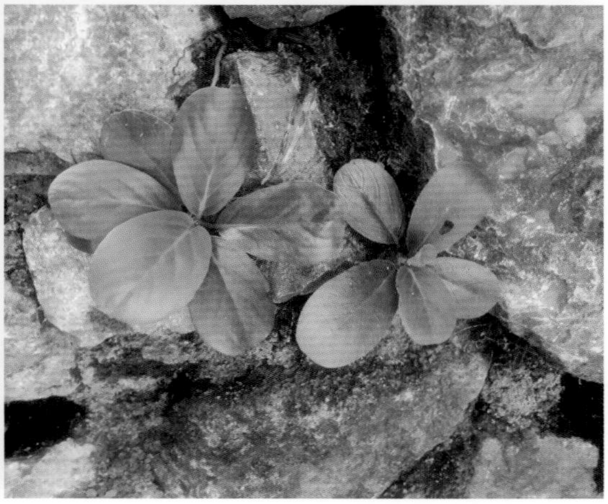

【形态特征】多年生草本。根状茎粗壮。叶基生，革质，狭倒卵形，先端钝圆，无毛。聚伞花序圆锥状；花葶不分枝；萼片5，革质，近卵形，多脉；花瓣5，白色，狭倒卵形；子房卵球形。蒴果。花期6月，果期7~9月。

【适宜生境】生于海拔1000~2100m的阴湿悬岩上。

【资源状况】分布于低山区、中山区。少见，应加以保护。

【入药部位】全草。

【功能主治】清热解毒，止血，调经，敛肺止咳。用于肺炎咳嗽，便血，带下病，泄泻，劳伤；外用于无名肿痛。

岩白菜

白花岩白菜

Bergenia purpurascens (Hook. f. et Thoms.) Engl.

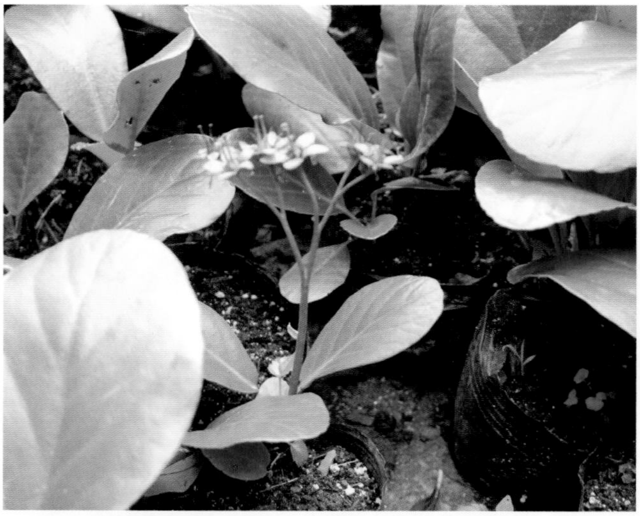

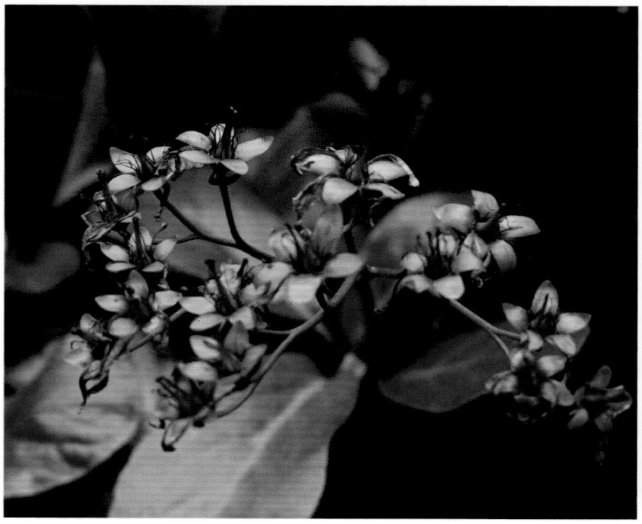

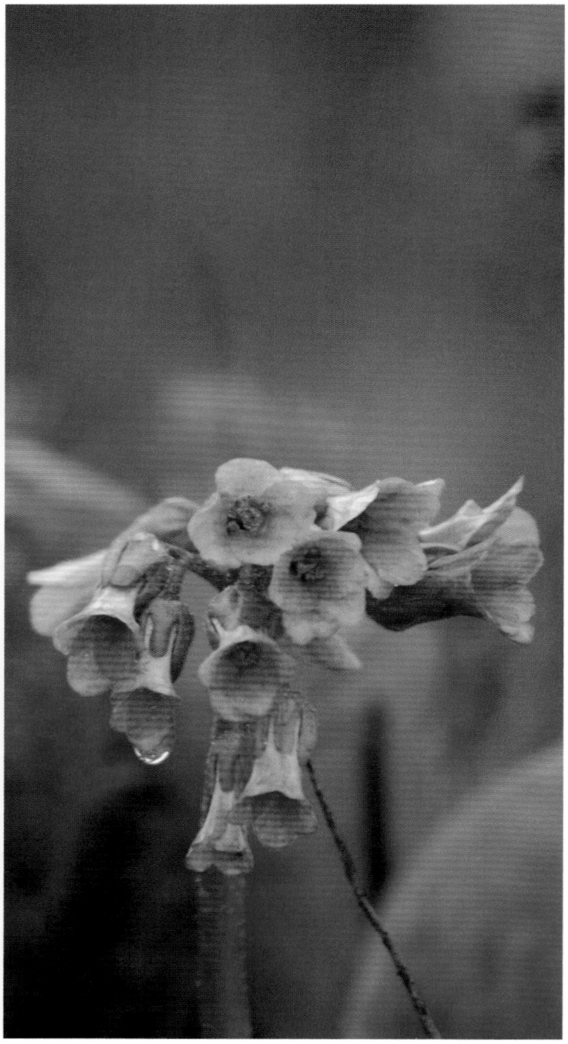

【形态特征】多年生草本，高达 30cm。根状茎粗如手指，节间短，干后黑褐色。叶基生，革质，两面无毛且具腺点。花序聚伞状；分枝和花梗均密被具长柄的腺毛；花萼狭卵形，先端钝；花瓣紫色，阔卵形，脉多数，基部渐狭成爪。蒴果，先端 2 瓣裂。花、果期 5~10 月。

【适宜生境】生于阴湿悬岩上。

【资源状况】分布于中山区。少见。

【入药部位】全草。

【功能主治】滋补强壮，敛肺止咳，止血。用于虚弱头晕，肺结核咳嗽，咯血，吐血，衄血，肠炎，月经不调。

锈毛金腰

蚂蟥锈、金腰带

Chrysosplenium davidianum Decne. ex Maxim.

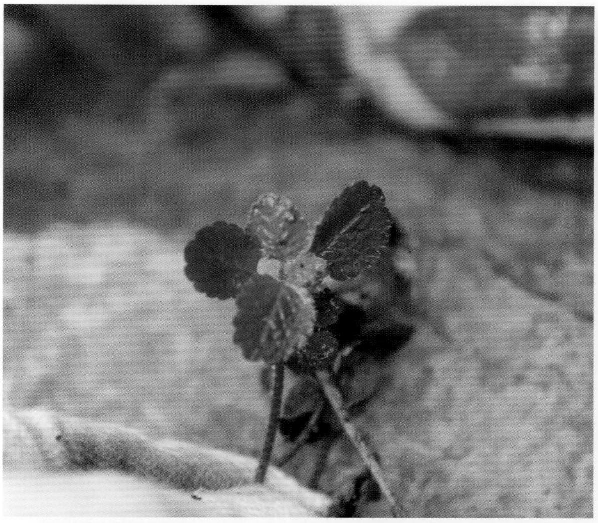

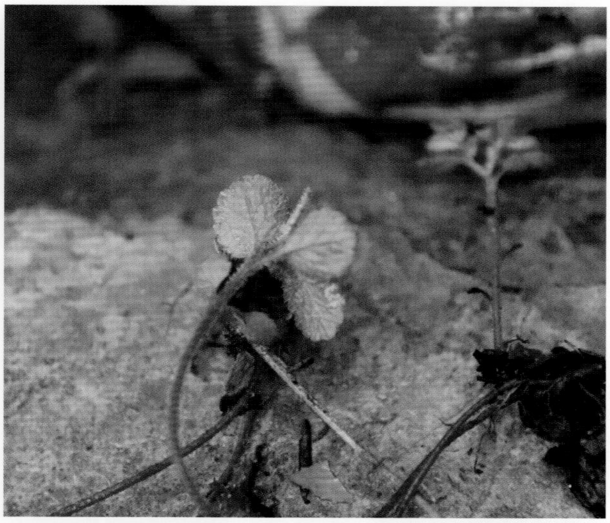

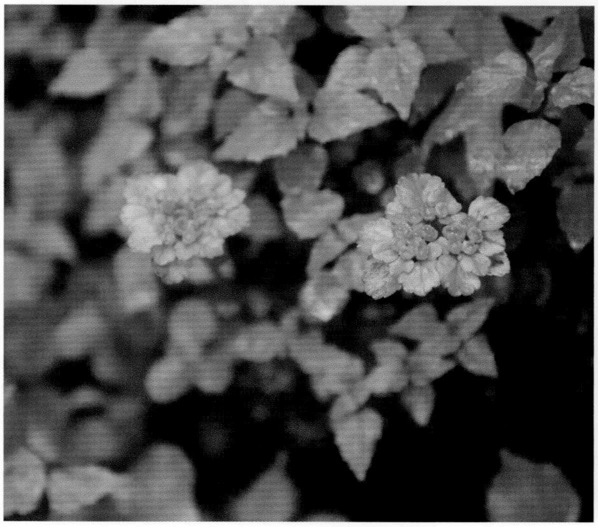

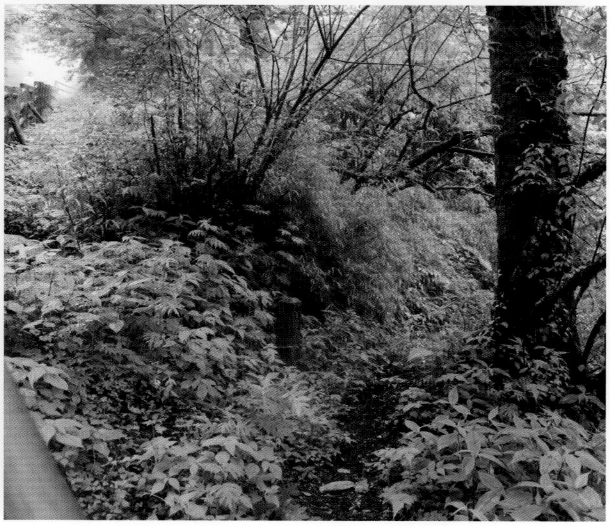

【形态特征】丛生草本。根状茎横走，密被褐色长柔毛；不育枝发达；茎被褐色卷曲柔毛。茎生叶互生，阔卵形至近阔椭圆形。聚伞花序多花；花黄色；萼片通常圆形；花瓣缺；雄蕊8；子房半下位；无花盘；心皮横生，近等大。蒴果，先端近平截而微凹，2果瓣近等大且水平状叉开。种子黑棕色，卵球形。花、果期4~8月。

【适宜生境】生于灌丛中。

【资源状况】分布于中山区。常见。

【入药部位】全草。

【功能主治】祛风解毒。用于水蛭咬伤。

常　山

黄常山

Dichroa febrifuga Lour.

【标本采集号】511423140625940LY、LEM120531008

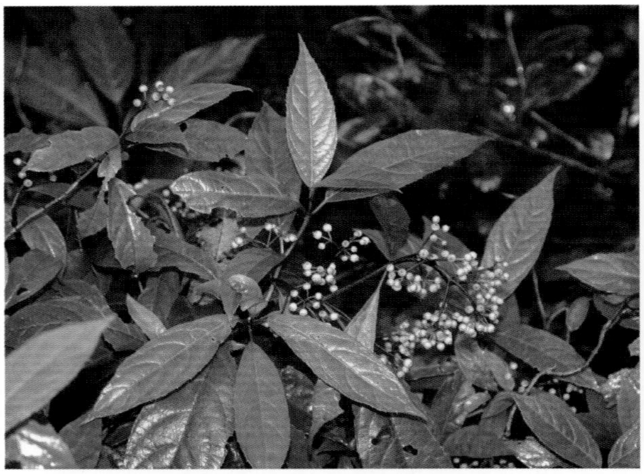

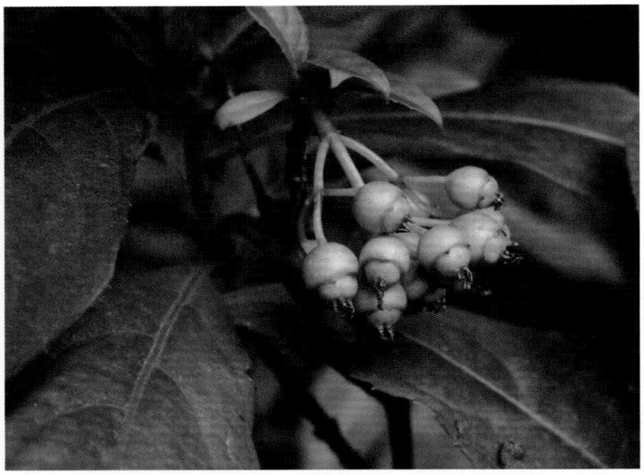

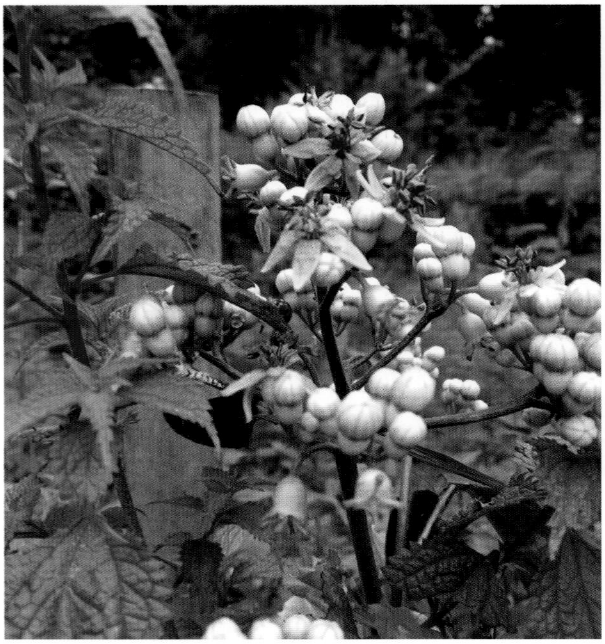

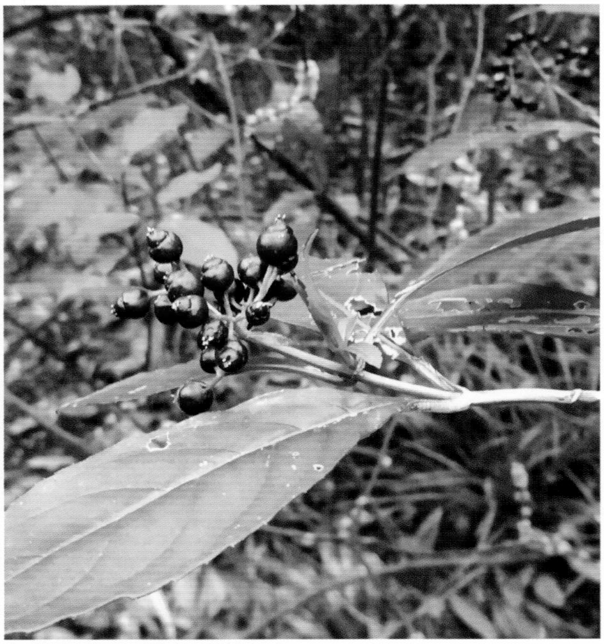

【形态特征】灌木，高 1~2m。小枝常带紫色，无毛。叶两面无毛或仅叶脉被卷曲短柔毛，稀叶背被长柔毛。花序为伞房圆锥状；萼裂片 4~6；花瓣成熟后反折，蓝色或白色，稍肉质，4~7 瓣；子房 3/4 下位，花柱 4（~6）；花丝线形。浆果成熟后深蓝色。种子多数。花期 2~4 月，果期 5~8 月。

【适宜生境】生于灌丛、林缘。

【资源状况】分布于低山区。常见，可以大量开发利用。

【入药部位】根（常山）。

【功能主治】截疟，化痰，消积。用于疟疾，感冒。

冠盖绣球 *Hydrangea anomala* D. Don

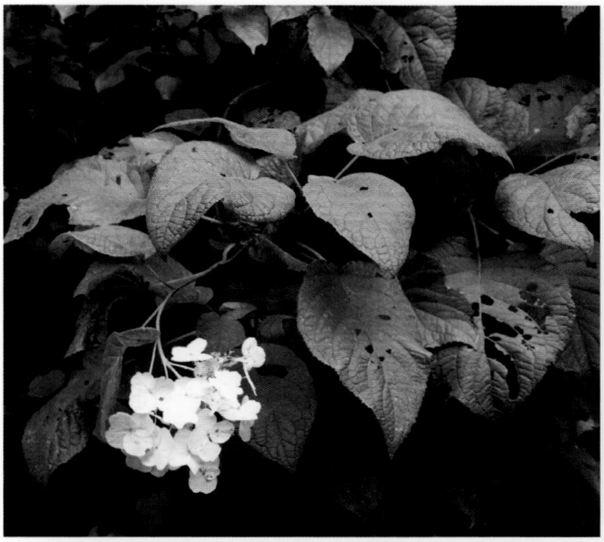

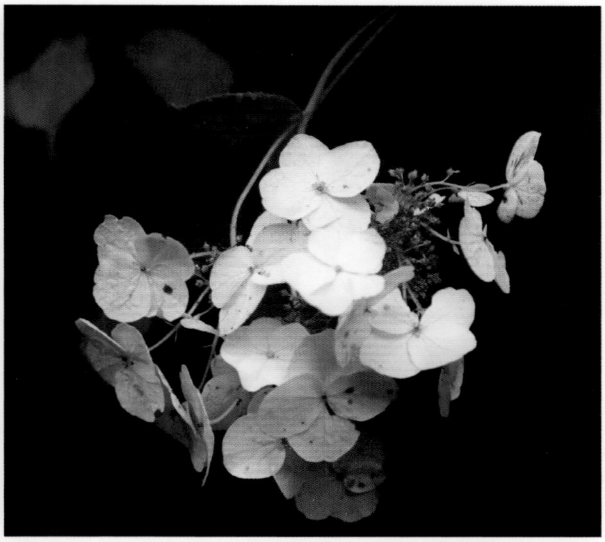

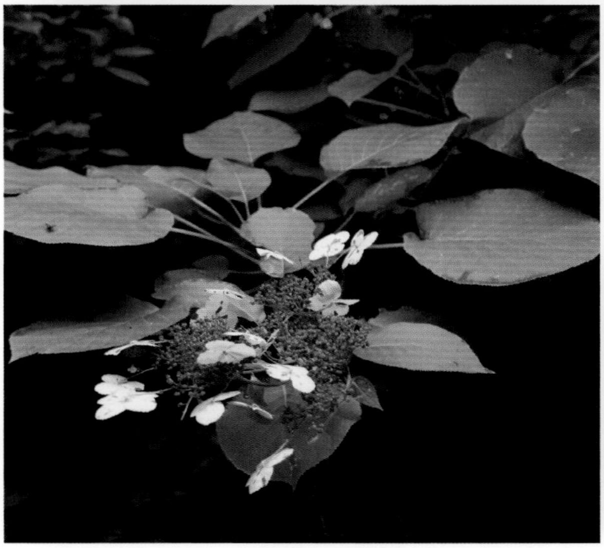

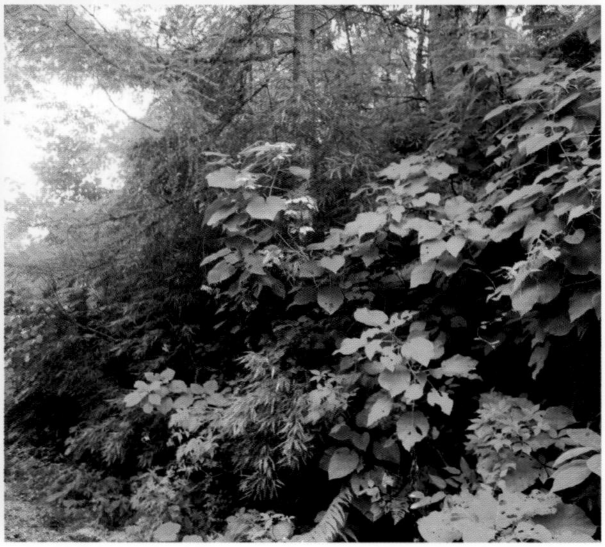

【形态特征】攀缘灌木，长 2~4m 或更长。小枝粗壮，淡灰褐色；树皮薄而疏松，老后呈片状剥落。叶干后两面黄褐色，两面无毛或叶背有时沿脉疏具浅褐色柔毛和脉腋具髯毛，纸质。伞房状聚伞花序，果期宽达 30cm，具柔毛；不育花具 4 萼片；花瓣联合成冠盖状；子房下位。种子周边有翅。花期 5~6 月，果期 9~10 月。

【适宜生境】生于沟边、荒山坡。

【资源状况】分布于低山区。常见。

【入药部位】花、叶、树皮内皮。

【功能主治】花清热解毒，利湿。用于咽喉肿痛。叶、树皮内皮清热抗疟。用于疟疾。

西南绣球 *Hydrangea davidii* Franch.

【标本采集号】511423140625923LY

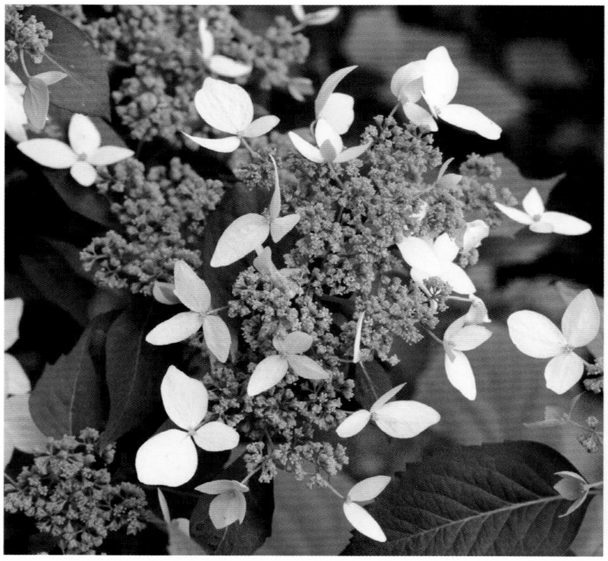

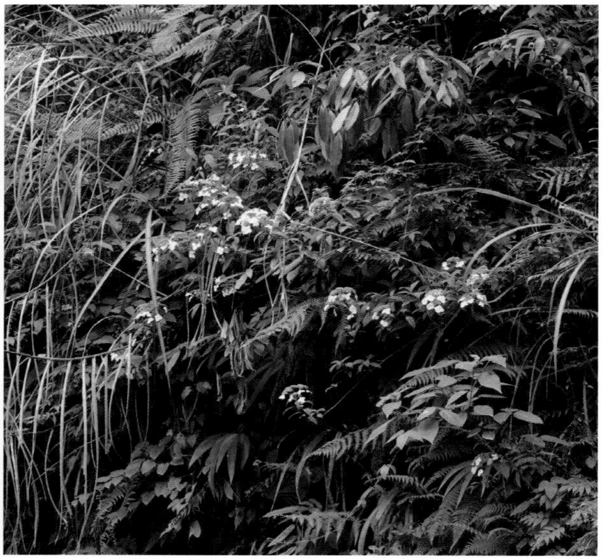

【形态特征】灌木，高 1~2.5m。一年生小枝褐色或暗红褐色，初时密被淡黄色短柔毛，后渐变近无毛；二年生小枝淡黄褐色；树皮呈薄片状剥落。叶长圆形至狭椭圆形，上面除脉外近无毛，脉腋处具簇生柔毛。伞房状聚伞花序；不育花具 3 或 4 萼片；花瓣蓝色；子房近半上位或半上位，花柱 3~4。蒴果近球状。种子无翅，具网状脉纹。花期 4~6 月，果期 9~10 月。

【适宜生境】生于海拔 1000m 以下的灌丛、荒坡。

【资源状况】分布于低山区。常见。

【入药部位】茎髓、根、叶、花。

【功能主治】茎髓抗疟，清热。用于疟疾，小儿麻疹，小便不通。根截疟，透疹，通利水道。用于麻疹不透，小便赤涩，淋证。叶清热解毒，止痛。用于疟疾。花用于寒热往来。

绣 球

八仙花、绣球花

Hydrangea macrophylla (Thunb.) Ser.

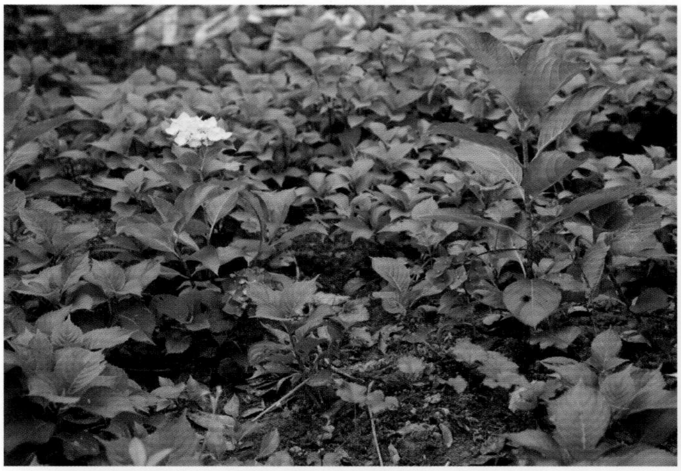
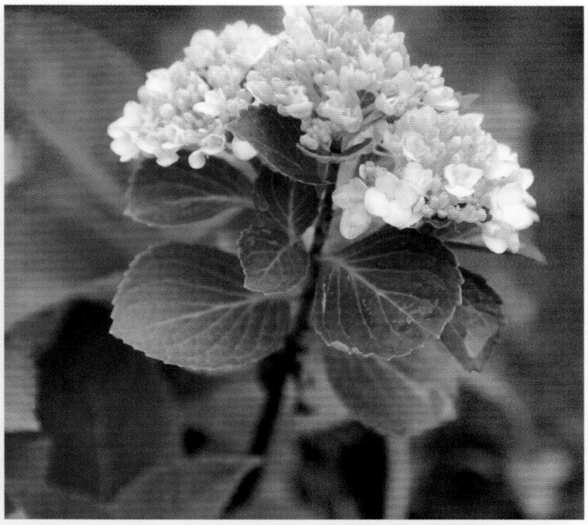
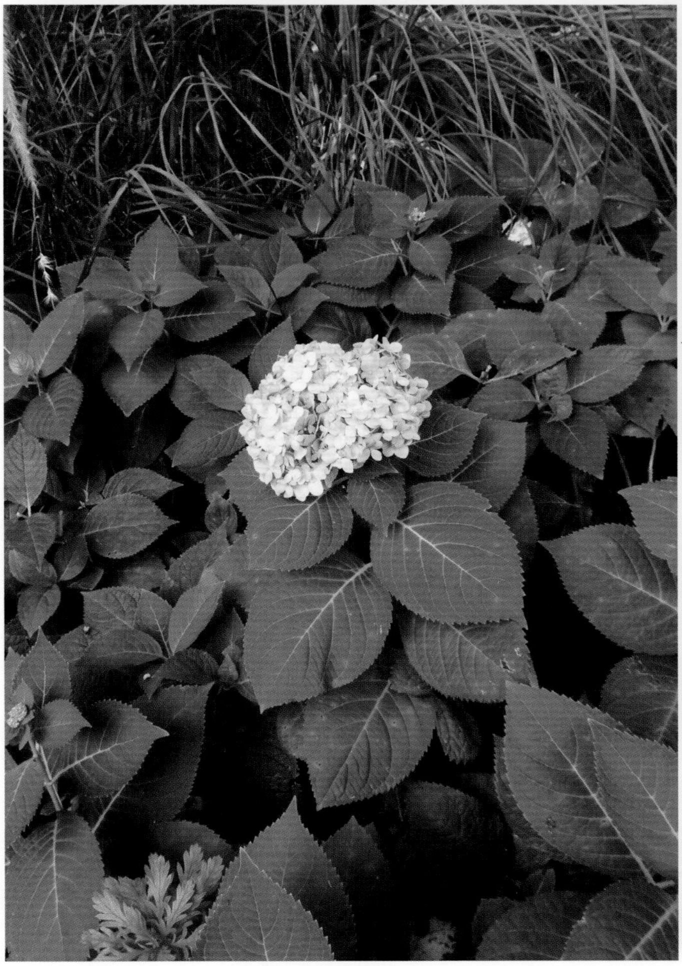
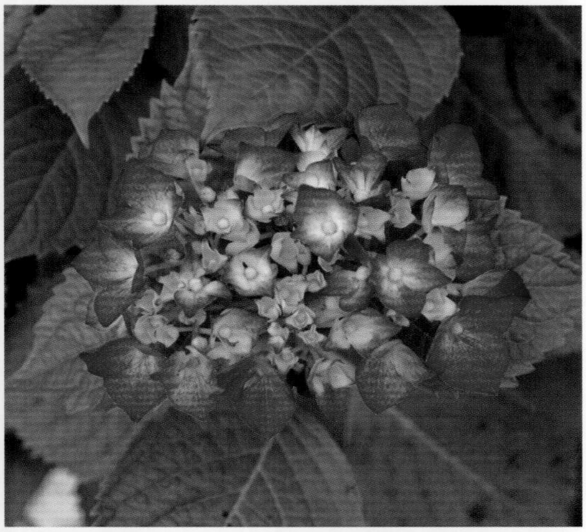
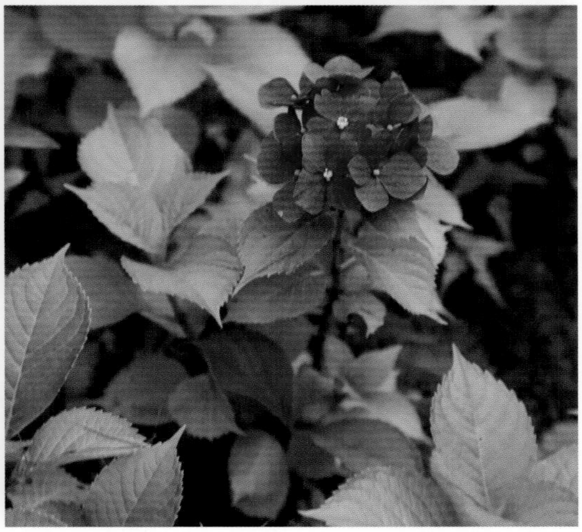

【形态特征】灌木，高 2.5~3.5m。小枝粗壮，有明显的皮孔与叶痕。叶倒卵形或广椭圆形，边缘具疏锯齿，先端骤尖。伞房状聚伞花序近球形，直径 8~20cm，大多为辐射状花，花美丽，白色、粉红色或蓝色，为不孕花；萼片 4，全缘。蒴果近卵球形。花期 6~8 月。

【适宜生境】栽培。

【资源状况】分布于坝区、低山区。常见，可以开发利用。

【入药部位】根、叶及花（绣球花）。

【功能主治】清热解毒，消积。用于疟疾，阴囊湿疹，风湿痹痛。

蜡莲绣球

土常山、腊莲绣球

Hydrangea strigosa Rehd.

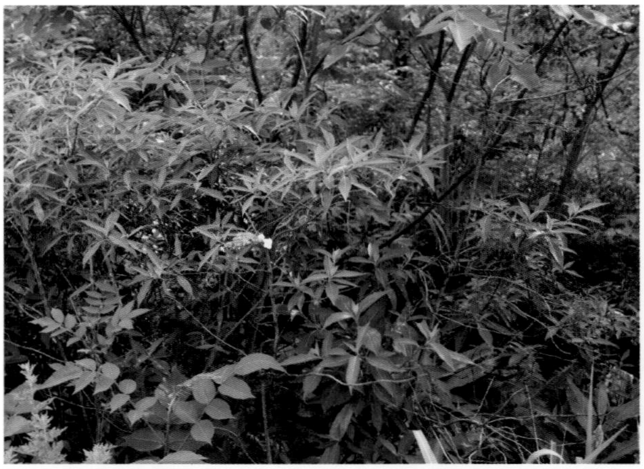

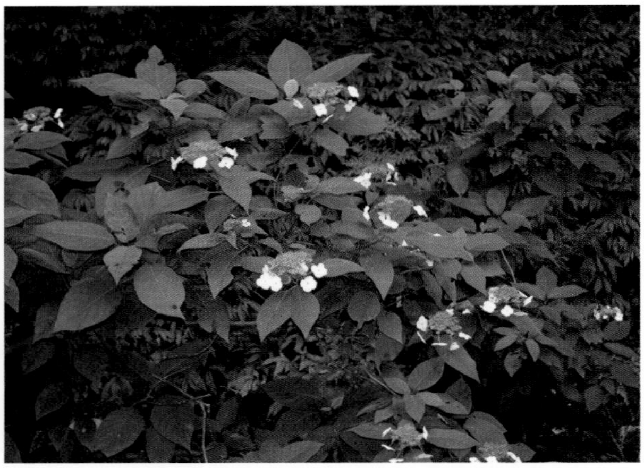

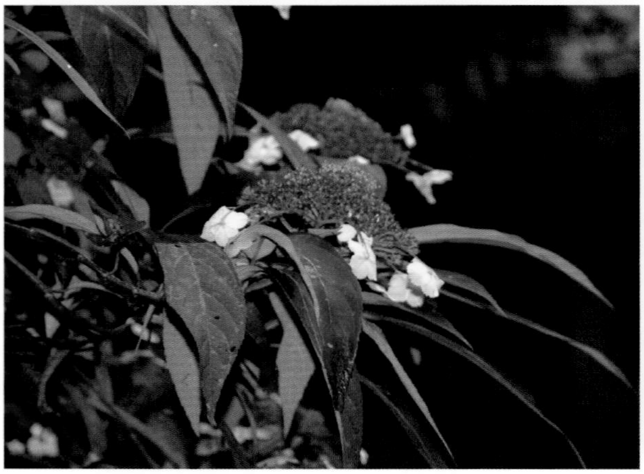

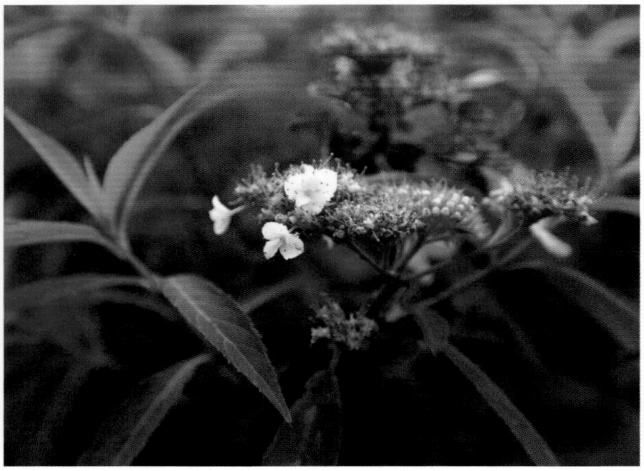

【形态特征】落叶灌木，高 2~3m。小枝密被白色平贴粗硬毛。叶对生，叶背密被黄褐色颗粒状腺体和灰白色糙伏毛。伞房状聚伞花序，宽达 28cm；不育花萼片 4~5，白色至紫红色，雌雄蕊均退化；孕性花萼钟状，花瓣紫红色，花柱 2。蒴果坛形，顶端平截。种子顶端具短刺。花期 7~8 月，果期 10~12 月。

【适宜生境】生于海拔 2200m 以下的灌丛中。

【资源状况】分布于坝区、低山区、中山区。常见，可以开发利用。

【入药部位】根（土常山）、叶。

【功能主治】根截疟，散肿毒，消食积，解热毒。用于颈项瘿瘤，疟疾，胸腹胀满；外用于皮肤癣癞。叶截疟，散肿，消痈。用于疟疾。

短柱梅花草 花古帽

Parnassia brevistyla (Brieg.) Hand. -Mazz.

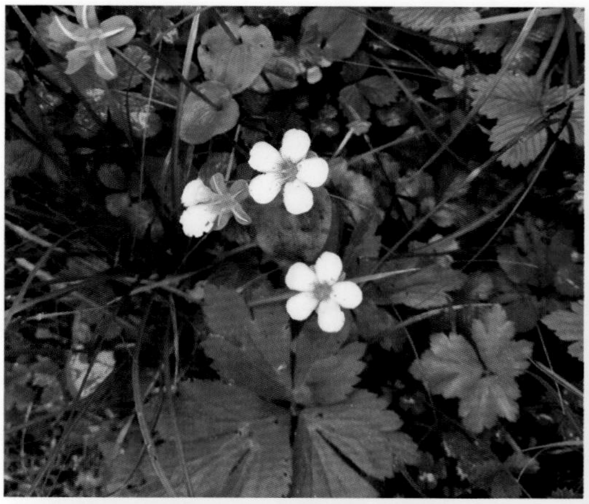

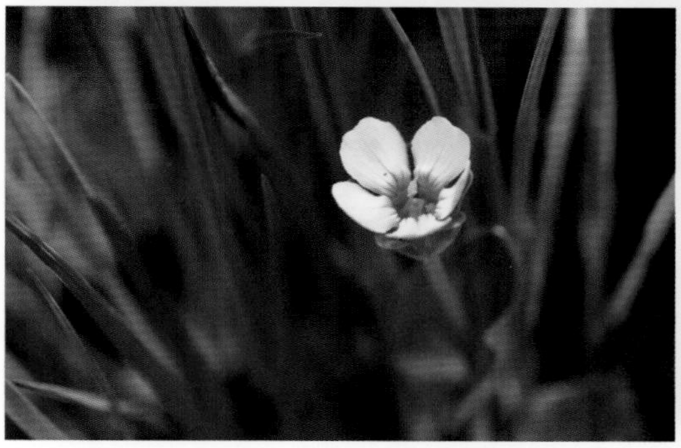

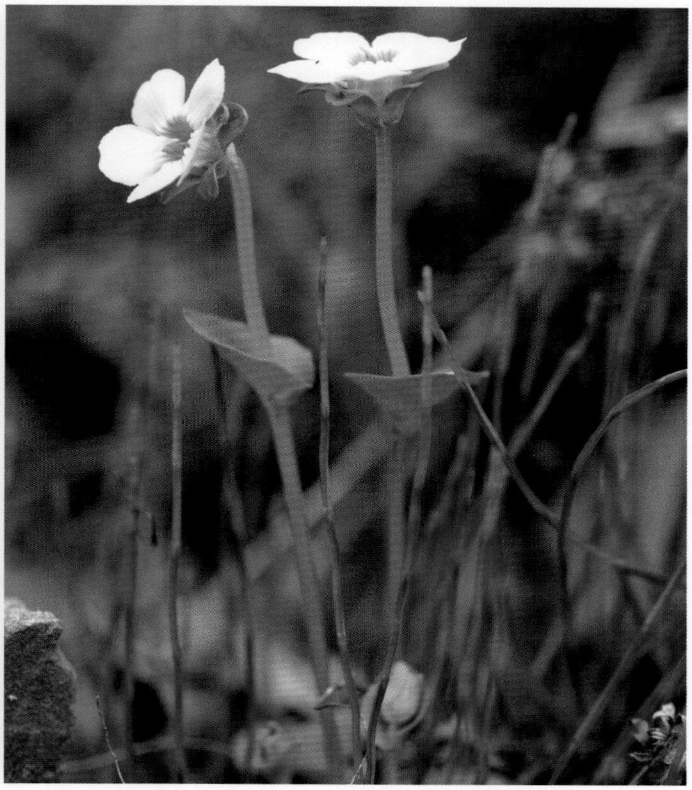

【形态特征】多年生草本，高 11~23cm。根状茎圆柱形、块状等形状多样，其上有褐色膜质鳞片，其下长出多数较发达纤维状根。基生叶卵状心形或卵形；茎生叶与基生叶同形，基部有铁锈色附属物。花单生于茎顶；花瓣白色，具爪；药隔联合并伸长成匕首状；退化雄蕊 3 浅裂，中间裂片窄，两侧裂片宽；花柱极短。蒴果倒卵球形，角略加厚。种子多数，长圆形，褐色，有光泽。花期 7~8 月，果期 9 月。

【适宜生境】生于海拔 400~800m 的阴湿岩壁。

【资源状况】分布于坝区、低山区。常见。

【入药部位】全草。

【功能主治】清热解毒，消肿痛。用于无名肿痛，背痛，腹疝。

突隔梅花草

鸡肫草

Parnassia delavayi Franch.

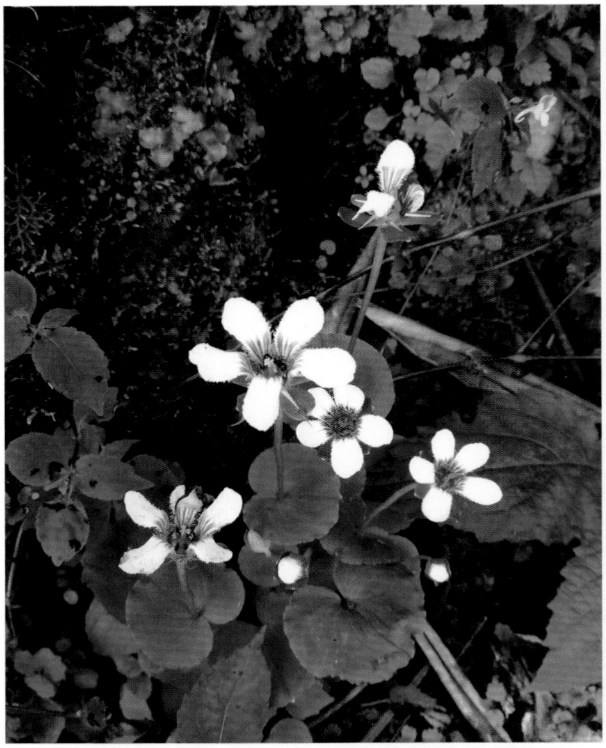

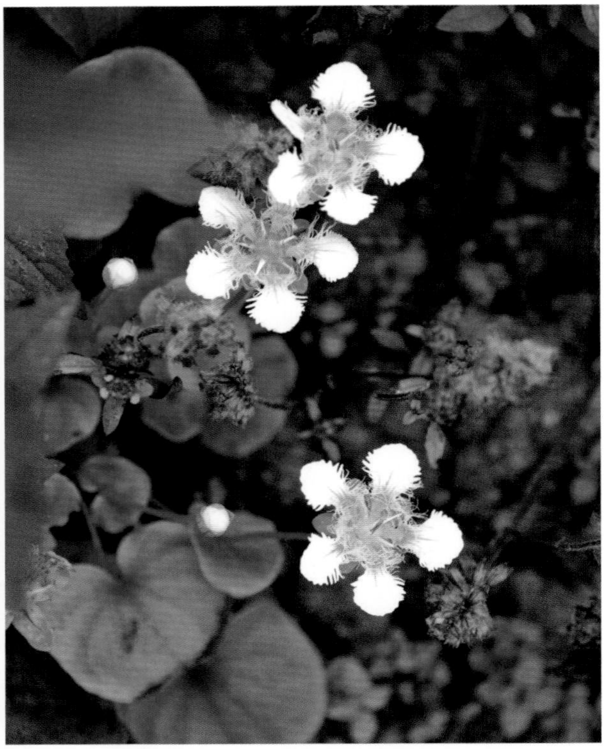

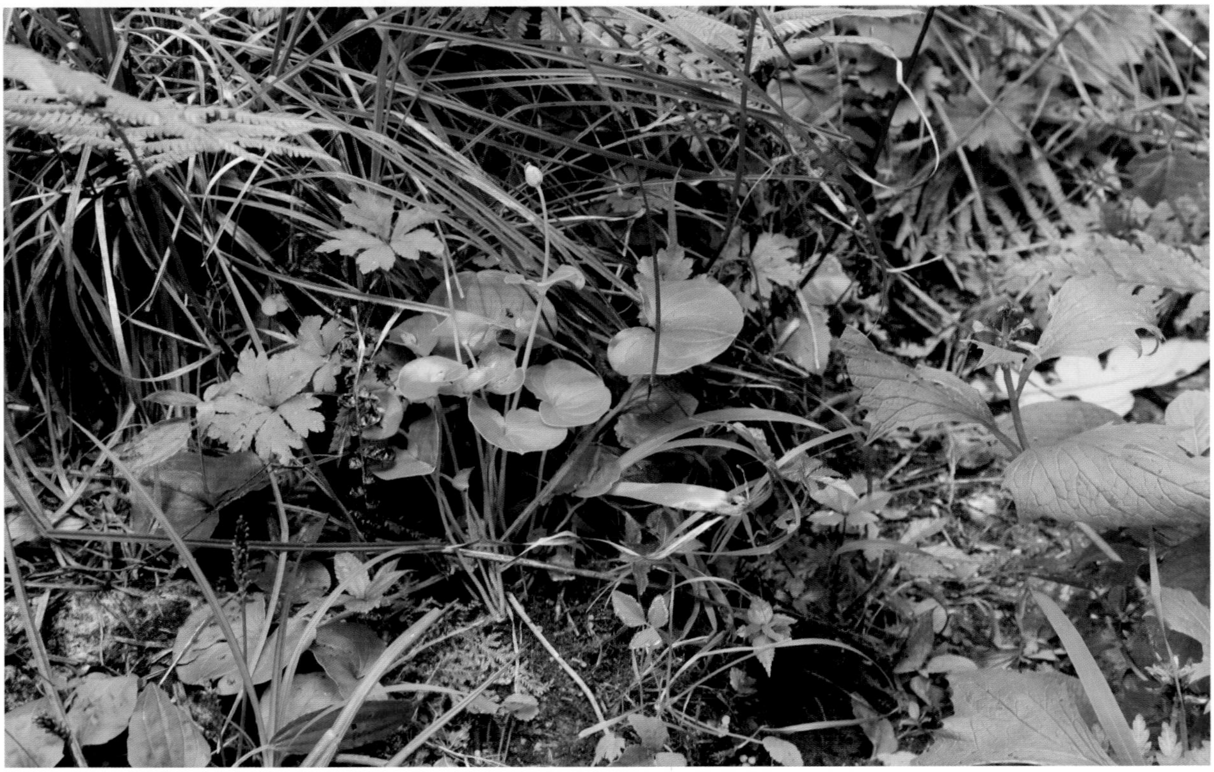

【形态特征】多年生草本，高 12~35cm。根状茎形状多样，其上部有褐色鳞片，下部有不甚发达纤维状根。基生叶 3 或 4（~7）；叶肾形或近圆形；茎生叶常于基部具 2 或 3 个早落的锈棕色附属物。花白色，花瓣 5，药隔联合伸长，呈披针形附属物；退化雄蕊扁平，3 裂。蒴果倒卵球形。种子多数，褐色，有光泽。花期 7~8 月，果期 9 月。

【适宜生境】生于山坡或沟边阴湿处。

【资源状况】分布于中山区。常见。

【入药部位】全草。

【功能主治】补虚益气，除湿利水。用于肝炎。

鸡肫梅花草

鸡肫草、鸡眼梅花草

Parnassia wightiana Wall.

【形态特征】多年生草本，高 20~50cm。基生叶 2~5，叶近三角状卵形或肾形。花瓣白色，边缘下半部具长流苏状毛，上半部啮蚀状之齿，稀啮蚀状；退化雄蕊扁平，5 浅裂达 1/2，顶端偶有不明显腺体。蒴果倒卵球形。花期 7~8 月，果期 9 月。

【适宜生境】生于沟边阴湿处。

【资源状况】分布于中山区。常见。

【入药部位】全草（鸡肫草）。

【功能主治】补虚益气，除湿利水。用于肺痨。

扯根菜

赶黄草、水杨柳

Penthorum chinense Pursh

【标本采集号】LEM120709007

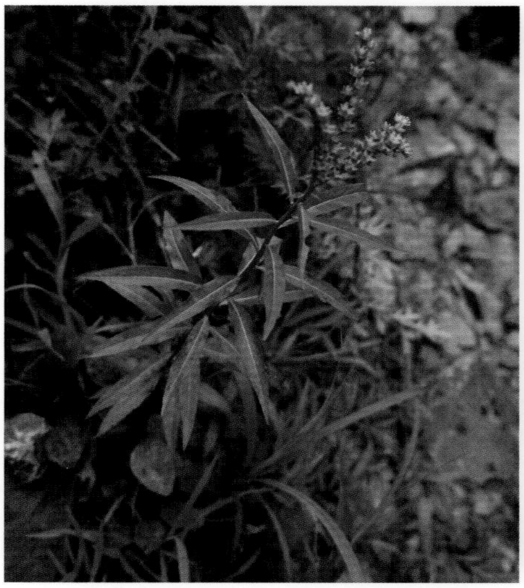

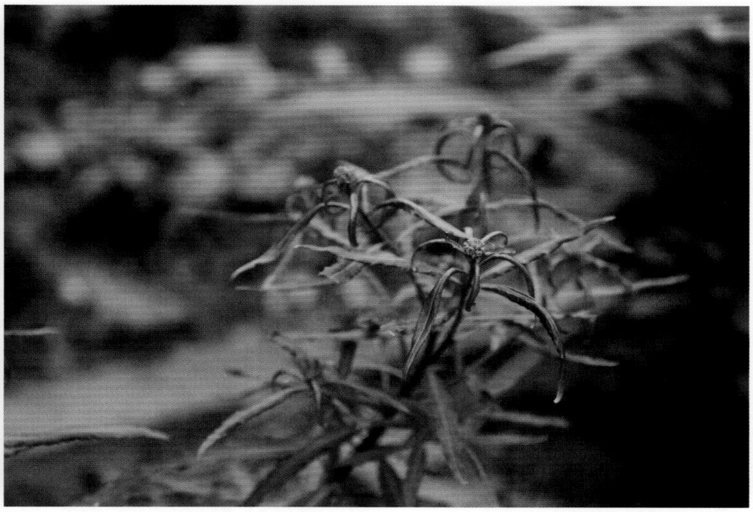

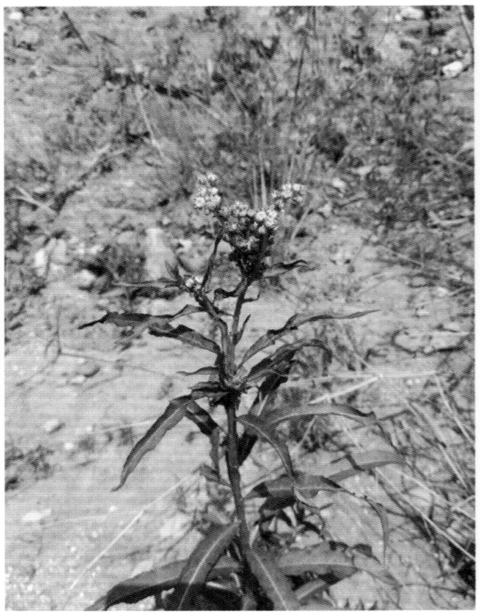
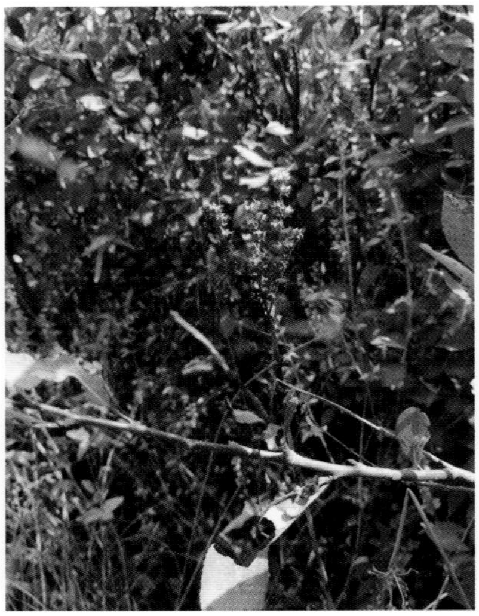
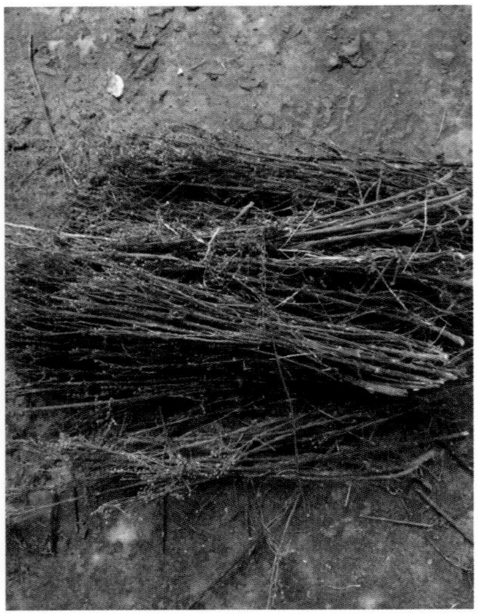

【形态特征】多年生草本，高 40~65（~90）cm。茎紫红色。叶互生，披针形至狭披针形，先端渐尖，边缘具细重锯齿，无毛。聚伞花序具多花，被褐色腺毛；花黄白色；萼片 5；无花瓣；雄蕊 10；心皮 5（6），下部合生；胚珠多数；花柱较粗。蒴果紫红色。种子细微，黄白色。花、果期 7~8 月。

【适宜生境】生于沟边阴湿处。

【资源状况】分布于低山区。常见，可以大量开发利用。

【入药部位】全草（赶黄草）。

【功能主治】活血化瘀，利湿消肿。用于黄疸性肝炎，水肿，跌打损伤，妇女崩带，瘰疬，小便不利，湿热黄疸，伤暑口渴。

评　　述　川产道地药材，主产于泸州市（古蔺）。

冠盖藤

青棉花藤

Pileostegia viburnoides Hook. f. et Thoms.

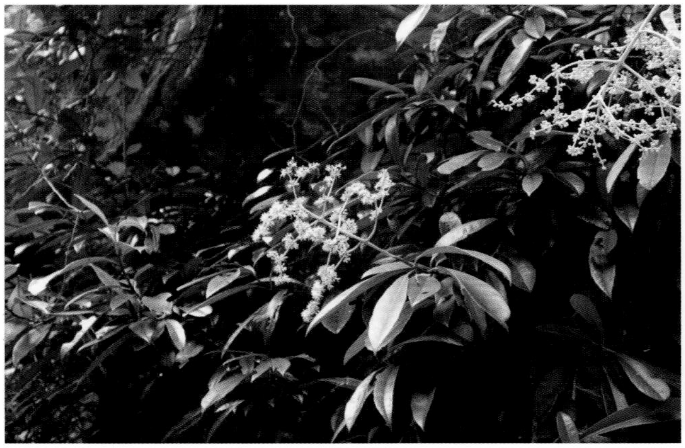
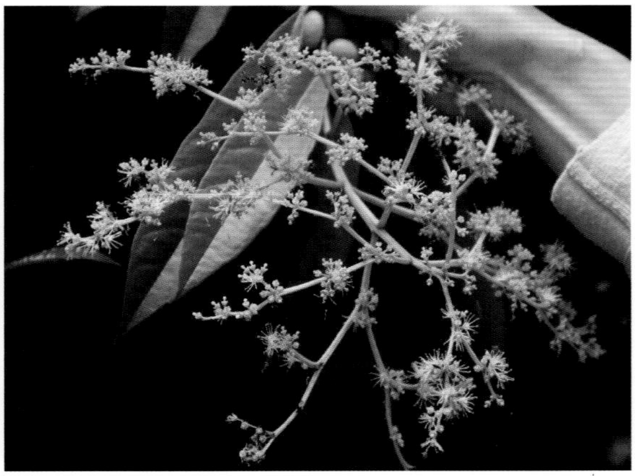

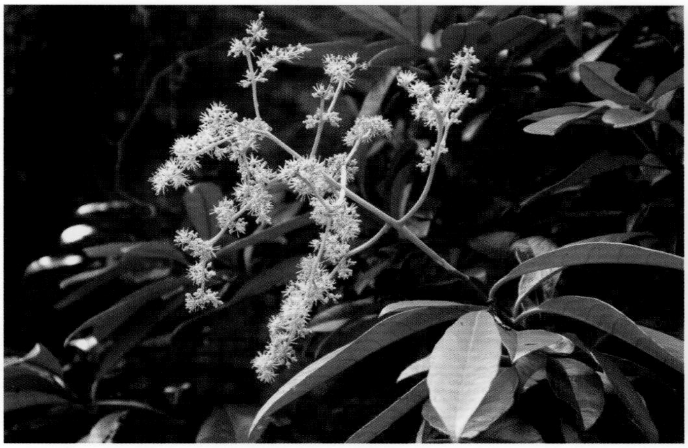
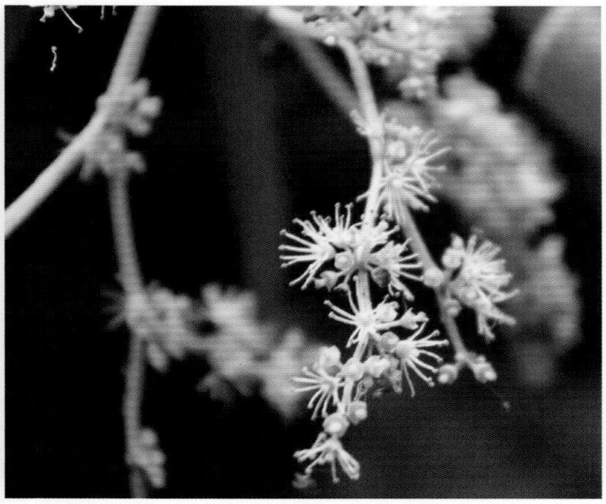

【形态特征】常绿攀缘状灌木，长达 15m。营养枝上遍生气生根，幼枝棕褐色。小枝、叶和花序无毛或极少被星状绒毛或柔毛。叶椭圆状倒披针形或长椭圆形，基部楔形至阔楔形。伞房状圆锥花序顶生；苞片和小苞片线状披针形；花白色；萼筒圆锥状，裂片三角形；花瓣卵形。蒴果圆锥形，5~10 肋纹或棱。种子长椭圆形，顶端有翅。花期 7~8 月，果期 9~12 月。

【适宜生境】附生于岩石上。

【资源状况】分布于中山区。常见。

【入药部位】根、全草、藤、叶。

【功能主治】根、全草祛风除湿，散瘀止痛，接骨。用于跌打损伤，风湿筋骨疼痛，痈肿疮毒。藤、叶消肿解毒。外用于多年溃烂疮毒。

长刺茶藨子

刺李、大刺茶藨

Ribes alpestre Wall. ex Decne.

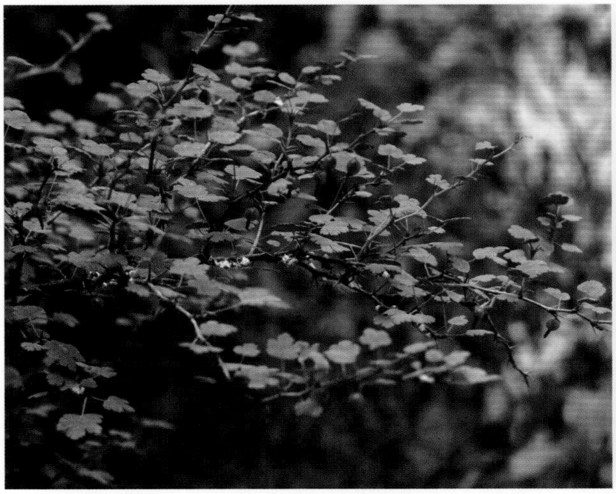
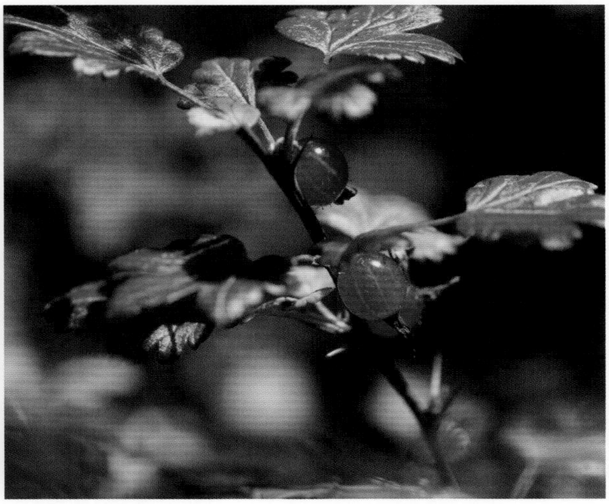

【形态特征】灌木。老枝灰黑色，无毛，皮呈条状或片状剥落；小枝灰黑色至灰棕色，幼时被细柔毛；小枝节处刺 3 枚，轮生，粗壮，长 1~3cm。叶阔卵形，3~5 裂。花腋生，单生或 2 或 3 个形成短总状，两性；花萼淡绿色或红褐色；花瓣白色；子房具腺毛。果实紫色，球形至椭圆体形，具腺毛，味酸。花期 4~6 月，果期 6~9 月。

【适宜生境】生于海拔 2500m 左右的灌木林中。

【资源状况】分布于高山区。常见，可以开发利用。

【入药部位】果实。

【功能主治】清热解毒，消炎止痛。用于鼻渊，头痛，腹胀，胆囊炎。

糖茶藨子

茶藨子、糖茶藨

Ribes himalense Royle ex Decne.

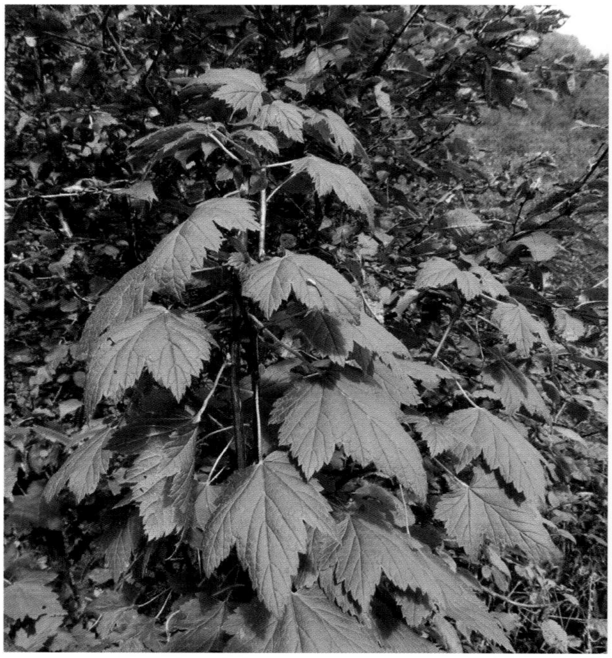

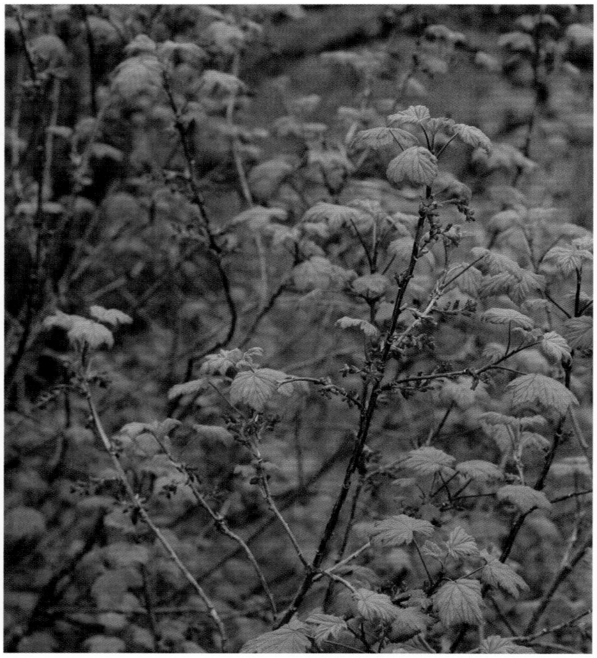

【形态特征】灌木。小枝黑紫色或暗紫色，皮长条状或长片状剥落；嫩枝紫红色或褐红色，无毛，无刺。叶卵圆形或近圆形，3~5 裂。总状花序密，具 8~20 花；花两性；花萼绿色带紫色或紫红色，外面无毛，萼筒钟形；花瓣红色或绿色带紫色，近匙形至扇形。果实红色，成熟后变为紫黑色，球形。花期 4~6 月，果期 7~8 月。

【适宜生境】生于海拔 2500m 左右的灌林中。

【资源状况】分布于高山区。常见。

【入药部位】果实、茎、枝。

【功能主治】清热解毒，利湿退黄。用于肝炎，无名肿痛。

天山茶藨子 狗葡萄、甘青茶藨 *Ribes meyeri* Maxim.

【形态特征】灌木。小枝灰棕色或浅褐色，皮长条状剥离，嫩枝带黄色或浅红色，无毛或稍具短柔毛，稀混生少数短腺毛，无刺。叶近圆形，无毛或叶背具柔毛，裂片（3~）5，边缘具粗糙锯齿。花两性；总状花序下垂，密集，具 7~17 花；花轴和花梗具柔毛或近无毛；萼筒钟状至短筒状。果实紫黑色，球形，具光泽，多汁而味酸。花期 5~6 月，果期 7~8 月。

【适宜生境】生于海拔 1200~2000m 的灌丛、路边。

【资源状况】分布于中山区。少见。

【入药部位】果实。

【功能主治】清热，祛风，除湿。用于黄疸。

长果茶藨子 *Ribes stenocarpum* Maxim.

【标本采集号】LEM120723018

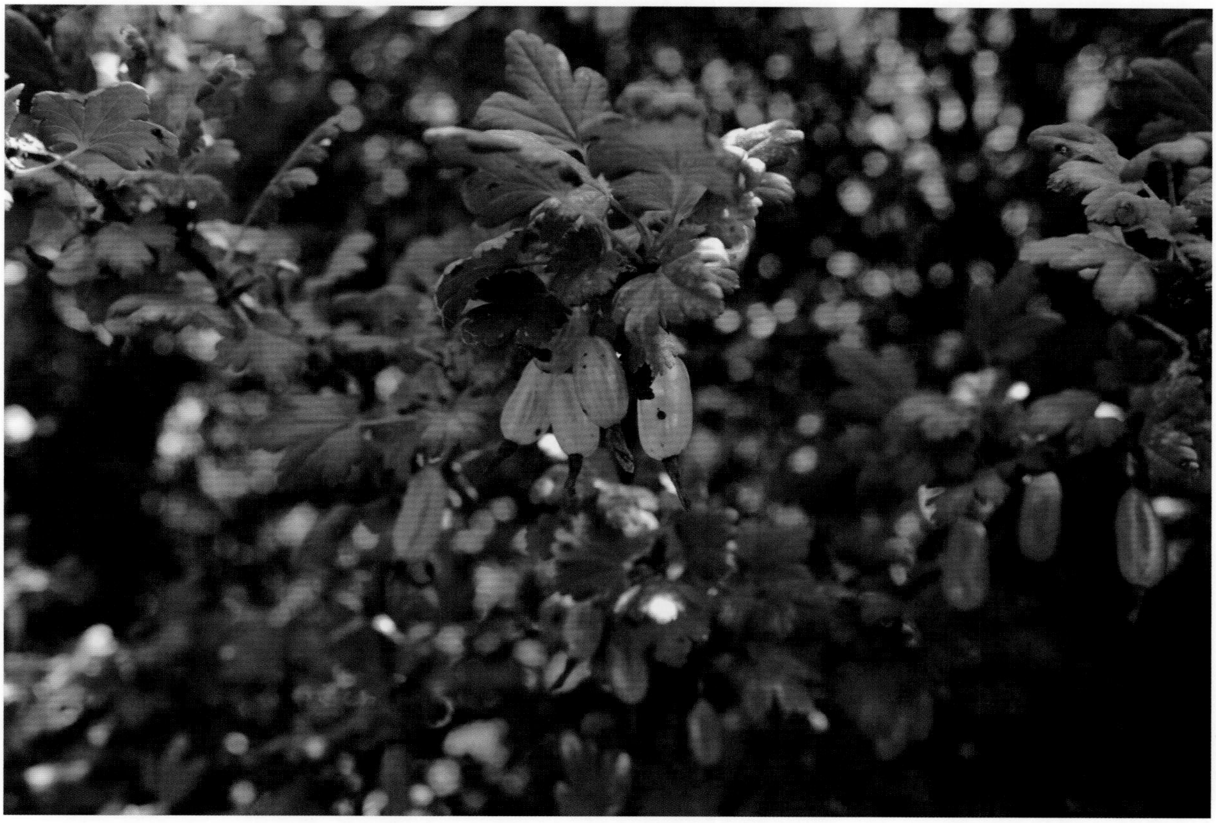

【形态特征】灌木。老枝灰色或灰褐色；小枝棕色，幼时具柔毛，老时脱落，皮呈条状或片状剥落；节间刺1~3。叶阔卵形至近圆形，具柔毛，渐无毛。花腋生，单生或2~3组成短总状花序；花萼绿色至绿褐色，先端圆钝，花期开展或反折，果期常直立无毛；花瓣白色。果实红色或绿色带红色，矩圆状。花期5~6月，果期7~8月。

【适宜生境】生于林下、灌丛。

【资源状况】分布于中山区。少见。

【入药部位】茎皮、果实、根。

【功能主治】茎皮、果实清热燥湿。根祛风除湿，活血调经。

七叶鬼灯檠

通官道、乌云伞、老蛇盘、鬼灯檠

Rodgersia aesculifolia Batalin

【标本采集号】511423140620814LY、LEM120802006

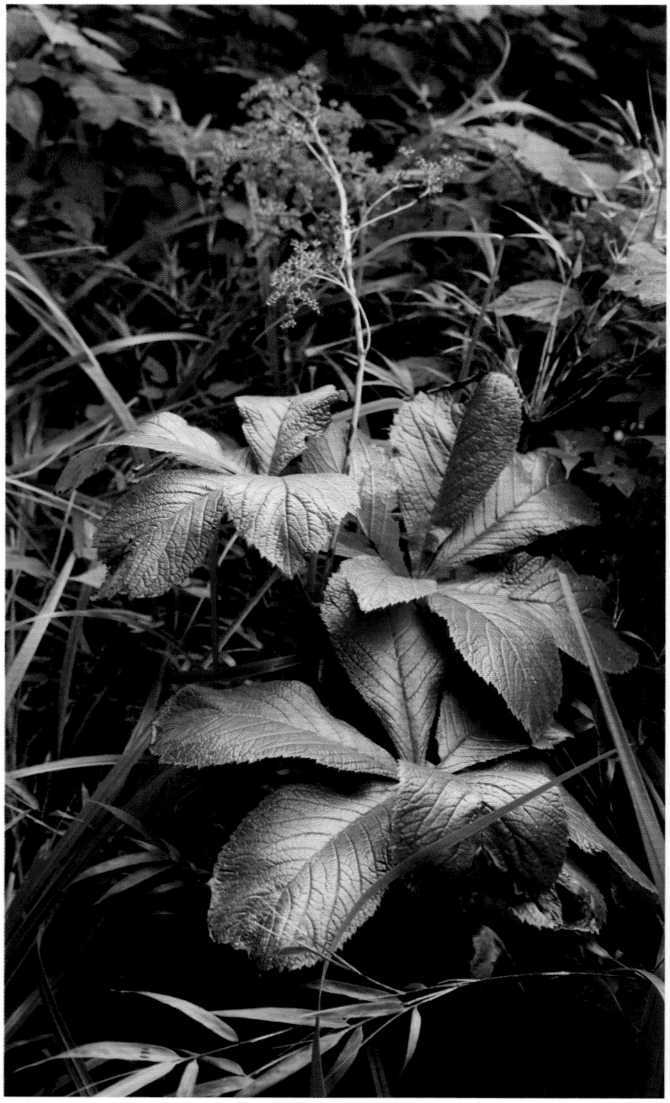

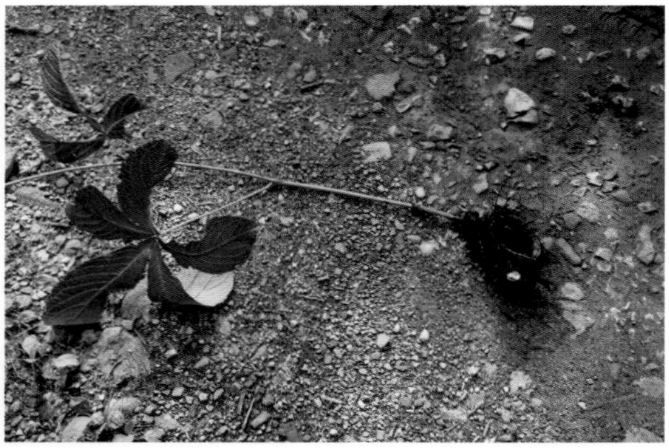

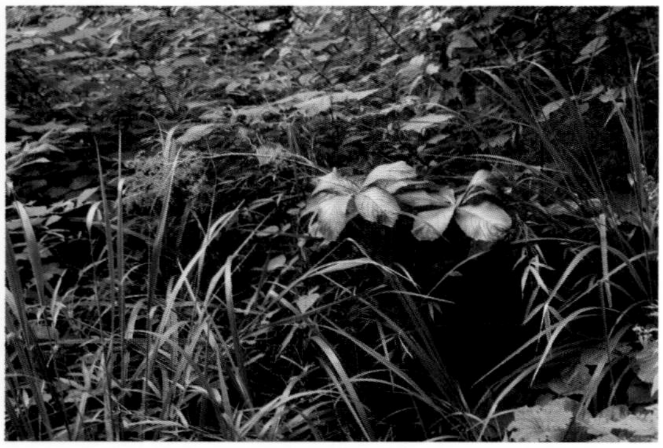

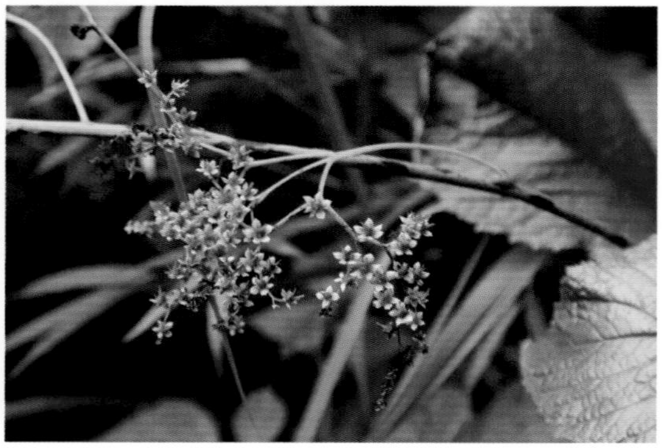

【形态特征】多年生草本，高 60~120cm。根状茎粗壮；茎具棱，近无毛。掌状复叶；小叶 5~7，倒卵形至倒披针形。多歧聚伞花序圆锥状，长约 26cm；萼片 4 或 5，外面和边缘被疏毛和腺毛；子房半下位，花柱 2。蒴果卵球形，有喙。种子多数。花、果期 5~10 月。

【适宜生境】生于海拔 1600~2450m 的灌丛。

【资源状况】分布于中山区、高山区。常见，可以开发利用。

【入药部位】根茎（缩骨丹）。

【功能主治】清热利湿，止血生肌，涩肠，止痢，解毒消肿，消炎。用于湿热下痢，久泻，白浊，带下病，崩漏，吐血，衄血，大便出血，疮毒，金疮。

羽叶鬼灯檠

鬼灯檠
Rodgersia pinnata Franch.

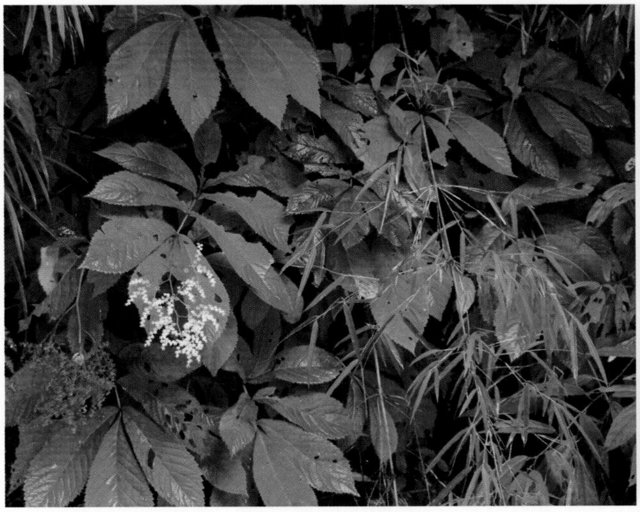

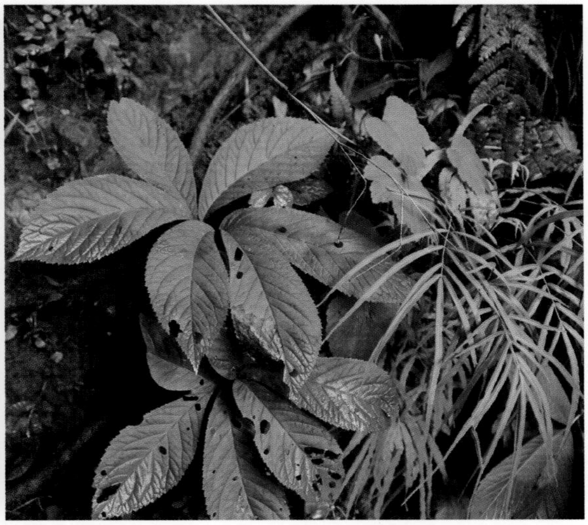

【形态特征】多年生草本。根状茎粗大，呈块状；茎无毛。近羽状复叶，基部和近轴叶常具 6~9 小叶；小叶椭圆形或长圆形至狭倒卵形，边缘具重锯齿。多歧聚伞花序圆锥状，长 12~31cm，多花；无花瓣；心皮 2，基部贴生；子房近上位，花柱 2。蒴果紫色。花、果期 6~8 月。

【适宜生境】生于荒地、沟边。

【资源状况】分布于高山区。常见。

【入药部位】根茎（羽叶岩陀）。

【功能主治】清热解毒，活血调经。用于风湿骨痛，月经不调，跌打损伤。

西南鬼灯檠

岩陀

Rodgersia sambucifolia Hemsl.

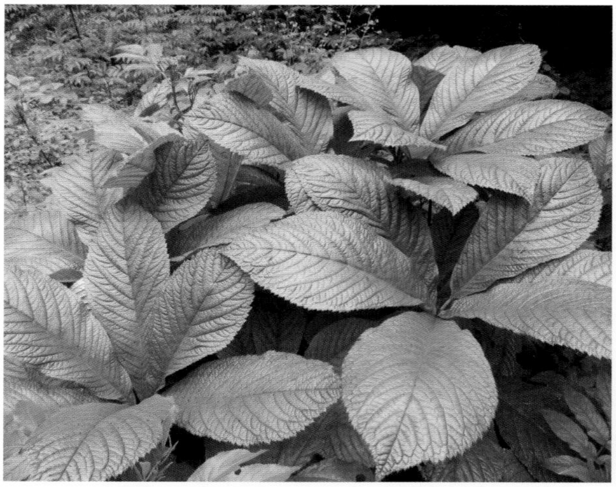

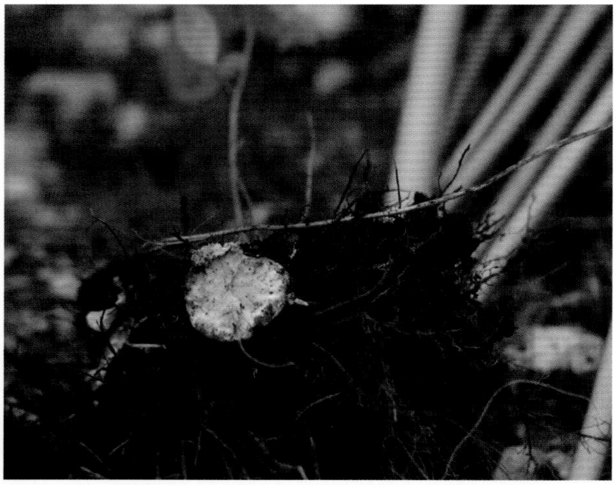

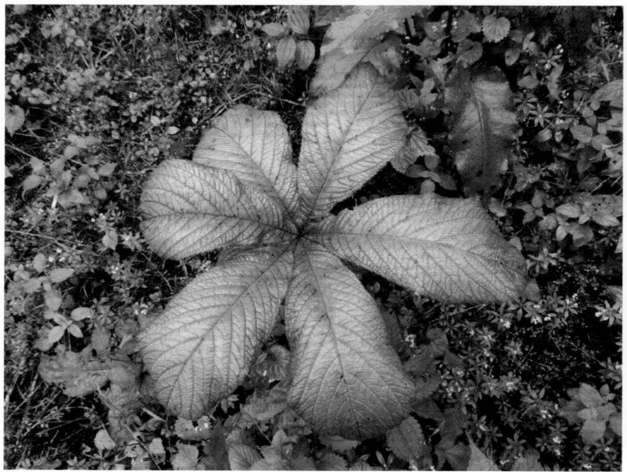

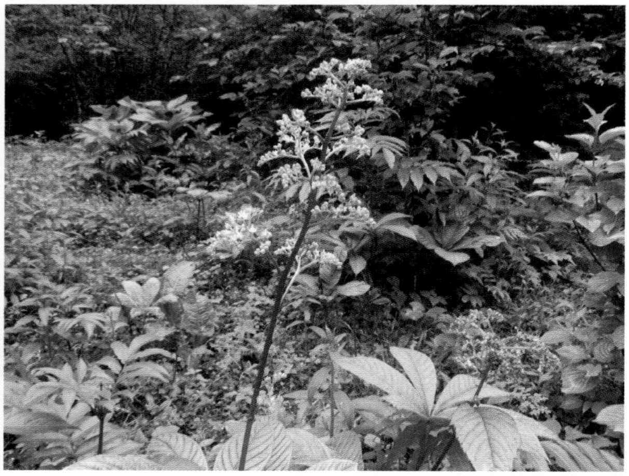

【形态特征】多年生草本，高 80~120cm。根状茎粗大，呈块状，断面白色；茎无毛，略带紫红色。羽状复叶；小叶 3~9（10），倒卵形或长圆形至披针形，叶面被糙伏毛。多歧聚伞花序圆锥状，长 13~38cm；无花瓣；雄蕊 10；心皮 2，近轴处合生，子房半下位，花柱 2。花期 6~8 月，果期 9~10 月。

【适宜生境】生于海拔 3000m 左右的灌木林中。

【资源状况】分布于高山区。常见。

【入药部位】根茎及根（岩陀）。

【功能主治】活血调经，祛风除湿。用于风湿骨痛，刀伤，骨折，跌打损伤。

虎耳草 *Saxifraga stolonifera* Curt.

【标本采集号】511423140516706LY

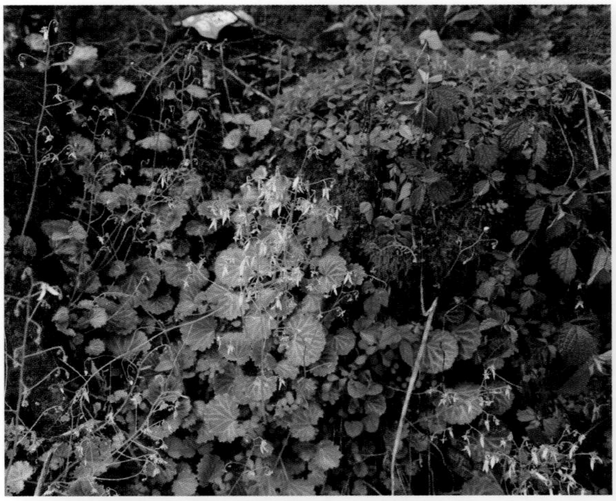
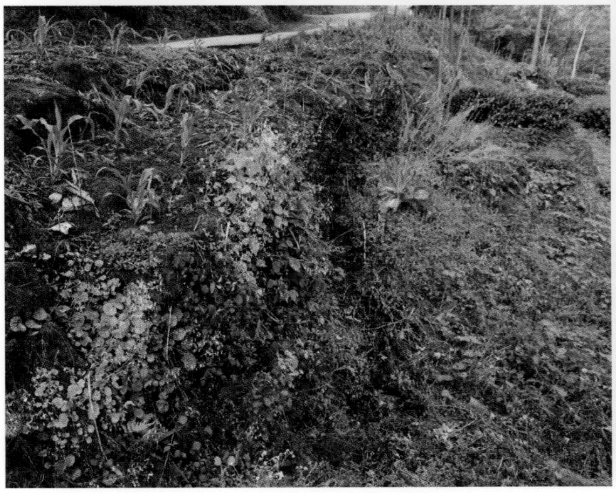
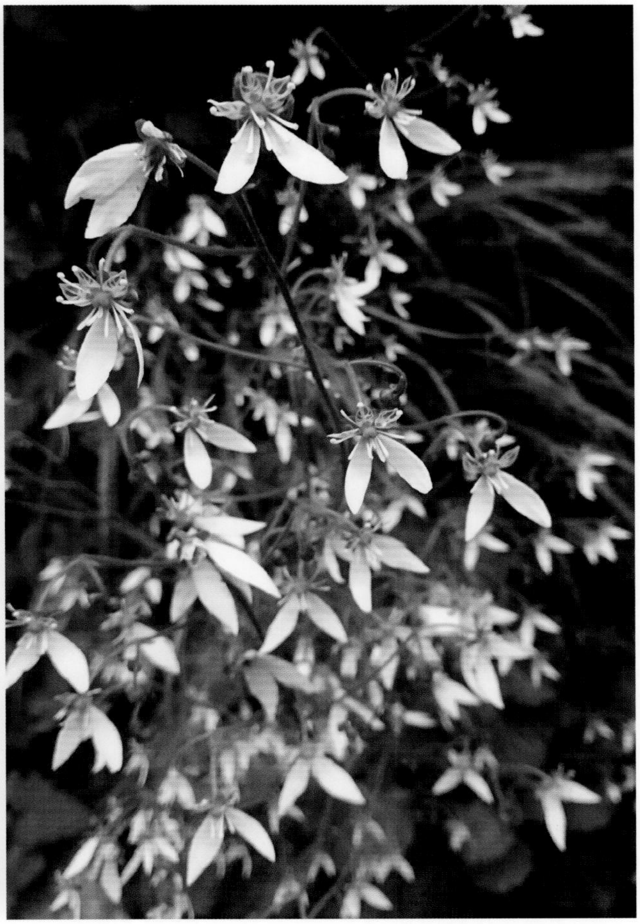

【形态特征】多年生草本，高达 40cm。茎被长腺毛；匍匐枝细长，被卷曲腺毛和鳞片状叶。叶具点，近心形或肾形至圆形，具（5~）7~11 浅裂，具腺毛，叶背赤紫色。花两侧对称；花瓣 5，白色；心皮 2，下部合生。蒴果卵圆形。花、果期 4~11 月。

【适宜生境】生于阴湿的岩石、田坎和墙脚。

【资源状况】分布于坝区、低山区。常见，可以开发利用。

【入药部位】全草。

【功能主治】清热，凉血，止血。用于风疹，湿疹，荨麻疹，中耳炎，咳嗽吐血，肿痛，崩漏，痔疾，风热咳嗽。

钻地风

利筋藤

Schizophragma integrifolium Oliv.

【标本采集号】LEM120727006

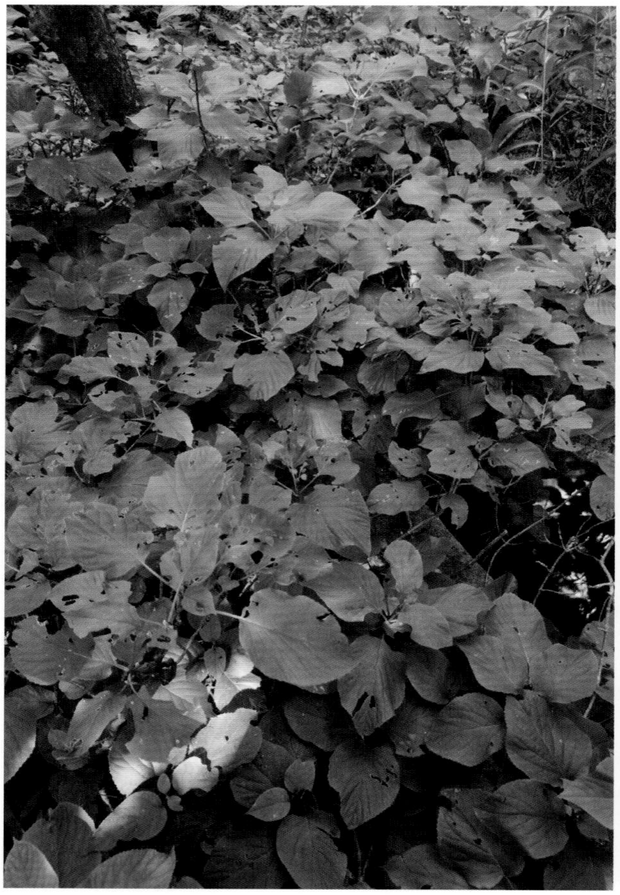

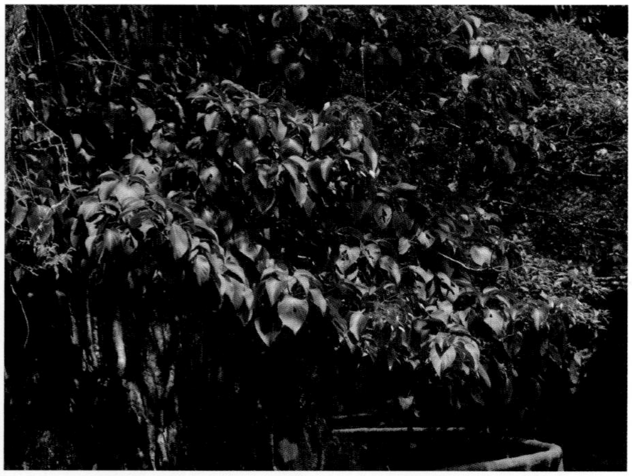

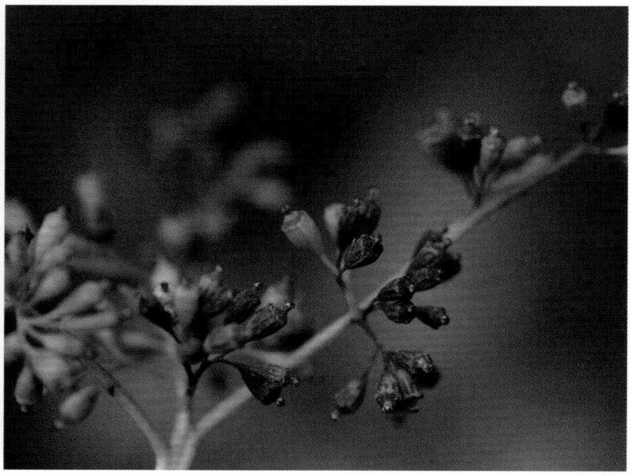

【形态特征】攀缘植物，高达 5m。叶对生，椭圆形、狭椭圆形或阔卵形，叶背无毛或有时沿脉具柔毛或脉腋具髯毛。花序伞房状；不育花具增大的 1（~3）花萼，黄白色；花瓣狭卵形，先端钝。蒴果钟状或陀螺状，基部宽楔形，肋间开裂。花期 6~7 月，果期 10~11 月。

【适宜生境】附生于树上。

【资源状况】分布于中山区。常见。

【入药部位】根、藤。

【功能主治】祛风除湿，利筋骨。用于风湿关节酸痛，跌打损伤。

峨屏草

峨眉岩雪下
Tanakaea omeiensis Nakai

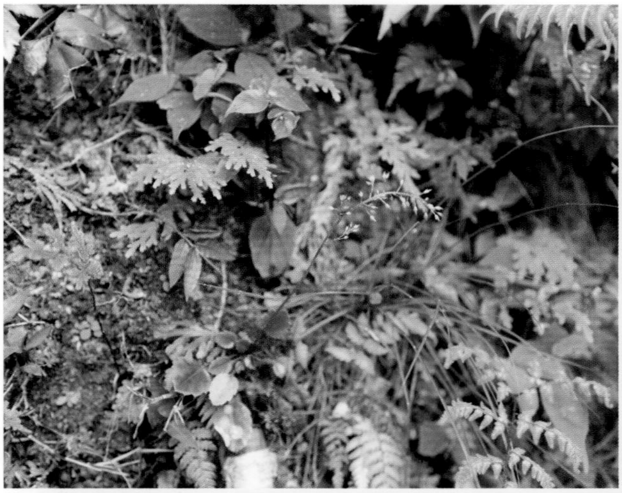
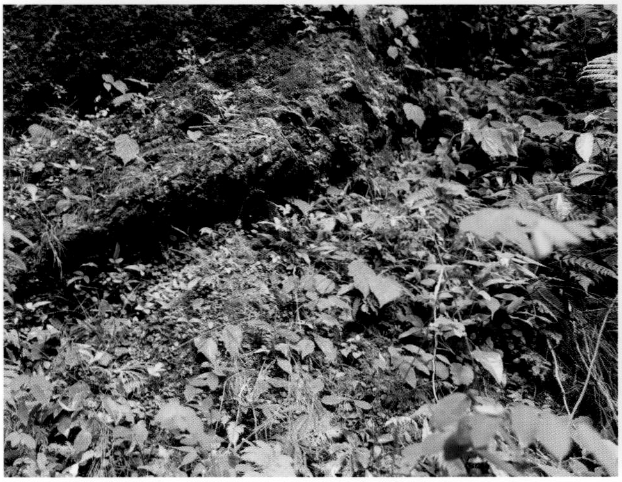
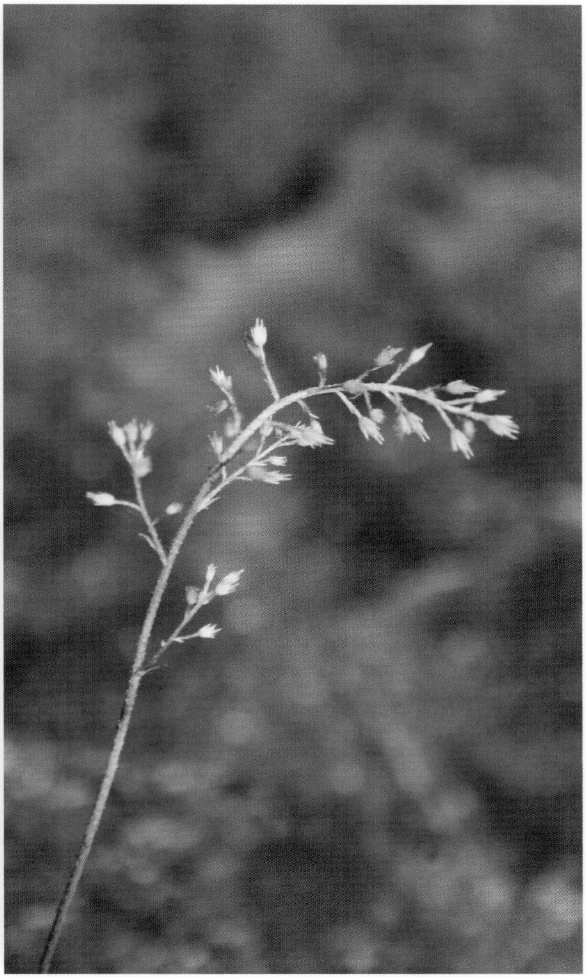

【形态特征】多年生小草本，高 6~12cm。叶、叶柄和花序均被褐色腺毛，有的带腺头。叶均基生，椭圆形、卵形至阔卵形，先端急尖，基部圆形或近心形，边缘具粗锯齿；叶柄长 1.1~6.5cm。花序总状，长达 5cm；萼片狭卵形至披针形，单脉；无花瓣；雄蕊 8~10；心皮 2，下部合生，子房近上位，花柱 2。蒴果 2 瓣裂。花、果期 4~10 月。

【适宜生境】生于阴湿岩石上。

【资源状况】分布于中山区。少见。

【入药部位】全草。

【功能主治】息风定惊，清热。用于风丹，中耳炎，肺痈咳嗽，高热抽风，高血压。

黄水枝 *Tiarella polyphylla* D. Don

【标本采集号】LEM120720015

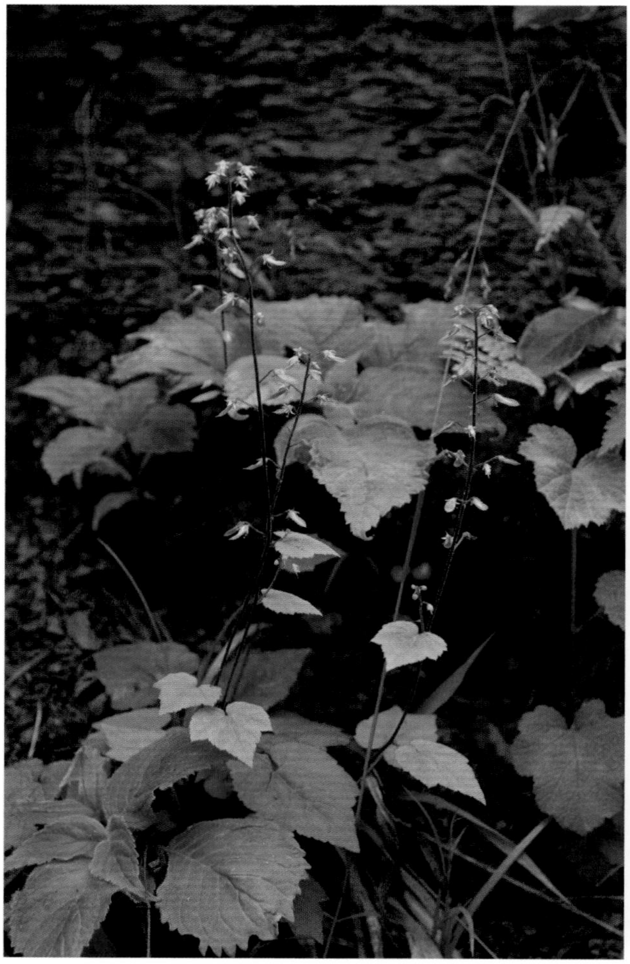
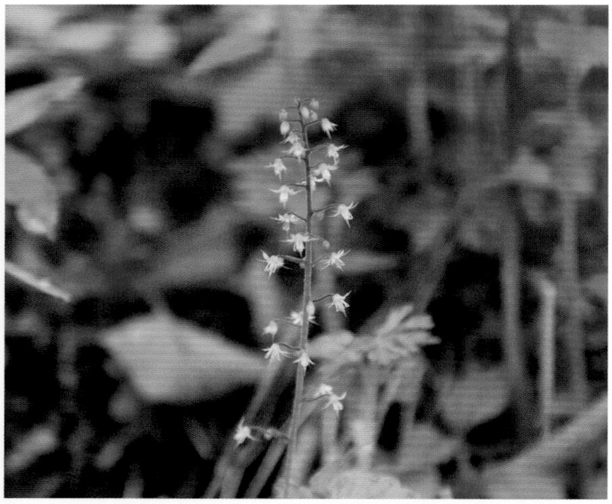
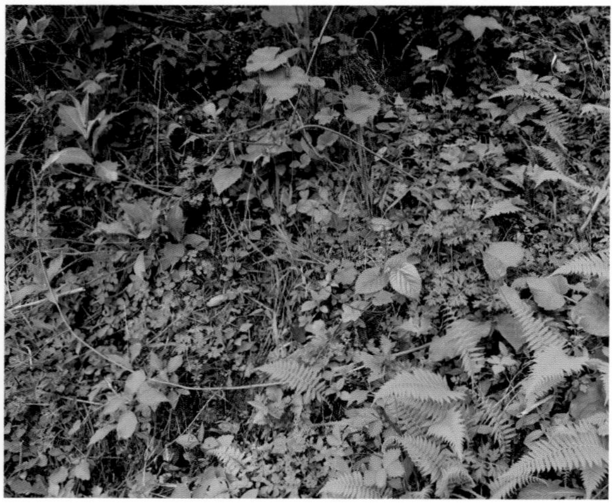

【形态特征】多年生草本，高20~45cm。茎单生，密被腺毛。基生叶具长柄，基部呈鞘状。叶多基生；叶心形，掌状3~5浅裂。总状花序密具腺毛；花白色，小；无花瓣；雄蕊10；心皮不等大，基部贴生，子房近上位。种子黑褐色，椭圆球形。花、果期4~11月。

【适宜生境】生于海拔1000~2100m的灌丛、林缘、路边。

【资源状况】分布于低山区、中山区。常见，可以大量开发利用。

【入药部位】全草。

【功能主治】解表散寒，活血祛瘀。用于肺结核，肝炎，经闭腹痛，无名肿毒，疮疖，二便不利，跌打损伤。

海桐花科

海金子

山枝仁、崖花海桐

Pittosporum illicioides Makino

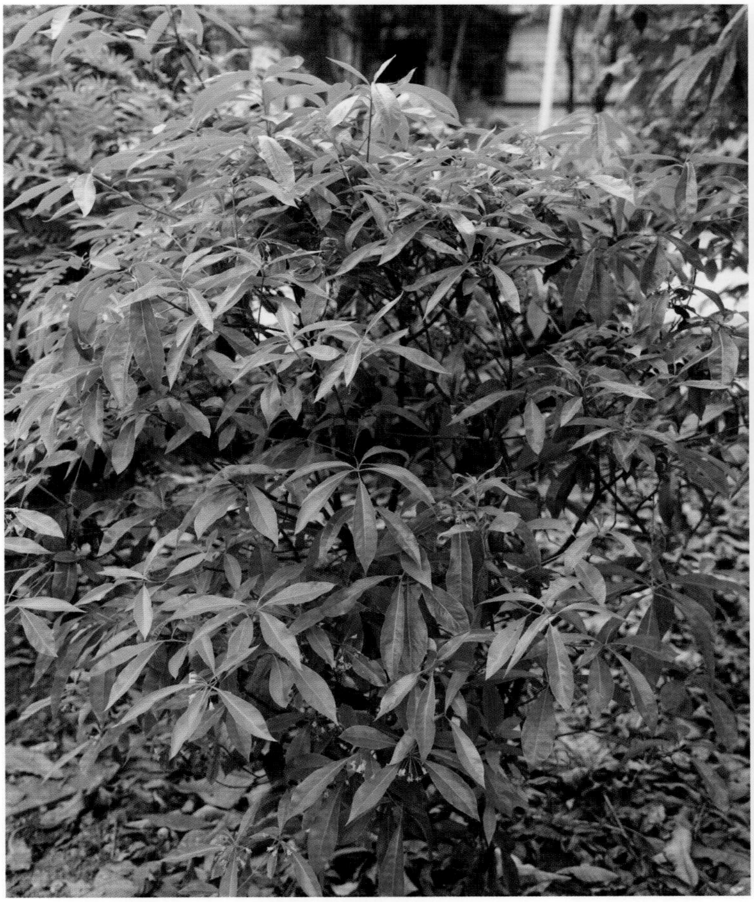

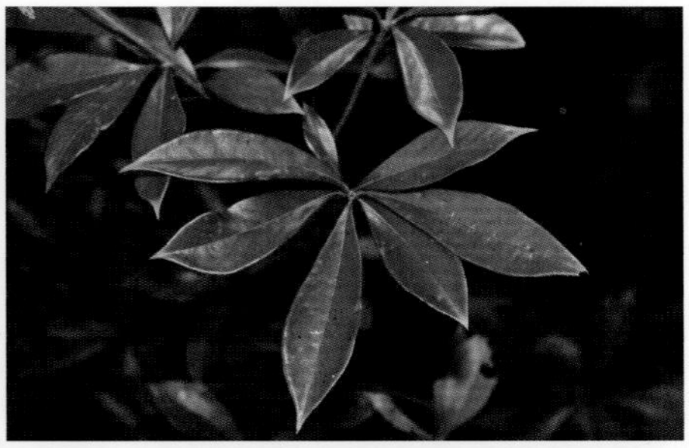

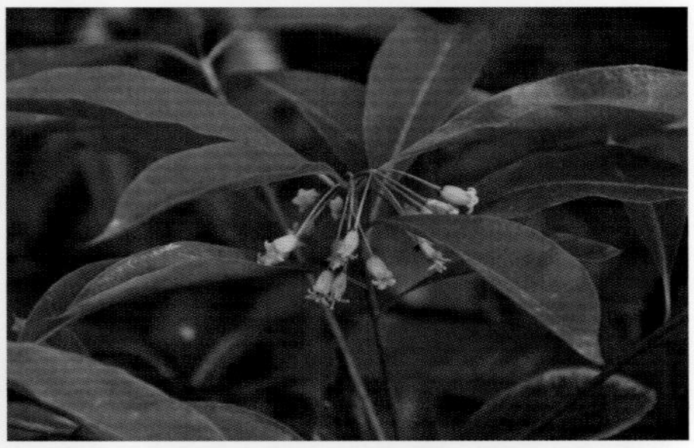

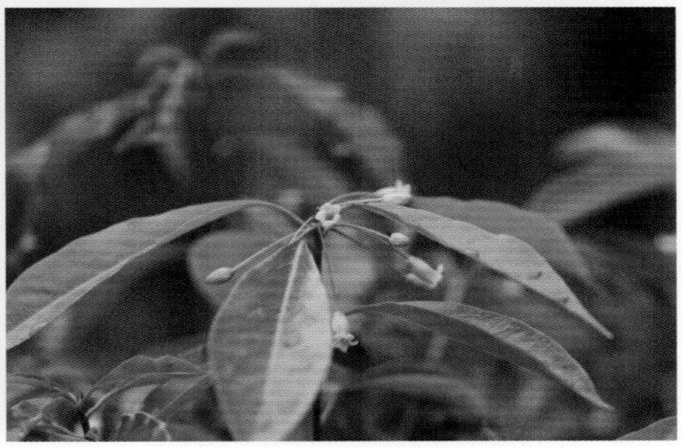

【形态特征】灌木，高 1~6m。小枝近轮生。茎韧皮部呈棕褐色环状。叶倒卵状披针形、倒披针形或狭披针形，薄革质，侧脉 6~8 对。伞形花序顶生，具花 2~10 朵；子房柄短。蒴果近球形，多少三角形或有 3 条纵沟，3 片裂开；果片薄木质。花期 3~5 月，果期 6~11 月。

【适宜生境】生于灌丛、林缘。

【资源状况】分布于低山区。常见，可以开发利用。

【入药部位】根与根皮（山栀茶）、种子、叶。

【功能主治】根与根皮清热，收敛，止泻，补虚，安神。用于风湿性关节炎，坐骨神经痛，骨折，胃痛，牙痛，高血压，神经衰弱，梦遗滑精。种子涩肠，收敛，止泻。用于咽痛，肠炎，白带异常，滑精。叶解毒，止血。用于毒蛇咬伤，疮疖，外伤出血。

金缕梅科

四川蜡瓣花 *Corylopsis willmottiae* Rehd. et Wils.

【标本采集号】LEM120802029

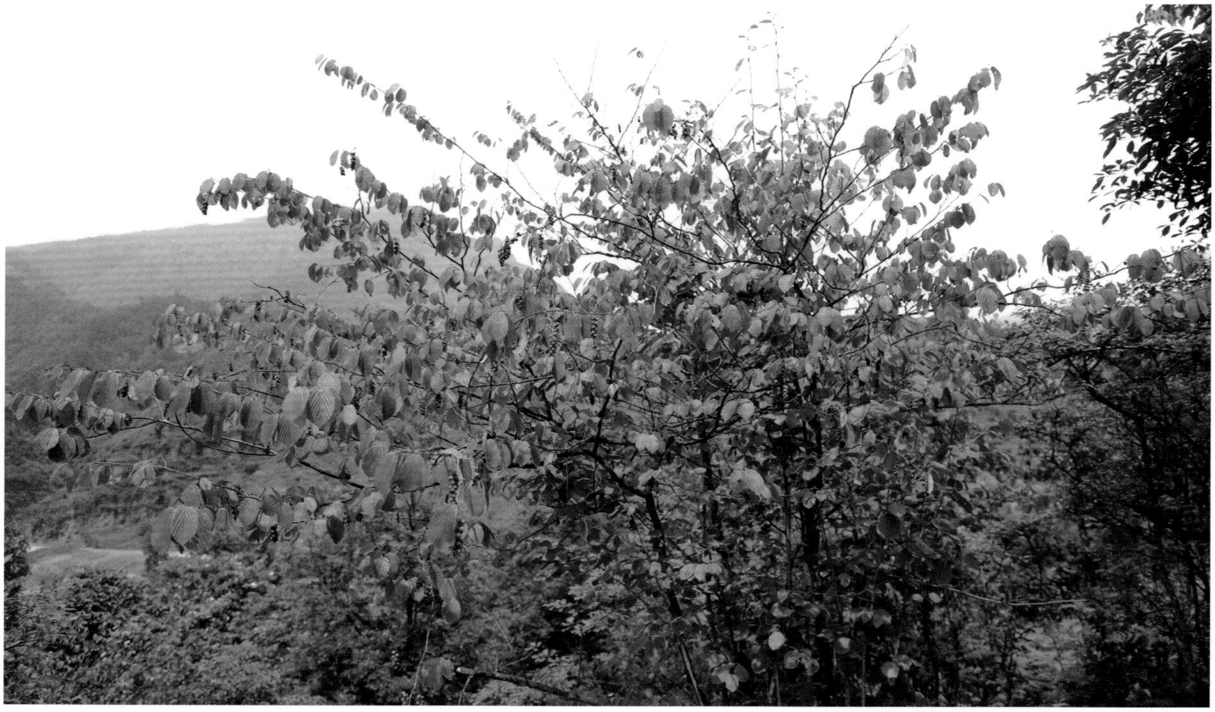

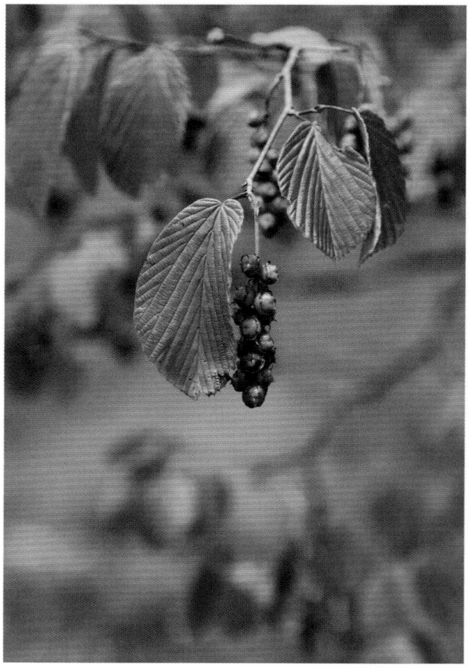

【形态特征】落叶灌木或小乔木，高约 5m。嫩枝纤细，无毛。叶互生，具短柄，叶倒卵形或广倒卵形，先端急短尖，基部不等侧微心形或圆形，第一对侧脉分枝不强烈，边缘上半部有不显著的小齿突。总状花序生于具有 1~3 叶的侧枝顶端；总苞状鳞片卵圆形；萼筒无毛；花瓣广倒卵形；子房无毛。果序长 4~5cm；蒴果长 7~8mm，无毛。花期 3~6 月，果期 6~8 月。

【适宜生境】生于海拔 2500m 以下的疏林中。

【资源状况】分布于峨眉山各地。常见。

【入药部位】根、根皮。

【功能主治】清热，除烦，止呕。用于烦乱昏迷，劳伤乏力，恶寒发热，心烦，呕吐。

枫香树

路路通、枫香

Liquidambar formosana Hance

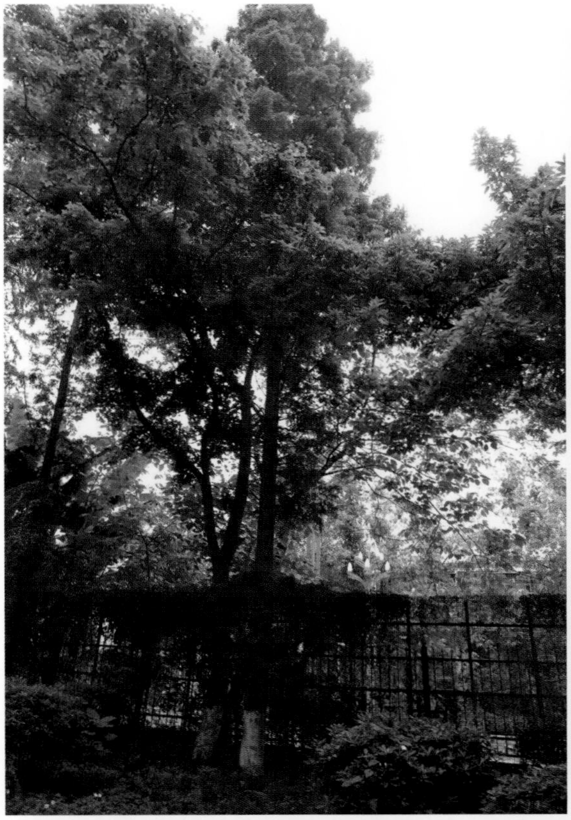

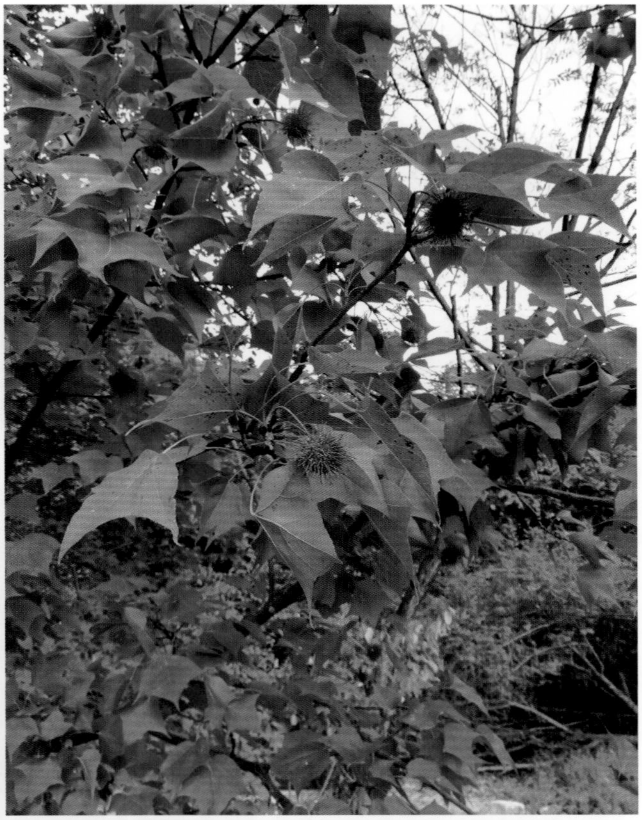

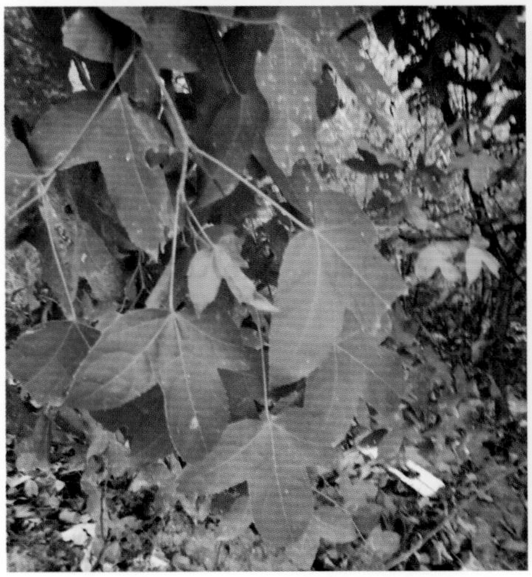

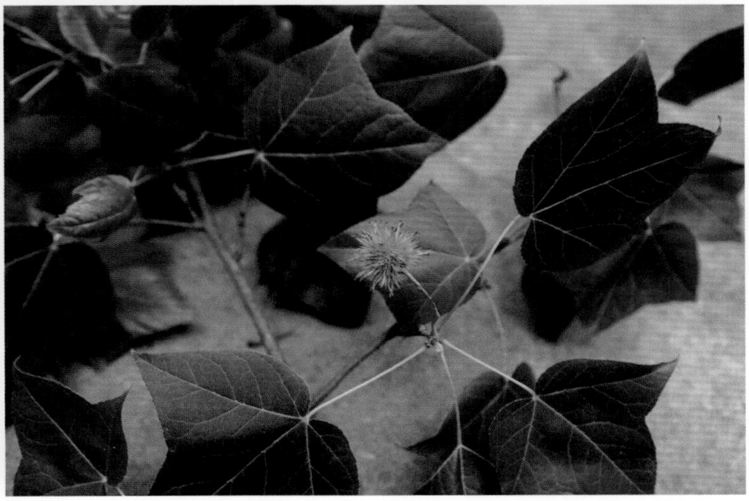

【形态特征】落叶乔木，高达 40m。树皮灰褐色，呈不规则开裂。叶掌状 3 裂，边缘具腺锯齿，基部心形；托叶线形。雄花序短穗状，数个排成总状，雄蕊多数；雌花序具 24~43 花，萼齿 4~7 个，针形。头状果序圆球形，木质；蒴果有宿存花柱。种子多数，多角形，略有翅。花期 3~6 月，果期 7~9 月。

【适宜生境】生于路旁、屋侧、荒坡。

【资源状况】分布于低山区。常见，可以开发利用。

【入药部位】果序（路路通）、树脂（白胶香）、树皮、根、叶。

【功能主治】果序通经利水，行气活血，祛湿除痹。用于风湿痹痛，腰痛，小便不利，手足拘挛，胃痛，水肿，胀满，月经不调，心胃气痛。树脂活血止痛，凉血，解毒生肌。用于痈疽，疮疥，瘰疬，刀伤，齿痛，吐血，衄血，疮疡肿毒。树皮除湿止泻，祛风止痒。用于泄泻痢疾，大风癞疮。根解毒消肿，祛风止痛。用于痈疽，疔疮，风湿关节痛。叶行气止痛，解毒，止血。用于急性胃肠炎，痢疾，小儿脐风，痈疽发背。

檵　木

锯木条、继花、继木

Loropetalum chinense (R. Br.) Oliver

【形态特征】灌木或小乔木，高 1~4m。嫩枝密被褐锈色星状毛。叶卵形，先端锐尖。花白色或淡黄色；萼筒杯状，被星状毛。蒴果球形，木质，褐色，密生星状毛。种子长卵形，黑色，稍有光泽。花期 3~4 月，果期 5~7 月。

【适宜生境】生于灌丛。

【资源状况】分布于坝区、低山区。常见，有栽培。

【入药部位】根、叶、花。

【功能主治】根、叶止血，生肌，清热，通经活络。用于暑热，泻痢，扭闪伤，创伤出血，目痛，喉痛，鼻血，崩漏下血，流行性感冒，疥癣疮疡，月经不调，跌打损伤。花清暑解热，止咳，止血。用于咳嗽，咯血，遗精，烦渴，鼻衄，血痢。

杜仲科

杜 仲 丝棉木

Eucommia ulmoides Oliver

【标本采集号】LEM120607003

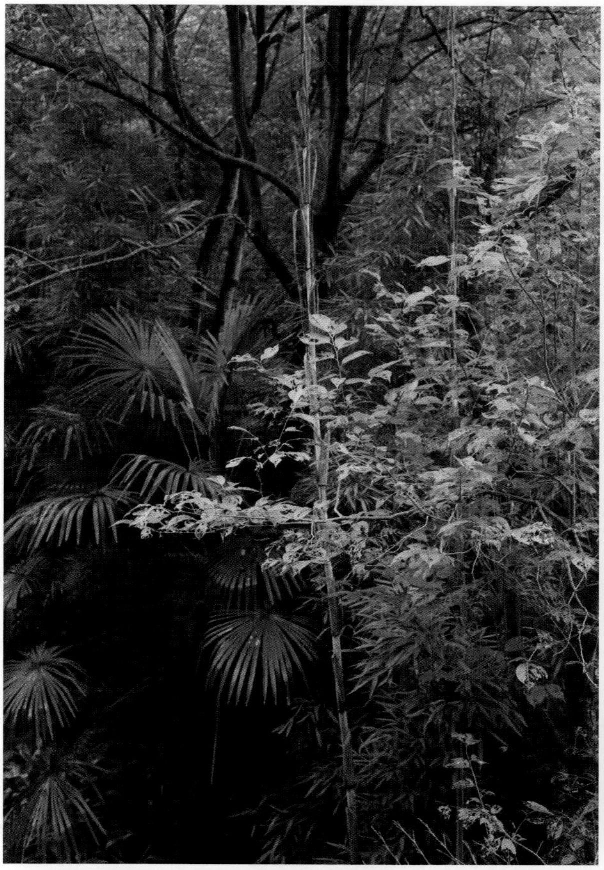

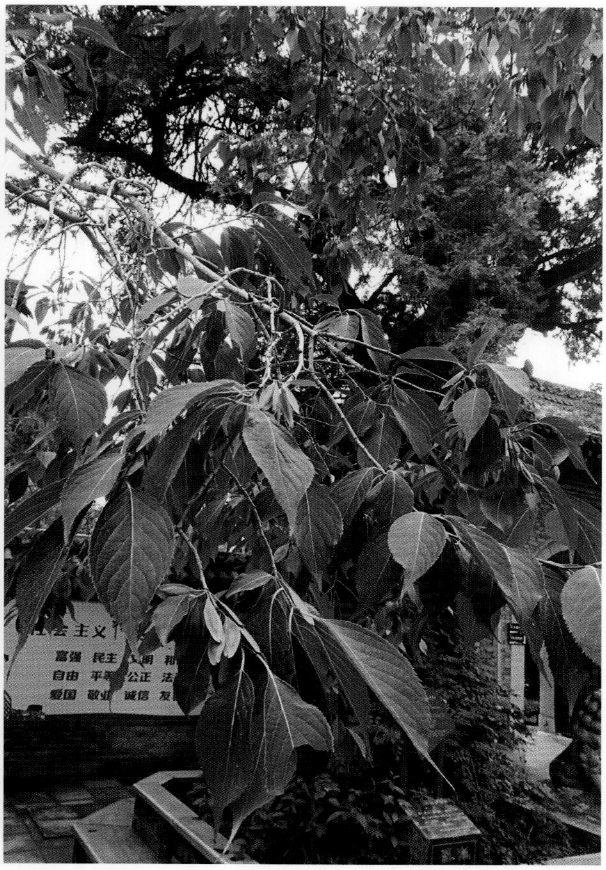

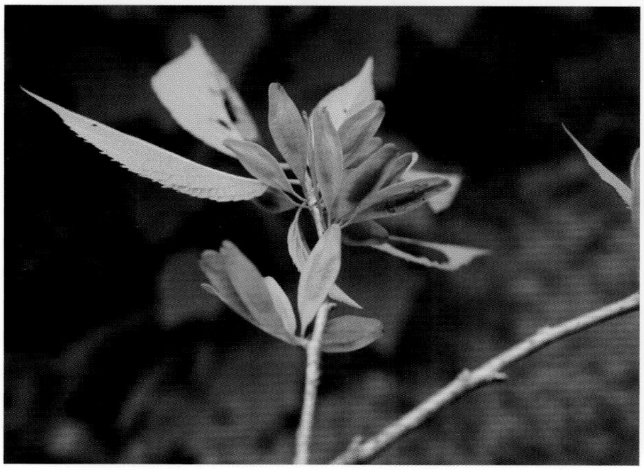

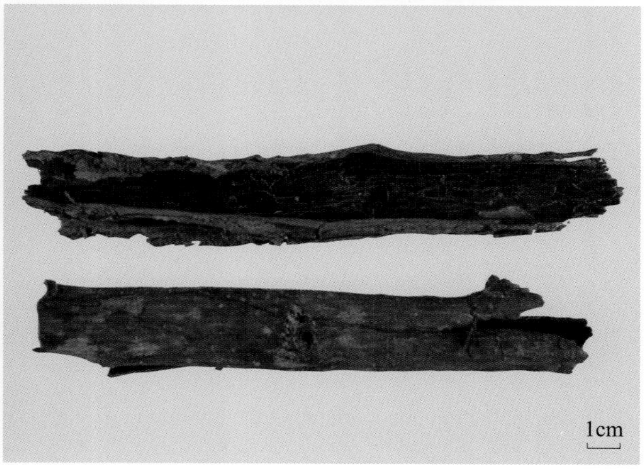

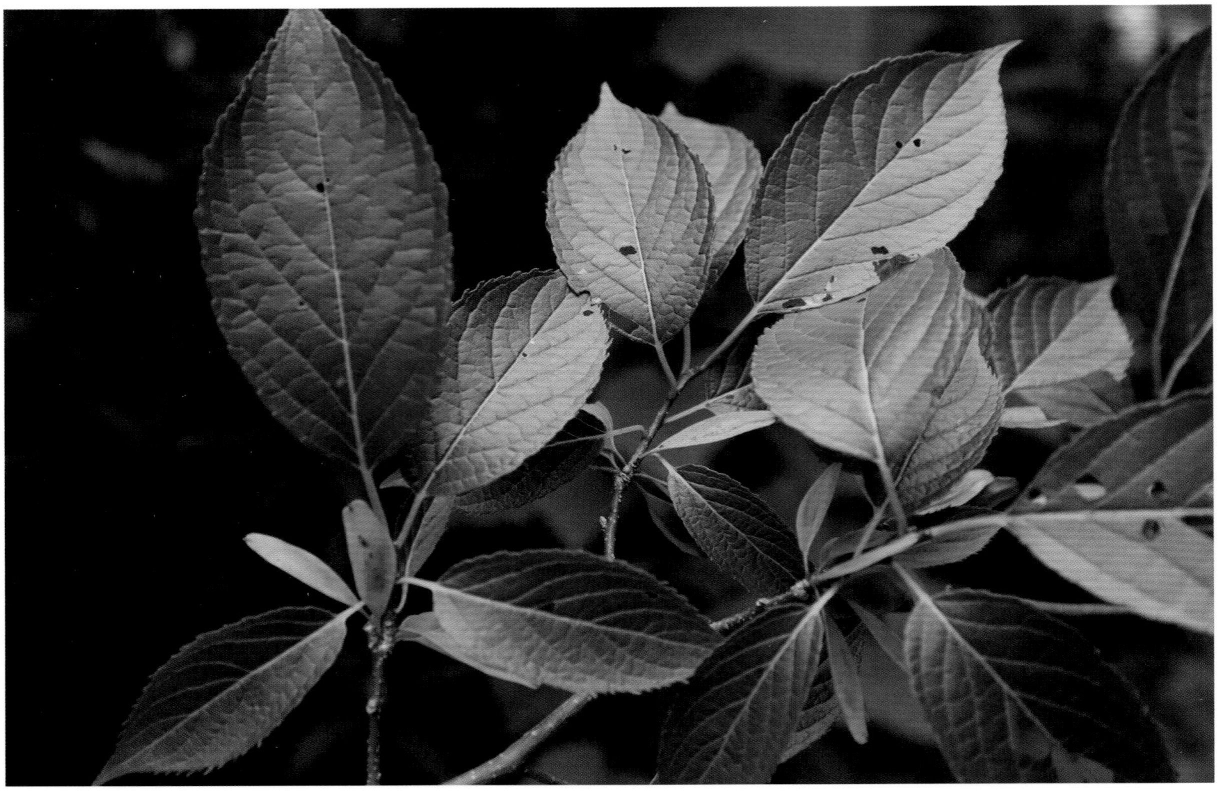

【形态特征】落叶乔木，高达 20m。叶、皮具丝状胶质。叶椭圆形、卵圆形或长圆形，薄革质，起初具褐色柔毛，后仅脉具柔毛，侧脉 6~9 对。雄花簇生，雄蕊长约 1cm，无毛；雌花子房长约 1cm，无毛。翅果扁椭圆形，先端 2 裂，内有种子 1 粒。

【适宜生境】栽培或生于海拔 1500m 以下的山坡、林中。

【资源状况】分布于坝区、低山区、中山区。常见，可以大量开发利用。

【入药部位】树皮。

【功能主治】补益肝肾，强筋壮骨，镇痛安胎。用于腰脊酸痛，足膝痿弱，小便余沥，小便频数，阴下湿痒，胎漏欲坠，早期高血压，胎动不安，习惯性流产。

评　　述　杜仲叶为药食两用原料，可以开发成饮料等食品。

悬铃木科

二球悬铃木 悬铃木

Platanus acerifolia Willd.

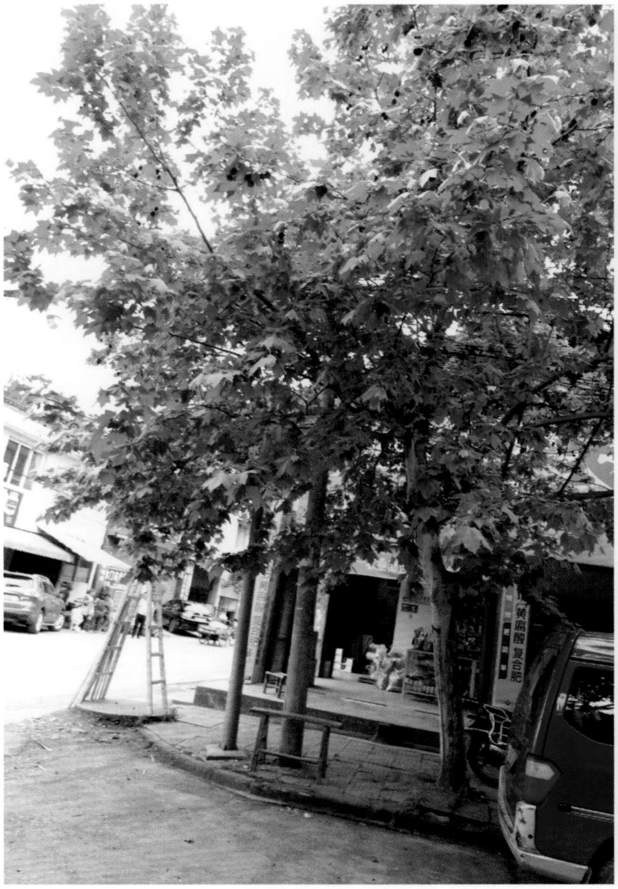

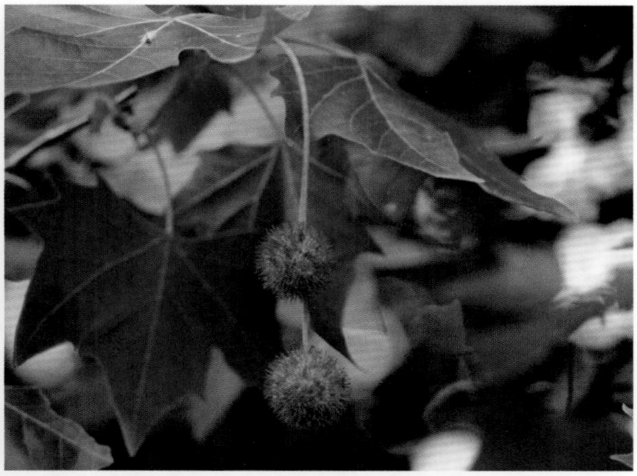

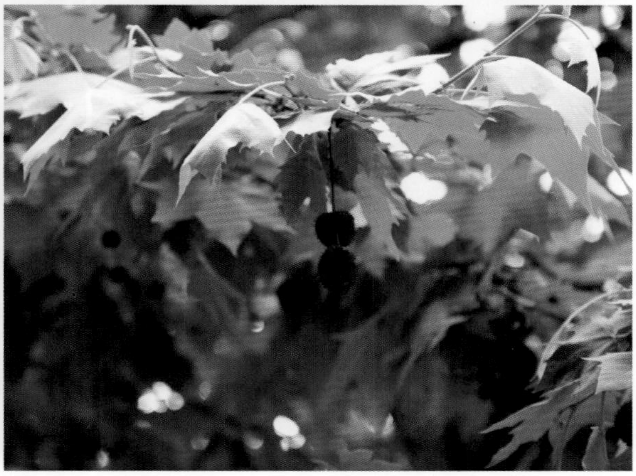

【形态特征】落叶乔木，高达30m。树皮光滑，大片块状脱落；嫩枝密生灰黄色绒毛；老枝秃净，红褐色。叶柄长3~10cm；叶宽卵形，（3~）5（~7）浅裂，主脉3或5条，自基部发出或侧边2（~4）条自基部以上发出。花常4数。果枝具（1）2（3）枚果序；果序头状，直径约2.5cm；瘦果具宿存刺状柱头，长2~3mm；基生刚毛无或极短，不超出果序；果序常2个生于总柄。花期3~5月，果期6~10月。

【适宜生境】栽培。

【资源状况】分布于坝区、低山区。常见。

【入药部位】叶、果实。

【功能主治】叶滋补，退热，发汗。果实解表，发汗，止血。用于血小板减少性紫癜，出血。

蔷薇科

龙芽草

仙鹤草、鬼见愁、黄牛尾

Agrimonia pilosa Ldb.

【标本采集号】511423140914958LY、LEM120730011

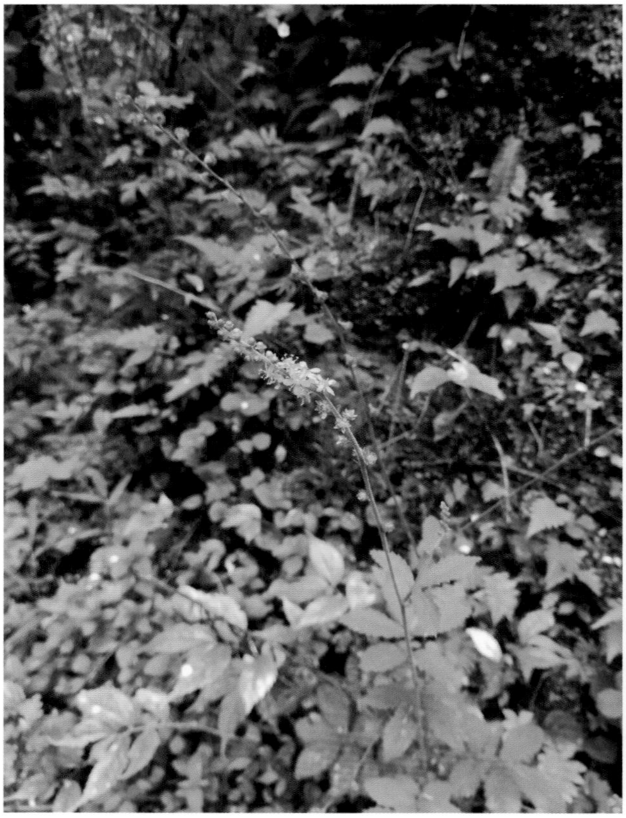

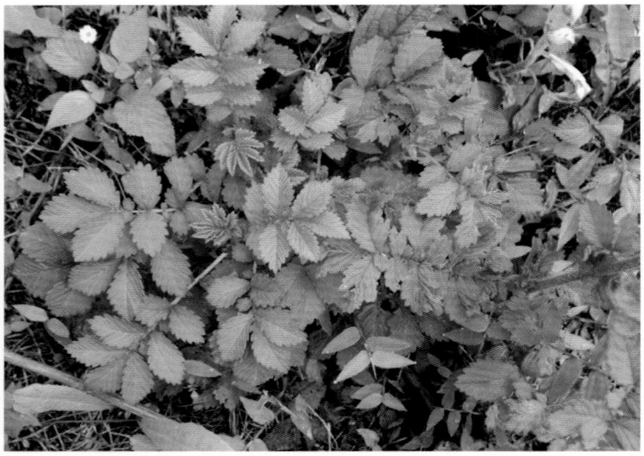

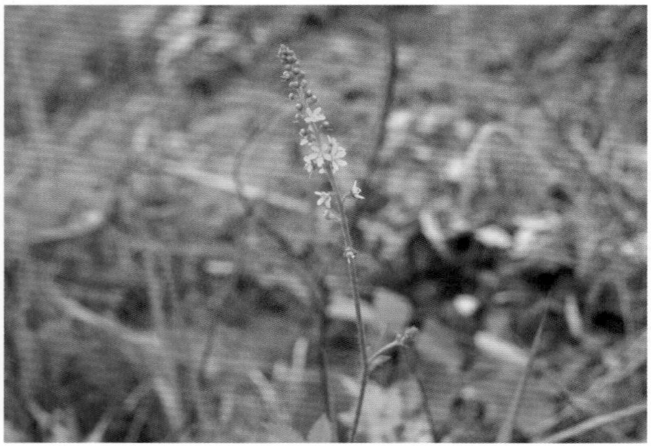

【形态特征】多年生草本，高 30~100cm。根多呈块茎状。茎被疏柔毛及短柔毛。奇数羽状复叶；小叶叶背常沿脉具平伏短柔毛。花小，组成总状花序；花序轴、花梗被柔毛；萼筒顶端有数层钩刺；雌蕊 2，包在萼筒内。瘦果倒卵圆形，被疏柔毛。花、果期 5~12 月。

【适宜生境】生于海拔 600~1200m 的林缘、草坡、田坎。

【资源状况】分布于低山区。常见，可以大量开发利用。

【入药部位】全草（仙鹤草）、根、地下冬芽（鹤草芽）。

【功能主治】全草止血凉血，祛风，驱虫，强心健胃，补虚。用于呕血，咯血，衄血，尿血，便血，肠风下血，异常子宫出血，崩漏，带下病，赤白痢疾，劳伤脱力。地下冬芽、根驱虫。用于绦虫病。

山 桃

桃仁、毛桃子

Amygdalus davidiana (Carr.) C. de Vos ex Henry

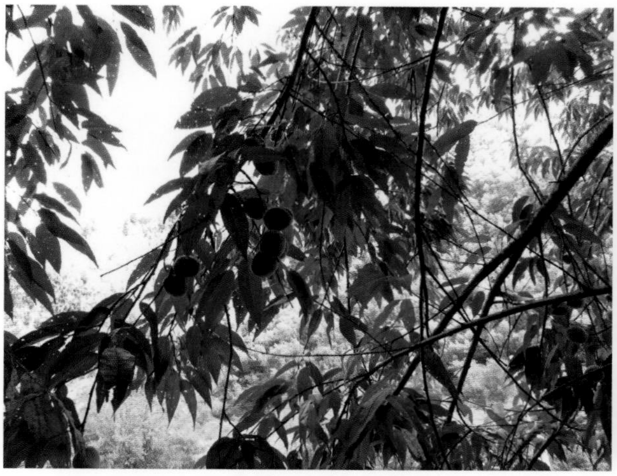

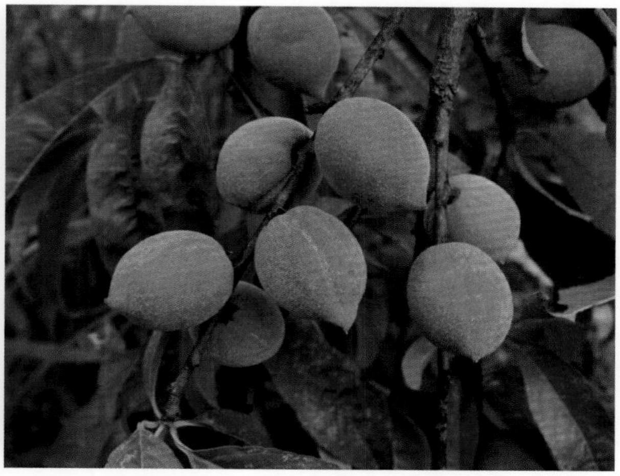

【形态特征】乔木，高达 9m。托叶早落。叶卵状披针形，基部楔形，边缘有细锐锯齿，两面无毛。花单生，先叶开放；花萼无毛。核果浅黄色，近圆形，密被黄褐色柔毛；果肉离核，核小，坚硬。种子 1 粒，棕红色。花期 3~4 月，果期 7~8 月。

【适宜生境】栽培或野生于海拔 450~1500m 的地边、林缘。

【资源状况】分布于坝区、低山区、中山区。常见，可以大量开发利用。

【入药部位】成熟种子（桃仁）。

【功能主治】通经行瘀，破血化癥。用于经闭，热病蓄血，疟疾，癥瘕，跌打损伤，瘀血肿痛，血燥便秘。

桃

桃仁

Amygdalus persica L.

【形态特征】乔木，高达 8m。树皮暗紫红色，皮孔横裂。叶长圆披针形，叶背脉腋有少量毛或无毛，侧脉不直达叶缘，在叶边结合成网状。花单生，先叶开放；花萼被柔毛。核果肉质多汁，颜色从浅绿色至橘黄色，卵球形、阔椭圆体形或扁球形，密被短柔毛；核两侧扁平，顶端渐尖。种子扁卵状心形，浅棕色。花期 3~4 月，果期 8~9 月。

【适宜生境】栽培于海拔 1200m 以下的地区。

【资源状况】分布于坝区、低山区。常见，可以大量开发利用。

【入药部位】成熟种子（桃仁）、根、叶（桃叶）、嫩枝、花（桃花）、自落幼果（桃奴）、果实、流出的树胶（桃树胶）。

【功能主治】成熟种子通经行瘀，破血化癥。用于经闭，热病蓄血，疟疾，癥瘕，跌打损伤，瘀血肿痛，血燥便秘。根清热利湿，活血止痛，截疟，杀虫。用于风湿性关节炎，腰痛，跌打损伤，丝虫病，间日疟，吐血，衄血，经闭，痔疮。叶除风湿，清热解毒，杀虫，止痒，祛风湿。用于头风，头痛，风痹，疟疾，湿疹，疮疡，痔疮，滴虫阴道炎。嫩枝用于心腹痛及褥疮。花行水，活血消肿，泻下通便。用于水肿，腹水，大便秘结，脚气病，积滞，小便不利，经闭。自落幼果固涩止痛，理气散结，止汗。用于盗汗，遗精，吐血，心腹痛，妊娠下血，膀胱疝气。果实生津，润肠，活血，消积，养肝，通经。用于月经不调，肠燥便秘。流出的树胶和血益气，止渴，止痛。用于石淋，血淋，痢疾，糖尿病，乳糜尿。

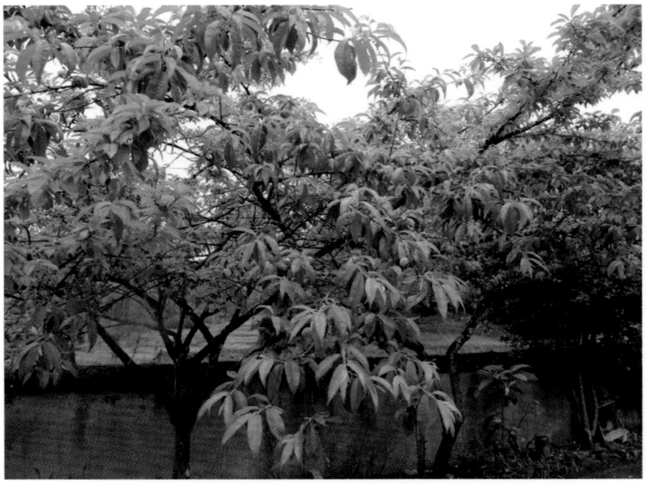

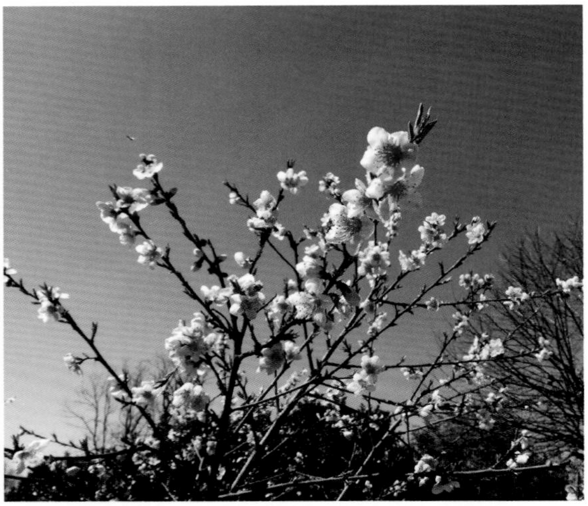

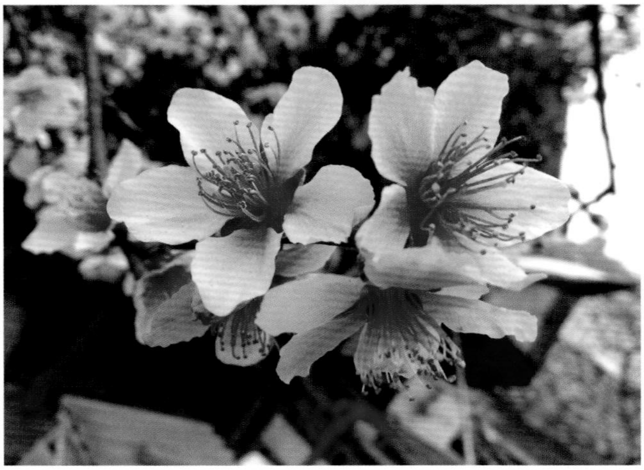

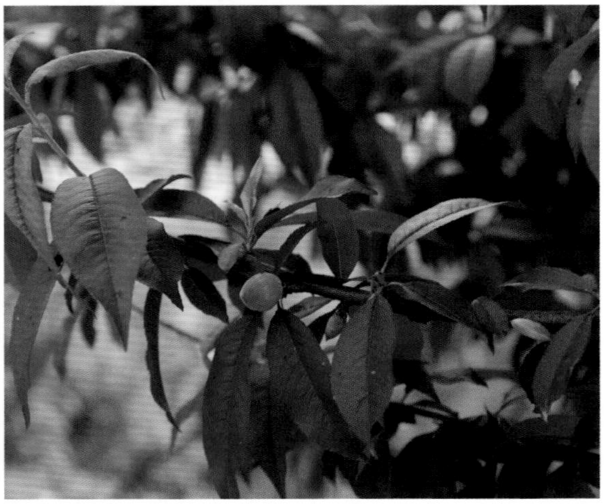

梅

梅子、乌梅

Armeniaca mume Sieb.

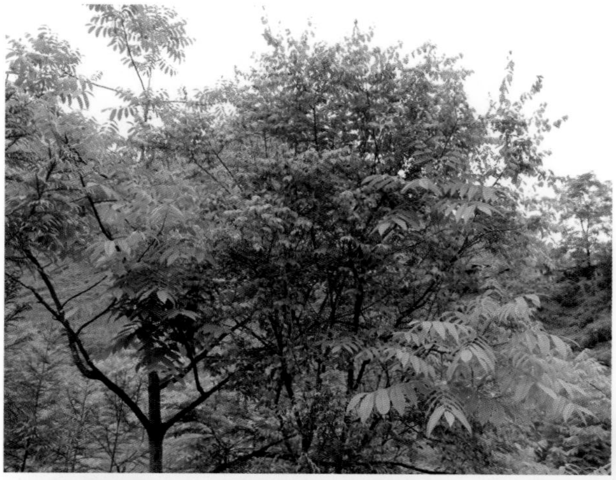

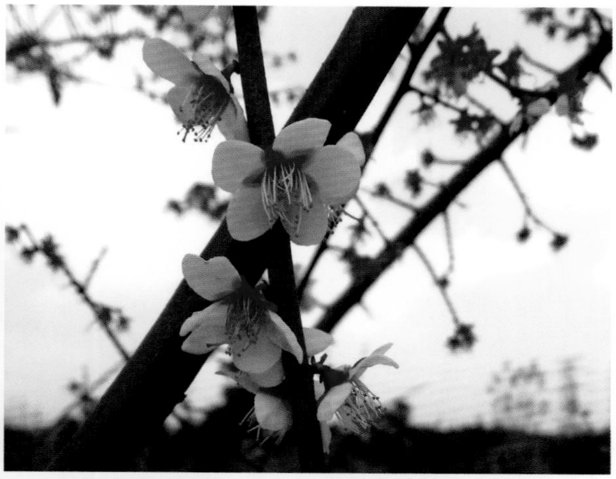

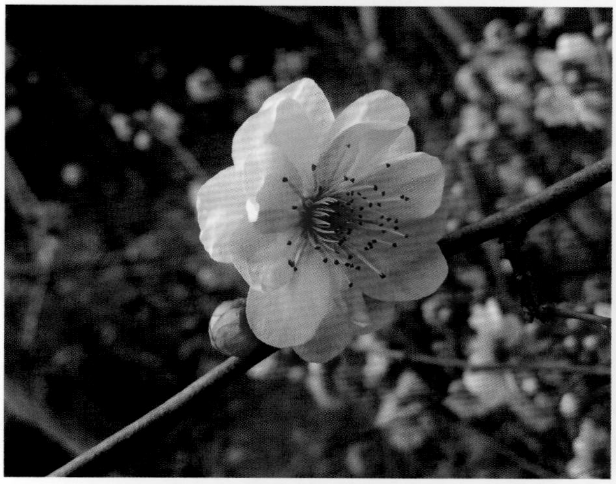

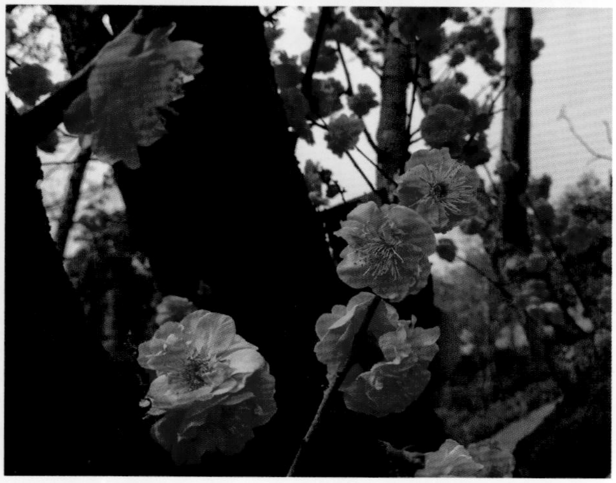

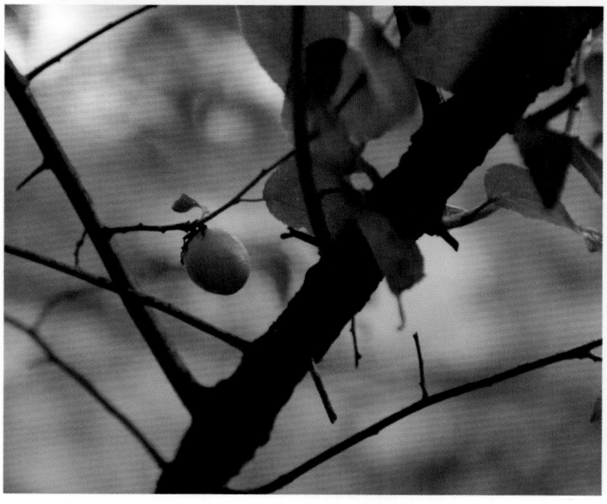

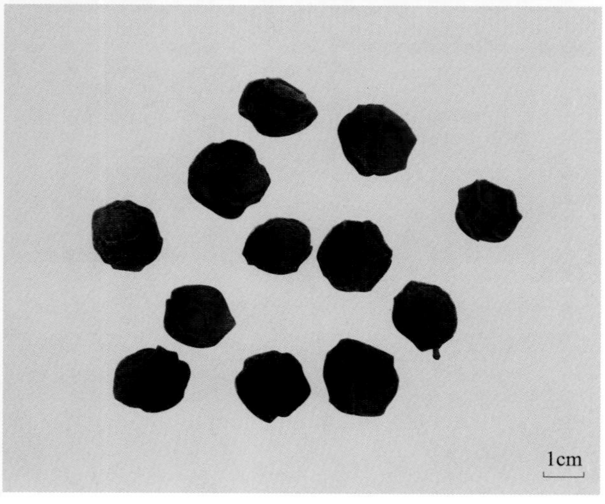

【形态特征】乔木，高达10m。小枝细长，先端刺状。单叶互生；叶薄，卵形至椭圆形。花单生，或2朵簇生，先叶开放，香味浓郁；花梗短，长1~3mm；花瓣白色或粉色。核果黄色至绿白色，近球形，直径2~3cm，具柔毛；核有凹点。花期4月，果期7~8月。

【适宜生境】生于山坡、林中，有栽培。

【资源状况】分布于峨眉山各地。常见，应该大量开发利用。

【入药部位】近成熟果实（乌梅）。

【功能主治】敛肺涩肠，生津止渴，驱虫。用于肺虚久咳，津液亏损，虚热烦渴，久疟，久泻，痢疾。

评　述　川产道地药材，主产于达州市、宜宾市、成都市（大邑）、乐山市（马边）。

杏

梅子、杏仁

Armeniaca vulgaris Lam.

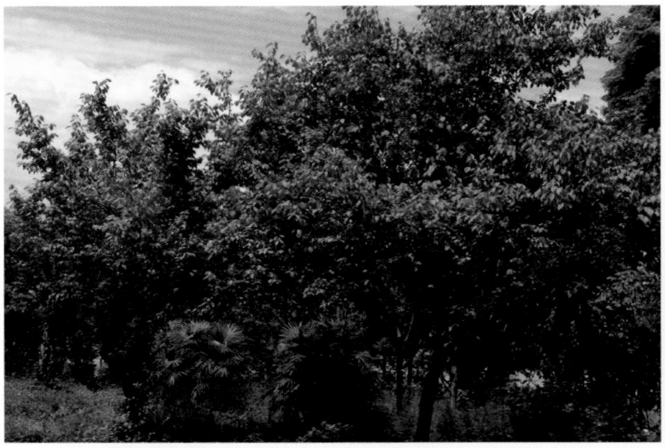

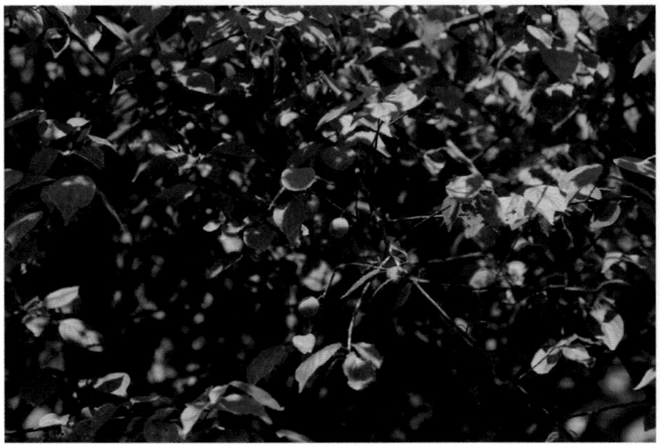

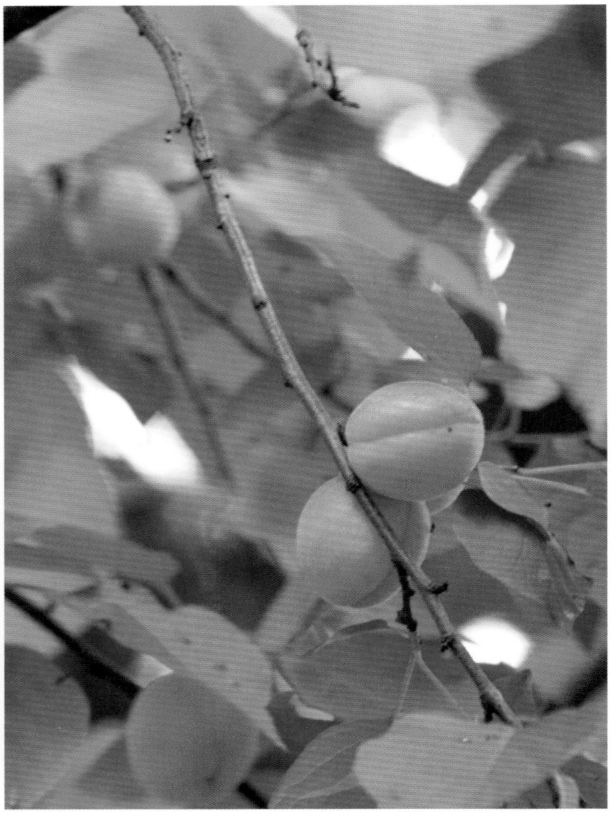

【形态特征】乔木。树冠圆形、扁圆形或长圆形；树皮灰褐色，纵裂；多年生枝浅褐色，皮孔大而横生，一年生枝浅红褐色，有光泽，无毛，具多数小皮孔。叶柄无毛；叶阔卵形至圆卵形，两面无毛；叶基部圆形至近圆形，叶面光滑。花单生，先叶开放；花瓣白色、粉色或带红色。核果白色、黄色、橘黄色，常带红色，球形或卵球形，直径大于2.5cm；核卵形或椭圆形，两侧扁平，顶端圆钝，基部对称。花期3~4月，果期6~7月。

【适宜生境】栽培。
【资源状况】分布于坝区、低山区。主要栽培作为水果。常见，可以开发利用。
【入药部位】成熟种子（苦杏仁）。
【功能主治】止咳祛痰，下气定喘。用于外感咳嗽，喘满，喉痹，肠燥便秘，痰吐不利，小便淋涩不通。

郁 李

郁李仁

Cerasus japonica (Thunb.) Lois.

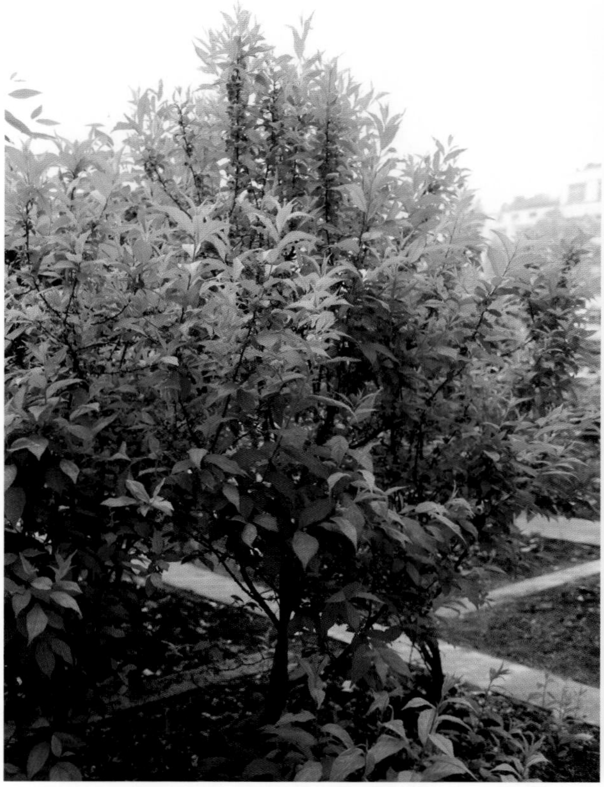

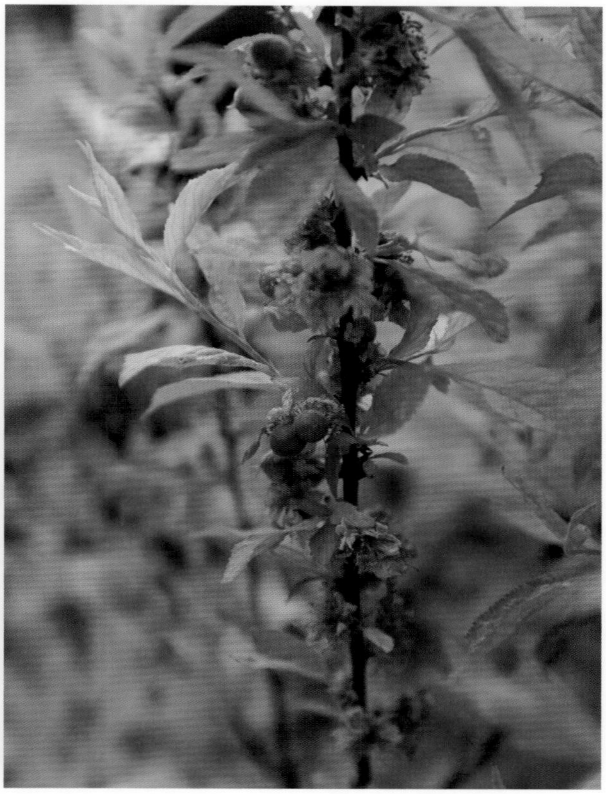

【形态特征】灌木，高约 1.5m。叶卵形或卵状披针形，先端渐尖，基部圆形；叶基部有条形托叶 2，早落，边缘具篦齿状裂片。花叶同开或先叶开放；花冠浅粉红色或近白色；萼筒陀螺状；花柱几等长于雄蕊，无毛。核果深红色或黑色，近球形，直径约 1cm；内果皮光滑。花期 5 月，果期 7~8 月。
【适宜生境】栽培。
【资源状况】分布于坝区。常见，可以开发利用。
【入药部位】成熟种子（郁李仁）。
【功能主治】润燥，滑肠，下气利水。用于肠燥便秘。

樱　桃

恩桃

Cerasus pseudocerasus (Lindl.) G. Don

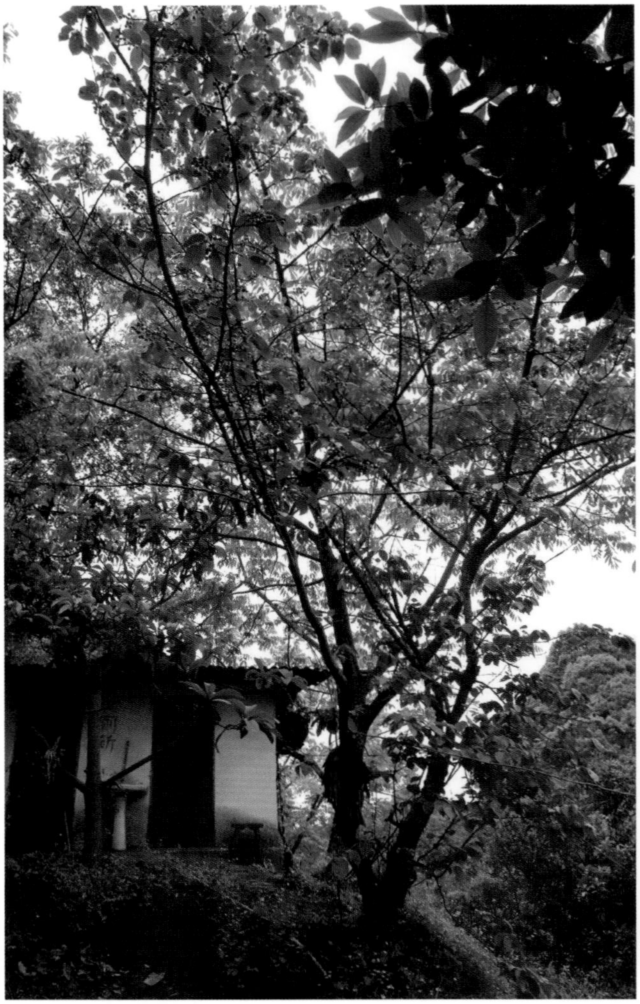

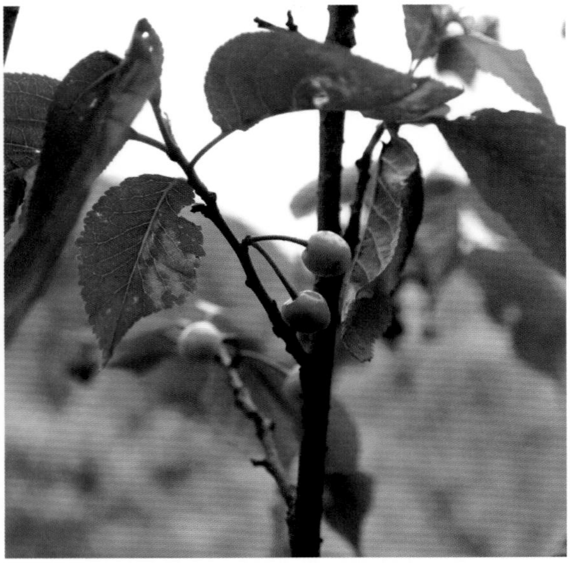

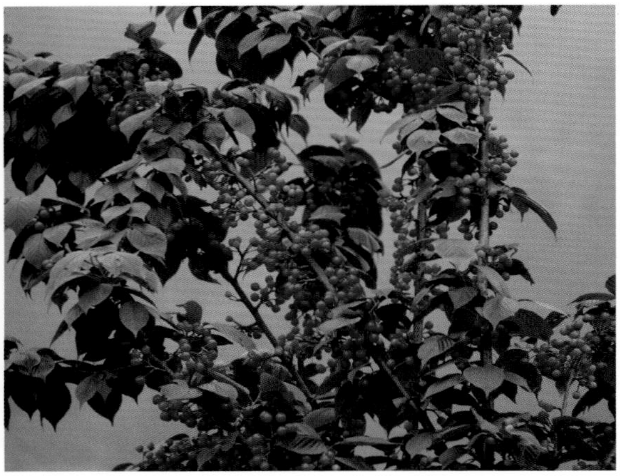

【形态特征】乔木，高达 8m。树皮灰褐色，环状裂。叶背沿叶脉被疏柔毛，边缘齿端具 1 个微小的顶生腺体。花序伞房状或近伞形，具 3~7 花；萼筒钟状，萼片长为萼筒一半或近一半；花瓣白色，顶端微凹。核果红色，近球形，直径 0.9~1.3cm，多汁，味甜；内果皮稍具棱纹。花期 3~4 月，果期 5~6 月。

【适宜生境】栽培。

【资源状况】分布于坝区、低山区。常见，可以大量开发利用。

【入药部位】果肉、果核。

【功能主治】果肉理气补血，凉血活血，补肾。用于瘫痪，四肢不仁，风湿腰腿疼痛，疝气，消渴，冻疮，喉痹。果核发斑透疹，灭斑痕。用于麻疹透发不畅，青春痘，睑腺炎。

毛叶木瓜

木瓜

Chaenomeles cathayensis (Hemsl.) Schneid.

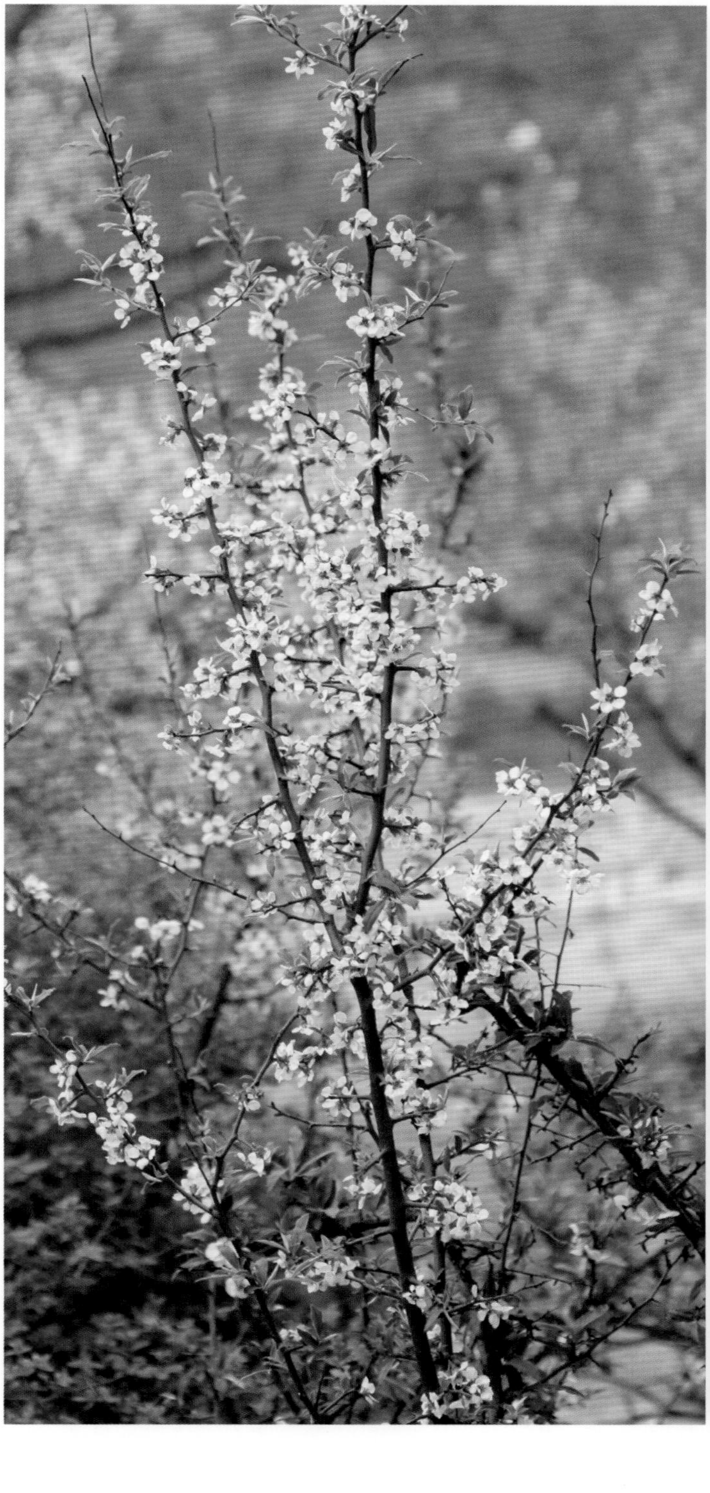

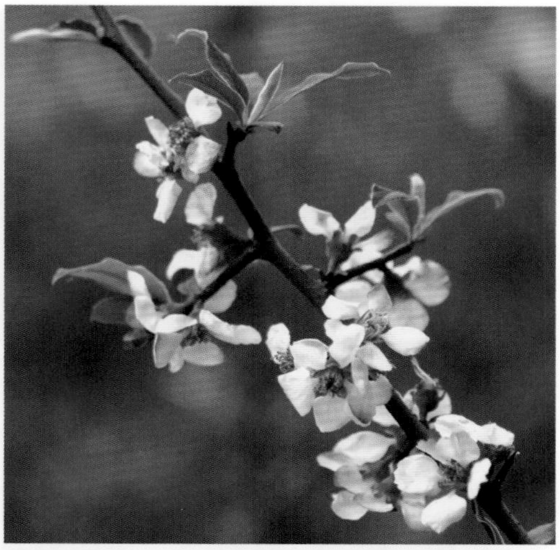

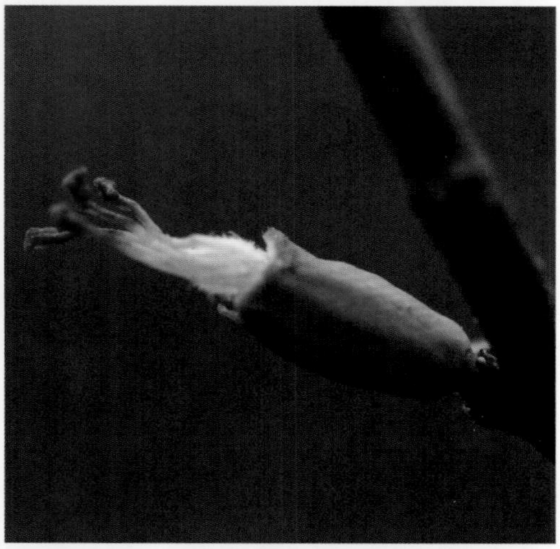

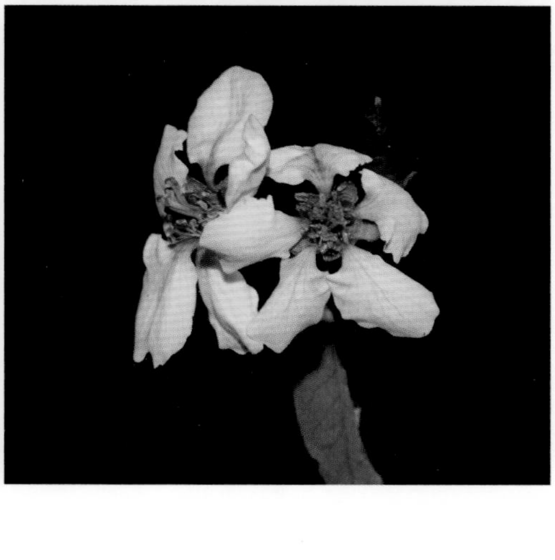

【形态特征】灌木或小乔木，高 2~5m。枝条直立，具短枝刺。叶背幼时密被褐色绒毛，渐无毛，边缘有芒状细尖锯齿，上半部有时形成重锯齿，下半部锯齿较稀，有时近全缘。花先叶开放，2~3 花簇生；萼筒钟状，外面无毛或稍有短柔毛，萼片直立，卵圆形至椭圆形；花柱 5。梨果黄红色，直径 6~7cm，卵球形或近圆柱状，芳香。花期 3~5 月，果期 9~10 月。

【适宜生境】栽培。

【资源状况】分布于低山区。少见。

【入药部位】果实。

【功能主治】平肝和胃，去湿舒筋，清暑消毒。用于腰酸背痛，麻木，吐泻，腹痛，腓肠肌痉挛，四肢抽搐。

皱皮木瓜

木瓜、贴梗木瓜

Chaenomeles speciosa (Sweet) Nakai

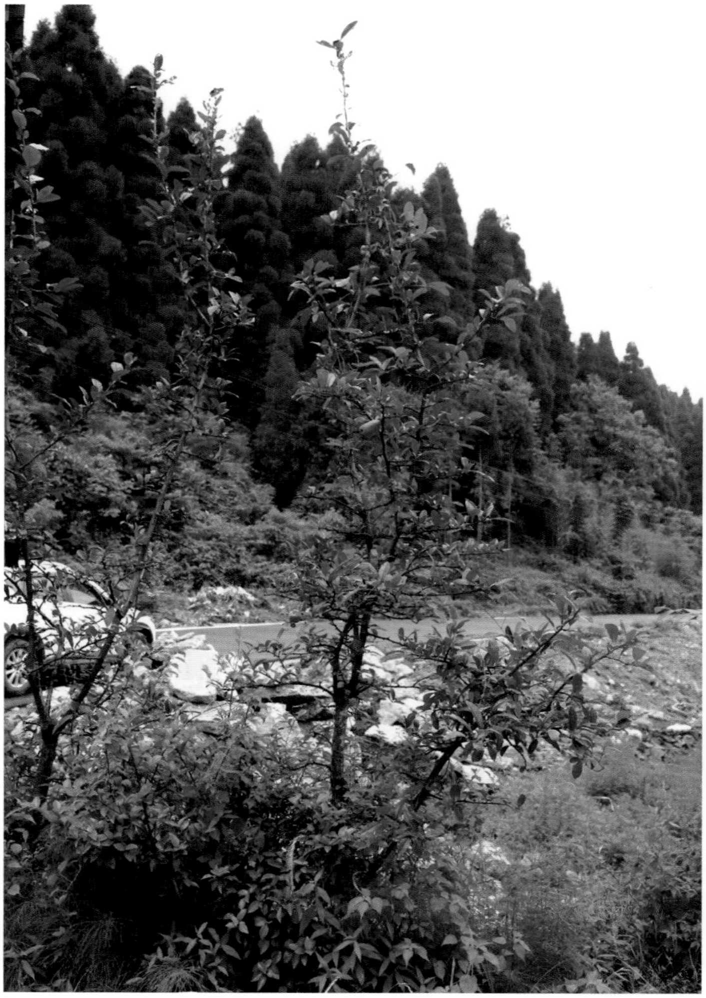

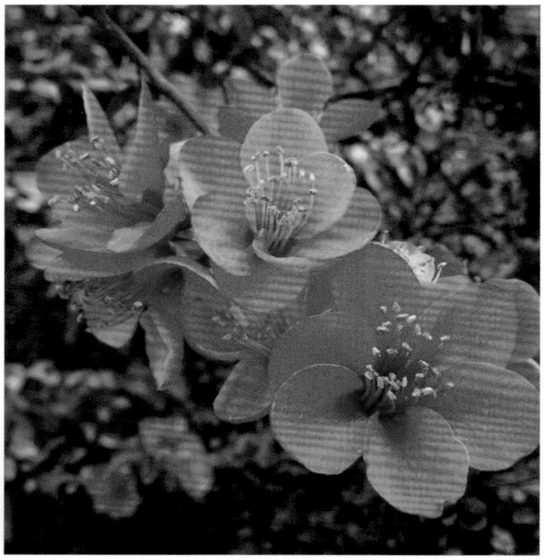

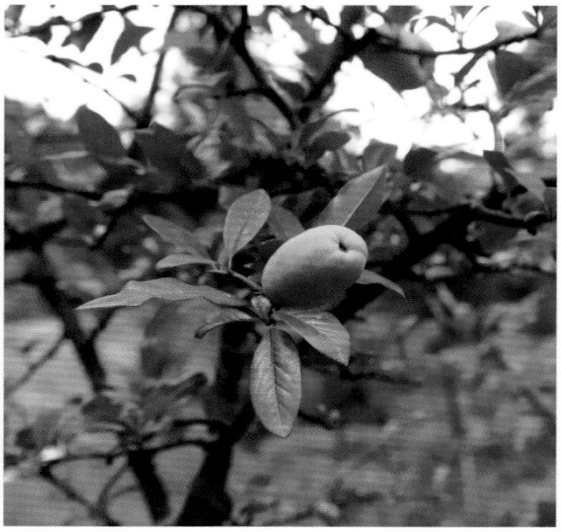

【形态特征】落叶灌木，高 2~3m。枝外展，无毛，具长达 2cm 的直刺。叶卵圆形至椭圆形，边缘具短尖锯齿。花先叶开放，3~5 花簇生；萼片直立；花瓣倒卵形或圆形，基部具短爪。梨果球形或卵球形，黄色或带黄绿色，直径 4~6cm。种子多数，扁平，长三角形。花期 3~5 月，果期 9~10 月。

【适宜生境】生于海拔 3000m 以下的山地、灌丛，多栽培。

【资源状况】分布于峨眉山各地。作为观赏花卉栽培。常见，可以大量开发利用。

【入药部位】近成熟果实（木瓜）。

【功能主治】平肝和胃，去湿舒筋，清暑消食。用于风湿痹痛，腰膝酸痛，关节肿胀，吐泻，腹痛，吐血，转筋，湿痹，筋软，脚气水肿。

平枝栒子 把把柴

Cotoneaster horizontalis Dcne.

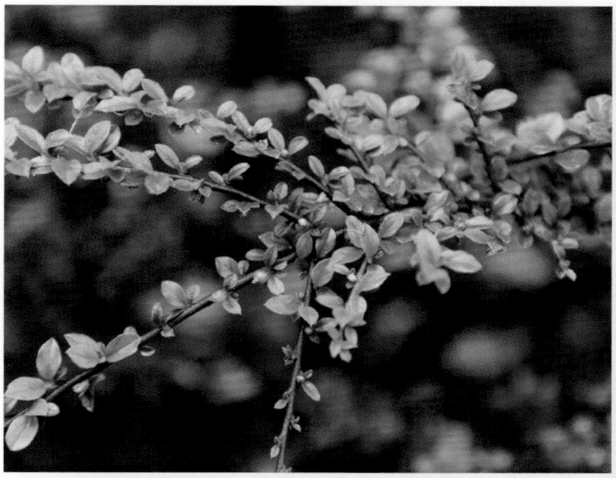

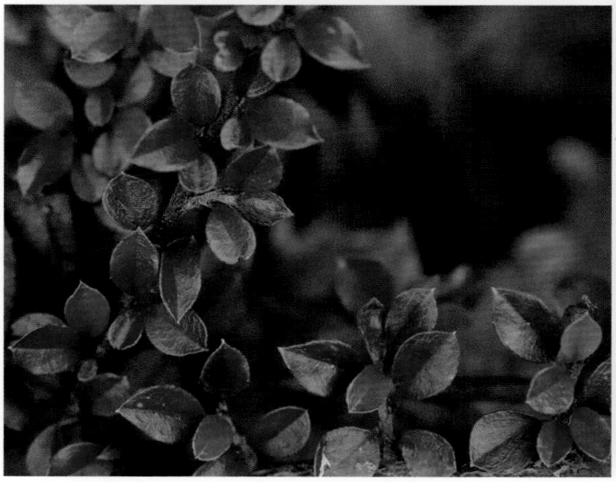

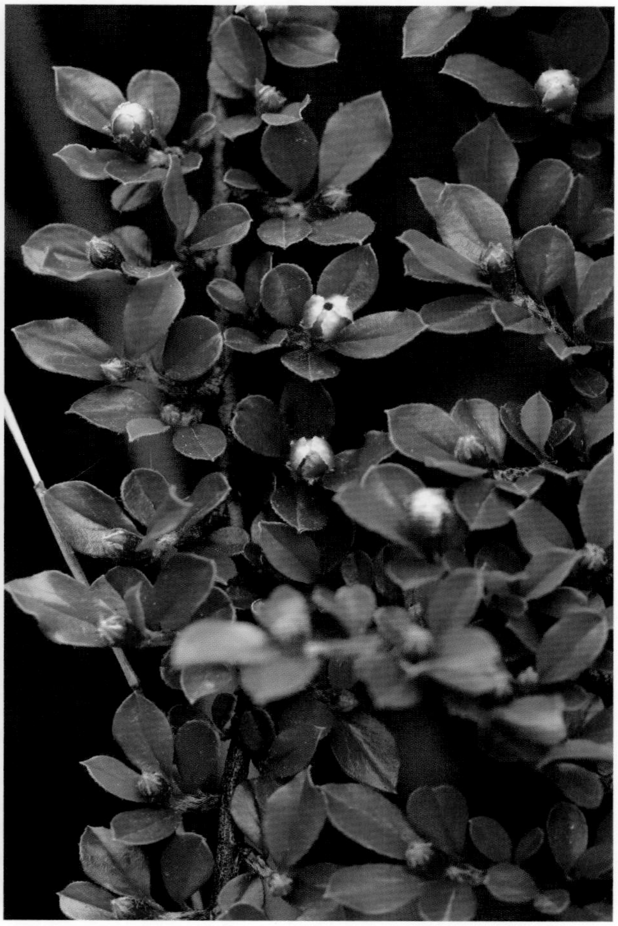

【形态特征】平卧小灌木，高不超过 50cm。小枝水平开张成整齐 2 列状，黑褐色。叶近圆形或阔椭圆形，叶背被柔毛。花序具 1~2 花；萼筒外被柔毛；花瓣直立，粉红色、红色或白色；子房顶端被毛，花柱（2）3，离生，短于雄蕊。果实近球形，亮红色。花期 5~6 月，果期 9~10 月。

【适宜生境】生于灌丛、路旁。

【资源状况】分布于高山区。常见。

【入药部位】叶（耐冬果）。

【功能主治】收敛，止带，调经。用于鼻衄，牙龈出血，月经过多，吐血，痛经，白带异常，红白痢疾。

柳叶栒子 翻白柴

Cotoneaster salicifolius Franch.

【标本采集号】LEM120709001

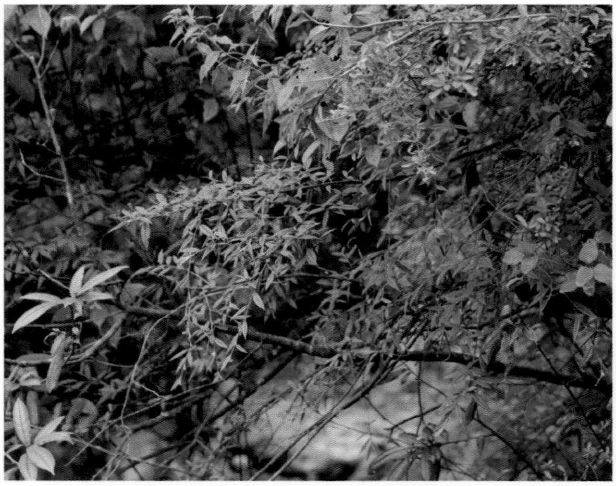

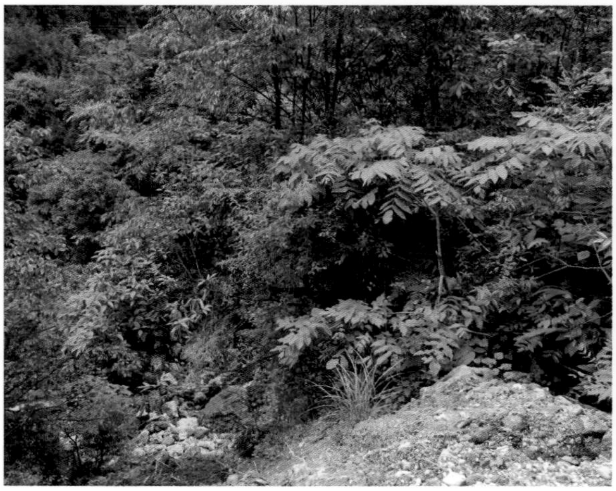

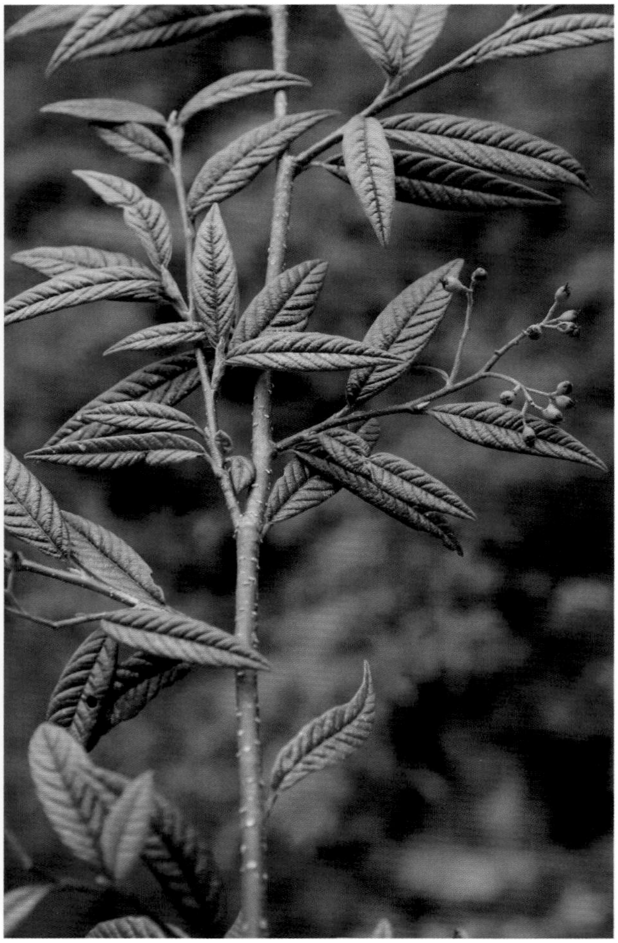

【形态特征】灌木，高达 5m。枝条开张，小枝灰褐色，一年生枝红褐色，嫩时被绒毛，老时脱落。叶椭圆状长圆形至卵状披针形或条状披针形，叶面有浅皱，叶背起初密被绒毛，先端急尖或渐尖；叶柄粗壮，具绒毛，通常红色。复伞房花序，花多数，总花梗和花梗密被灰白色绒毛；花瓣白色。果实猩红色，小核 2~3。花期 6 月，果期 10 月。

【适宜生境】生于灌丛、路旁。

【资源状况】分布于中山区。常见，可以开发利用。

【入药部位】全株、果实、果膏、枝叶膏。

【功能主治】祛风，清热。用于咳嗽失音，脾湿发黄，湿热黄疸，肠风下血，小便短少。

蛇　莓

蛇泡草、三匹风

Duchesnea indica (Andr.) Focke

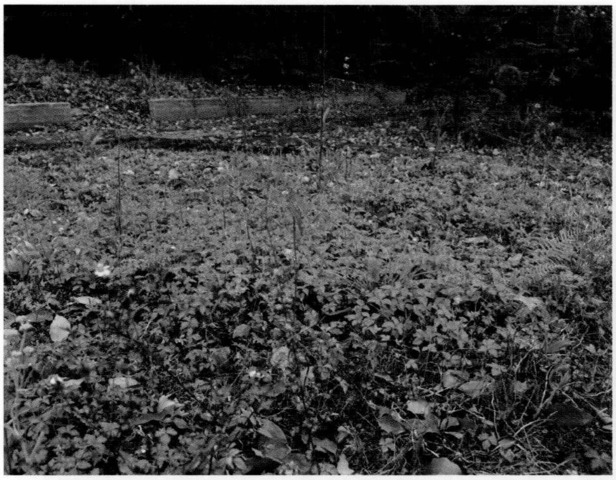
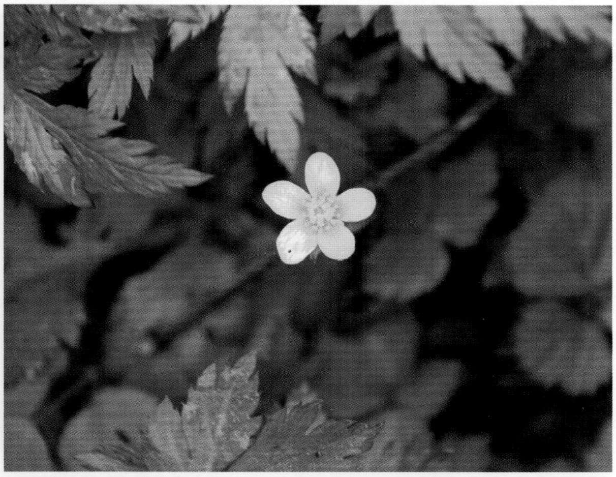
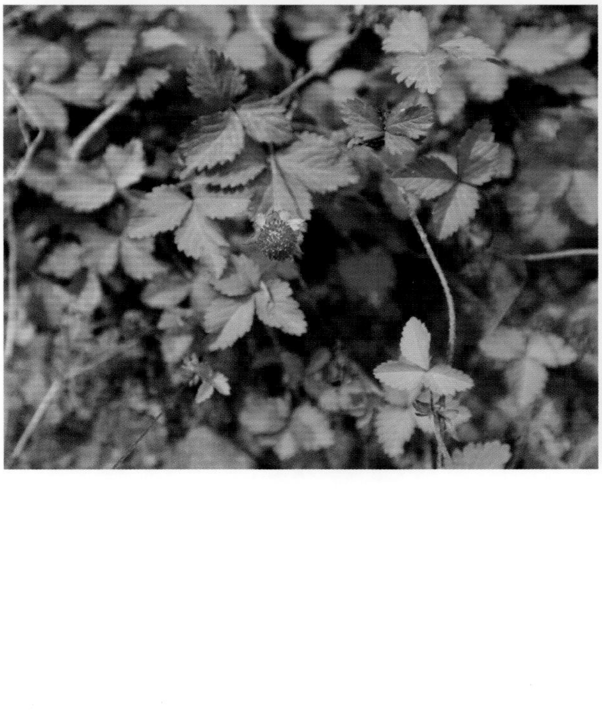
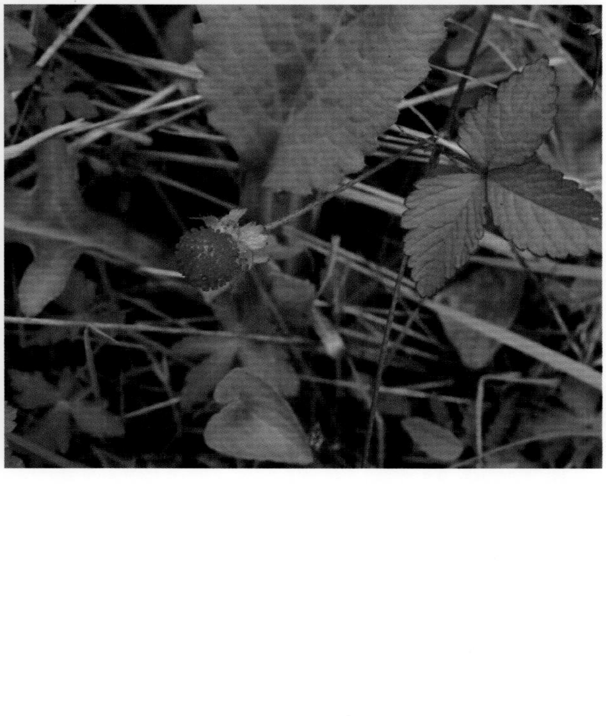

【形态特征】多年生草本。茎匍匐，长达1m。三出复叶，小叶倒卵形至菱状长圆形，长2.5~5cm。花直径1~2.5cm；花托在果期膨大，海绵质，鲜红色，有光泽。瘦果新鲜时光亮，卵球形，生于膨大的球形花托上。花期6~8月，果期10月。

【适宜生境】生于路边、田坎、草坡。

【资源状况】分布于坝区、低山区。常见，可以开发利用。

【入药部位】全草（蛇莓）。

【功能主治】清热破积，凉血通经。用于感冒风热咳嗽，小儿高热，白喉，急性扁桃体炎，百日咳，慢性支气管炎，热病惊痫，咳嗽，吐血，咽喉肿痛。

枇　杷

枇杷子

Eriobotrya japonica (Thunb.) Lindl.

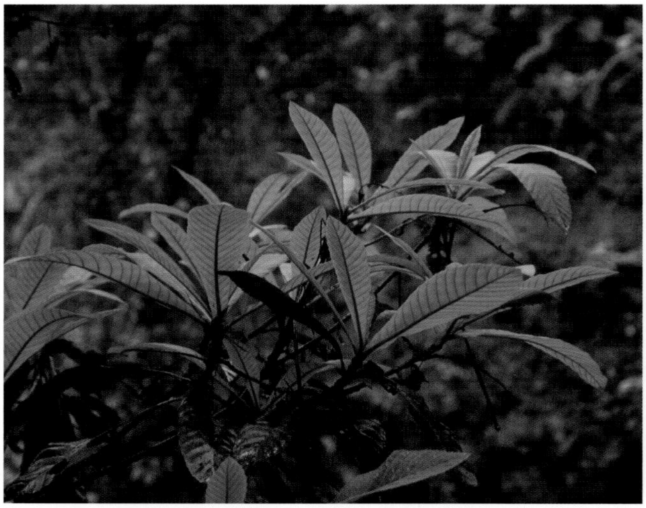
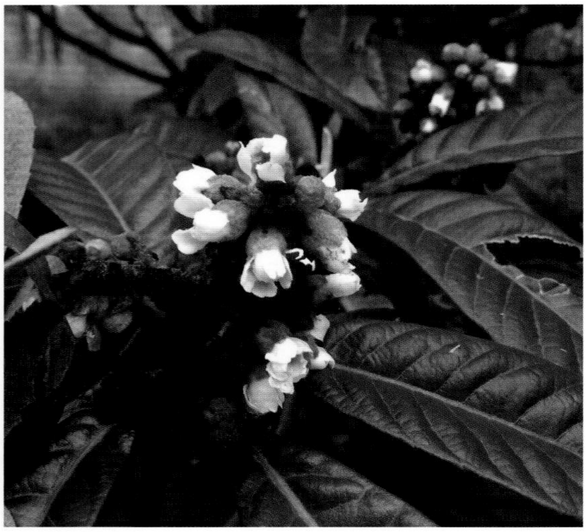
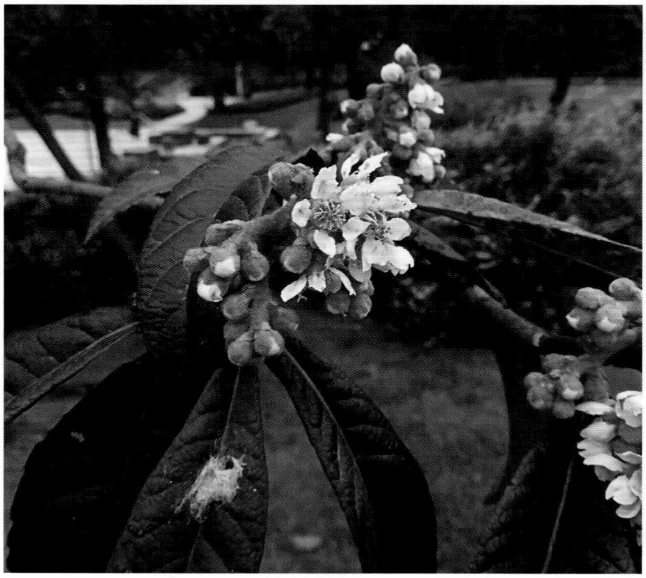
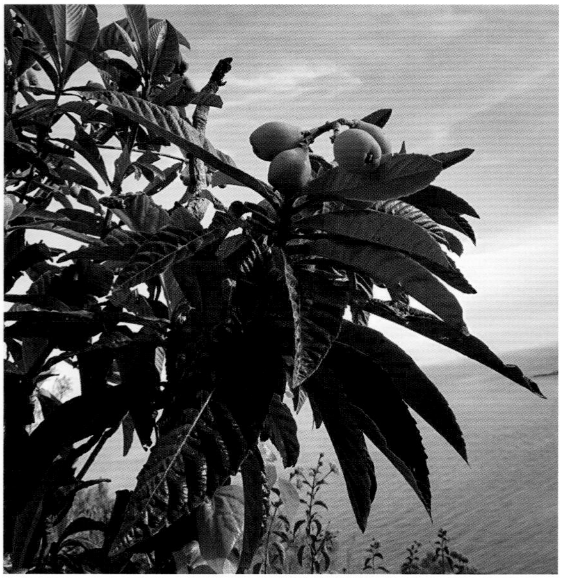

【形态特征】小乔木，高 5~10m。小枝粗壮，密被锈色柔毛。单叶互生，叶披针形、倒披针形、倒卵形或椭圆状长圆形，叶背密被灰锈色绒毛。花瓣白色；花柱 5，离生。梨果黄色或橘黄色，球形或倒卵球形，直径 1~1.5cm，具锈色绒毛，后迅速无毛。种子扁圆形，深棕色，光亮。花期 6 月，果期翌年 7~8 月。

【适宜生境】栽培或生于灌丛中。

【资源状况】分布于坝区。作为水果，四川地区大量栽培。常见，可以大量开发利用。

【入药部位】叶（枇杷叶）。

【功能主治】清肺止咳，和胃降气。用于肺热咳嗽，久咳痰多，支气管炎，咯血，衄血，胃热呕秽。

草　莓

红泡儿

Fragaria×ananassa Duch.

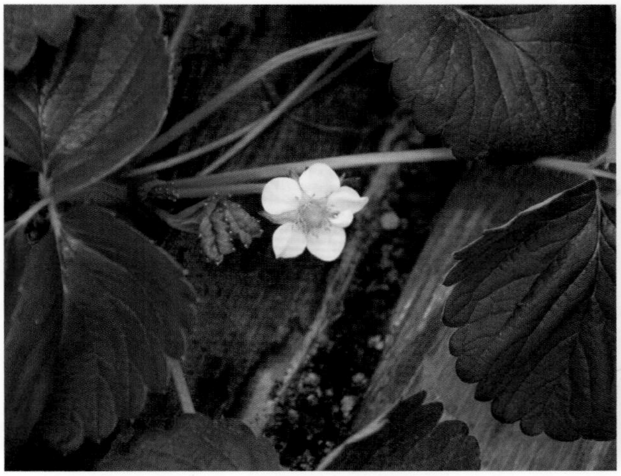

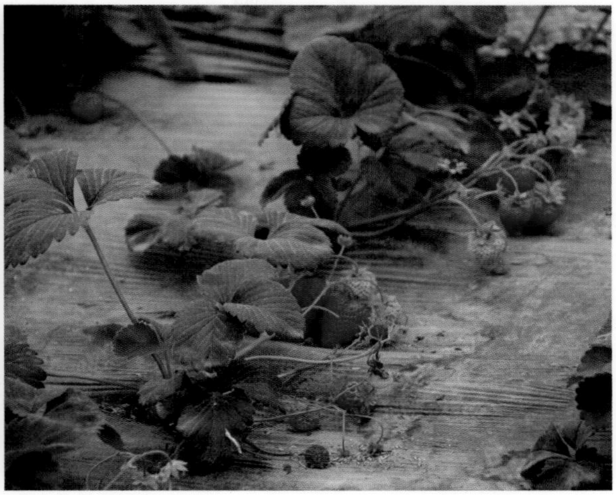

【形态特征】多年生草本，高10~40cm。茎低于叶或近相等，密被开展黄色柔毛。三出复叶；小叶倒卵形或菱形。聚伞花序具5~15花，下面具1有短柄的叶状苞片；花两性，直径1.5~2cm；副萼果时扩大；花瓣白色；心皮多数。聚合果成熟后红色，直径可达3cm，宿存萼片直立，紧贴于果实。花期4~5月，果期6~7月。

【适宜生境】生于路旁、草坡。

【资源状况】分布于高山区。常见，可以大量开发利用。

【入药部位】果实。

【功能主治】清凉止咳。用于肺结核。

黄毛草莓

白草莓、白泡儿、黄花草莓
Fragaria nilgerrensis Schlecht. ex Gay

【标本采集号】LEM120720024

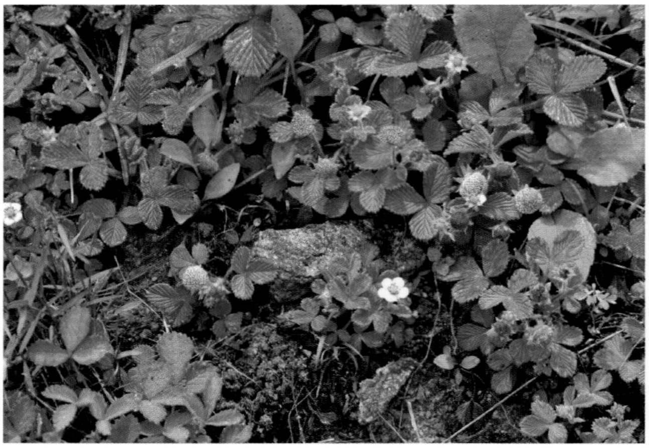

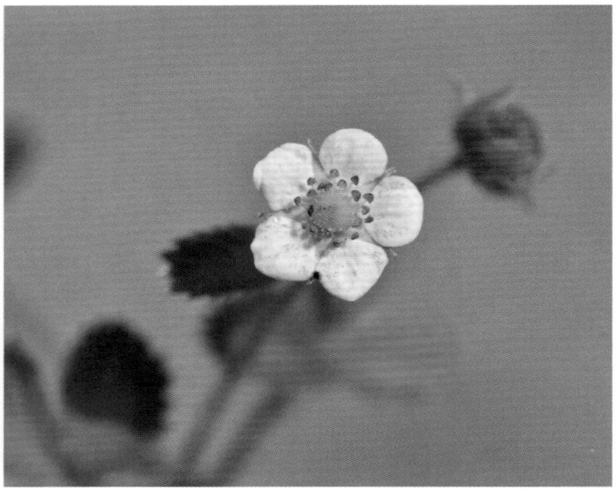

【形态特征】多年生草本，高5~25cm。茎密被黄棕色绢状柔毛。小叶3，叶背被黄棕色绢状柔毛。聚伞花序，具（1）2~5（6）花；花瓣白色。聚合果成熟时白色、淡白黄色或红色，球形；宿存萼片直立，紧贴聚合果；瘦果卵球形，无毛。花期4~7月，果期6~8月。

【适宜生境】生于路旁、草坡。

【资源状况】分布于高山区。常见，可以开发利用。

【入药部位】全草（白蔗）。

【功能主治】消炎解毒，续筋接骨。用于风热咳嗽，百日咳，口腔炎，痢疾，尿血，疮疖，尿路感染。

东方草莓

红泡儿、野草莓
Fragaria orientalis Lozinsk.

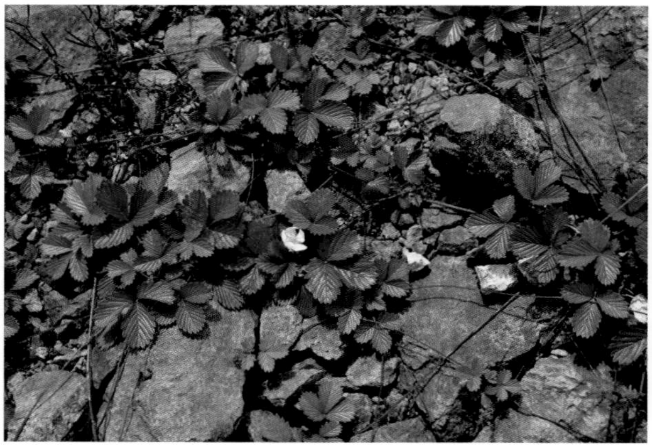

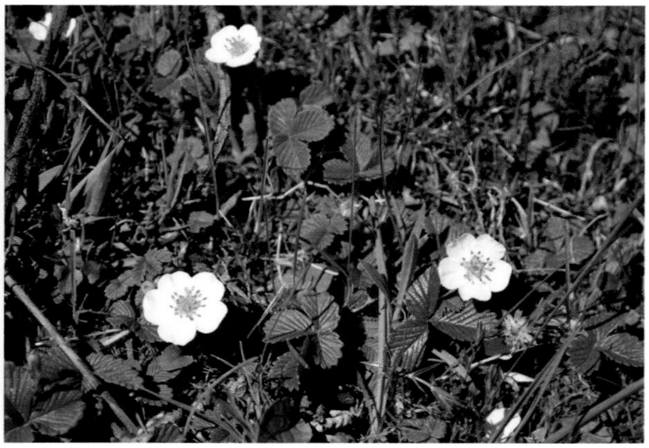

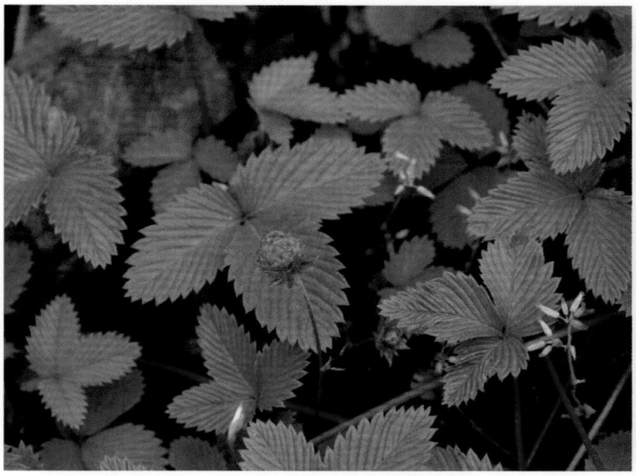 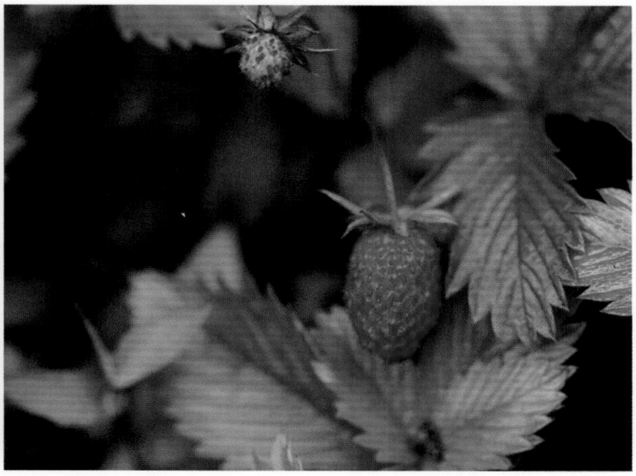

【形态特征】多年生草本，高10~20cm。匍匐茎红色，茸毛直立。茎与叶柄被开展柔毛。小叶3，两面有毛。花序伞房状，具（1）2~5（6）花，叶状苞片位于基部。聚合果成熟时紫色，半球形，果肉黄白色，有香味，味甜；宿存萼片平展或稍反折；瘦果卵球形。花期5~7月，果期7~9月。

【适宜生境】生于浅丘草地。

【资源状况】分布于坝区、低山区。常见，可以开发利用。

【入药部位】全草、叶、成熟果实。

【功能主治】清热解毒，止咳消痰。用于肺热咳嗽，咽喉肿痛。

路边青　*Geum aleppicum* Jacq.

【标本采集号】LEM120728005、511423140625924LY

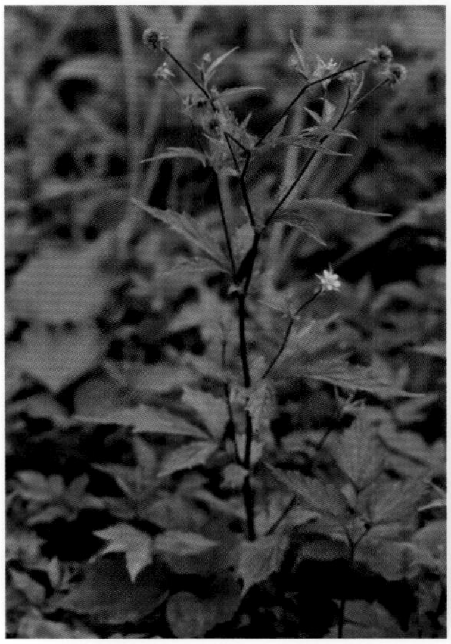 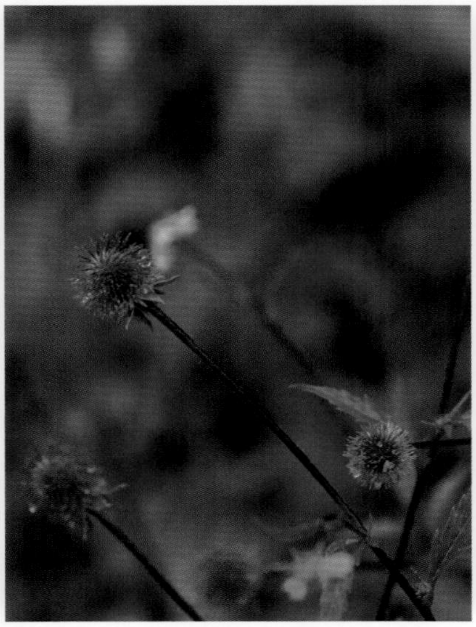 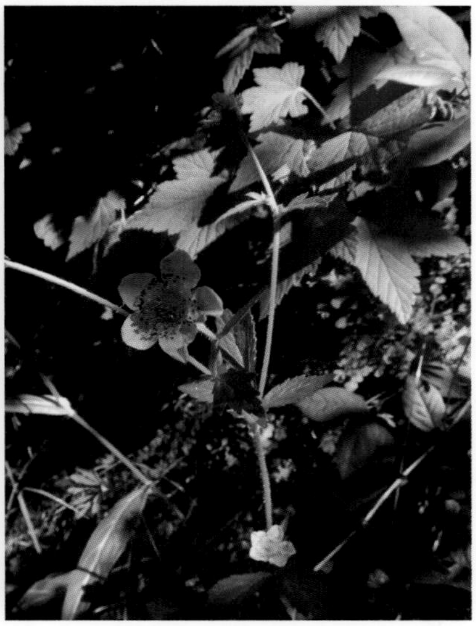

【形态特征】多年生草本，全株被粗硬毛。茎直立，高 25~80cm。茎生叶羽状，具 2~6 小叶，有时复羽状分裂；小叶不等大。花序顶生，疏松；花单生于茎端，直径 1~1.7cm；花瓣黄色；雌蕊多数，具长的钩状花柱，成熟时脱落。聚合瘦果倒卵球形，宿存花柱在先端有长钩刺。花、果期 7~10 月。

【适宜生境】生于海拔 800~3000m 的荒坡、灌丛、草地。

【资源状况】分布于低山区、中山区、高山区。常见，可以开发利用。

【入药部位】全草（蓝布正）。

【功能主治】益气健脾，补血养阴，润肺化痰。用于气血不足，虚痨咳嗽，脾虚带下。

柔毛路边青

兰布政、毛冬苋、柔毛水杨梅

Geum japonicum Thunb. var. *chinense* F. Bolle

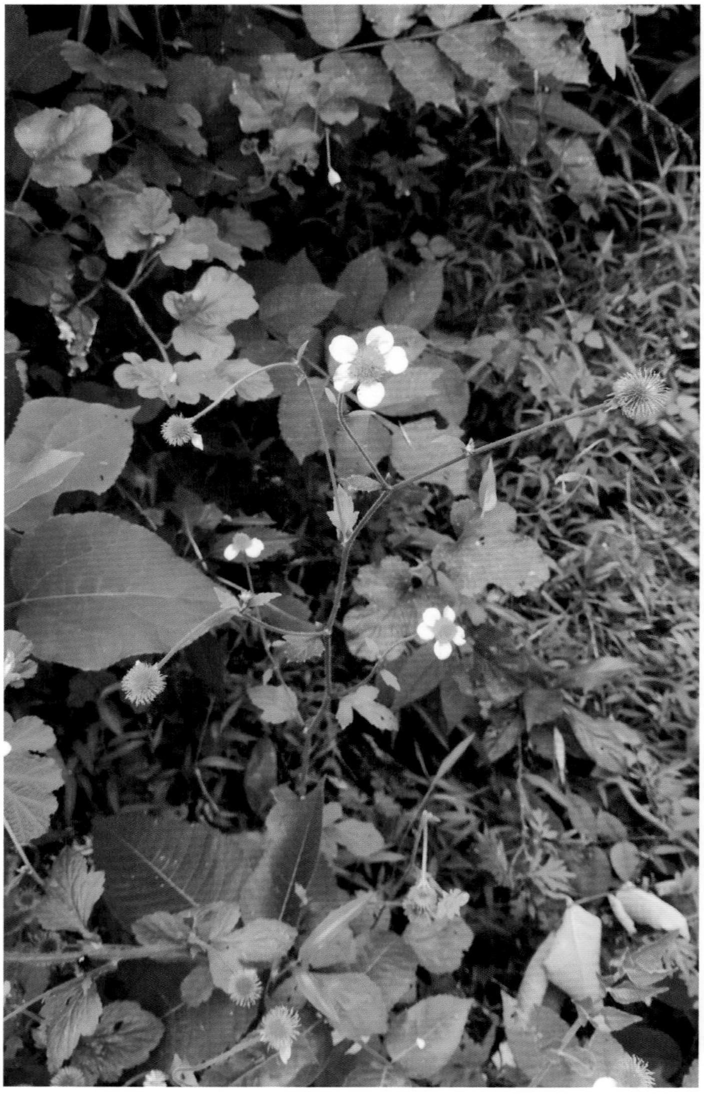

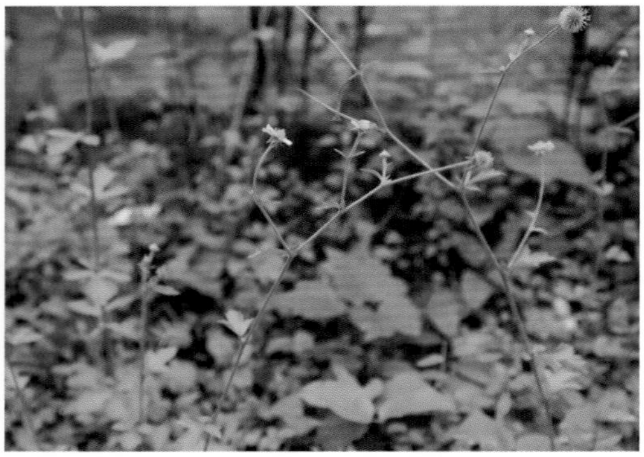

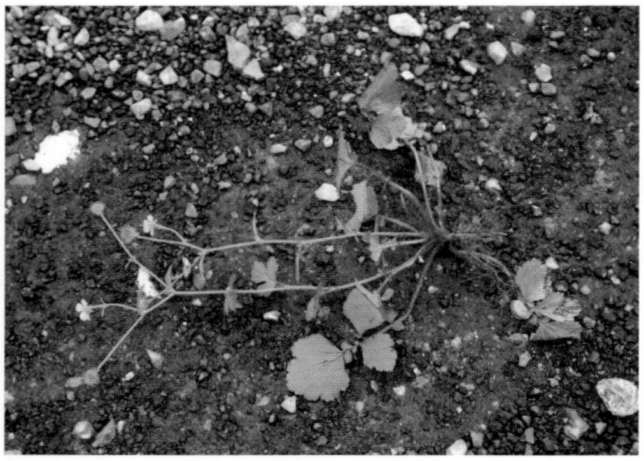

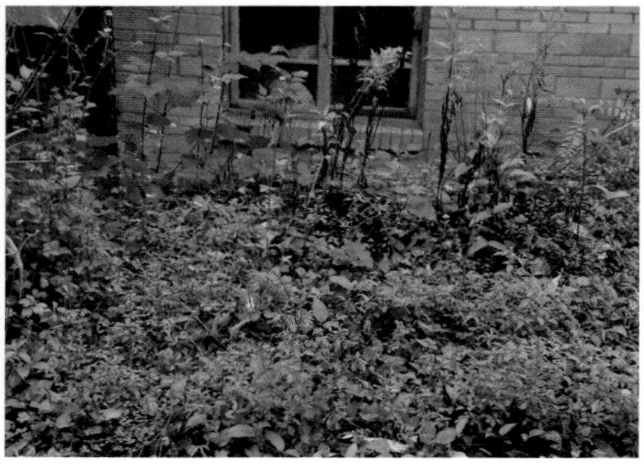

【形态特征】多年生草本，高 40~70cm，全株密生白色长毛。基生叶丛生；茎生叶通常单叶，不裂或 3 浅裂。花序顶生，数花疏松排列；花直径 1.5~1.8cm；花瓣黄色；雌蕊多数，具长的钩状花柱，成熟时脱落。聚合瘦果卵球形或椭圆体形，密生长毛，花柱宿存，先端钩状。花、果期 5~10 月。

【适宜生境】生于林缘、路边、草坡。

【资源状况】分布于中山区。常见，可以开发利用。

【入药部位】全草（蓝布正）。

【功能主治】益气健脾，补血养阴，润肺化痰。用于气血不足，虚痨咳嗽，脾虚带下。

棣棠花

小通花、通花菊

Kerria japonica (L.) DC.

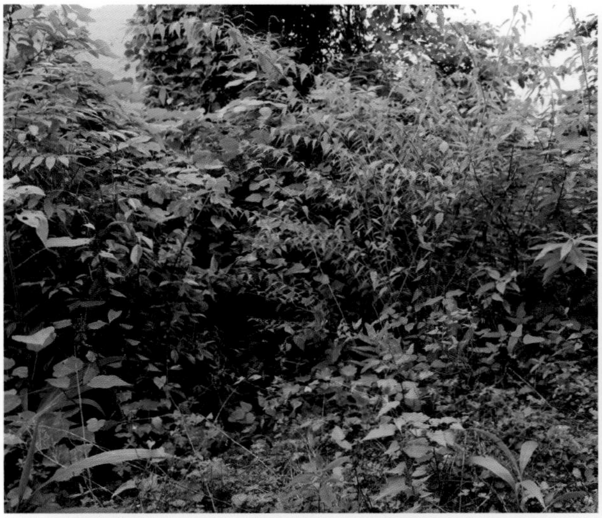
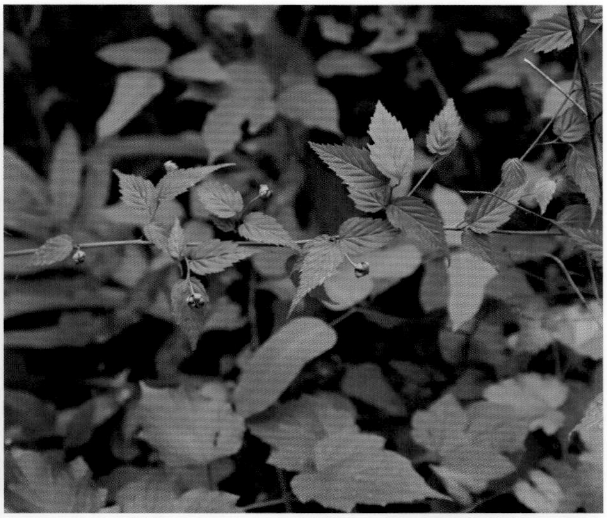
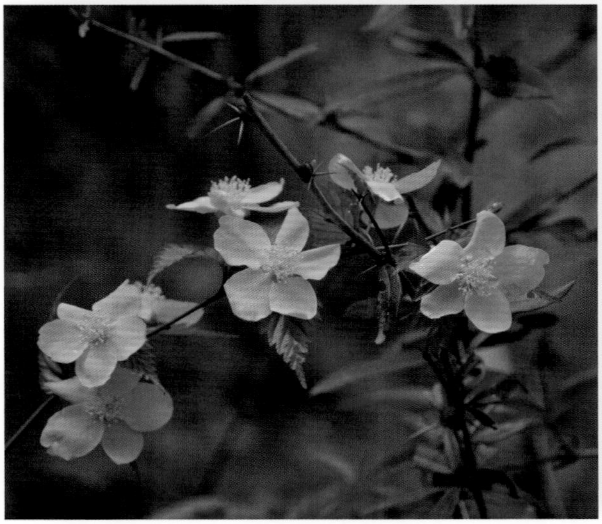
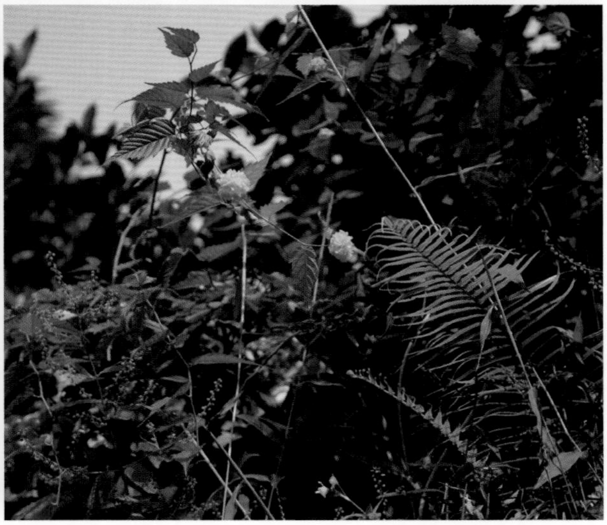

【形态特征】落叶灌木，高 1.5~2m。叶互生，三角状卵形或卵形，边缘有重锯齿；托叶膜质，狭长。花瓣金黄色，先端具凹缺；副萼片无裂片；心皮 5，离生，雌蕊 5~8，花柱与雄蕊等长。瘦果黑褐色，倒卵球形或半球形，具脉纹。花期 4~6 月，果期 6~8 月。

【适宜生境】生于林缘、沟边、灌丛。

【资源状况】分布于低山区、中山区。常见，可以开发利用。

【入药部位】嫩枝叶、花、茎髓。

【功能主治】嫩枝叶、花补脾健胃，祛痰止咳，利水，祛风止咳，调经，清热解毒，行气消食。用于老年慢性支气管炎，肺热咳嗽，痈疽肿毒，久咳不止，消化不良，关节痛，水肿，热毒。茎髓行气利水，催乳，利尿。用于乳汁不通，小便不利，淋病，水肿。

花红 *Malus asiatica* Nakai

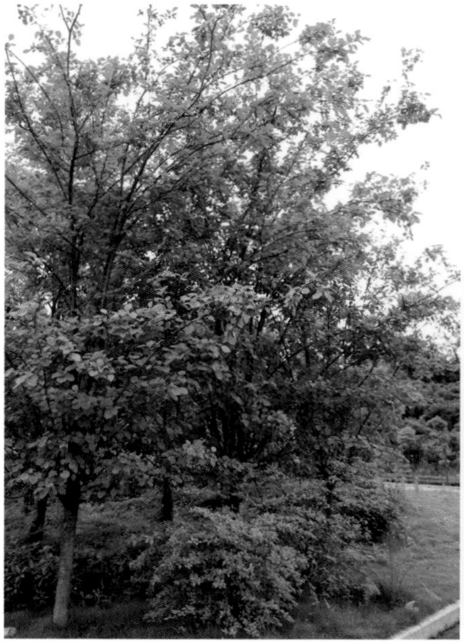

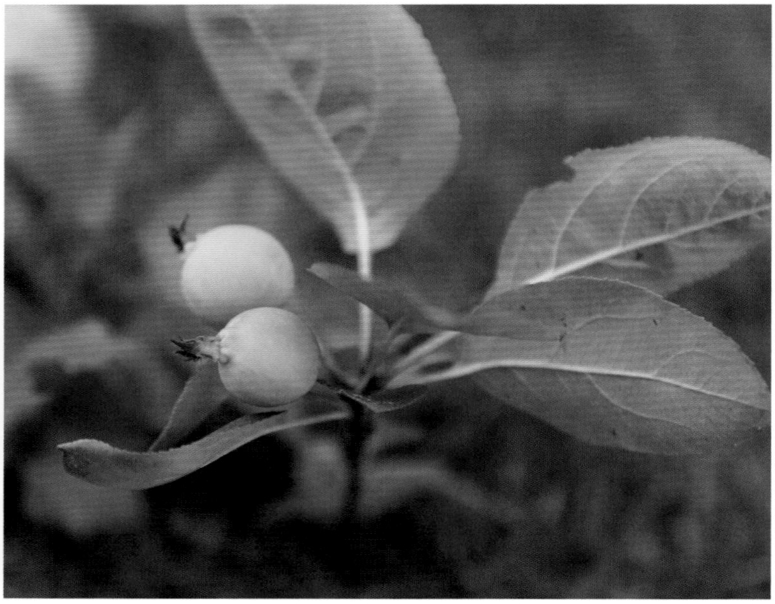

【形态特征】乔木。嫩枝密被柔毛，老枝暗紫褐色，无毛，有稀疏浅色皮孔。叶边缘有尖锐锯齿，叶背密被短柔毛。伞房花序生于小枝顶端，具 4~7（~10）花；花瓣倒卵形或长圆状倒卵形，淡粉色。梨果卵球形，直径 4~5cm；果梗长 1.5~2.5cm，萼片宿存。花期 4~5 月，果期 8~9 月。

【适宜生境】栽培。

【资源状况】分布于坝区。常见。

【入药部位】果实。

【功能主治】补脾，消积。用于冷积，痞块。

垂丝海棠

海棠花

Malus halliana Koehne

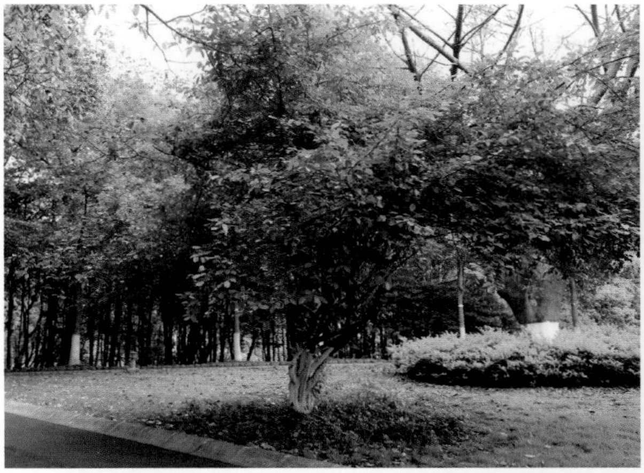
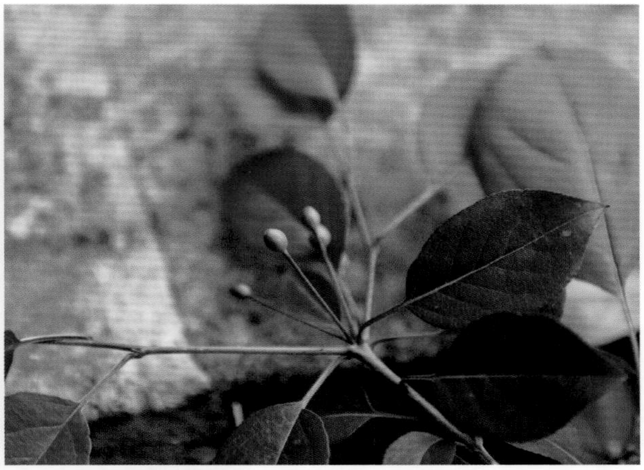
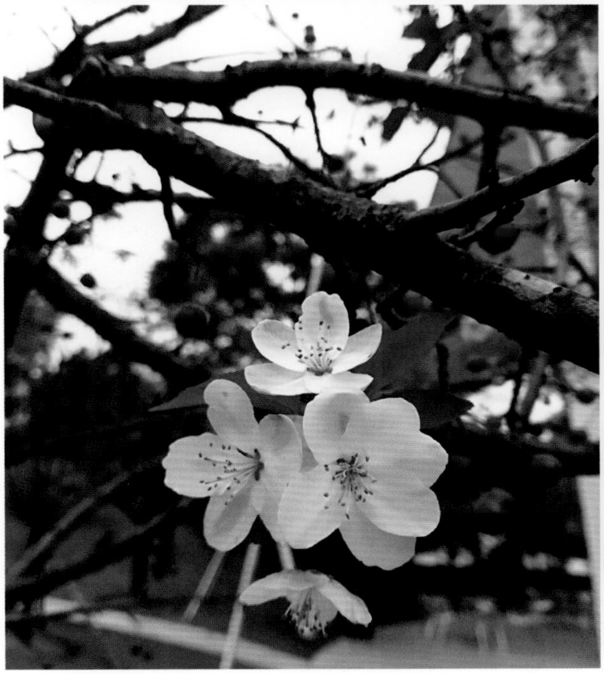
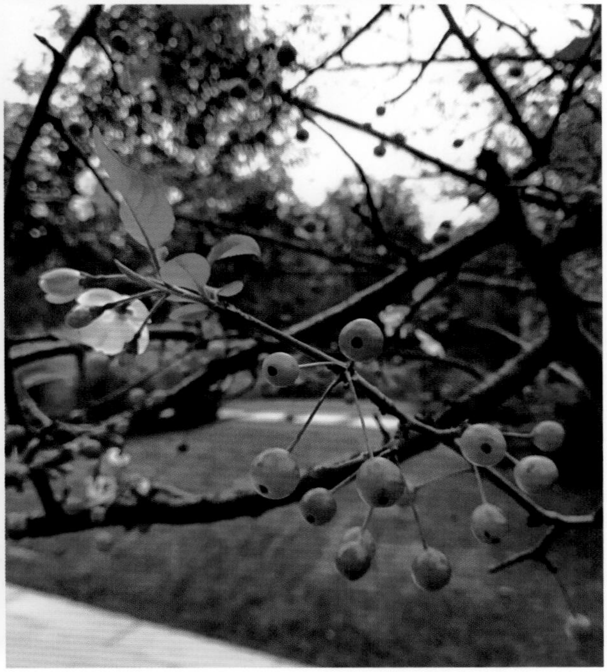

【形态特征】乔木。叶边有圆钝细锯齿。伞房花序具 4~6 花；花梗细弱下垂，有稀疏柔毛，紫色；萼筒和萼片背面无毛；花瓣粉红色；萼片先端钝；花柱 4 或 5。梨果梨形或倒卵球形，淡紫色，直径 6~8mm，萼片早落。花期 3~4 月，果期 9~10 月。

【适宜生境】庭园栽培。

【资源状况】分布于低山区。常见，可以开发利用。

【入药部位】果实。

【功能主治】调经活血。用于风湿骨痛，月经不调。

苹　果 *Malus pumila* Mill.

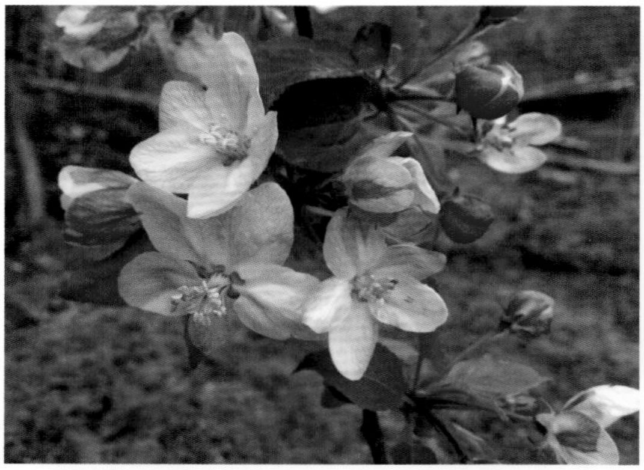

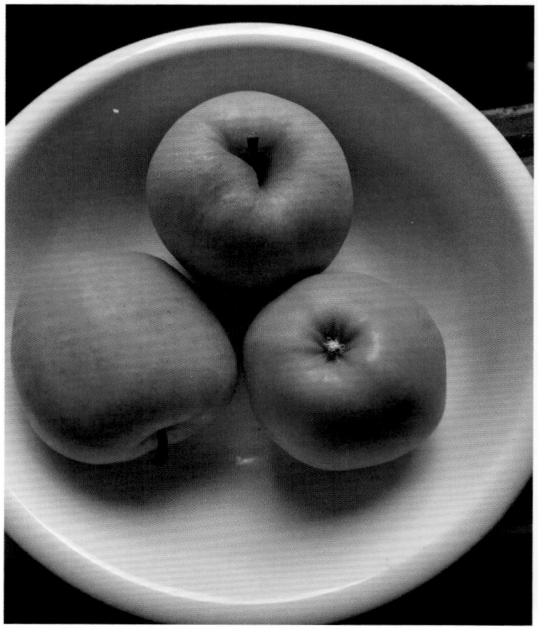

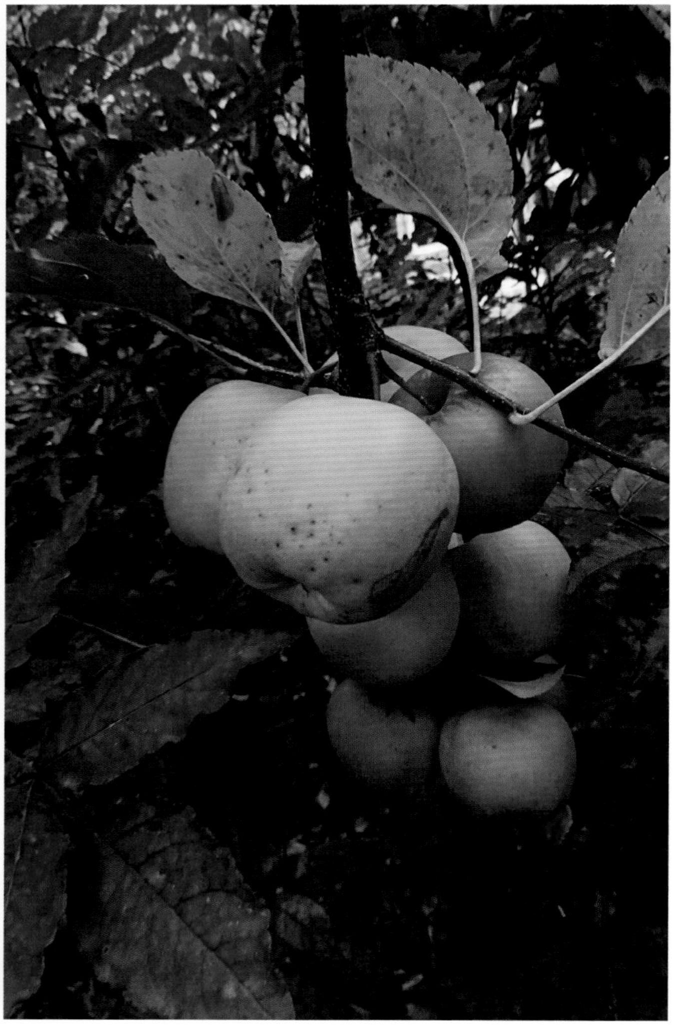

【形态特征】乔木。树干呈灰褐色，树皮有一定程度的脱落。叶椭圆形、卵形至宽椭圆形，幼时两面具短柔毛，边缘具圆钝细锯齿。伞房花序，具 3~7 花；子房 5 室，每室具 2 个胚珠，花柱 5。梨果红色或黄色，近扁球形，先端常有隆起，萼洼下陷，萼片永存，果梗短粗。花期 5 月，果期 7~10 月。

【适宜生境】栽培。

【资源状况】分布于坝区。少见。

【入药部位】果实、果皮、叶。

【功能主治】果实补中益气。用于脾虚火盛。果皮用于反胃吐痰。叶用于阴证，产后血晕，经水不调，骨蒸劳热。

石 楠 千年红

Photinia serrulata Lindl.

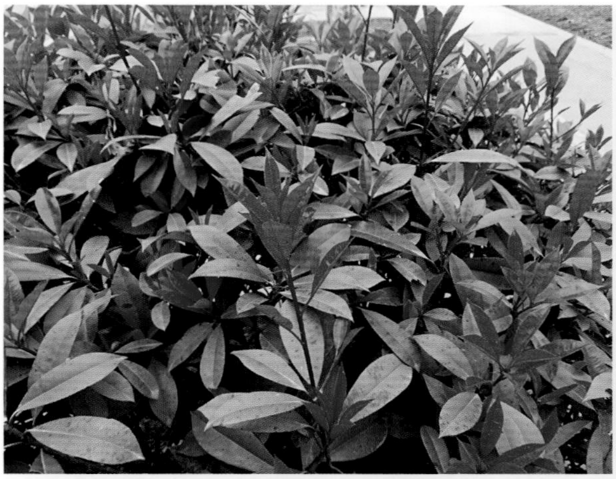

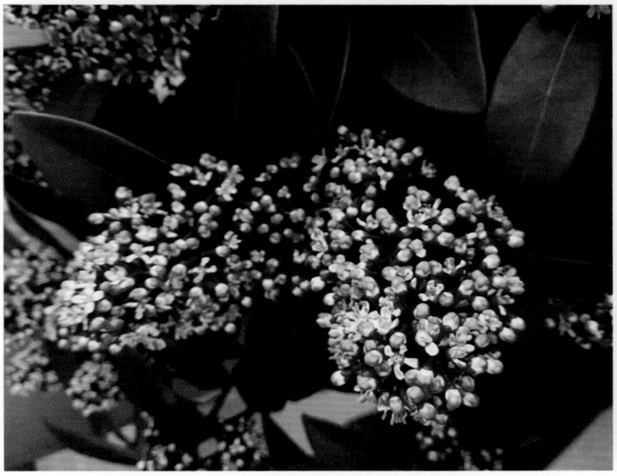

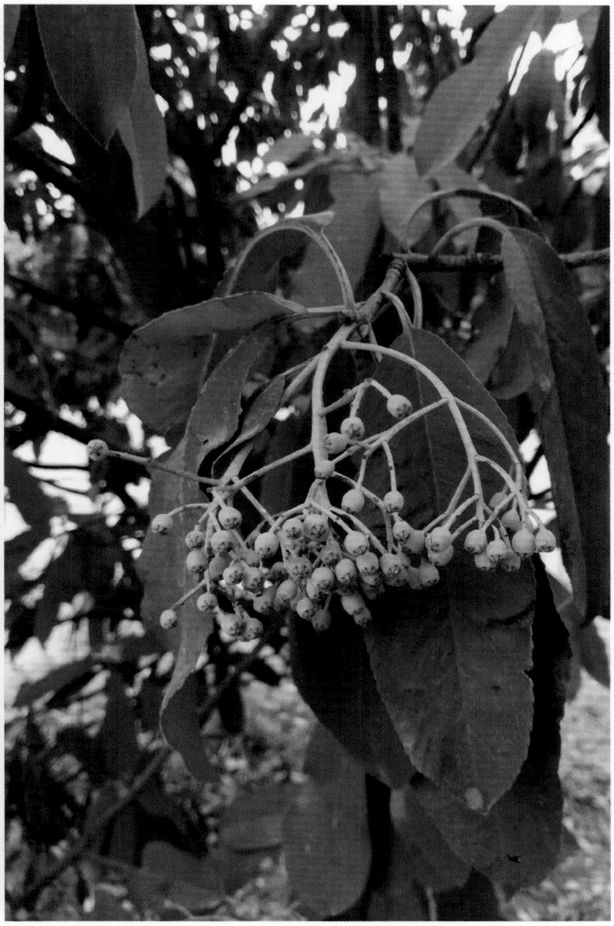

【形态特征】 灌木或小乔木，高 4~6m。嫩枝红色。叶柄长 2~4cm；叶缘明显锯齿状，仅近基部全缘。复伞房花序顶生；总花梗和花梗无毛；花白色，花瓣 5。梨果未成熟时红色，成熟后紫褐色，球形，顶端有宿存花萼。花期 4~5 月，果期 9~10 月。

【适宜生境】 生于林中。

【资源状况】 分布于低山区。常见，可以开发利用。

【入药部位】 根、叶。

【功能主治】 利尿，解热，镇痛。用于风湿痹痛，偏头痛，风疹。

三叶委陵菜 地蜂子、三步跳

Potentilla freyniana Bornm.

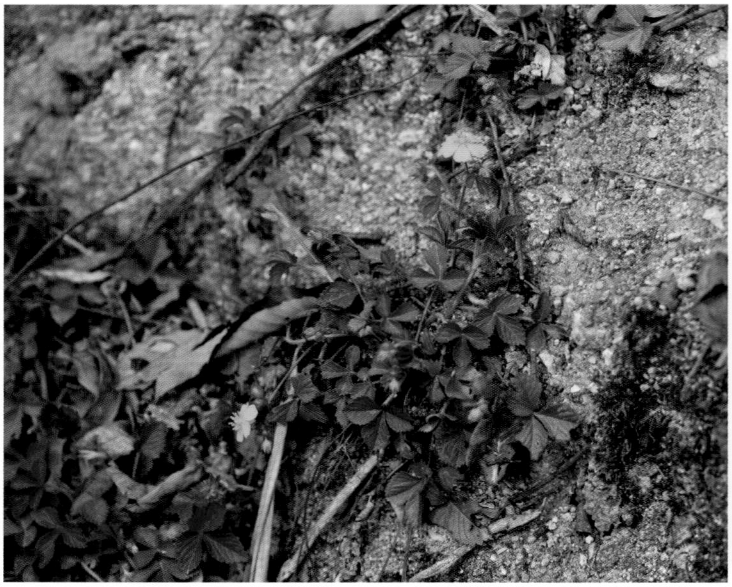

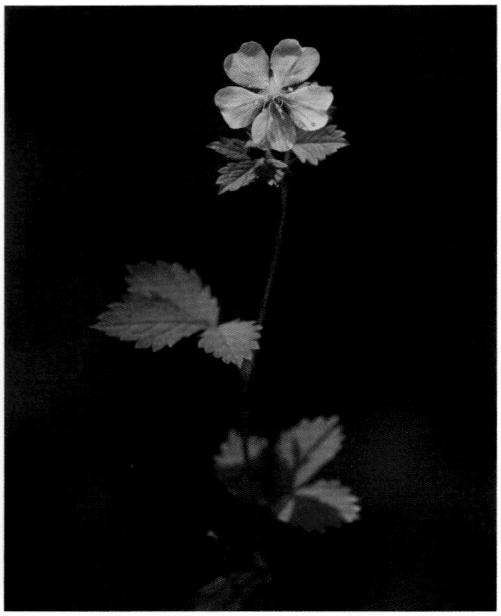

【形态特征】多年生草本，长约 25cm。主根短粗，似蜂腹，多分枝；侧根较细。基生叶为 3 小叶，中间小叶较宽，菱状倒卵形，边缘有多数急尖锯齿，两面疏生平铺柔毛；匍匐枝上的托叶为披针形或卵形。伞房状聚伞花序顶生，疏散，具多花；花瓣浅黄色，长圆状倒卵形。瘦果卵球形，表面有显著皱纹。花、果期 3~6 月。

【适宜生境】生于草坡、林缘。

【资源状况】分布于低山区。常见。

【入药部位】根或全草（地蜂子）。

【功能主治】散瘀消肿，止痛。用于肠炎，痢疾，牙痛，胃痛，腰痛，胃肠出血，月经过多，产后大出血，骨结核，骨蒸劳热，瘀痛。

金露梅 药王茶

Potentilla fruticosa L.

【标本采集号】LEM120723002

【形态特征】直立灌木，高达 2m。小枝红褐色。羽状复叶，小叶 2（3）对；小叶长圆形、倒卵状长圆形或卵状披针形，全缘，边缘平坦。花序顶生，疏松总状或伞房状，小，具 1 至数花；花瓣黄色；花柱近基生，柱头扩大。瘦果近卵球形，外被长柔毛，熟时棕褐色。花、果期 5~9 月。

【适宜生境】生于山坡草地、灌丛、林缘。

【资源状况】分布于低山区、中山区、高山区。常见，可以开发利用。

【入药部位】叶、花。

【功能主治】清暑热，益脑清心，调经，健胃。用于暑热，眩晕，两目不清，胃气不和，食滞，月经不调。

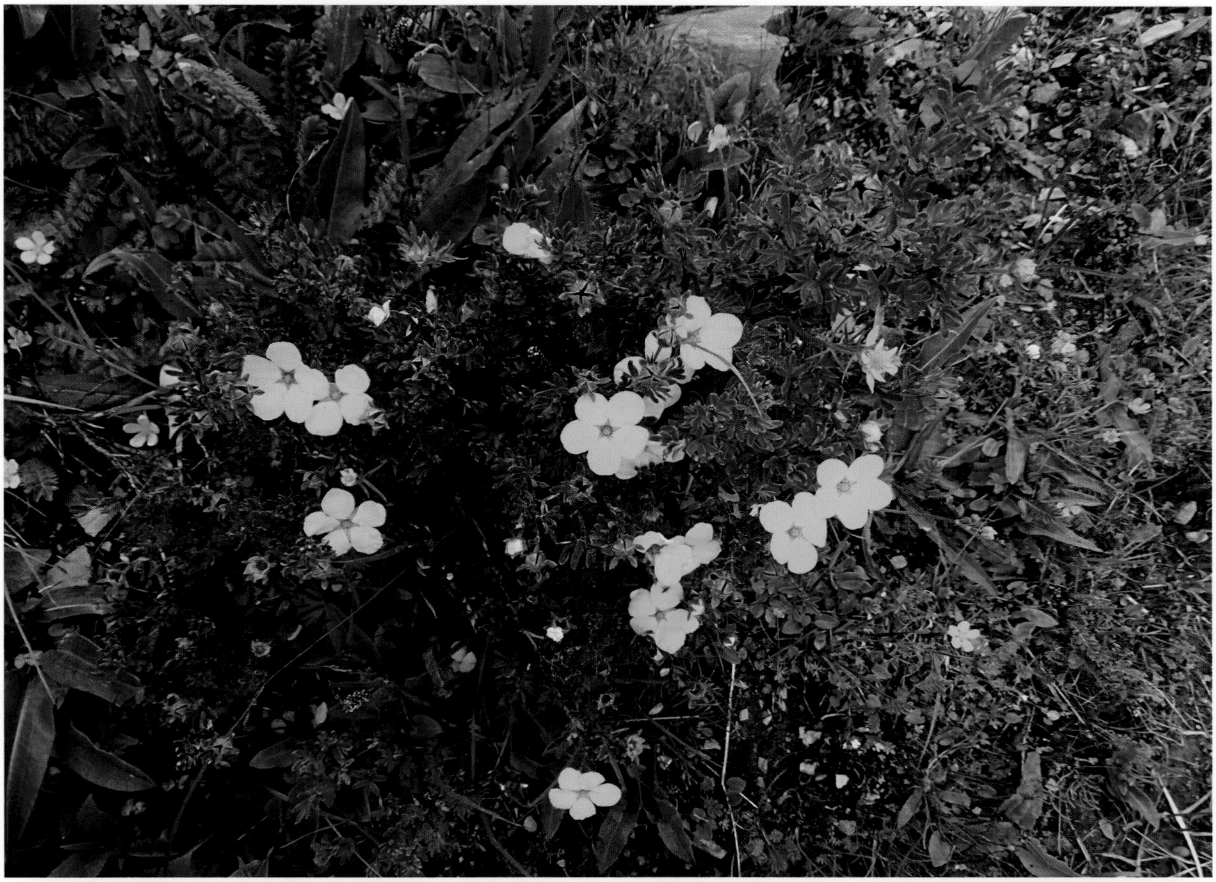

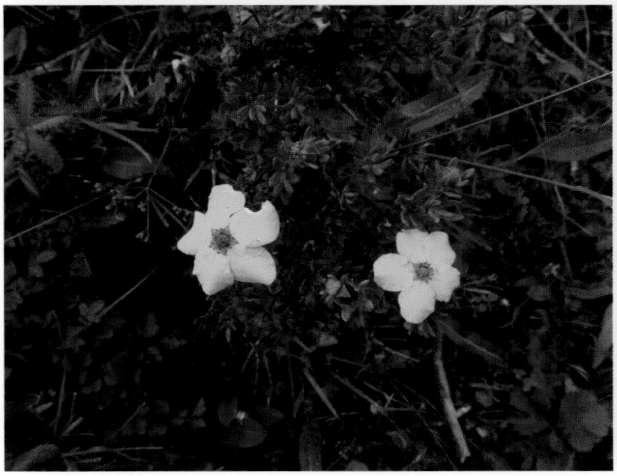

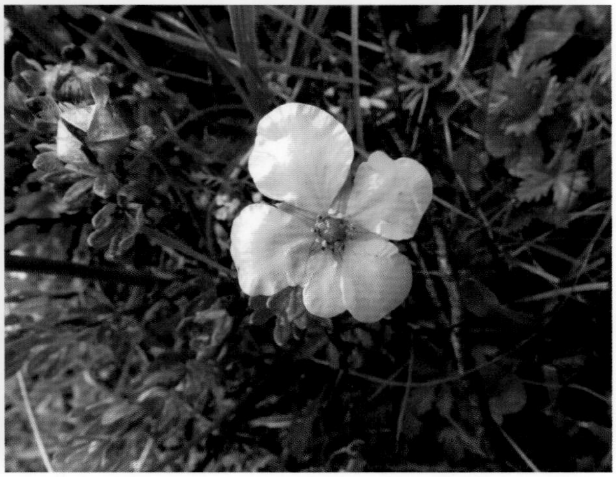

蛇含委陵菜

五匹风、蛇含草、蛇含

Potentilla kleiniana Wight et Arn.

【标本采集号】511423140418276LY、LEM120702005

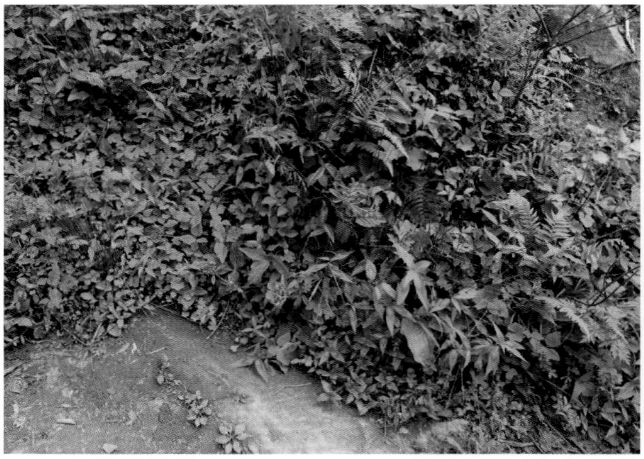
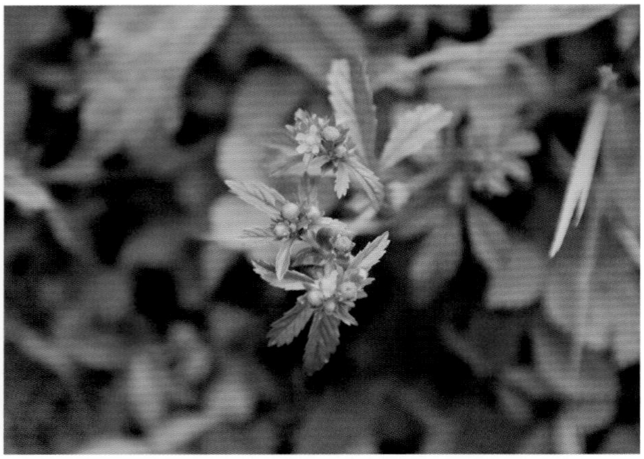
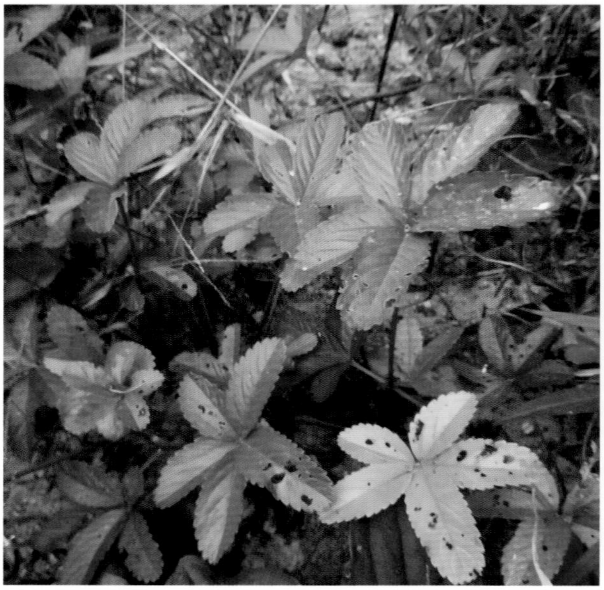
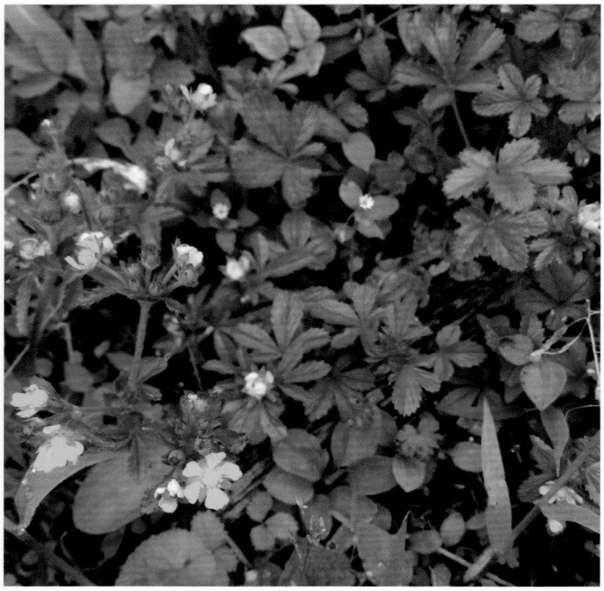

【形态特征】一年生草本，高 20~40cm。根纤细。茎多分枝，上升或匍匐。基生叶为近鸟足状 5 小叶，叶背沿脉密被伏生长柔毛，边缘有多数急尖或圆钝锯齿。聚伞花序密集于枝顶如假伞形；花直径 5~10mm；花冠金黄色。瘦果近球形，一侧扁平，具皱纹。花、果期 4~9 月。

【适宜生境】生于草坡、林缘。

【资源状况】分布于坝区、低山区。常见，可以开发利用。

【入药部位】全草（蛇含）。

【功能主治】祛风散寒，止咳镇惊。用于感冒风热头痛，小儿百日咳，干咳无痰，惊痫高热，疟疾，咳嗽气喘，小儿惊风，喉痈，湿痹，痈疽，癣疮，带状疱疹，丹毒，痒疹，蛇虫咬伤。

评　述　民间称本种为“五匹风”，用于治疗感冒效果极佳。

银叶委陵菜

涩草、金边草

Potentilla leuconota D. Don

【标本采集号】LEM120723017

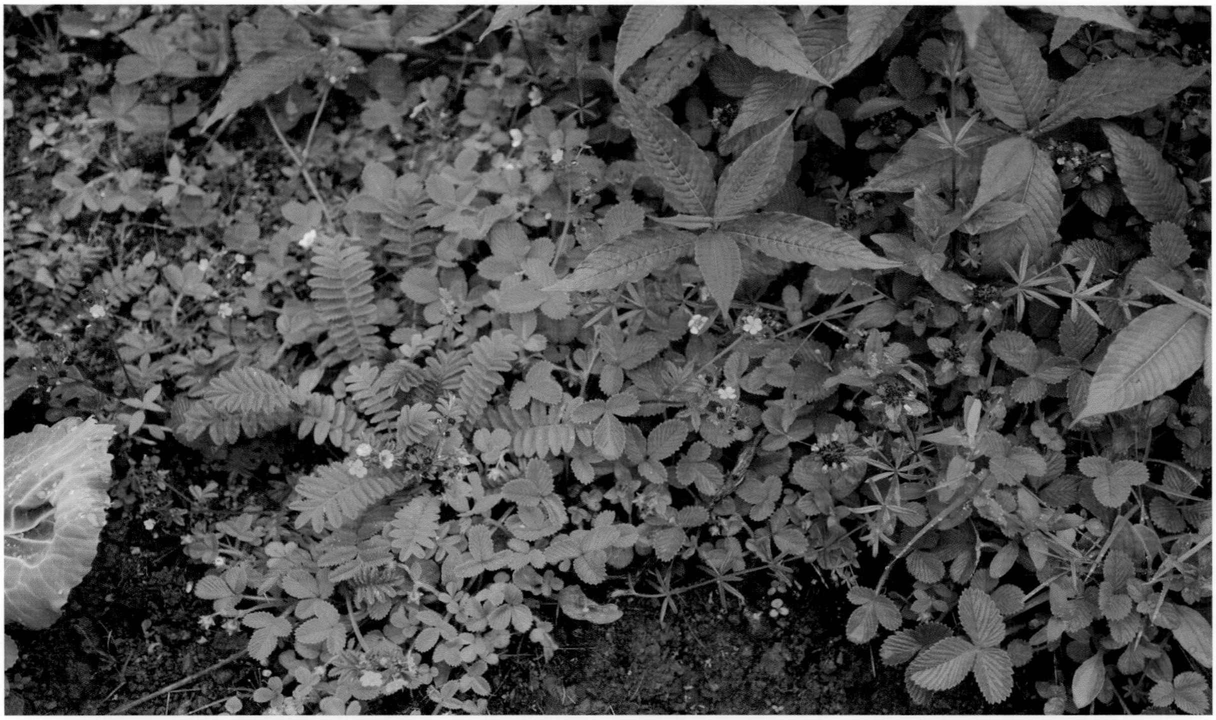

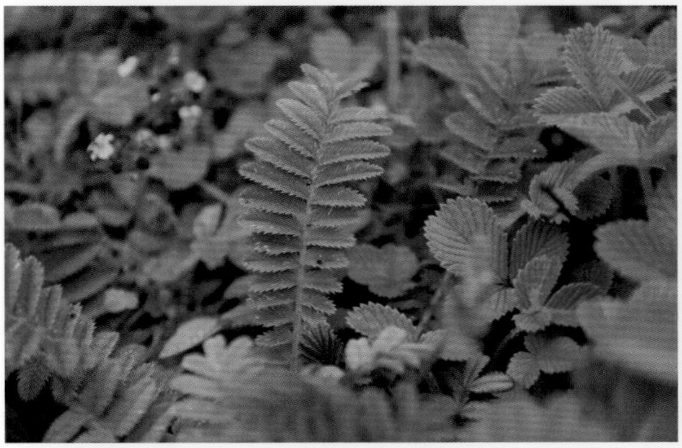

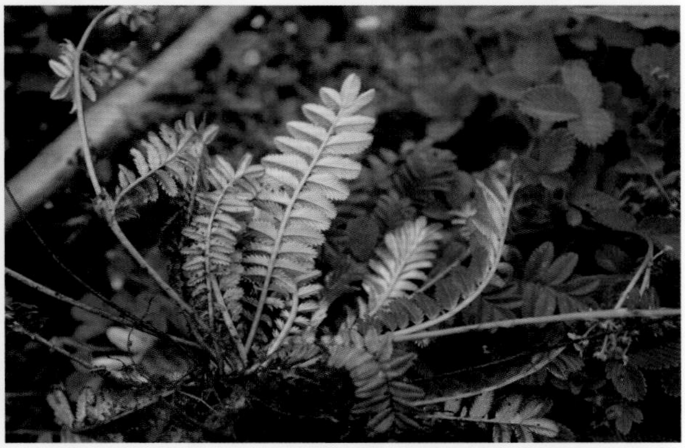

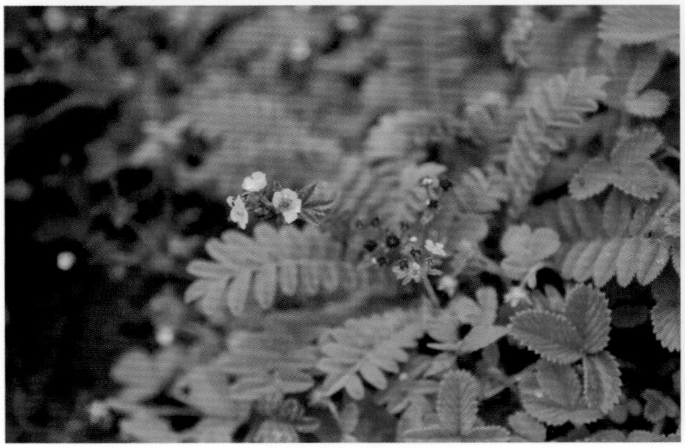

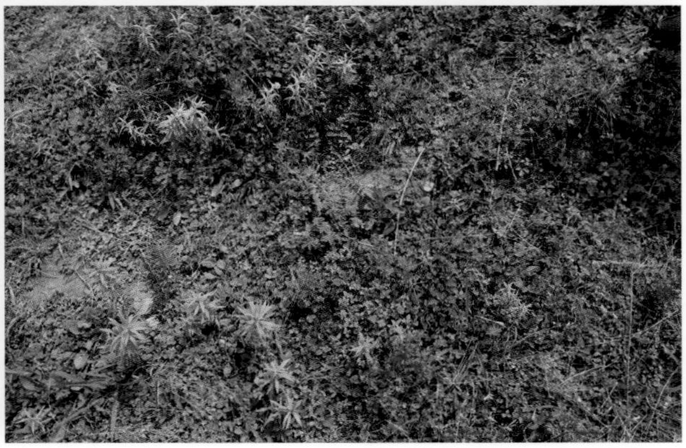

【形态特征】多年生草本。花茎直立或上升，高 10~45cm，被伏生或稍微开展长柔毛。基生叶常间断羽状复叶，小叶叶背密被银白色绢毛；茎生叶 1~2。花序集生于顶端，呈假伞形花序；花直径常 8mm；萼片三角卵形，顶端急尖或渐尖，副萼片与萼片近等长；花柱侧生，小枝状，柱头扩大。瘦果光滑无毛。花、果期 5~10 月。

【适宜生境】生于草坡、路旁。

【资源状况】分布于高山区。常见。

【入药部位】全草（锦线镖）。

【功能主治】清热利湿，止带。用于高热，风热，湿痹，咳嗽。

李

李仁、李子树

Prunus salicina Lindl.

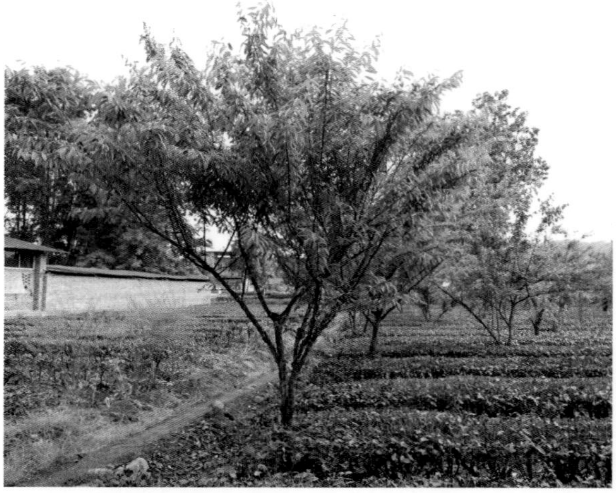

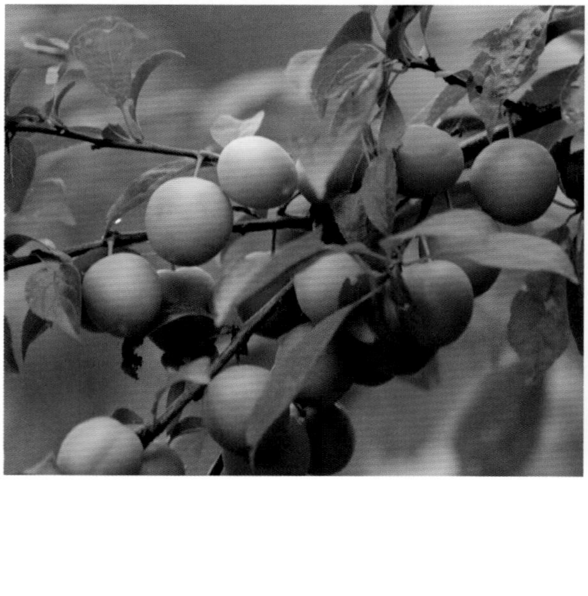

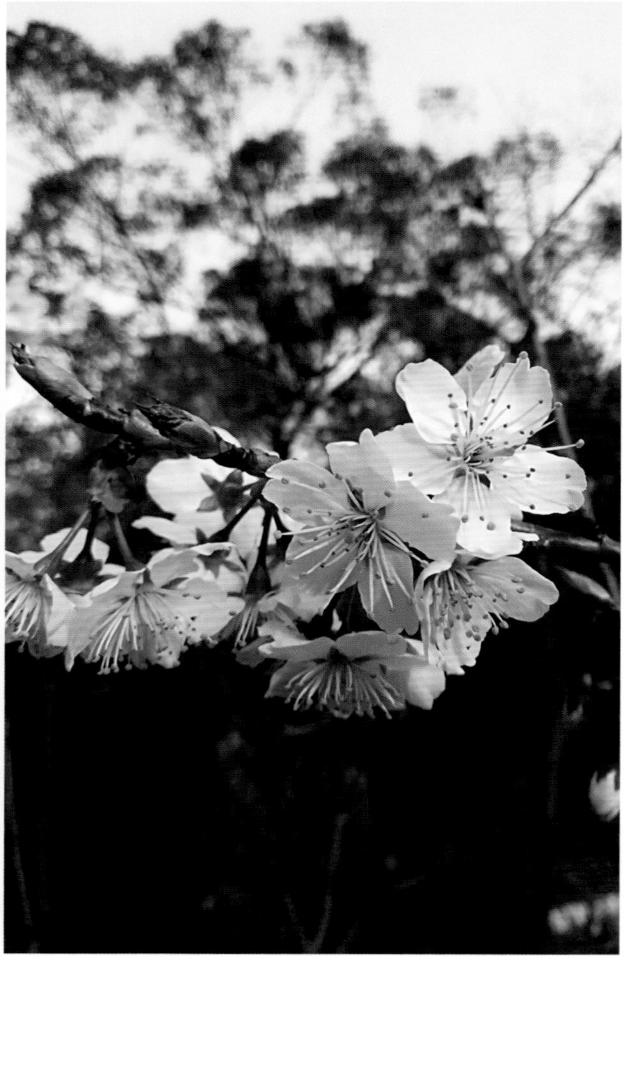

【形态特征】乔木，高达 12m。小枝紫褐色，有光泽。叶长圆状倒卵形至长圆状卵圆形，叶背沿主脉有稀疏柔毛或脉腋有髯毛。常 3 花簇生；花瓣白色。核果黄色或红色，有时绿色或紫色，球形、卵球形或圆锥形，直径 3.5~5cm，栽培品种可达 7cm，具白粉；核有细皱纹。花期 4 月，果期 7~8 月。

【适宜生境】栽培。

【资源状况】分布于坝区、低山区。常见，可以大量开发利用。

【入药部位】根、种仁。

【功能主治】根清热解毒，利水止痛。用于消渴，淋病，痢疾，丹毒，牙痛。种仁活血祛瘀，润燥滑肠。用于跌打瘀血作痛，痰饮咳嗽，水气肿满，大便秘结，虫蝎蜇痛。

火 棘

水沙子、救兵粮

Pyracantha fortuneana (Maxim.) Li

【标本采集号】511423140619779LY

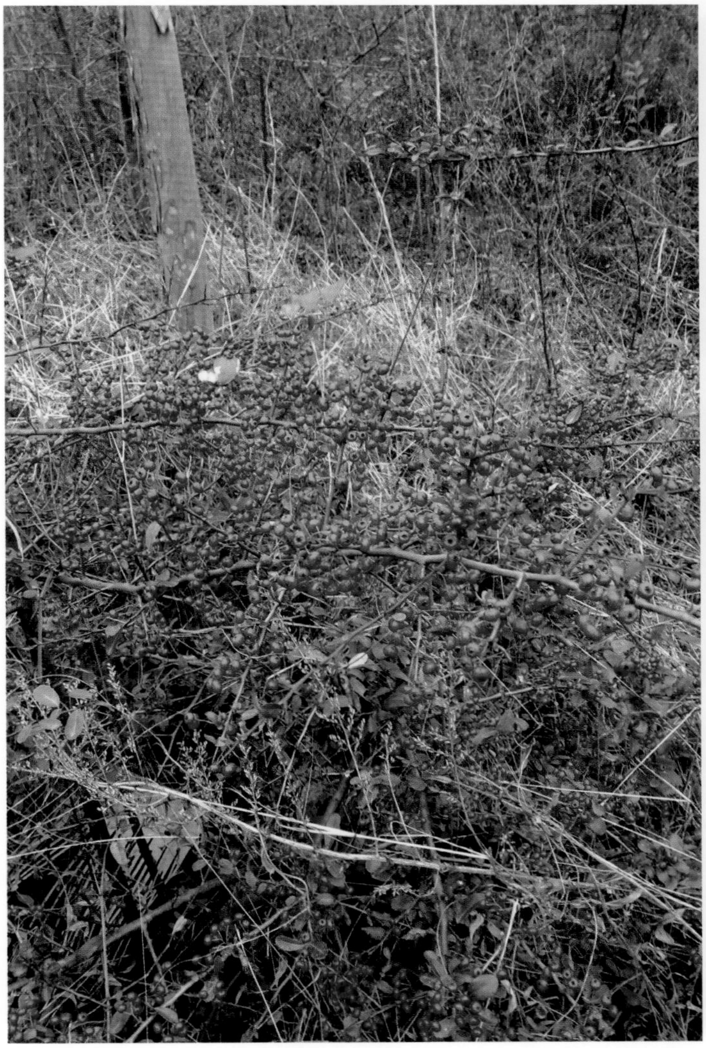

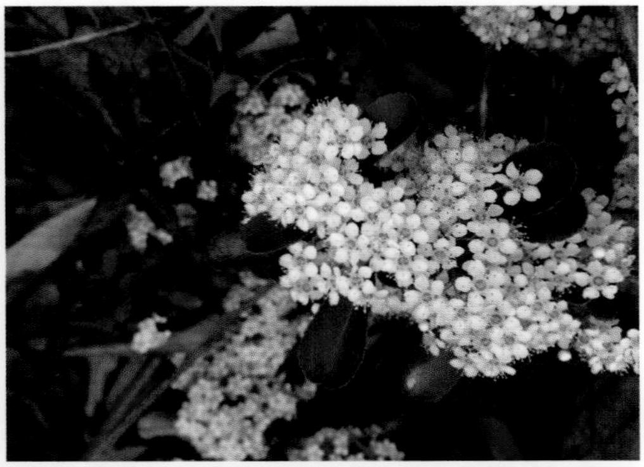

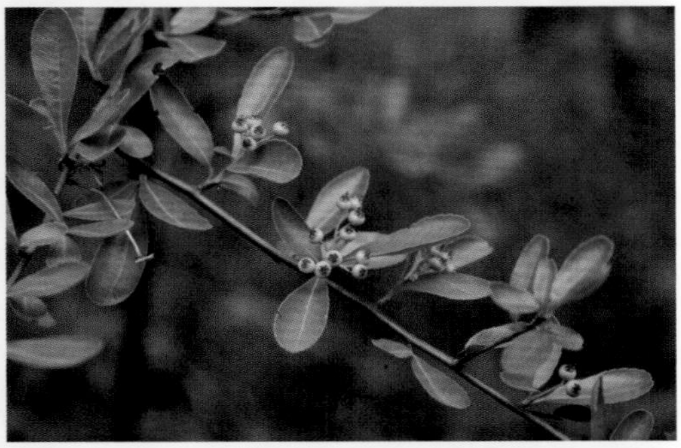

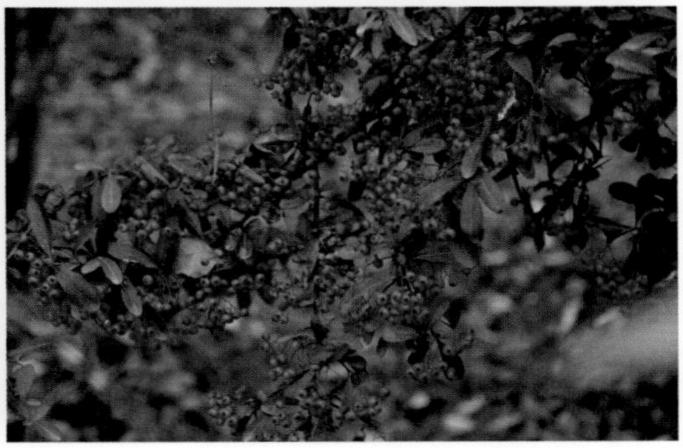

【形态特征】常绿灌木，高1~3m。侧枝先端呈刺状。叶背绿色，两面无毛，边缘具圆锯齿，顶端最宽，先端钝或凹缺。复伞房花序极疏松，直径3~4cm。梨果成熟后橘红色至暗红色，近球形，直径约5mm。花期3~5月，果期8~11月。

【适宜生境】生于海拔550~1500m的灌丛、沟边、地边、路边。

【资源状况】分布于低山区、中山区。还可以作为盆景与绿化灌丛。常见，值得开发利用。

【入药部位】果实、根、叶。

【功能主治】果实收敛固精，止痛，止渴，健脾，消积，活血，消肿，止血。用于痞块，食积，泄泻，痢疾，崩漏，白带异常，瘀血作痛。根清热凉血，活血，镇痛。用于虚劳骨蒸，肝炎，淋浊，白带异常，闭经，跌打损伤，吐血，风火牙痛，劳伤腰痛，盗汗，腹胀，消化不良。叶清热解毒，消痈。用于暴发火眼，疮疡肿毒。

白 梨

梨子树

Pyrus bretschneideri Rehd.

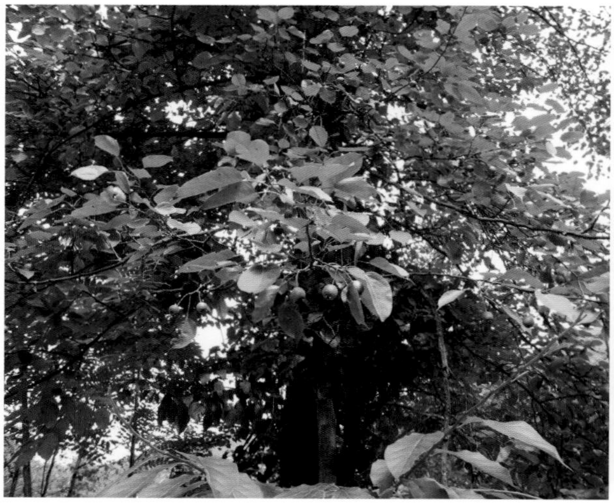

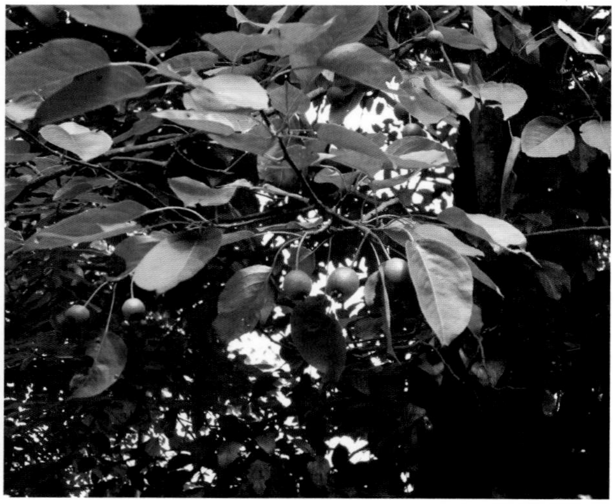

【形态特征】乔木。小枝粗壮，圆柱形，微屈曲，嫩时密被柔毛，不久脱落；二年生枝紫褐色，具稀疏皮孔。叶基部阔楔形，边缘具带芒锯齿。总状花序伞形，具7~10花；花柱5或4。梨果黄色，具细密斑点，卵球形或近球形，直径2~2.5cm，4或5室；先端萼片脱落，基部具肥厚果梗，黄色，有细密斑点。果柄长1.5~3cm。花期4月，果期8~9月。

【适宜生境】栽培。

【资源状况】分布于坝区、低山区。常见，可以开发利用。

【入药部位】果实、果皮。

【功能主治】果实消暑热，止烦渴，生津。用于热病伤津烦渴，肺热咳嗽，消渴，热咳，痰热惊狂，便秘。果皮清热，止烦渴，生津，收敛。用于暑热烦渴。

沙　梨　梨子

Pyrus pyrifolia (Burm. f.) Nakai

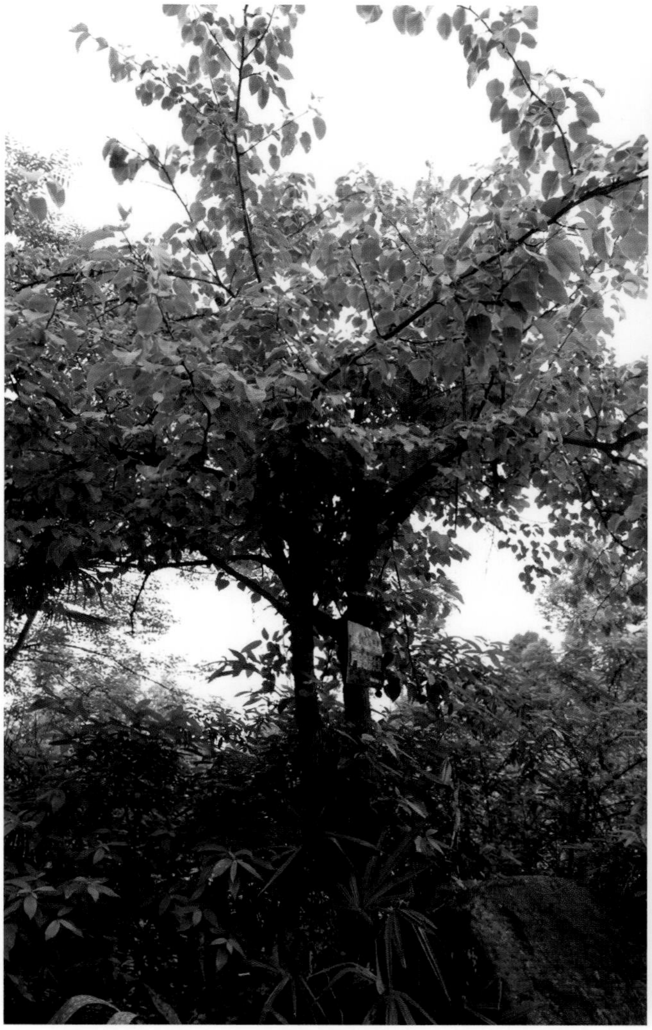

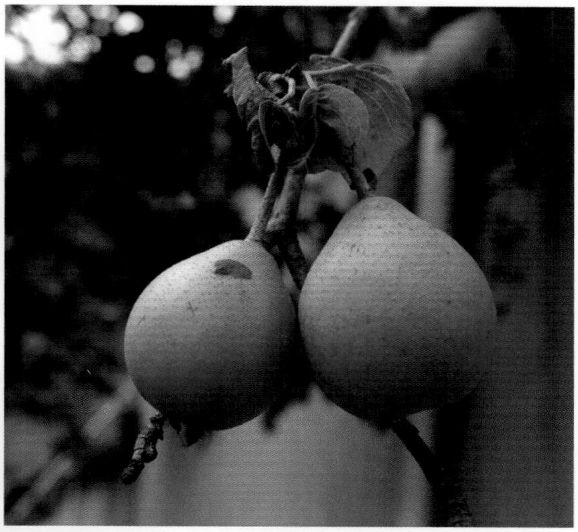

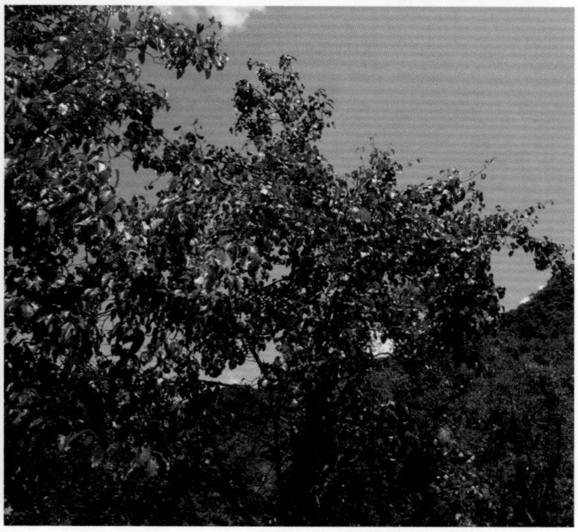

【形态特征】乔木，高达 15m。小枝暗褐色，初有长毛。叶卵状披针形或卵形，边缘具带芒锯齿。总状花序伞形，有 6~9 花；花瓣卵形；花柱 5 或 4。梨果浅褐色，具浅色斑点，近球形，直径 2~2.5cm，（4）5 室；萼片早落。花期 4 月，果期 8 月。

【适宜生境】栽培。

【资源状况】分布于坝区、低山区。常见，可以开发利用。

【入药部位】果皮。

【功能主治】消暑热，止烦渴，生津，收敛。用于肺热咳嗽，热病伤津，烦渴，消渴，热咳，痰热，惊狂，噎膈，便秘。

麻　梨 *Pyrus serrulata* Rehd.

【标本采集号】LEM120802036

【形态特征】乔木。小枝圆柱形，微带棱角，在幼嫩时具褐色绒毛，以后脱落无毛；二年生枝紫褐色，具稀疏白色皮孔。叶缘具锯齿。伞形总状花序，具6~11花；萼筒外面被稀疏绒毛，子房3（4）室，具2胚珠；花柱3（4），和雄蕊近等长。梨果暗褐色，直径1.5~2.2cm，3或4室，有浅褐色果点，萼片宿存或部分脱落；果梗长3~4cm。花期4月，果期6~8月。

【适宜生境】栽培。

【资源状况】分布于坝区、低山区。常见，可以大量开发利用。

【入药部位】果实、果皮。

【功能主治】果实生津润喉，消热，止咳化痰。用于肺热咳嗽，热病伤津，消渴。果皮清暑除烦，生津收敛。用于久痢不止，烦咳。

木香花 七里香

Rosa banksiae Ait.

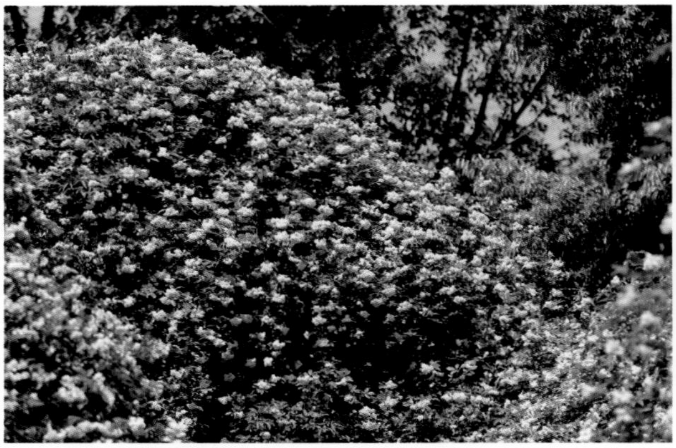

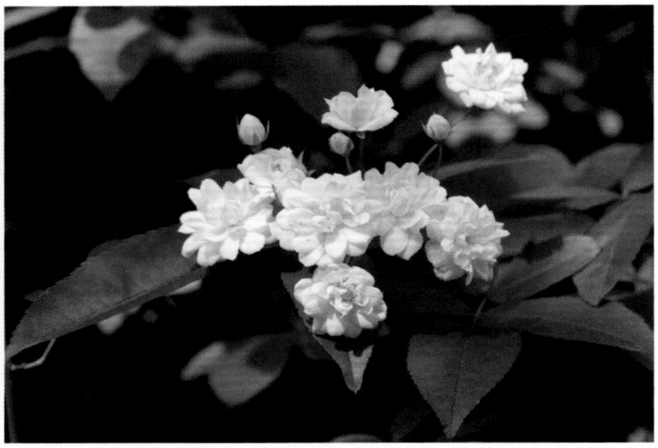

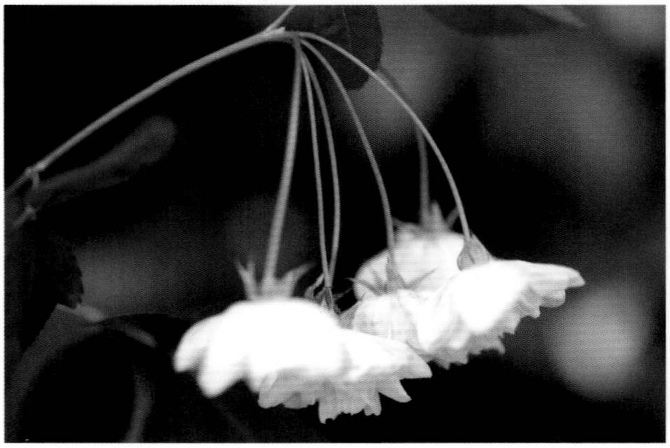

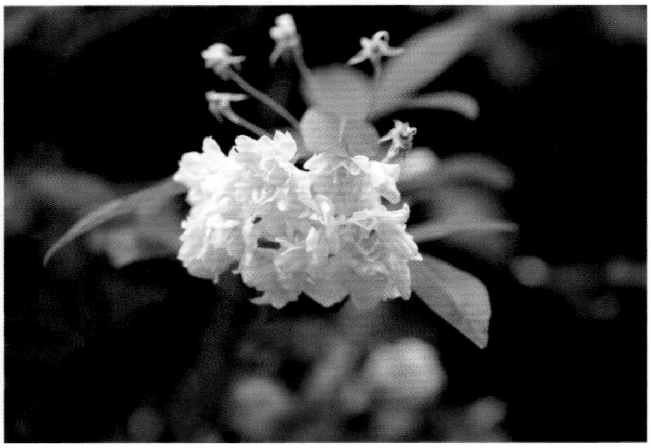

【形态特征】攀缘常绿灌木，高达6m。老枝皮刺较大，坚硬。小叶3~5，稀7。花4~5，单伞形或伞房花序；萼筒球形或卵球形，萼片5，脱落；花瓣重瓣或半重瓣；心皮多数，花柱离生，密被柔毛，比雄蕊短。花期4~5月，果期8~10月。

【适宜生境】庭园栽培。

【资源状况】分布于坝区。常见，可以开发利用。

【入药部位】根皮、根。

【功能主治】根皮活血，调经，消肿，散瘀。根泻热，解毒。

月季花

月月开

Rosa chinensis Jacq.

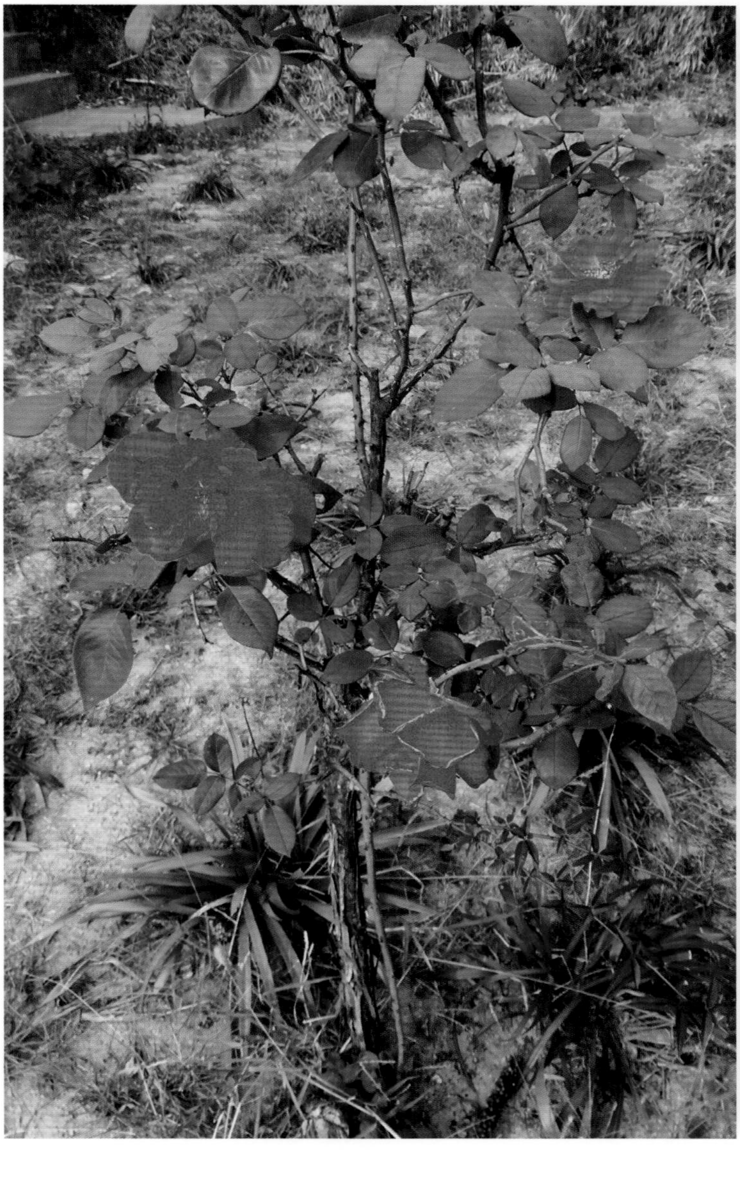

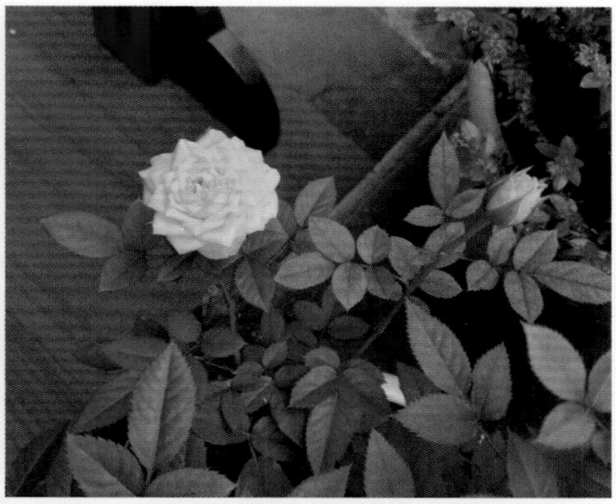

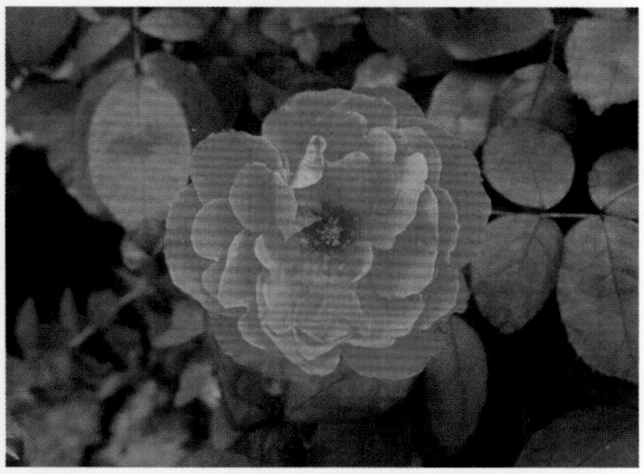

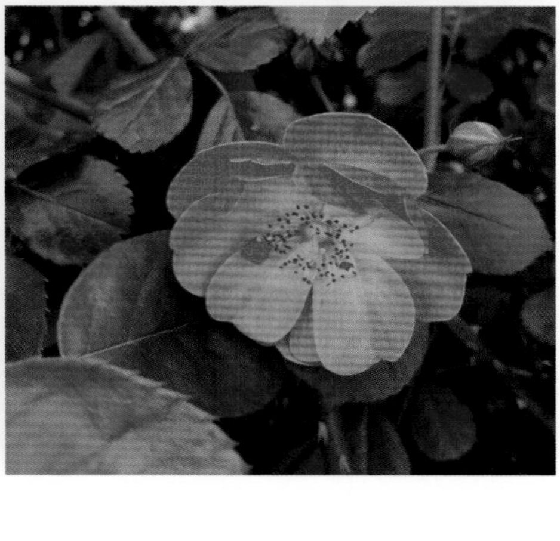

【形态特征】灌木。小枝棕红色，高达 1.5m；茎与枝均具钩状皮刺。小叶 3~5，背面暗绿色，两面近无毛。花半重瓣或重瓣，4 或 5 花簇生，稀单生；花瓣 5，红色、粉色或白色；萼片全缘或少量羽状裂片。蔷薇果红色，卵球形或梨形。花期 4~9 月，果期 6~11 月。

【适宜生境】生于海拔 3000m 以下的地区，多为庭园栽培。

【资源状况】分布于峨眉山各地。常见，可以大量开发利用。

【入药部位】花。

【功能主治】活血调经，消肿散瘀，清热解毒，生新，止痛。用于肝郁气滞，月经不调，经来腹痛，跌打损伤，血瘀肿痛，痈疽肿毒，痈疮红肿，红白带下，血崩，吐血，痔疮下血。

小果蔷薇 刺笆花

Rosa cymosa Tratt.

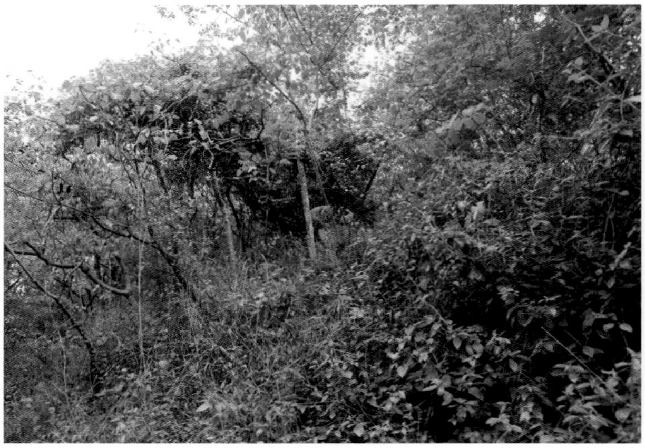

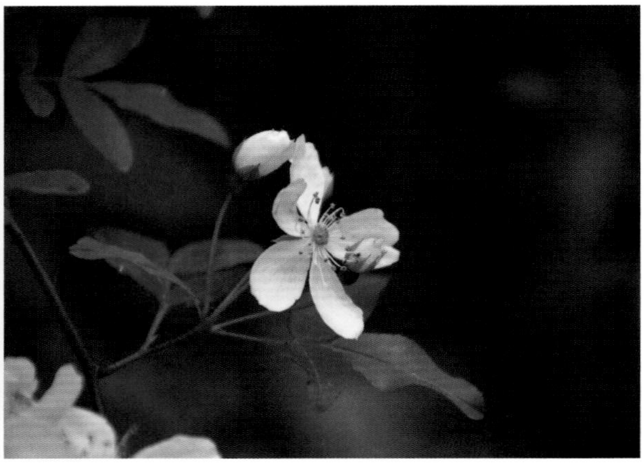

【形态特征】常绿灌木。小枝圆柱形，无毛或稍有柔毛，有钩状皮刺。托叶膜质，早落，离生，条形；小叶3~5，两面无毛。花多数，呈复伞房状花序；花瓣白色，倒卵形，先端凹，基部楔形；萼筒球形或卵球形，无毛。蔷薇果红色、黑色或黑褐色，球形，直径 4~7mm。花期5~6月，果期7~11月。

【适宜生境】生于灌丛、荒坡。

【资源状况】分布于坝区。常见，可以开发利用。

【入药部位】根、嫩叶、叶。

【功能主治】根及嫩叶行气，活血，散瘀，止血止痛，收敛固脱。用于妇女血虚干病，月经不调，子宫脱垂，痔疮，脱肛，疮毒，腹泻，外伤出血，风湿关节痛，跌打损伤。叶解毒消肿。用于痈疖疮疡，烧烫伤。

金樱子 *Rosa laevigata* Michx.

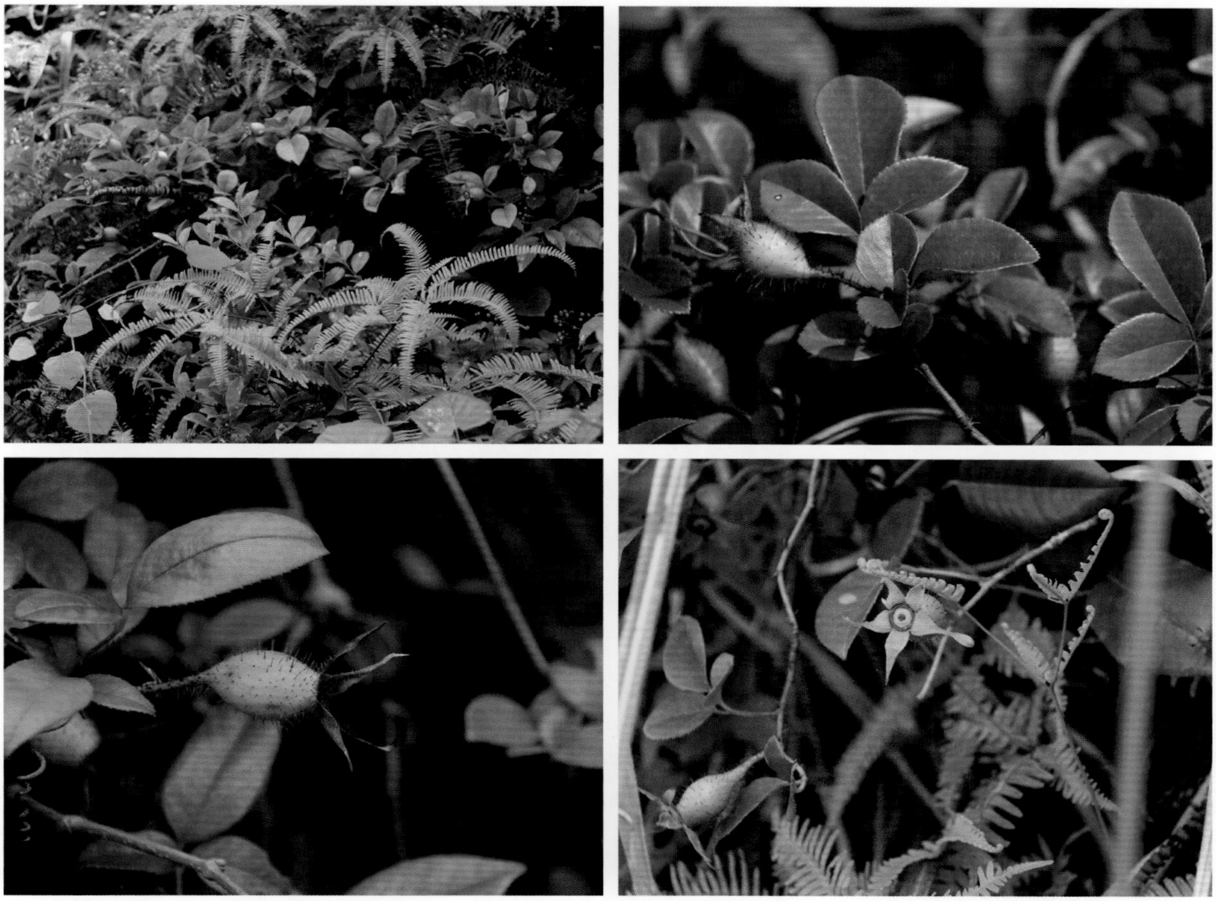

【形态特征】常绿灌木，高达 5m。茎具倒钩状皮刺和刺毛。托叶离生或基部与叶柄合生；小叶 3，革质，有时叶背幼时沿中肋有腺毛，后渐脱落无毛。花单生，花萼 5，半重瓣或重瓣，白色。蔷薇果黄红色，梨形或倒卵球形，果和果梗外面密被刺毛，味甜；花萼宿存。花期 4~6 月，果期 7~11 月。

【适宜生境】生于海拔 1600m 以下的低山向阳的山坡、灌丛、路旁。

【资源状况】分布于坝区、低山区、中山区。常见，可以开发利用。

【入药部位】成熟果实。

【功能主治】收敛止带，涩精，固肠，活血散瘀。用于肾虚遗精，无梦遗精，遗尿，小便频数，脾虚泄痢，肺虚咳嗽，自汗，盗汗，崩漏，带下病。

峨眉蔷薇

山石榴

Rosa omeiensis Rolfe

【标本采集号】LEM120720006

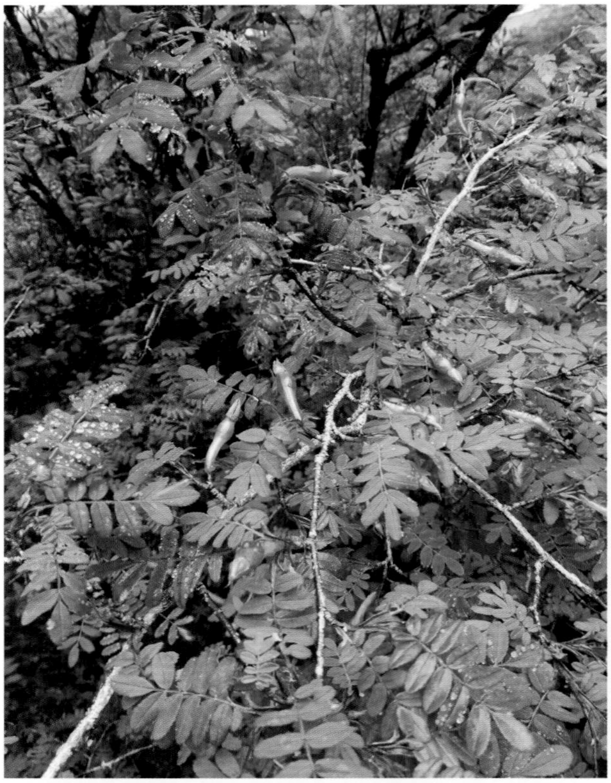

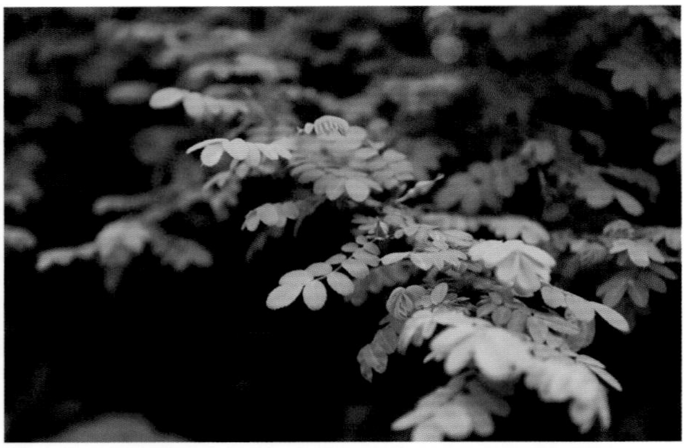

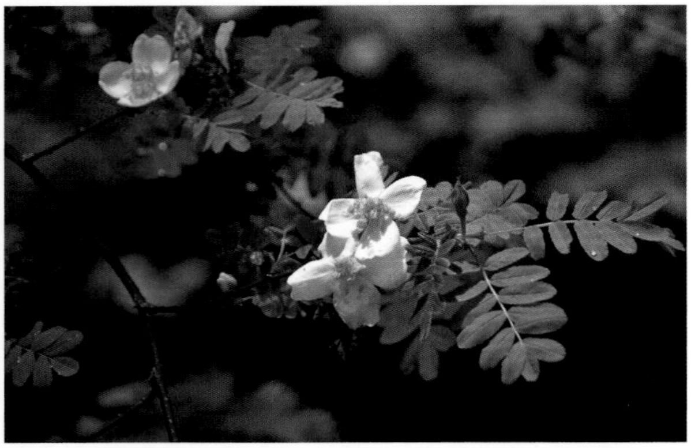

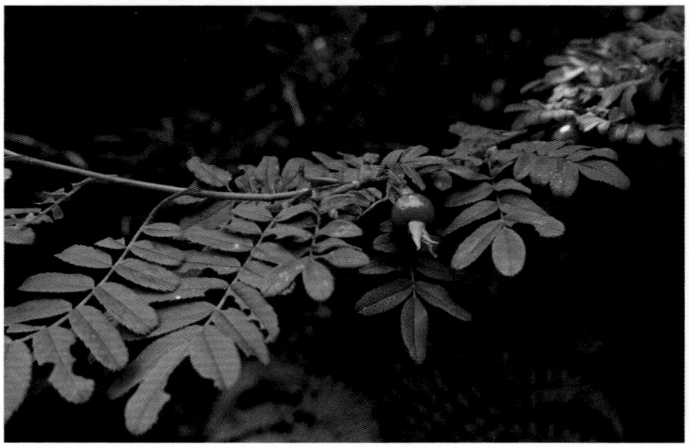

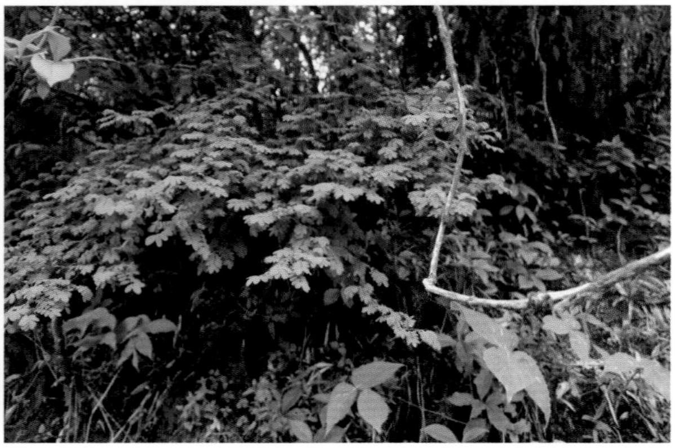

【形态特征】直立灌木，高3~4m。全株被扁而基部膨大的皮刺。托叶大部贴生于叶柄；小叶（5~）9~13（~17），叶背被柔毛或近无毛，无腺毛，边缘具锐锯齿。单花腋生；花瓣4，白色。蔷薇果倒卵球形或梨形，亮红色，果实成熟时果梗肥大，萼片宿存。花期5~6月，果期7~9月。

【适宜生境】生于海拔2400~3000m的灌丛、林缘。

【资源状况】分布于高山区。常见，可以开发利用。

【入药部位】果实和根（刺石榴）。

【功能主治】止渴，止痢，止血。用于红白痢，吐血，衄血，崩漏，白带异常。

评　　述　四川省甘孜藏族自治州、凉山彝族自治州、阿坝藏族羌族自治州有大量分布。

缫丝花

刺梨子、刺梨

Rosa roxburghii Tratt.

【标本采集号】LEM120808002

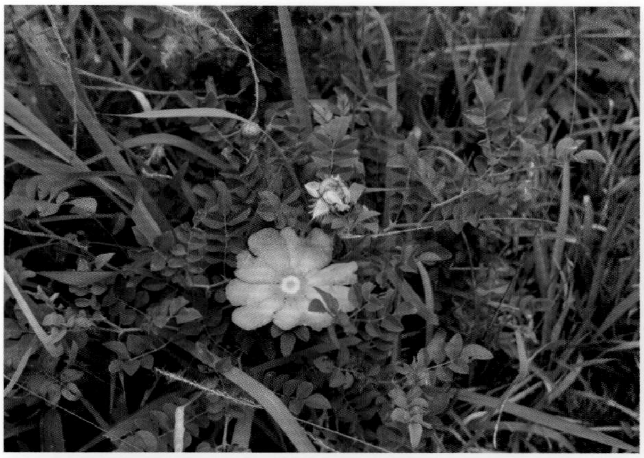

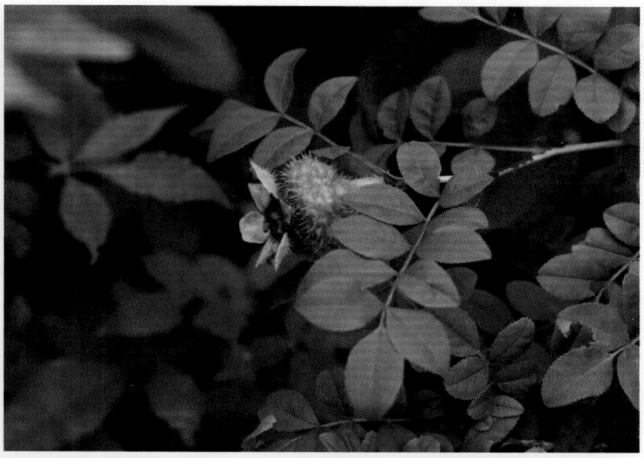

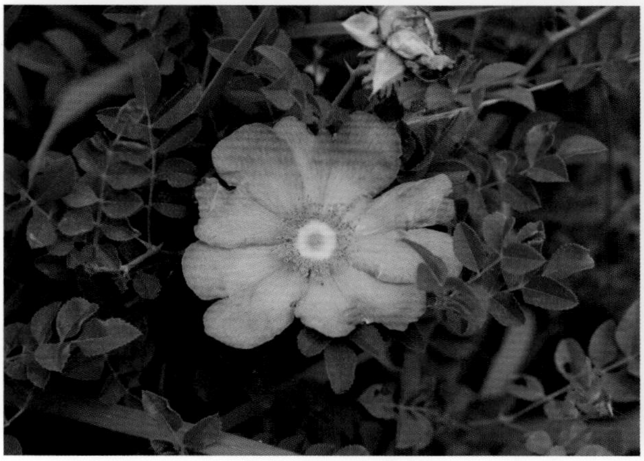

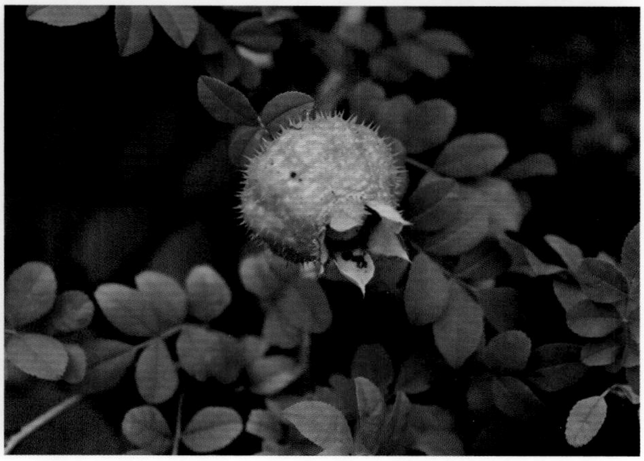

【形态特征】灌木，高约 2.5m。茎直立，多分枝，折曲状，皮刺成对。托叶大部贴生于叶柄；小叶 9~15，无毛，边缘具细锐单锯齿。花单生，或 2~3 花束生于枝顶，直径 4~6cm；萼筒扁球形，密被刚毛；花柱离生，不外伸。蔷薇果扁球形，密被针刺，具宿存萼片。花期 5~7 月，果期 8~10 月。

【适宜生境】生于灌丛、草坡和田坎。

【资源状况】分布于坝区、低山区。常见，可以开发利用。

【入药部位】果实（刺梨）、花、叶、根。

【功能主治】果实清热利湿，收敛止带，消食。用于暑月烦渴，食欲不振，白带异常，淋浊，维生素 C 缺乏症，食积饱胀，腹泻，消化不良。花止泻痢。叶用于疮，痈，刀伤。根收敛固精，健胃，止泻。用于胃痛，脾虚泄泻，遗精，遗尿，白带异常，自汗，盗汗，血崩，慢性痢疾，痔疮下血。

悬钩子蔷薇

七姊妹、茶子蘼

Rosa rubus Lévl. et Vant.

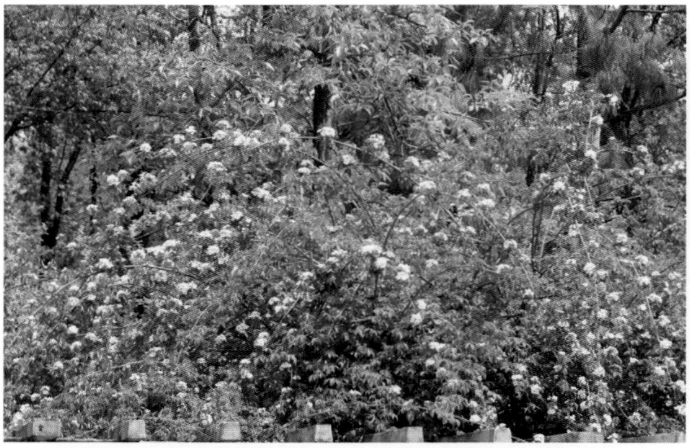

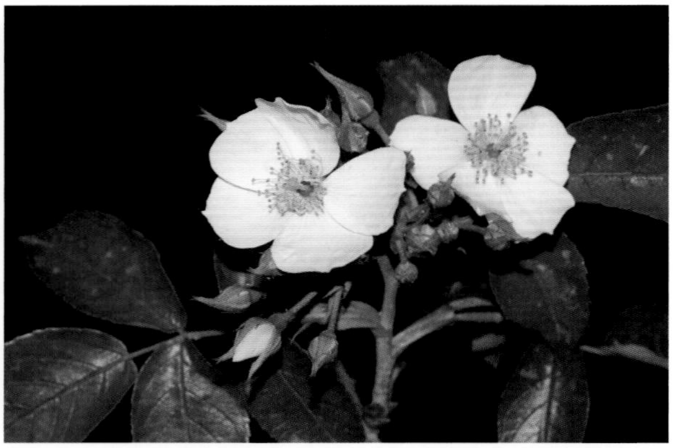

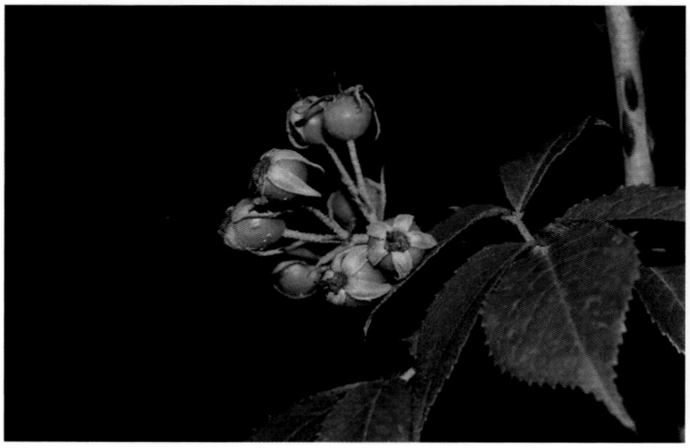

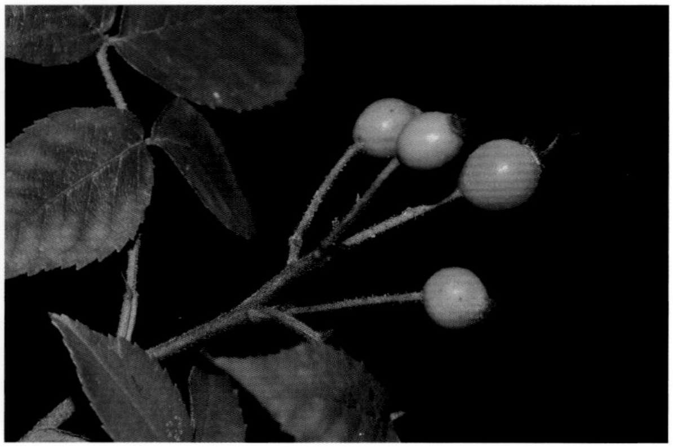

【形态特征】匍匐或攀缘灌木。小枝被钩刺。小叶（3~）5，叶背被柔毛；托叶与叶柄贴生，全缘。10~25 花组成圆锥状伞房花序，直径 2.5~3cm；花瓣 5，白色，芳香；花柱合生成柱，比雄蕊稍长，被柔毛。蔷薇果亮红色、紫褐色或橙褐色，近球形。花期 4~6 月，果期 7~9 月。

【适宜生境】生于灌丛中。

【资源状况】分布于低山区。常见，可以开发利用。

【入药部位】根、花。

【功能主治】根清热利湿，收敛。用于跌打损伤，风湿疼痛，腹泻，妇女血虚干病。花理气，解郁，活血，散瘀，止带，止痢。用于肝胃气痛，月经不调，赤白带下。

玫 瑰 *Rosa rugosa* Thunb.

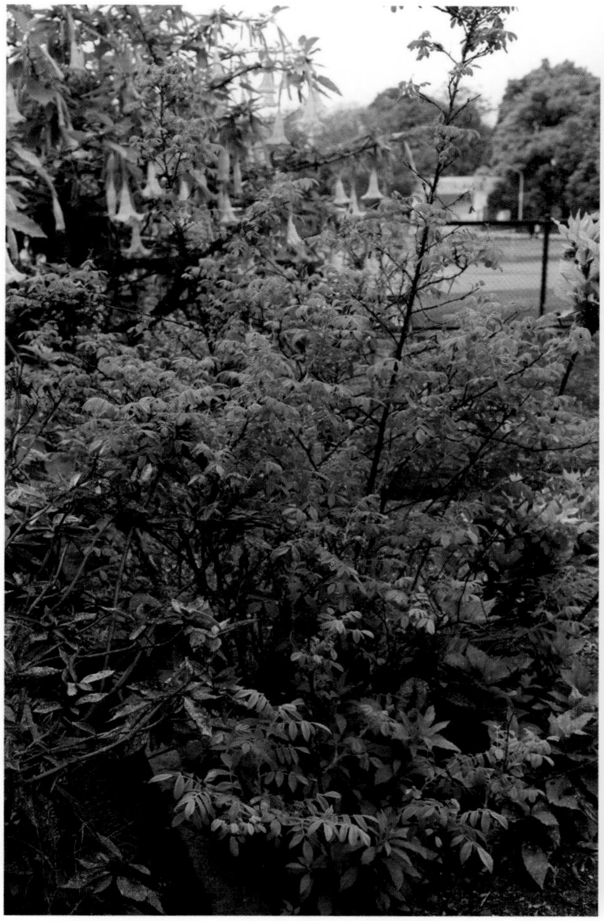
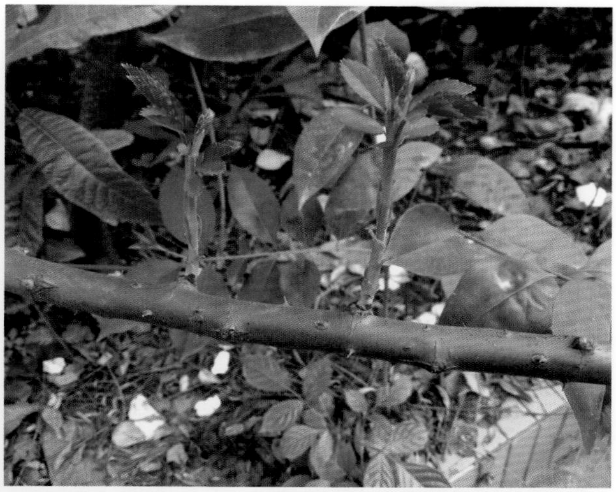
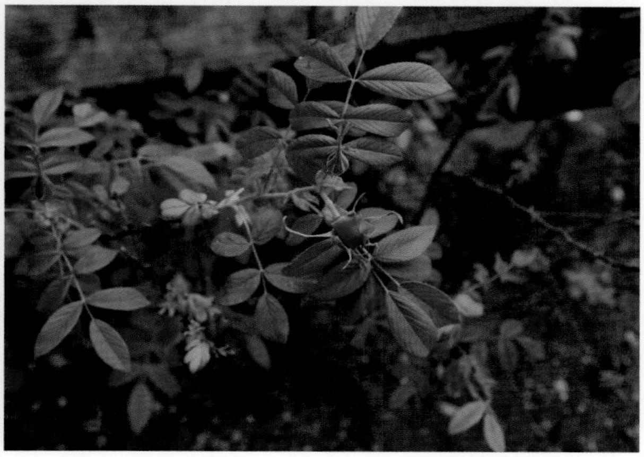

【形态特征】直立灌木，高约 2m。小枝密被绒毛。茎直立，多分枝，疏生皮刺，并密被刺毛。小叶 5~9，椭圆形或椭圆状倒卵形，叶背有毛。花单生或数花簇生；萼片常叶状，较花瓣为长；花冠大，花瓣 5，重瓣或半重瓣，紫红色、深粉色或白色。蔷薇果深红色，扁球形，具宿存萼。花期 5~6 月，果期 8~9 月。

【适宜生境】栽培。

【资源状况】分布于坝区、低山区。栽培作为观赏花卉。常见，可以大量开发利用。

【入药部位】花蕾（玫瑰花）。

【功能主治】解郁，活血，开胃。用于肝郁气滞，脘闷食少，肾虚腰痛，肝胃气痛，新久风痹，吐血，咯血，月经不调，赤白带下，痢疾。

毛萼莓 *Rubus chroosepalus* Focke

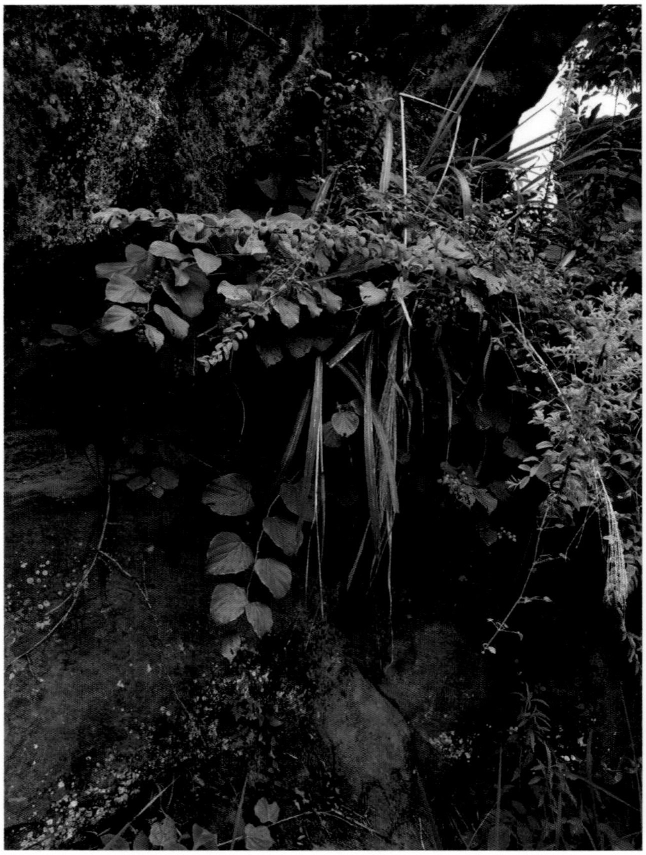
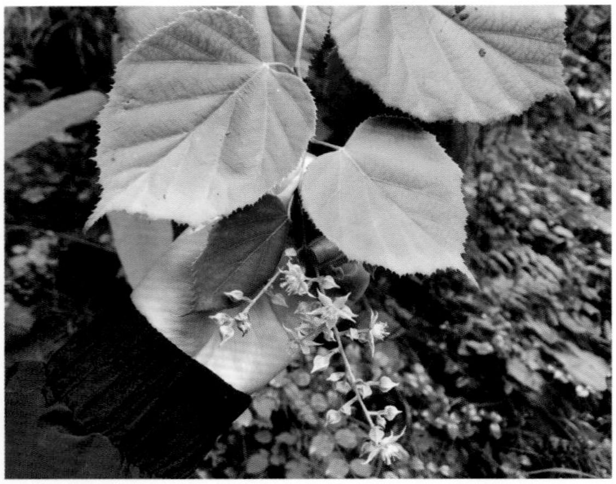
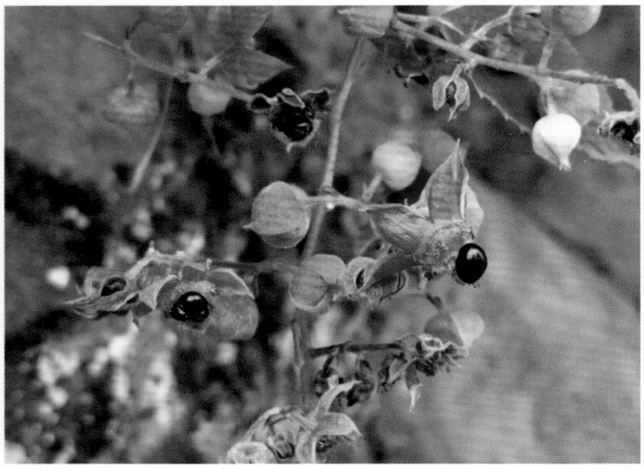

【形态特征】攀缘灌木。单叶，掌状 5 脉，叶面无毛，叶背密被灰白色或黄白色绒毛，沿叶脉有稀疏柔毛，下面叶脉凸起，侧脉 5~6 对，基部有 5 条掌状脉；托叶脱落，离生，披针形，不分裂或顶端浅裂。花序顶生，聚伞圆锥状，连总花梗长可达 27cm，下部的花序枝开展；无花瓣；雌蕊约 15，长于雄蕊。聚合果紫褐色或黑色，球形，无毛；核具脉纹。花期 5~6 月，果期 7~8 月。

【适宜生境】生于灌丛中。

【资源状况】分布于低山区。常见，可以大量开发利用。

【入药部位】根。

【功能主治】清热解毒，止泻，活血行瘀。用于肺热咳嗽，痢疾，肿毒，跌打损伤。

山　莓 三月泡、黄莓

Rubus corchorifolius L. f.

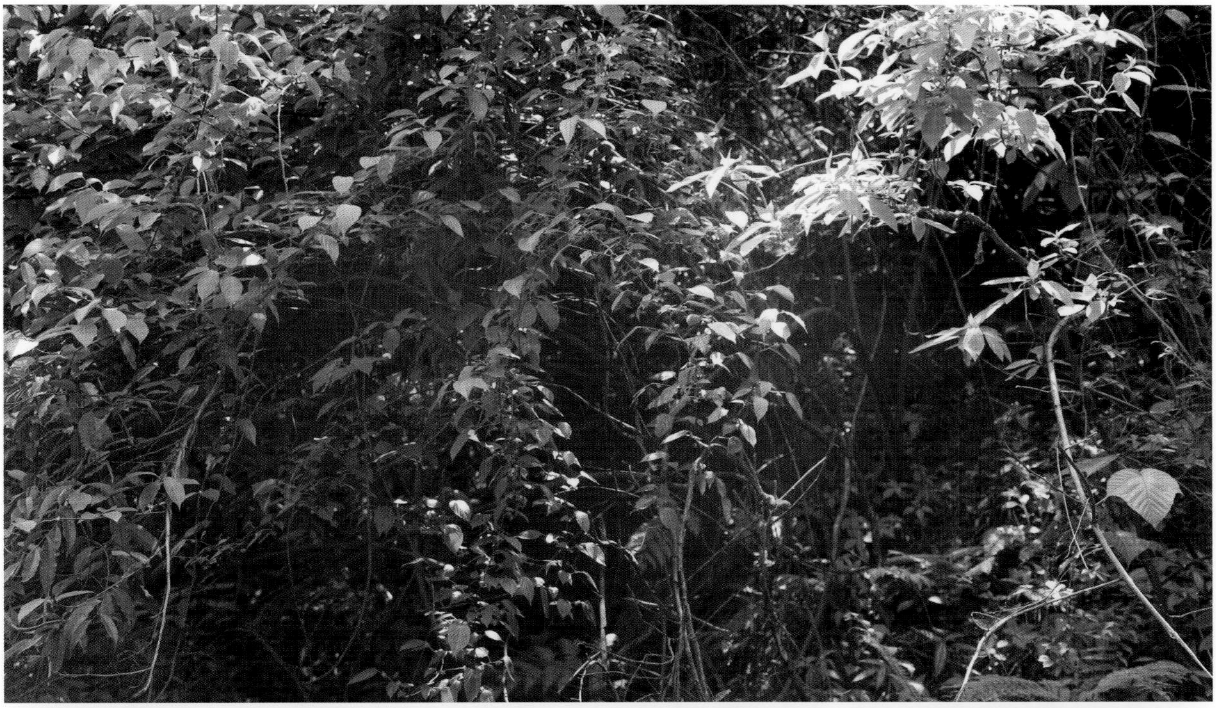

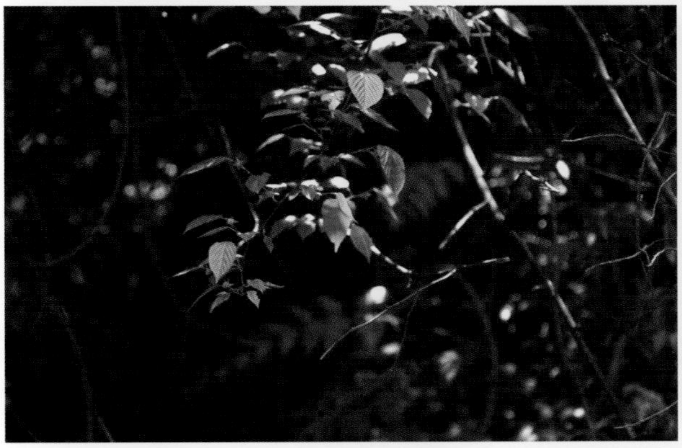

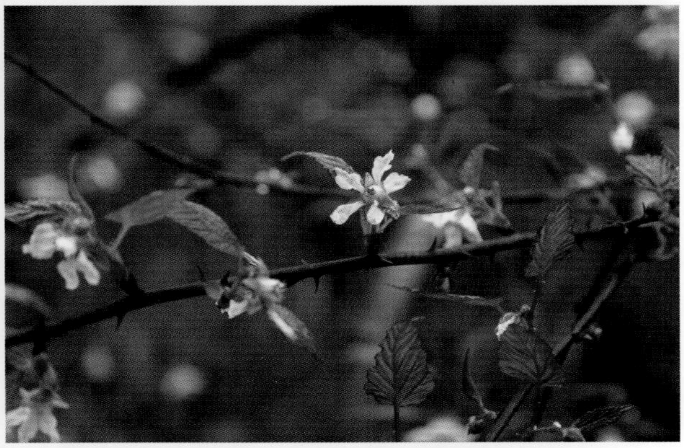

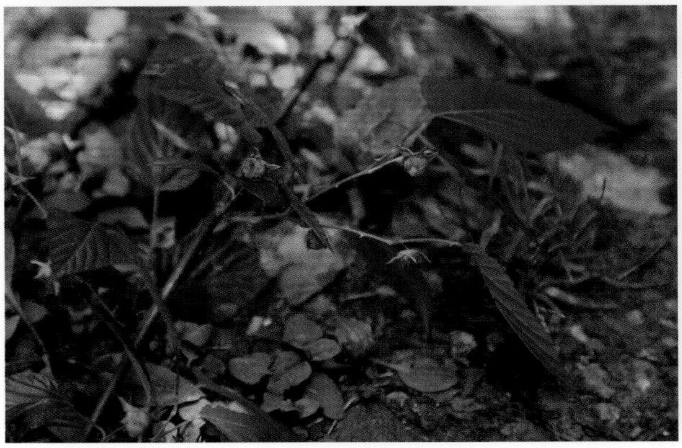

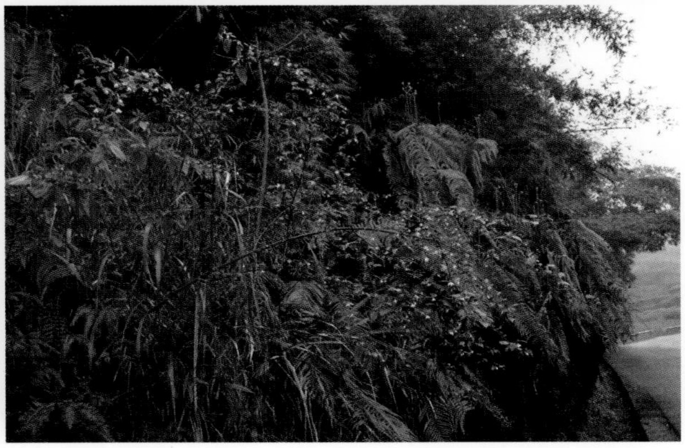

【形态特征】直立灌木，高 1~2m。小枝红棕色，圆柱状，具皮刺，被毛，渐无毛。单叶互生，卵形至卵状披针形。花单生或少数生于短侧枝上；花瓣白色或淡粉色。聚合果鲜红色，近球形或卵球形，直径 1~1.2cm，密被柔毛。花期 2~4 月，果期 4~6 月。

【适宜生境】生于灌丛中。

【资源状况】分布于低山区、高山区。常见，可以开发利用。

【入药部位】根、叶（山莓）、果实（大麦泡）。

【功能主治】根凉血止血，活血调经，清热利湿，解毒敛疮。用于咯血，崩漏，痔疮出血，痢疾，泄泻，经闭，痛经，跌打损伤，毒蛇咬伤，疮疡，湿疹，丹毒。叶清热利咽，解毒敛疮。用于咽喉肿痛，疮痈疖肿，乳腺炎，湿疹，黄水疮。果实醒酒止渴，祛痰解毒，收涩。用于醉酒，痛风，丹毒，烫火伤，遗精，遗尿。

插田泡

覆盆子、栽秧泡、插秧泡

Rubus coreanus Miq.

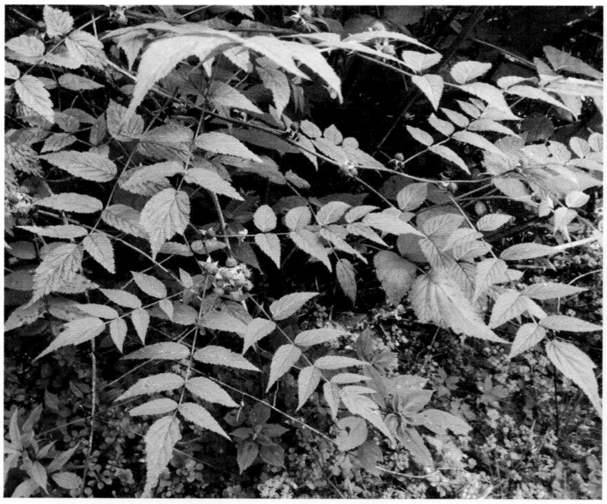

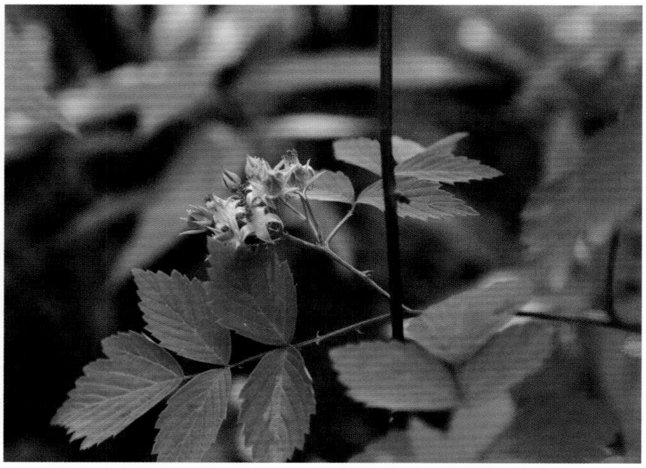

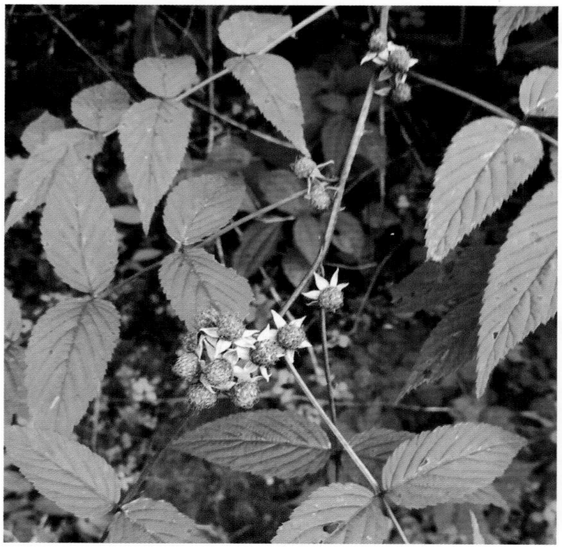

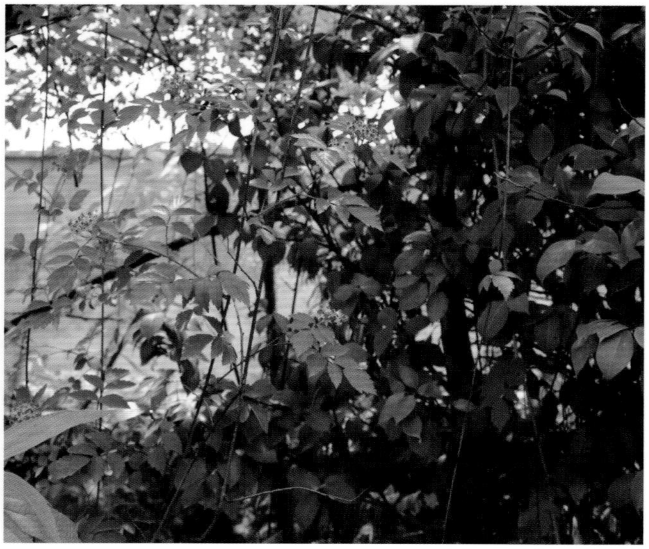

【形态特征】灌木，高达 3m。茎被白粉，具弯曲的皮刺。奇数羽状复叶具小叶 5 或 7；小叶叶背具柔毛或仅沿脉具柔毛。花序顶生于侧生短小枝上，伞房状，具数朵至 30 多朵花；萼片先端锐尖至尾尖；花瓣粉色至深红色。聚合果深红色或紫黑色，近球形。花期 4~6 月，果期 6~8 月。

【适宜生境】生于灌丛中。

【资源状况】分布于坝区。常见，可以大量开发利用。

【入药部位】果实、根、茎及藤着地所生的不定根。

【功能主治】果实益肾固精，行气活血。用于劳伤吐血，月经不调，虚劳，阳痿，遗精，遗尿，白带异常。根、茎及藤着地所生的不定根调经活血，止血止痛。用于跌打损伤，骨折，月经不调，外伤出血。

栽秧泡

黄泡、红梅消

Rubus ellipticus Smith var. *obcordatus* (Franch.) Focke

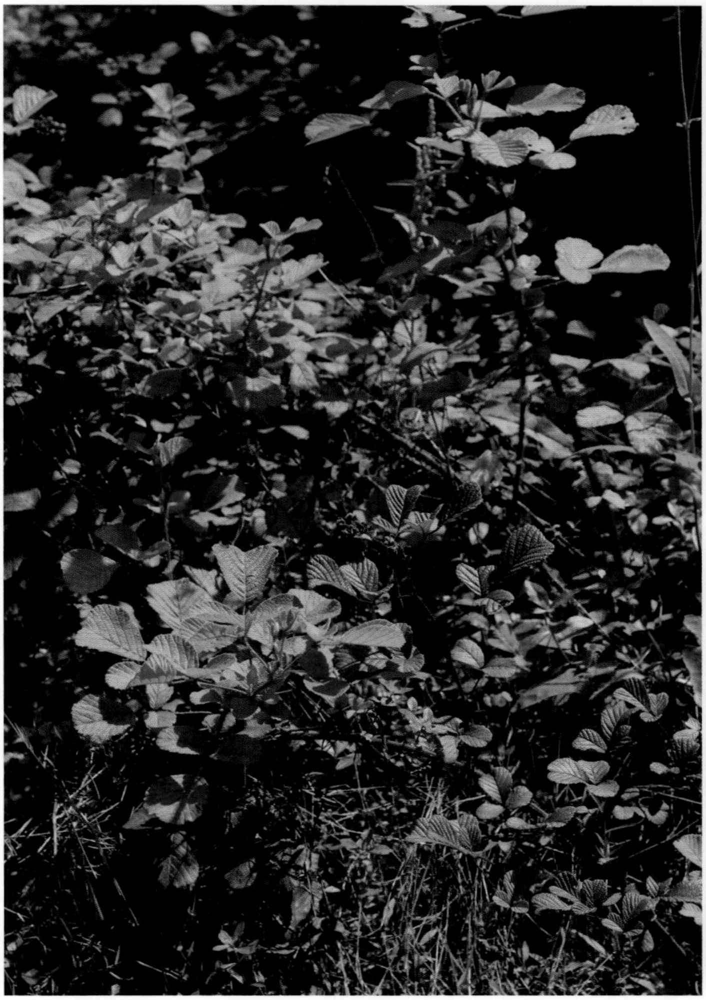

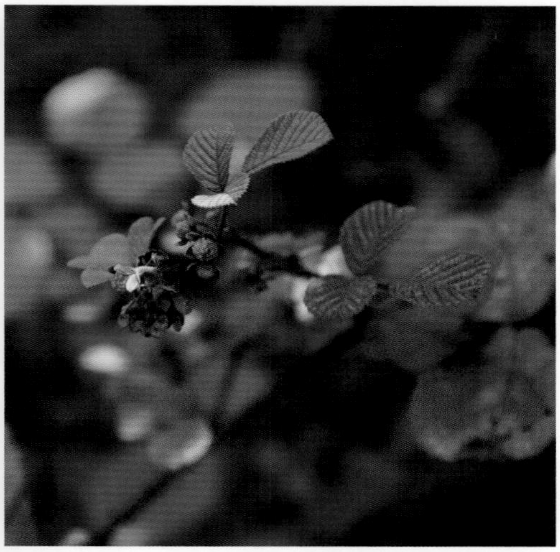

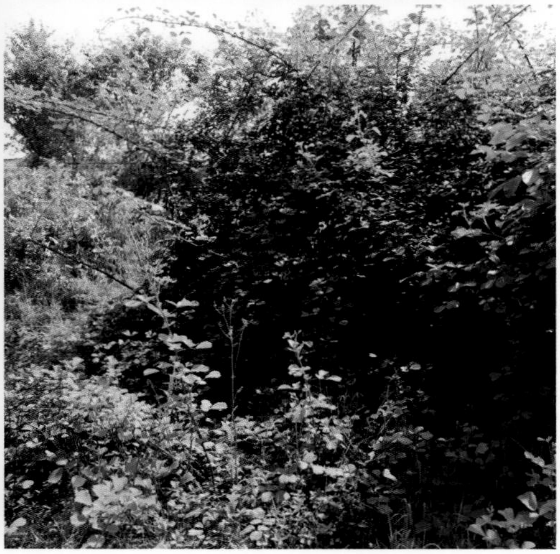

【形态特征】灌木。小叶 3，长 2~5.5cm，宽 1.5~5cm，倒卵形，顶端浅心形或截形。花序顶生，密集成顶生短总状花序，有数花至 10 花至更多，或数花腋生成束；花梗和花萼上几无刺毛。聚合果近球形，金黄色。花期 3~4 月，果期 4~5 月。

【适宜生境】生于灌丛、林缘、地边。

【资源状况】分布于坝区、低山区。常见，可以大量开发利用。

【入药部位】根或叶。

【功能主治】根祛风除湿，清热解毒，杀虫止痒。用于筋骨疼痛，痿软麻木，扁桃体炎，肿毒，黄疸性肝炎，细菌性痢疾，月经不调，黄水疮，皮肤疮。叶止血。用于外伤出血，黄水疮。

凉山悬钩子 *Rubus fockeanus* Kurz

【标本采集号】LEM120720022

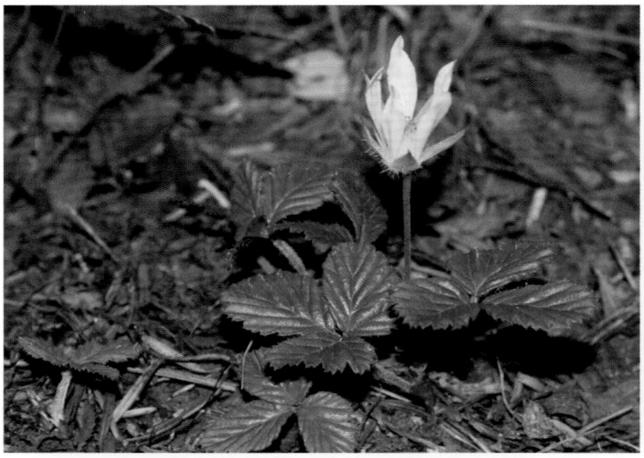
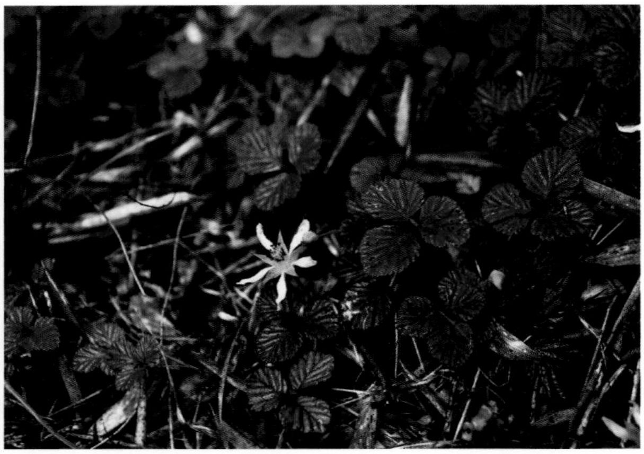
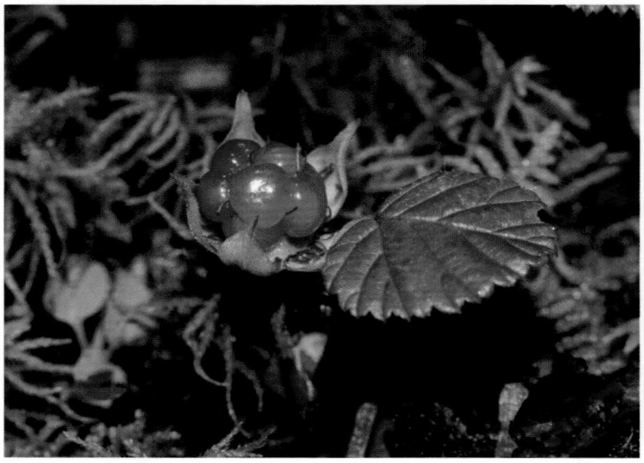
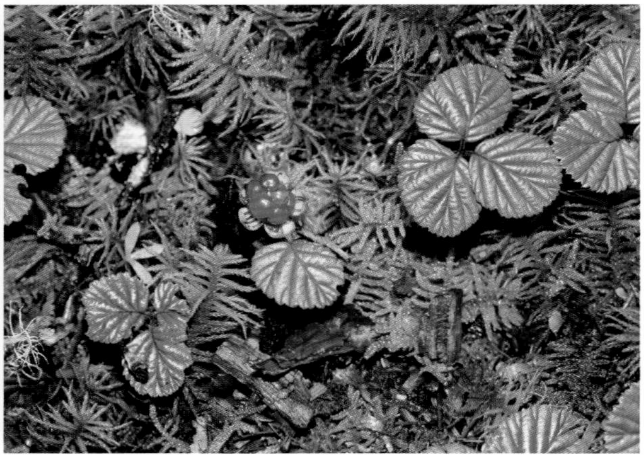

【形态特征】多年生落叶草本。茎细，平卧，节上生根，有短柔毛。叶为 3 小叶复叶。花序顶生，具 1 或 2 花，萼片直立或反折，果时宿存；花瓣白色，倒卵状长圆形至带状长圆形；雌蕊 4~20。聚合果红色，球形，无毛。花期 5~6 月，果期 7~8 月。

【适宜生境】生于路边、沟边、灌丛中。
【资源状况】分布于中山区。常见。
【入药部位】全株。
【功能主治】清热解毒，消炎，消痈，止痛。用于湿疹瘙痒，阴痒。

宜昌悬钩子

牛尾泡、山刺泡藤
Rubus ichangensis Hemsl. et Ktze.

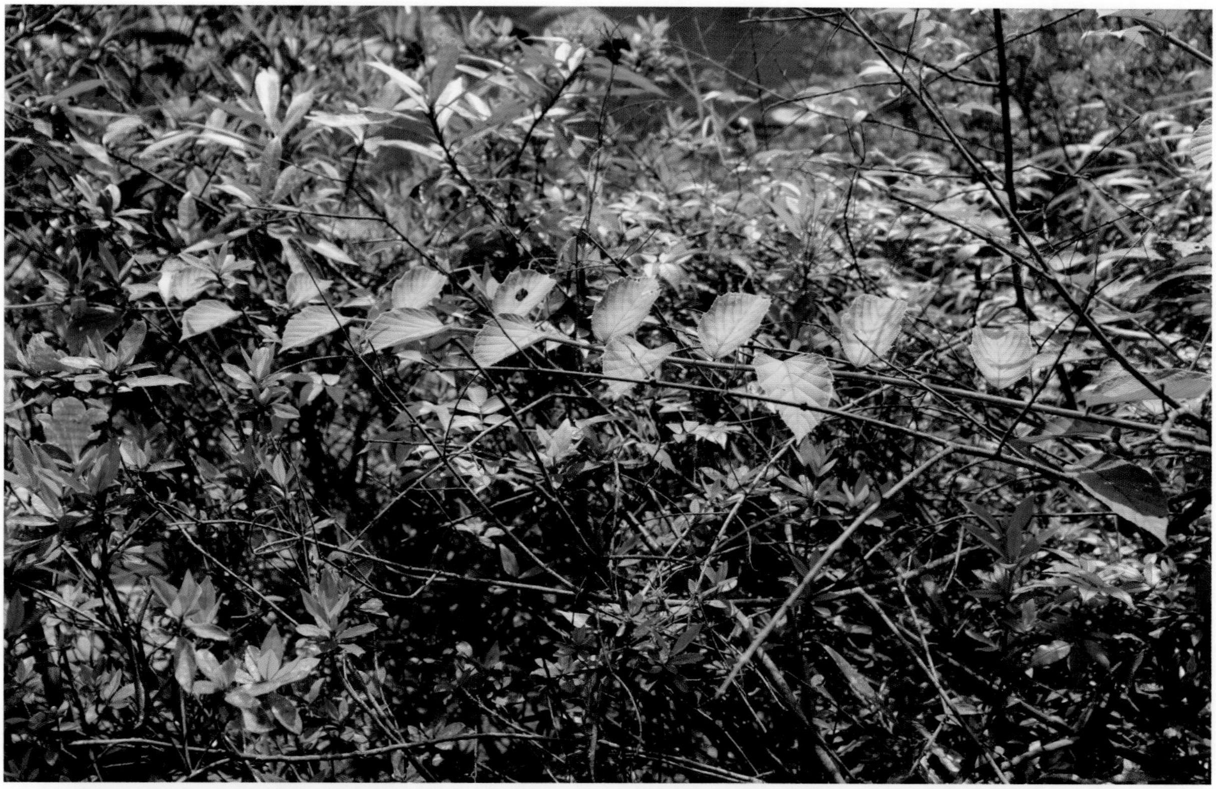

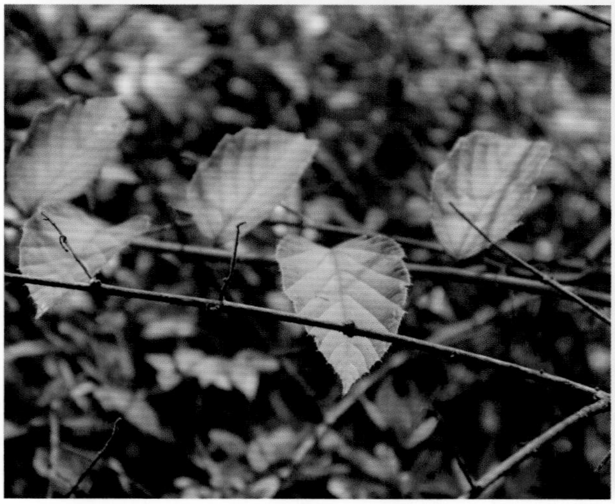

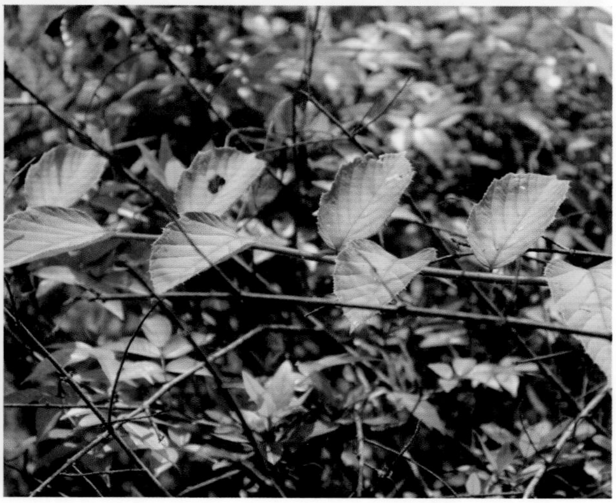

【形态特征】藤状灌木，高达 3m。小枝常被疏腺毛和短刺。叶缘具疏锯齿。顶生花序狭聚伞圆锥状，腋生花序近总状，稍短；总花梗和花梗疏被柔毛、腺毛，有时混生短刺；花瓣白色。聚合果红色，近球形，无毛，小核果 10 多粒。花期 7~8 月，果期 9~10 月。

【适宜生境】生于灌丛中。

【资源状况】分布于低山区、中山区。常见，可以开发利用。

【入药部位】根、叶（黄泡子）。

【功能主治】根、叶祛风除湿，解毒，利尿，杀虫。根用于吐血，痔疮出血；叶用于黄水疮，湿热疮毒。

高粱泡 药黄泡

Rubus lambertianus Ser.

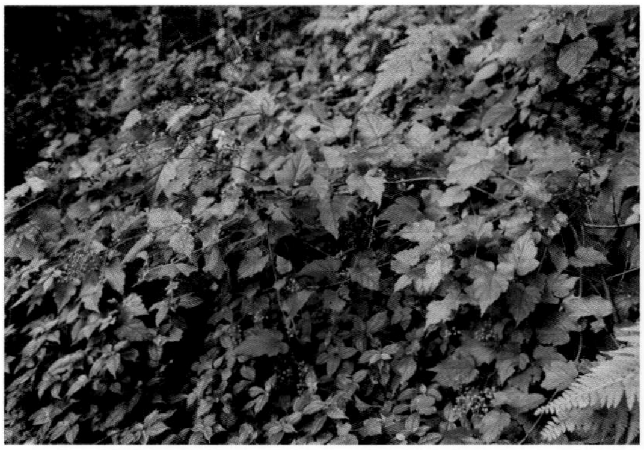

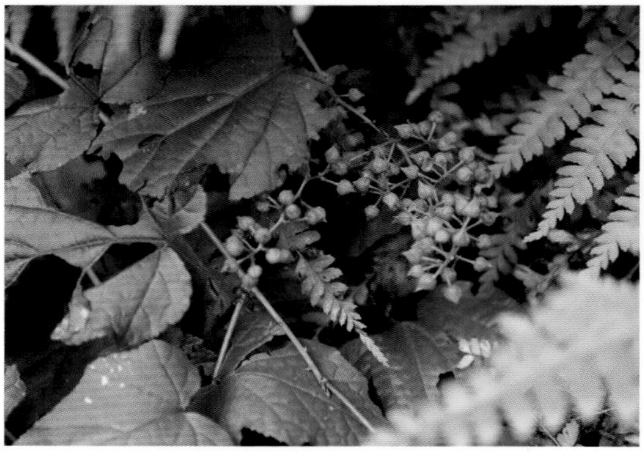

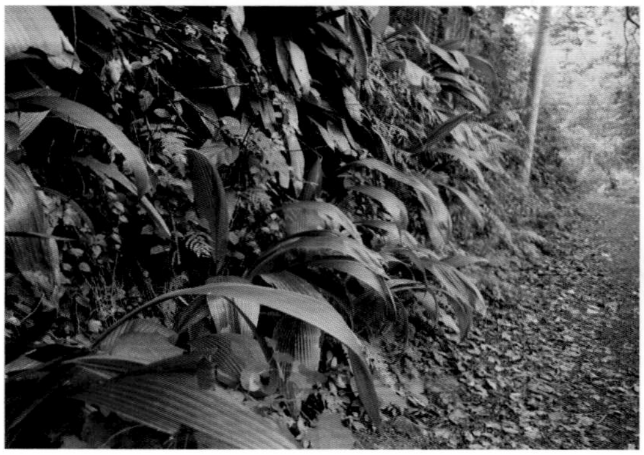

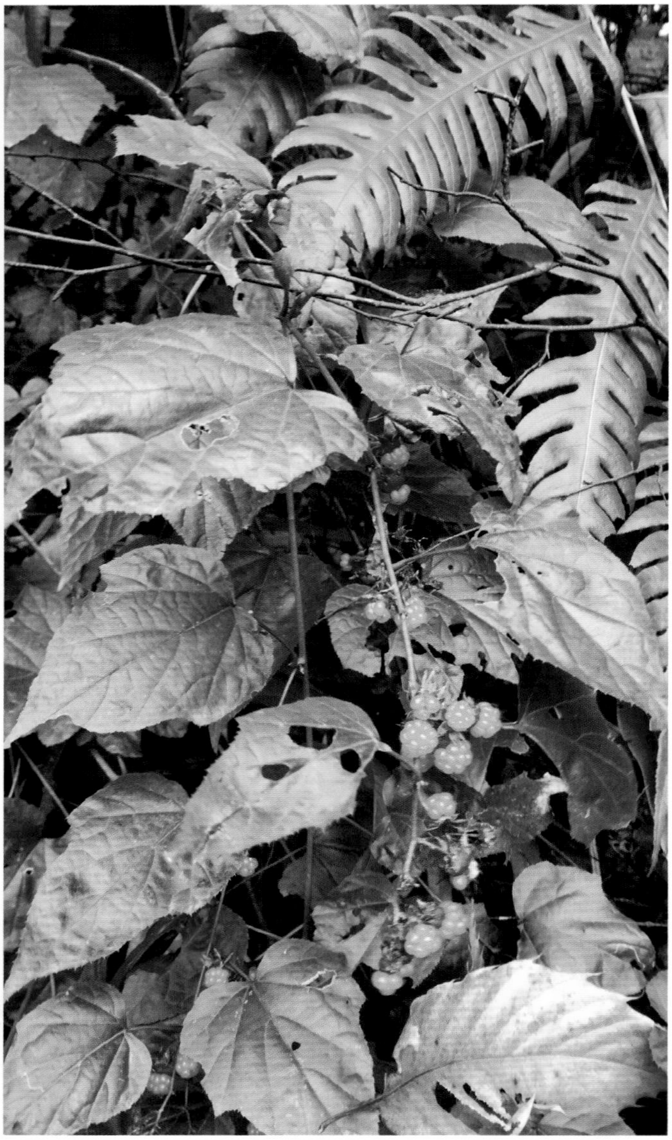

【形态特征】藤状灌木，高约 1m。茎有棱，小枝疏被短弯皮刺。单叶，边缘明显 3~5 裂或波状。顶生花序常聚伞圆锥状，腋生花序近总状；萼片卵状三角形，边缘密生白绒毛；花瓣白色。聚合果成熟时红色，近球形，具多数小核果。花期 7~8 月，果期 9~11 月。

【适宜生境】生于沟边、田坎、林缘。

【资源状况】分布于低山区。常见，可以开发利用。

【入药部位】根、叶。

【功能主治】根清热散瘀，止血，活血调经。用于感冒，肺热咯血，吐血，便血，崩漏，白带异常，月经不调，跌打损伤，疟疾。叶止血。用于外伤出血，肺病咯血。

喜阴悬钩子 *Rubus mesogaeus* Focke

【标本采集号】511423140704918LY

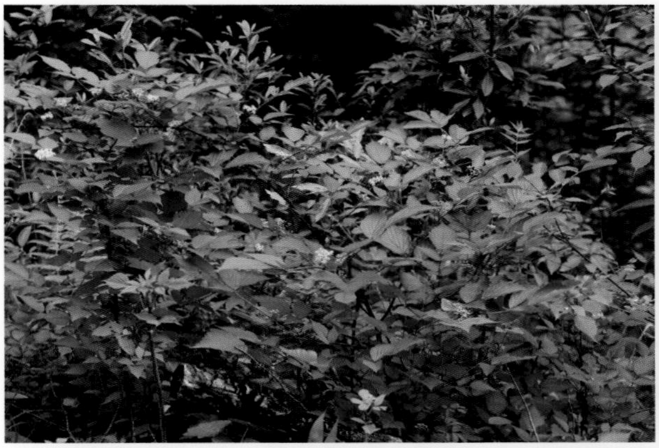
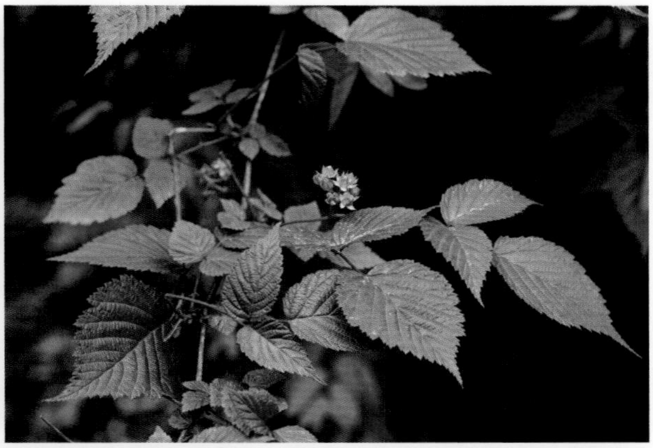
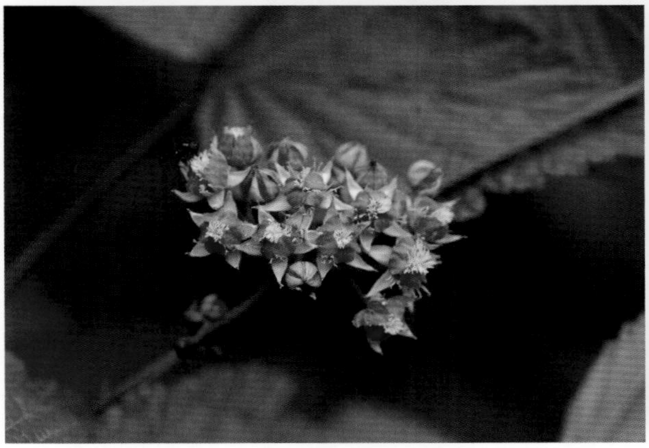
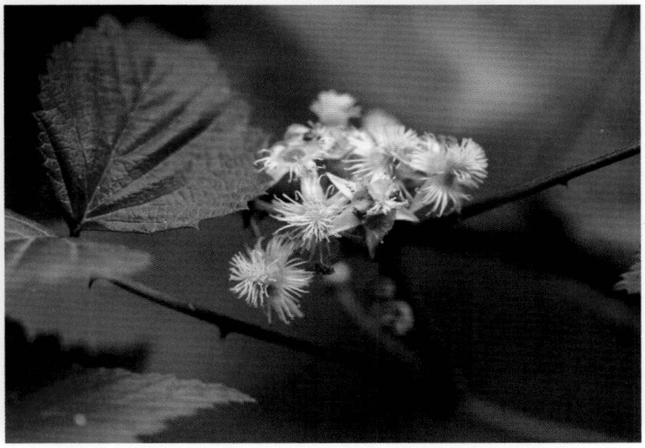

【形态特征】藤状灌木。老枝有稀疏基部宽大的皮刺，小枝具稀疏针状皮刺或近无刺。奇数羽状复叶，小叶常 3，稀 5。伞房花序顶生或腋生，具数花至多于 20 花；花瓣白色或粉红色。聚合果紫黑色，扁球形，无毛；核三角卵球形，有皱纹。花期 4~5 月，果期 7~8 月。

【适宜生境】生于海拔 900~2900m 的阴湿沟边、路边。

【资源状况】分布于低山区、中山区、高山区。少见。
【入药部位】根。
【功能主治】祛风，除湿。用于风湿。

大乌泡
乌泡
Rubus multibracteatus Lévl. et Vant.

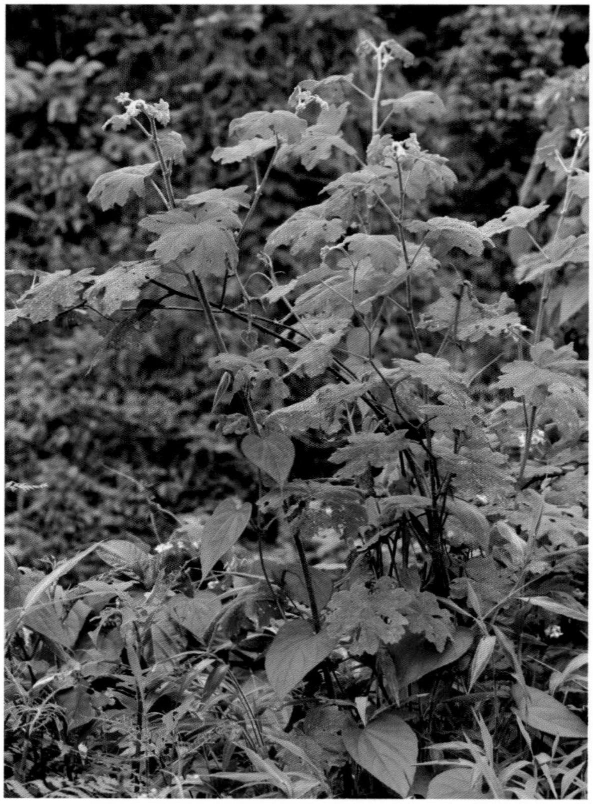
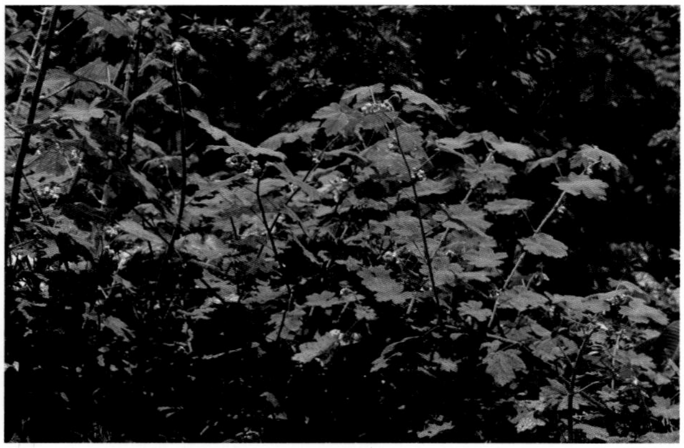
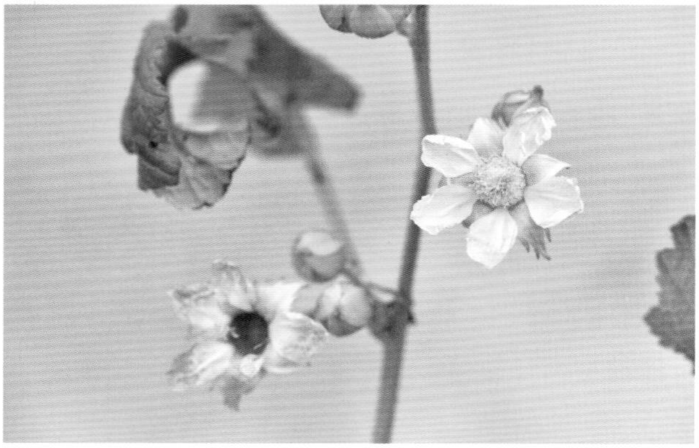

【形态特征】灌木，高 2~3m。茎粗壮，密被黄色绒毛和散生极短弯刺。单叶互生，近圆形，叶背密具灰黄色或黄色绒毛，沿脉具长柔毛，边缘具 7~9 浅裂，顶生裂片钝或近截形，不明显 3 裂，具不均等糙锯齿。花序顶生及腋生；花梗长 1~1.5cm；花直径 1.5~2.5cm；花瓣白色。聚合果红色，球形，直径达 2cm，上生多数红色浆果状小核果。花期 3~6 月，果期 8~9 月。
【适宜生境】生于灌丛中、林缘、沟边。
【资源状况】分布于中山区。常见，可以大量开发利用。
【入药部位】根或地上部分。
【功能主治】止咳清热，收敛，消肿止痛。用于肺热咳嗽，劳伤吐血，痢疾腹泻，风湿痹痛，咯血，妇女倒经，骨折。

红泡刺藤

倒生根

Rubus niveus Thunb.

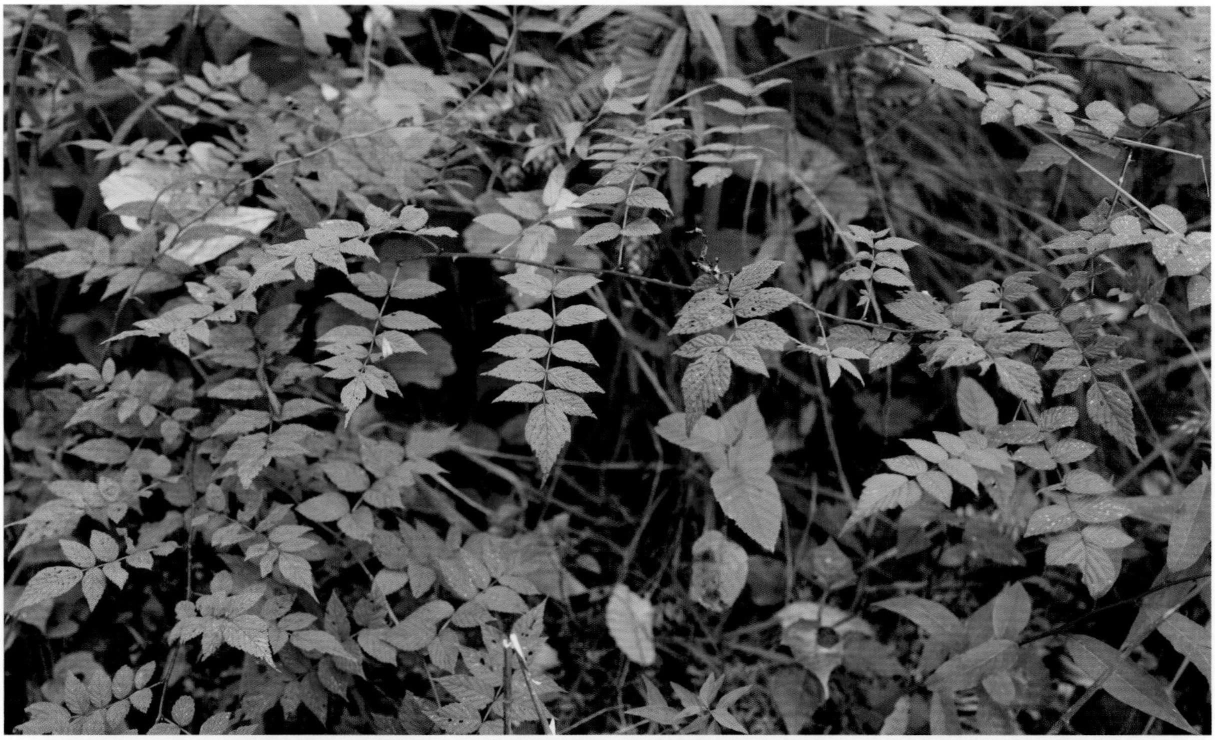

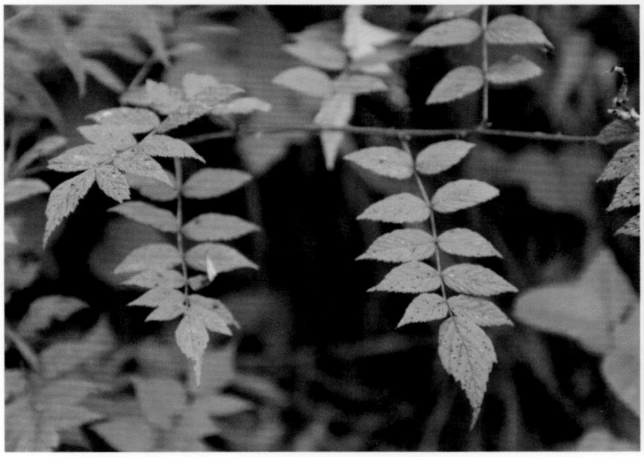

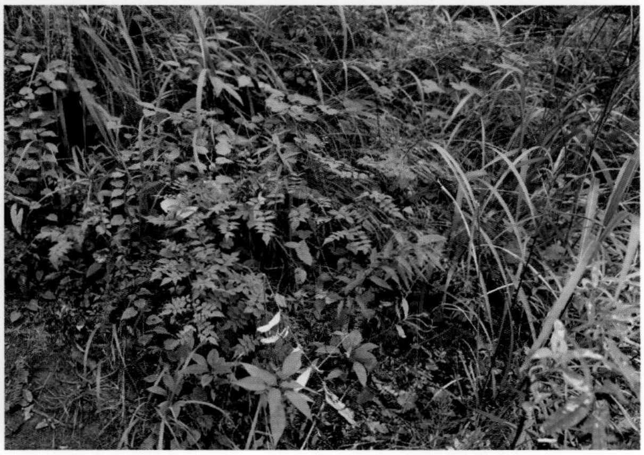

【形态特征】灌木。枝常紫红色，被白粉，疏生钩状皮刺，小枝带紫色或绿色，幼时被绒毛状毛。小叶常 7~9，顶生小叶叶背被灰白色绒毛，边缘常具不整齐粗锐锯齿；托叶线状披针形。花呈伞房花序或短圆锥状花序；苞片披针形或线形；萼片顶端急尖或突尖，外面密被绒毛，并混生柔毛；雌蕊 55~70。聚合果半球形，密被灰白色绒毛。花、果期 5~9 月。

【适宜生境】生于沟边、灌丛中。

【资源状况】分布于高山区。常见，可以开发利用。

【入药部位】根、果实、叶。

【功能主治】根清热解毒，活血调经，消肿止痛。用于经闭，腹中包块，月经不调，痛经，手足心潮热，跌打损伤。果实滋补。叶用于黄水疮。

茅　莓 *Rubus parvifolius* L.

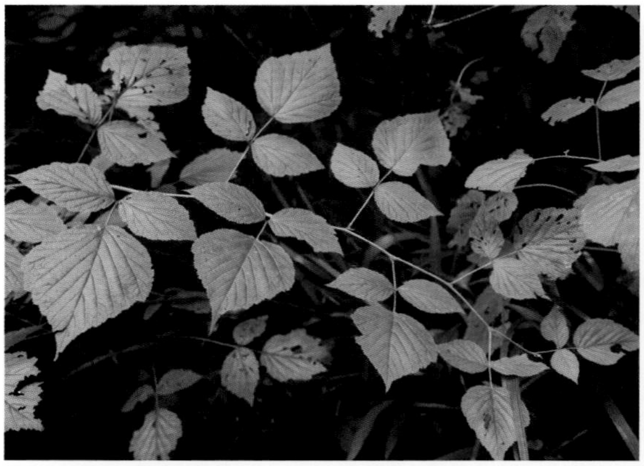

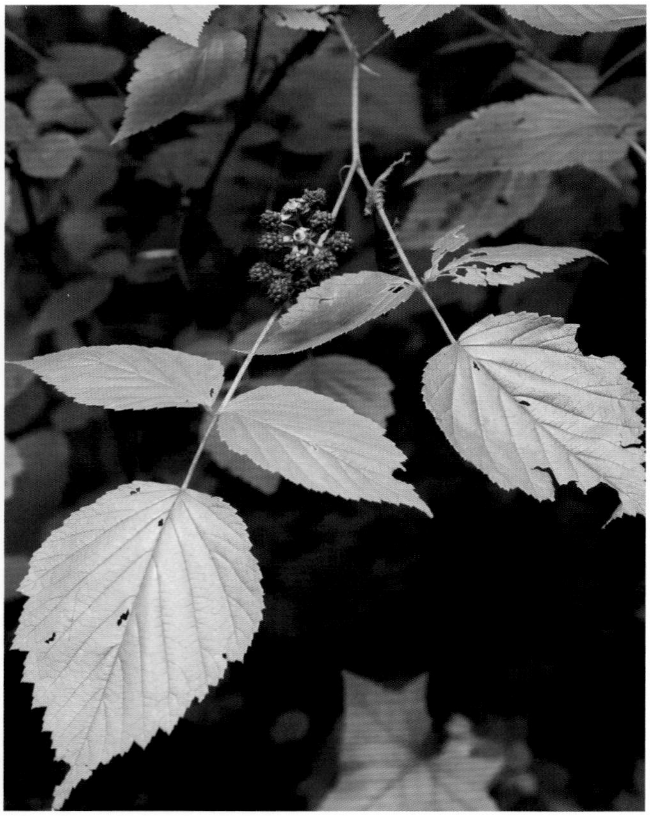

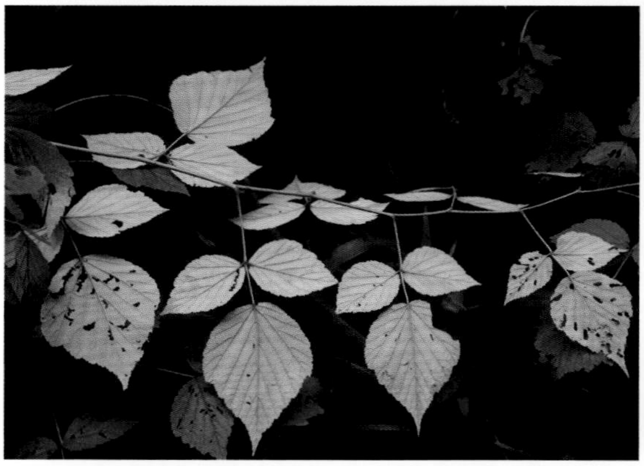

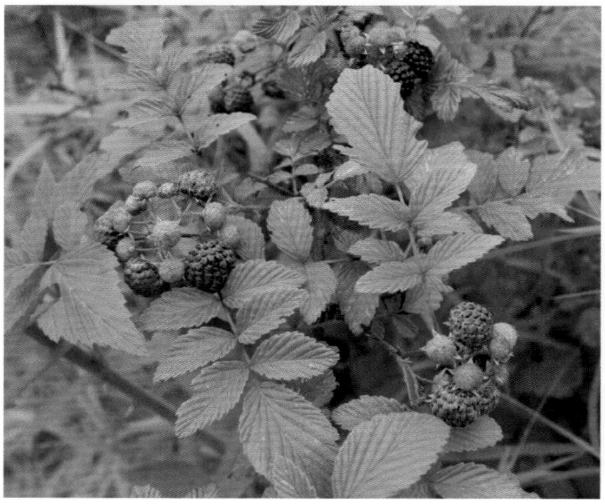

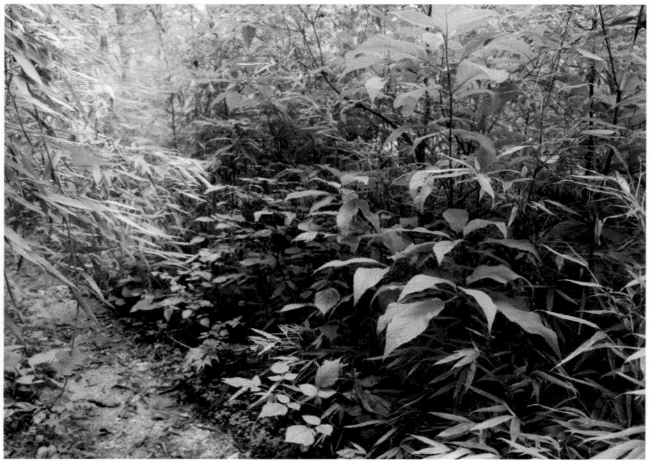

【形态特征】灌木，高约 1m。小枝、叶柄和花梗均被柔毛。奇数羽状复叶，小叶菱状卵形或倒卵形。花序顶生，伞房状，具数至多花，腋生花序伞房状；花瓣粉红色至紫红色；雄蕊多数。聚合果橙红色，卵球形，直径 1~1.5cm，无毛或具稀疏柔毛。花期 5~6 月，果期 7~8 月。

【适宜生境】生于沟边、田坎。

【资源状况】分布于中山区。常见，可以开发利用。

【入药部位】地上部分（薅田藨）。

【功能主治】清热解毒，祛风利湿，活血消肿。用于感冒高热，咽喉肿痛，风湿痹痛，肝炎，泻痢，肾炎水肿，尿路感染，结石，咯血。

川　莓 大乌泡、黄水泡

Rubus setchuenensis Bureau et Franch.

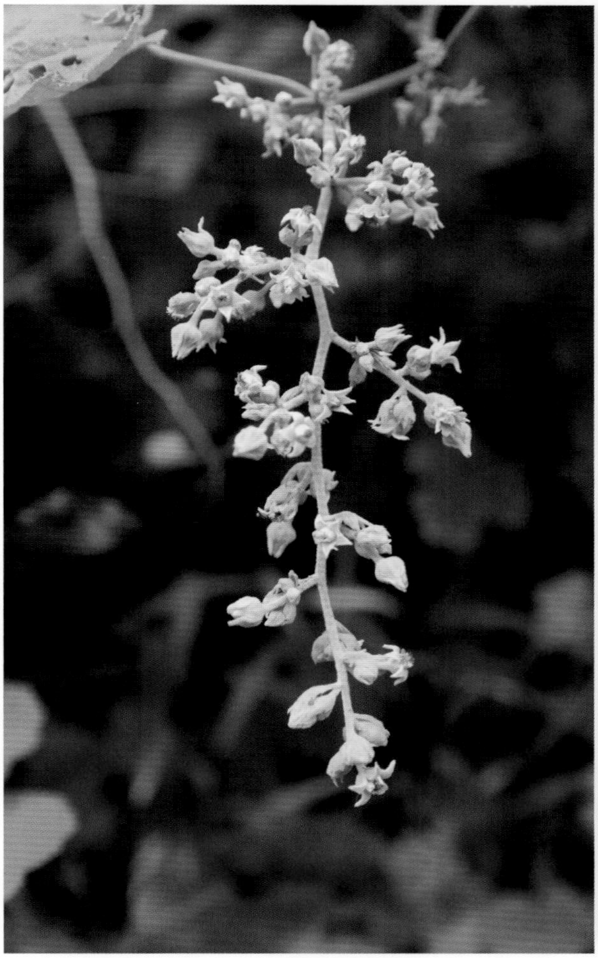

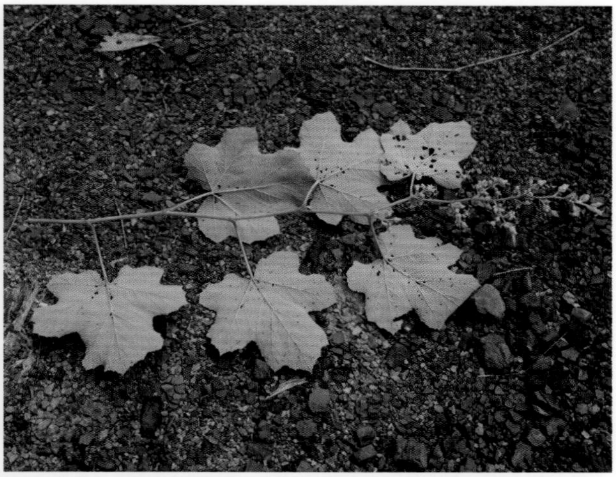

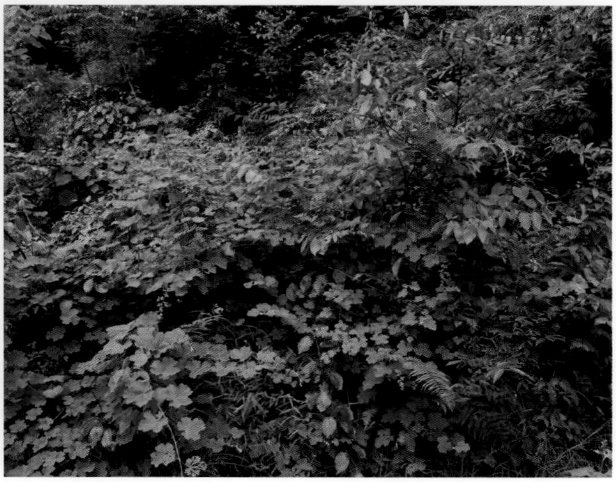

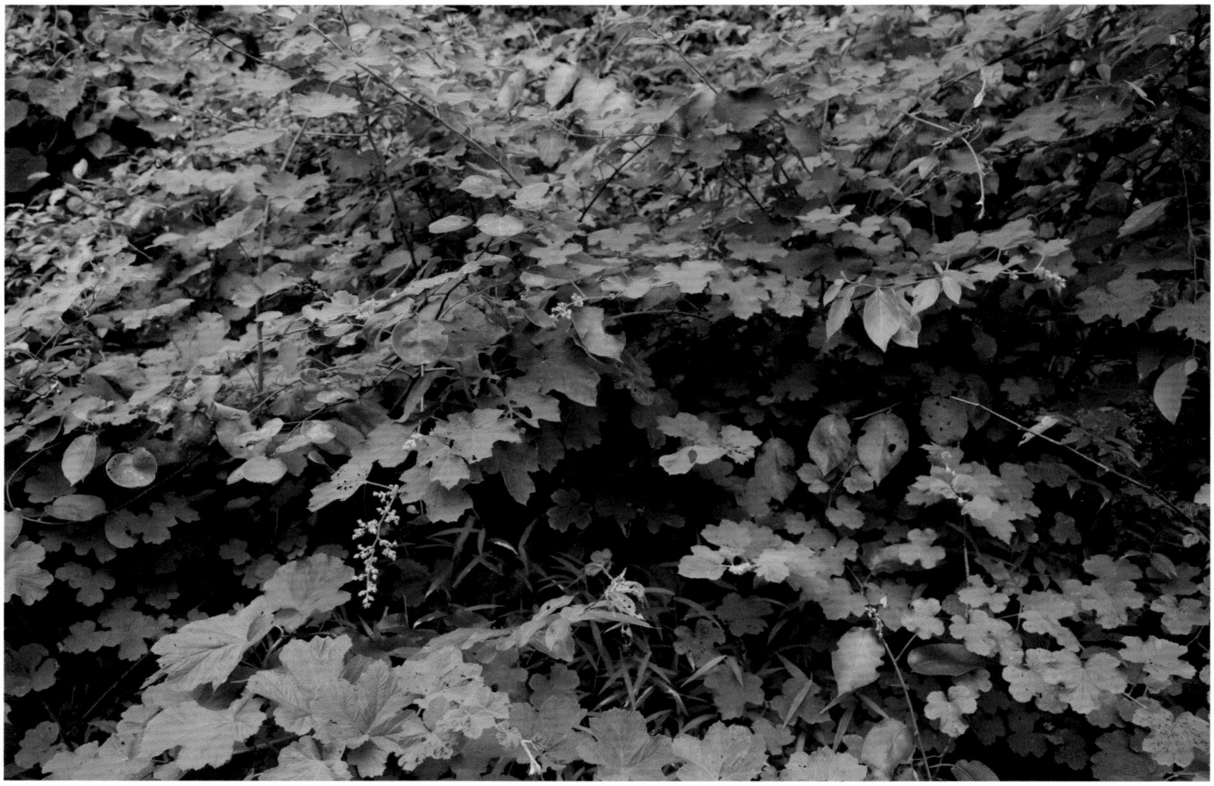

【形态特征】灌木。小枝圆柱形，密被淡黄色绒毛状柔毛，老时脱落，无刺。单叶，叶近圆形或宽卵形，直径 7~15cm，掌状 5 条脉。花序窄聚伞圆锥状；轴和花梗密被黄色绒毛状柔毛。花瓣倒卵形或近圆形，紫红色，基部具爪，比萼片短。聚合果黑色，半球形，直径约 1cm，无毛，常包被于宿存花萼中。花期 7~8 月，果期 9~10 月。

【适宜生境】生于灌丛、荒坡。

【资源状况】分布于中山区。常见，可以开发利用。

【入药部位】叶、果实、根。

【功能主治】叶、果实用于黄水疮。根祛风除湿，止呕，止血。用于劳伤吐血，咯血，口臭，月经不调，痢疾，瘰疬，骨折，疯狗咬伤。

地　榆 *Sanguisorba officinalis* L.

【形态特征】多年生草本，高 50~150cm。根褐色或紫褐色，粗壮，常纺锤形，木质化，断面暗紫红色。茎直立，上部带紫色。叶具 4~6 对小叶；小叶卵形或长圆状卵形，基部心形。穗状花序直立，椭圆体形、圆柱形或卵球形；萼片 4，紫色、红色、粉色或白色。花被宿存，果托杯纵 4 裂。种子 1 粒。花、果期 7~10 月。

【适宜生境】生于湿润肥沃的草丛、草地、山坡。

【资源状况】分布于峨眉山各地。常见，可以开发利用。

【入药部位】根。

【功能主治】清热解毒，凉血止血，收敛，消肿。用于各种热性出血证，如便血、痔疮下血、吐血、衄血、血痢、崩漏、肠风下血、痔漏，湿疹，痈疽，疮疡，蛇虫咬伤；外用于刀伤出血，烧烫伤。

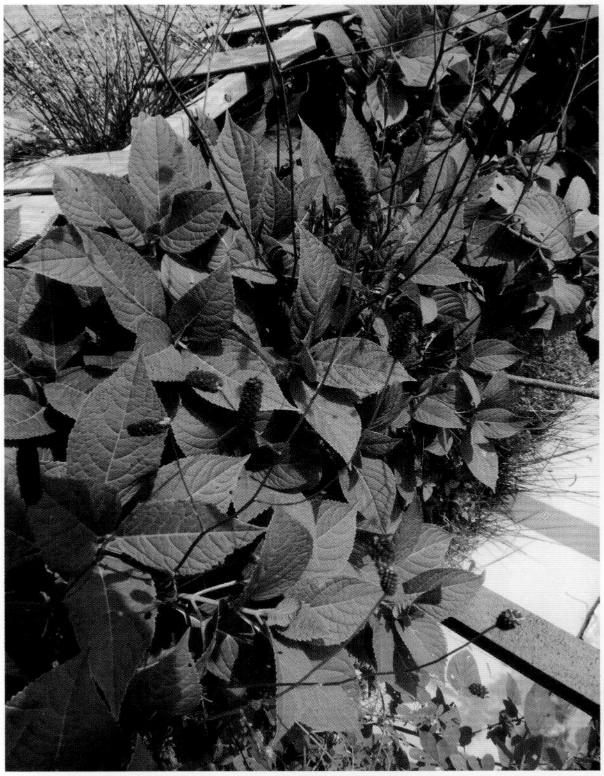

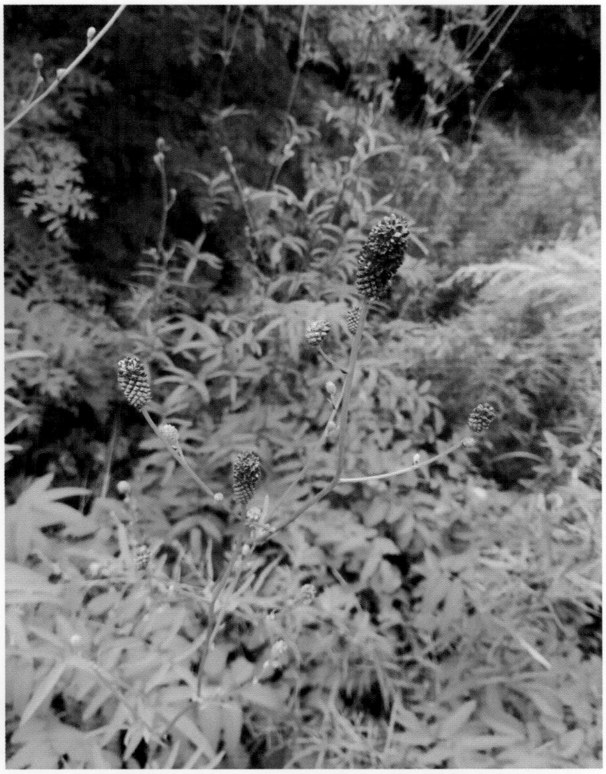

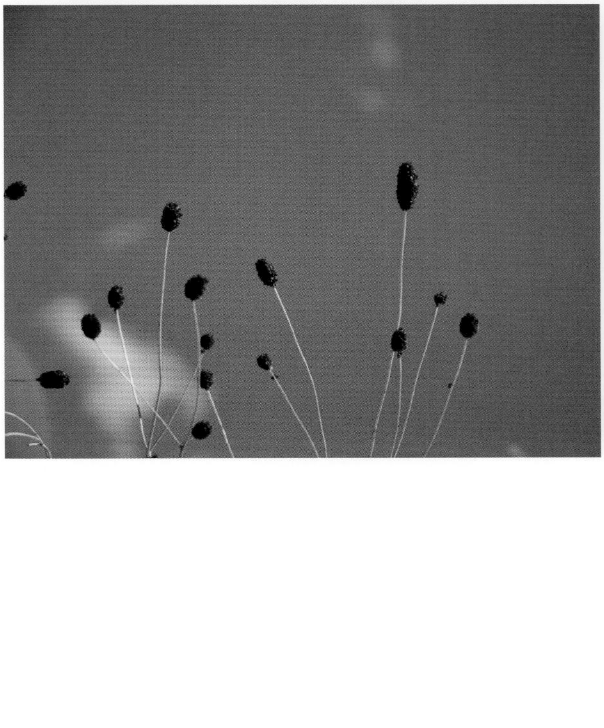

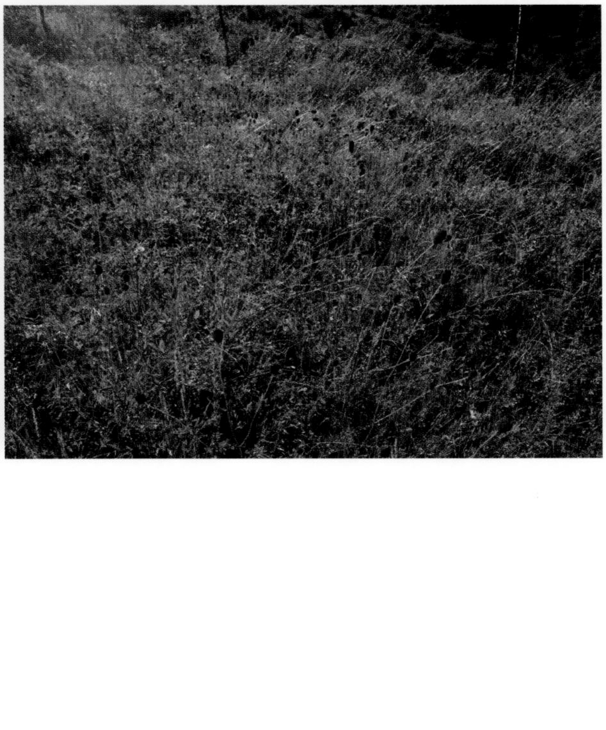

陕甘花楸 *Sorbus koehneana* Schneid.

【标本采集号】LEM120720004

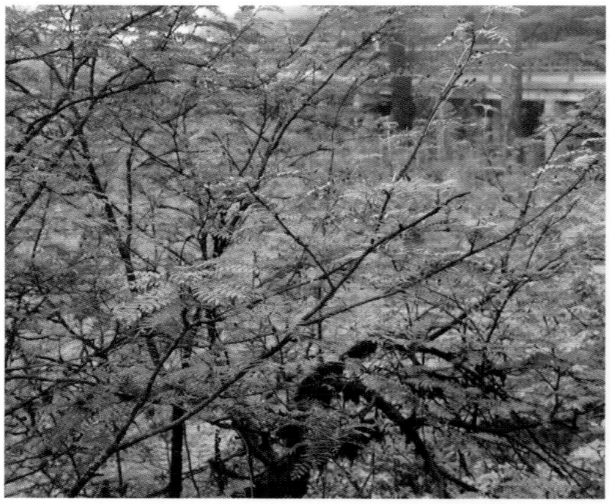
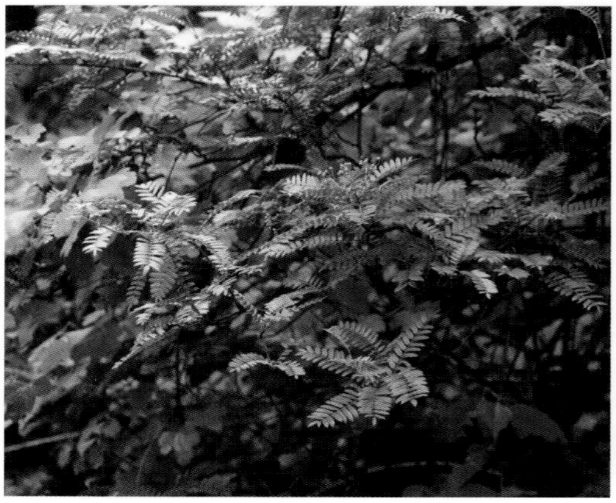
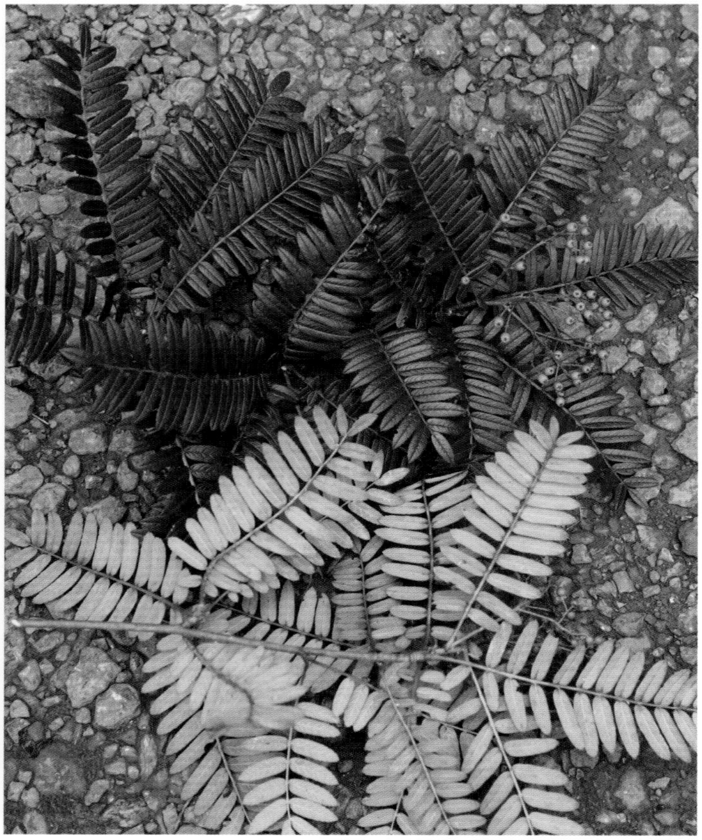

【形态特征】灌木或小乔木。小枝圆柱形，暗灰色或黑灰色，具少数不明显皮孔。奇数羽状复叶，小叶 8~12 对，稀更多，边缘除基部外具糙锯齿。复伞房花序顶生，多花；总花梗和花梗疏被白色短柔毛，老时近无毛；花瓣宽卵形，长 4~6mm，宽 3~4mm，先端圆钝，白色。果实白色，球形，萼片宿存。花期 5~6 月，果期 8~9 月。

【适宜生境】生于杂木林、灌丛、河边。

【资源状况】分布于中山区、高山区。常见。

【入药部位】根皮、果实。

【功能主治】祛风散寒，利水，止痛。用于感冒怕冷，牙龈肿痛，水湿肿满，肾虚阴缩。

渐尖叶粉花绣线菊

狭叶绣线菊

Spiraea japonica L. f. var. *acuminata* Franch.

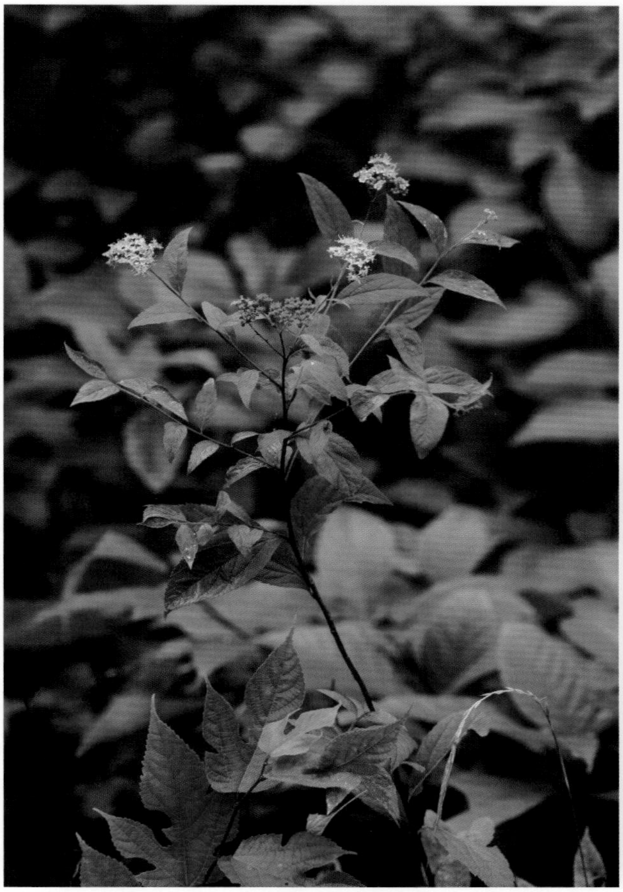

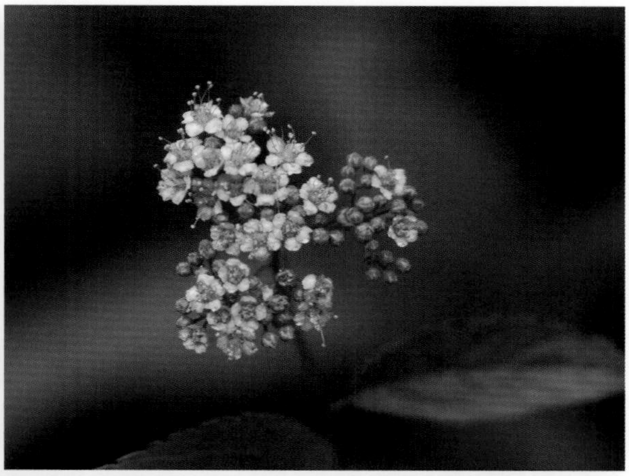

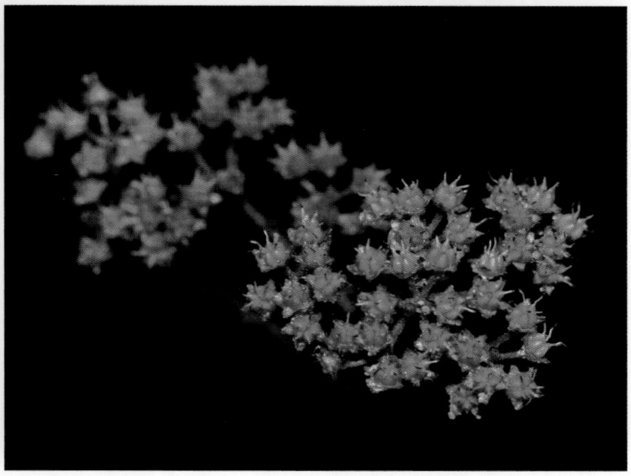

【形态特征】直立灌木。枝条细长，开展，小枝近圆柱形，无毛或幼时被短柔毛。叶长卵形至披针形，基部楔形，叶缘有尖锐重锯齿，叶背被短柔毛。伞房花序顶生，直径 10~14cm；花瓣常粉红色，有时白色；雄蕊 25~30，远较花瓣长。蓇葖果半开张，腹缝线无毛或具柔毛。花期 6~7 月，果期 8~9 月。

【适宜生境】生于灌丛中。

【资源状况】分布于中山区。常见。

【入药部位】全株。

【功能主治】通经利尿。用于腰膝疼痛，跌打损伤，血淋，闭经，月经不调，便结腹胀，小便不利。

豆　科

合　萌

水皂角、田皂角

Aeschynomene indica Linn.

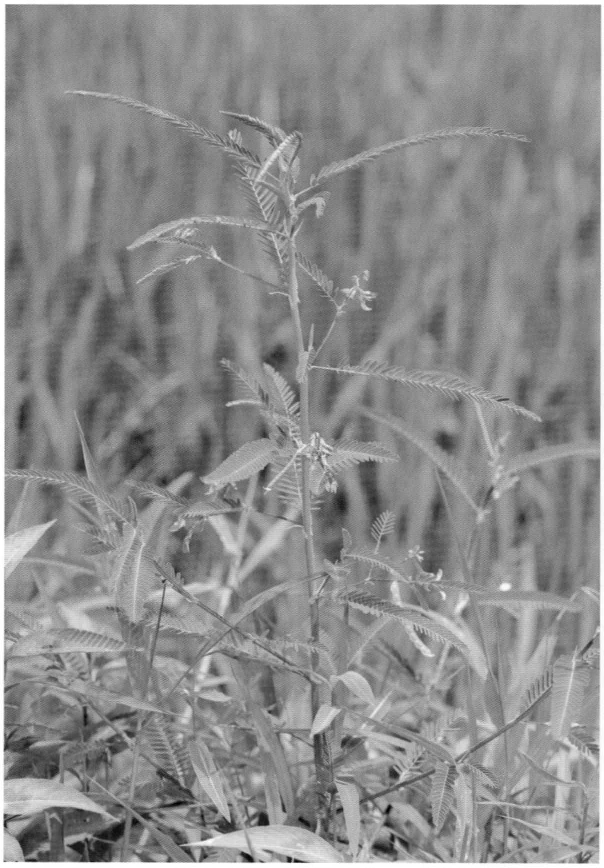

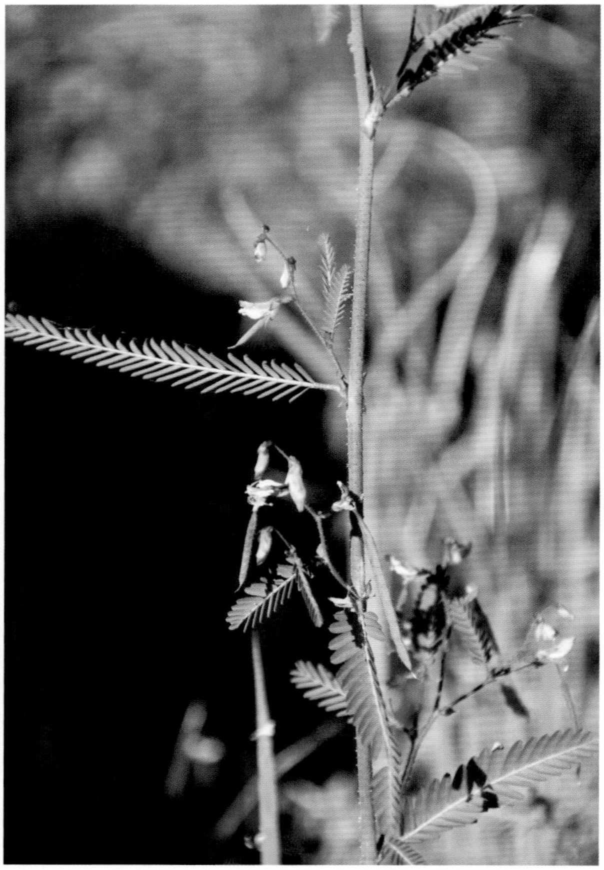

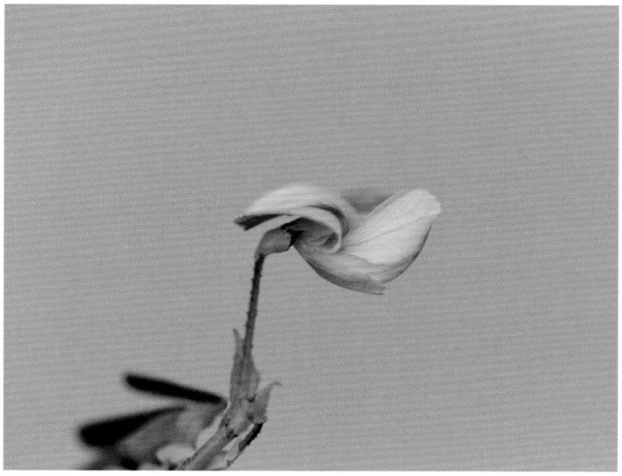

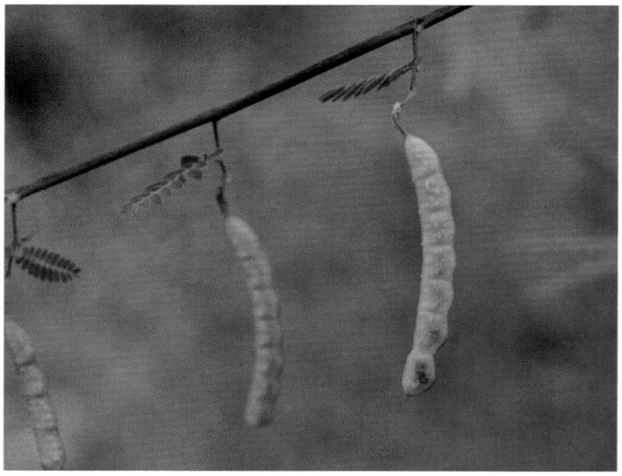

【形态特征】小灌木或一年生草本，高 30~90cm。根圆柱形，黄白色，多须根。小叶小，20~30 对或更多，长 5~10（~15）mm，叶面密被腺点，叶背有白霜。花序总状，疏松；苞片膜质，常宿存；花冠浅黄色，具淡紫色纵条纹。荚果条状长圆形。种子肾形，黑棕色，有光泽。花期 7~9 月，果期 8~10 月。

【适宜生境】生于田边、草丛。

【资源状况】分布于坝区、低山区。常见，可以开发利用。

【入药部位】全草（合萌）、剥去外皮的茎部（梗通草）。

【功能主治】全草清热解毒，除湿，通淋。用于风热感冒，黄疸，肾炎水肿，痢疾，胃炎，淋病，痈肿，皮炎，湿疹，痔疮。剥去外皮的茎部通乳。用于乳汁不下。

合　欢　夜合树

Albizia julibrissin Durazz.

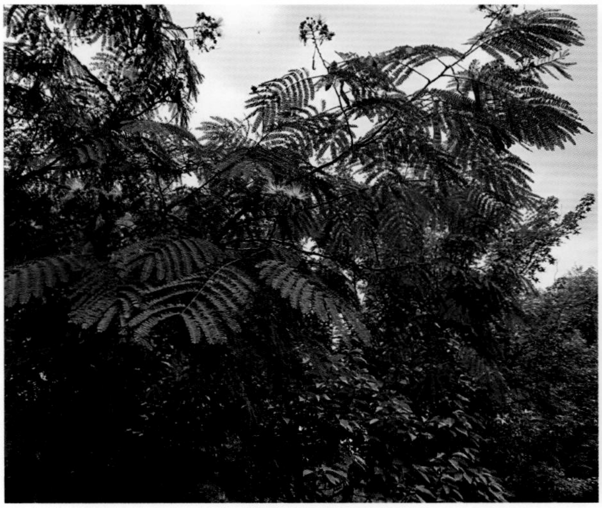

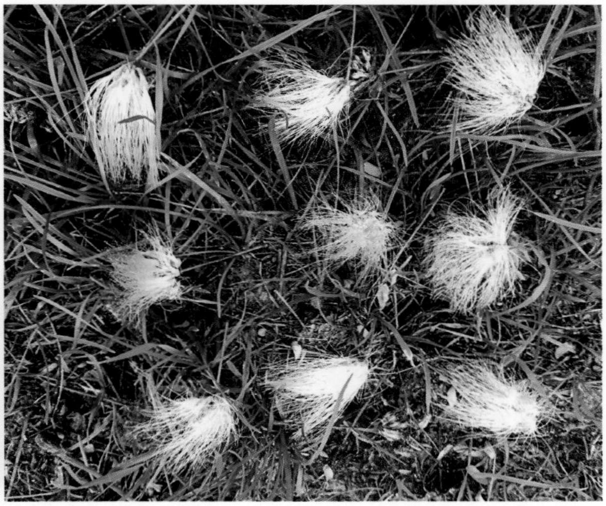

【形态特征】落叶乔木，高 6~16m。幼枝带棱角，被毛，散生黄棕色近圆形皮孔。托叶脱落，线状披针形，小于小叶；叶日开夜合；二回羽状复叶；羽片 4~12 对。圆锥花序顶生；花萼管状；花序轴短且呈“之”字形；花及雄蕊粉红色。荚果带状，扁平，无毛。种子小，多数，扁椭圆形。花期 6~7 月，果期 8~10 月。

【适宜生境】生于河边、地边、林缘。

【资源状况】分布于坝区、低山区。常见，可以开发利用。

【入药部位】树皮（合欢皮）、花（合欢花）、花蕾（合欢米）。

【功能主治】树皮与花补气安神，活血止痛，明目，解郁。用于心神不安，郁结胸闷，失眠，健忘，风火眼疾，视物不清，跌打损伤，疼痛。花蕾养心。用于神经衰弱，失眠健忘，眼雾不明，胸闷不舒。

山 槐

白合欢、山合欢、夜合树

Albizia kalkora (Roxb.) Prain

【标本采集号】LEM120905002

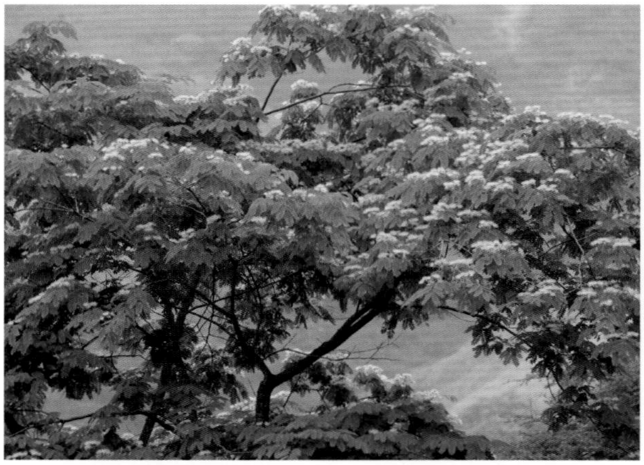

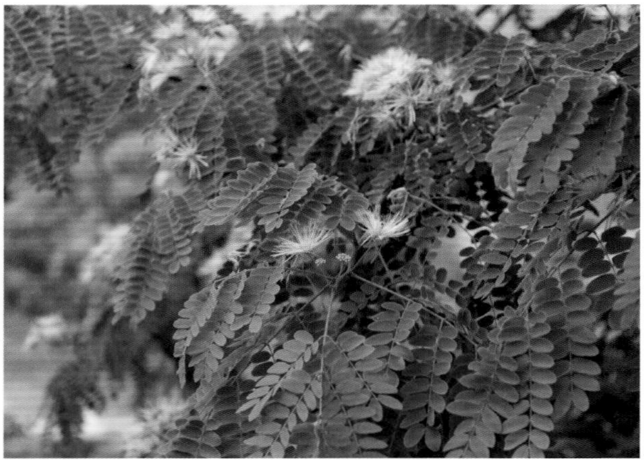

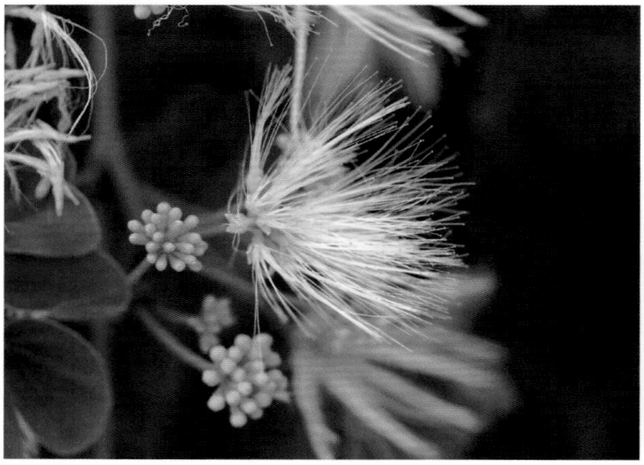

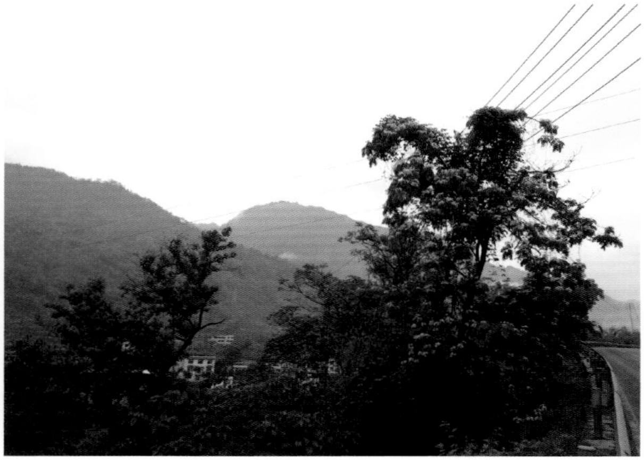

【形态特征】落叶小乔木或灌木，高达7m。二回羽状复叶，夜晚闭合；小叶5~14对，长0.8~4.5cm，宽0.7~2cm，两面具柔毛，中脉偏于上边缘。头状花序2~7，腋生或顶生，排列成圆锥状；花二型，起初白色，变为黄色，具明显的花梗。荚果带状，深棕色。花期5~6月，果期8~10月。

【适宜生境】生于海拔 850m 以下的河边、地边、林缘。

【资源状况】分布于坝区、低山区。零星分布。

【入药部位】树皮、花。

【功能主治】树皮补气安神，养心，活血止痛，明目，解郁。用于跌打损伤，痈疽肿毒，神经衰弱，心烦失眠，肺痈，骨折。花安神，解郁。用于虚烦不眠，健忘多梦。

锈毛两型豆 *Amphicarpaea rufescens* (Franch.) Y. T. Wei

【标本采集号】511423140912932LY

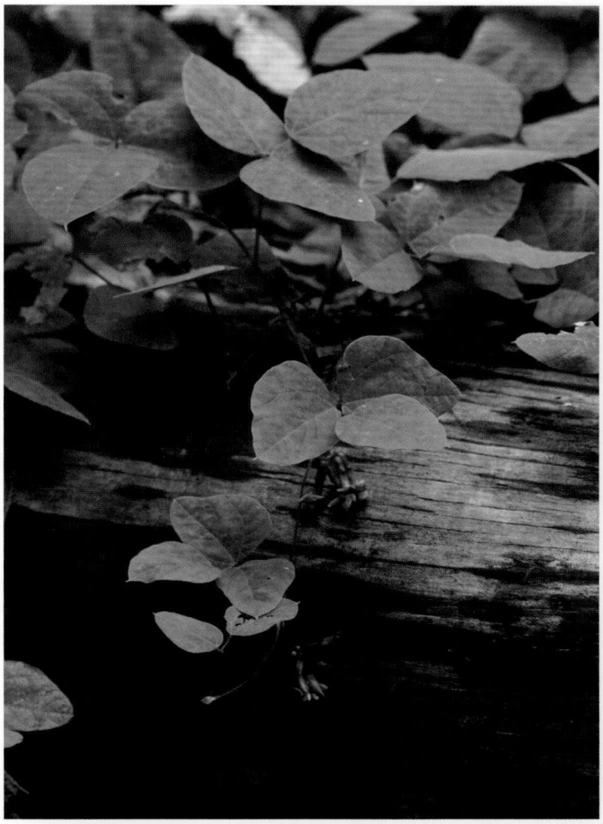

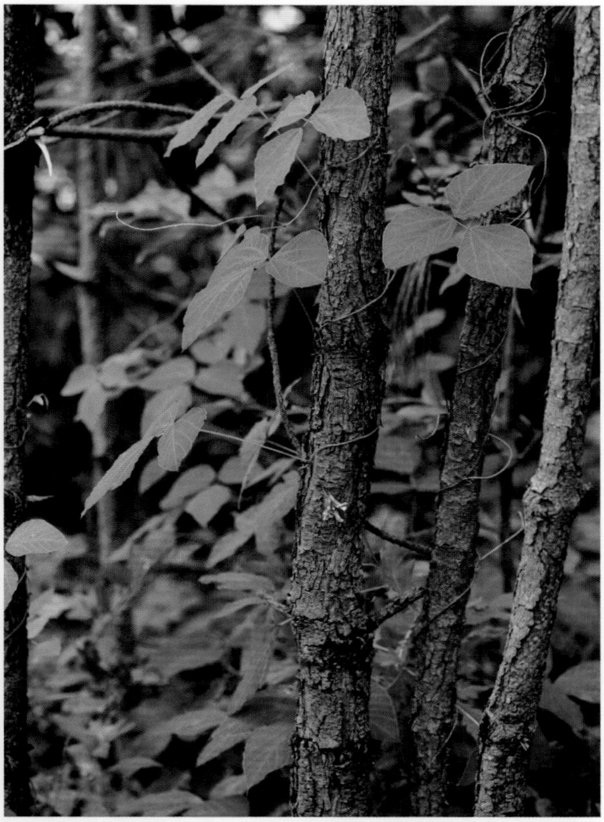

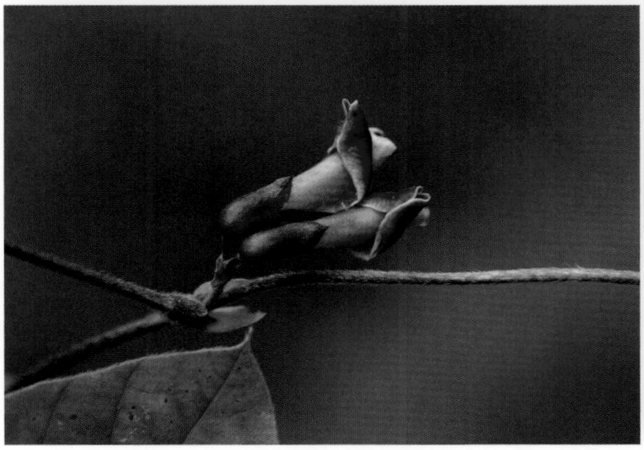

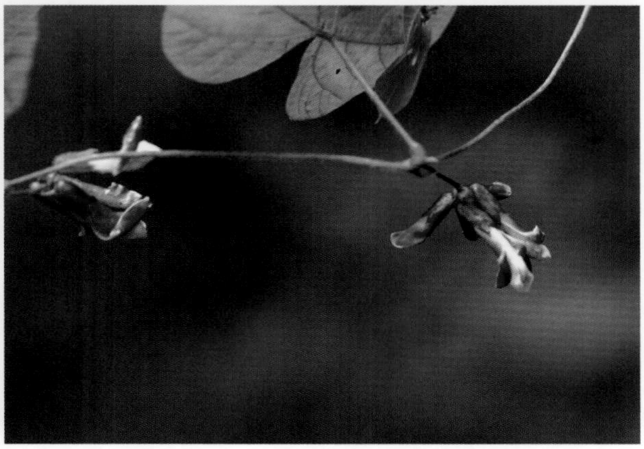

【形态特征】多年生草本。茎稍粗壮，具明显纵棱，密被黄褐色长柔毛。羽状复叶具 3 小叶；顶生小叶常卵形或卵状椭圆形至宽椭圆形，两面密具黄褐色长柔毛。无闭锁花；总状花序具柔毛；花常 2~5 聚生；花瓣红色或紫红色。荚果椭圆形，稍扁。种子（1）2 或 3 粒，肾形，黑褐色。花、果期 8~10 月。

【适宜生境】生于海拔 2300~3000m 的山坡林下。

【资源状况】分布于中山区、高山区。常见。

【入药部位】全草、种子。

【功能主治】全草健脾消食，除湿止痛。用于脾胃虚弱，食欲不振，水肿。种子清热明目，活血，消炎。用于肺热咳嗽，咽喉肿痛，外伤出血。

落花生

花生

Arachis hypogaea Linn.

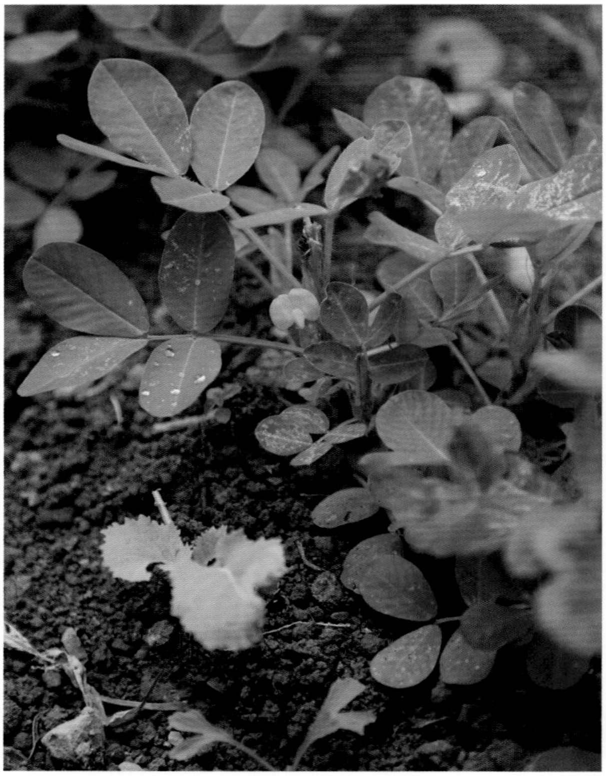
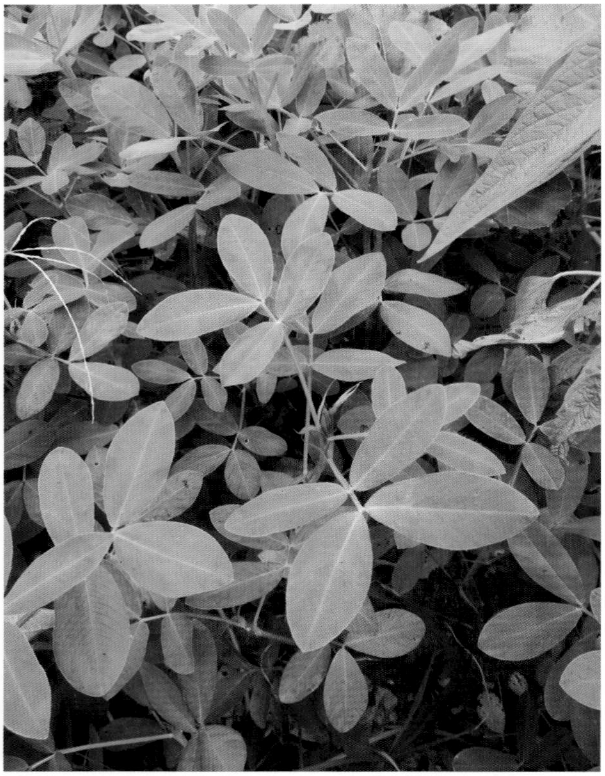
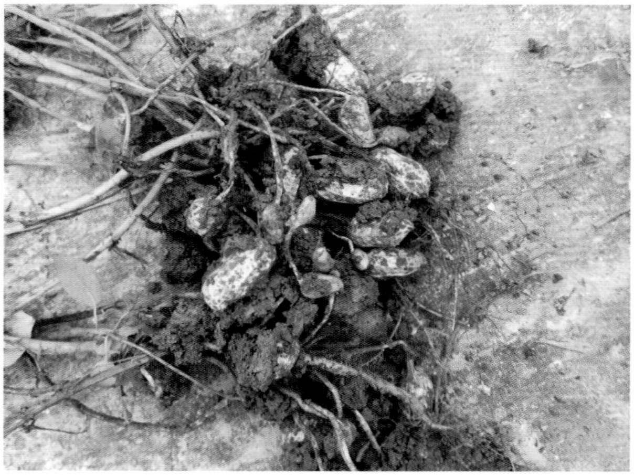
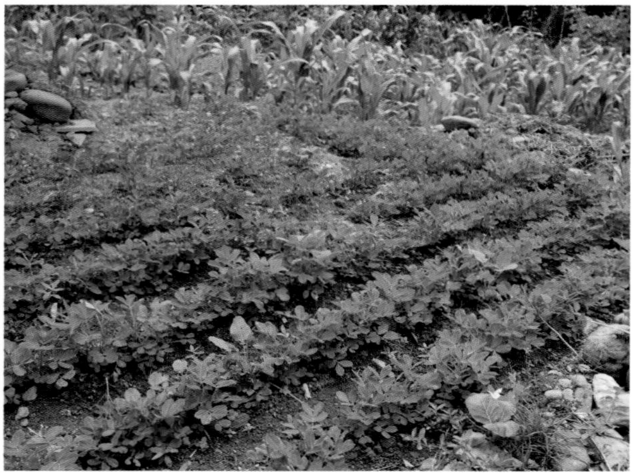

【形态特征】一年生草本，高 30~70cm。茎直立或匍匐，被淡黄色长柔毛，后变无毛。叶通常具 4 小叶，卵状长圆形至倒卵形，基部贴生于叶柄。花萼与花托合生成托管，呈花梗状；花冠黄色或金黄色。荚果膨胀，荚厚，具网纹，成熟于土中，具 1~4（~6）粒种子。花、果期 6~8 月。

【适宜生境】栽培。

【资源状况】分布于坝区、低山区。常见，可以大量开发利用。

【入药部位】果仁、种皮（花生衣）、荚壳（花生壳）。

【功能主治】果仁滋补强壮。用于燥咳，反胃，脚气水肿，乳妇奶少，乳痈。种皮止血，散瘀，消肿。用于血友病，肝出血，手术后出血，癌肿出血。荚壳降气平喘，敛肺止咳。用于咳嗽气喘，久咳及咳痰带血等。

紫云英

沙蒺藜、油苕子

Astragalus sinicus Linn.

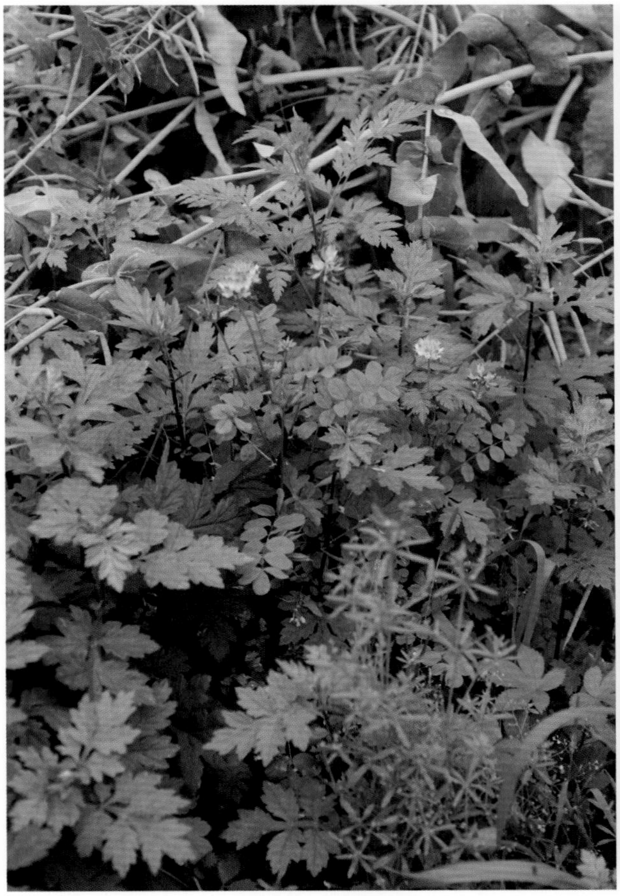

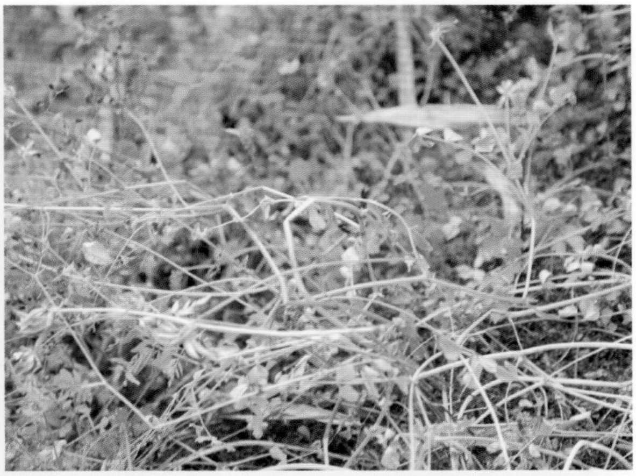

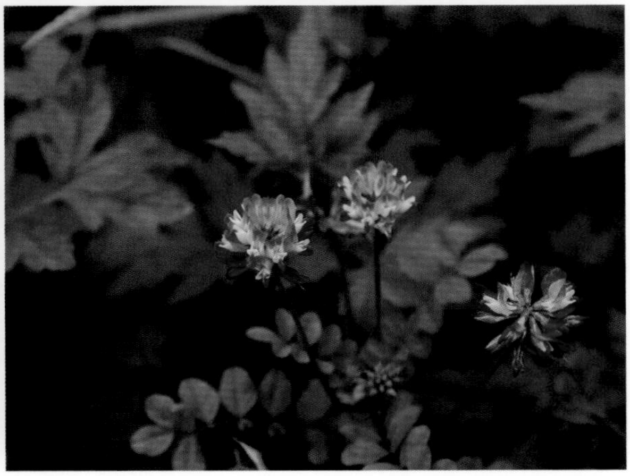

【形态特征】二年生或为短命多年生草本。茎匍匐，高 10~30cm，于节上生根。叶柄疏具毛；小叶 3~5 对，叶背疏具平伏毛。花组成稍紧密成伞形的总状花序；花瓣白色、粉色、浅红色或紫色。荚果条状长圆形，稍弯曲。种子肾形，栗褐色。花期 2~6 月，果期 3~7 月。

【适宜生境】栽培。

【资源状况】分布于坝区。常见。

【入药部位】全草（红花菜）、种子。

【功能主治】全草清热解毒，祛风消肿。用于带状疱疹，疮疖，痔疮，牙龈出血，喉痛，风火眼，外伤出血。种子温肾壮阳，活血，补肝明目，清热解毒。用于肾虚阳痿，遗精早泄，肝肾虚弱，视力减退，目昏，咽喉肿痛，咳嗽，目赤肿痛。

鞍叶羊蹄甲

小双肾藤、柴米子、马鞍羊蹄甲

Bauhinia brachycarpa Wall.

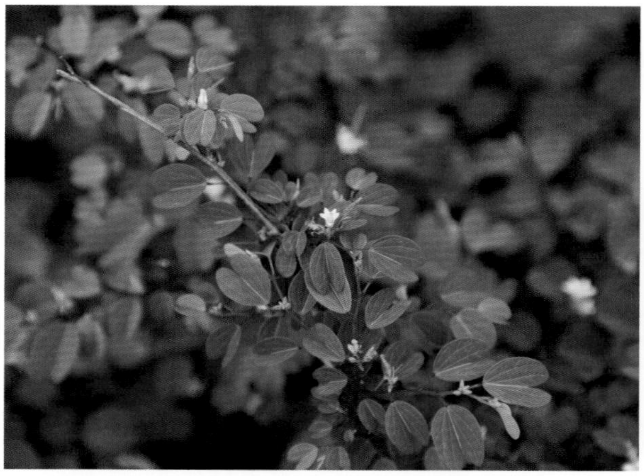

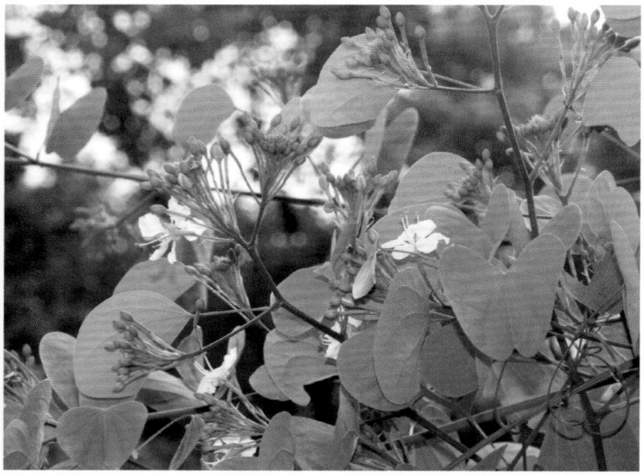

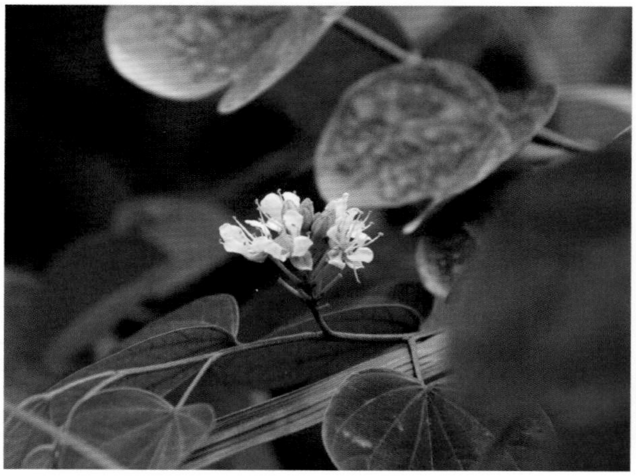

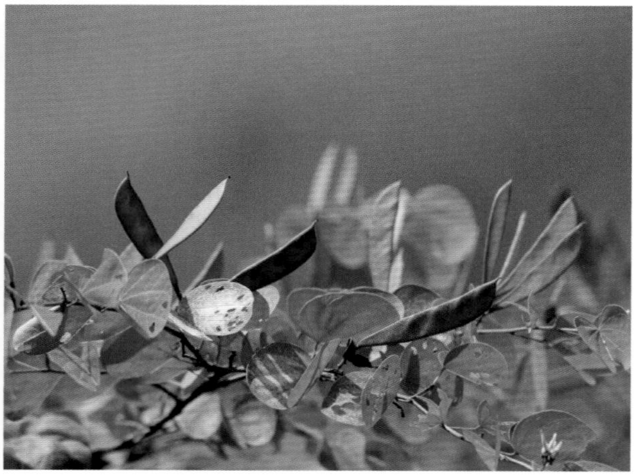

【形态特征】灌木，高达3m。小枝具棱。叶近圆形，长3~6cm，宽4~7cm，先端2裂达中部，基出脉7~9（~11）条。伞房式总状花序侧生；总花梗短，与花梗同被短柔毛；花托陀螺形；花萼佛焰状；花瓣白色，倒披针形，连瓣柄长7~8mm；能育雄蕊通常10枚，其中5枚较长。荚果长圆形，先端具短喙，成熟时开裂变扭曲。种子2~4颗，卵形，略扁平，褐色，有光泽。花期5~7月，果期8~10月。

【适宜生境】生于灌丛、沟边。

【资源状况】分布于中山区。常见。

【入药部位】根、幼枝、叶。

【功能主治】润肺止咳，敛阴安神，止痛。用于百日咳，心悸失眠，盗汗遗精，瘰疬，湿疹，疥癣。

鄂羊蹄甲　双肾藤

Bauhinia glauca (Wall. ex Benth.) Benth. subsp. *hupehana* (Craib) T. Chen

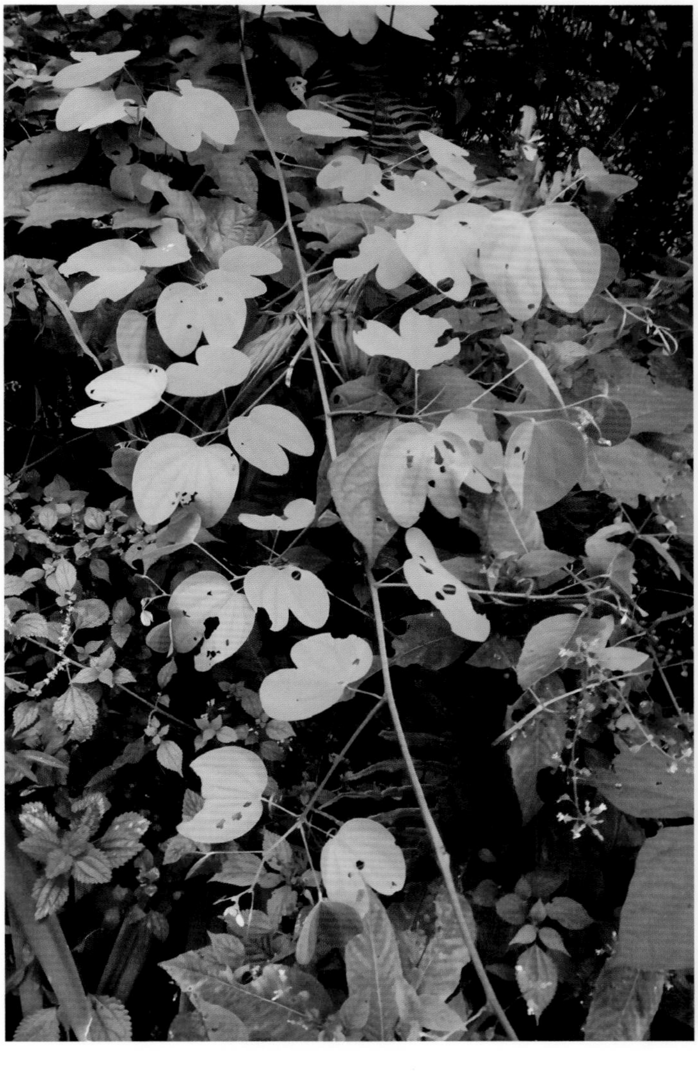
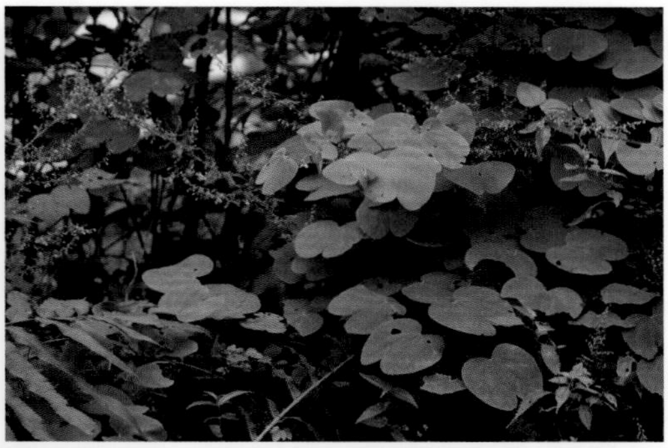
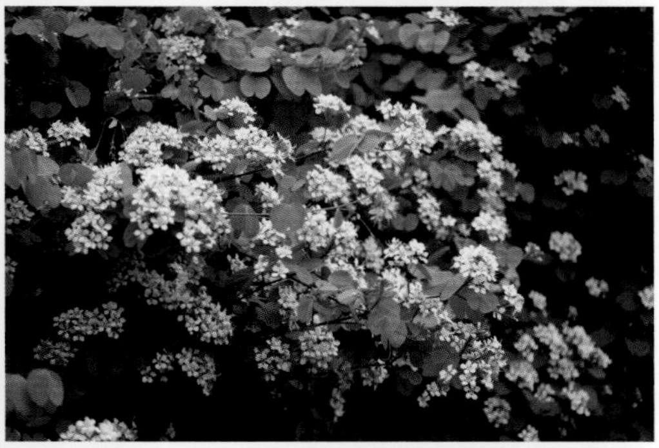
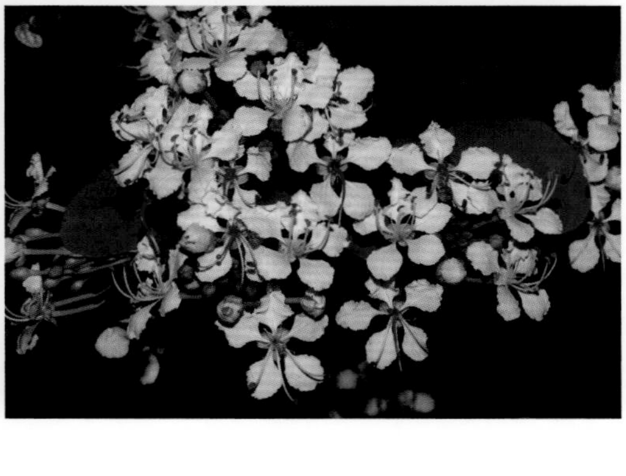

【形态特征】木质藤本。卷须略扁。叶纸质，近圆形，叶片分裂仅及叶长的1/3，裂片阔圆形；叶柄纤细。总状花序顶生或与叶对生，花密集；花瓣玫瑰红色，倒卵形，边缘皱波状。荚果带状，薄，不开裂。种子扁平。花期4~5月，果期6~7月。

【适宜生境】生于海拔 700~1450m 的灌丛、沟边、林下、石缝。

【资源状况】分布于低山区、中山区。常见。

【入药部位】根、藤。

【功能主治】根清热，祛风胜湿，散结，散寒理气，消肿止痛。用于痢疾，膀胱炎，疝气腹痛，肾囊风痒，睾丸肿痛，风湿痛，跌打损伤。藤祛风除湿，补阳。用于风湿，阳虚。

云　实

阎王刺

Caesalpinia decapetala (Roth) Alston

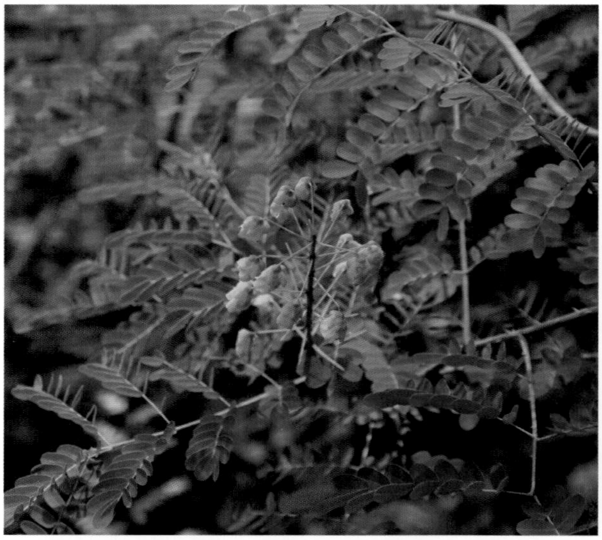

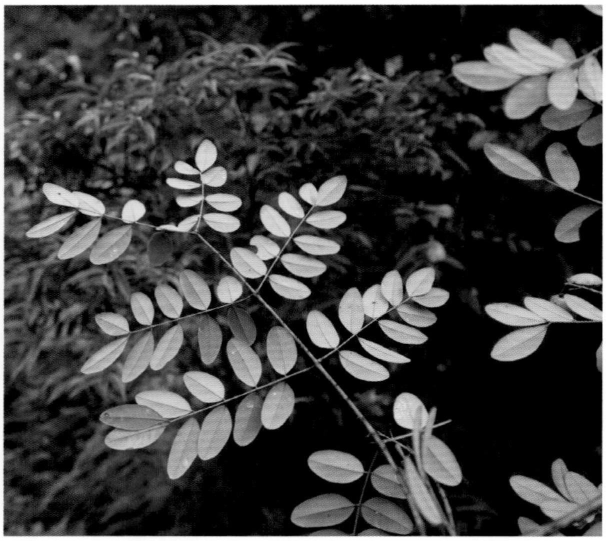

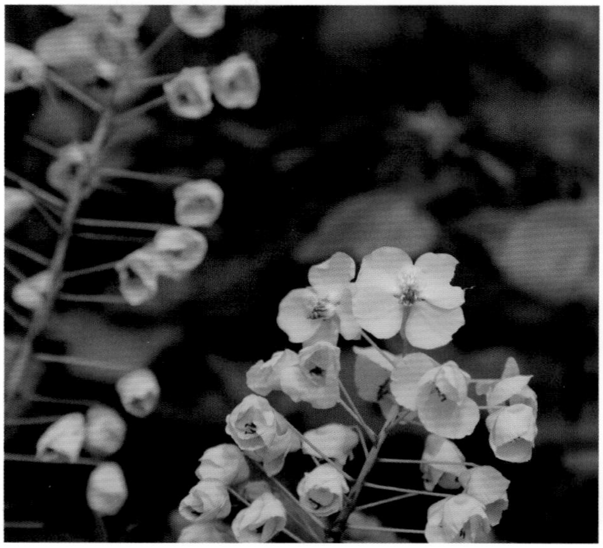

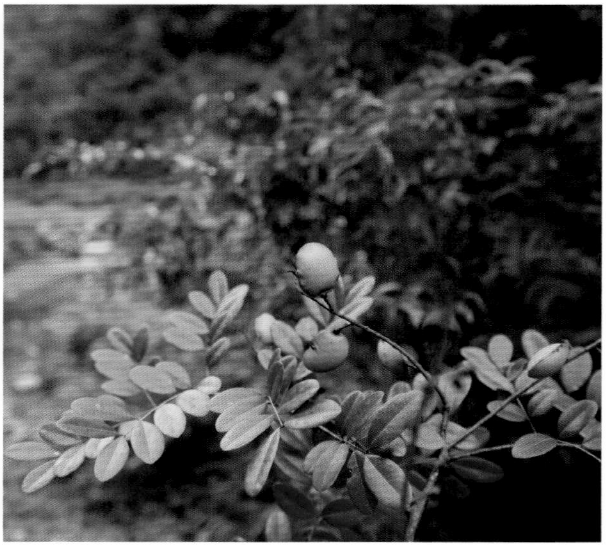

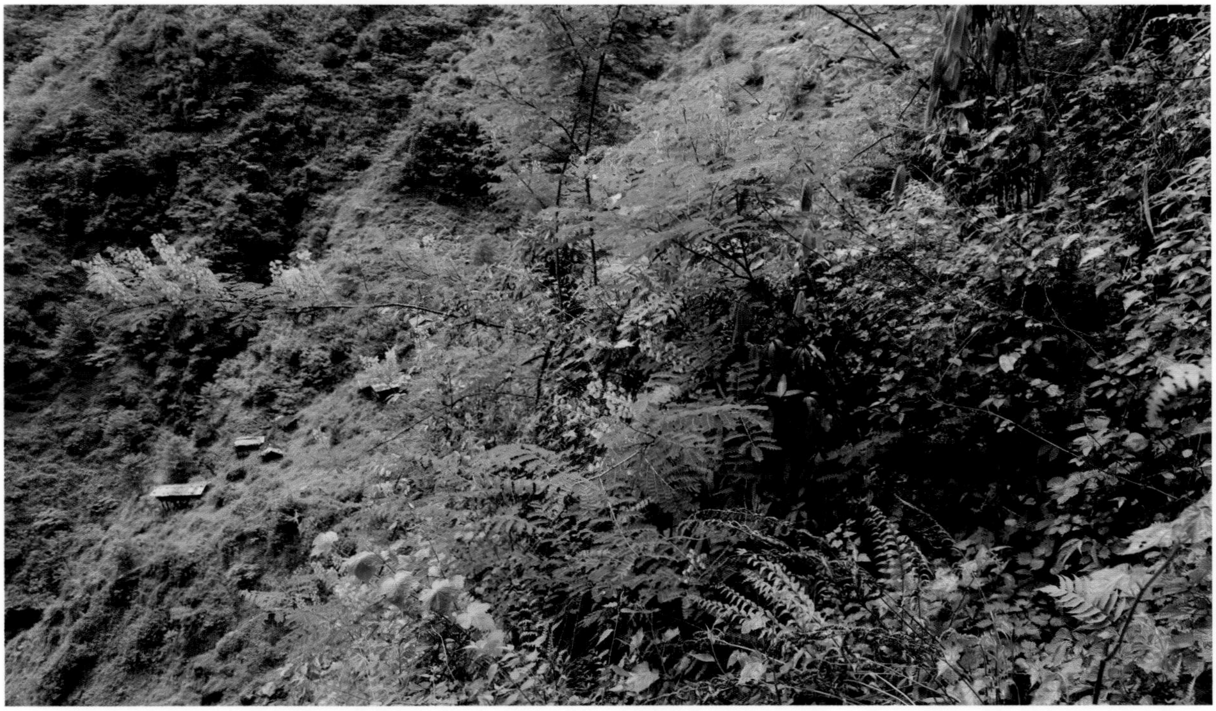

【形态特征】藤本。树皮暗红色，密生倒钩刺。托叶小，斜卵形，先端渐尖。枝、叶轴和花序具反折的刺及柔毛。二回羽状复叶，小叶常长圆形。总状花序顶生，具大量的花；花瓣花期反折，黄色。荚果长圆形，长 6~12cm，宽 2.5~3cm。种子 6~9 粒，褐色。花、果期 4~10 月。

【适宜生境】生于灌丛、地边。

【资源状况】分布于坝区、低山区。常见，可以开发利用。

【入药部位】种子及根。

【功能主治】种子清热解毒，除湿，杀虫。用于痢疾，疟疾，肠炎，消渴，小儿疳积，蛔虫病，钩虫病。根祛风散寒，发汗解表，祛瘀消积，除湿痢，活络止痛，疏风。用于风寒感冒头痛，风湿筋骨疼痛，咳嗽，身痛，腰痛，喉痛，风火牙痛，跌打损伤，鱼骨鲠喉。

锦鸡儿

阳雀花、白藓皮

Caragana sinica (Buc'hoz) Rehd.

【形态特征】灌木。树皮深褐色；小枝有棱，无毛。托叶三角形，硬化成针刺，长 5~7mm；叶轴脱落或硬化成针刺，针刺长 7~15（25）mm；羽状复叶，或有时掌状，具 4 小叶，顶端 1 对小叶常最大。花单生；萼筒钟形，长 12~14mm；花冠黄色，长 2.8~3cm，旗瓣狭倒卵形，具短瓣柄，翼瓣稍长于旗瓣。荚果圆柱状，长 3~3.5cm。花期 4~5 月，果期 7 月。

【适宜生境】生于灌丛、屋旁。

【资源状况】分布于低山区。常见，可以开发利用。

【入药部位】根皮（树锦鸡儿）、树枝、花（锦鸡儿）。

【功能主治】根皮祛风活血，解热，利尿。用于风湿性关节炎，跌打损伤，乳汁不足，浮肿，白带异常，痛经等。树枝清热解毒，消痈。用于风湿痹痛，跌打损伤，皮肤瘙痒。花补气益肾，止咳化痰。用于头痛头昏，耳鸣眼花，肺痨咳嗽，小儿疳积等。

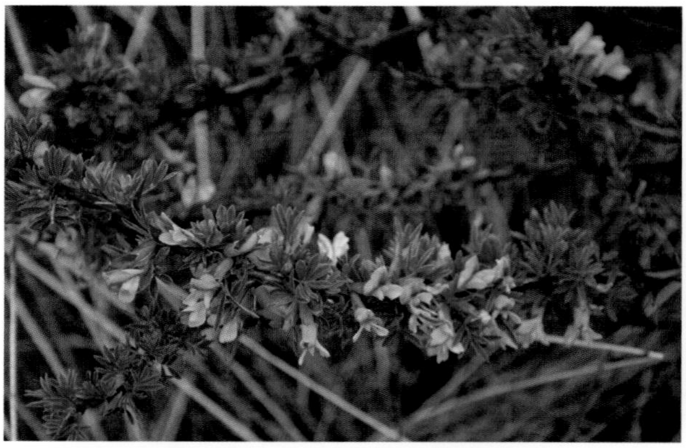
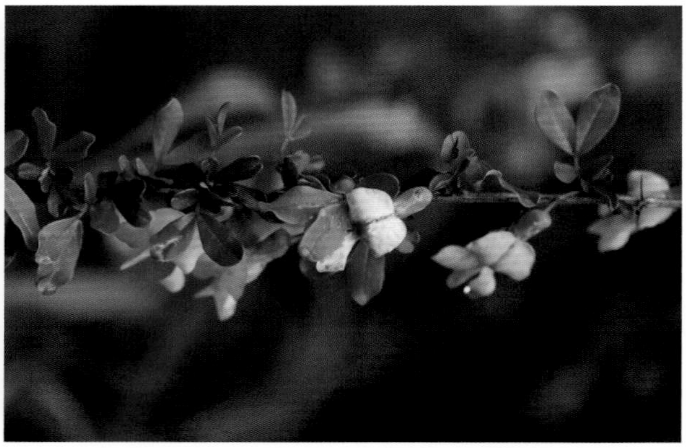
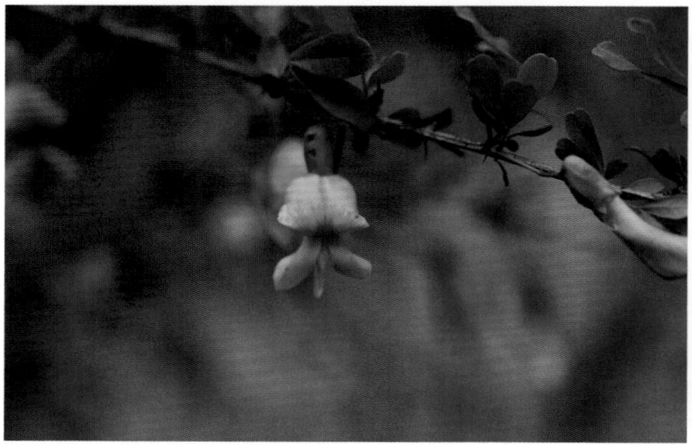
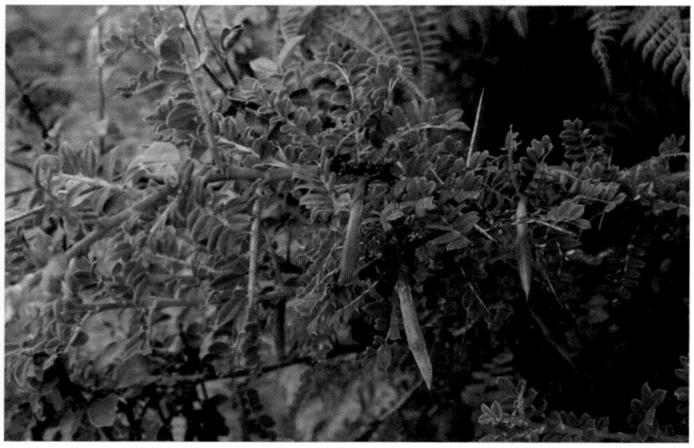

含羞草决明

山皂角、山扁豆

Cassia mimosoides Linn.

【形态特征】一年生或多年生草本，高 30~45cm。茎细瘦，多分枝。双数羽状复叶；小叶 20~50 对，长 3~4mm，宽 1~1.5mm，叶柄上端有 1 圆盘状腺体。花序腋生，多单花；花瓣亮黄色，不等大。荚果扁平，镰形，形似扁豆。种子 10~20 粒，平滑。花、果期 6~11 月。

【适宜生境】生于荒坡、草地、地边。

【资源状况】分布于低山区。常见，可以开发利用。

【入药部位】全草（山扁豆）。

【功能主治】清热消肿，利水通淋。用于肾虚咳嗽，水肿胀满。

望江南

羊角豆

Cassia occidentalis Linn.

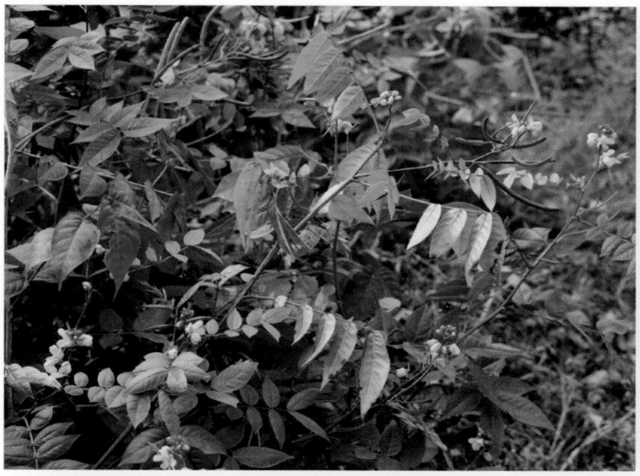
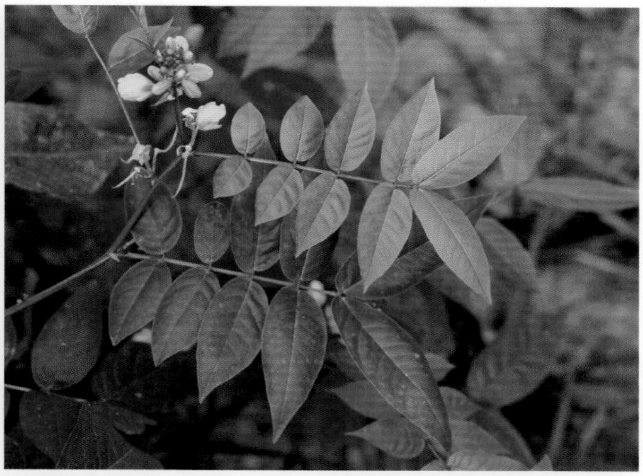
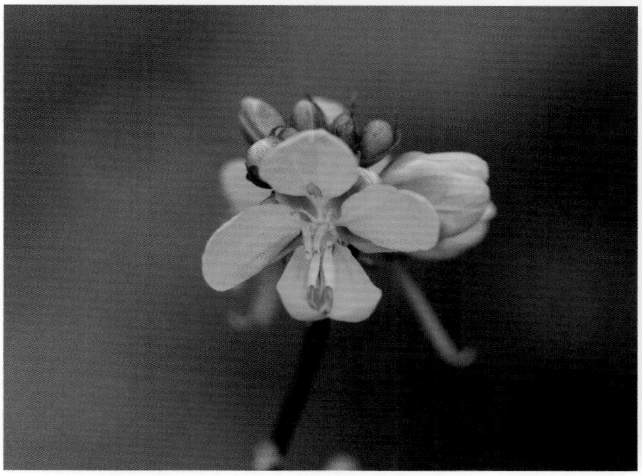
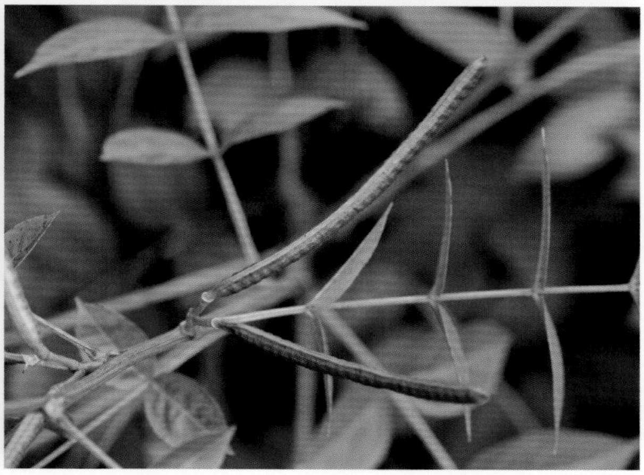

【形态特征】亚灌木或灌木，高 1~2m。偶数羽状复叶，小叶卵状长圆形或椭圆形；叶柄近基部有 1 枚大而带褐色、圆锥形腺体。聚伞总状花序具少花，腋生或顶生，长约 5cm；花瓣黄色，具紫色脉纹，外部 2 个稍小。荚果带状，扁平，长 10~13cm，宽约 1cm。种子卵形，淡褐色，有光泽。花期 4~8 月，果期 6~10 月。

【适宜生境】栽培或野生于地边。

【资源状况】分布于坝区、低山区。常见，可以开发利用。

【入药部位】种子（望江南）、茎、叶。

【功能主治】种子解毒，健胃，通便。用于肺燥咳嗽，目赤肿痛，头晕肿痛，头晕胀，消化不良，胃痛，腹痛，痢疾，便秘，急性肝炎，胃和十二指肠溃疡，乳腺癌。茎、叶清肝和胃，消肿解毒，利水通淋。用于咳嗽，哮喘，脘腹痞痛，血淋，便秘，头痛，目赤，疔疮肿毒，蛇虫咬伤。

决　明

草决明

Cassia tora Linn.

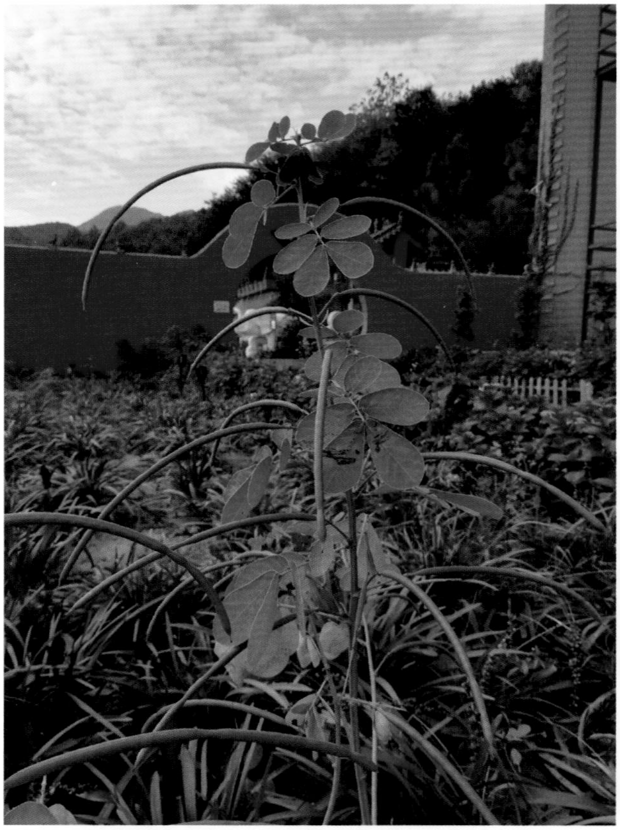

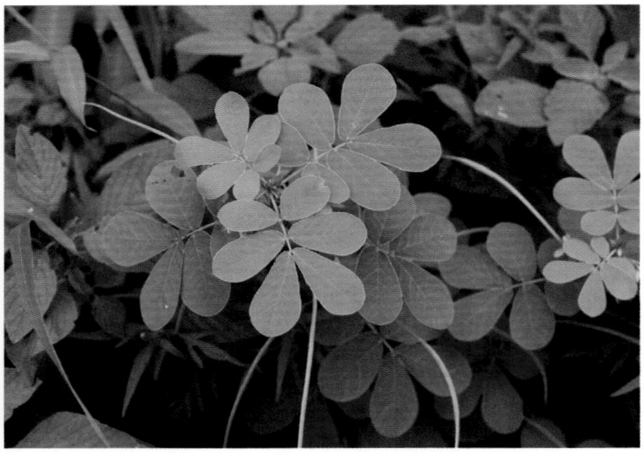

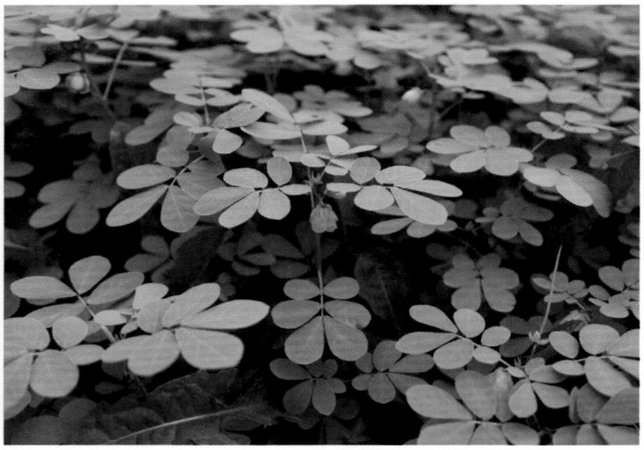

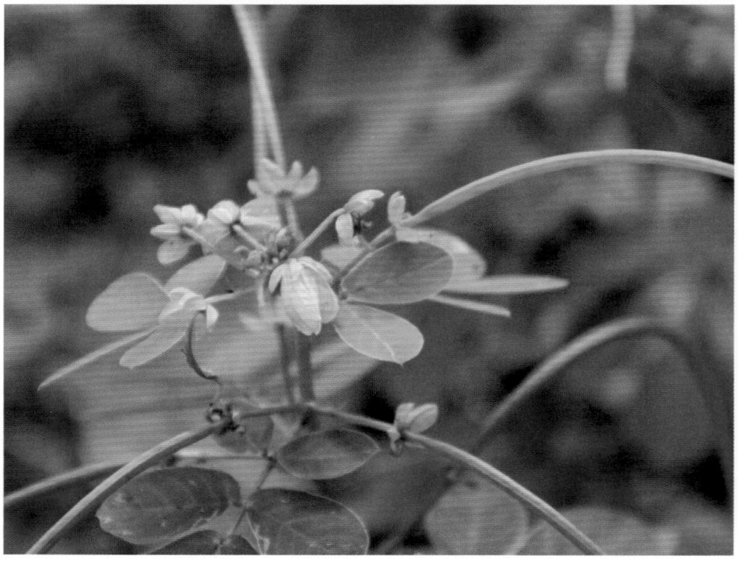

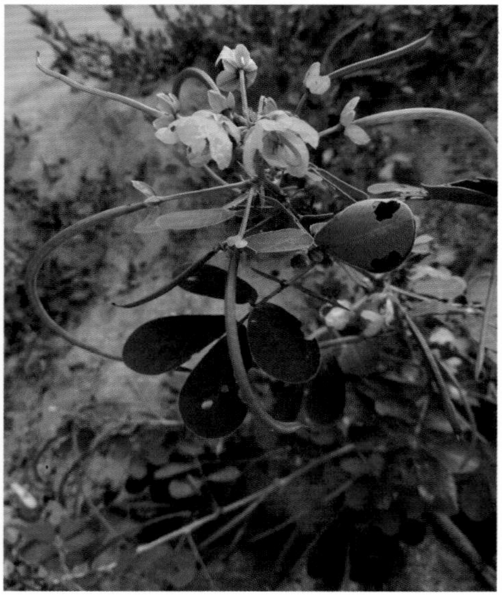

【形态特征】一年生直立草本，高达 2m，通体被短柔毛。小叶倒卵圆形或倒卵圆状长圆形，先端圆形钝而有小尖头，每 2 小叶间有 1 枚棒状腺体。总状花序腋生，短，具 1~2（3）花；花瓣黄色，下面 2 个稍长。荚果圆柱状，近四棱形，长 10~15cm，宽 0.3~0.5cm。种子菱状方形。花、果期 8~11 月。

【适宜生境】栽培或野生于地边。

【资源状况】分布于坝区、低山区。常见，可以大量开发利用。

【入药部位】成熟种子（决明子）。

【功能主治】祛风清热，明目。用于风热赤眼，急性结膜炎，肝热头痛，目赤肿痛，青盲，雀目，高血压，肝炎，肝硬化腹水，习惯性便秘。

紫荆 紫荆树

Cercis chinensis Bunge

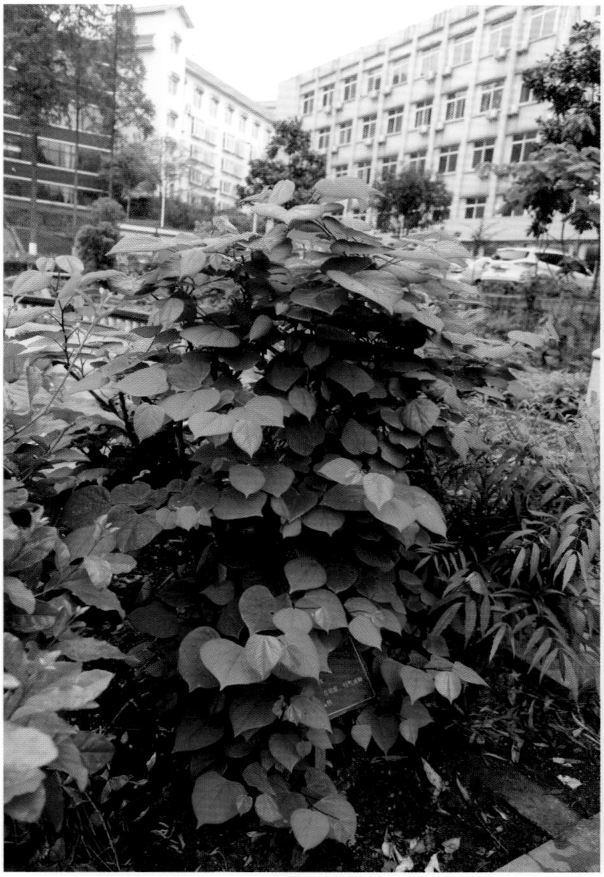

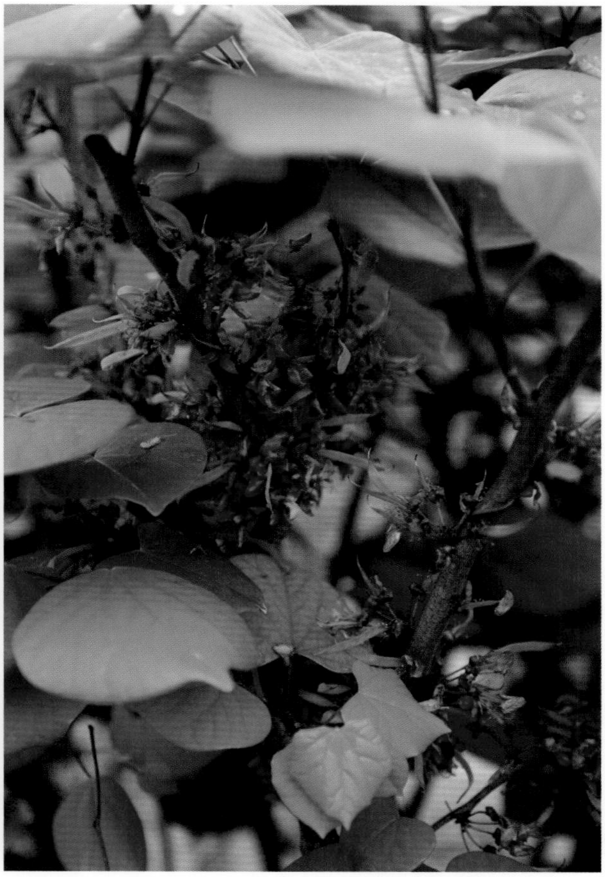

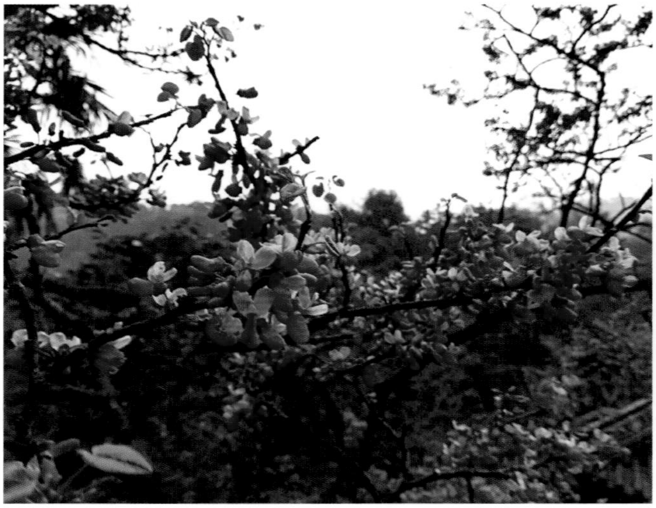
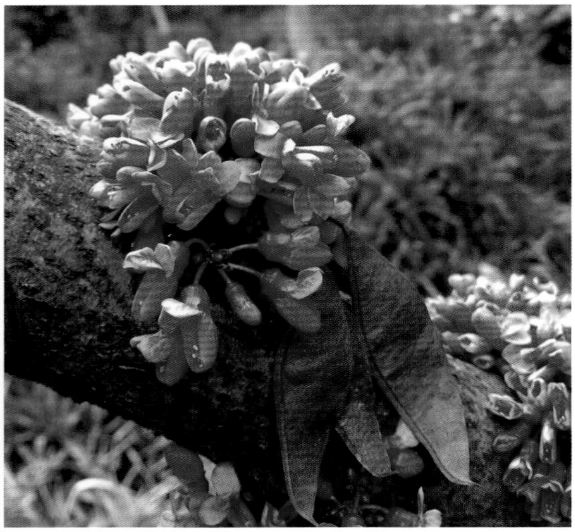

【形态特征】灌木，高达 5m。叶近圆形或三角状圆形，纸质，两面常无毛。花梗长 3~9mm；花 4~10 朵簇生于老枝上，通常先叶开放；花瓣紫红色或粉红色。荚果淡绿色，成熟后黑褐色，压扁，狭长圆形，背缝与腹缝等长或近等长。种子扁平，近圆形。花期 3~5 月，果期 8~10 月。

【适宜生境】庭园栽培或野生于地边。

【资源状况】分布于坝区、低山区。常见，可以开发利用。

【入药部位】树皮（紫荆皮）。

【功能主治】活血祛瘀，行气消肿，清热。用于风寒湿痹，风湿性关节炎，妇女经闭，血气疼痛，喉痹，淋病，痈疮红肿，痈疽，癣疥，跌打损伤，蛇虫咬伤。

舞　草 *Codariocalyx motorius* (Houtt.) Ohashi

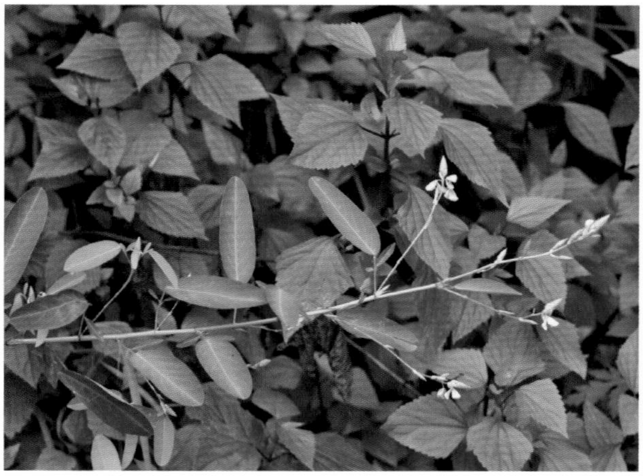
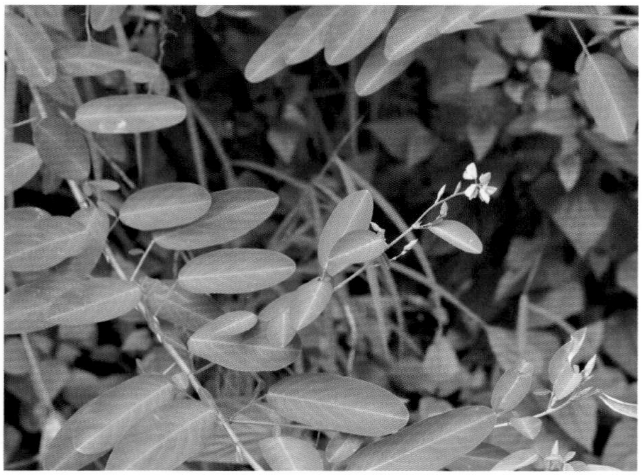

【形态特征】灌木，高达 1m。叶有自发性之运动，叶具 3 小叶，常两侧小叶退化而成 1 小叶；顶生小叶窄椭圆形或披针形。圆锥花序或总状花序；花序轴具反折的钩状毛和直伸的硬毛；花冠紫红色。荚果疏被短钩状毛，背缝线开裂。花期 7~9 月，果期 10~11 月。

【适宜生境】生于草坡、田坎。

【资源状况】分布于低山区。少见。

【入药部位】枝叶。

【功能主治】安神，镇静，祛瘀生新，活血消肿，清热解毒，发表。用于肾虚，胎动不安，跌打肿痛，骨折，小儿疳积，风湿腰痛，肠风下血，痈肿疮毒。

假地蓝 响铃草

Crotalaria ferruginea Grah. ex Benth.

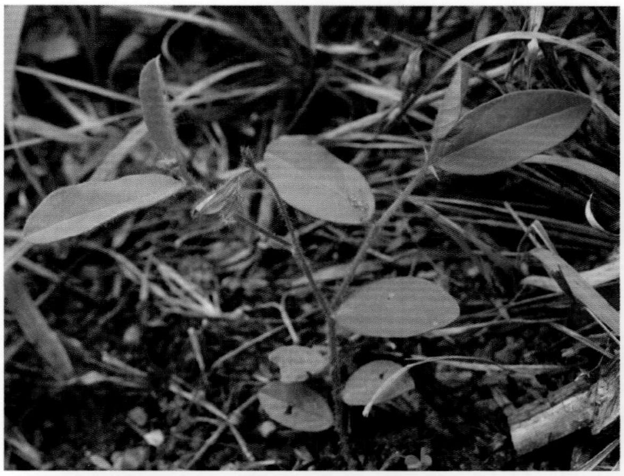
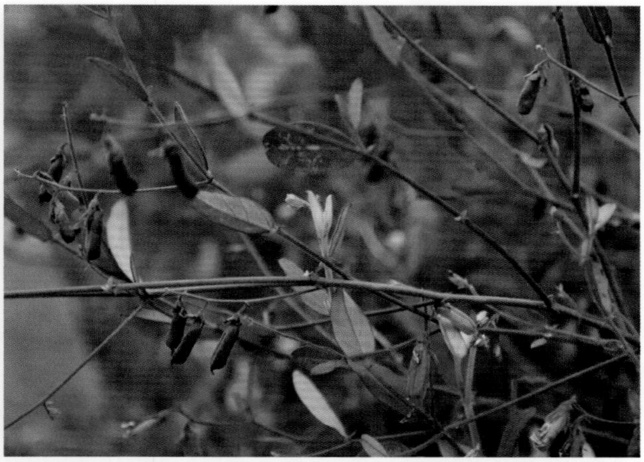
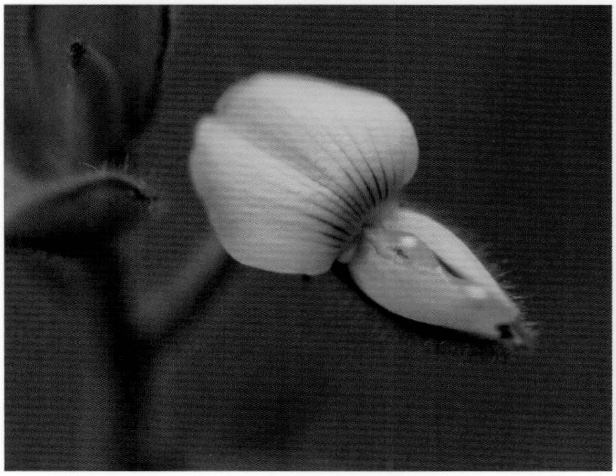
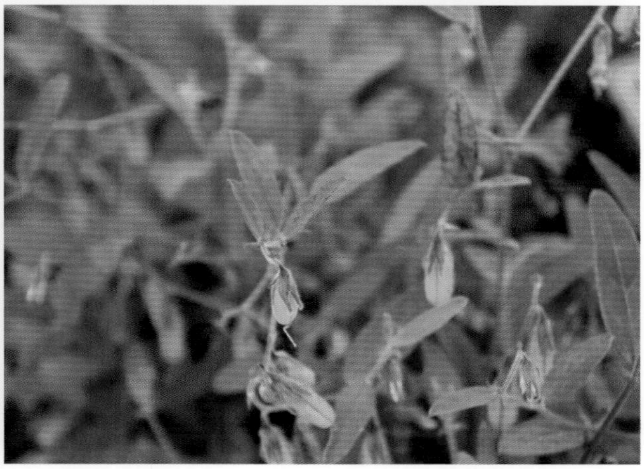

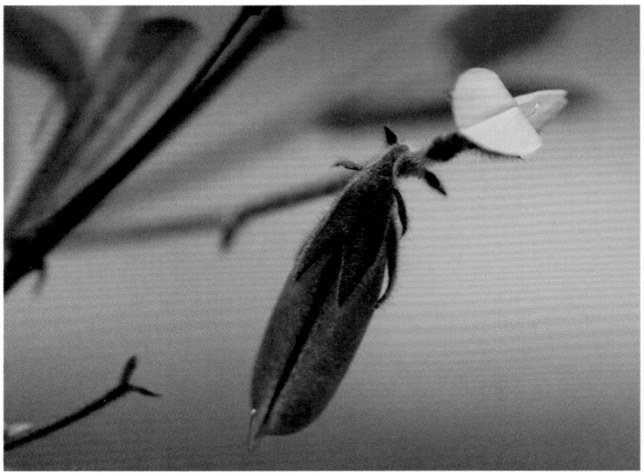
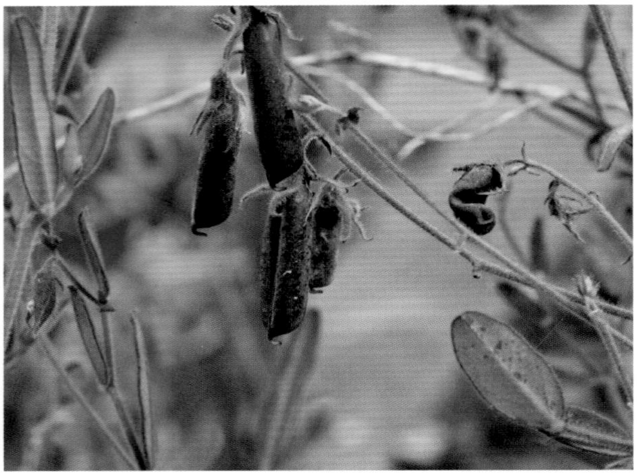

【形态特征】草本，直立或斜升。托叶披针形至三角状披针形，长 5~8mm；叶单生，椭圆形，长 2~6cm，宽 1~3cm，两面具柔毛，但叶背稍密。总状花序顶生，具 2~6 花；花冠黄色，旗瓣长椭圆形，长 8~10mm，翼瓣长圆形，长约 8mm，龙骨瓣与翼瓣等长。荚果长圆形。花期 6~10 月，果期 9~12 月。

【适宜生境】生于草坡、地边。

【资源状况】分布于坝区。常见，可以开发利用。

【入药部位】全草或根（响铃草）。

【功能主治】补益肾气，和中健胃。用于久咳痰血，头晕目眩，耳鸣，耳聋，梦遗，慢性肾炎，肾阳亏虚。

小叶三点金

野鸡窝、小叶三点金草

Desmodium microphyllum (Thunb.) DC.

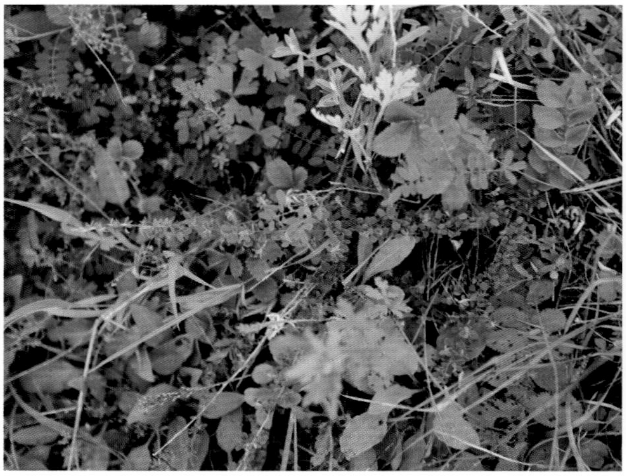
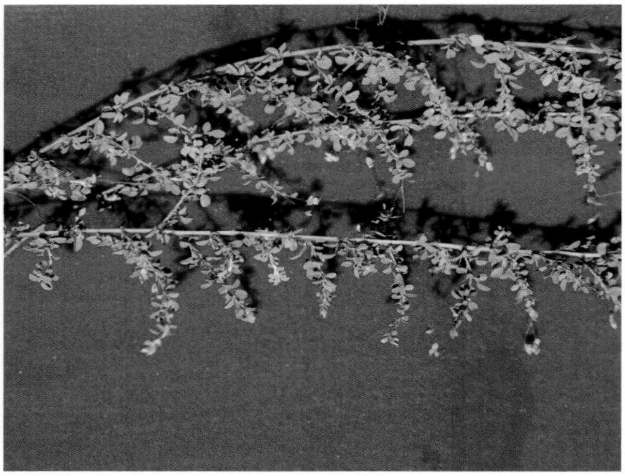

【形态特征】多年生草本，具长大木质根。茎平卧，多分枝，纤细。小叶 1 或 3，较大的为狭倒卵状椭圆形或狭椭圆形，长 1~1.2cm，较小的为倒卵形或椭圆形，长 2~6mm。总状花序被黄褐色开展柔毛，有花 6~10 朵；花萼裂片是萼筒长的 3~4 倍；花冠粉红色，与花萼近等长；雄蕊二体。荚果长 12mm；荚节近圆形；节间明显，每节有种子 1 粒。花期 5~9 月，果期 9~11 月。

【适宜生境】生于灌丛、草坡。

【资源状况】分布于坝区、低山区。常见，可以开发利用。

【入药部位】根、全草。

【功能主治】根清热，利湿，止血通络。用于黄疸，痢疾，小便淋沥，风湿痛，咯血，崩漏。全草清热解毒，利湿，通淋。用于支气管炎，尿路结石，淋症，痞积。

饿蚂蝗 牛毛粘

Desmodium multiflorum DC.

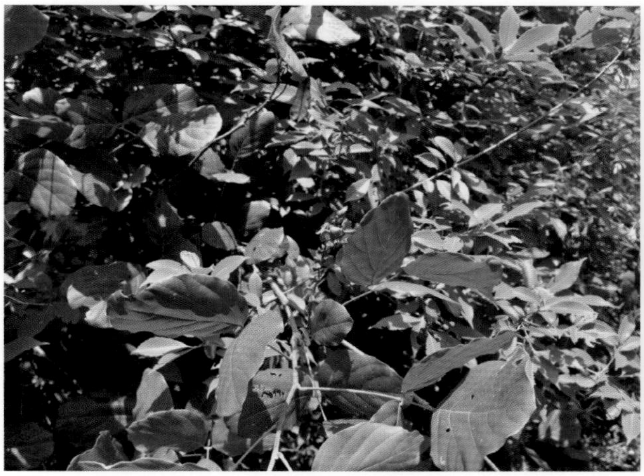

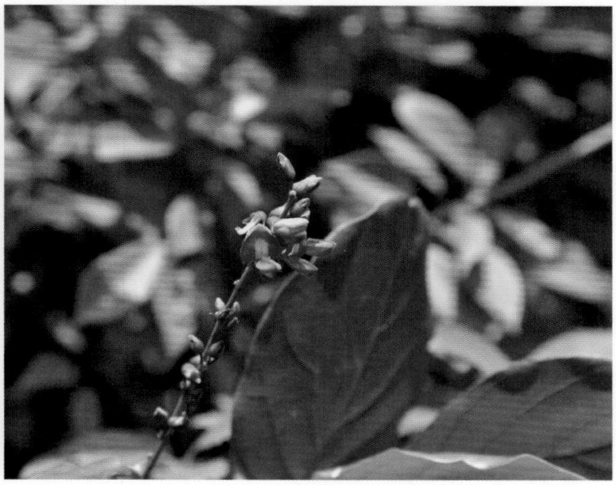

【形态特征】直立灌木。茎多分枝；幼枝具棱角，密被淡黄色至白色柔毛。3 小叶复叶，叶背具丝毛，中脉及侧脉明显。花序顶生者多为圆锥花序，腋生者多为总状花序；花冠紫色。荚果腹缝线近直或微波状，背缝线圆齿状，有荚节 4~7，密具平伏丝毛。花期 7~9 月，果期 8~10 月。

【适宜生境】生于灌丛、地边。

【资源状况】分布于中山区。少见。

【入药部位】全草。

【功能主治】补虚，活血，截疟，镇痛。用于风热火眼，内伤出血，烧烫伤，胎衣不下，子宫内膜炎。

长波叶山蚂蝗 *Desmodium sequax* Wall.

【标本采集号】LEM120808005

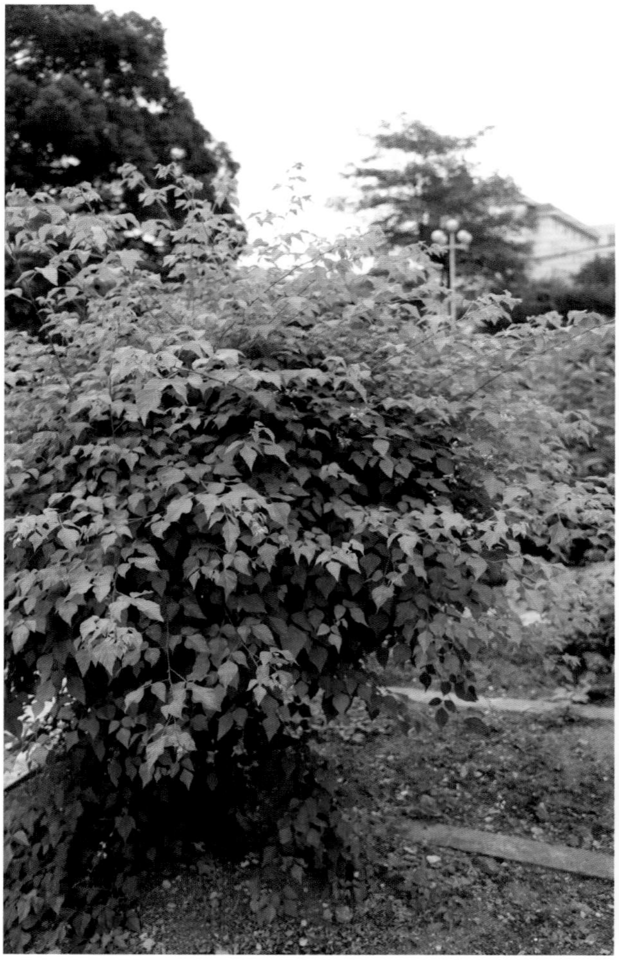

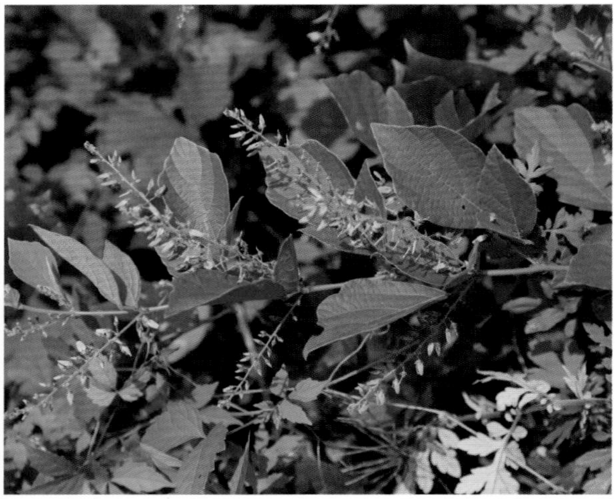

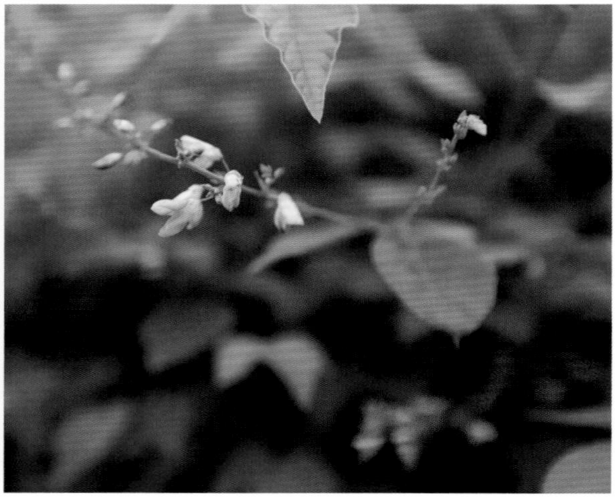

【形态特征】直立灌木，高达 2m。枝密被淡黄色短柔毛。托叶条形；叶具 3 小叶，顶生小叶长 4~10cm，宽 4~6cm；小叶片卵状菱形，边缘波状。总状花序顶生和腋生或常为顶生的圆锥花序；花冠紫色；龙骨瓣等长于旗瓣。荚果念珠状，密被褐色钩状毛。花期 7~9 月，果期 9~11 月。

【适宜生境】生于海拔 1000~2800m 的山坡草地、林缘、灌丛。

【资源状况】分布于低山区、中山区、高山区。常见，可以开发利用。

【入药部位】根或全株（牛巴嘴）。

【功能主治】润肺止咳，驱虫。用于肺痨咳嗽，盗汗，咳嗽痰喘，蛔虫病。

柔毛山黑豆　野爬山豆

Dumasia villosa DC.

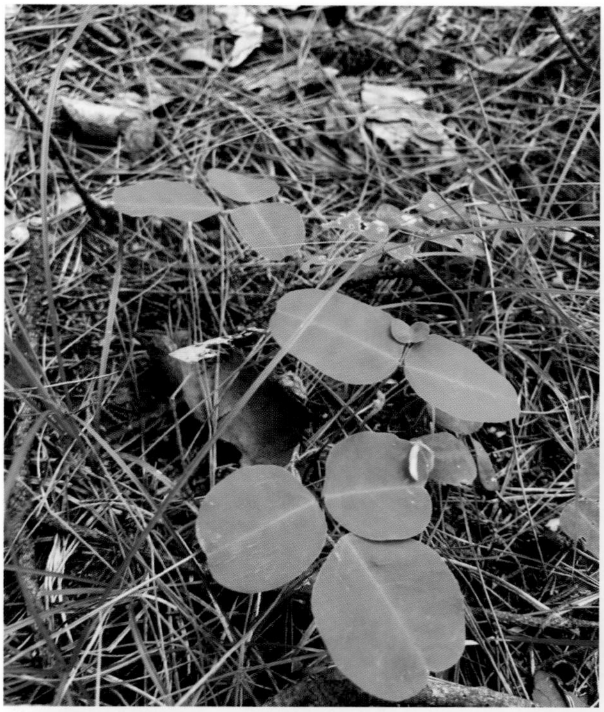

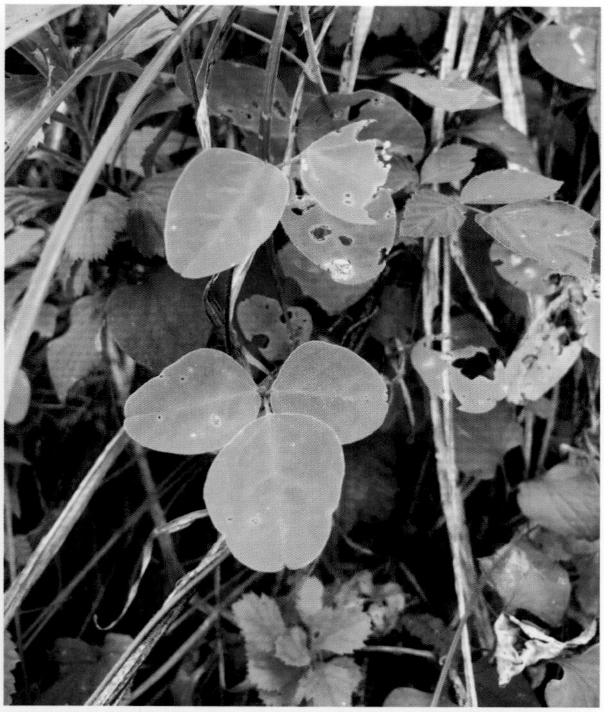

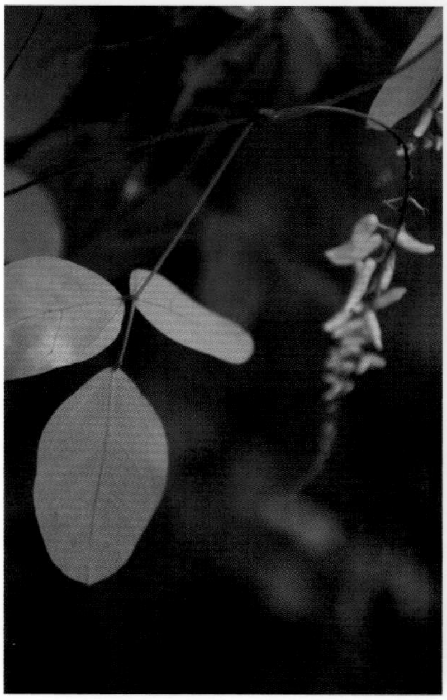

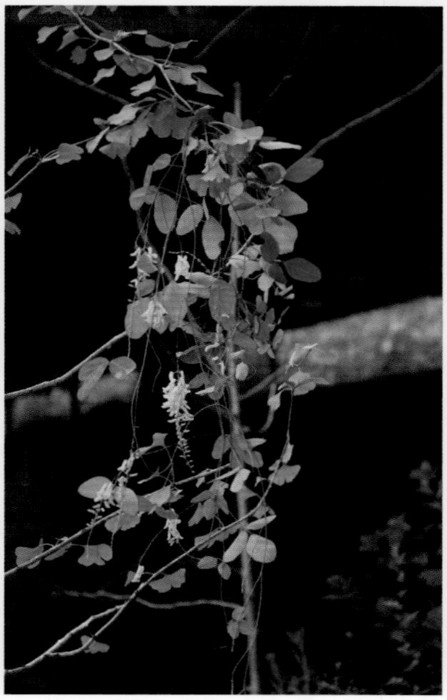

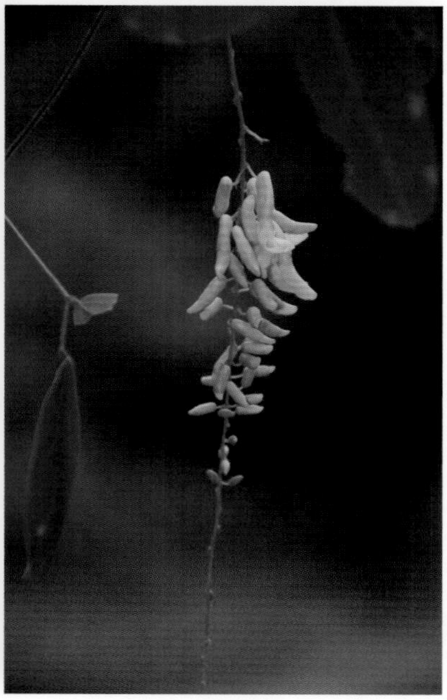

【形态特征】缠绕草本，全株被长柔毛。托叶小，线状披针形或呈刚毛状，长 2~3mm。顶生小叶卵形至宽卵形，长 3.5~5（~9）cm，基部圆形、近截平或短楔形。总状花序腋生；苞片和小苞片刚毛状；花冠黄色；雄蕊二体。荚果长圆形，长 2~3cm，密被黄色柔毛，在种子间缢缩。种子通常 3~4 颗。花期 9~10 月，果期 11~12 月。

【适宜生境】生于荒坡、灌丛。

【资源状况】分布于低山区。少见。

【入药部位】全草。

【功能主治】清热解毒，通经，健胃。用于风湿骨痛，坐骨神经痛。

千斤拔 钻地风、蔓生千斤拔

Flemingia philippinensis Merr. et Rolfe

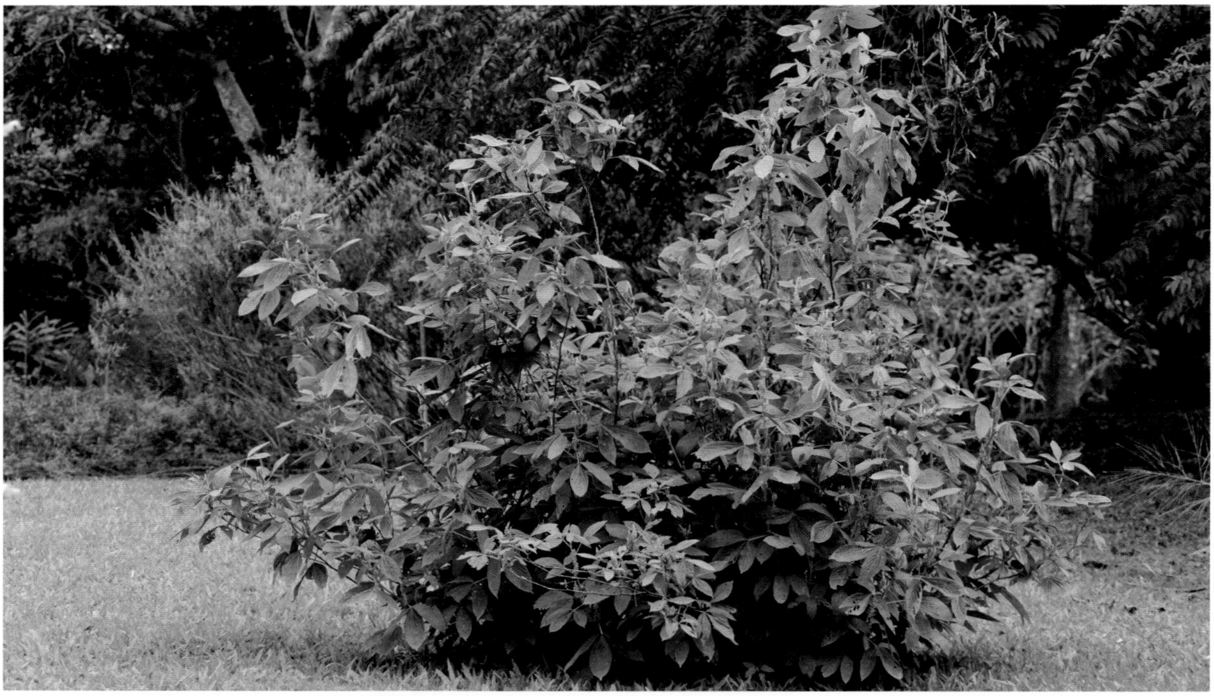

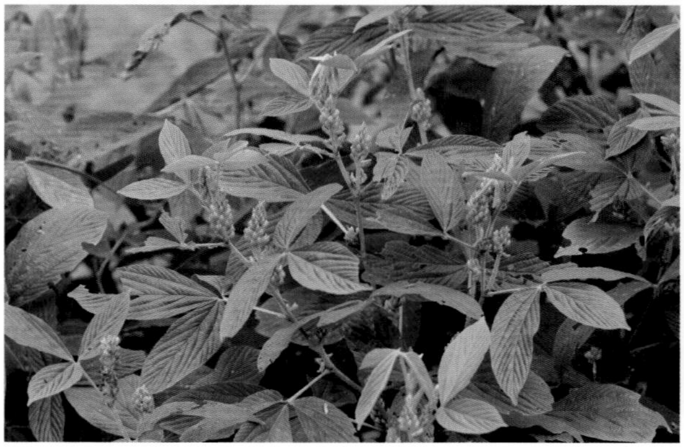

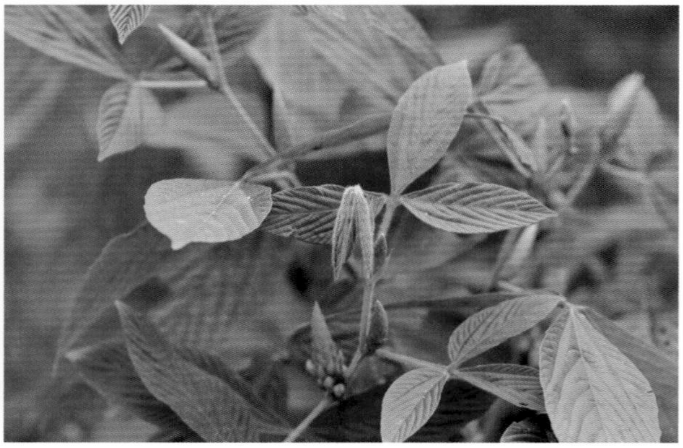

【形态特征】直立亚灌木，高 1~2m。根粗锥形，形如老鼠，不易拔出。茎多分枝而被短毛。叶具指状 3 小叶；托叶线状披针形，被毛，宿存；小叶长圆形或卵状披针形，偏斜，长 4~7cm，基部圆形，疏被短柔毛。总状花序腋生，总花梗短，密被灰白色柔毛；苞片狭卵状披针形；花密生；花冠紫色，花瓣有小耳及爪，旗瓣椭圆形。荚果椭圆状，长 6~8mm，被短柔毛。种子黑色。花期 3~6 月，果期 5~10 月。

【适宜生境】生于草坡、田坎。

【资源状况】分布于坝区。常见。

【入药部位】根（千斤拔）。

【功能主治】祛风除湿，强筋健骨。用于风湿骨痛，腰肌劳损，偏瘫，阳痿。

皂 荚

猪牙皂、皂角

Gleditsia sinensis Lam.

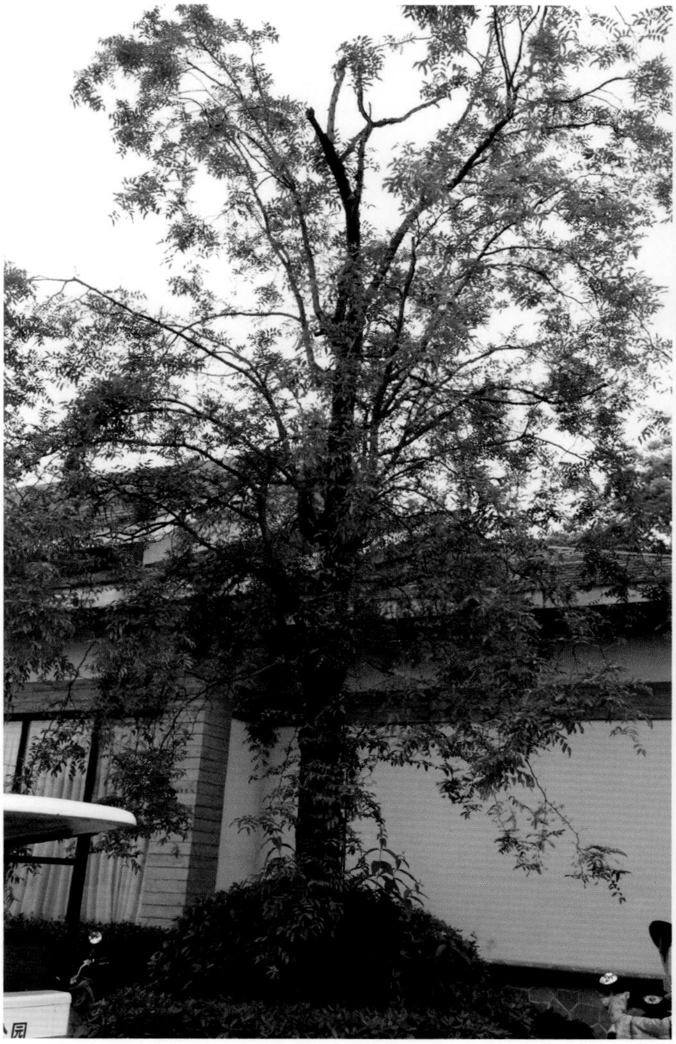

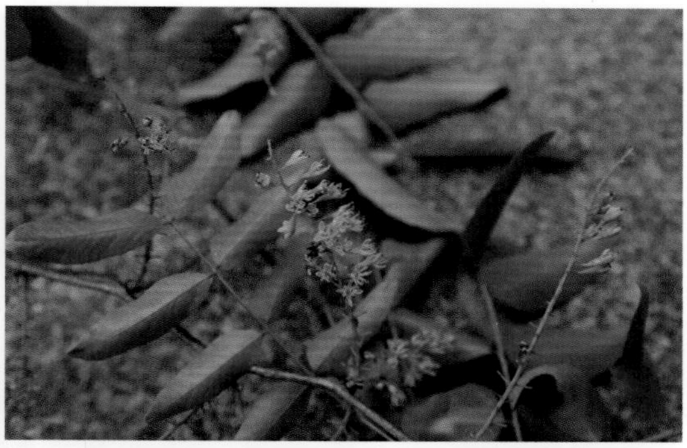

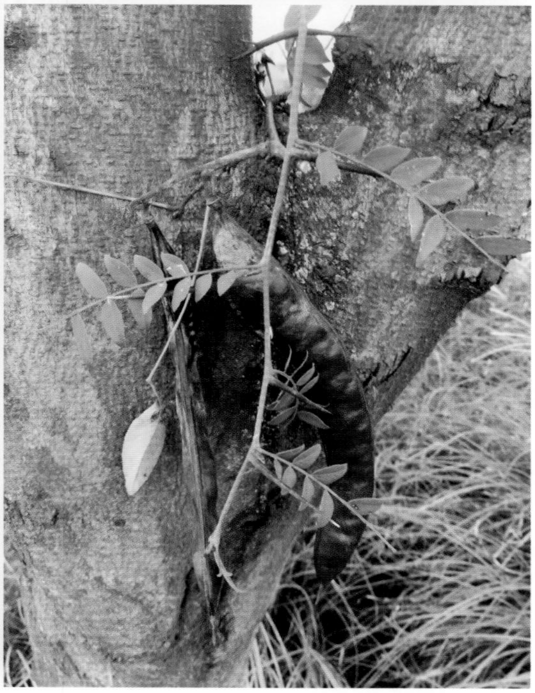

【形态特征】乔木或小乔木，高达 15m。枝上有圆锥形的棘刺；刺粗壮，圆柱状、圆锥状，长达 16cm，常分枝。羽状复叶；小叶叶面的网脉明显凸起，边缘具有细密的锯齿。荚果肥厚，直或扭转，深棕色，被灰色粉霜。种子长椭圆形，黑棕色，光滑。花期 3~5 月，果期 5~12 月。

【适宜生境】栽培。

【资源状况】分布于坝区、低山区。常见，可以大量开发利用。

【入药部位】棘刺（皂角刺）、成熟果实（大皂角）、畸形果实（猪牙皂）、根。

【功能主治】棘刺搜风，拔毒，消肿排脓，明目，活血，通乳，祛风杀虫。用于痈肿，疮毒，疠风，瘰疬，癣疮，胎衣不下，麻风，疮痈难溃，急性乳腺炎，产后缺乳。成熟果实祛风除湿，拔毒，杀虫，通窍，消痰，搜风溃坚。用于中风昏迷，口眼㖞斜，痰涎窍闭，头风头痛，咳嗽，痰喘，肠风下血，下痢噤口，痈肿便毒，疮癣疥癞，腹痛，疮毒，便秘，风湿骨痛，喉痹肿塞，癫痫，肺痈痰鸣。畸形果实通窍祛痰，催吐，搜风。用于瘟病发作，肺痈初起。根通关利窍，除湿解毒，明目祛痰。用于风湿骨痛，淋巴结结核，痒疹疮毒，无名肿毒等。

评　述　天丁（皂角刺）民间常用于抗癌。

大　豆

黄豆卷、黄豆

Glycine max (Linn.) Merr.

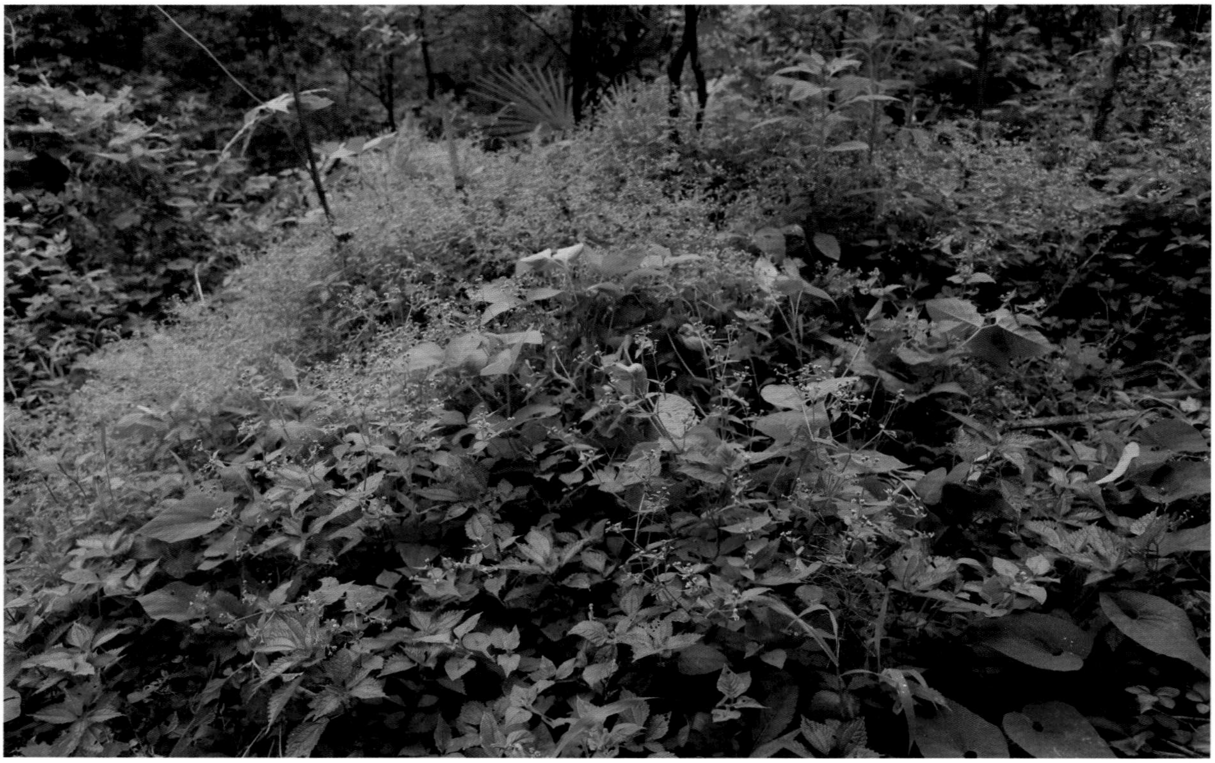

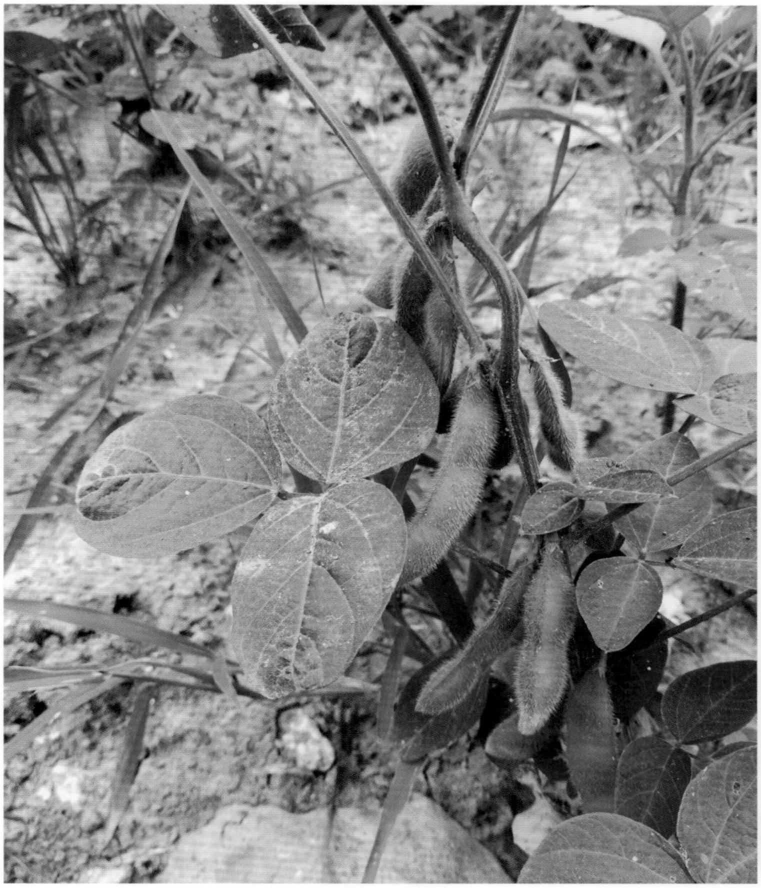
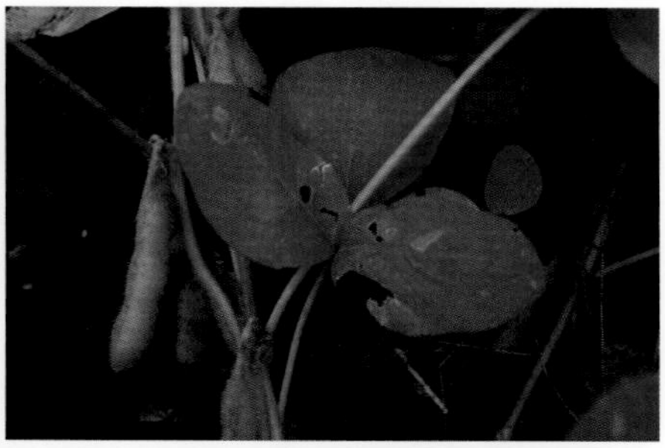
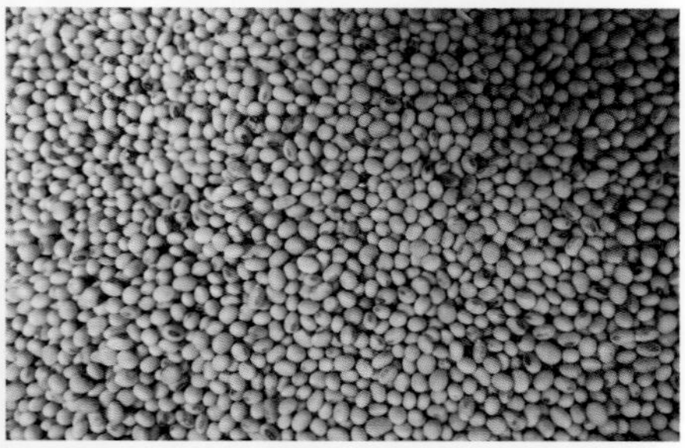
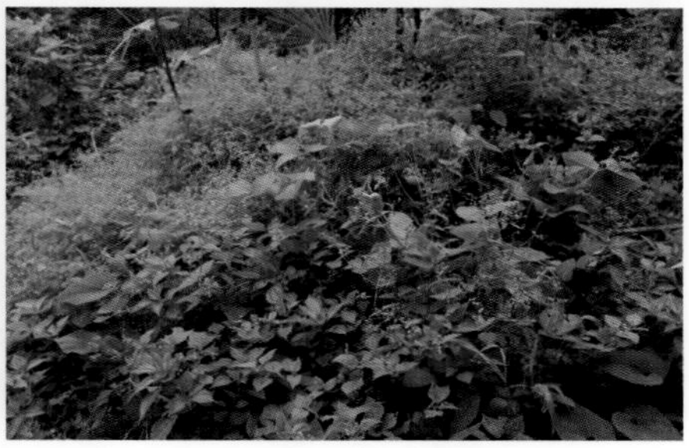

【形态特征】一年生草本，高 30~90cm。茎粗壮，直立或上部近攀缘状，密被黄褐色长硬毛。羽状 3 小叶，托叶宽卵形，具脉纹。总状花序短的少花，长的多花；花冠紫色、浅紫色或白色。荚果肥大，长圆形，稍弯曲，下垂，密被毛。种子 2~5 粒，种皮光滑，淡绿色、黄色等多样。花期 6~7 月，果期 7~9 月。

【适宜生境】栽培。

【资源状况】分布于坝区、低山区。常见，可以大量开发利用。

【入药部位】种子（黑大豆）。

【功能主治】清热解毒，发表除湿，消肿。用于暑湿发热，麻疹不透，胸闷不舒，骨节疼痛，水肿胀满。

野大豆　黑豆、乌豆

Glycine soja Sieb. et Zucc.

【形态特征】一年生缠绕草本。茎细弱，具黄色粗毛。羽状 3 小叶，长达 14cm；顶生小叶卵状圆形至卵状披针形，两面具糙毛。总状花序通常短；花梗密生黄色长硬毛。荚果长圆形，密生黄色长硬毛。种子黑色。花期 7~8 月，果期 8~10 月。

【适宜生境】栽培。

【资源状况】分布于坝区。常见。

【入药部位】种子、发酵种子。

【功能主治】种子祛风解毒，活血利水，解表散寒。用于水肿胀满，风毒脚气，黄疸浮肿，风痹筋挛，产后风痉，口噤，痈肿疮毒。发酵种子发表除烦，下气调中。用于心中懊侬，风热感冒，小儿腹胀。

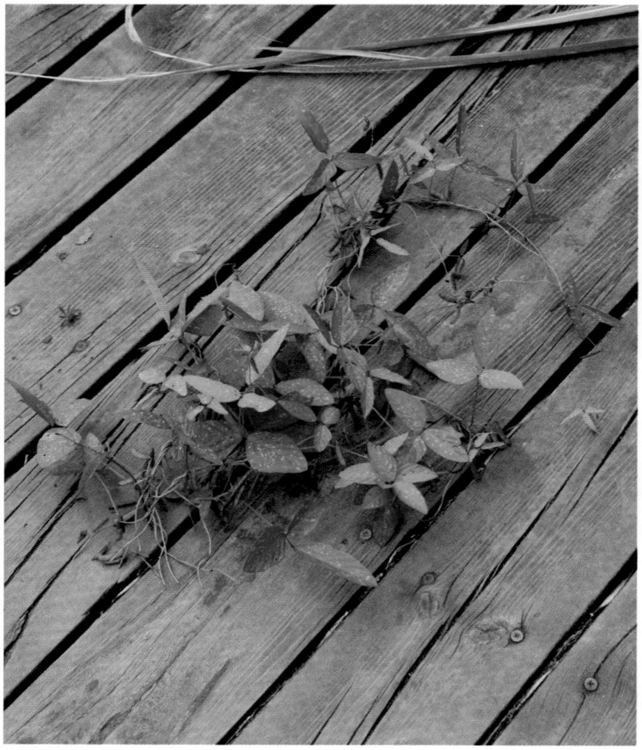
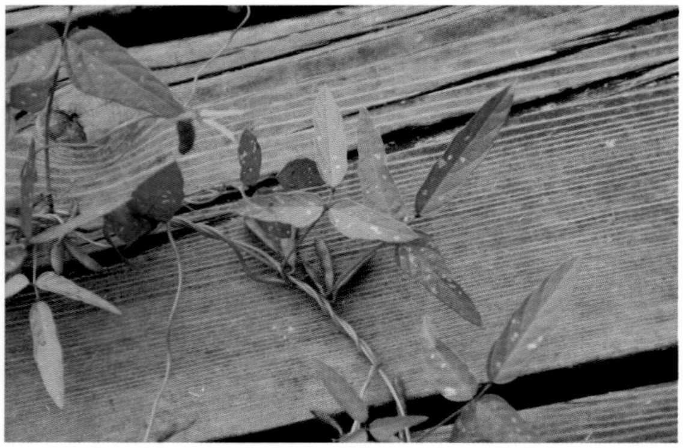
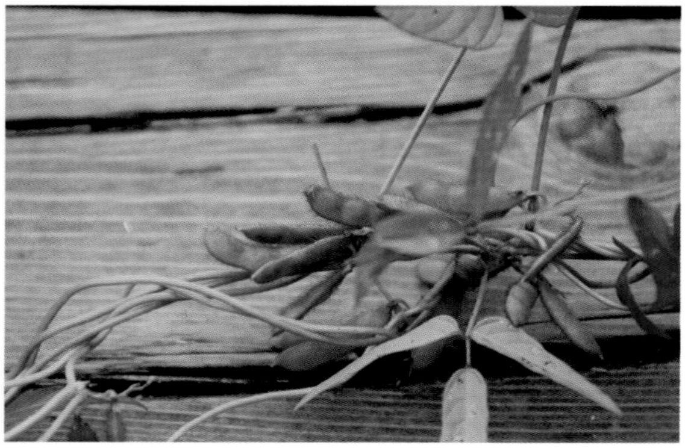

肥皂荚 油皂角

Gymnocladus chinensis Baill.

【形态特征】落叶乔木，无刺。树皮灰褐色，具明显的白色皮孔；当年生小枝被锈色或白色短柔毛。二回偶数羽状复叶；羽片 5~10 对；小叶互生，8~12 对，近无柄，两面具缘毛状柔毛。总状花序具柔毛；花杂性，下垂，白色或带紫色，具长柄；花托深凹，长 5~6mm，被短柔毛。荚果长圆形，扁平或肿胀，无毛。果期 8 月。

【适宜生境】栽培。

【资源状况】分布于低山区。常见。

【入药部位】果实及种子。

【功能主治】祛风除湿，活血通经。用于疮癣。

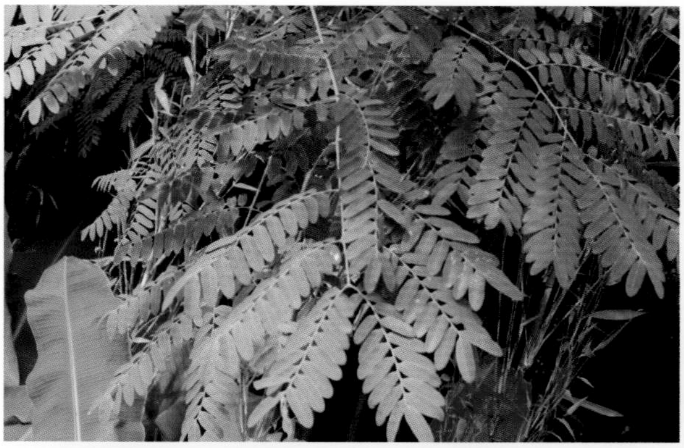

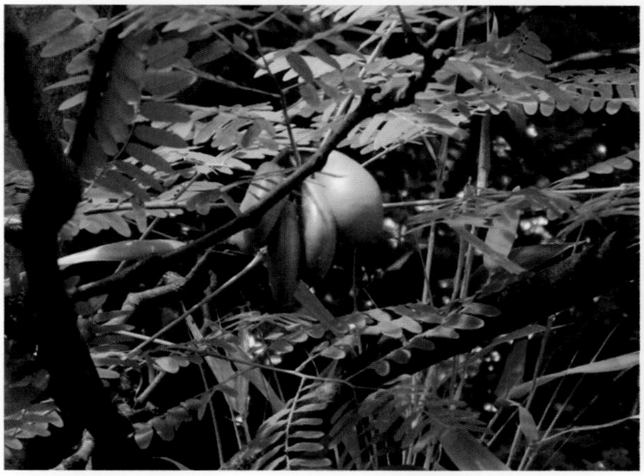

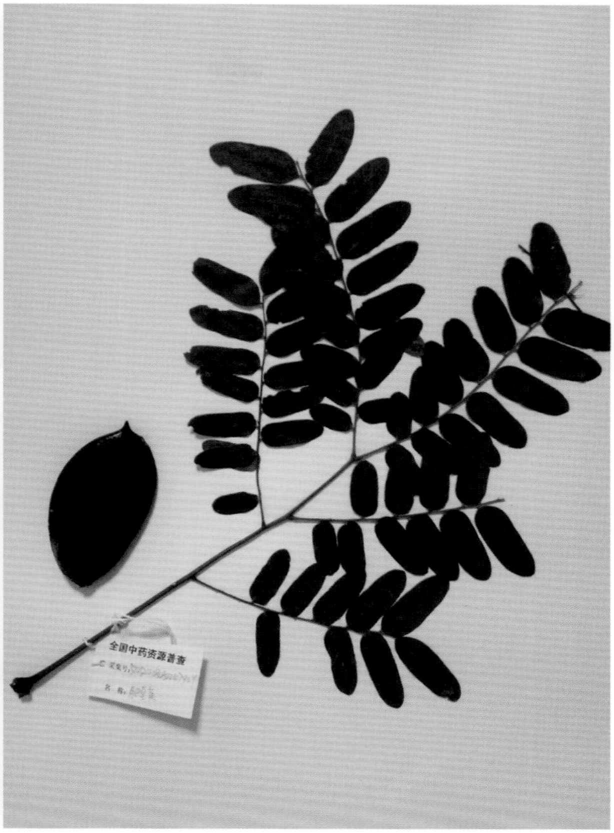
全国中药资源普查

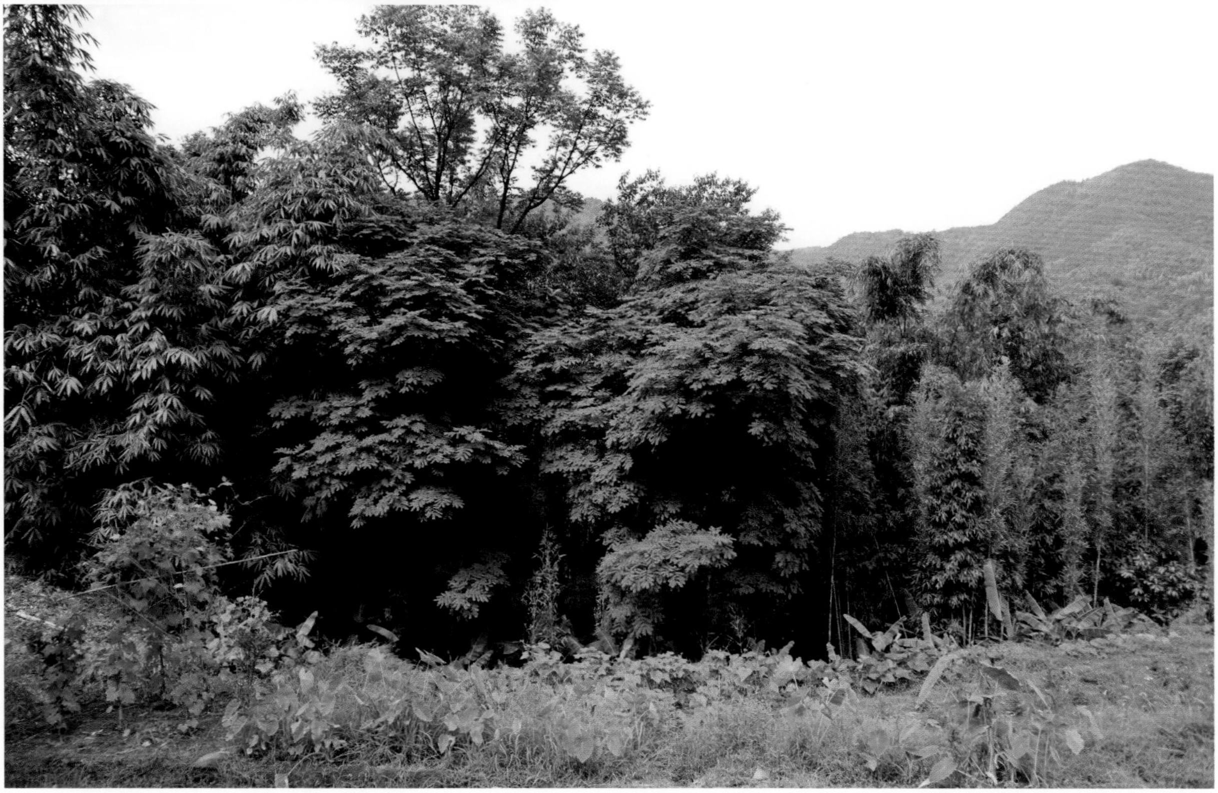

鸡眼草 斑鸠窝

Kummerowia striata (Thunb.) Schindl.

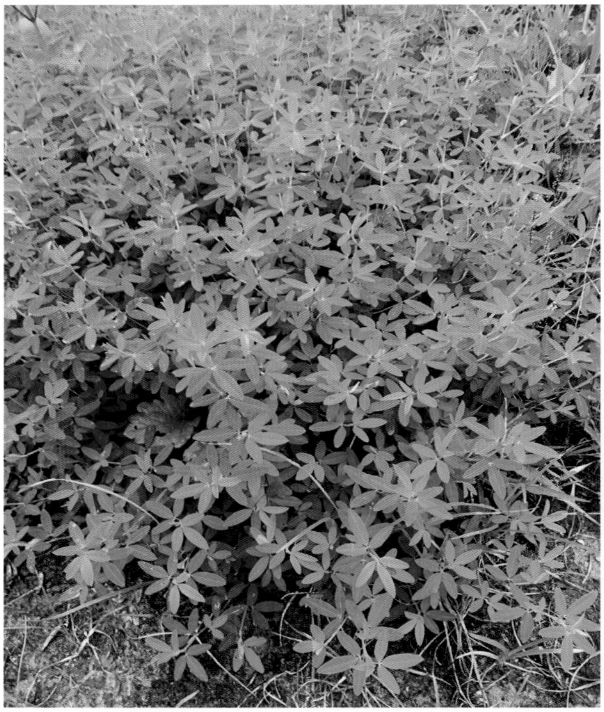

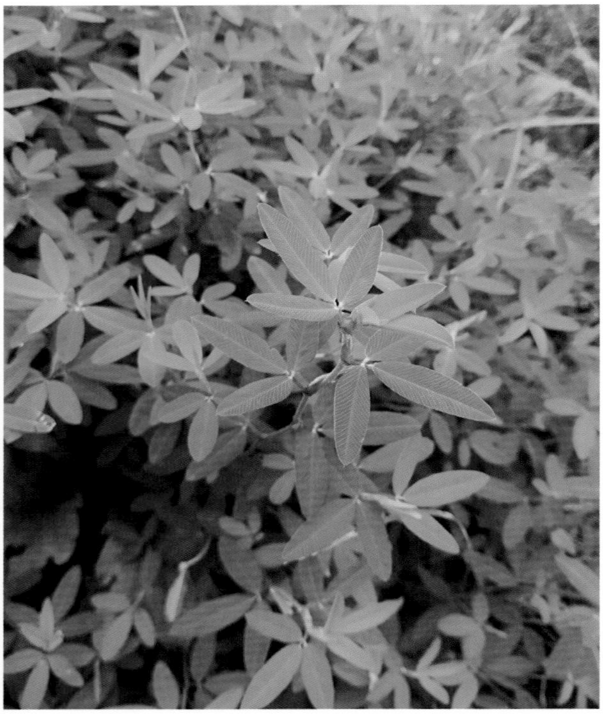

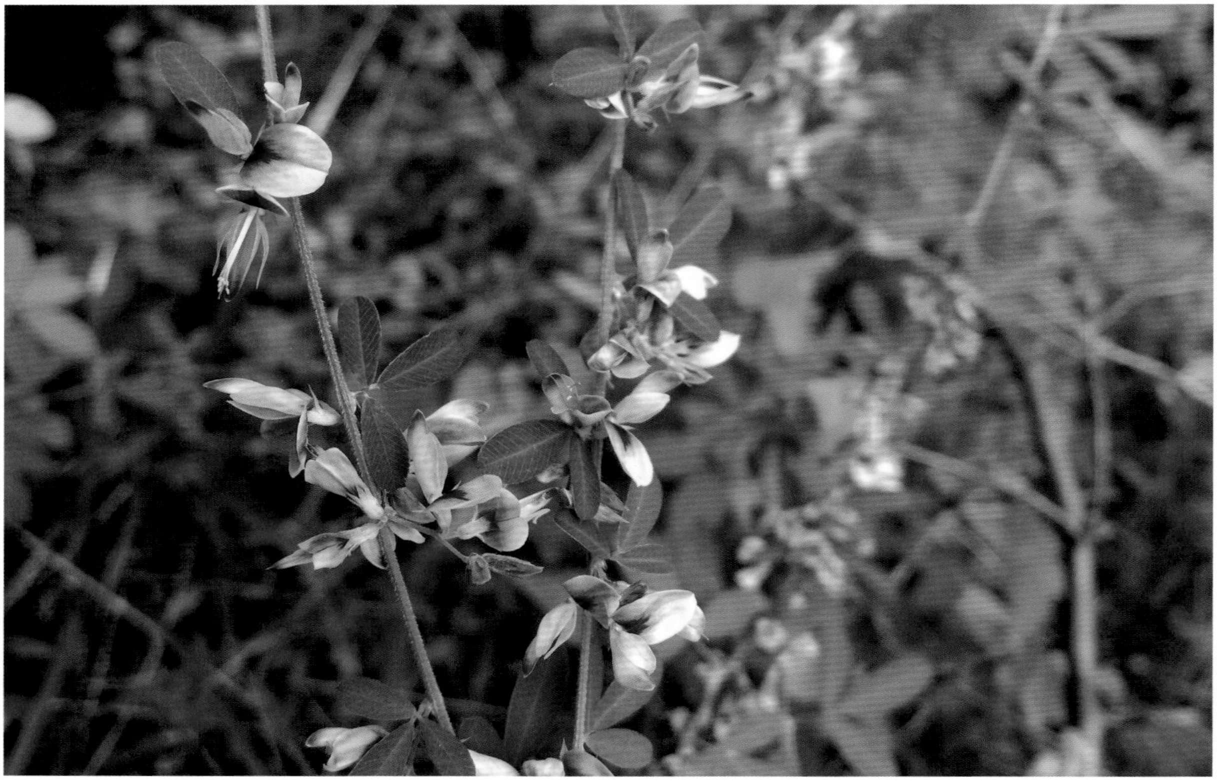

【形态特征】一年生草本，高 5~30cm。茎多分枝，小枝具白色向下的毛。三出羽状复叶，小叶先端常圆形；托叶 2 片，大，膜质，具长缘毛，比叶柄长。花 1~3 生于上部叶腋；花冠长 5~6mm。荚果圆形或倒卵形，稍压扁。种子黑色，有棕色斑点。花期 7~9 月，果期 8~10 月。

【适宜生境】生于草坡、地边。

【资源状况】分布于低山区。常见，可以大量开发利用。

【入药部位】全草。

【功能主治】利尿通淋，解热散痧，止痢。用于风热感冒发热，暑湿吐泻，疟疾，赤白痢疾，肠炎，细菌性痢疾，红崩白带，发痧气痛。

扁　豆

白扁豆、软豆

Lablab purpureus (Linn.) Sweet

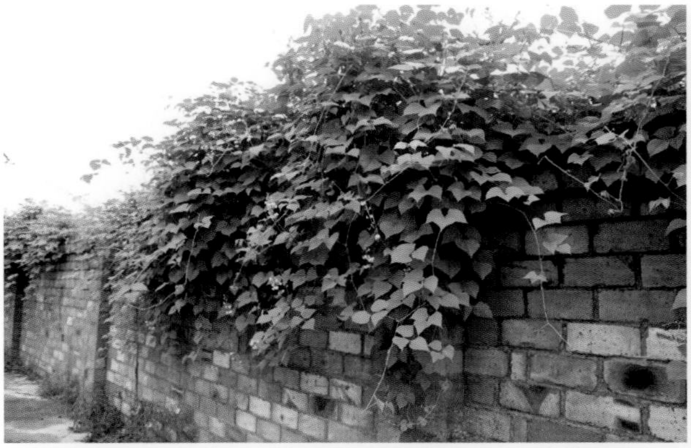
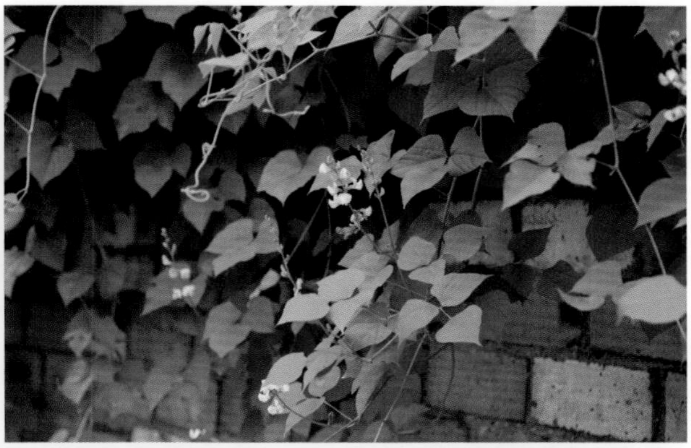
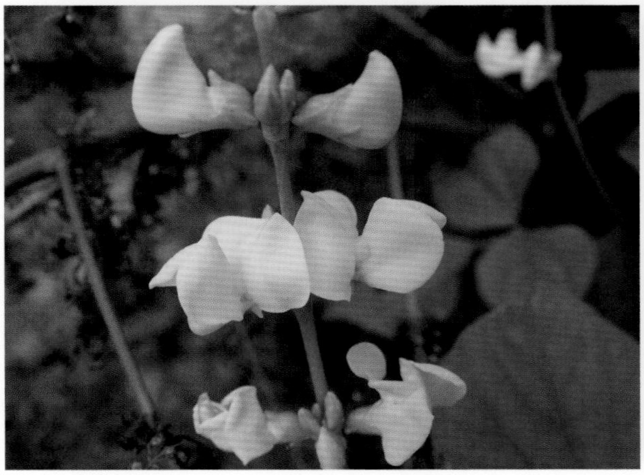
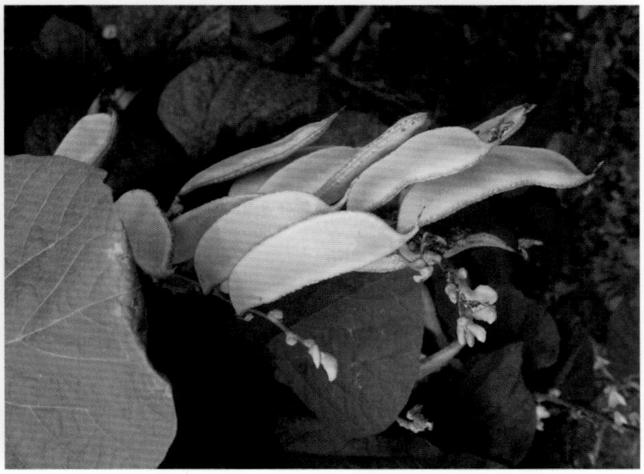

【形态特征】缠绕草本。茎长可达 6m，常呈淡紫色。羽状复叶，具 3 小叶；小叶宽三角状卵形。总状花序腋生，直立，长 15~25cm；花 2~5 簇生于每个节间；花冠白色或紫色。荚果长圆状镰形，扁平。种子长椭圆形，白色或紫黑色。花期 4~12 月。

【适宜生境】栽培。

【资源状况】分布于坝区、低山区。常见，可以大量开发利用。

【入药部位】成熟种子（白扁豆）、种皮（扁豆衣）、叶（扁豆叶）、藤茎（扁豆藤）、根（扁豆根）。

【功能主治】成熟种子清热除湿，养胃健脾。用于暑湿吐泻，脾虚泄泻与呕逆，食少久泄，水停消渴，赤白带下，小儿疳积，夏感暑湿，腹痛呕吐。种皮用于夏季腹泻、呕吐。叶用于下肢溃疡。藤茎用于风痰迷窍，癫狂乱语。根清热止血。用于便血，痔漏，淋浊。

截叶铁扫帚

夜关门、铁扫把

Lespedeza cuneata (Dum.-Cours.) G. Don

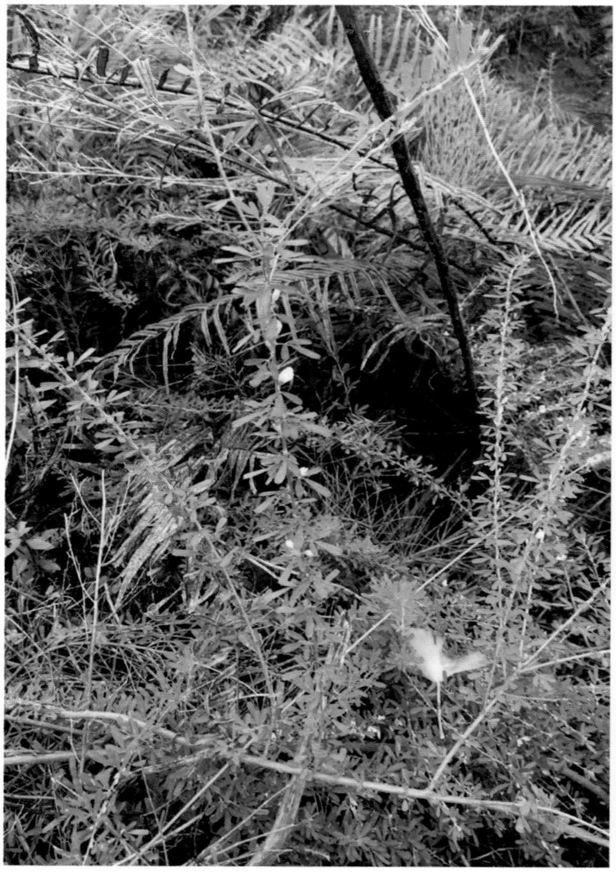

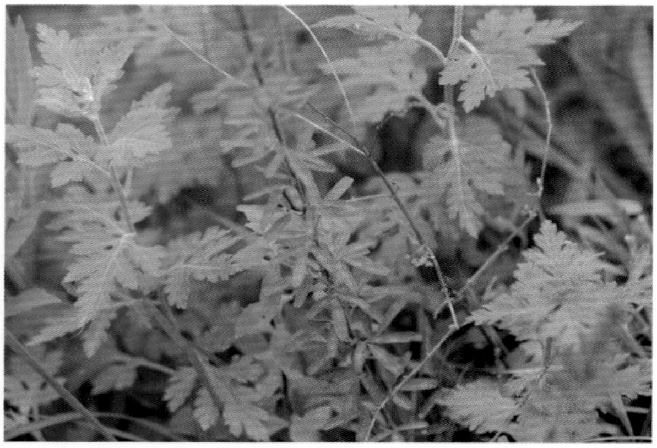

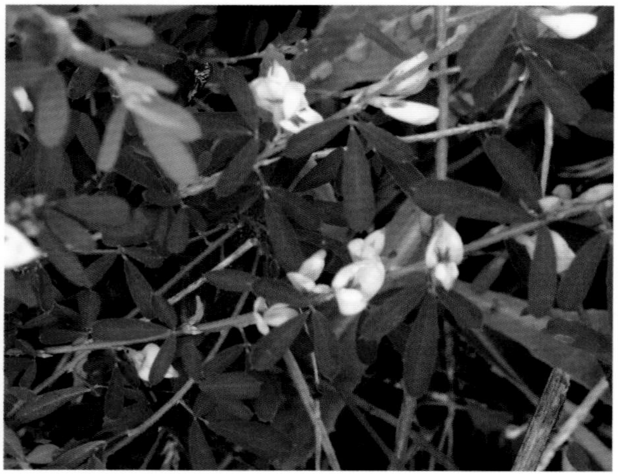

【形态特征】亚灌木或多年生草本，高约 1m。枝条紧密。叶密集，具 3 小叶，小叶楔形或条状楔形，顶端截形或近截形，具小尖头，叶背疏具平伏柔毛。总状花序腋生，具 2~4 花；花序梗短；花冠浅黄色或白色。荚果宽卵形，被伏毛，棕色，先端有喙。花期 7~8 月，果期 9~10 月。

【适宜生境】生于荒坡、草地。

【资源状况】分布于低山区。常见，可以开发利用。

【入药部位】全草（夜关门）。

【功能主治】清热利湿，消食除积，补肝肾，明目，通经活血，消炎，益肺阴，固精，收涩止带，散瘀消肿。用于夜梦遗精，肾虚遗尿，小儿遗尿，多尿，滑精，白浊，白带异常，哮喘，胃痛。

天蓝苜蓿　野花生

Medicago lupulina Linn.

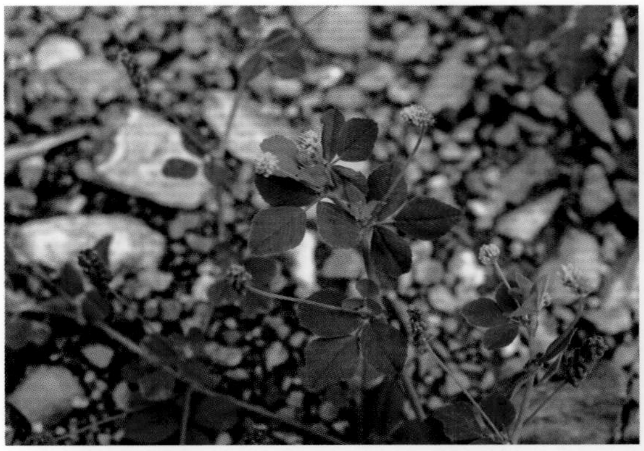

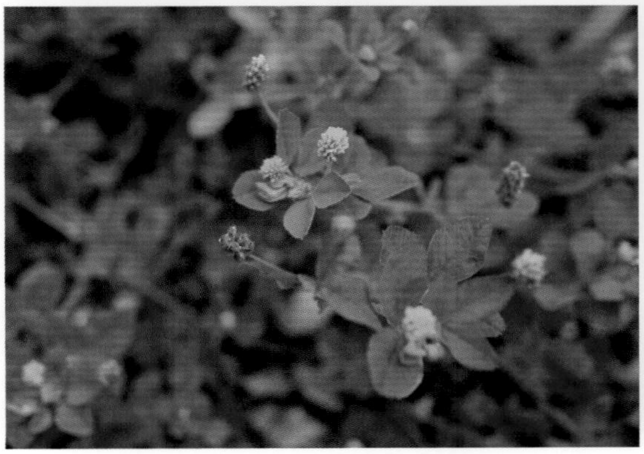

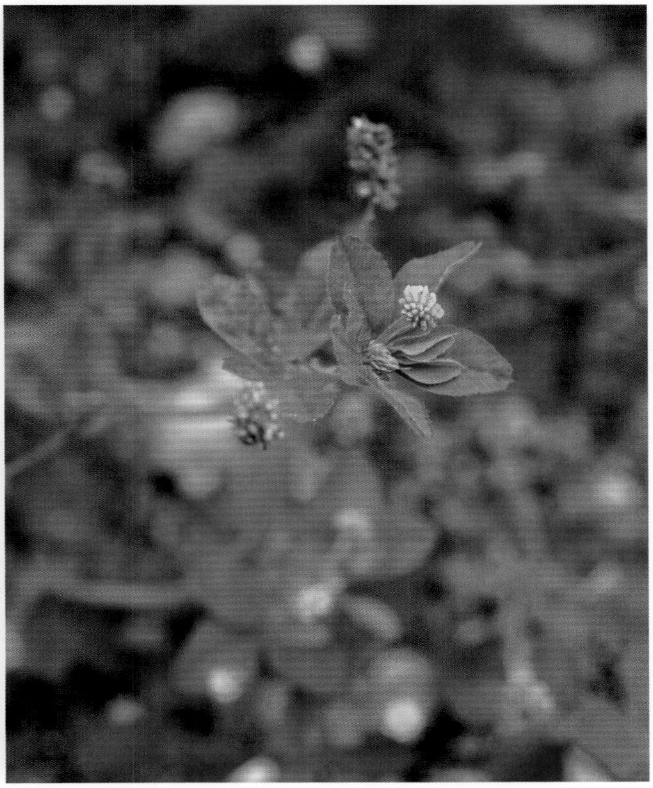

【形态特征】一年生或短命多年生草本植物，高 20~60cm。茎多分枝，被疏毛。小叶 3，倒卵形或菱形，基部楔形，纸质，具柔毛。花 10~20 组成小头状；苞片刺毛状，较小；花冠黄色。荚果肾形，散生柔毛，长约 3mm，宽约 2mm，熟时黑色。种子黄褐色。花期 4~9 月，果期 6~10 月。

【适宜生境】生于荒坡、草地。

【资源状况】分布于低山区。主要栽培为牧草。常见，可以大量开发利用。

【入药部位】全草。

【功能主治】清热利湿，催乳。用于糖尿病。

草木犀

铁扫把、草木樨
Melilotus officinalis (Linn.) Pall.

【标本采集号】LEM120627003

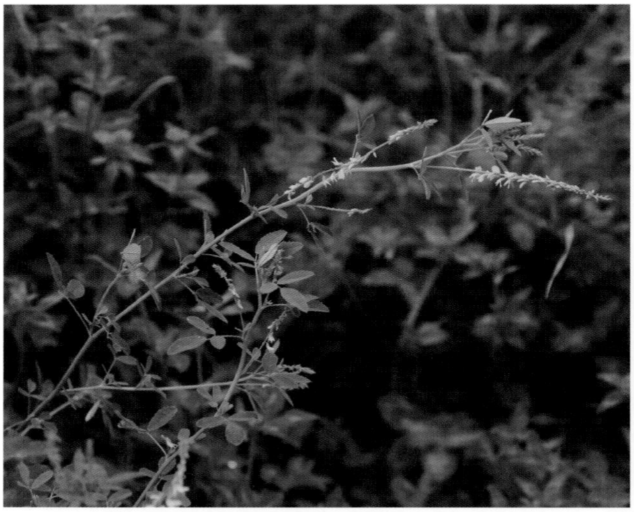

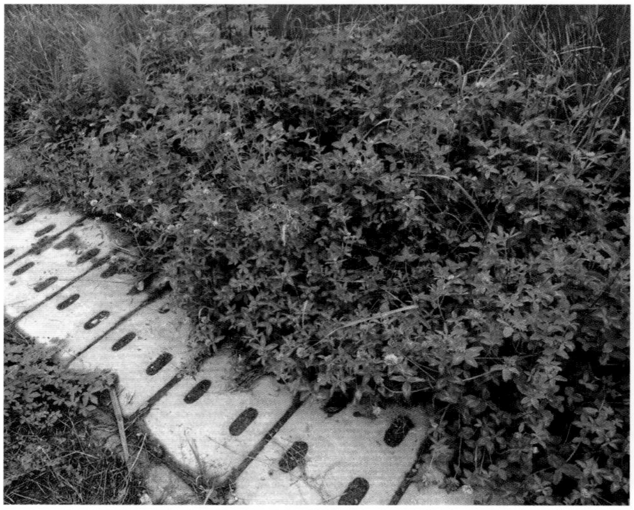

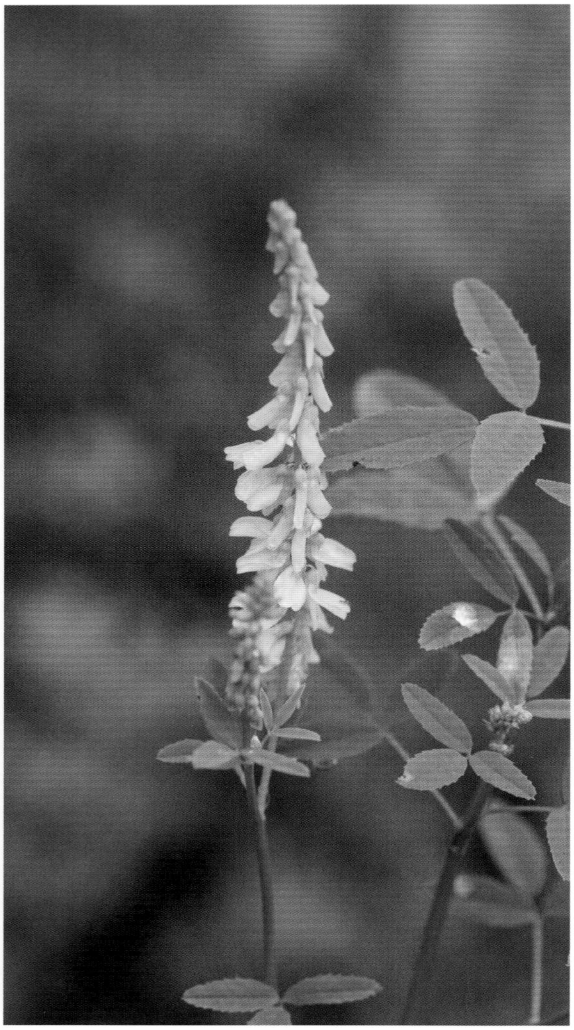

【形态特征】二年生草本，高 40~80cm。羽状叶三出复叶；托叶镰刀状条形，基部全缘或具 1 小齿；小叶倒卵形，侧脉 8~12 对，边缘具浅齿。总状花序具 30~70 花，起初密集，花期疏松；花黄色。荚果卵球形，脉为横向网纹状，深褐色。种子黄褐色，平滑。花期 5~9 月，果期 6~10 月。

【适宜生境】生于海拔 1000m 以下的田边、田坎。

【资源状况】分布于坝区、低山区。常见，可以栽培，可以开发利用。

【入药部位】全草（避汉草）。

【功能主治】清热解毒，杀虫，利尿。用于胃痛，扁桃体炎，白喉，炭疽，久热不退，中毒性发热。

厚果崖豆藤 苦檀子、厚果鸡血藤 *Millettia pachycarpa* Benth.

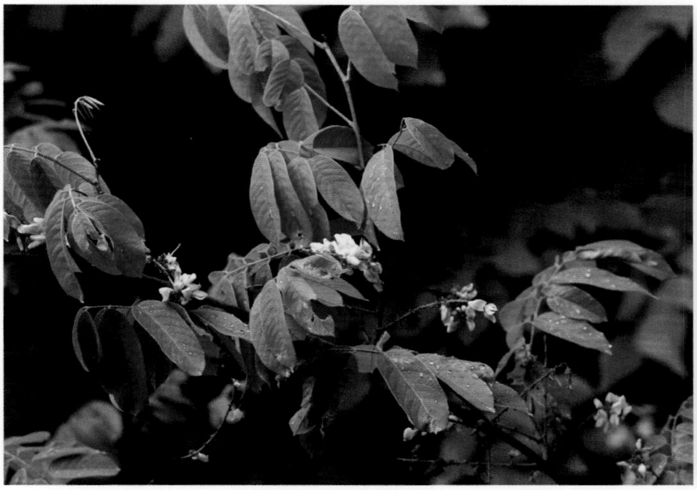

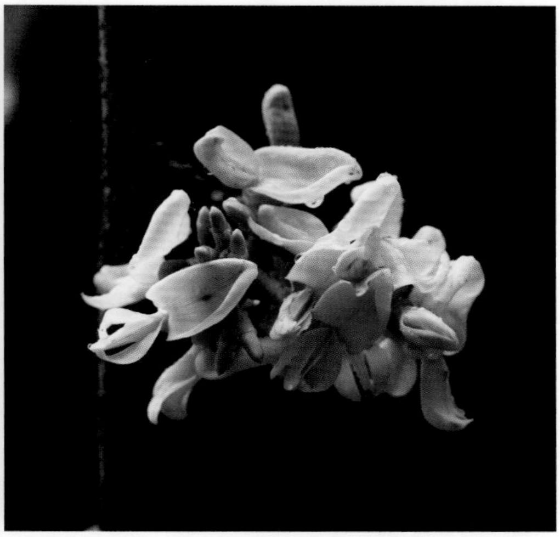

【形态特征】大型攀缘藤本。枝干表皮黑绿色，嫩枝具白色疏茸毛。单数羽状复叶互生；小叶13~17，长圆状椭圆形至长圆状披针形，叶背被平伏绢毛，中脉隆起，密被褐色绒毛。假总状花序在新枝下具2~6分枝，具褐色绒毛；花冠碟形。荚果深褐色，膨大，密具浅黄色疣，渐无毛。种子黑褐色，肾形。花期4~6月，果期7~11月。

【适宜生境】生于林中。

【资源状况】分布于低山区。常见。

【入药部位】种子（苦檀子）、叶（苦檀叶）、根。

【功能主治】种子、叶杀虫，解毒。用于疥癣，毒疮。根行气活血。用于风湿关节疼痛，跌打损伤，小儿麻痹后遗症，月经不调。

含羞草 *Mimosa pudica* Linn.

【形态特征】灌木，高达1m。茎多分枝，散生倒刺毛和钩刺。叶触之即闭合下垂；羽片通常2对；小叶10~20对，线状披针形。花多数，粉色；小花萼微小；花冠钟形，裂片外面具柔毛；雄蕊4。荚果排成星状，稍弯曲，扁平，长圆形，边缘具刺毛；熟时荚节断裂。花期3~10月，果期5~11月。

【适宜生境】栽培。

【资源状况】分布于坝区。常见。

【入药部位】全草。

【功能主治】镇静安神，平肝降压，止血收敛。用于肠炎，胃炎，失眠，神经衰弱，小儿疳积，目赤肿痛，深部脓肿。

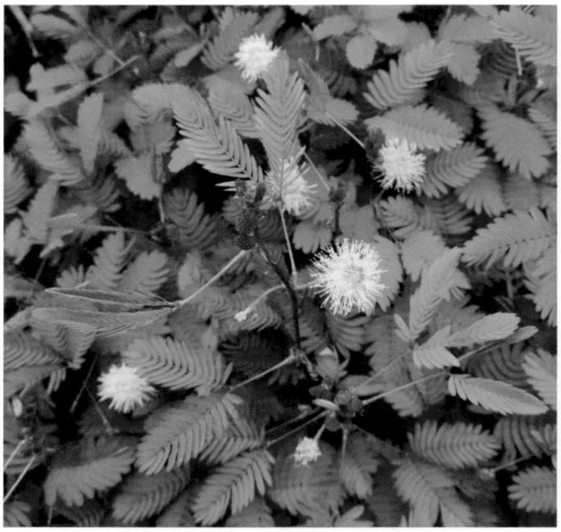

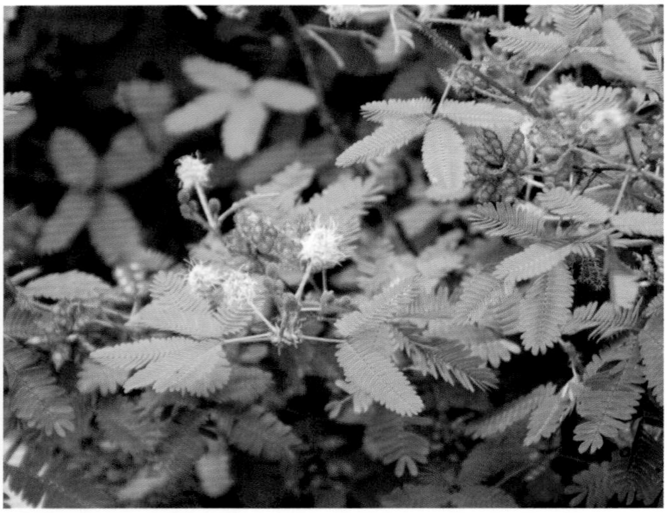

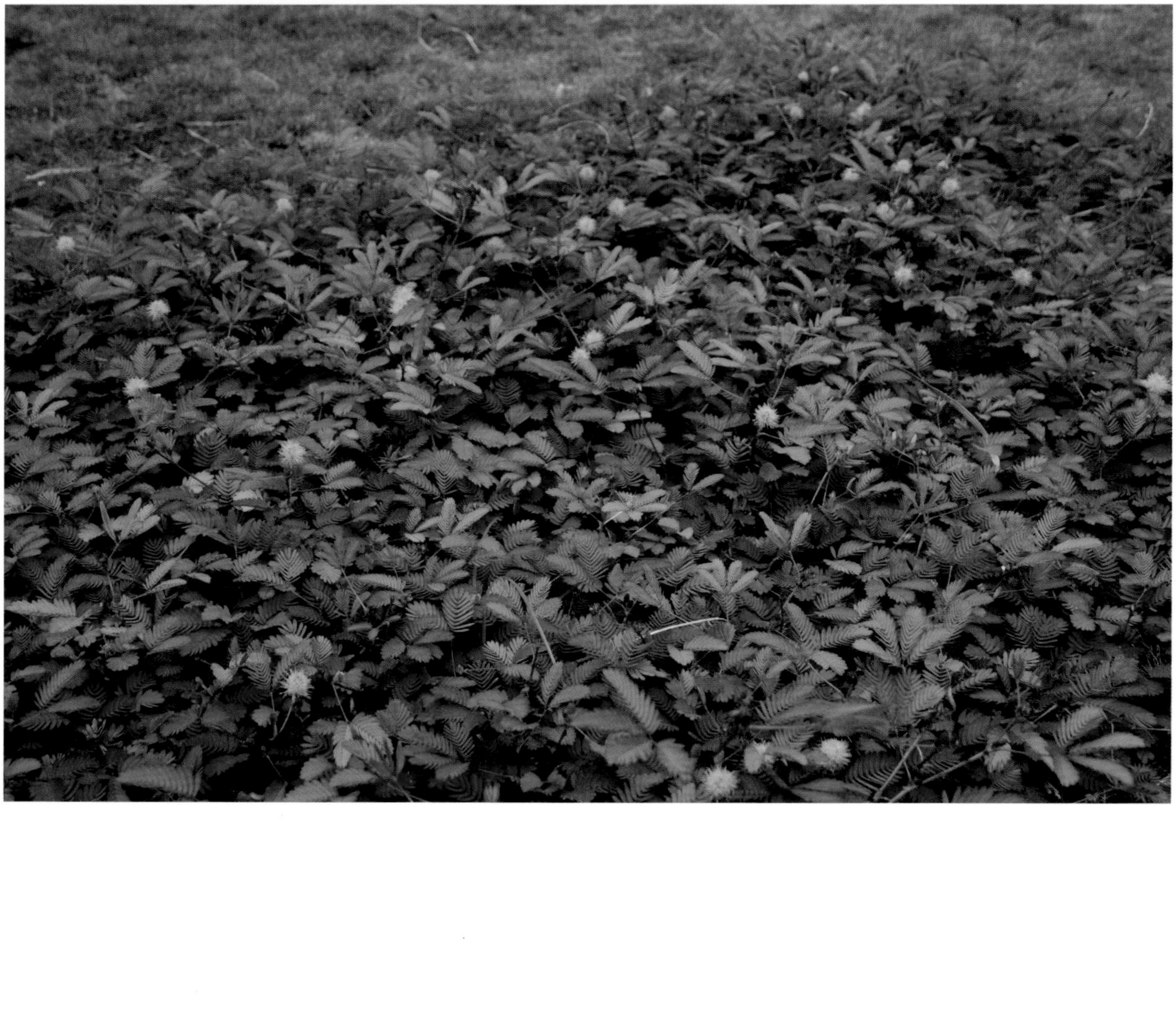

常春油麻藤

油麻藤、牛麻藤、常绿油麻藤

Mucuna sempervirens Hemsl.

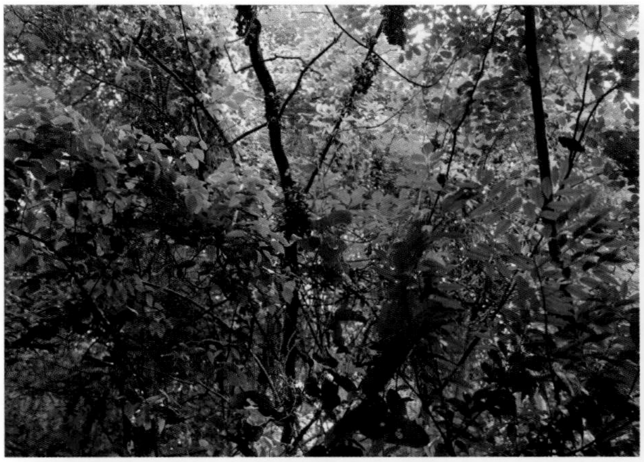

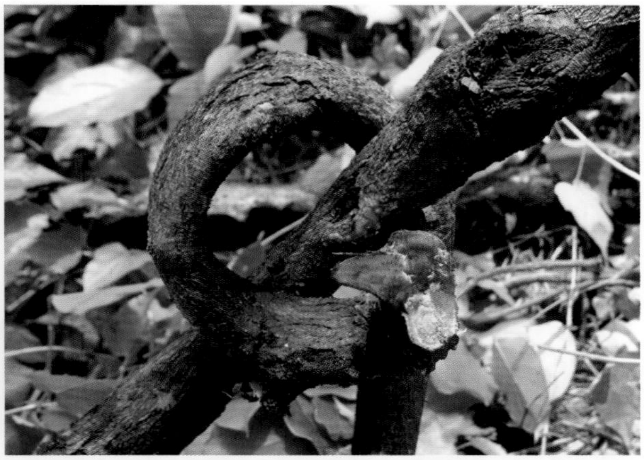

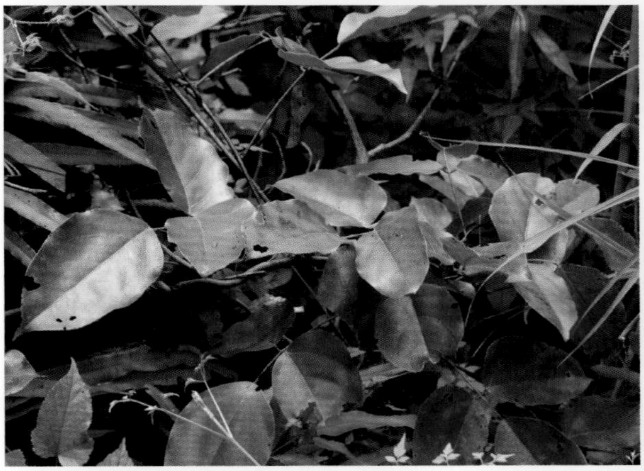

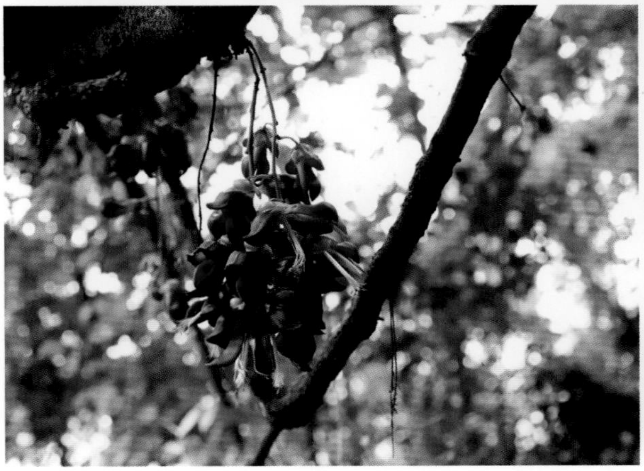

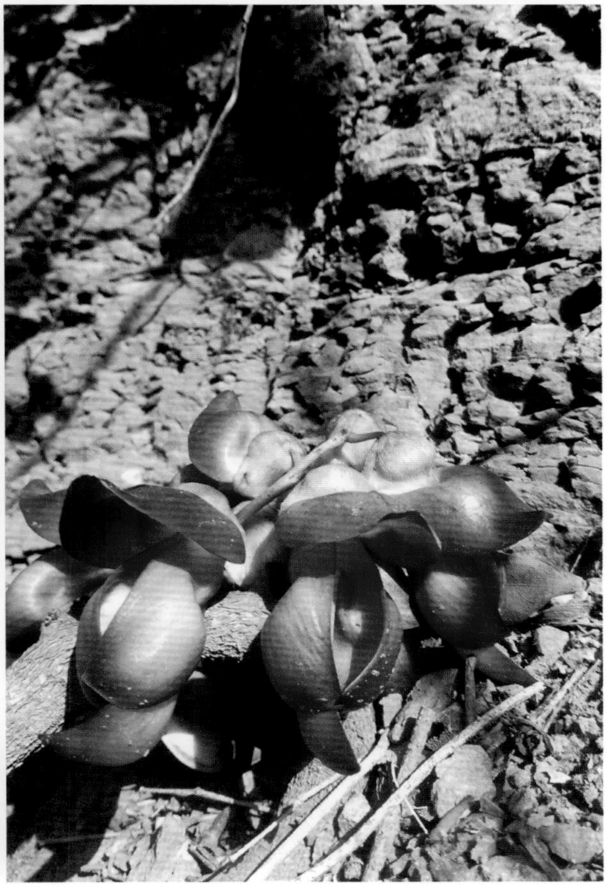

【形态特征】木质藤本，长达25m。茎黄棕色，粗糙。小叶纸质或革质；顶生小叶椭圆形或椭圆状卵形。花序常生于老茎；花冠深紫色，干后黑色；花萼宽钟形，萼齿5。荚果木质，被红褐色短毛和刚毛。种子4~12粒，带红色、褐色或黑色，种脐半包种子。花期4~5月，果期8~10月。

【适宜生境】生于林间。

【资源状况】分布于坝区、低山区、中山区。常见，可以大量开发利用。

【入药部位】藤茎或根（牛马藤）。

【功能主治】活血化瘀，通经脉。用于风湿疼痛，关节炎，腰腿痛，跌打损伤，鹤膝风，痫证，四肢麻木，贫血，月经不调，经闭，痛经。

豆　薯　地瓜

Pachyrhizus erosus (Linn.) Urb.

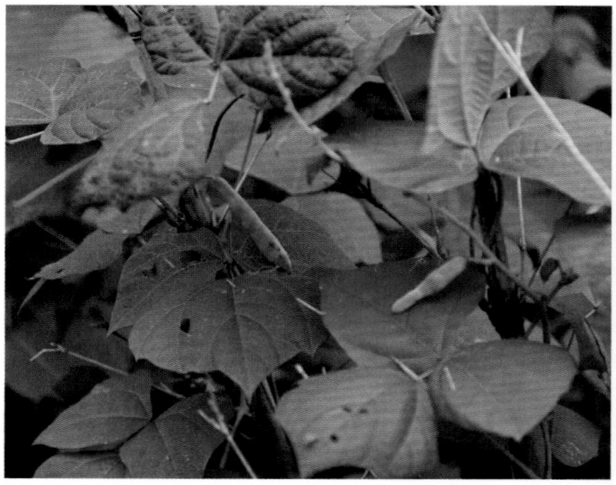

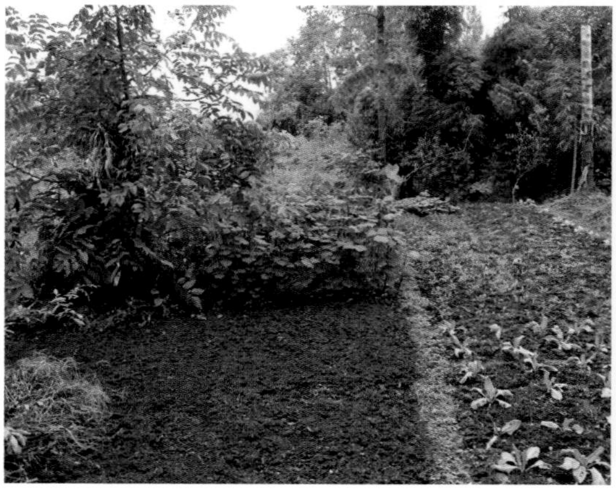

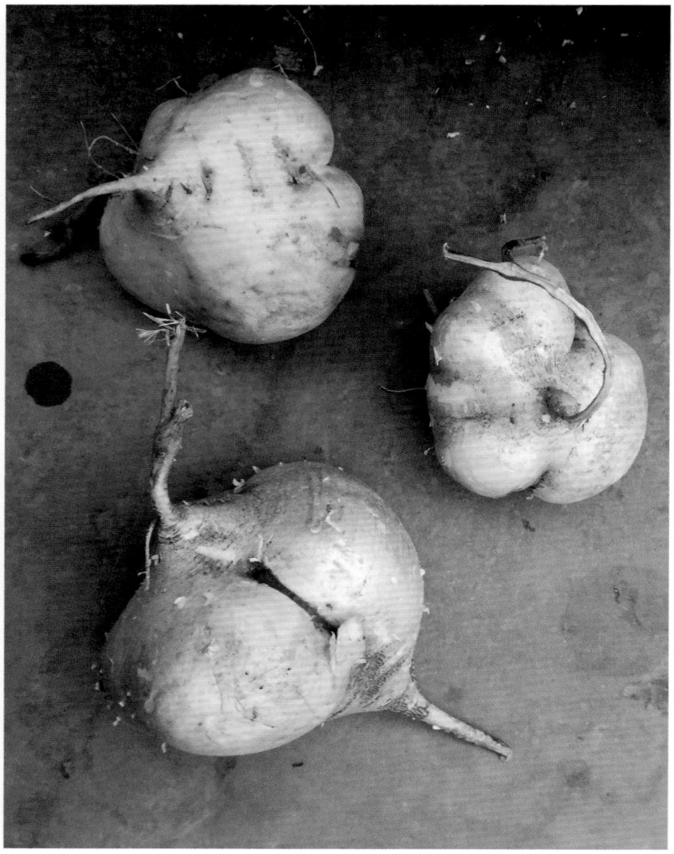

【形态特征】粗壮缠绕藤本。块根肉质肥大，直径20~30cm，味甜多汁。小叶菱形或卵形，中部以上不规则浅裂，侧生小叶极偏斜，仅叶背微被毛。总状花序长15~30cm，每节有花3~5朵；花萼钟形，表面紧被毛；花冠浅紫色或淡红色。荚果带形，扁平，被细长糙伏毛。种子每荚8~10粒，近方形，棕褐色，有光泽。花期8月，果期11月。

【适宜生境】栽培。

【资源状况】分布于坝区、低山区。常见，可以大量以开发利用。

【入药部位】块根、种子。

【功能主治】块根止渴，解酒毒。用于热病伤津，慢性酒精中毒等。种子杀虫。用于疥疮。

菜　豆

四季豆

Phaseolus vulgaris Linn.

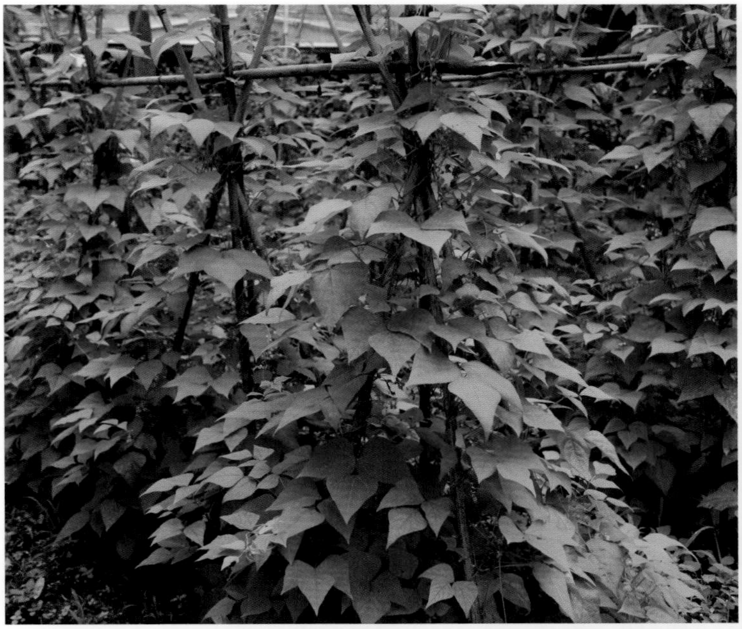

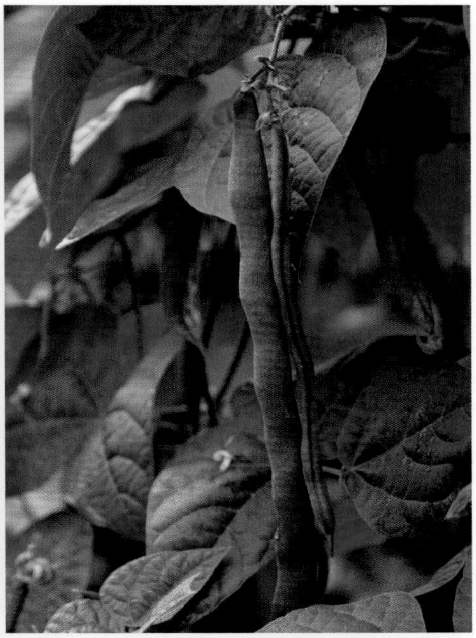

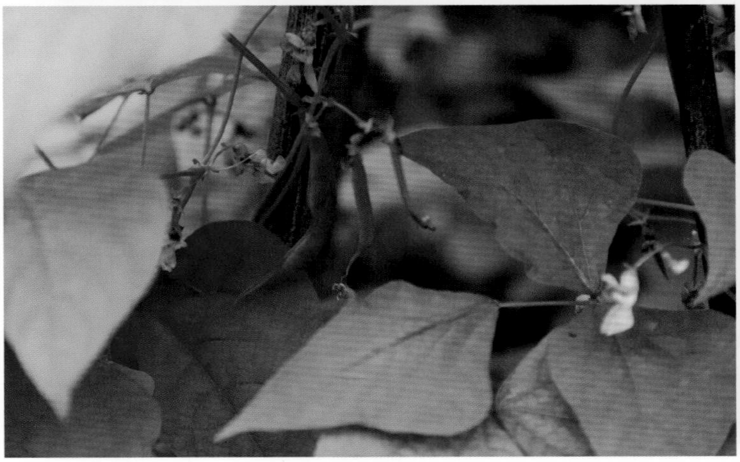

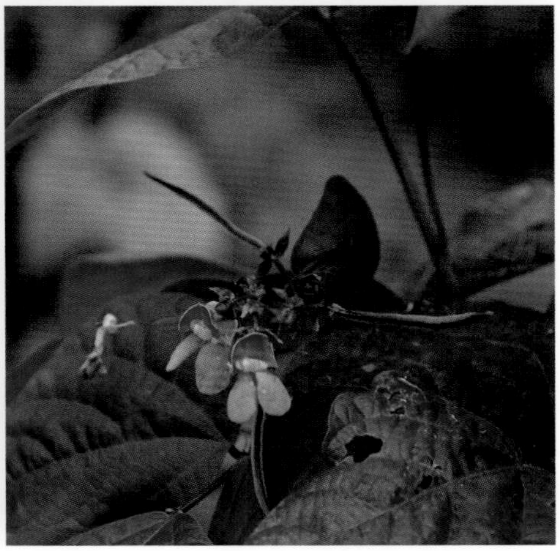

【形态特征】一年生攀缘缠绕草本。托叶披针形，长约 4mm；小叶阔卵形或倒卵状菱形。总状花序短于叶，常数花生于花序轴顶端；小苞片卵形，有数条隆起的脉，约与花萼等长；花冠白色、黄色、紫色或红色。荚果带状，稍弯曲，顶端不变宽，常无毛，顶有喙。花期 4~7 月。

【适宜生境】栽培。

【资源状况】分布于坝区、低山区、中山区。常见，可以大量开发利用。

【入药部位】种子。

【功能主治】清热，利尿，消肿。用于脾虚水肿，脚气病，胃脘胀痛，痈肿疮毒，脾虚泄泻。

豌　豆

白豌豆、麻豌豆

Pisum sativum Linn.

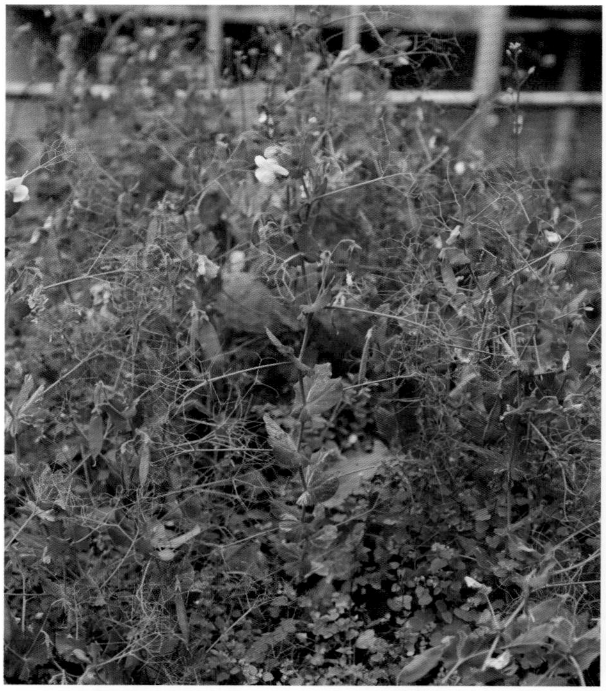
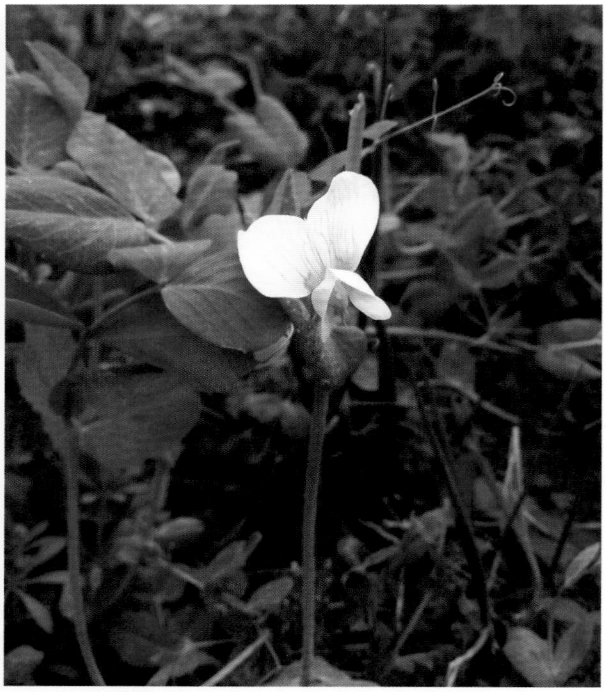
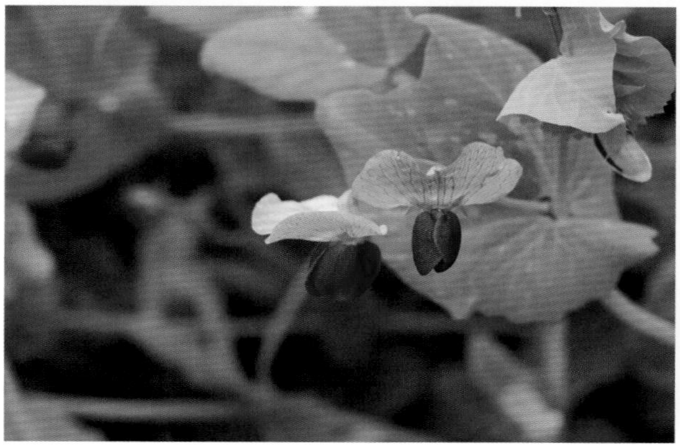
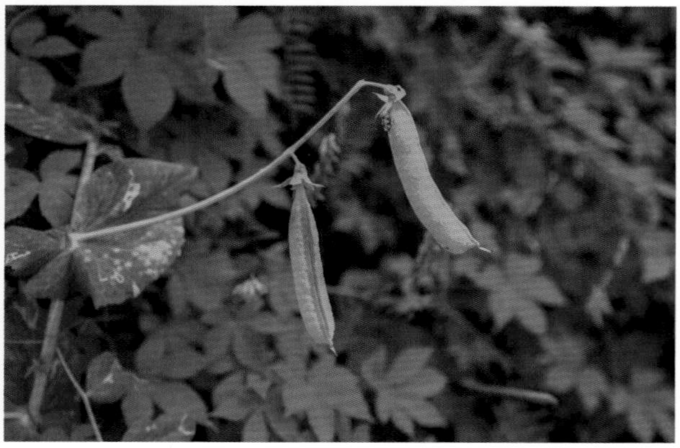

【形态特征】一年生攀缘草本，全株绿色，光滑无毛，被粉霜。叶具 4~6 小叶；小叶卵形，长 2~7cm，宽 1~4cm。总状花序具 1~3 花；花冠颜色多变，常白色和紫色；子房无毛，花柱扁平。荚果长 2.5~12cm，宽 1~2.5cm。种子圆形，青绿色，干后变为黄色。花、果期 2~9 月。

【适宜生境】栽培。

【资源状况】分布于坝区、低山区。常见，可以大量开发利用。

【入药部位】种子。

【功能主治】清热，除湿，消肿，散结。用于痈肿疮毒，脾虚泄泻，胃脘胀痛，霍乱转筋，脚气病，痈肿。

亮叶猴耳环 金耳环、车耳树、亮叶围涎树

Pithecellobium lucidum Benth.

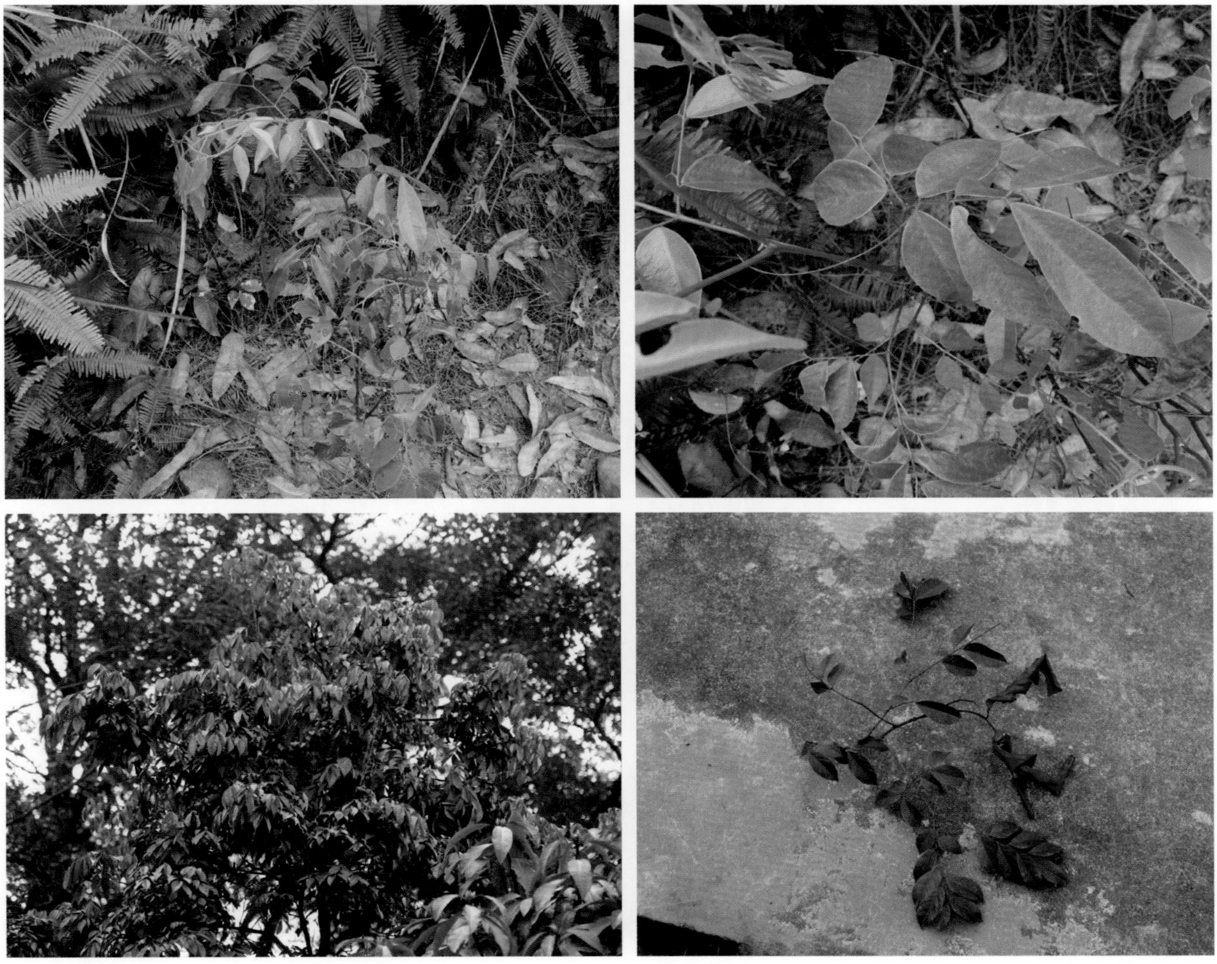

【形态特征】无刺乔木，高 2~10m。幼枝、叶柄、花序均被褐色短茸毛。二回羽状复叶；羽片 1~2 对，小叶 2~5 对，除顶端 1 对对生，余均互生，叶面光亮且深绿色；叶轴腺体压扁。头状花序球形，具 10~20 花，排成圆锥状。荚果旋转成环状，宽 2~3cm。花期 4~6 月，果期 7~12 月。

【适宜生境】栽培。

【资源状况】分布于低山区。常见。

【入药部位】枝、叶、果实。

【功能主治】枝、叶凉血，消炎止痛，生肌。用于伤寒，风热头痛，咽喉肿痛，肠炎，痢疾腹痛，烫伤，溃疡。果实用于小儿流涎。

尖叶长柄山蚂蝗

牛毛粘、饿蚂蝗、山蚂蝗

Podocarpium podocarpum (DC.) Yang et Huang var. *oxyphyllum* (DC.) Yang et Huang

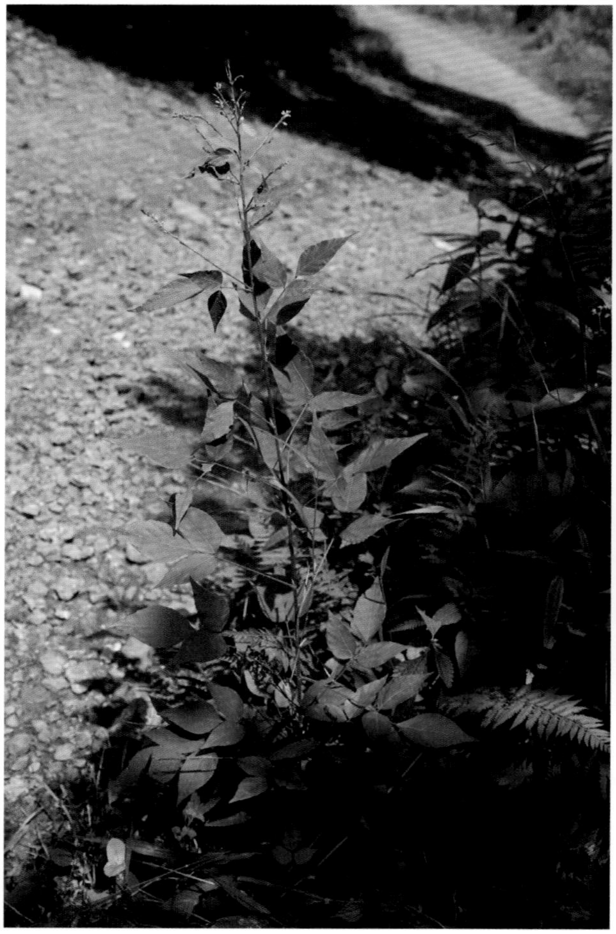

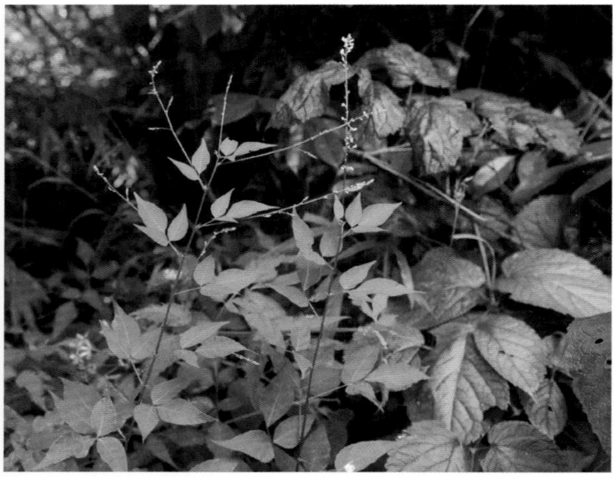

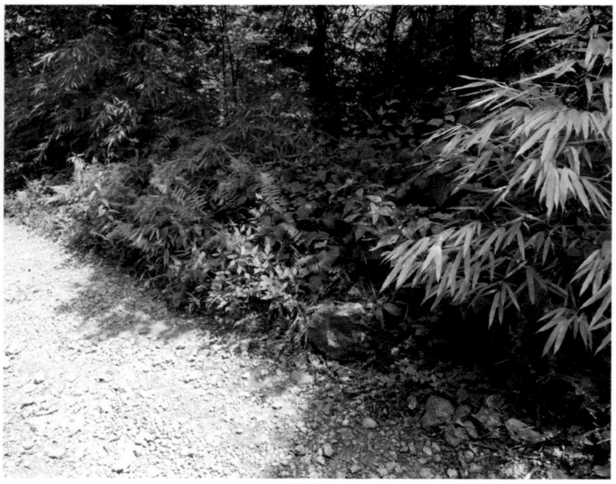

【形态特征】草本。托叶钻形；小叶 3，顶生小叶菱形，长 4~10cm，先端渐尖，全缘，尖头钝，基部楔形。苞片窄卵形；花萼钟形，裂片较萼筒短；花冠紫红色；雄蕊单体。荚节略呈宽半倒卵形。

【适宜生境】生于灌丛、地边。

【资源状况】分布于低山区。少见。

【入药部位】全草。

【功能主治】解表散寒，祛风解毒。用于跌打损伤，风湿关节痛，腰痛，乳痈，毒蛇咬伤。

四川长柄山蚂蝗

牛毛粘、四川山蚂蝗

Podocarpium podocarpum (DC.) Yang et Huang var. *szechuenense* (Craib) Yang et Huang

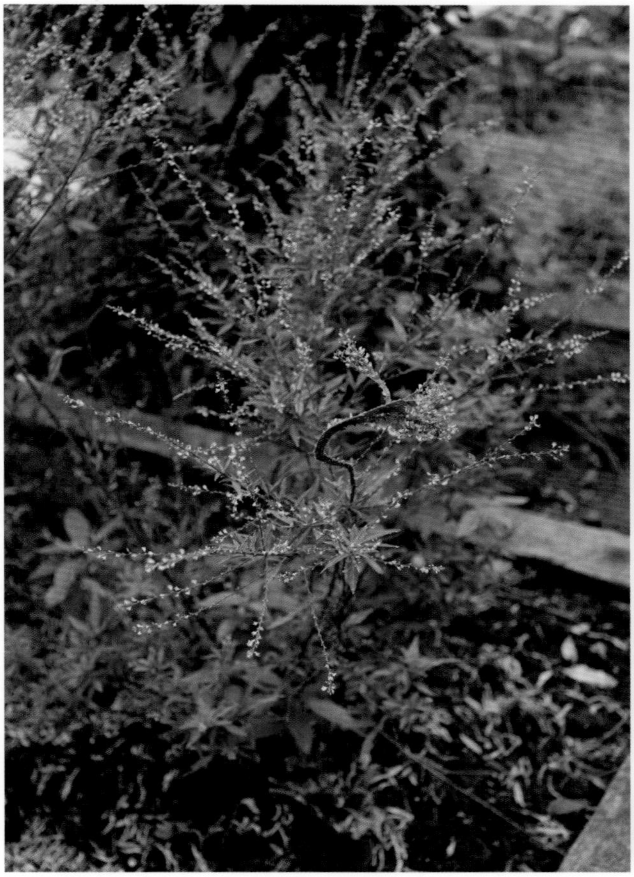

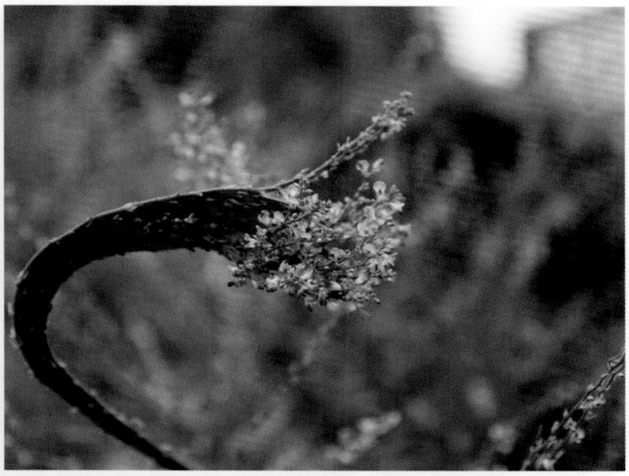

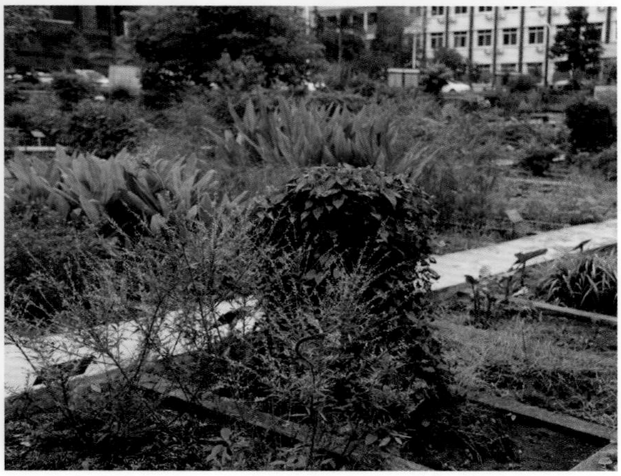

【形态特征】草本。托叶钻形；小叶 3，顶生小叶狭披针状菱形，较窄，长 4~10cm，先端渐尖，全缘。苞片窄卵形；花萼钟形，裂片较萼筒短；花冠紫红色；雄蕊单体。荚节略呈宽半倒卵形。花期 7~9 月，果期 8~11 月。

【适宜生境】生于灌丛、地边。

【资源状况】分布于低山区。常见。

【入药部位】全株或根皮（蚍子草）。

【功能主治】清热止咳，健胃，消积食，发汗解表。用于咽喉肿痛，咳嗽痰多，小儿消化不良，脾虚腹胀，食欲不振，胃痛吐酸，外感头痛，风湿骨痛，疟疾。

补骨脂 黑故子
Psoralea corylifolia Linn.

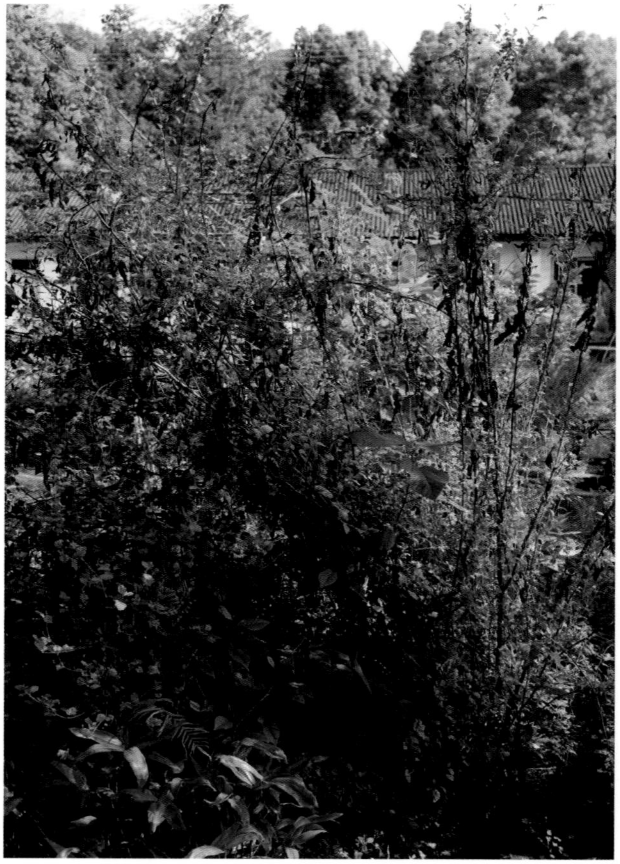

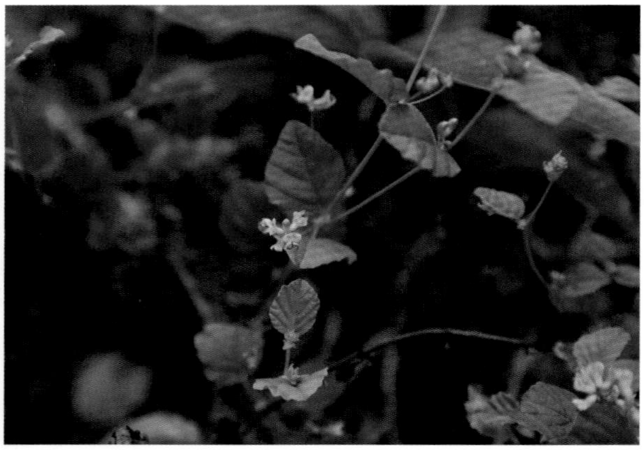

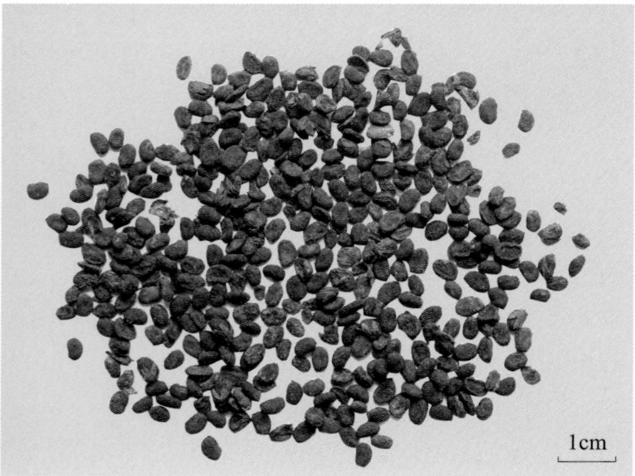

【形态特征】一年生草本。茎具腺体，被白色柔毛，枝坚硬。叶为单叶，宽卵形，两面有黑色腺点。花序腋生，密聚生，头状或短总状，具 10~30 花，花冠蓝色、淡紫色至浅黄色。荚果黑色，卵球形，不开裂。种子扁圆形，棕黑色，有香气。花期 7~8 月，果期 9~10 月。

【适宜生境】栽培。

【资源状况】分布于坝区。少见。

【入药部位】成熟果实。

【功能主治】补肾壮阳，固精止带。用于风湿骨痛，肾虚冷泻，肾阳虚弱，慢性腹泻，尿频，遗尿，滑精，小便频数，阳痿，腰膝冷痛，虚寒咳嗽。

葛

粉葛、葛藤、野葛

Pueraria lobata (Willd.) Ohwi

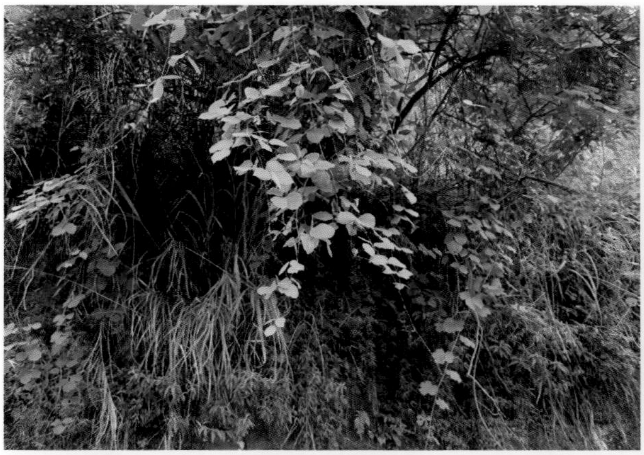

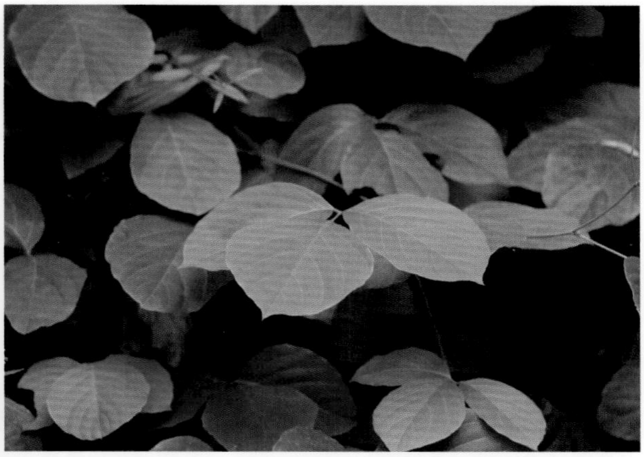

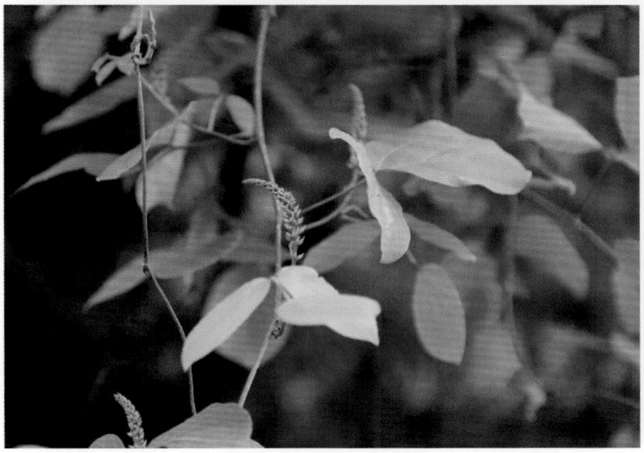

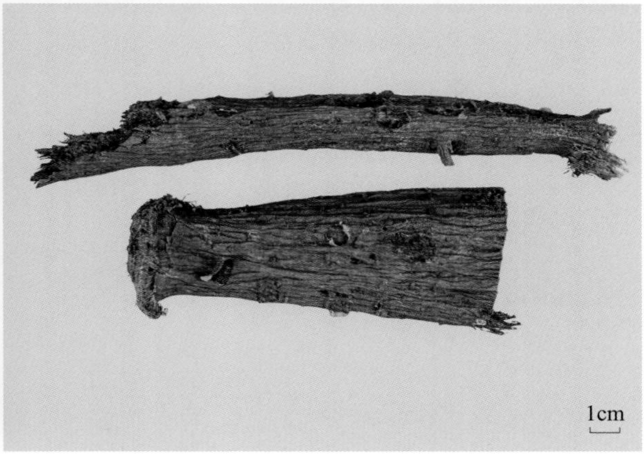

【形态特征】粗壮草质藤本，全体被棕色粗毛。块根圆柱形，肥厚，内部粉质，纤维性强。羽状复叶，具3小叶；托叶基部不裂。花冠紫色；苞片远长于小苞片；花萼长7~8mm；旗瓣直径约8mm。荚果长椭圆形，被褐色长硬毛，长4~9cm，宽6~8mm。花期7~9月，果期10~12月。

【适宜生境】生于灌丛、林边、地边。

【资源状况】分布于中山区。常见，可以开发利用。

【入药部位】根（葛根）、花（葛花）。

【功能主治】根升阳发表，生津止渴，解酒毒。用于伤寒感冒，湿热头痛，项强，烦热，消渴，泄泻，痢疾，麻疹初起，斑疹不透，高血压，心绞痛。花解酒醒脾，解渴，解酒毒。用于伤酒发热烦渴，不思饮食，胸膈饱胀，发呃呕吐，脓痰，酒毒伤胃。

评　述　川产道地药材，主产于绵阳市、凉山彝族自治州（西昌）、宜宾市、阿坝藏族羌族自治州（茂县、汶川）。

苦　葛 粉葛、云南葛藤

Pueraria peduncularis (Grah. ex Benth.) Benth.

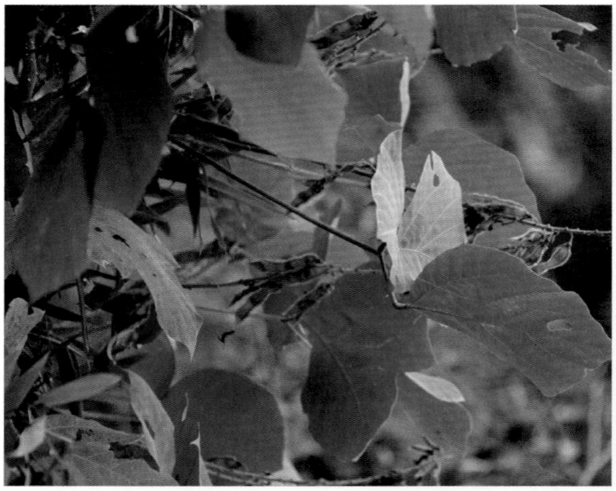
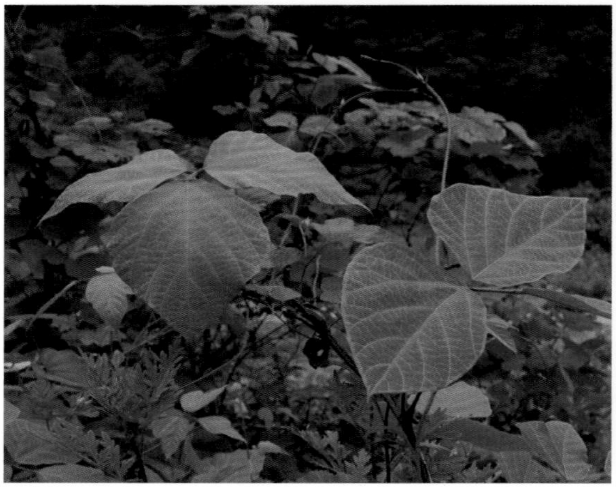
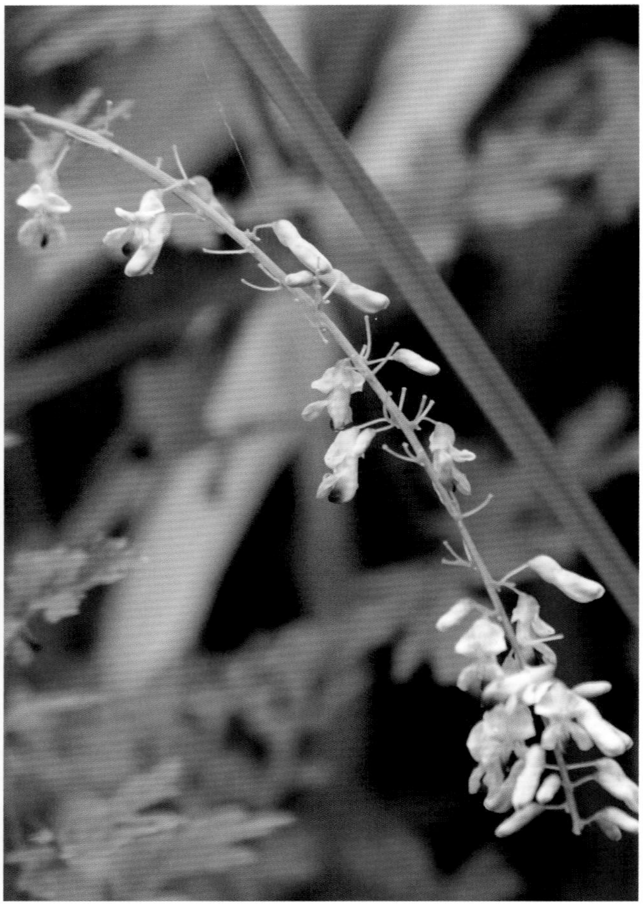

【形态特征】木质藤本，各部被疏或密的粗硬毛。羽状复叶具 3 小叶；托叶基着，披针形，早落；小叶卵形或斜卵形，两面具粗毛。总状花序细弱，长 20~40cm；花白色，3~5 簇生于花序轴节上。荚果条形，果瓣近纸质。花期 8 月，果期 10 月。

【适宜生境】生于灌丛、林边、地边。

【资源状况】分布于低山区。常见。

【入药部位】根、花。

【功能主治】根解肌，透疹，生津止渴，升阳止泻，解表。用于外感项背强痛，咽喉肿痛，肠炎，痢疾，麻疹不透。花解酒醒脾，解渴，解酒毒。用于伤酒发热烦渴，不思饮食，胸膈饱胀，发呃呕吐，脓痰，酒毒伤胃。

菱叶鹿藿

野豆藤、山黄豆

Rhynchosia dielsii Harms

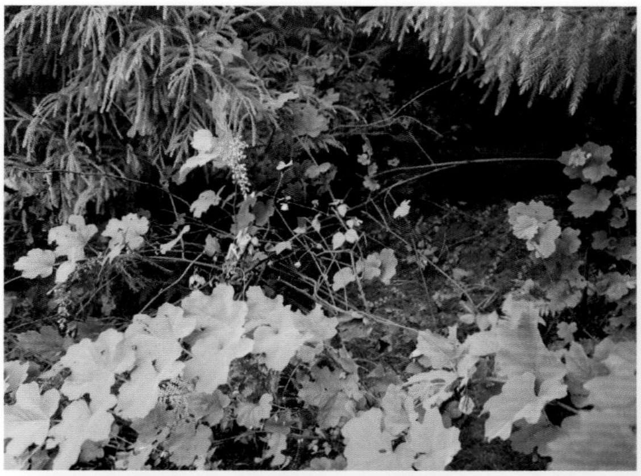

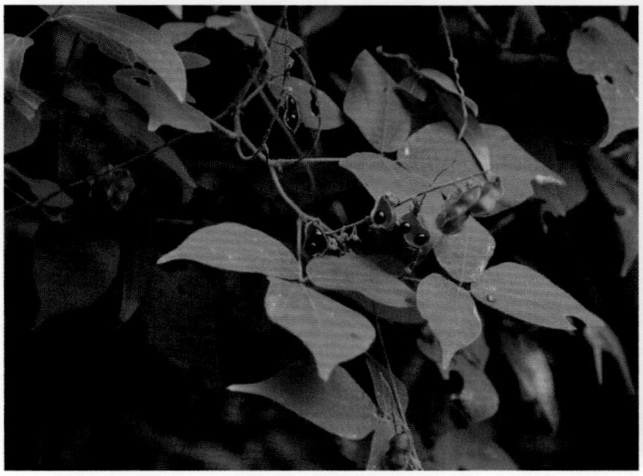

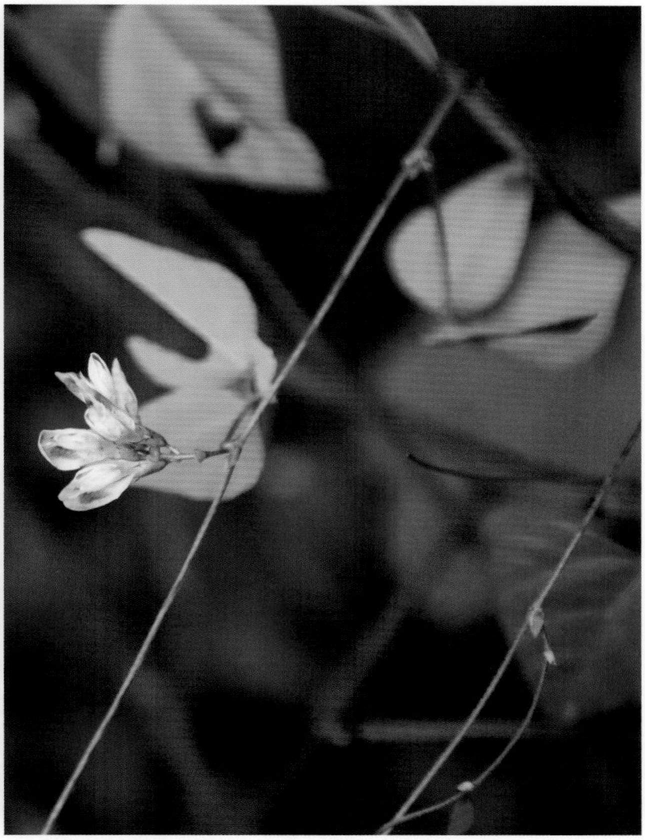

【形态特征】草本。茎缠绕，被黄色长柔毛或混生短柔毛。羽状复叶具 3 小叶，顶生小叶卵形、阔椭圆形或菱状卵形，两面密具柔毛，先端渐尖或尾状渐尖。总状花序腋生，花稀疏；花冠黄色。荚果长圆形或倒卵形，扁平，成熟后紫红色，具柔毛。种子近圆形。花期 6~7 月，果期 8~11 月。

【适宜生境】生于灌丛、路旁。

【资源状况】分布于低山区。常见，可以开发利用。

【入药部位】茎、根（山黄豆藤）、全草。

【功能主治】茎、根祛风，清热解毒，利湿。用于老人心跳，心累及小儿惊风，风湿，水肿。全草消积散结，消肿止痛，舒筋活络。

刺　槐

洋槐

Robinia pseudoacacia Linn.

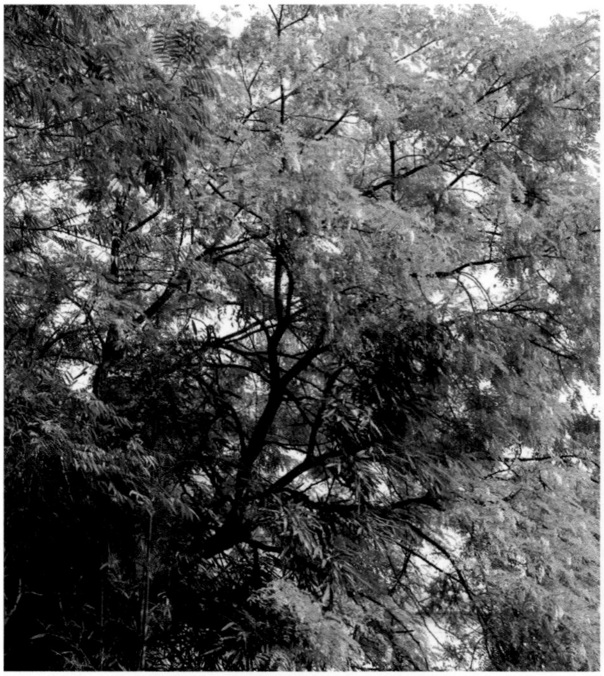

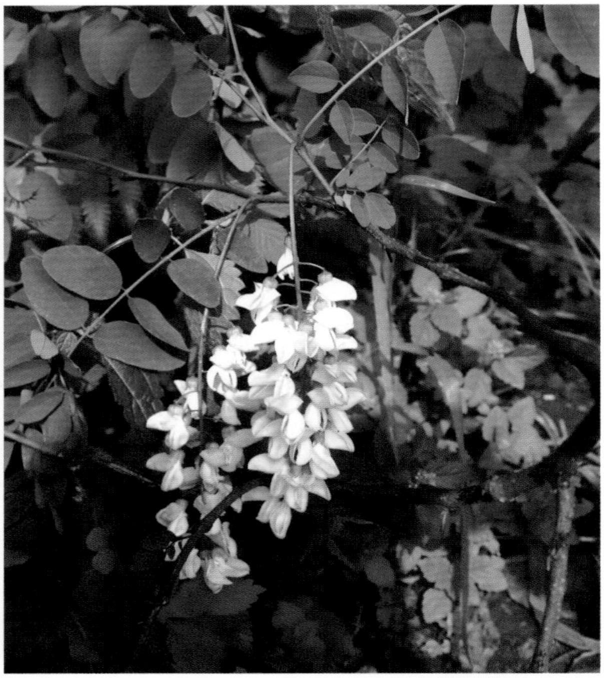

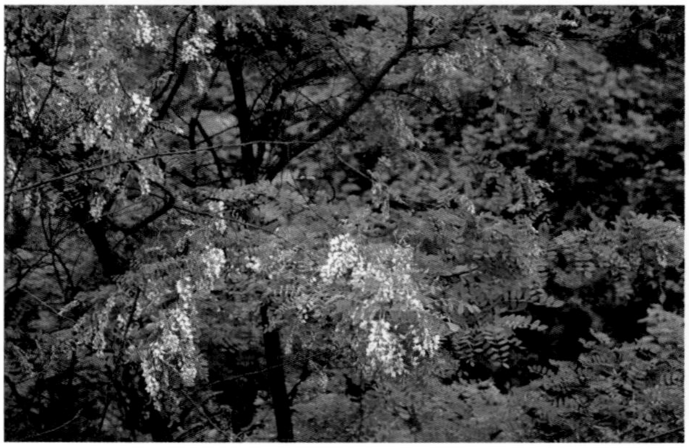

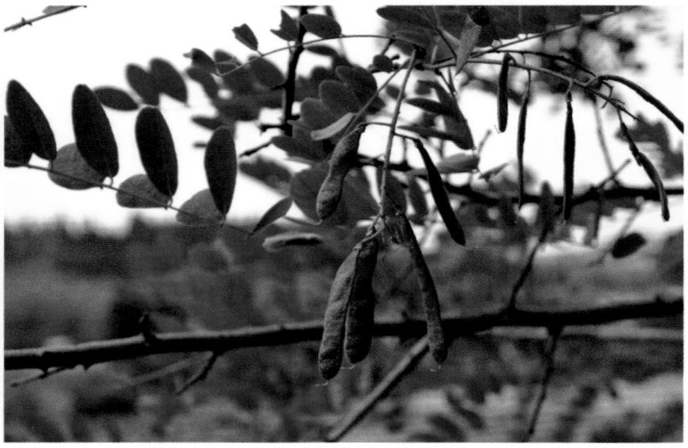

【形态特征】乔木，高达 15m。小枝、轴和花梗具平的贴伏柔毛。托叶刺可达 2cm；小叶 2~12 对，长圆形、椭圆形或卵形。总状花序下垂；花冠白色，旗瓣内部具黄色斑点；雄蕊二体。荚果棕色或具棕红色条纹，条状长圆形，沿腹缝线具狭翅。种子间不具横隔膜。花期 4~6 月，果期 8~9 月。

【适宜生境】栽培于公路旁或屋侧。

【资源状况】分布于坝区、低山区。常见，可以大量开发利用。

【入药部位】花。

【功能主治】利湿，止血，消炎。用于大肠下血，咯血，血崩，脱肛。

田 菁 *Sesbania cannabina* (Retz.) Poir.

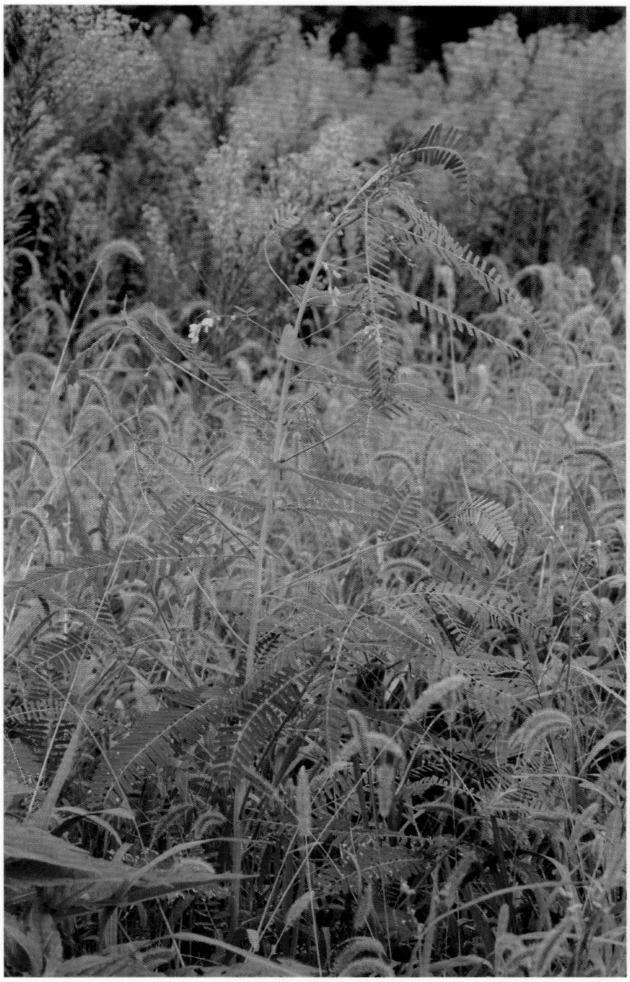

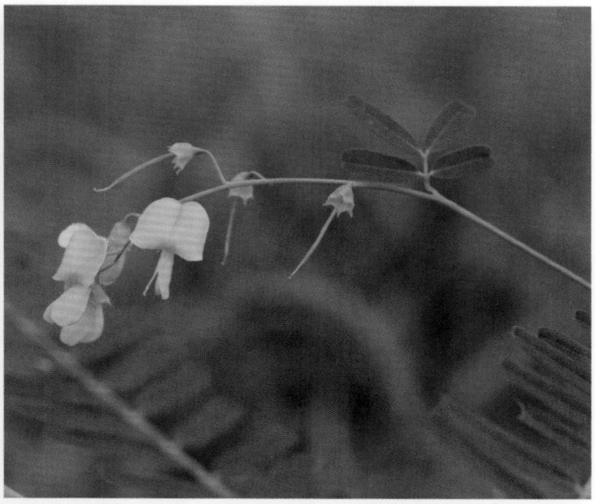

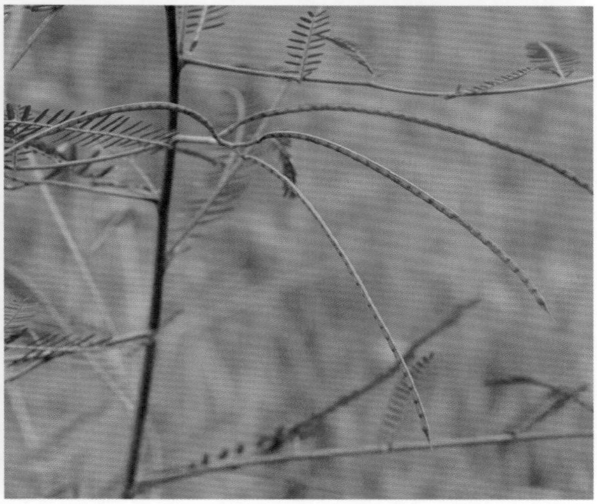

【形态特征】草本，高 1~3m。茎直立，微被白粉。小枝、叶轴和花轴无刺。偶数羽状复叶，小叶叶背幼时具长柔毛，渐无毛。花冠黄色；旗瓣横椭圆形至近圆形，具紫黑色斑点和条纹。荚果长圆柱形，稍弯曲，开裂，外面具黑褐色条纹。种子绿褐色，短圆柱状，有光泽。花、果期 7~12 月。

【适宜生境】栽培。

【资源状况】分布于坝区、低山区。常见。

【入药部位】全草、叶、种子、根。

【功能主治】全草、叶、种子解毒利湿，消炎止痛。用于胸膜炎，高热，关节挫伤，关节痛，肠炎，痢疾，痈疽肿毒，尿血，毒蛇咬伤。根用于妇女白带异常。

苦　参 *Sophora flavescens* Alt.

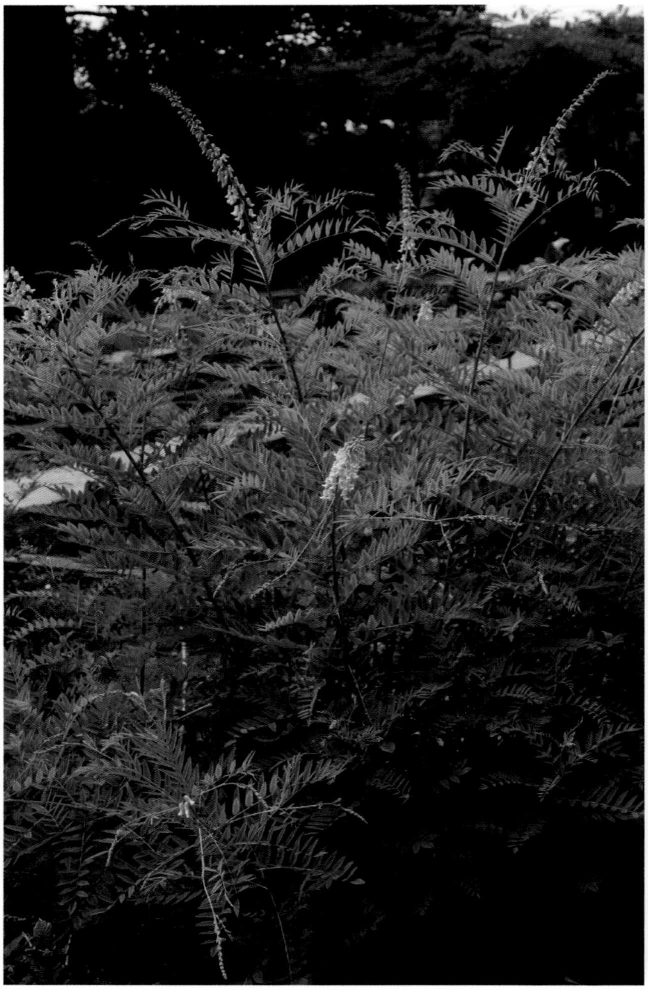
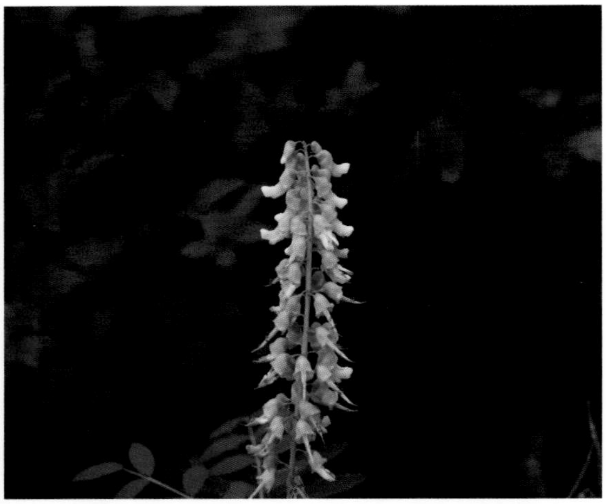
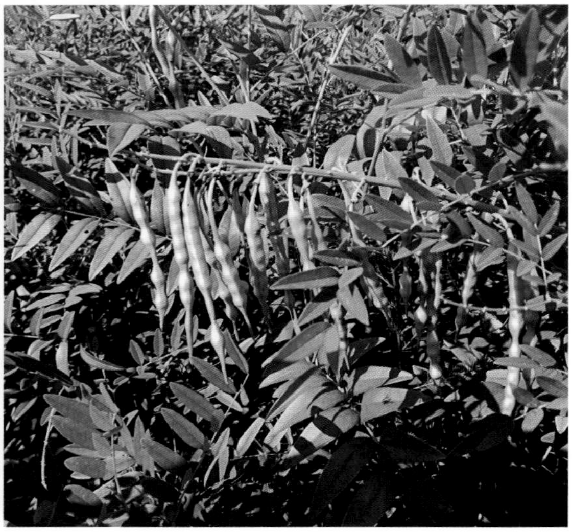

【形态特征】草本或半灌木，高 1~3cm。根圆柱形，表面棕褐色。茎多分枝，有不规则的纵沟。枝与小叶幼时无毛或具毛。单数羽状复叶，具 13~25 小叶。花排成疏松总状；花冠白色或浅黄色，龙骨瓣先端钝。荚果条形，先端具长喙，种子间稍缢缩，近四方形，疏或密具柔毛或渐无毛，4 瓣裂。花期 6~8 月，果期 7~10 月。

【适宜生境】栽培。

【资源状况】分布于坝区、低山区。少见。

【入药部位】根。

【功能主治】清热燥湿，杀虫。用于热毒，血痢，湿热下痢，肠风下血，黄疸，赤白带下，小儿肺炎，疳积，急性病，痔漏，脱肛，疮疖，皮肤瘙痒，疥癞恶疮，阴囊湿疹，瘰疬。

槐

槐角、槐花

Sophora japonica Linn.

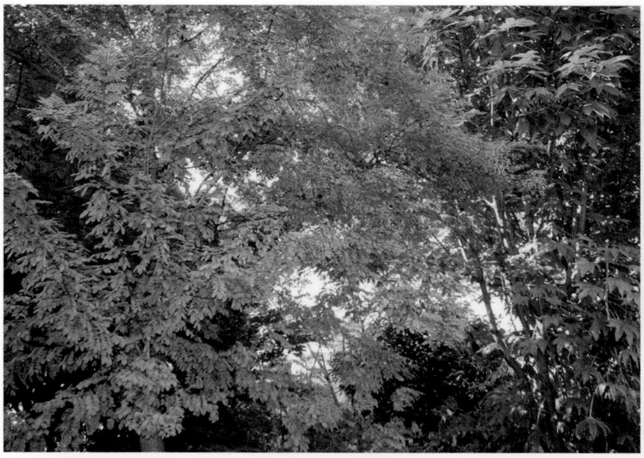
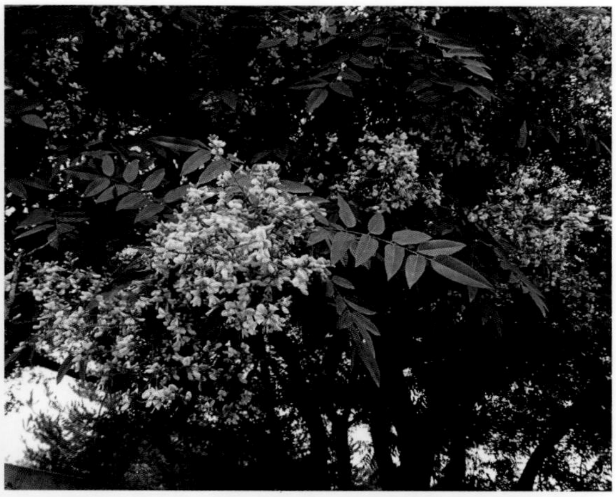
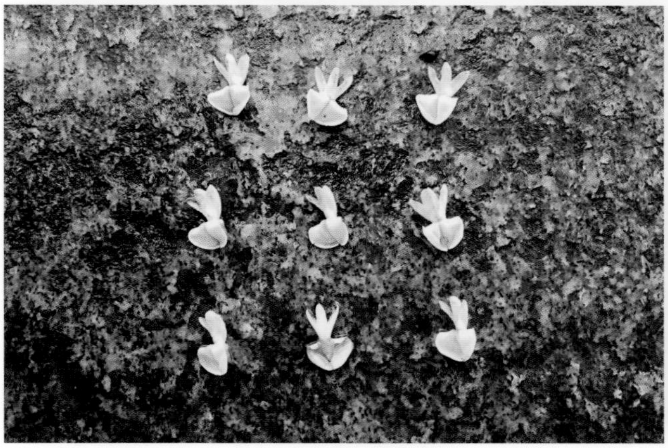
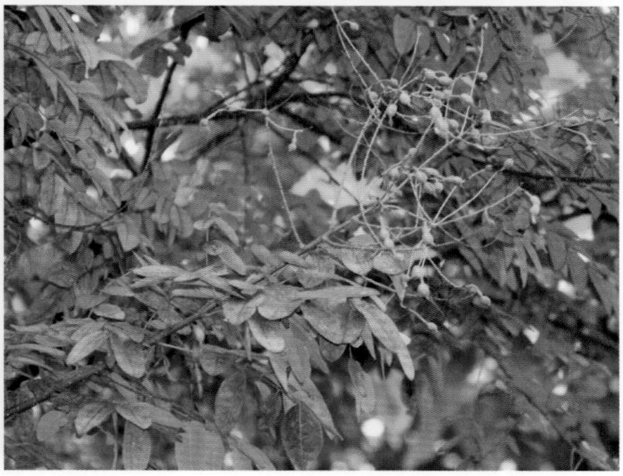

【形态特征】乔木，高 15~25m。当年生枝无毛。羽状复叶，叶柄基部膨大；小叶 9~15，卵状披针形或卵状长圆形。圆锥花序顶生；花冠白色或乳黄色，稀为紫红色；子房与雄蕊近等长。荚果厚，肉质，串珠状。种子间缢缩不明显，肾形，干后棕黑色。花期 7~8 月，果期 8~10 月。

【适宜生境】栽培。

【资源状况】分布于低山区。常见。

【入药部位】花蕾（槐米）、成熟果实（槐角）。

【功能主治】花蕾凉血，止血，清肝，泻热，解酒毒。用于吐衄，便血，痔血，血痢，崩漏，尿血，高血压。成熟果实清热明目，凉血止血，祛风。用于肝热头昏，目赤肿痛，肠风下血，崩漏，血淋，血痢，心胸烦闷，风眩欲倒，阴疮湿痒，高血压。

胡卢巴

芦巴子、葫芦巴

Trigonella foenum-graecum Linn.

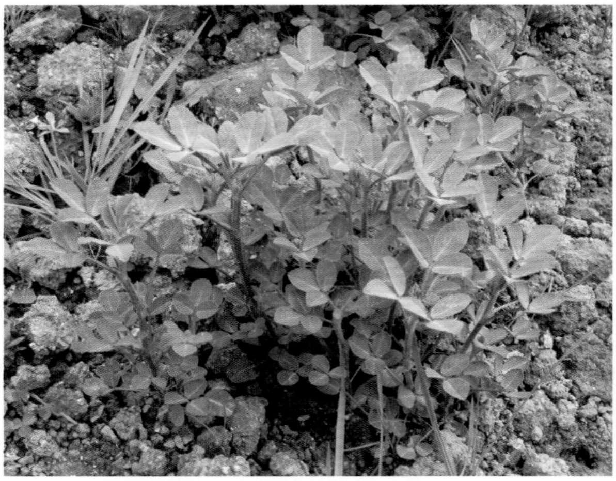

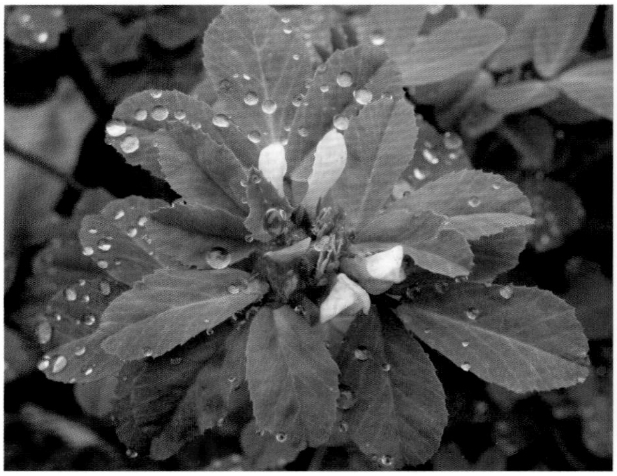

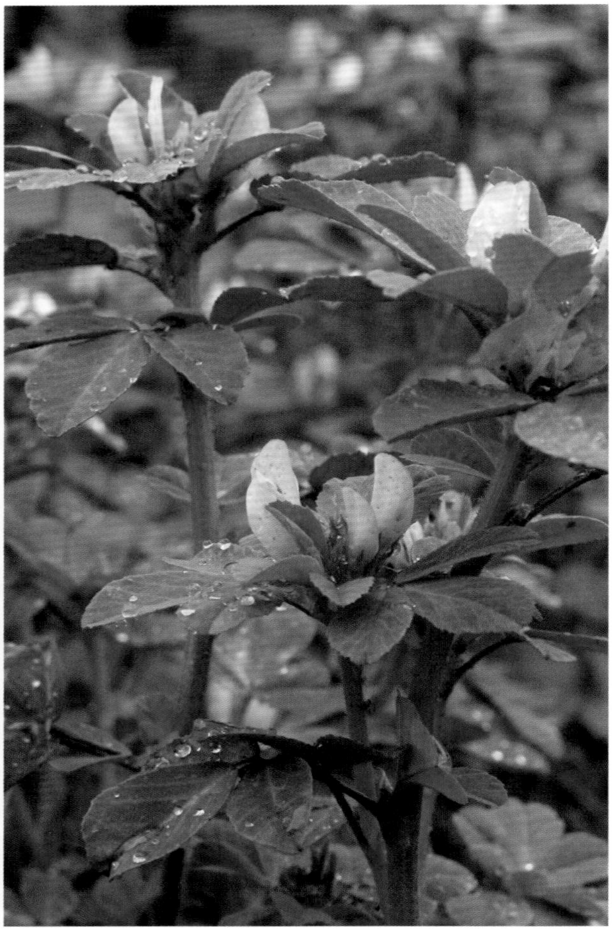

【形态特征】一年生草本，高达 80cm，全株有香气。茎丛生，有疏毛。羽状三出复叶；小叶狭倒卵形、卵形至长圆状披针形，长 15~40mm，先端钝，边缘上半部具三角形尖齿。花无梗，1~2 朵着生于叶腋；花萼筒状，被长柔毛；花冠乳白色或淡黄色，基部堇青色。荚果圆筒状，长 7~12cm，具纵长网纹，先端具长喙。种子微似马蹄形，棕色。花期 4~7 月，果期 7~9 月。

【适宜生境】栽培。

【资源状况】分布于中山区。少见。

【入药部位】种子（胡芦巴）。

【功能主治】壮肾阳，祛寒湿，祛风止痛。用于寒疝，腹胁胀满，寒湿脚气，肾虚腰痛，阳痿。

广布野豌豆

野麻豌、野苕子

Vicia cracca Linn.

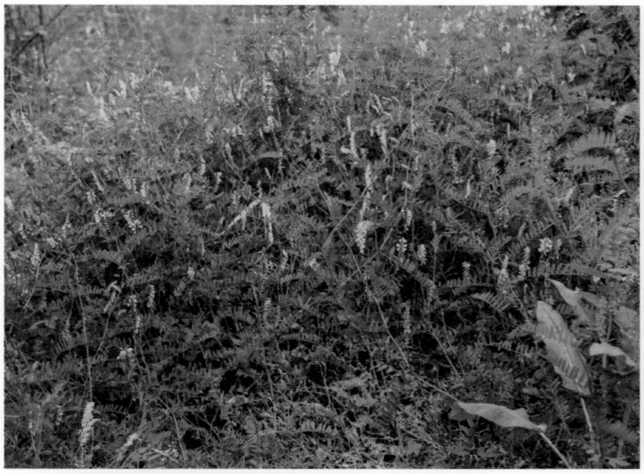
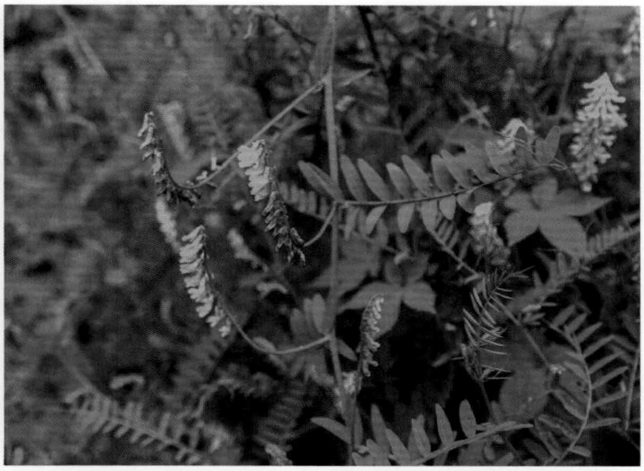
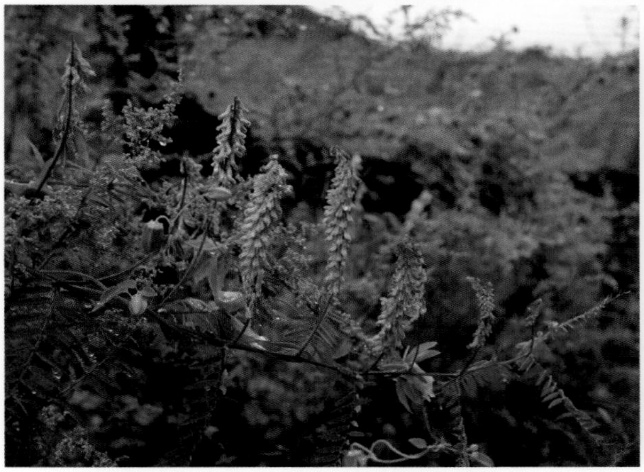
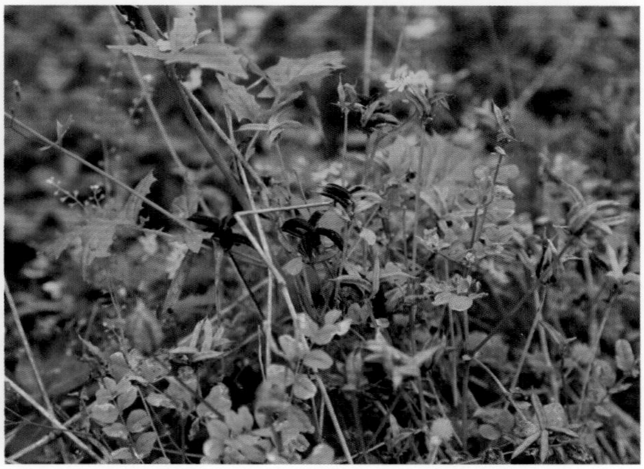

【形态特征】多年生草本。茎攀缘或蔓生，有棱，被柔毛。偶数羽状复叶；叶轴顶端具 2~3 分叉的卷须；小叶条形、条状披针形或长圆形，长 11~30mm，宽 2~4mm。总状花序与叶轴近等长，具 10~40 花；花冠紫色、蓝紫色或紫红色；旗瓣提琴形。荚果长圆形或长圆状菱形。种子黑褐色，种脐长相当于种子周长的 1/3。花、果期 5~9 月。

【适宜生境】生于田坎、荒坡。

【资源状况】分布于坝区、低山区。常见，可以大量开发利用。

【入药部位】全草。

【功能主治】解表，活血止血，祛瘀生新。用于风湿痛，闪挫伤，无名肿毒，遗精，月经不调，咳嗽痰多，阴囊湿疹。

蚕　豆

胡豆

Vicia faba Linn.

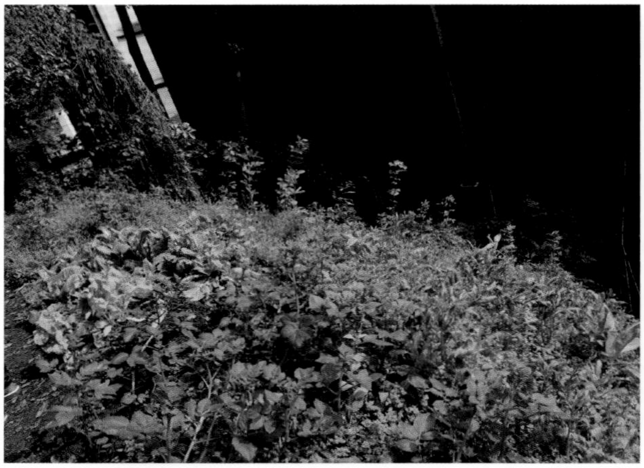

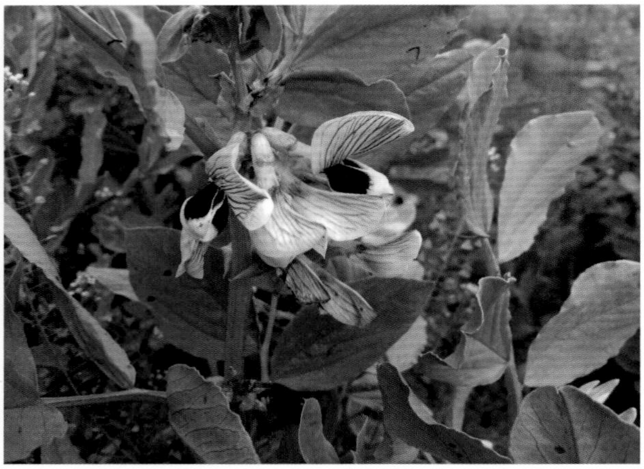

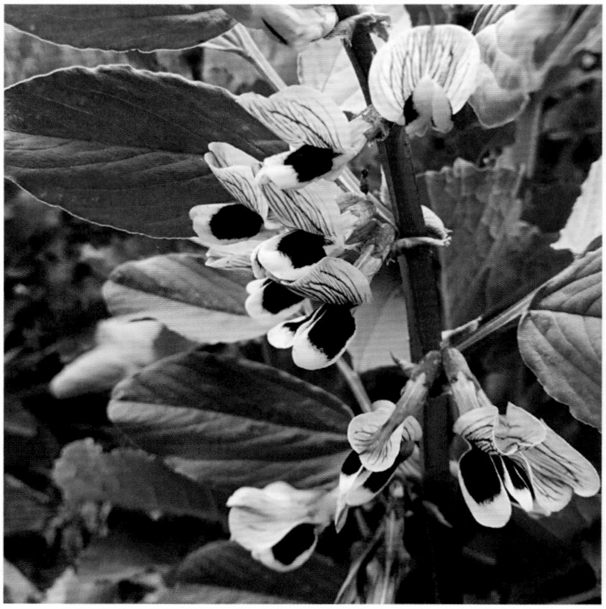

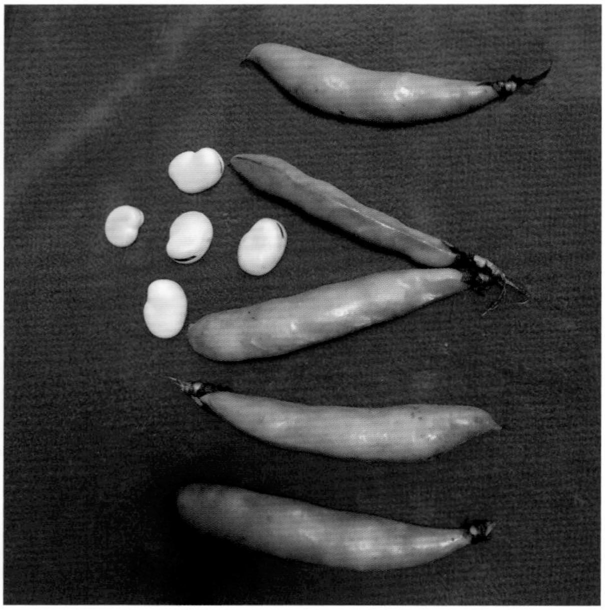

【形态特征】一年生草本，高 30~180cm。茎粗壮，直立，4 棱，无毛。偶数羽状复叶；小叶通常 1~5 对，长圆形、椭圆形或倒卵形，互生。花常 2~4（~6）腋生成簇；花冠白色，带紫色纹理。荚果粗壮，长 50~100mm，宽 20~30mm，具绒毛。种子椭圆形，略扁平。花、果期 3~9 月。

【适宜生境】栽培。

【资源状况】分布于坝区、低山区。常见，可以大量开发利用。

【入药部位】花、叶、种子。

【功能主治】花与叶降血压，凉血，止血。用于咯血，鼻衄，血痢，带下病，高血压，风丹。种子健脾利湿。用于脾失健运，食积，丹毒，膈食，水肿，风丹。

小巢菜

硬毛野豌豆、野苕子、野麻碗

Vicia hirsuta (Linn.) S. F. Gray

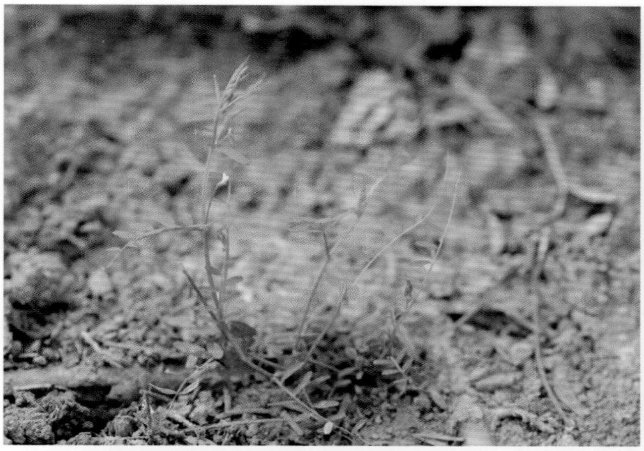
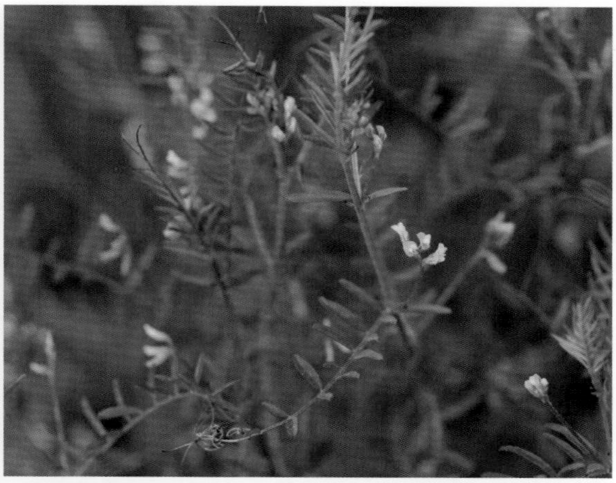
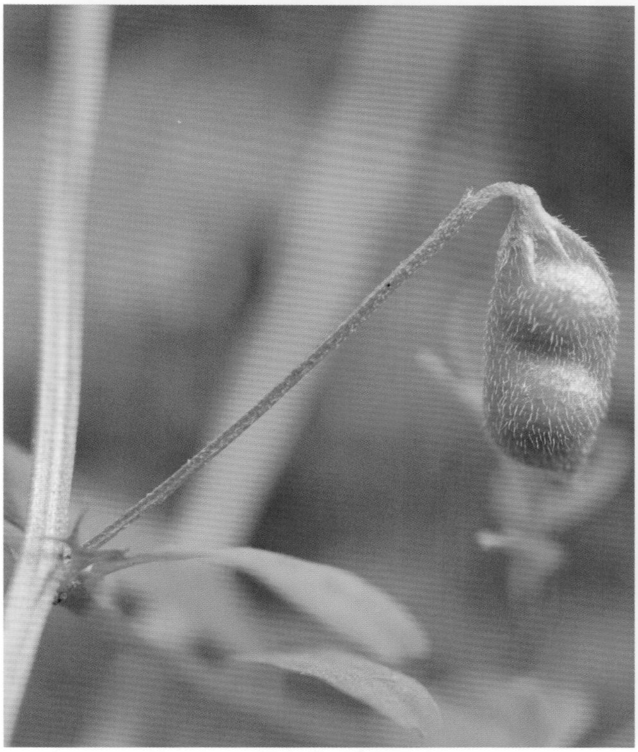
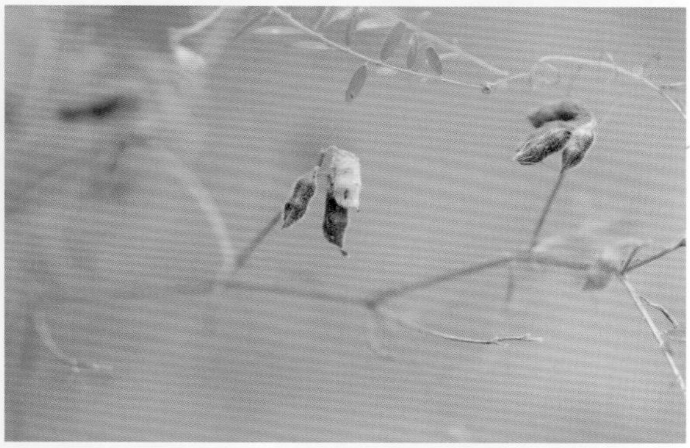
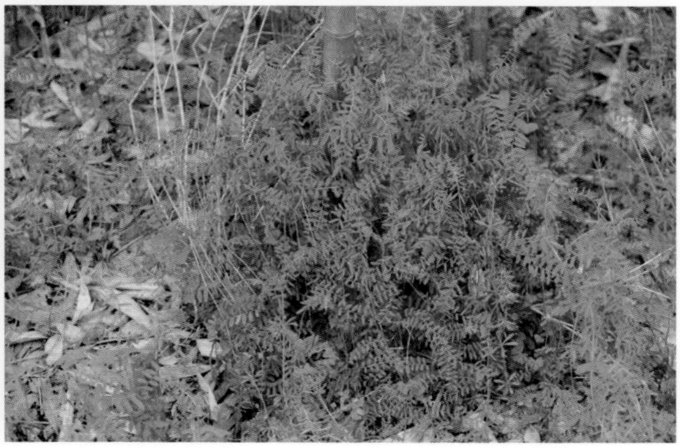

【形态特征】一年生攀缘草本。茎细柔，有棱，近无毛。偶数羽状复叶；托叶半戟形至披针形；小叶 4~8 对，条形或狭长圆形，无毛；卷须有分枝。总状花序明显短于叶，密具 2~4（~7）花；花萼钟形，萼齿披针形；花冠白色至浅紫色。荚果长圆状菱形，具粗毛。种子扁圆形。花期 2~6 月，果期 2~8 月。

【适宜生境】生于田坎、荒坡、田间。

【资源状况】分布于坝区、低山区。常见，可以开发利用。

【入药部位】全草。

【功能主治】活血行血，破血，生血。用于风湿痹痛，跌打损伤，湿热发黄，疟疾，鼻衄，白带异常。

救荒野豌豆

野麻豌、瓦布子、大巢菜

Vicia sativa Linn.

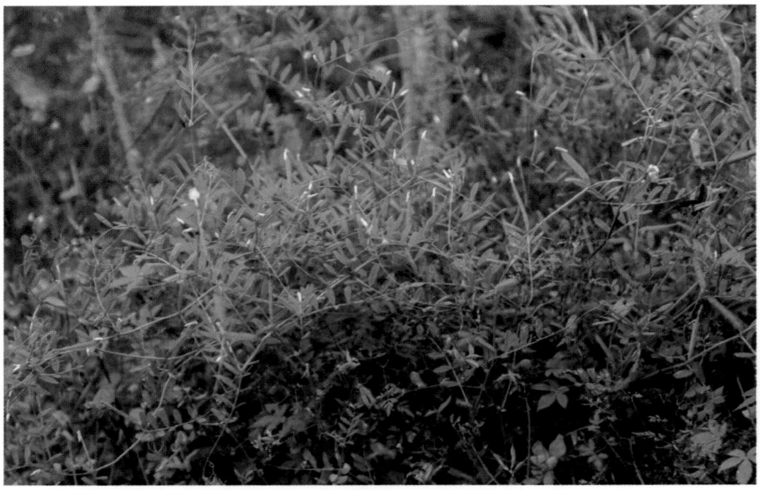

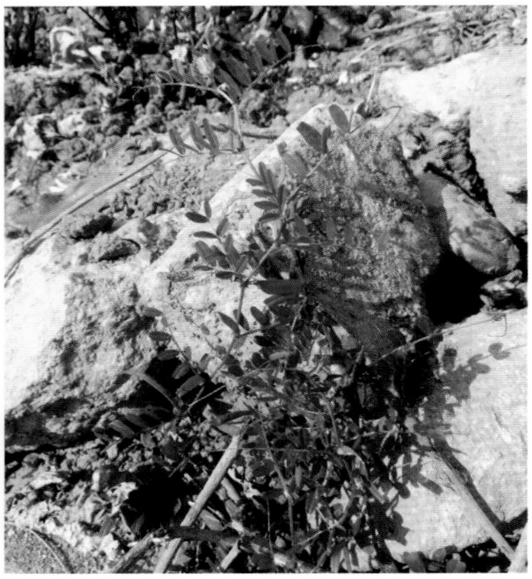

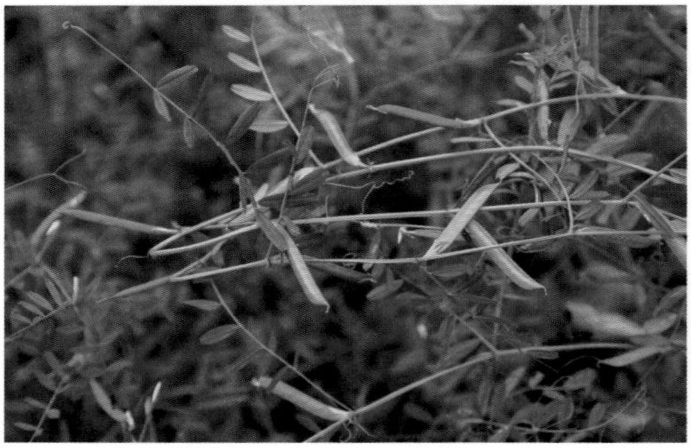

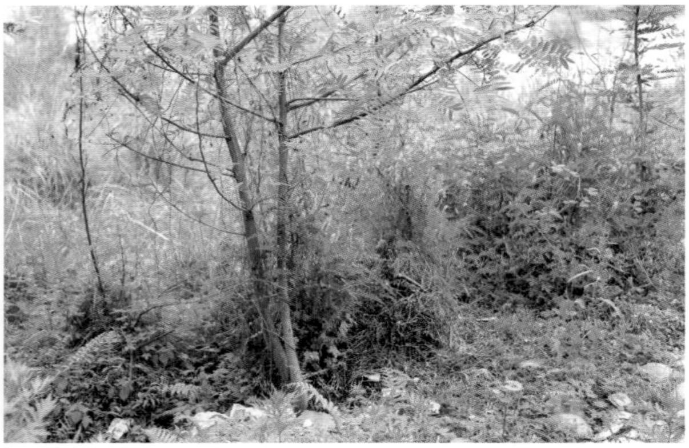

【形态特征】一年生或二年生草本，高 25~50cm。茎四棱形，被微柔毛。偶数羽状复叶，小叶长圆状楔形至倒心形，先端截形或凹缺。花紫红色或红色，长 18~30mm；萼齿等长或稍长于萼筒。荚果条状长圆形，褐色或黄褐色，种子间收缩，常具毛。种子棕色，圆球形。花期 1~8 月，果期 2~9 月。

【适宜生境】生于农田、山坡、荒地。

【资源状况】分布于坝区、低山区。常见，可以开发利用。

【入药部位】全草、种子（大巢菜）。

【功能主治】全草、种子清热利湿，祛瘀，生血，活血行血，破血，拔毒攻脓。用于黄疸浮肿，疟疾，鼻衄，心悸，梦遗，月经不调，水肿，痈疽肿毒，痔疮。

赤　豆

赤小豆、红豆

Vigna angularis (Willd.) Ohwi et Ohashi

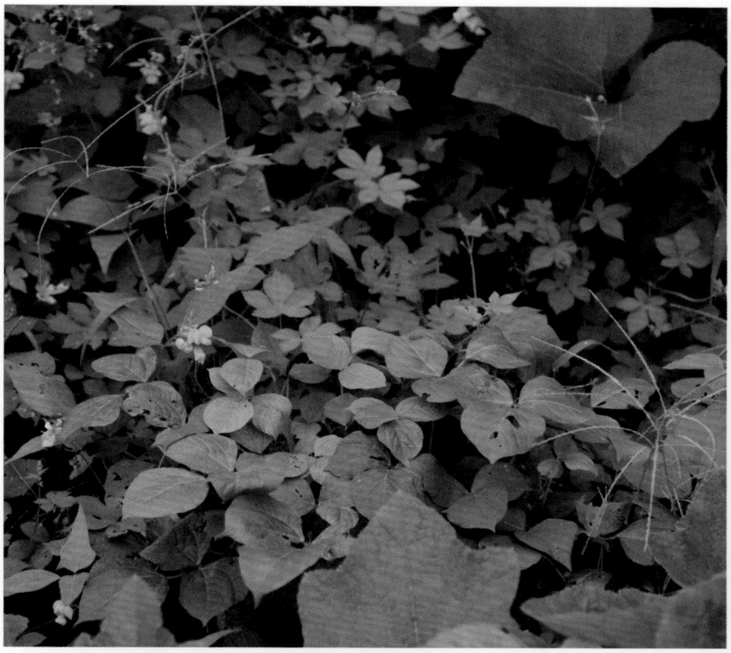

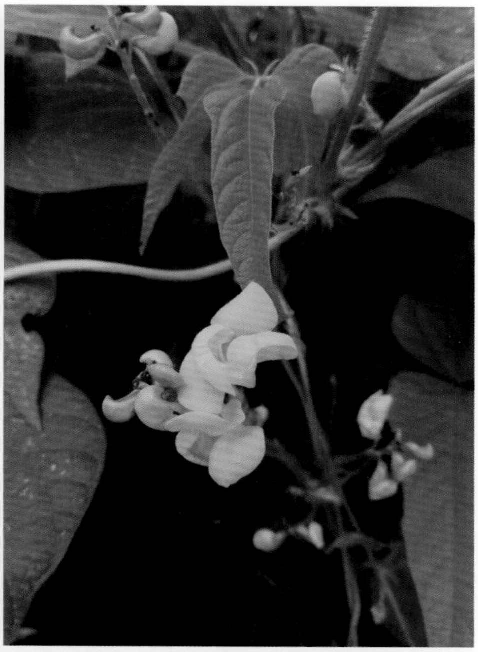

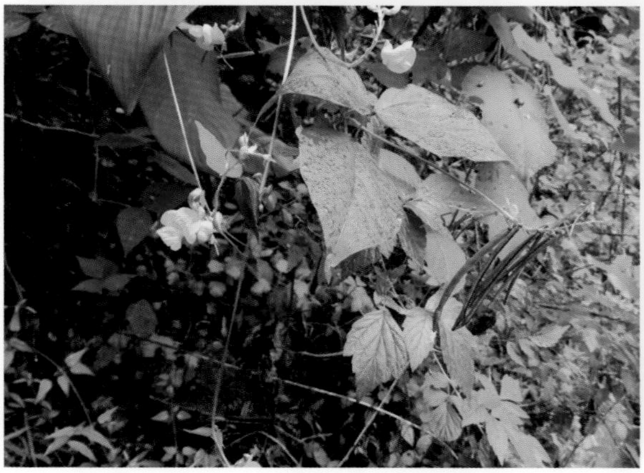

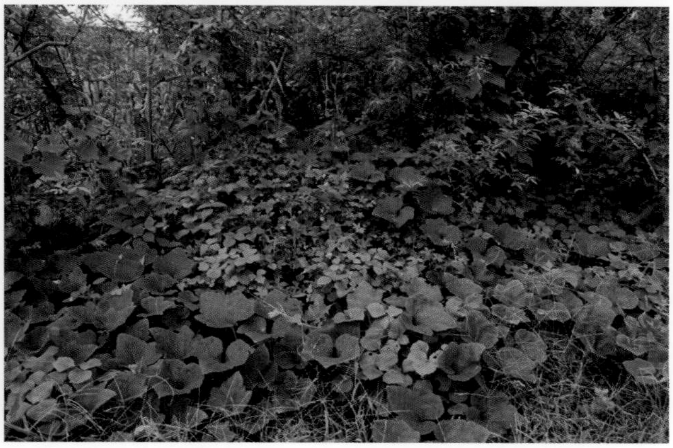

【形态特征】一年生直立或缠绕草本，高达 90cm。小叶卵形或菱状卵形，两面疏具柔毛，侧生小叶偏斜。总状花序腋生，具 5 或 6 花，具梗；花萼钟状；花黄色。种子常暗红色或其他颜色，长圆形，种脐不凹陷。花期 6~7 月，果期 9~10 月。

【适宜生境】栽培。

【资源状况】分布于坝区、低山区。常见，可以大量开发利用。

【入药部位】种子（赤小豆）。

【功能主治】行气消肿，化毒排脓。用于水肿胀满，脚气浮肿，黄疸尿赤，风湿热痹，痈肿疮毒，肠痈腹痛。

绿　豆 *Vigna radiata* (Linn.) Wilczek

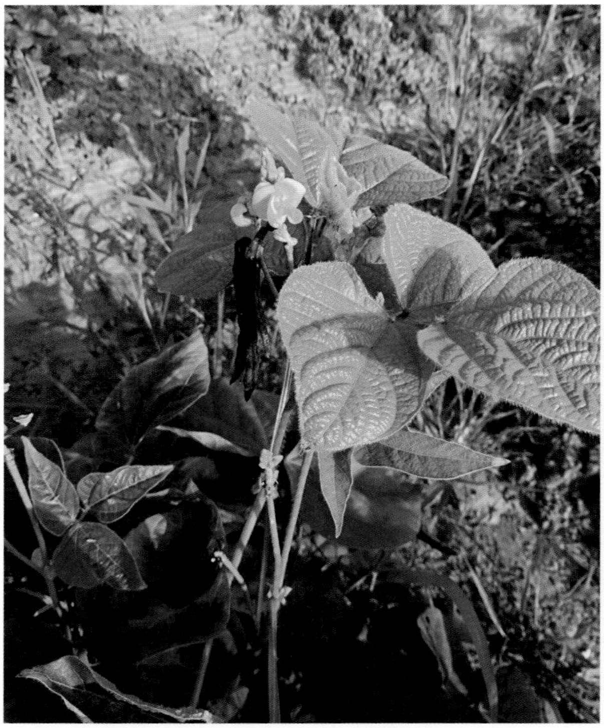

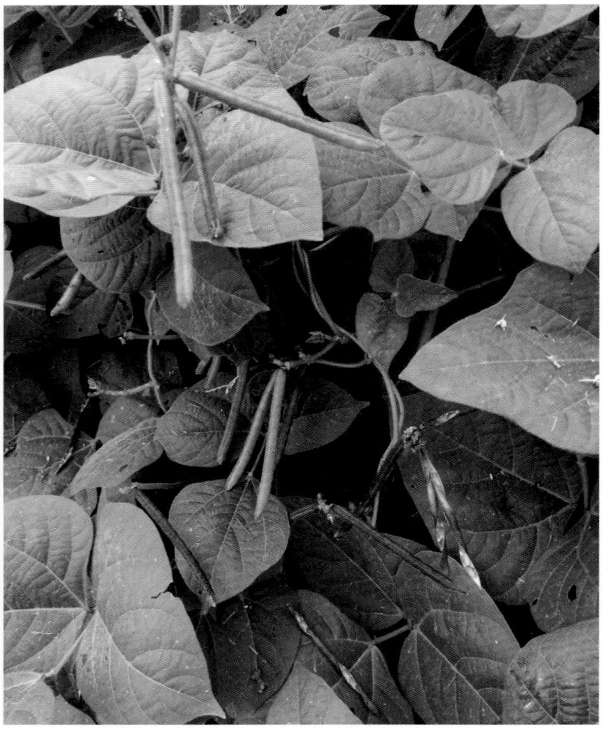

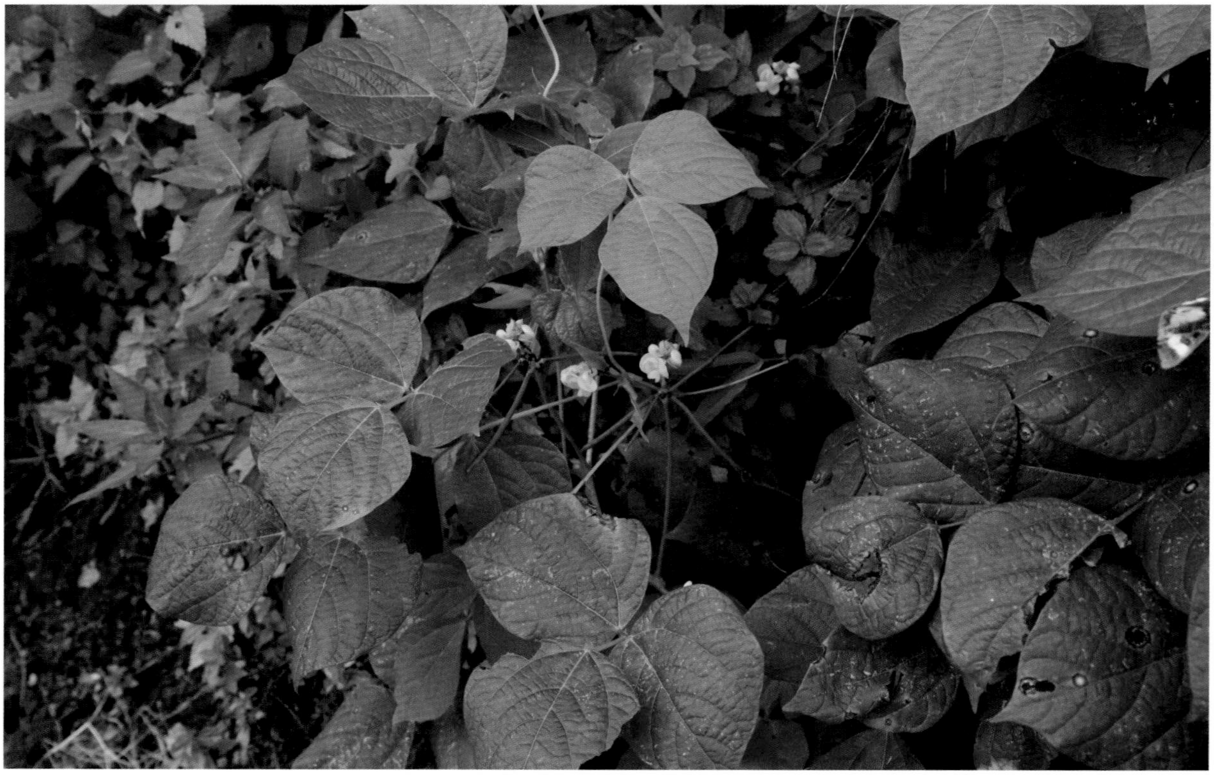

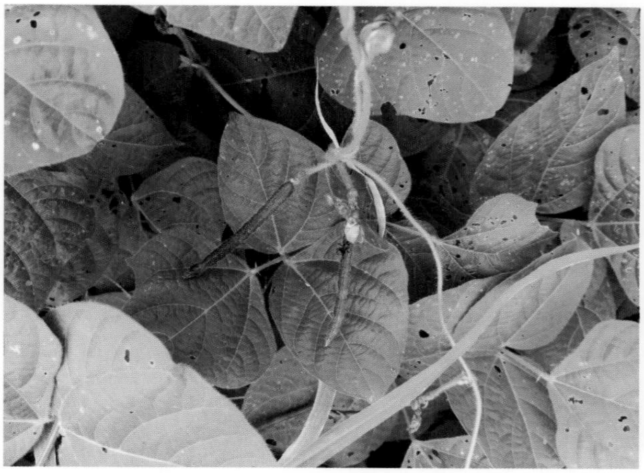

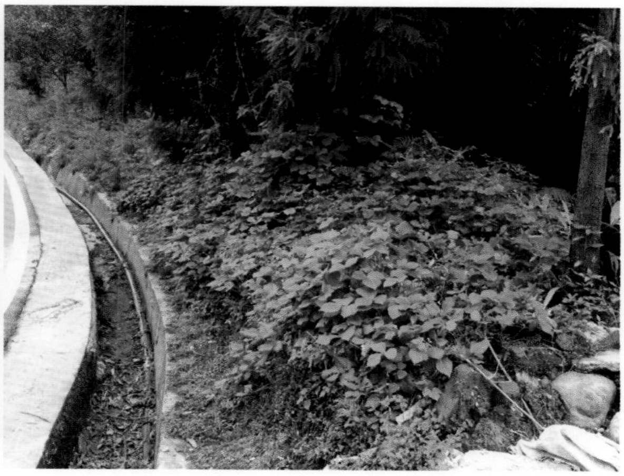

【形态特征】一年生直立草本，高约 60cm。托叶盾状，卵形；三出复叶，小叶卵形。总状花序腋生，4 至多花；小苞片条状披针形或长圆形，具条纹；旗瓣外部黄绿色，翼瓣黄色。荚果条状圆柱形，被淡褐色、散生的长硬毛。种子短圆柱形，绿色。花期 5~6 月，果期 6~9 月。

【适宜生境】栽培。

【资源状况】分布于坝区、低山区。常见，可以大量开发利用。

【入药部位】种子（绿豆）、叶。

【功能主治】种子清热解毒，利尿，明目。用于暑热，烦渴，水肿，泻痢，丹毒，痈肿，疥疮，痘疮。叶清热解毒，止泻。用于吐泻，斑疹，疔疮，疥癣。

豇　豆 *Vigna unguiculata* (Linn.) Walp.

【形态特征】一年生缠绕草本。茎无毛。托叶披针形，合生点下面具 1 狭距；小叶卵状菱形，两面具柔毛或无毛。总状花序腋生，具长梗。荚果下垂，长 20~30cm，有种子多颗。种子深红色或黑色，带黑色或褐色斑点。花期 6~7 月，果期 8 月。

【适宜生境】栽培。

【资源状况】分布于坝区、低山区。常见，可以大量开发利用。

【入药部位】种子、叶、果皮、根。

【功能主治】种子滋阴补肾，健脾胃，止痢。用于食积腹痛，遗精白带，盗汗，小便不利，疮痈肿毒，毒蛇咬伤。叶用于淋证。果皮利水消肿。用于水肿，肾炎水肿，心脏水肿，腰痛。根健脾，益气，消食，解毒。用于食积腹痛，脾胃虚弱，淋浊。

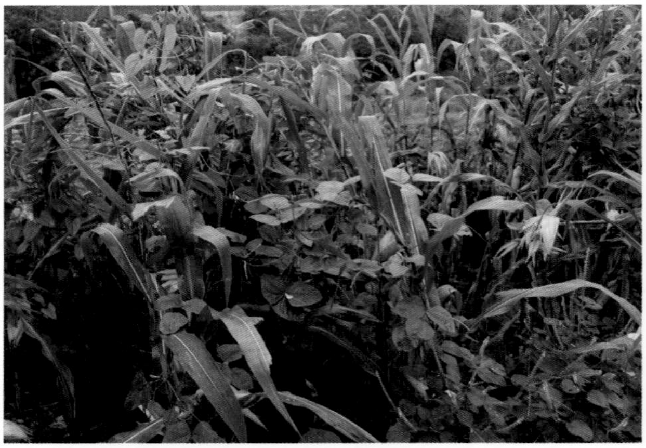

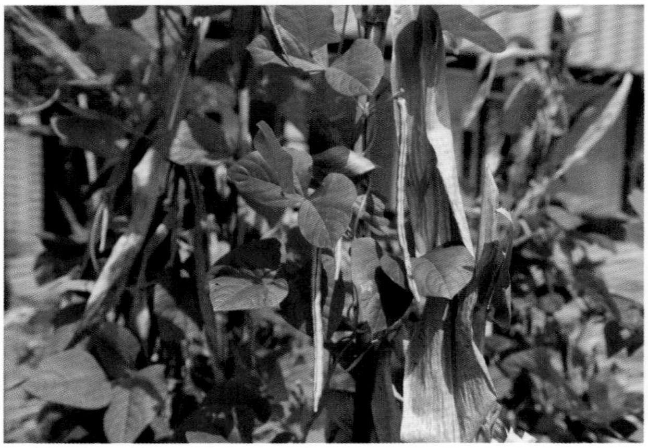

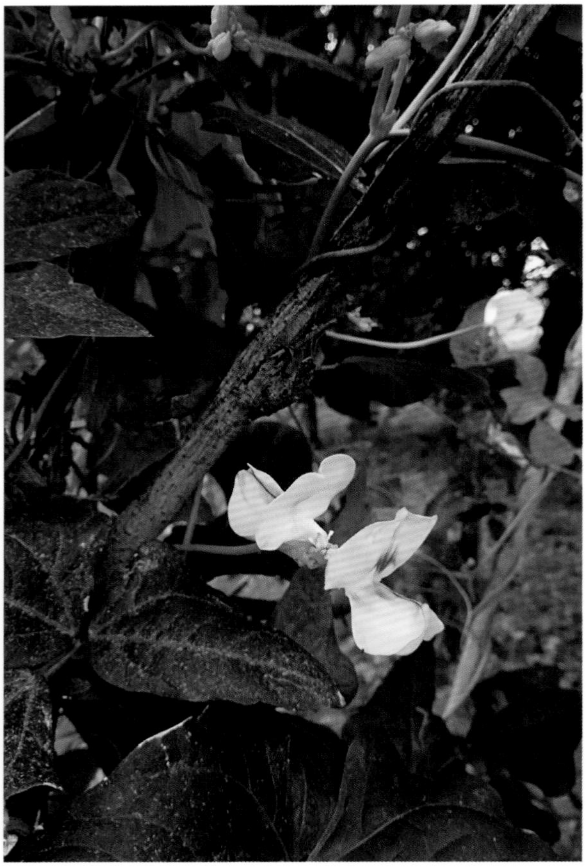

紫 藤

藤萝树

Wisteria sinensis (Sims) Sweet

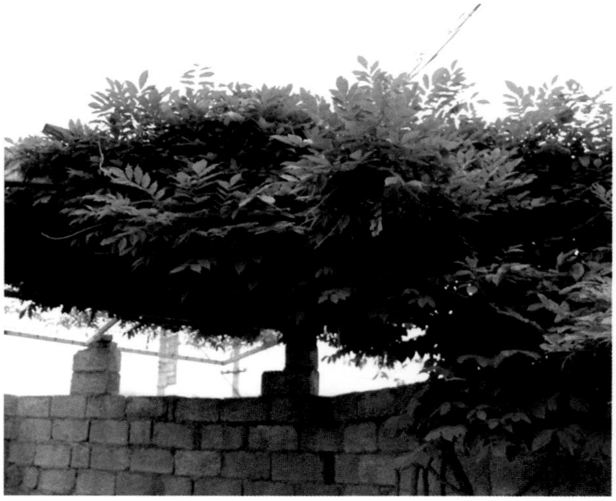

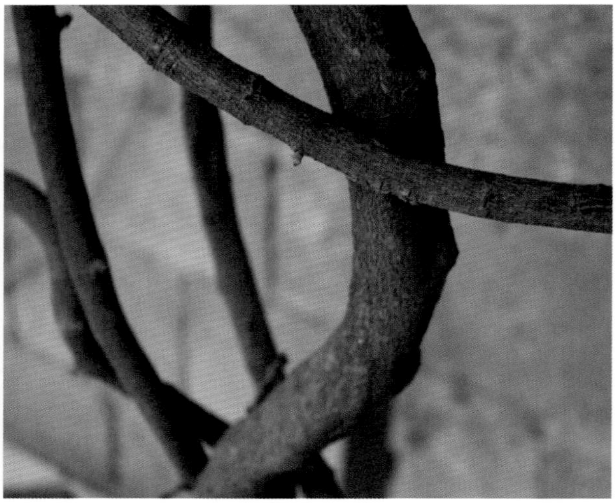

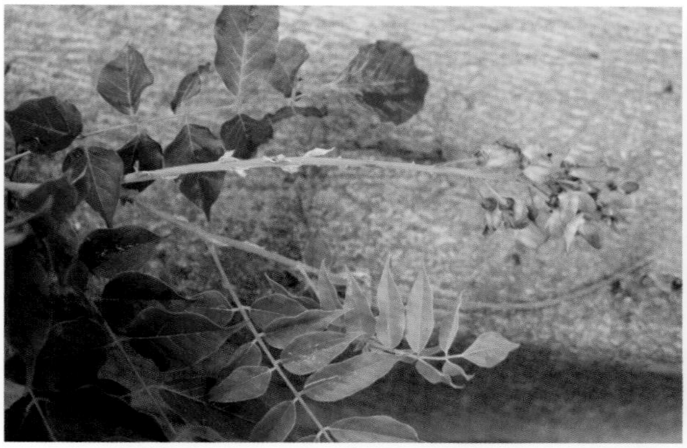
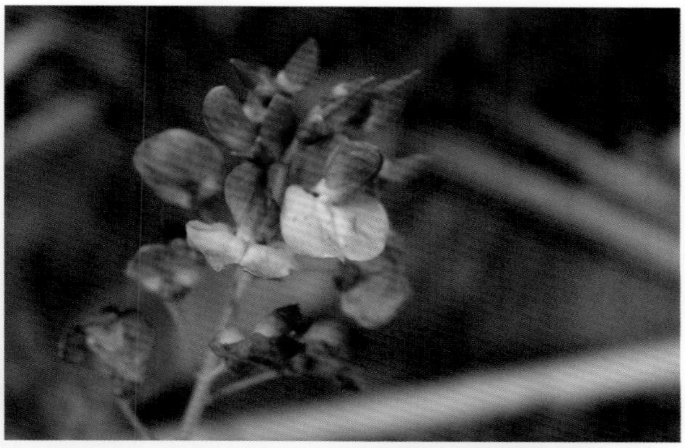
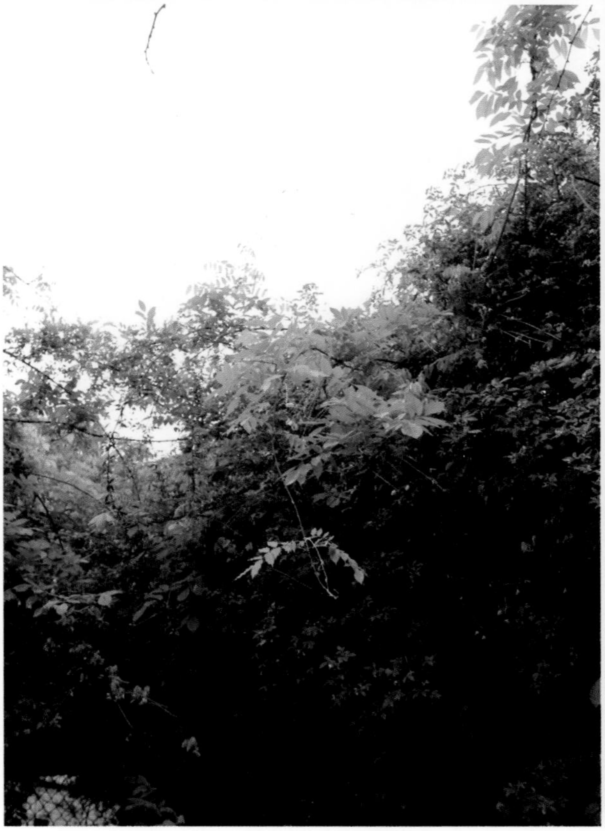
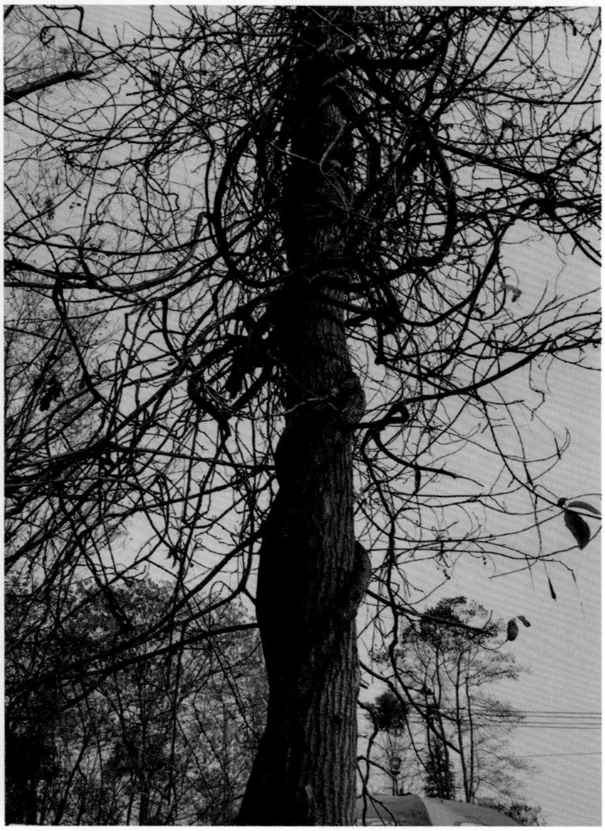

【形态特征】藤本，高达 10m。奇数羽状复叶；叶具 7~13 小叶。总状花序顶生或腋生于去年小枝，长 15~30cm，直径 8~10cm，花序轴具白色长柔毛；花芳香，紫色，长 2~2.5cm，花梗长 2~3cm；旗瓣无毛，先端截形，龙骨瓣短于翼瓣。荚果倒披针形，密被黄色绒毛。花期 4~5 月，果期 5~8 月。

【适宜生境】庭园栽培。

【资源状况】分布于坝区。常见。

【入药部位】茎皮、花、根。

【功能主治】茎皮、花清热解毒，健脾除湿，杀虫，止泻。用于腹痛，腹泻，痢疾，吐泻，食积不化，蛔虫病等。根补中益气。用于气虚血少，脾胃虚弱。

酢浆草科

山酢浆草

三块瓦、三匹瓦

Oxalis acetosella L. subsp. *griffithii* (Edgew. et Hook. f.) Hara

【标本采集号】LEM120720013、511423140707931LY

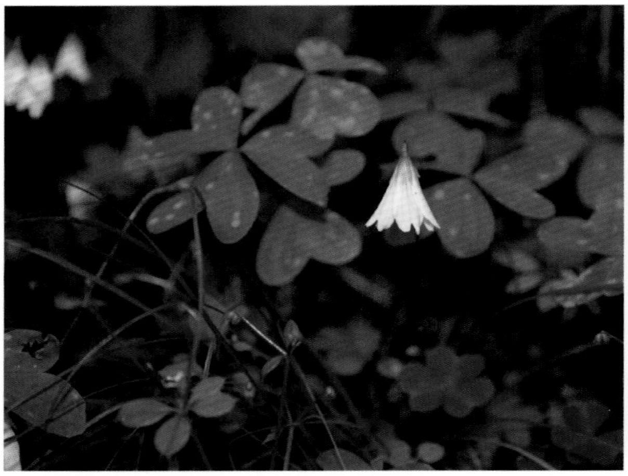
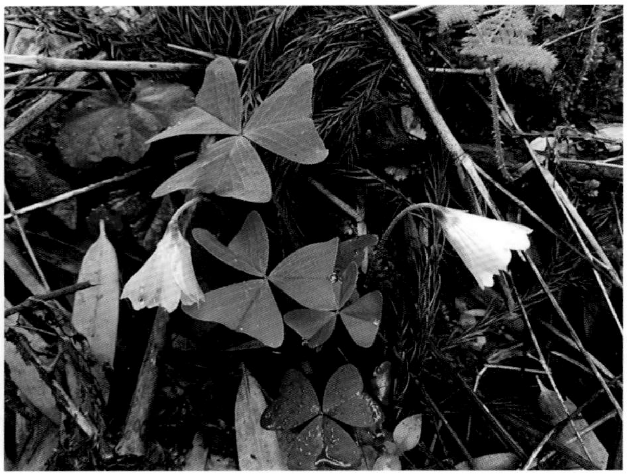

【形态特征】多年生草本。根状茎细长，被有鳞片。叶基生；小叶倒三角形。花单生，下垂；花梗等长或长于叶柄；花萼披针形，宿存；花瓣白色，具紫色脉纹，稀粉红色，狭倒卵形。蒴果长圆状圆锥形，成熟时种子弹出。花期 5~9 月，果期 5~10 月。

【适宜生境】生于林下阴湿处。

【资源状况】分布于中山区。常见。

【入药部位】全草（麦穗七）。

【功能主治】解烦热，利尿，消炎。用于小便淋涩，带下病，痔痛，脱肛，烫伤，蛇蝎咬伤，跌打损伤。

酢浆草

酸酸草

Oxalis corniculata L.

【形态特征】一年生或多年生植物。茎平卧，多分枝。小叶叶面无斑点，倒心形，绿色或带紫红色。花序伞形，具 1~5（~7）花；花瓣 5，亮黄色，长圆状倒卵形。蒴果长圆柱状，具 5 棱。花、果期 2~9 月。

【适宜生境】生于海拔 1000m 以下的田坎、田边、草坡。

【资源状况】分布于坝区、低山区。常见，可以开发利用。

【入药部位】全草。

【功能主治】清热利湿，解毒消肿，行气，凉血，活血散瘀，调经。用于感冒发热，肠炎，急性肝炎，尿路感染，神经衰弱，月经不调，咽喉肿痛，肾盂肾炎，膀胱结石，肾结石。

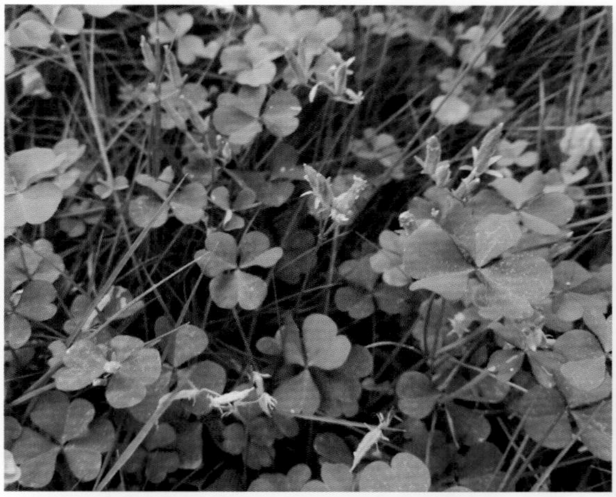

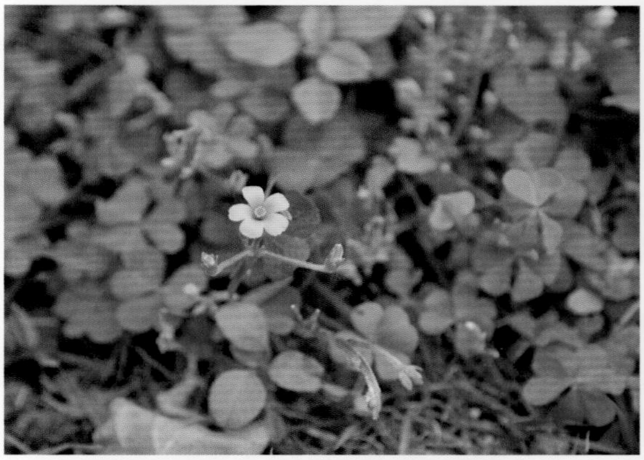

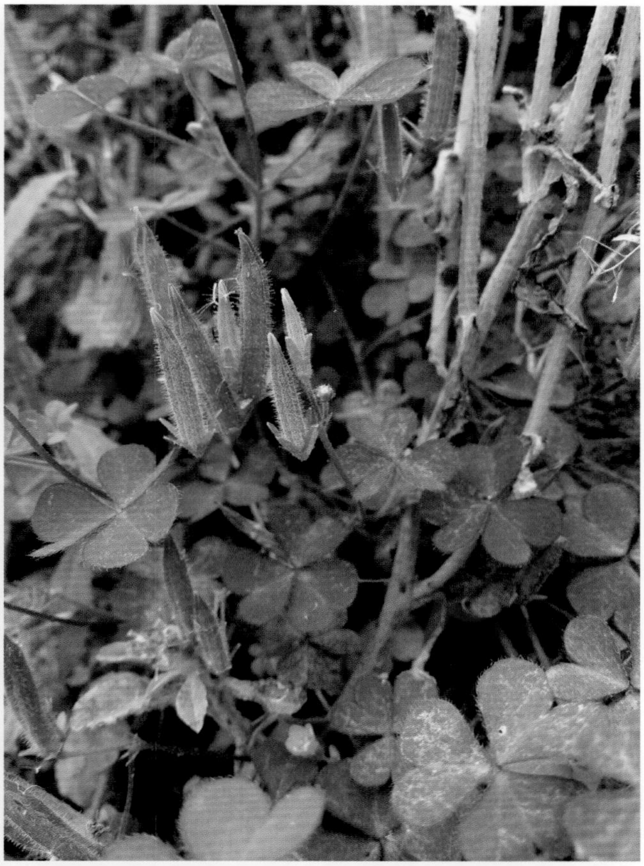

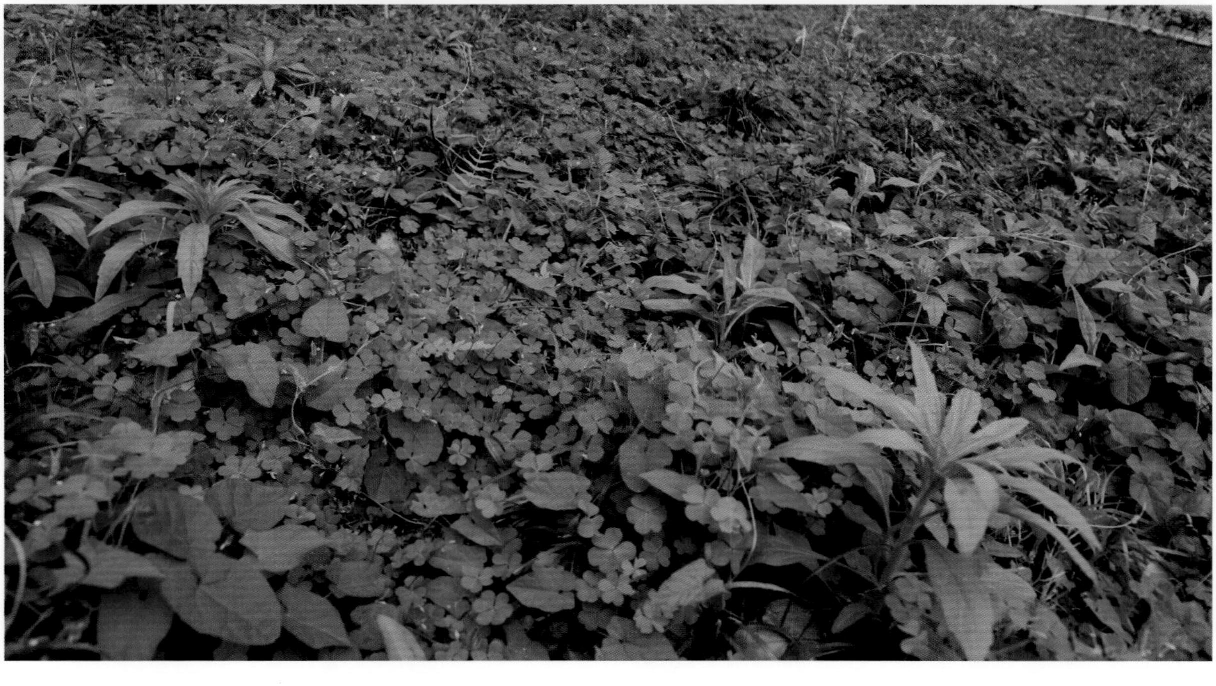

红花酢浆草

铜锤草

Oxalis corymbosa DC.

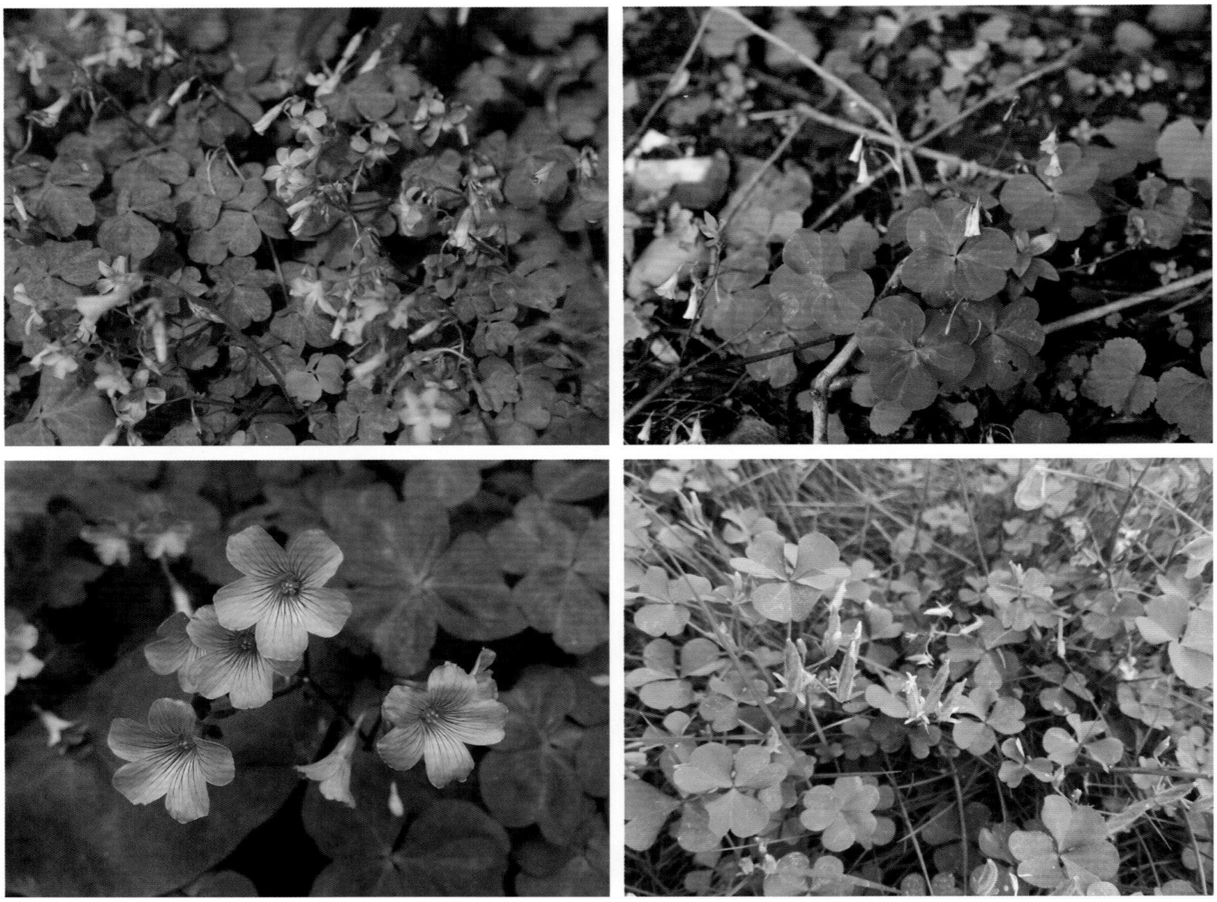

【形态特征】多年生草本，高达 35cm。地下茎有多数小鳞茎，鳞片褐色，有 3 纵棱。叶基生；小叶倒心形。聚伞状圆锥花序，不规则分枝，具 8~15 花；萼片披针形，先端具 2 个棕红色胼胝体；花瓣紫红色，具深色脉纹，基部绿色。蒴果极稀发育，短条形，角果状，有毛。花期 3~12 月。

【适宜生境】生于林下、灌丛。

【资源状况】分布于中山区。常见。

【入药部位】全草。

【功能主治】清热利湿，解毒消肿，调经，散瘀血。用于感冒发热，肠炎，肝炎，尿路感染，结石，神经衰弱，月经不调，咽喉肿痛，肾盂肾炎。

牻牛儿苗科

野老鹳草 *Geranium carolinianum* L.

【标本采集号】511423140418246LY

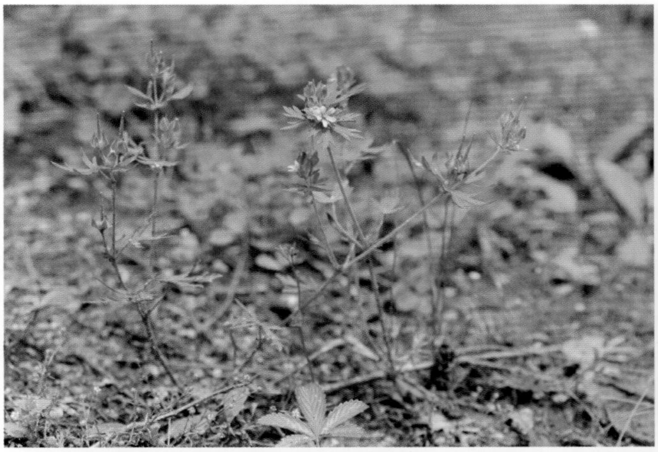
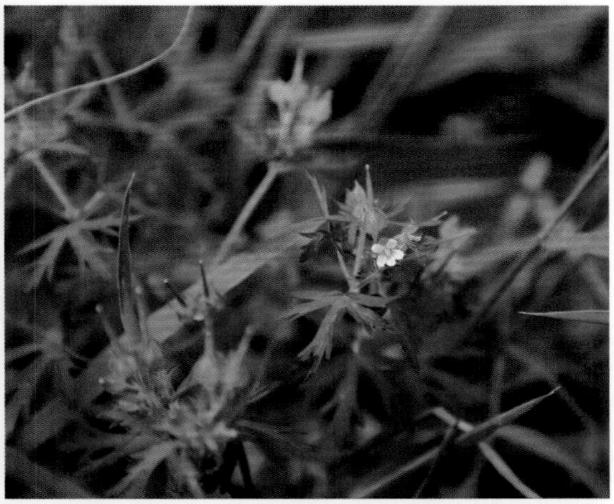
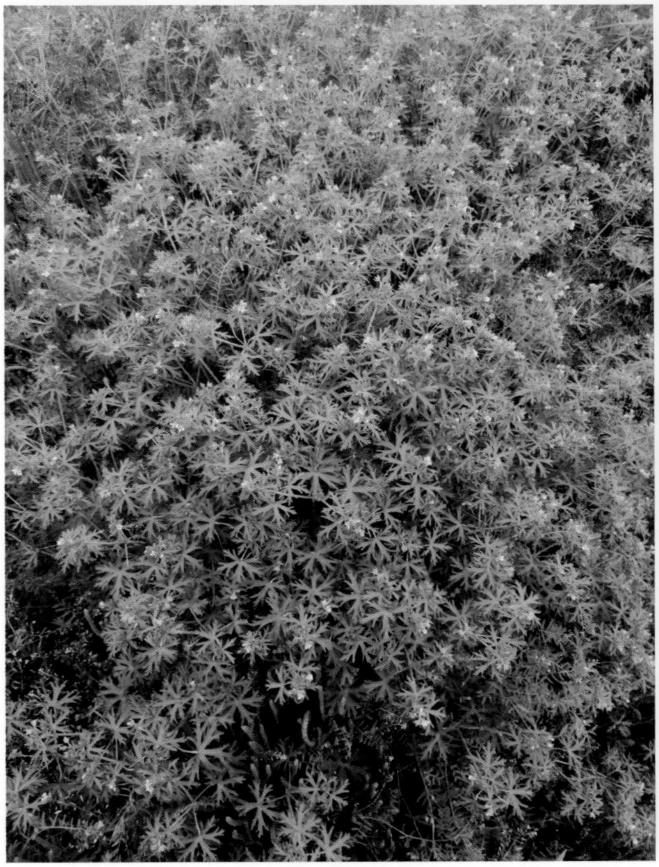
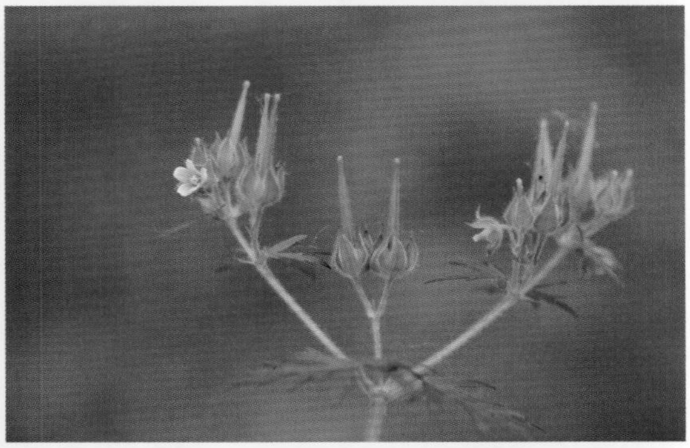
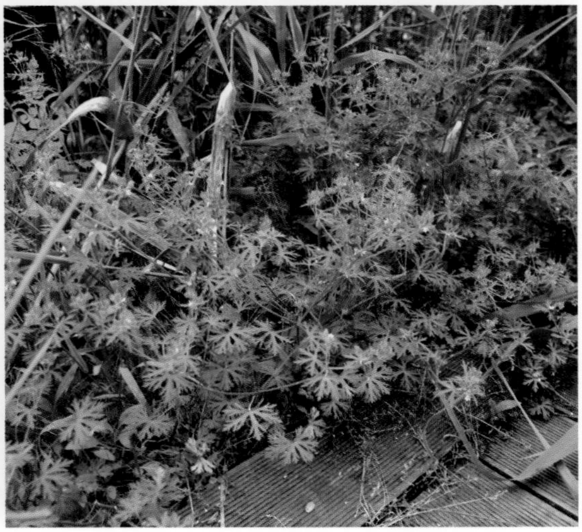

【形态特征】一年生草本，高 20~60cm。根纤细。茎具棱角，密被倒向短柔毛。叶 1~3 互生，但在花序上对生，圆肾形，掌状 5~7 裂至基部。聚伞花序伞形，密聚集于每个枝顶端；苞片钻形，长 3~4mm；花瓣淡粉色；雌蕊稍长于雄蕊，密被短糙柔毛。蒴果长约 2cm，被短糙毛，果瓣由喙上部先裂向下卷曲。花期 4~7 月，果期 5~9 月。

【适宜生境】生于山间草地、旷野、田地、沟边。

【资源状况】分布于低山区。少见。

【入药部位】全草（老鹳草）。

【功能主治】祛风利湿，舒筋活络，收敛止泻。用于风寒湿痹，跌打损伤，泄泻。

尼泊尔老鹳草 老鹳草

Geranium nepalense Sweet

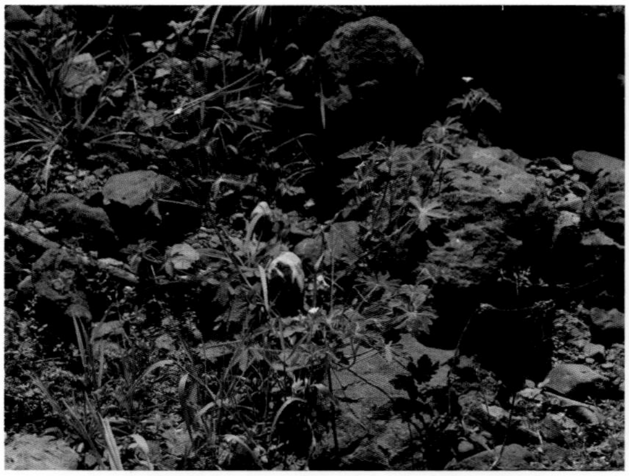
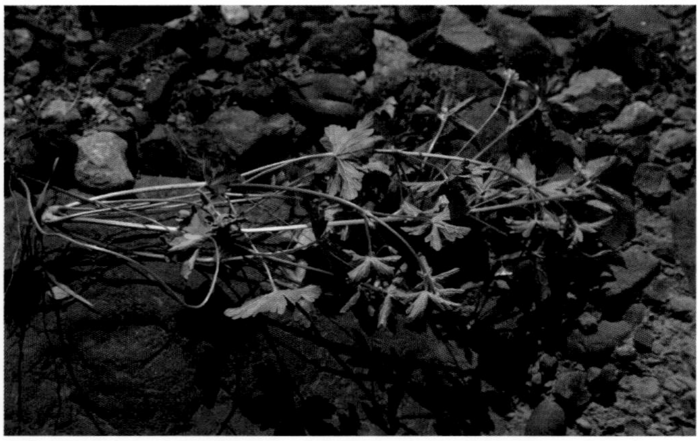
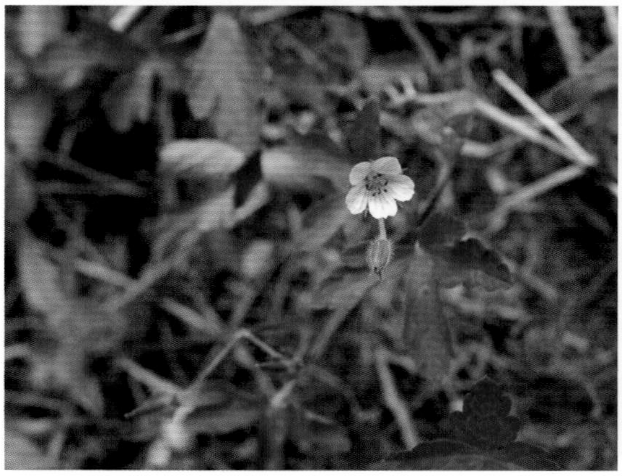
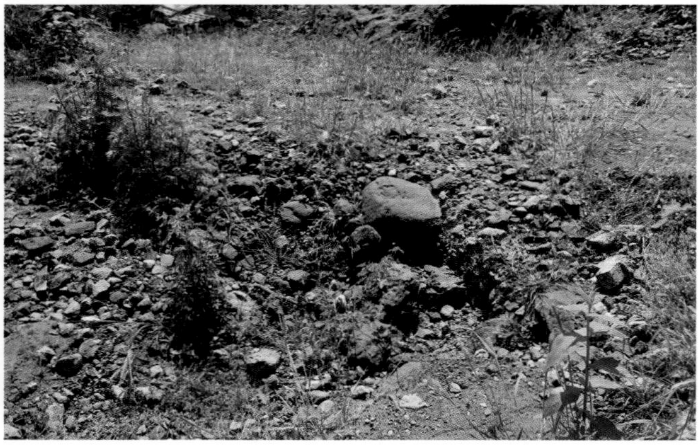

【形态特征】多年生草本，高 30~50cm，全体被细柔毛。茎节处略膨大。单叶对生或偶互生；叶片掌状 3~5 深裂。总花梗腋生；苞片披针状钻形；花瓣 5，白色、紫红色或淡紫红色。蒴果密被柔毛。花期 4~9 月，果期 5~10 月。

【适宜生境】生于草坡、路旁、林缘。

【资源状况】分布于峨眉山各地。常见，可以开发利用。

【入药部位】全草（老鹳草）。

【功能主治】清热解毒，祛风除湿，活血通经，强筋，止泻，止痛，疏风通络。用于风湿疼痛，拘挛麻木，四肢酸软，痈疽肿毒，肠炎，痢疾，风湿性关节炎，骨折，牙痛，跌打损伤，坐骨神经痛，月经不调，单纯疱疹性结膜炎。

鼠掌老鹳草

老罐草、风露草、鼠掌老罐草

Geranium sibiricum L.

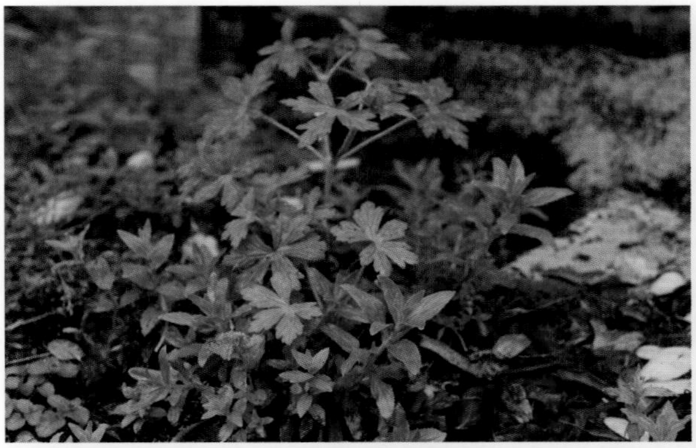

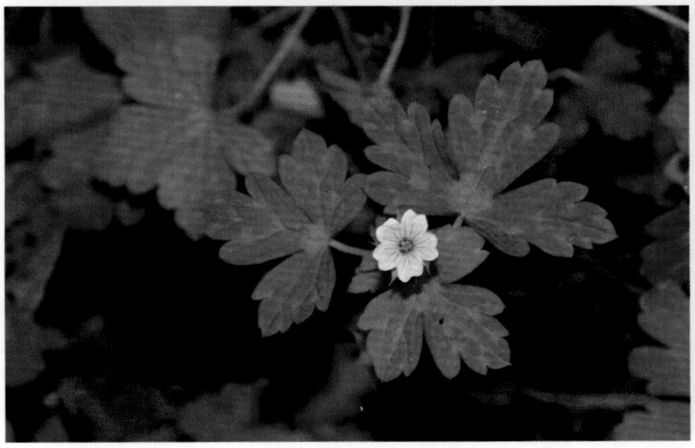

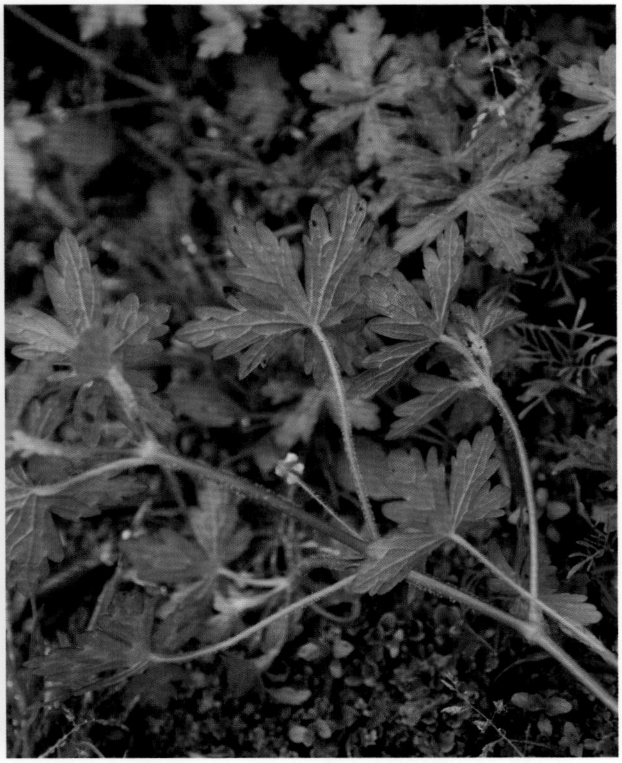

【形态特征】多年生草本。根为直根，有时具不多的分枝。茎纤细，仰卧或近直立，多分枝，具棱槽，被倒向疏柔毛。叶对生，掌状 5 深裂，中央裂片狭菱形；托叶披针形，棕褐色。聚伞花序单生，具 1（2）花；苞片对生，钻形，膜质；花瓣白色或粉红色带紫色脉纹。蒴果下垂，长 1.5~1.8cm，疏被毛。种子肾状椭圆形，黑色。花期 6~7 月，果期 8~9 月。

【适宜生境】生于路旁、草坡、林缘。

【资源状况】分布于中山区。常见，可以开发利用。

【入药部位】全草。

【功能主治】疏风通络，活血强筋。用于风湿性关节炎，跌打损伤，坐骨神经痛，急性胃肠炎，痢疾，月经不调，单纯疱疹性结膜炎，风湿痹痛，疮疖，瘀肿。

老鹳草

大老罐草、老罐草
Geranium wilfordii Maxim.

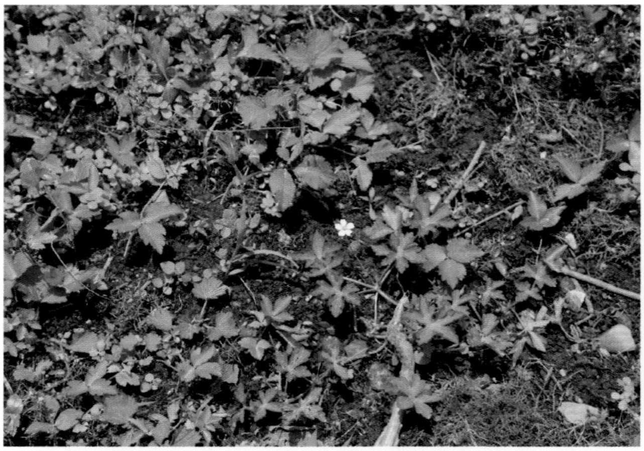
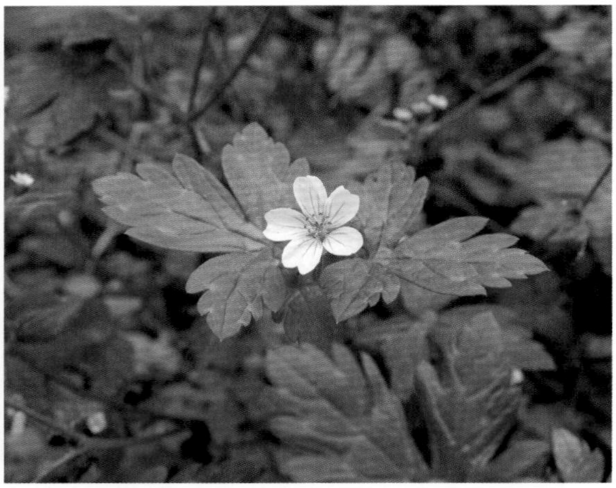
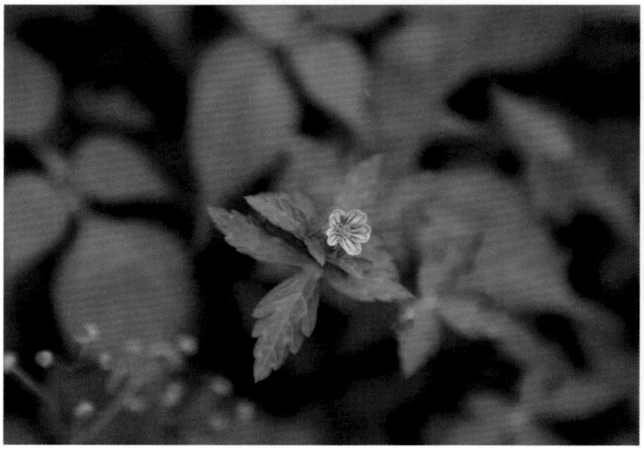
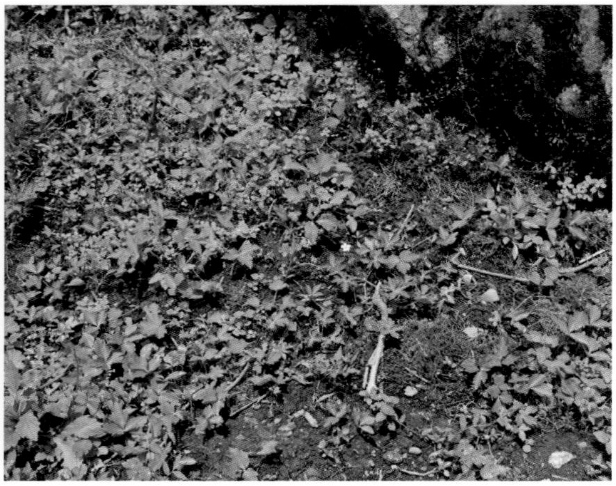

【形态特征】多年生草本，高 15~50cm。根状茎直立，粗壮。基生叶圆肾形，5 深裂达 1/2 处；裂片 3（5），菱形。小聚伞花序单生或聚集于枝顶，具 1 或 2 朵花；花瓣淡粉色或白色，长 4~6.2（~6.9）mm。果实长 2~2.2cm，被短柔毛和长糙毛。花期 6~7 月，果期 8~9 月。

【适宜生境】生于海拔 2700m 以下的路旁、草坡、林缘。

【资源状况】分布于峨眉山各地。常见，可以大量开发利用。

【入药部位】全草。

【功能主治】祛风湿，清热解毒，止泻，活血通经，疏风通络，强筋，顺气止痛。用于咽炎，风湿性关节炎，跌打损伤，坐骨神经痛，急性胃肠炎，痢疾，月经不调，单纯疱疹性结膜炎，风湿痹痛，疥癣。

评　述　峨眉山有 1 个经典名方——老鹳草膏，具有祛风湿的功效。

香叶天竺葵 香叶

Pelargonium graveolens L'Hér.

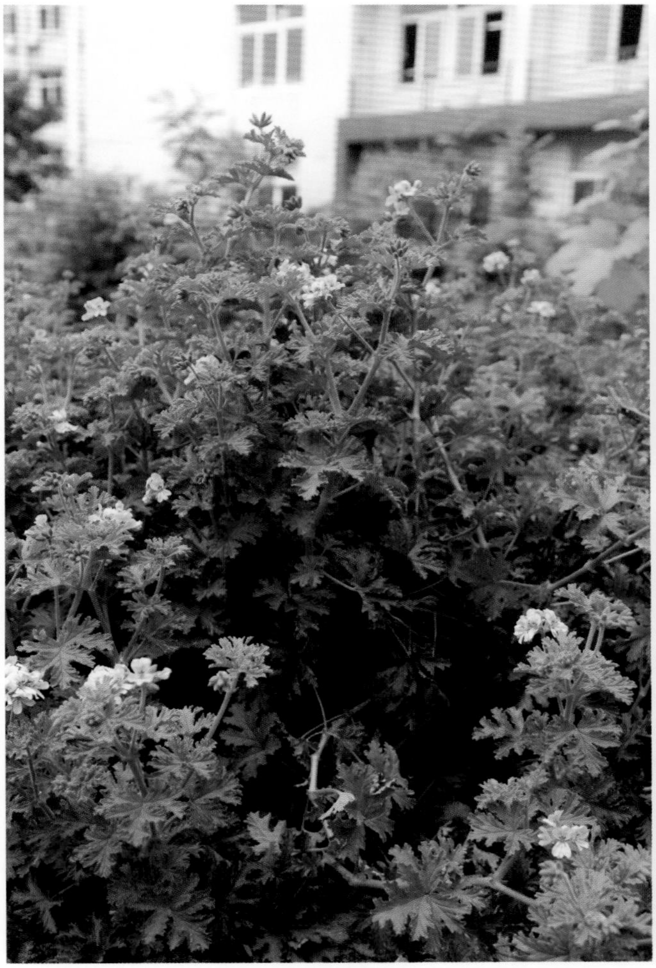

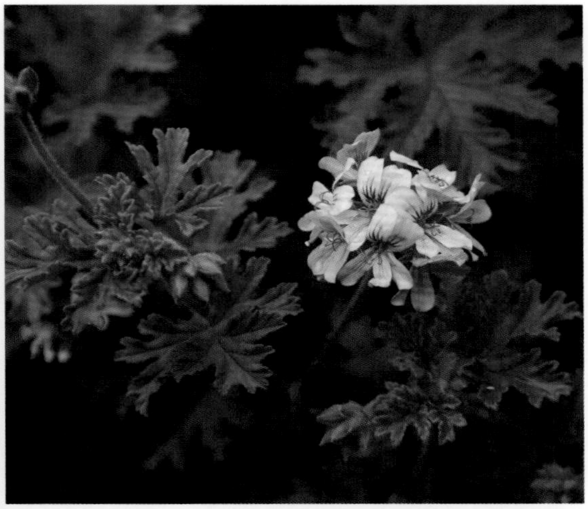

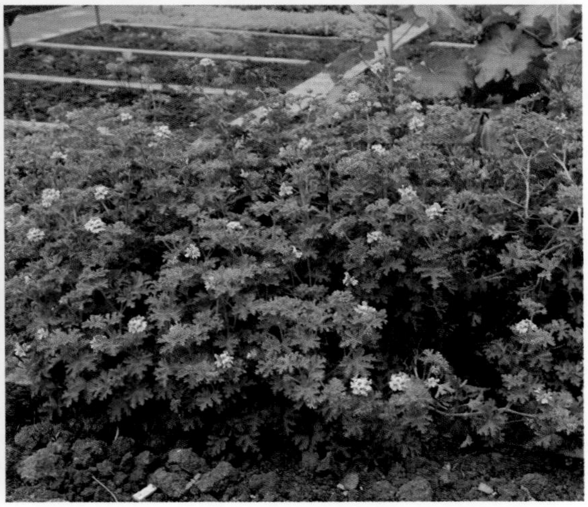

【形态特征】多年生草本或灌木状，高达 1m。茎上密被腺毛。叶对生，近圆形，直径 2~10cm，掌状 5~7 深裂，两面被长糙毛。花 5~12 朵，排成伞形花序；萼片狭披针形，外面被腺毛和长硬毛；花瓣玫瑰色或粉红色；花多不育。花期 5~7 月，果期 8~9 月。

【适宜生境】庭园栽培。

【资源状况】分布于坝区、低山区。常见，可以开发利用。

【入药部位】茎、叶。

【功能主治】祛风除湿，顺气，止痛。用于风湿痹痛，疝气，阴囊湿疹，疥癣。

天竺葵

石蜡红

Pelargonium hortorum Bailey

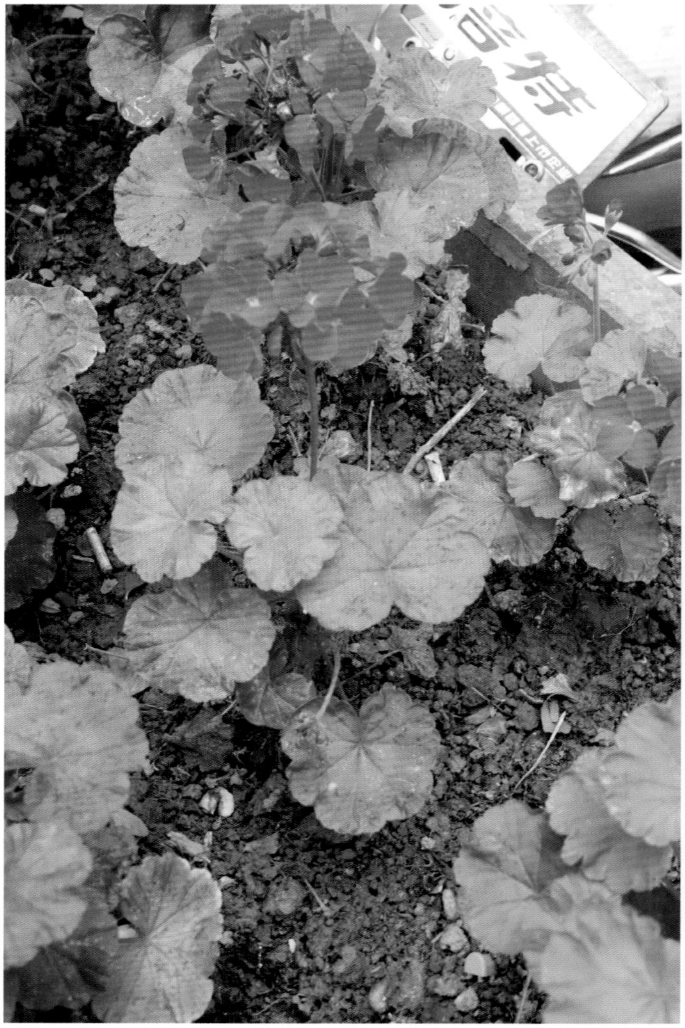
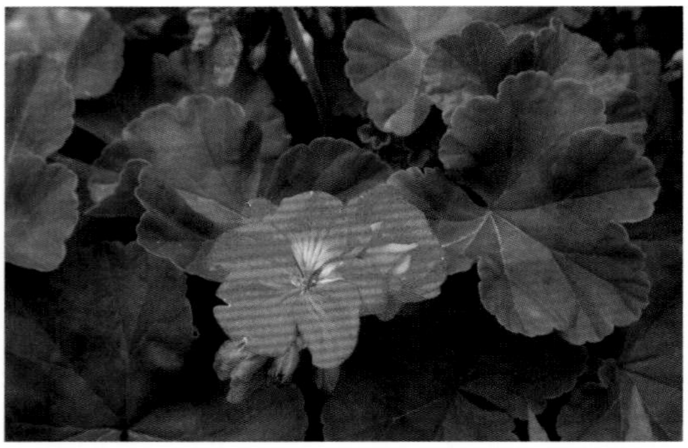
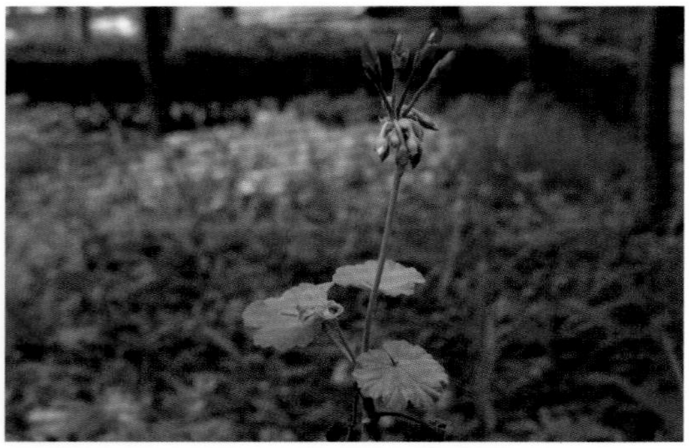
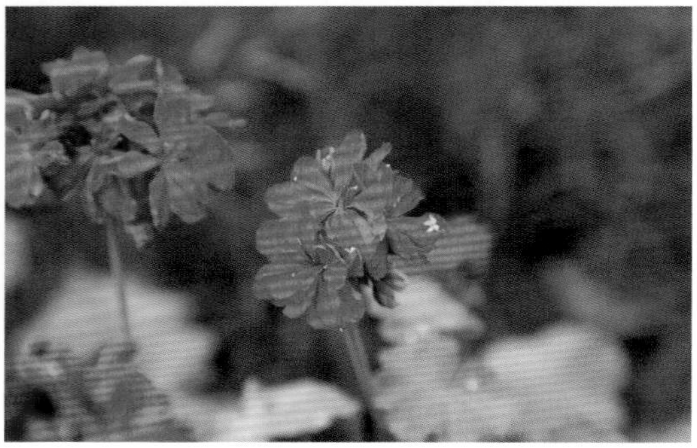

【形态特征】多年生草本，高 30~60cm，全株有鱼腥草味。茎肉质，多分枝。叶互生，圆肾形；托叶宽三角形或卵形，长 7~15mm。伞形花序腋生，具多花；花梗 3~4cm，被柔毛和腺毛；萼片狭披针形，长 8~10mm；花瓣红色、橙红色、粉红色或白色，宽倒卵形，长 12~15mm，宽 6~8mm。蒴果长约 3cm，被柔毛，由果瓣向上卷曲。花期 5~7 月，果期 6~9 月。

【适宜生境】庭园栽培。

【资源状况】分布于坝区、低山区。常见，可以大量开发利用。

【入药部位】花（石腊花）。

【功能主治】清热消炎。用于中耳炎，痈肿疮毒。

旱金莲科

旱金莲

金莲花

Tropaeolum majus L.

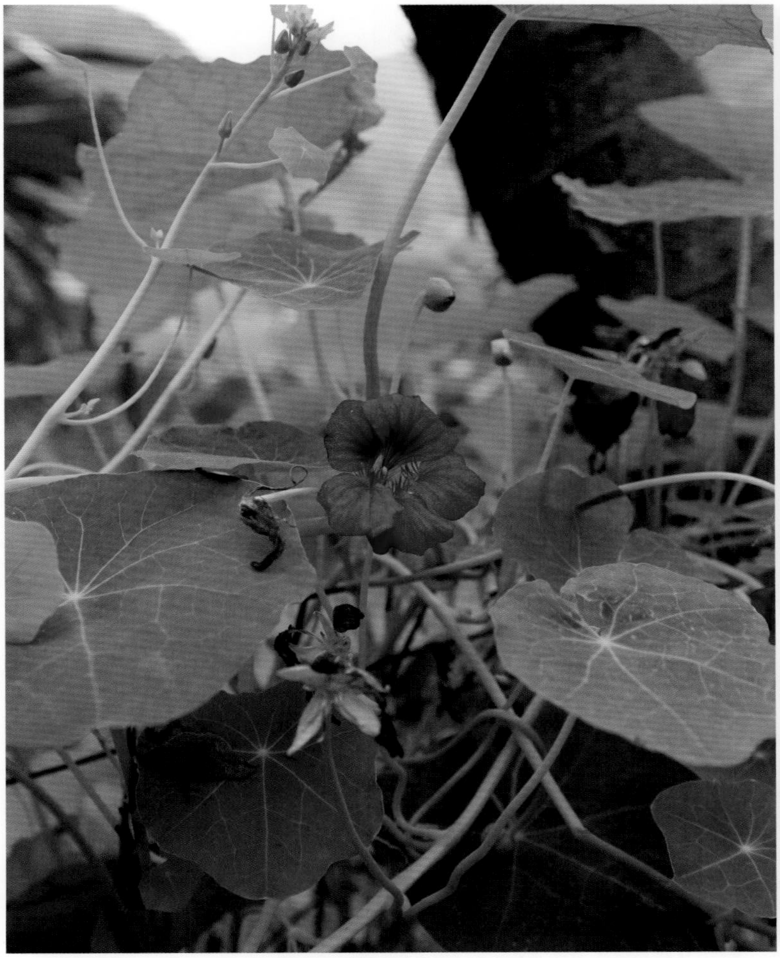
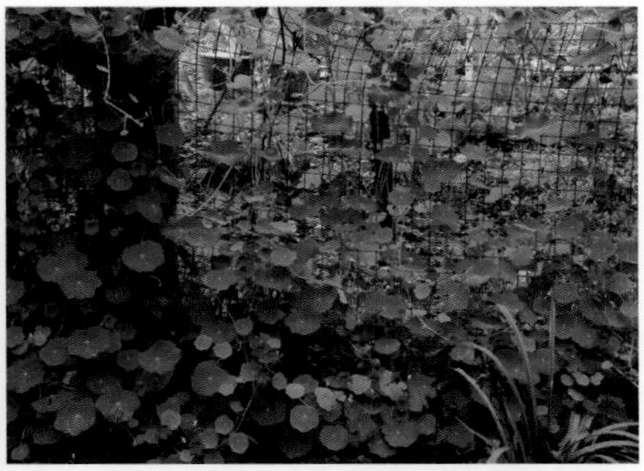
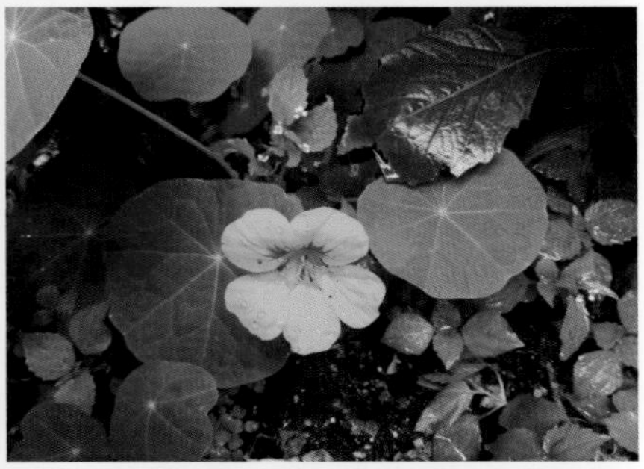
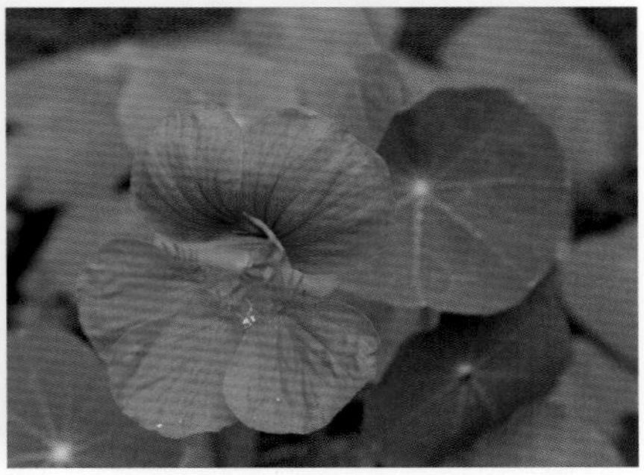

【形态特征】一年生肉质草本，藤状。茎、叶多汁，稍肉质。叶圆形至稍肾形，盾状，具 9 条主脉，自叶柄着生处向四面辐射，叶背常具乳突。花腋生，黄色、橘黄色或多色；花托杯状；花瓣 5；雄蕊 8，离生，不等长；子房 3 室，柱头 3 裂。果实扁球形，成熟后分离为 3 个具 1 粒种子的瘦果。花期 6~10 月，果期 7~10 月。

【适宜生境】栽培。

【资源状况】分布于坝区、低山区。常见，可以开发利用。

【入药部位】全草。

【功能主治】清热解毒。用于目赤肿痛，恶毒大疮。

亚麻科

石海椒

过山青、米汤糊

Reinwardtia indica Dum.

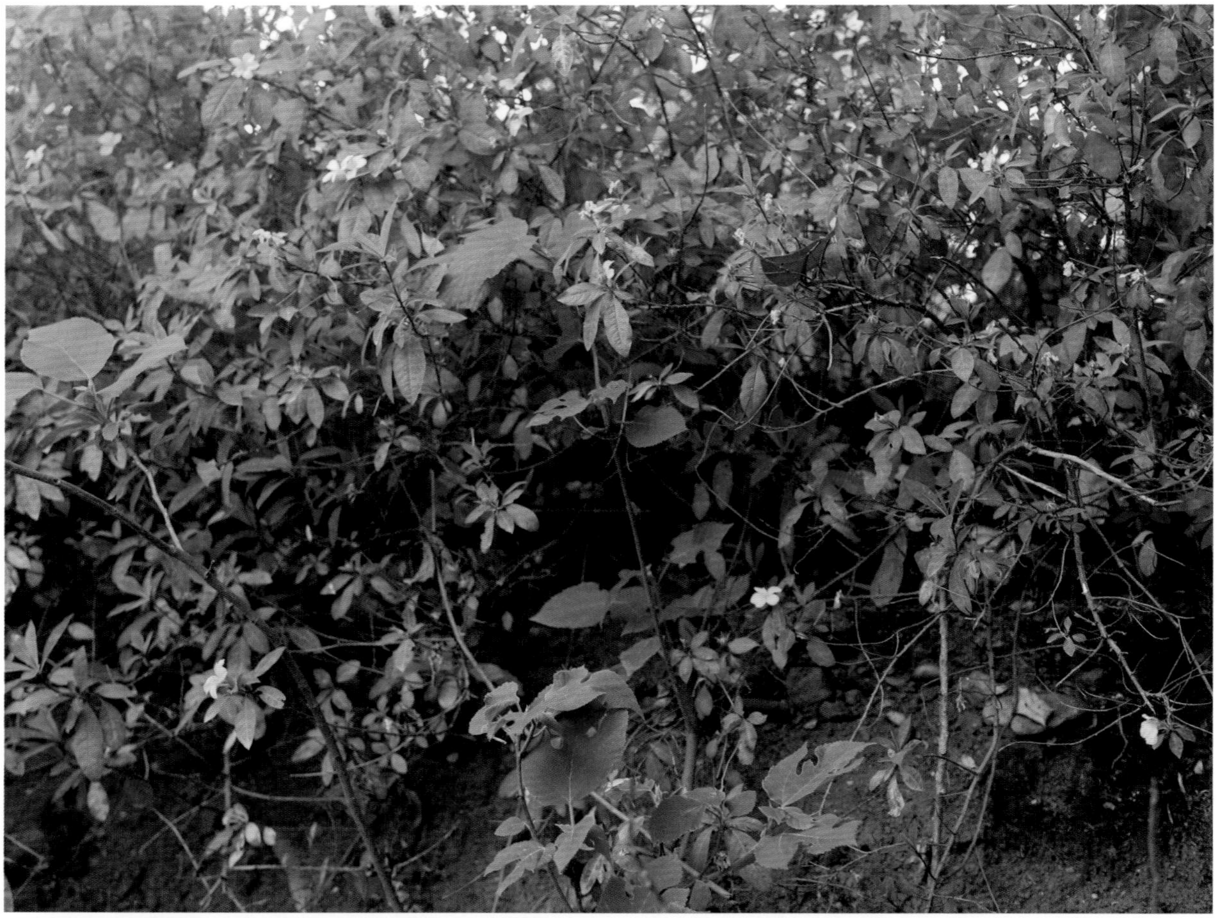

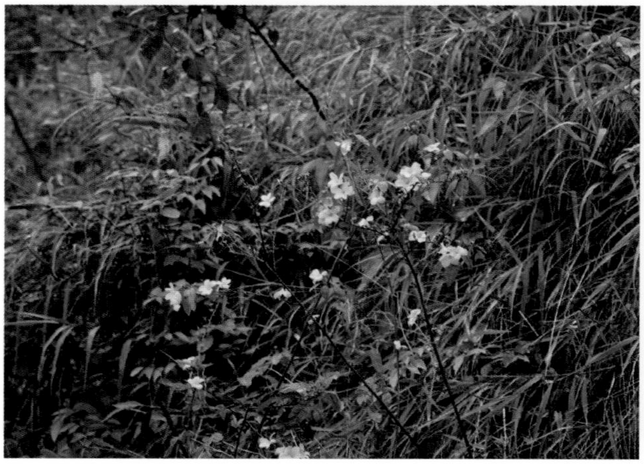

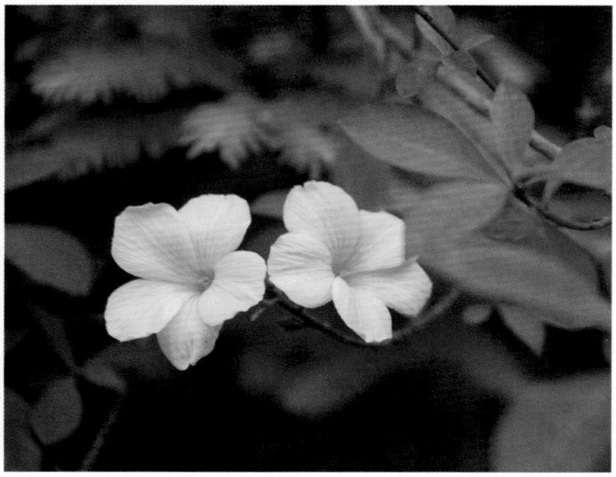

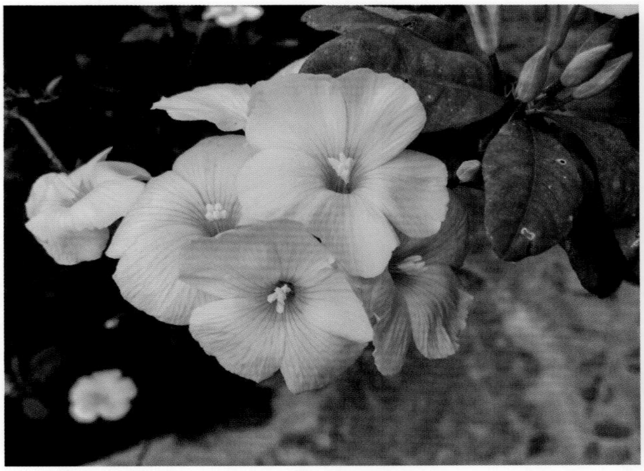
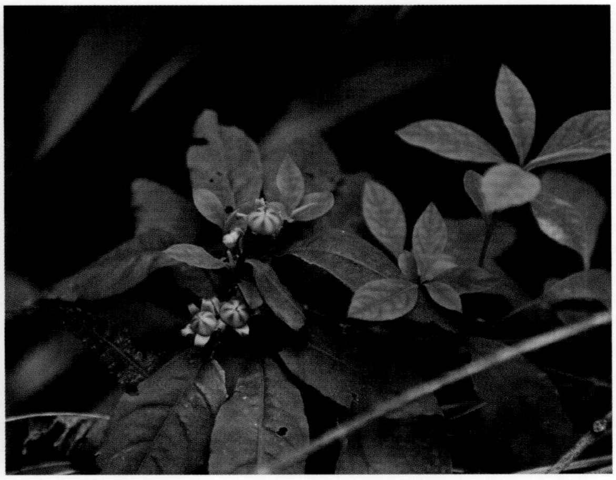

【形态特征】常绿直立小灌木，高达 1m。叶椭圆形至倒卵状披针形，纸质，边缘全缘或具锯齿。花序顶生或腋生；花萼离生；花瓣黄色，离生，但是基部合生，花瓣具爪；退化雄蕊近钻形。蒴果球形，开裂为 6 或 8 瓣，每裂片有种子 2 粒。花、果期 4 月到翌年 1 月。

【适宜生境】生于海拔 1200m 以下的田坎、路边、荒坡。

【资源状况】分布于坝区、低山区。常见，可以开发利用。

【入药部位】嫩枝和叶（过山青）。

【功能主治】祛风除湿，活血通经，活络，通淋，清热凉血，消饱胀，利小便，排脓，止咳平喘。用于小便不利，小肠湿热，跌打损伤，肺热咳嗽，咳吐脓痰，小儿高热，咳嗽，食积。

芸香科

臭节草 岩椒草、松风草

Boenninghausenia albiflora (Hook.) Reichb. ex Meisn.

【标本采集号】LEM120802004

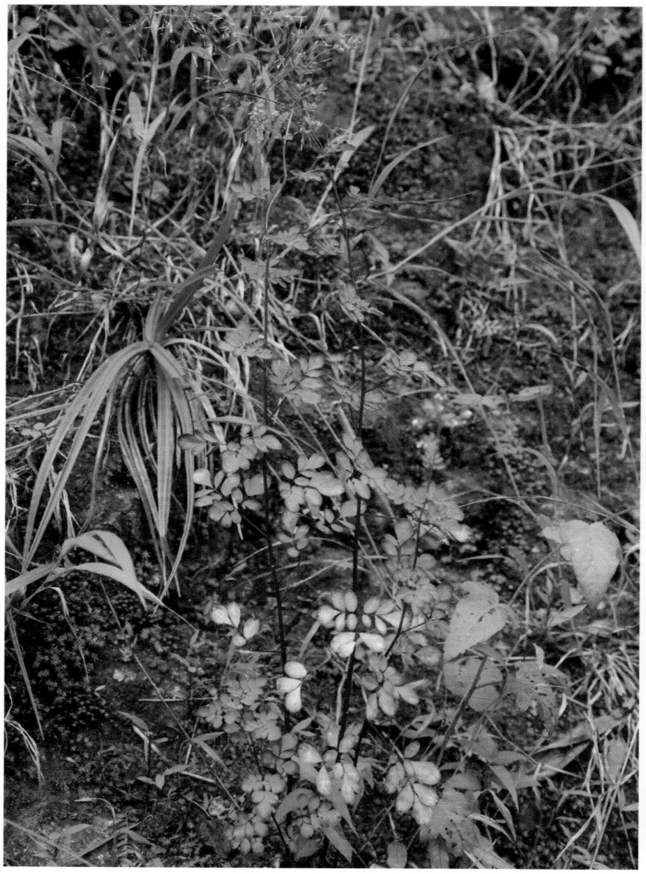

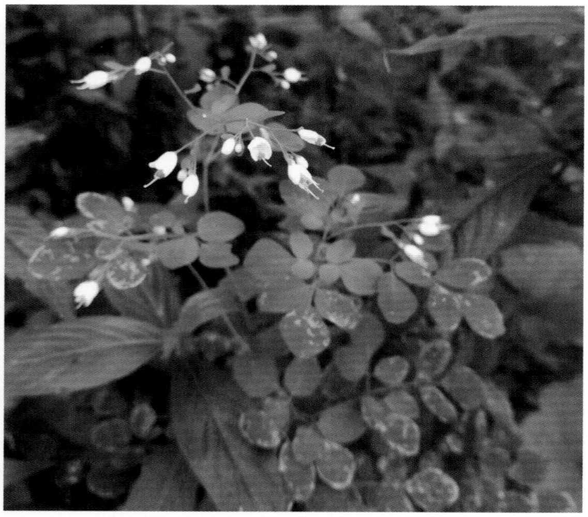

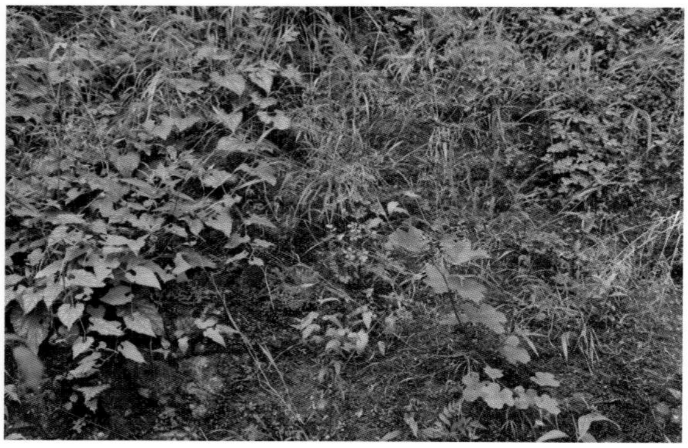

【形态特征】多年生常绿草本，高达 80cm，全株有强烈气味。嫩枝髓部大，中空。叶互生，二至三回三出复叶。花序有多花；花白色；花蕾球形至卵球形至椭圆体形至长圆形。果实为顶端 4 开裂的蓇葖果。种子肾形，黑褐色，种皮革质，表面有瘤状突起。花、果期 5~11 月。

【适宜生境】生于灌丛、草坡。

【资源状况】分布于坝区、低山区。常见，可以开发利用。

【入药部位】全草。

【功能主治】发汗解表，止咳镇痛，清热解毒，截疟，退黄，消食，温中行气，凉血，消炎，舒筋活血，散瘀止痛，消痞。用于感冒咽喉炎，感冒发热，湿热黄疸，寒凝气滞之脘腹胀痛，疟疾，支气管炎，肝炎，咯血，衄血，跌打损伤。

石椒草

岩椒草

Boenninghausenia sessilicarpa Lévl.

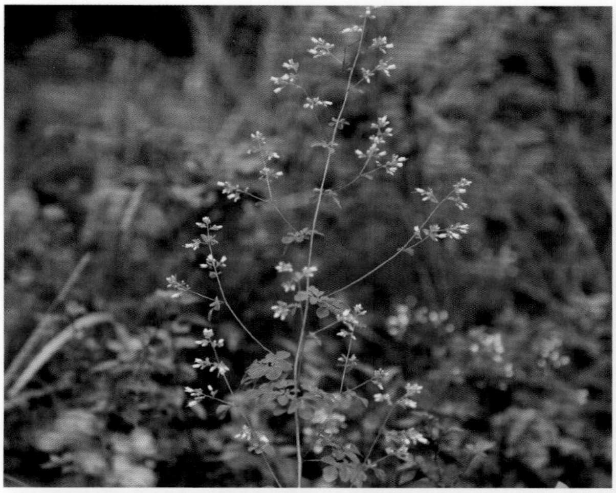

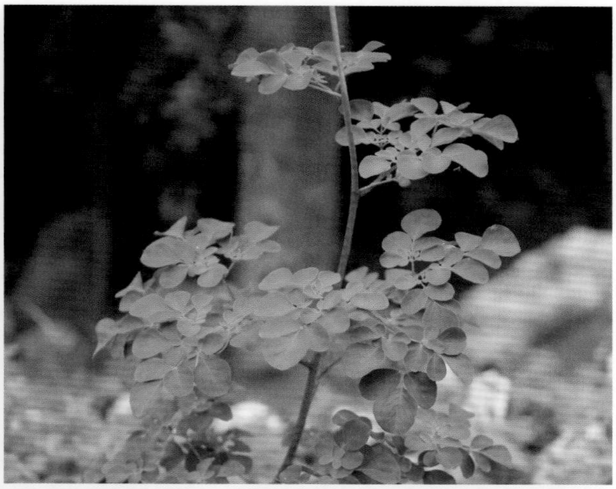

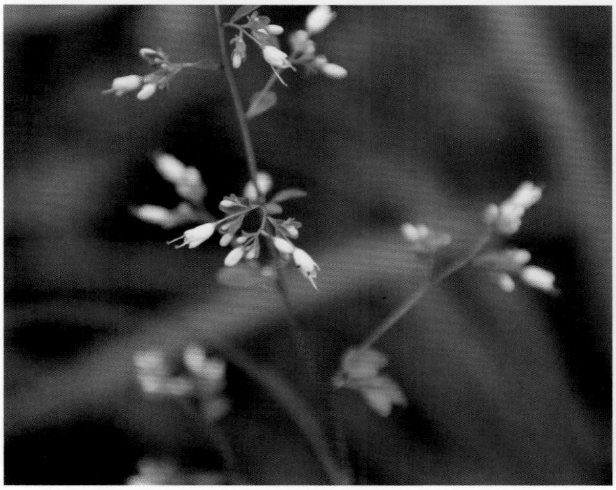

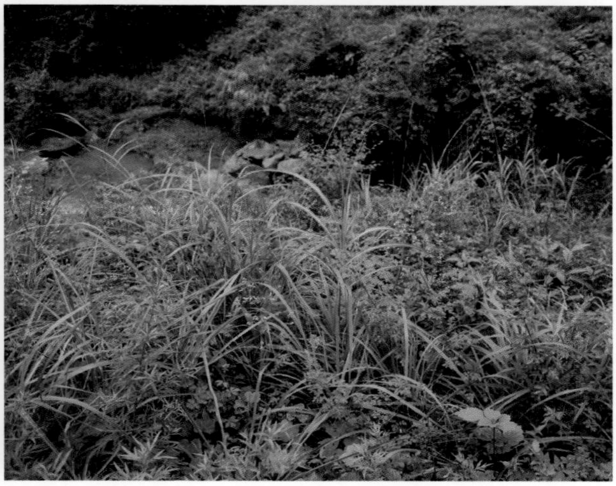

【形态特征】多年生常绿草本，高 30~80cm。茎直立，淡紫红色。叶互生，二至三回奇数羽状复叶。聚伞花序，花小；花瓣 4，白色，有透明腺点。果实为顶端 4 开裂的蓇葖果。花期 7~8 月，果期 8~10 月。

【适宜生境】生于灌丛、阴湿林缘。

【资源状况】分布于峨眉山各地。常见。

【入药部位】全草。

【功能主治】发汗解表，发疮毒，止咳镇痛，祛风除湿，散瘀消痞，杀虫，通经络，顺气止痛。用于胸膈气痛，胃气疼痛，胸腹胀满，痰癖食积，风寒感冒，瘰疬，痢疾。

酸 橙 枳壳、枳实
Citrus aurantium L.

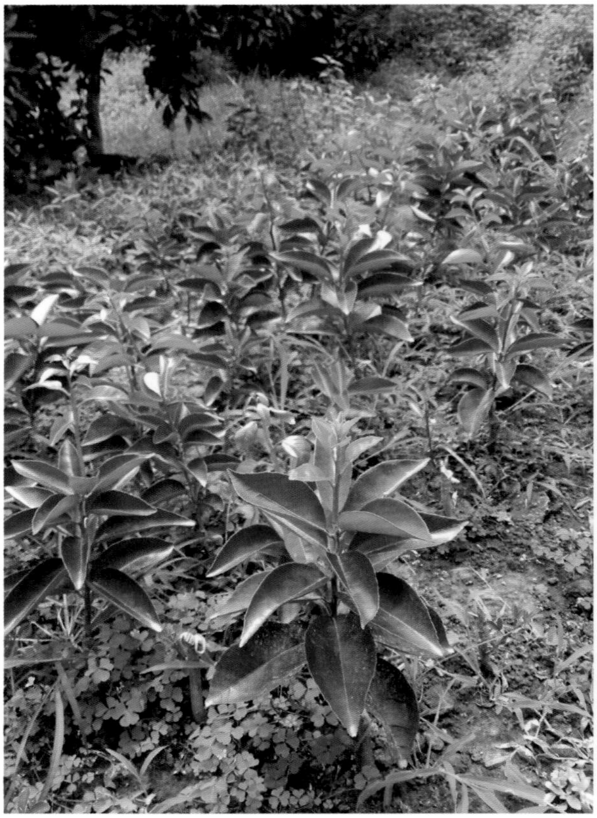
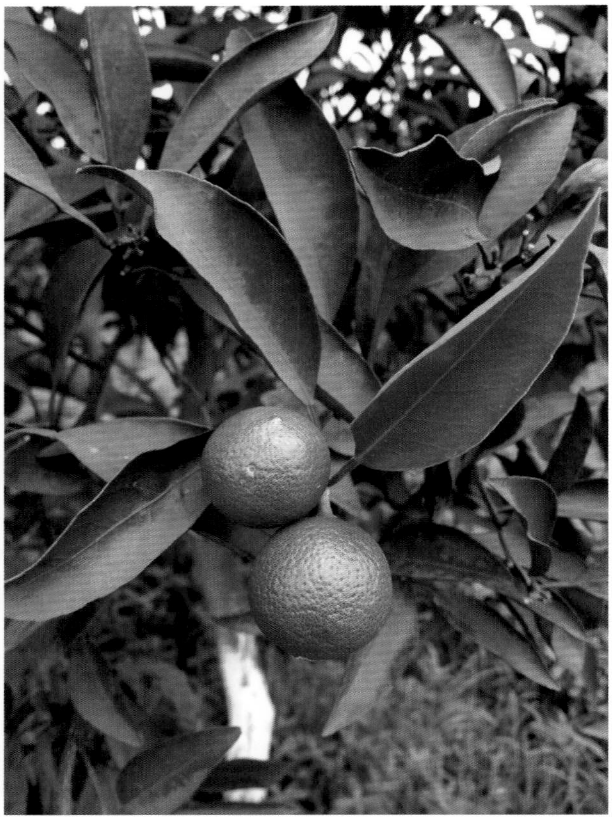

【形态特征】常绿小乔木。枝条三棱形，具长达 8cm 的刺。叶柄倒卵形；叶深绿色，厚，叶背具半透明腺点。花序总状，具少花或花单生；完全花或雄花近完全退化。柑果橙色至淡红色，球形至扁球形，表面粗糙；果肉具 10~13 裂片，酸或甜或有时稍苦。花期 4~5 月，果期 9~12 月。

【适宜生境】栽培。

【资源状况】分布于坝区。常见，可以大量开发利用。

【入药部位】近成熟果实（枳壳）、幼果（枳实）。

【功能主治】近成熟果实理气宽中，消胀提肛。用于脘腹痞满胀痛，湿热食积，痰湿内阻，肝胃不和，胃脘胀闷，胁肋疼痛。幼果理气宽胸，消胀，化痰除痞。用于胸膈痰滞，胸痞，胁胀，食积，噫气，呕逆。

评 述 川产道地药材，主产于达州市、巴中市、广元市（苍溪）、资阳市（安岳）、泸州市（泸县）、遂宁市（蓬溪）等地。

柚

柚子、气柑

Citrus maxima (Burm.) Merr.

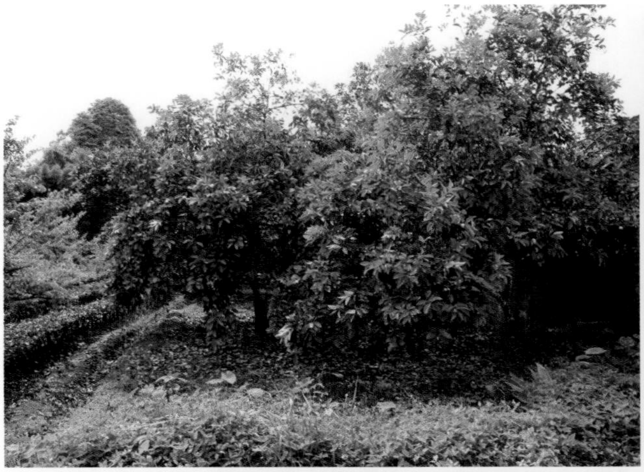
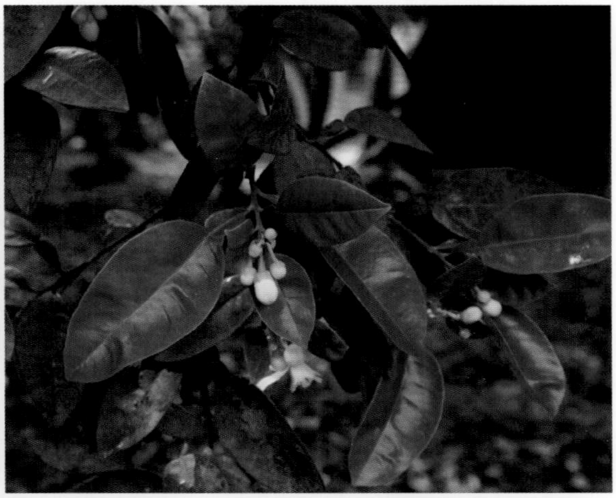
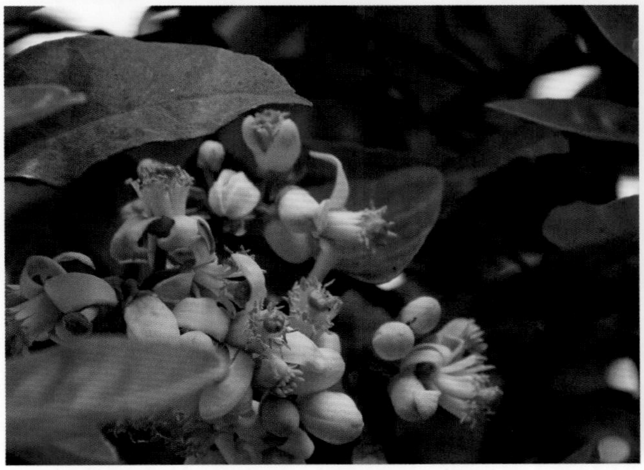
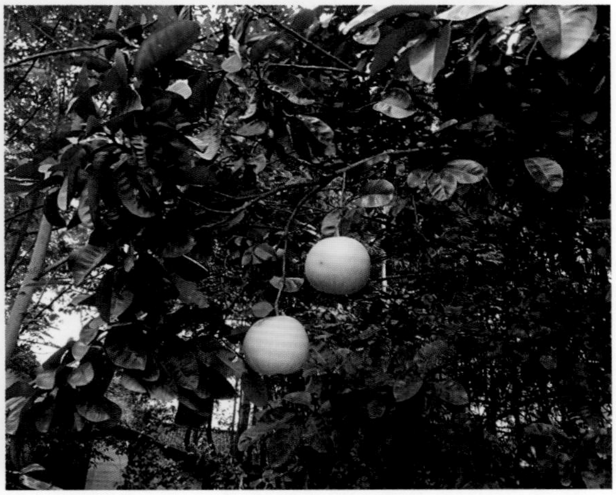

【形态特征】乔木，高 5~10m。小枝有刺，被柔毛。嫩枝、叶背、花梗、花萼及子房均被柔毛。叶宽卵形至椭圆形，长 9~16cm，宽 4~8cm，或更大，厚，深绿色。花单生或呈总状花序；花蕾紫红色，稀乳白色。果实浅黄色及黄绿色，球形、扁球形、梨形或阔倒圆锥形，常直径多于 10cm；果皮淡黄色，肉瓤 12 瓣，易分离。花期 4~5 月，果期 9~12 月。

【适宜生境】栽培。

【资源状况】分布于坝区、低山区。常见，可以大量开发利用。

【入药部位】外层果皮（化橘红）、叶、根。

【功能主治】外层果皮散寒燥湿，利水，消痰。用于风寒咳嗽，痰多，食积伤酒，呕恶痞闷。叶解毒消肿。用于头风痛，寒湿痹痛，食滞腹痛，乳腺炎，扁桃体炎。根用于肺痨。

佛　手

佛手柑

Citrus medica L. var. *sarcodactylis* (Noot.) Swingle

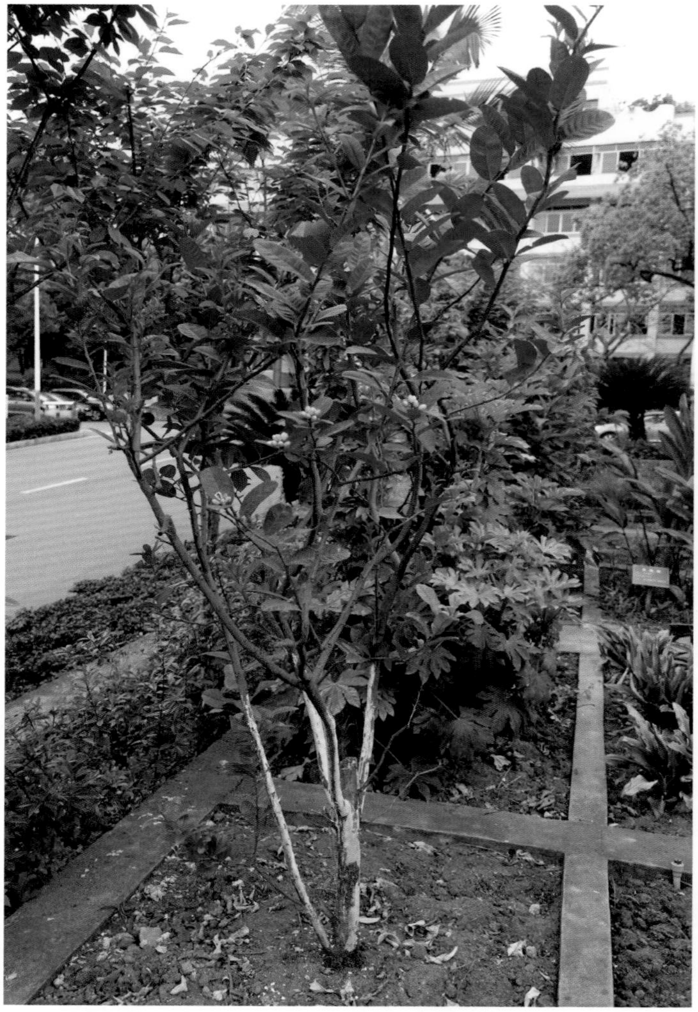

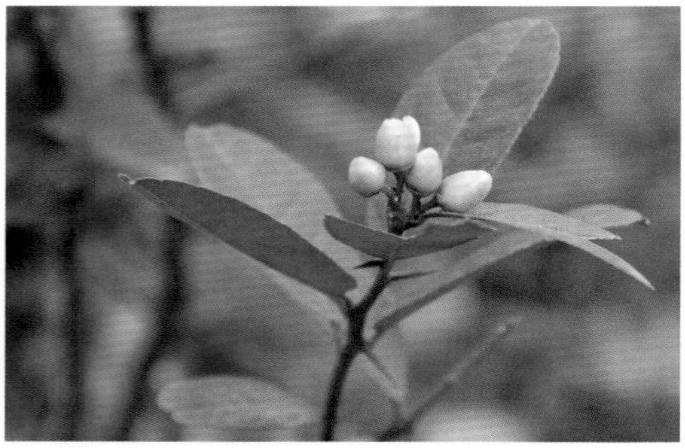

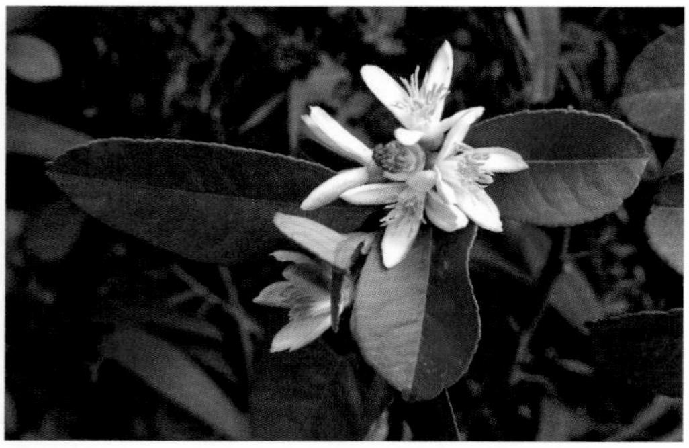

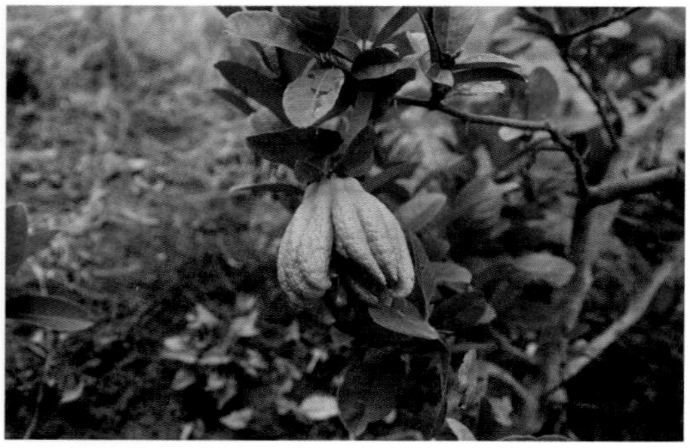

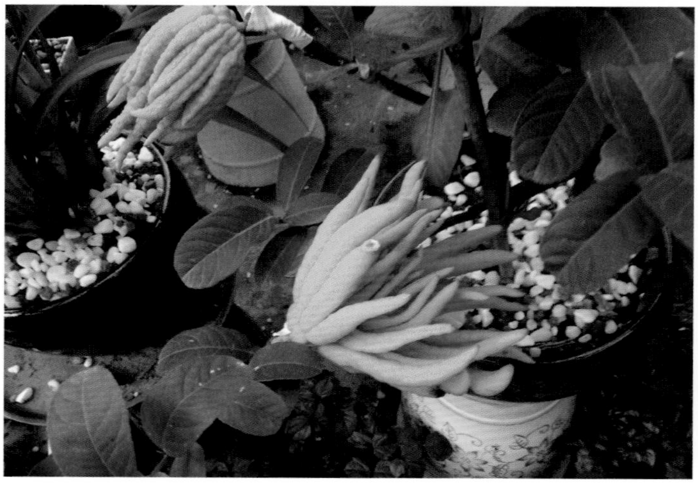

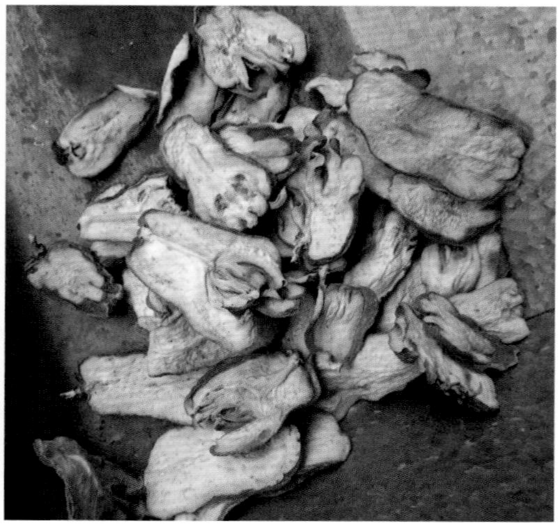

【形态特征】常绿小灌木或小乔木，高 3~5m。枝有刺，嫩枝紫红色。子房在花柱脱落后即行分裂。果实大，长圆形，顶端裂瓣如指；果皮甚厚，通常无种子。花期 4~5 月，果期 10~12 月。

【适宜生境】栽培。

【资源状况】分布于坝区。常见，可以大量开发利用。

【入药部位】果实（佛手）、叶、根。

【功能主治】果实理气止痛，快膈，化痰消食。用于寒邪犯胃，气滞作痛，小儿呕吐，急性胃炎胸腹胀痛，食欲不振，胃痛，胁胀，呕吐，噎膈，痰饮咳喘。叶与根行气止痛。

评　　述　川产道地药材，主产于泸州市（合江）、乐山市（犍为）、宜宾市。

柑　橘

桔柑、陈皮、桔

Citrus reticulata Blanco

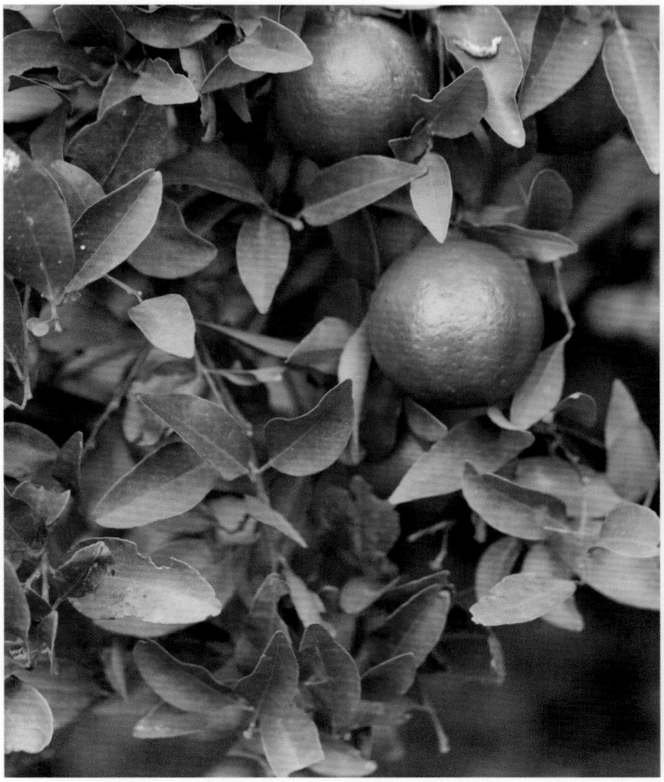

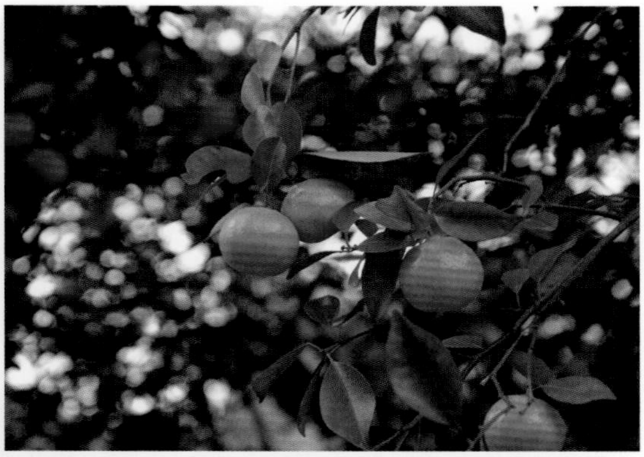

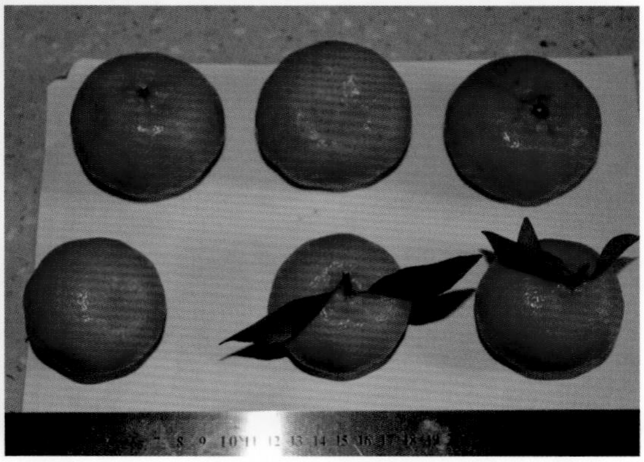

【形态特征】小乔木，高 3~4m。小枝有刺。叶披针形或卵状披针形。花芳香，单生或 2~3 簇生；雄蕊 20~25；花柱细长，柱头头状。果实淡黄色、橙色、红色，扁圆形至近圆形，表面光滑或粗糙；外果皮易剥落；果肉甜至酸，有时稍苦。种子卵形，黄白色。花期 4~5 月，果期 10~12 月。

【适宜生境】栽培。

【资源状况】分布于坝区。少见，应加强栽培与开发利用。

【入药部位】成熟果皮（陈皮）、种子（橘核）、果皮内的筋络（橘络）、叶（橘叶）、自行落地的幼嫩果实（青皮）。

【功能主治】成熟果皮理气和胃，燥湿化痰，温通下焦。用于胃腹胀满，呕吐呃逆，咳嗽痰多，慢性支气管炎，水肿，慢性胃炎，乳腺炎。种子温通下焦滞气，理气，散结止痛。用于小肠疝气，睾丸肿痛，乳腺炎。果皮内的筋络通经活络，理气活血，化痰。用于痰滞经络，咳嗽胸胁疼痛。叶疏肝，行气，化痰，消肿。用于胁痛，乳痈，肺痈，咳嗽，胸膈痞满，疝气。自行落地的幼嫩果实疏肝破气，疏肝止痛，消积化滞。用于胸胁疼痛，乳房肿痛，乳腺炎，疝气等。

评　述　川产道地药材，主产于资阳市、成都市（简阳）、泸州市（合江）。

吴茱萸

吴萸

Evodia rutaecarpa (Juss.) Benth.

【标本采集号】511423140915963LY、LEM120809003

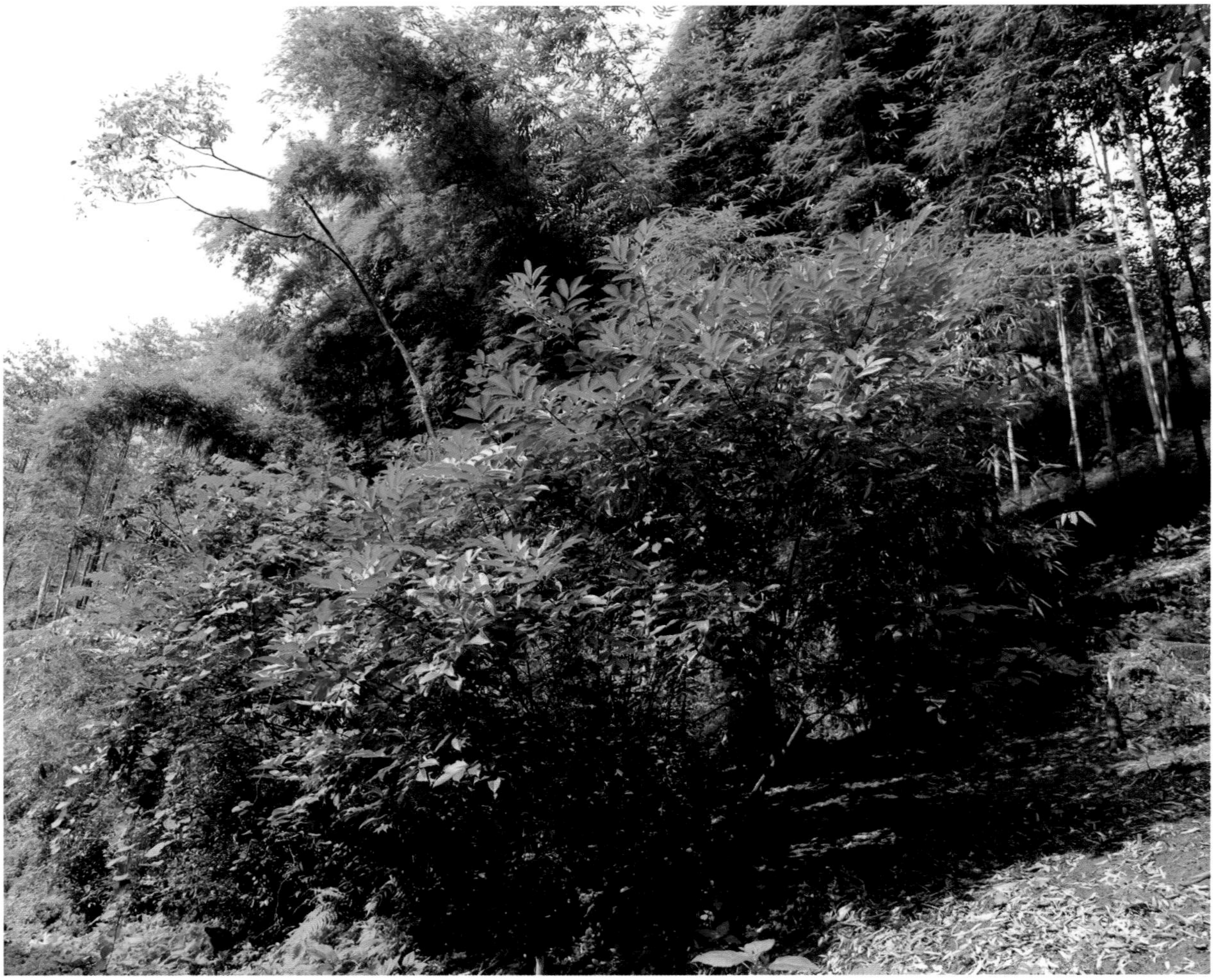

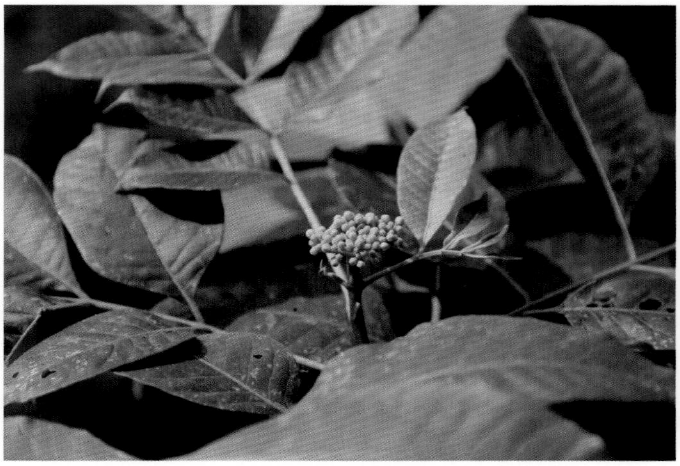

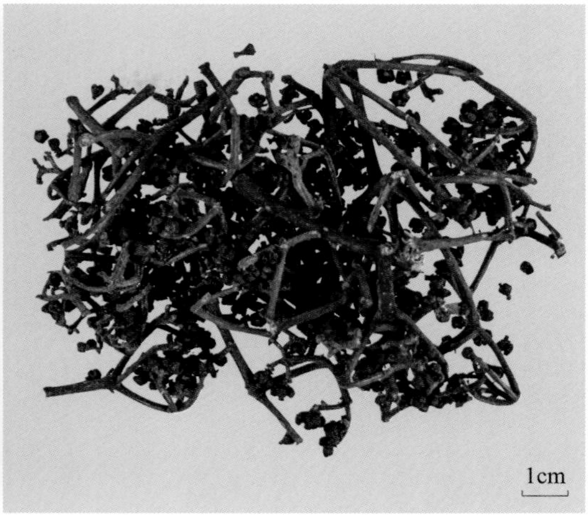

【形态特征】灌木或乔木，高2.5~5m。幼枝、叶轴、叶柄及花序均被黄褐色长柔毛。单数羽状复叶对生，叶具（3~）5~13（~15）小叶；小叶侧脉9~17对。聚伞状圆锥花序；花瓣绿色、黄色或白色。蓇葖果近球形，常5心皮，成熟时紫红色，有大油点，每分果瓣有1种子。花期6~8月，果期9~10月。

【适宜生境】栽培，生于海拔1450m以下的路边、山坡及林缘。

【资源状况】分布于坝区、低山区、中山区。栽培药材，资源常见。

【入药部位】近成熟果实（吴茱萸）。

【功能主治】温中泄湿，开郁下气，散寒止痛。用于呕逆吞酸，脏寒吐泻，脾胃虚寒所致的脘腹胀痛，腹泻，恶心，头晕头痛，胃寒痛，寒疝疼痛，脚气肿痛，口疮溃疡。

评　　述　川产道地药材，主产于泸州市（古蔺、叙永）、宜宾市。

川黄檗

黄柏、黄皮树

Phellodendron chinense Schneid.

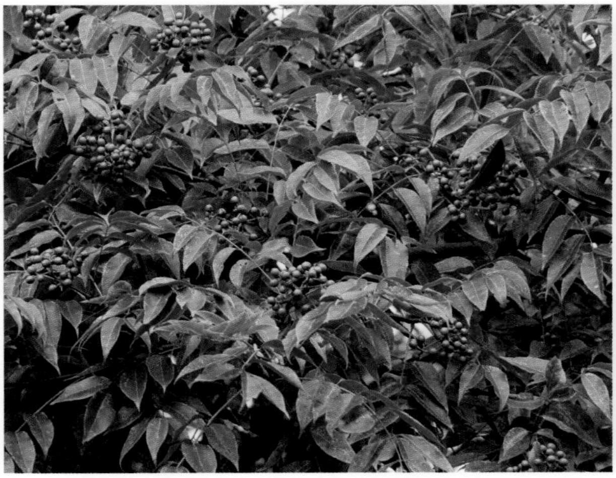

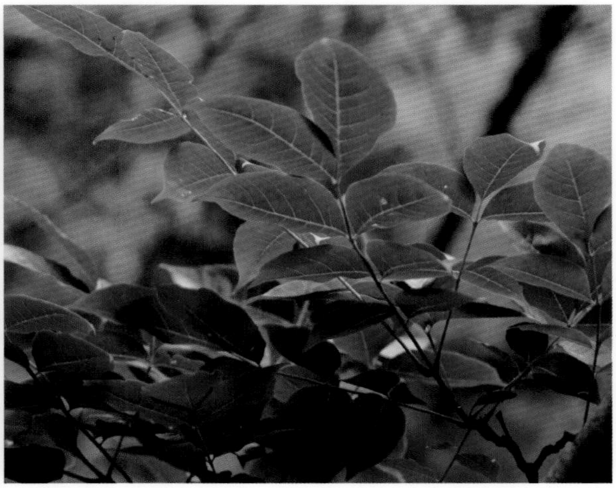

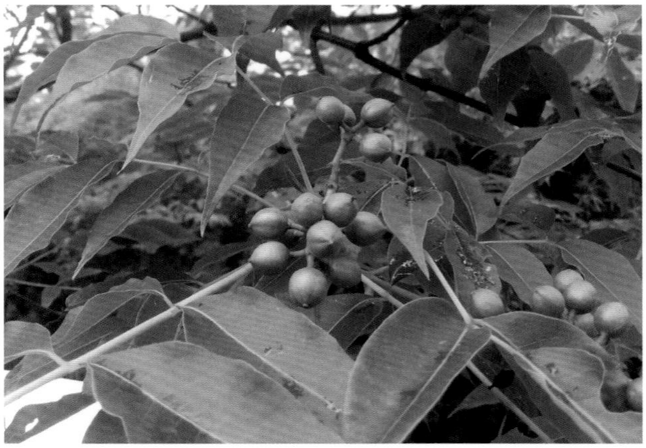
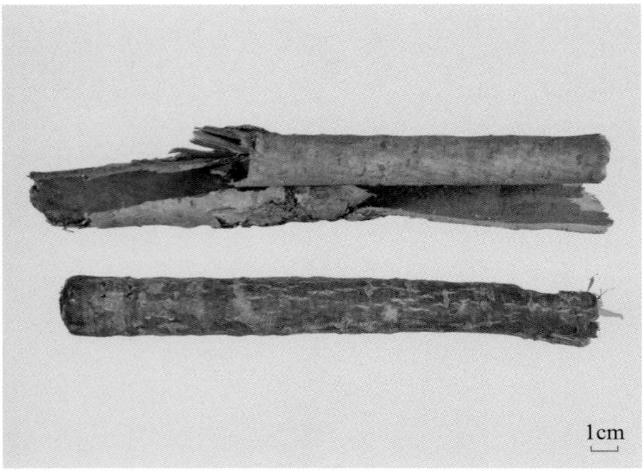

【形态特征】乔木，高达 15m。树皮有深沟，内层鲜黄色。叶具 7~15 小叶；叶轴及叶柄粗壮，通常密被褐锈色或棕色柔毛。花序和果序近紧密，花轴、分枝和花梗粗壮；花单性，雌雄异株，黄绿色。果实多数密集成团，近球形至椭圆体形，蓝黑色。花期 5~6 月，果期 9~11 月。

【适宜生境】栽培或生于林中。

【资源状况】分布于低山区。常见，大量人工栽培。

【入药部位】树皮（川黄柏）。

【功能主治】清热解毒，抗菌消炎，燥湿。用于湿热泻痢，泄泻，消渴，黄疸，梦遗，淋浊，痔疮，便血，赤白带下，尿路感染，小便黄赤短涩热痛，湿热下注，腿足湿热痛，阴虚火旺，盗汗，阳强，骨蒸劳热，目赤肿痛，口舌生疮。

评　　述 川产道地药材，主产于雅安市（荥经）。

枳

青皮、雀不站、枸桔

Poncirus trifoliata (L.) Raf.

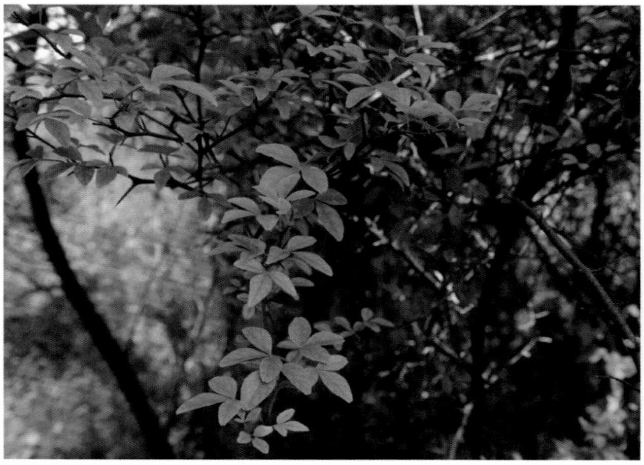
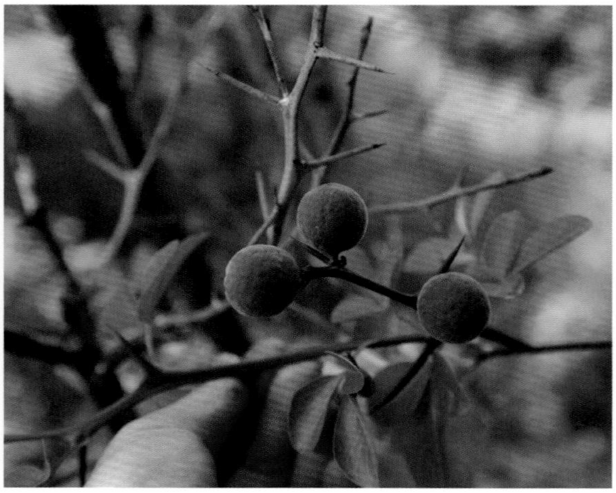

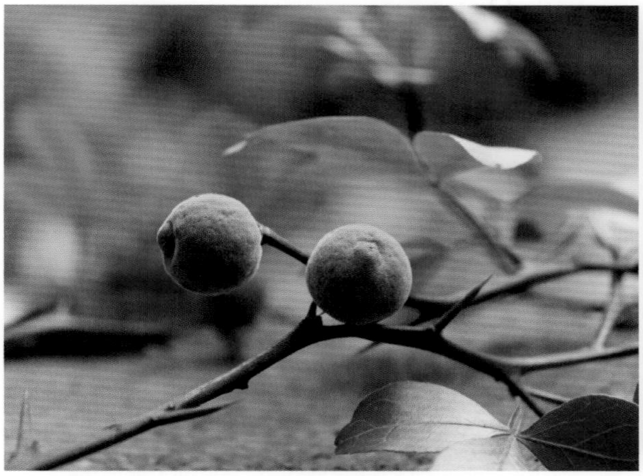
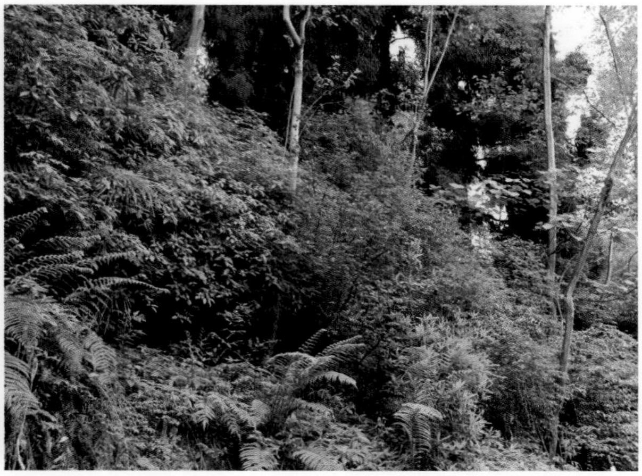

【形态特征】落叶小乔木，高 1~5m。小枝分枝多，密生粗壮硬刺。树冠伞形或圆头状。叶具掌状 3(~5) 小叶。花单生或成对；萼片 5~7，基部联合；雄蕊常 20 枚，花丝不等长；雌蕊萎缩。果实深黄色，近圆形至梨形，表面粗糙，具茸毛，具环纹，有香味。花期 5~6 月，果期 10~11 月。

【适宜生境】栽培。

【资源状况】分布于低山区。常见。

【入药部位】幼果或未成熟的果实及叶（枸橘）。

【功能主治】疏肝止痛，破气散瘀，消食化滞。用于胃痛，消化不良，便秘，胸膈痰滞，胸痞，胁胀，胁肋疼痛，胸腹胀满，乳痈，乳腺癌，食积停滞，胃脘胀痛，肝脾肿大，气血瘀结。

黑果茵芋 *Skimmia melanocarpa* Rehd. et Wils.

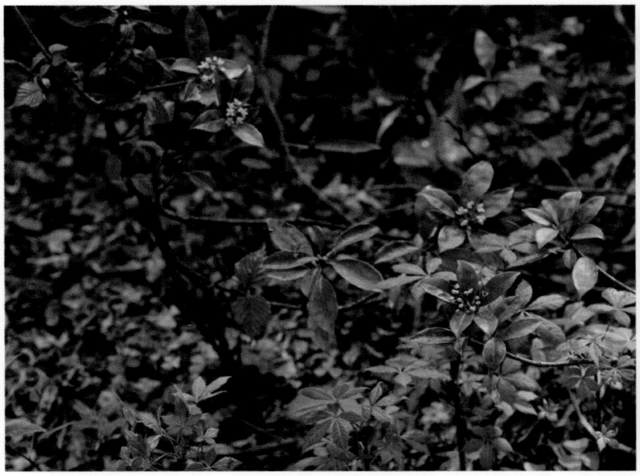
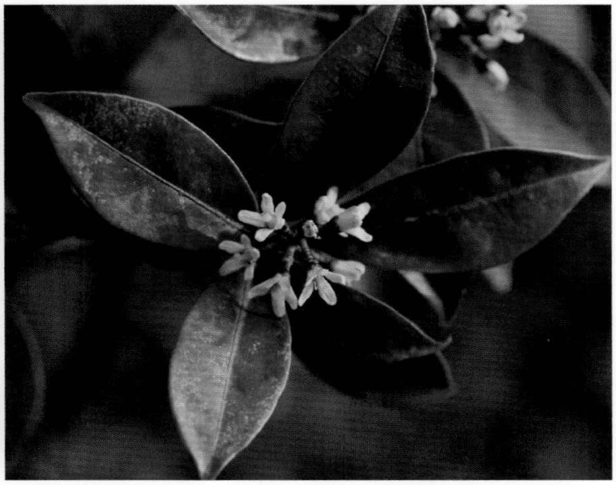

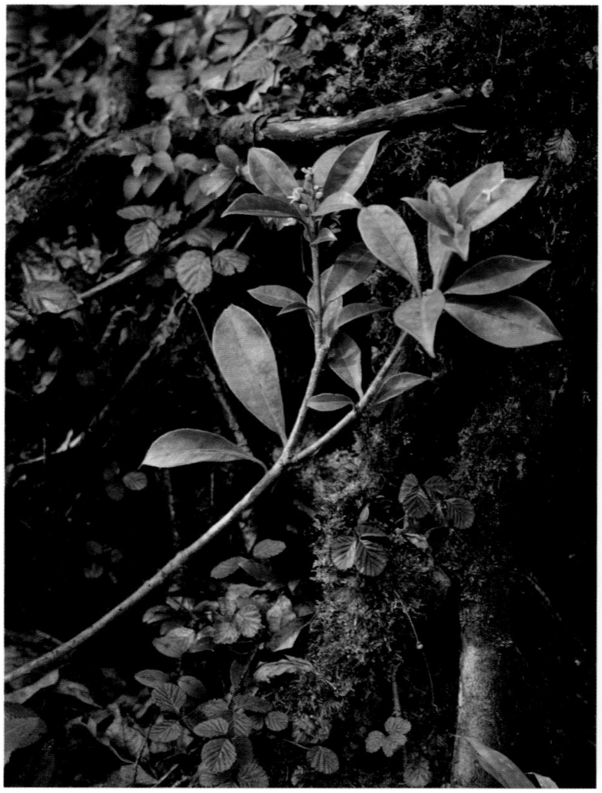

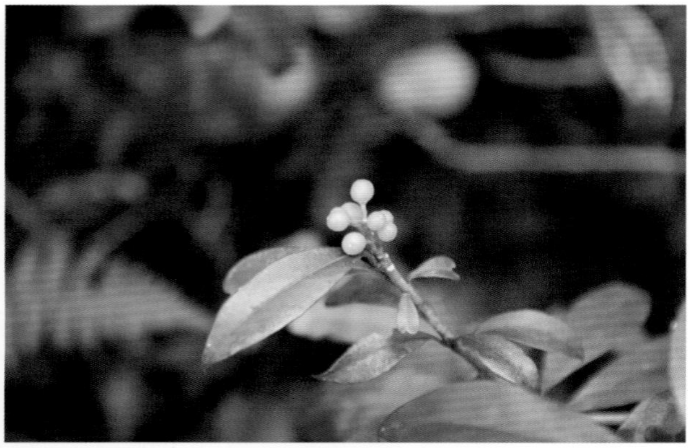

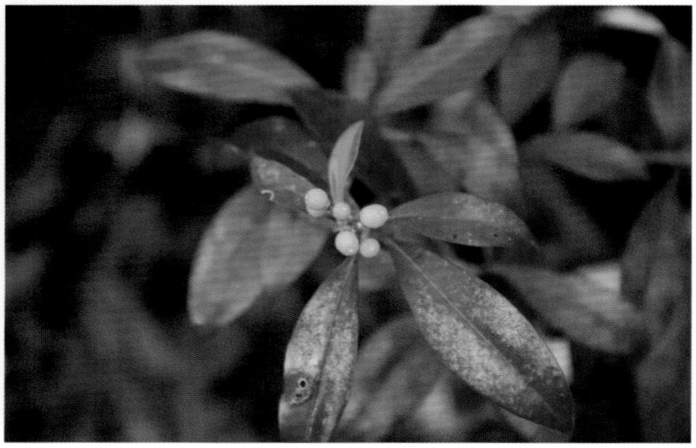

【形态特征】灌木。枝具空髓。叶椭圆形至椭圆状披针形，中脉叶面具柔毛。花序长达4cm，密具花；花序轴具柔毛；花近无柄；花瓣5，黄白色，倒披针形至长圆形，雄花常反折；花柱圆柱状，子房近圆球形。果实蓝黑色，近球形，果实顶端中央有5或4个圆形、灰白色的小瘤状疤痕。花期3~5月，果期9~11月。

【适宜生境】生于灌丛与密林中。

【资源状况】分布于低山区。少见。

【入药部位】果实。

【功能主治】止呕。用于呕吐。

飞龙掌血

见血飞

Toddalia asiatica (L.) Lam.

【形态特征】灌木（常平卧）或木质藤本，高 5~10m，常具刺。根粗壮，内部赤红色。茎上有向下弯的皮刺，小枝被褐锈色的短柔毛和白色圆形皮孔。叶互生，小叶常无柄或近无柄，椭圆形或狭椭圆形至倒卵形至倒披针形。花序长达 17cm；花瓣乳白色，卵形至椭圆形；雌蕊柄于雌花中卵球形至椭圆体形，于雄花中近圆柱形。果实直径 5~10mm，熟时橙黄色至朱红色，有明显的腺点，果皮肉质。花期全年但多于春、夏二季，果期秋、冬二季。

【适宜生境】生于高山荒坡、灌丛。
【资源状况】分布于中山区。常见。
【入药部位】根或叶。
【功能主治】活血，祛瘀，止痛。用于风湿痹痛，两足酸软无力。

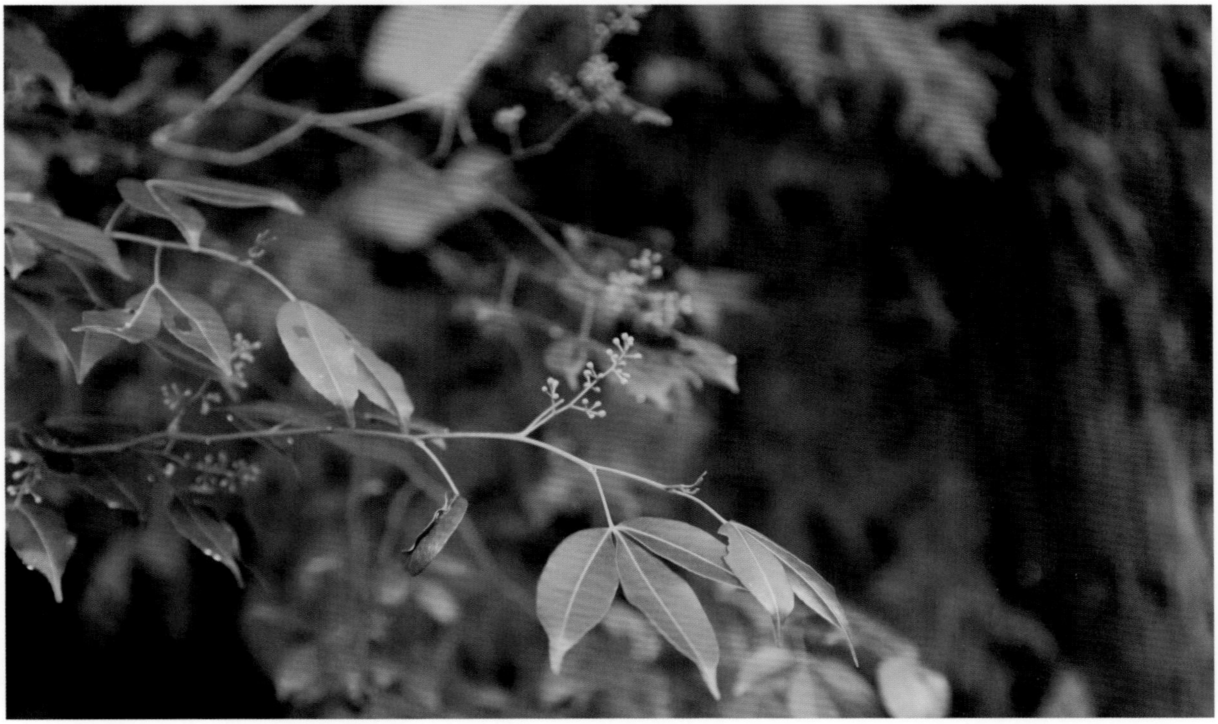

竹叶花椒

狗屎椒、野花椒、竹叶椒
Zanthoxylum armatum DC.

【形态特征】灌木状木质藤本，高 3~5m。小枝和小叶叶背中脉常具弯曲、基部扁平的皮刺。叶具 3~9（11）小叶；轴翅每侧宽达 6mm；小叶无柄，侧脉（尤其叶面）常不明显，每侧具 7~15 中脉。圆锥花序长 2.5~6cm；花淡黄色，花被片 6~8。果实紫红色，直径 5mm，膜点粗大而凸起。花期 4~5 月，果期 8~10 月。
【适宜生境】生于海拔 600~1000m 的灌丛中。
【资源状况】分布于低山区。常见，能够栽培，可以开发利用。
【入药部位】根、叶、果实、成熟种子（椒目）。
【功能主治】根用于风湿性关节炎，腹中痞块，牙痛，感冒，胃气痛，蛔虫病。叶用于跌打损伤，痈肿疮毒，皮肤瘙痒。果实温中理气，祛风除湿，活血止痛。用于胸腹冷痛，胃气痛，蛔虫腹痛，疝气，肿毒，乳痈，皮肤瘙痒，虫牙痛等。成熟种子利水消肿。用于水肿胀满，痰饮喘逆。

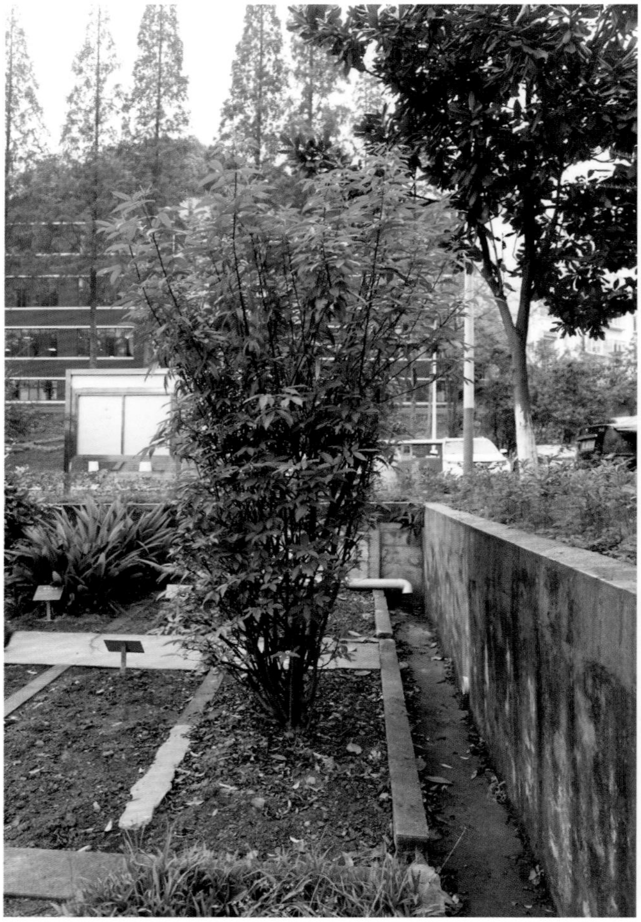
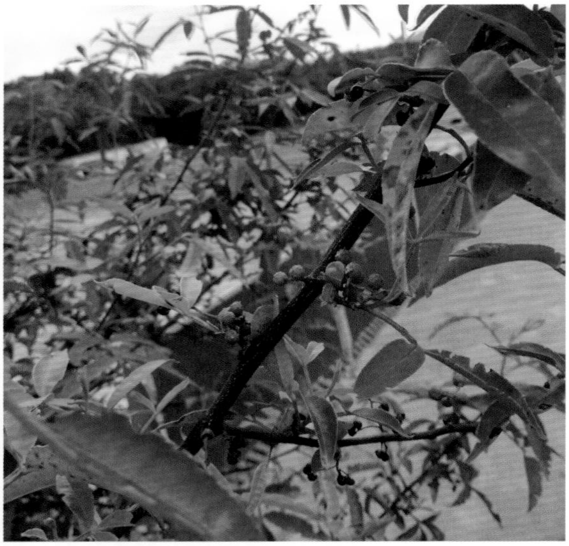
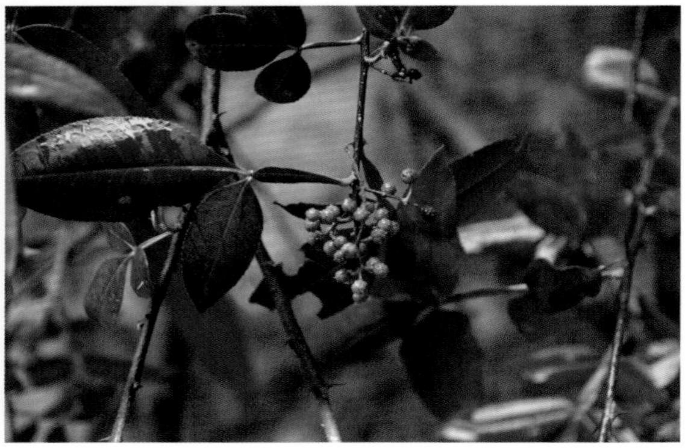

花 椒

椒子

Zanthoxylum bungeanum Maxim.

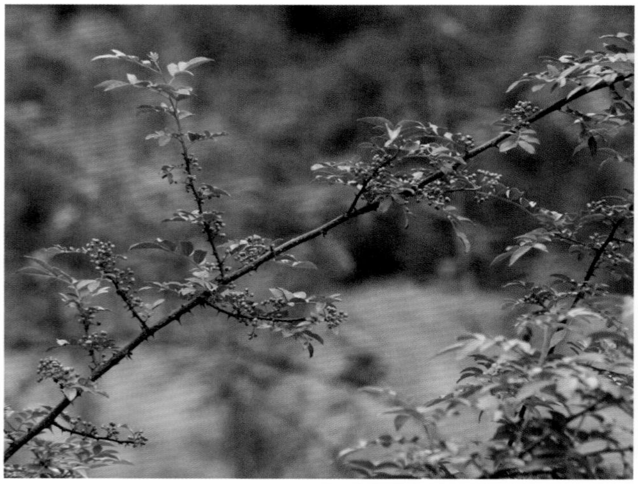
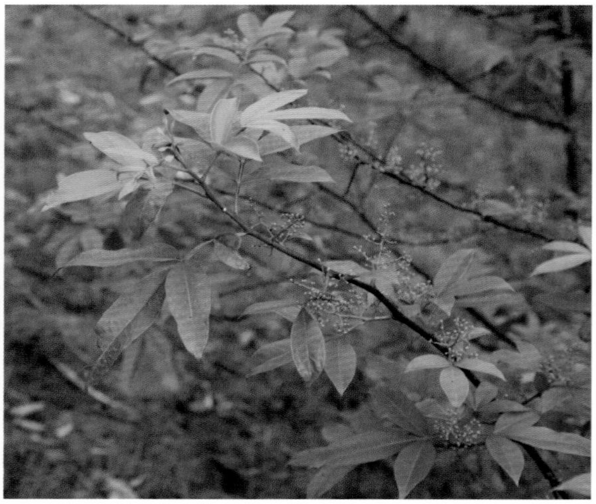

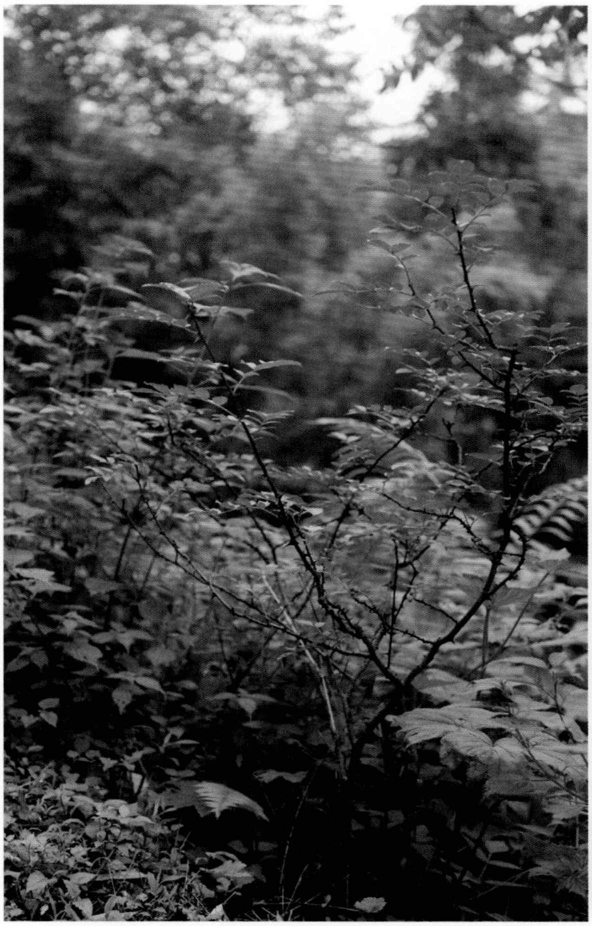
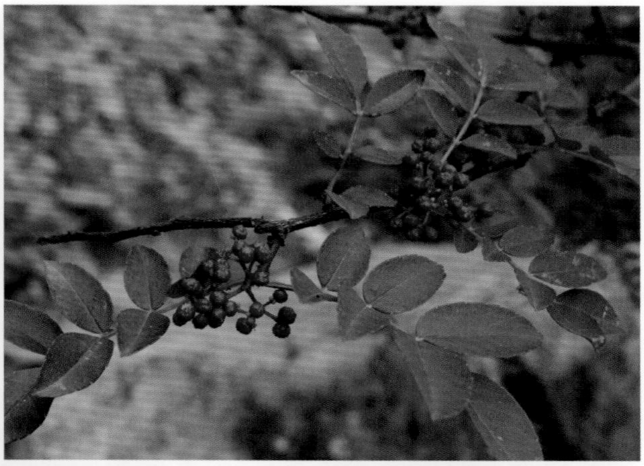
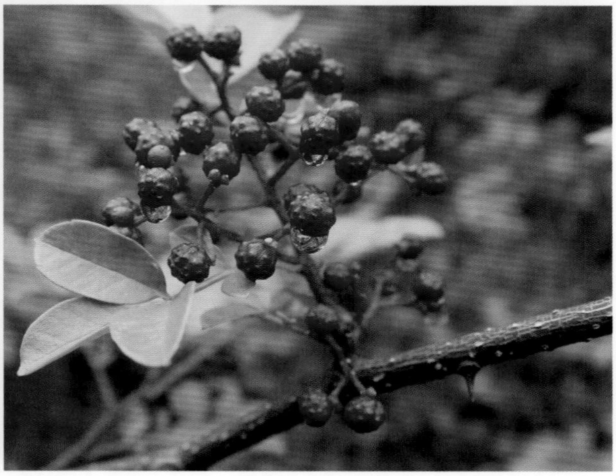

【形态特征】乔木，高 3~7m。茎和小枝具刺。茎刺基部平。小叶 5~13，对生，叶背基部中脉两侧有丛毛或小叶两面均被短柔毛，仅叶缘具油腺点。花序腋生，但顶生于侧生小枝；雌花具 2~5 心皮。蓇葖果紫红色，直径 4~5mm，密生疣状突起的腺点。花期 4~5 月，果期 7~10 月。

【适宜生境】栽培。

【资源状况】分布于中山区。常见，可以大量开发利用。

【入药部位】成熟果皮、根、叶。

【功能主治】成熟果皮温中行气，散寒止痛，杀虫。用于食积，停饮，胸腹冷痛，胃寒疼痛，虚寒下痢腹痛，呕吐，虫积腹痛呕吐，呃逆，咳嗽，气逆，风寒湿痹，风湿骨痛，泄泻，痢疾，疝痛，齿痛。根用于肾与膀胱虚冷，血淋，血瘀。根、叶用于虫牙痛。

评　述　川产道地药材，主产于雅安市（汉源）、阿坝藏族羌族自治州（汶川、理县、茂县）。

砚壳花椒

单面针、蚌壳花椒
Zanthoxylum dissitum Hemsl.

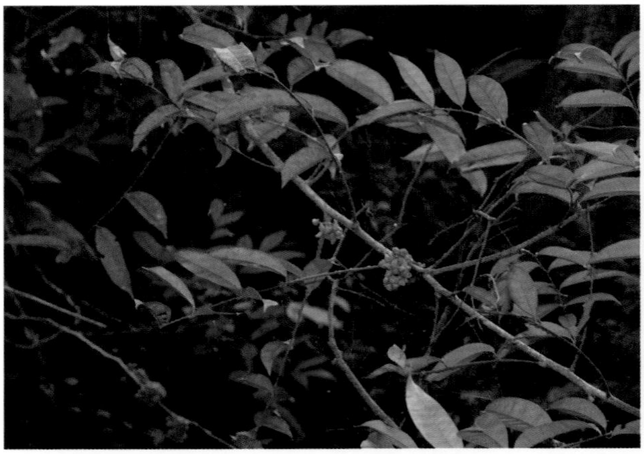

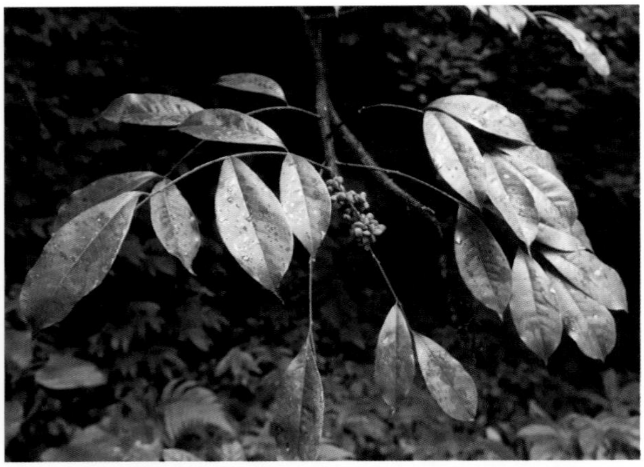

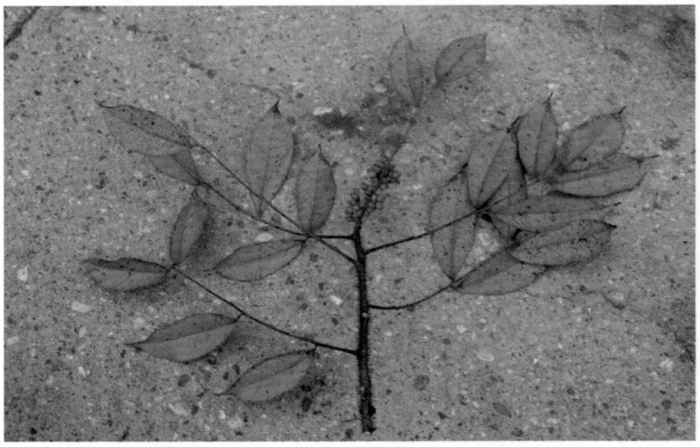

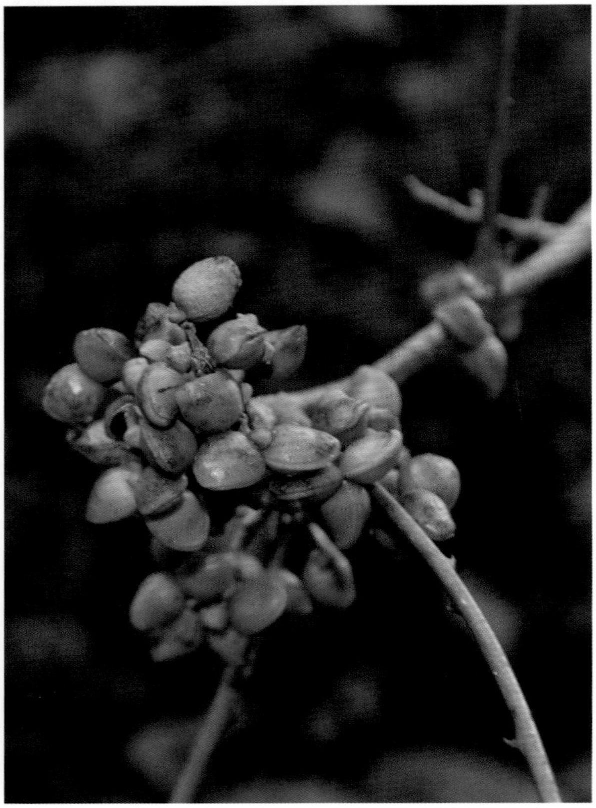

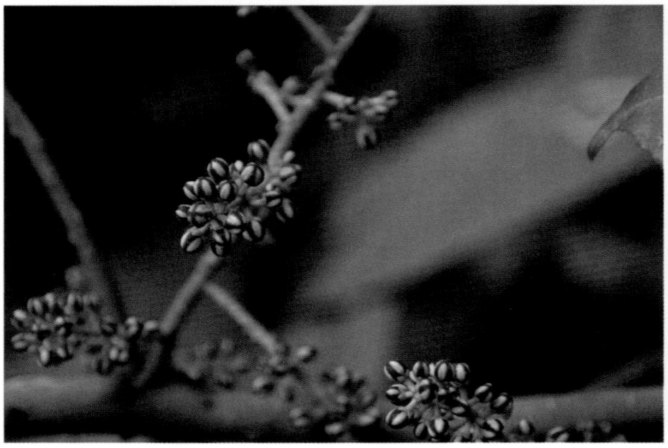

【形态特征】木质藤本，高 1~3.5m。根皮黄色，粗糙。茎灰白色，具略向下弯的皮刺。叶轴和小叶中脉具棕红色刺；叶具（3~）5~9 小叶，油点不明显。花序腋生，长达 10cm；花瓣淡黄绿色。蓇葖果紧实集于果序中，分果瓣如小蚌壳状；在干后开裂的果实中，外果皮和中果皮在裂隙每边均大于内果皮。花期 4~5 月，果期 9~10 月。

【适宜生境】生于灌丛、林缘。
【资源状况】分布于中山区。常见。
【入药部位】根（单面银针）。
【功能主治】祛风活络，散瘀止痛，解毒消肿。用于胃气痛，风湿性关节炎，跌打损伤，骨折。

贵州花椒

藤椒、西南花椒
Zanthoxylum esquirolii Lévl.

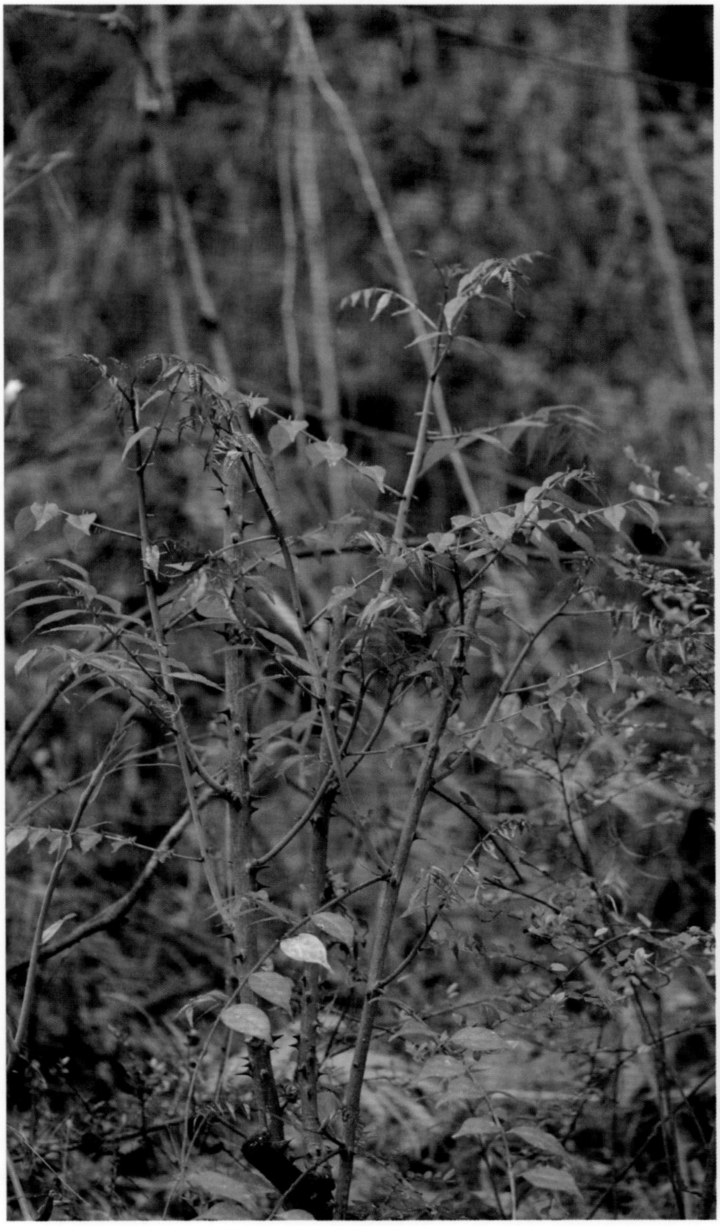

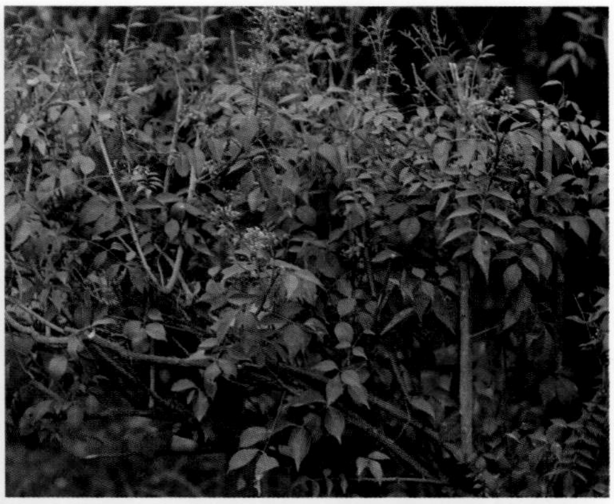

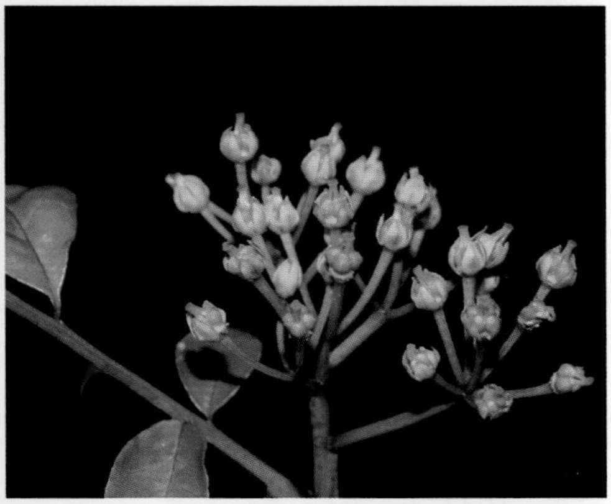

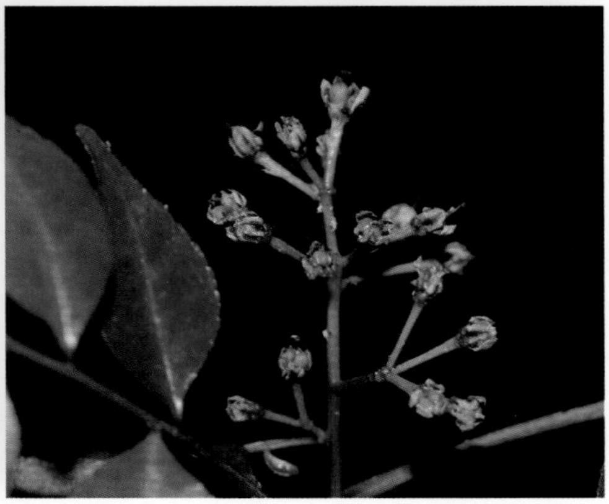

【形态特征】小乔木或灌木。小枝披垂，干后淡红紫色而略被白色粉霜，枝及叶轴有小钩刺，各部无毛。叶具 5~13 小叶；小叶柄无毛；小叶互生，卵形或披针形，中脉在叶面凹陷，叶缘有明显裂齿，油点多，肉眼可见。伞房状聚伞花序顶生；雌花 3 或 4 心皮。蓇葖果紫红色。花期 5~6 月，果期 9~11 月。

【适宜生境】生于海拔 900~2000m 山地灌丛、林缘。

【资源状况】分布于低山区、中山区。少见。

【入药部位】成熟果皮（花椒）。

【功能主治】温中散寒，止痛。用于胃气痛，跌打损伤，风湿痛，瘀血作痛，经闭，咯血，吐血，关节风痛，胃气痛，疝气。

异叶花椒

见血飞、青椒皮

Zanthoxylum ovalifolium Wight

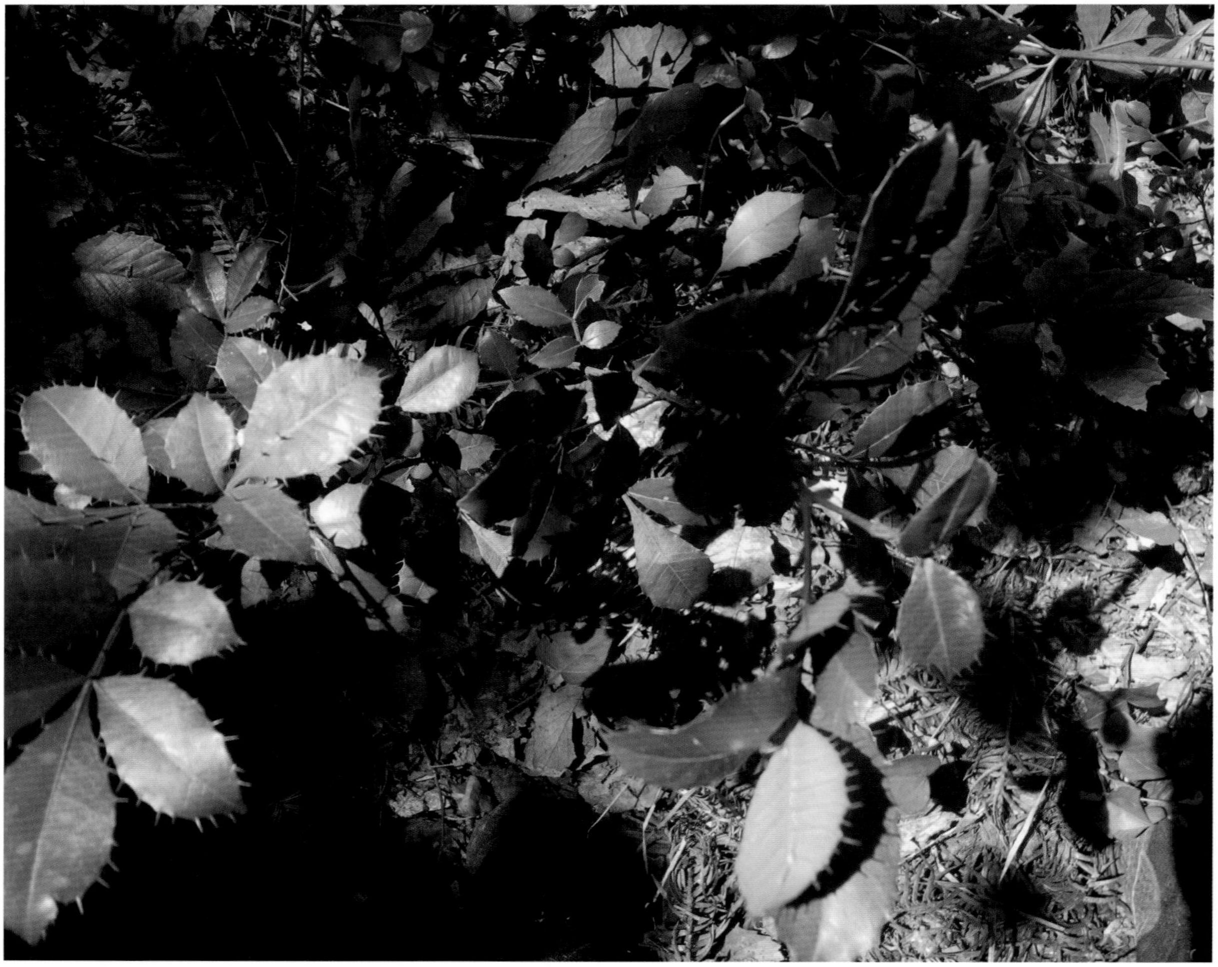

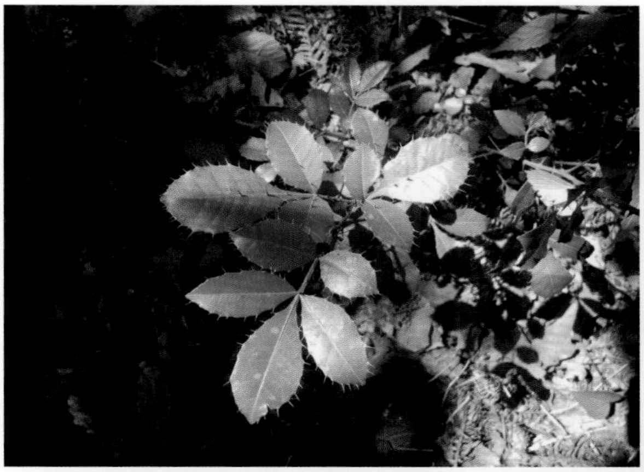
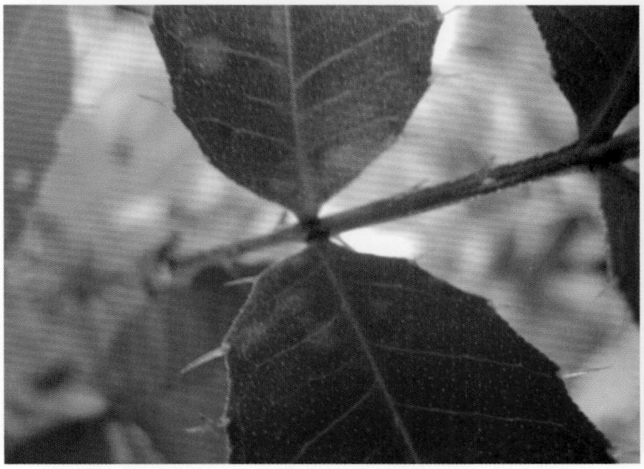
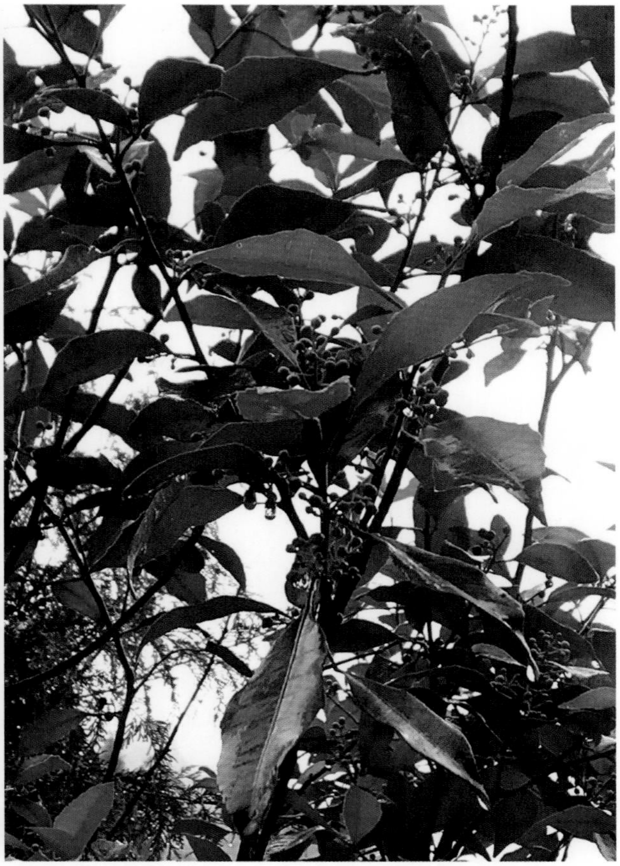

【形态特征】落叶乔木，高达 10m。枝粗糙，具皮刺。叶具 3~5（~11）小叶或为单小叶；小叶卵形、椭圆形或有时倒卵形，油点多。花序顶生；雌花具 2~3 心皮，分离，花柱常反折。蓇葖果紫红色，疏被油点，具柄。花期 4~6 月，果期 9~11 月。

【适宜生境】生于灌丛中。

【资源状况】分布于中山区。常见。

【入药部位】根、根皮、果实。

【功能主治】根、根皮舒筋活络，消肿止痛。用于跌打损伤。果实散寒温中，燥湿，杀虫。用于胃寒腹痛，目翳，疝气。

野花椒 *Zanthoxylum simulans* Hance

【标本采集号】511423140707985LY

【形态特征】灌木或小乔木，高 1~2m，全株有香气。茎与枝具皮刺。叶具 5~15 小叶，叶轴具翅；小叶叶面具刺，油点多，边缘具圆齿。花序顶生；花被片淡黄绿色。蓇葖果棕红色，油点多且稍突出，顶端不具喙。种子近球形，黑色，光亮。花期 3~5 月，果期 7~9 月。

【适宜生境】生于海拔 500m 以下的灌丛。

【资源状况】分布于坝区。常见。

【入药部位】果实（野花椒）、根、叶（野花椒叶）、根皮或茎皮（野花椒皮）。

【功能主治】果实温中散寒，健胃，止吐泻，燥湿，杀虫。用于胃腹冷痛，寒湿泻痢，蛔虫病；外用于湿疹，皮肤瘙痒，龋齿疼痛。根祛风湿，止痛。用于胃寒腹痛，牙痛，风寒。叶祛风散寒，健胃驱虫，除湿止泻，活血通经。外用于痈肿疮毒，皮肤瘙痒。根皮或茎皮舒筋活络，消肿止痛。用于跌打损伤。

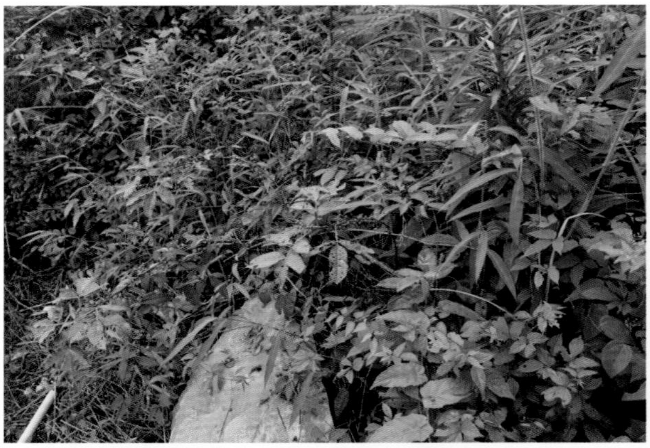
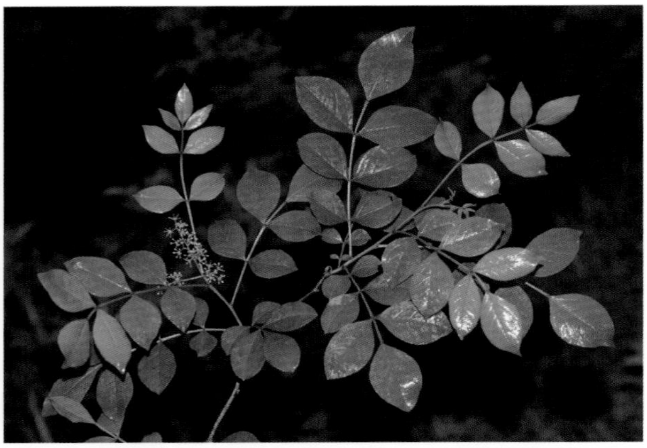
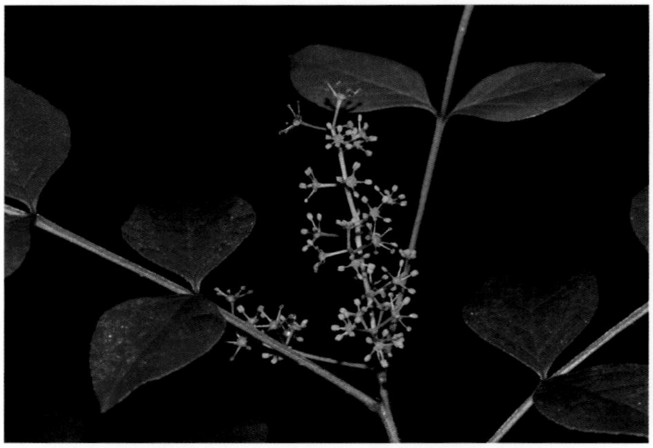
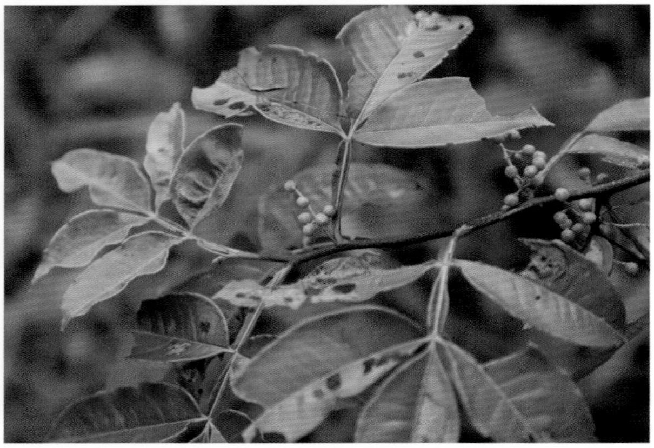
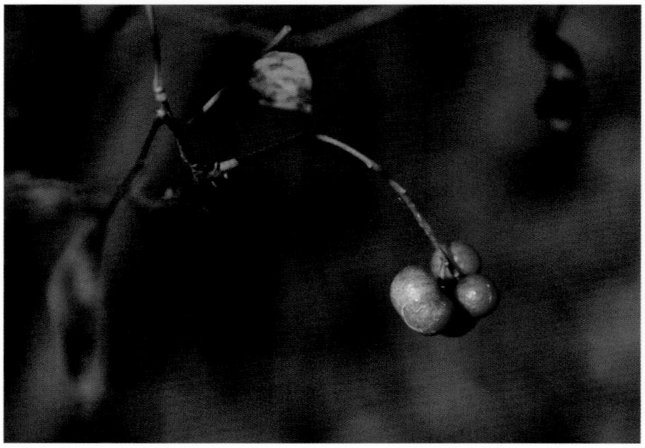
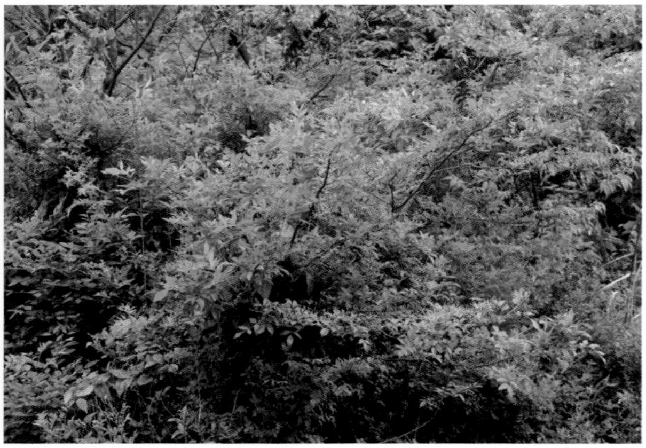

苦木科

臭 椿 樗树
Ailanthus altissima (Mill.) Swingle

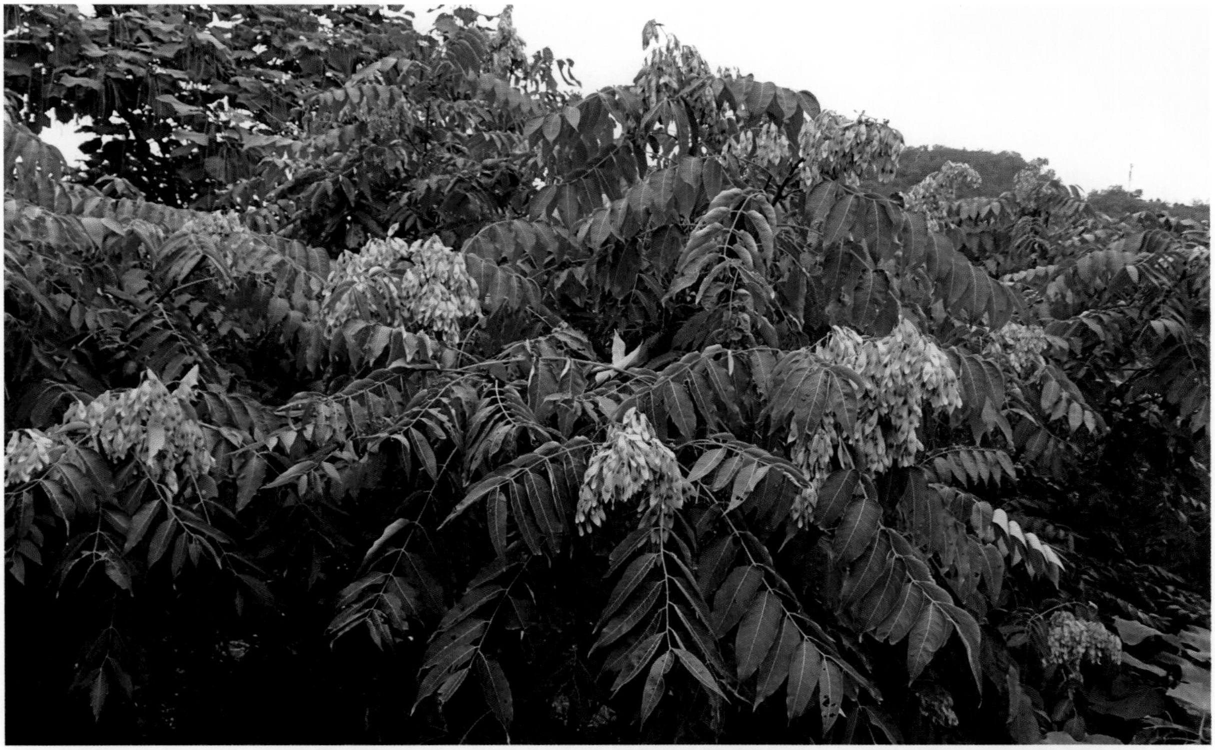

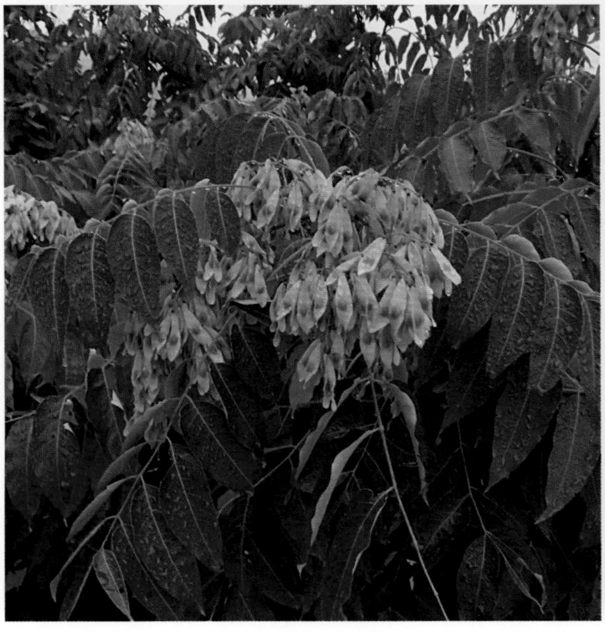

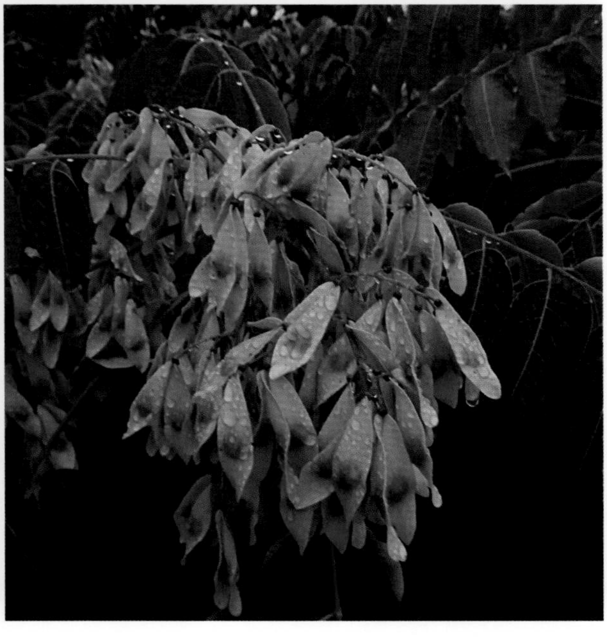

【形态特征】乔木。嫩枝有髓，幼时被黄色或黄褐色柔毛，渐无毛。叶面深绿色，叶背灰绿色，揉碎后有臭味，小叶基部每侧具 1 或 2 齿；叶柄无刺。圆锥花序长 10~30cm；花淡绿色；萼片 5，覆瓦状排列。翅果长圆形。种子生翅中部，扁球形。花期 4~5 月，果期 8~10 月。

【适宜生境】生于常绿阔叶林中。

【资源状况】分布于低山区、中山区。常见，可以开发利用。

【入药部位】根皮、果实。

【功能主治】根皮清湿热，收敛，止痢，止血，止带。用于久痢，久泻，肠风下血，痔疮出血，崩漏，肠炎，赤白带下，遗精，白浊，蛔虫病。果实清热利尿，止痛，止血。用于胃痛，便血，尿血。

苦　树

苦皮子、苦木

Picrasma quassioides (D. Don) Benn.

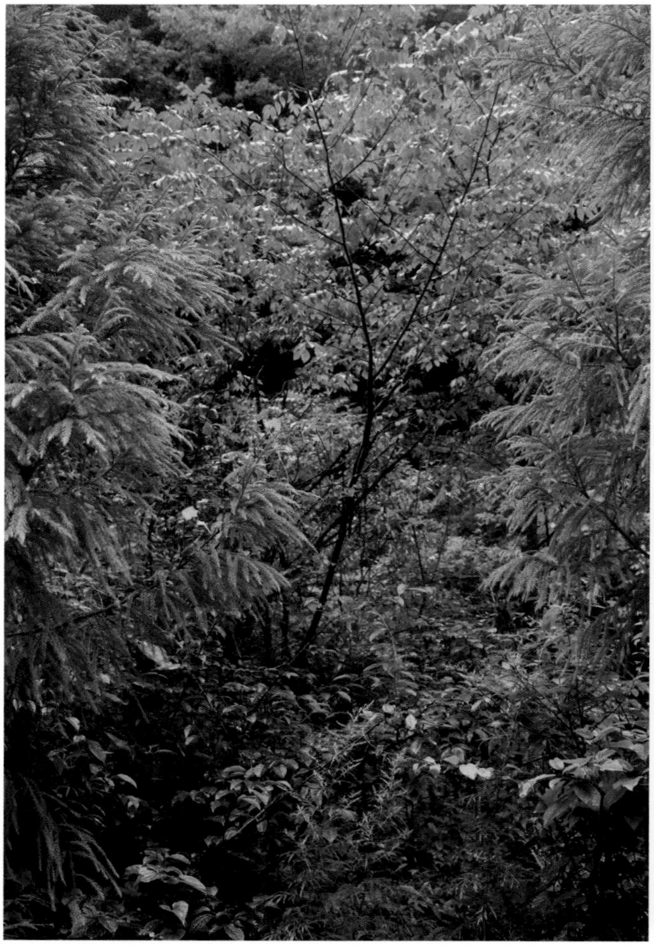

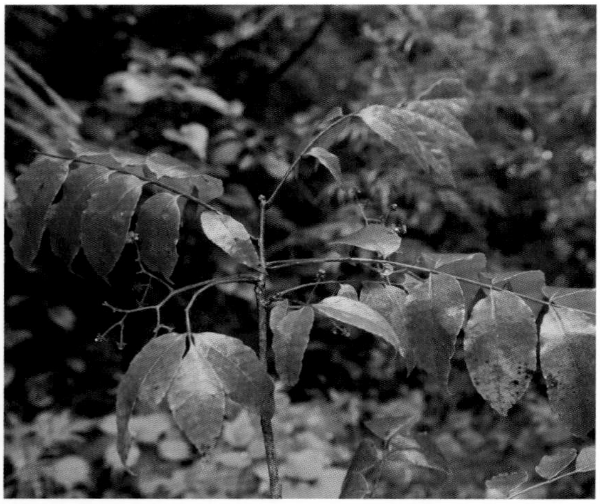

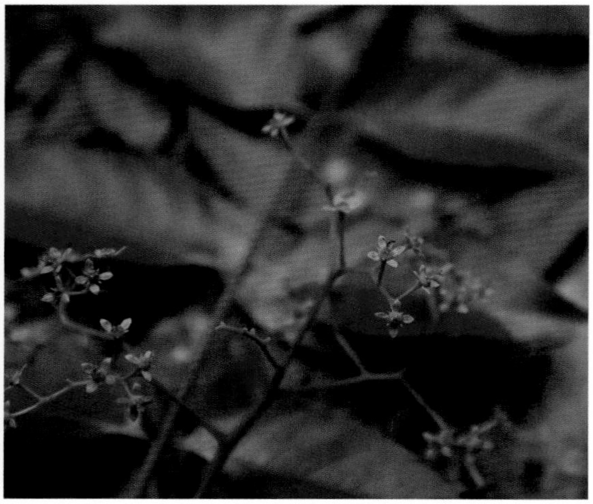

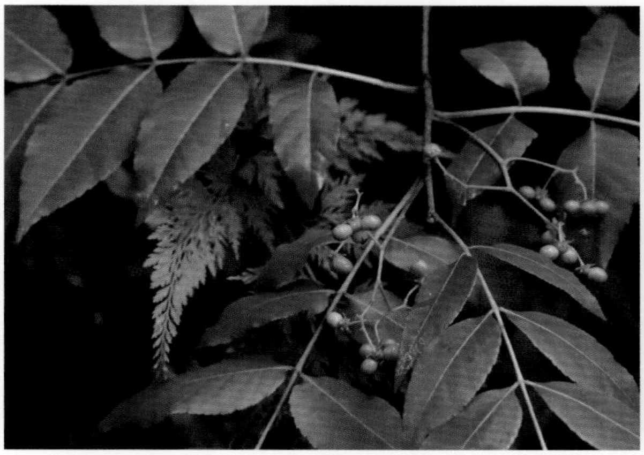
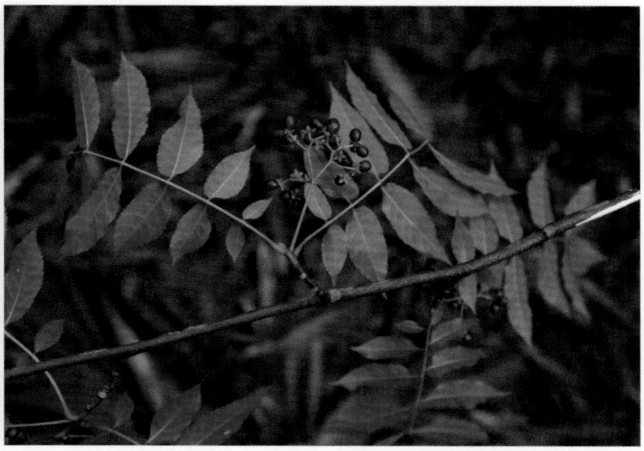

【形态特征】落叶乔木，雌雄异株。树皮紫褐色，全株有苦味。叶互生，奇数羽状复叶，长15~30cm；小叶9~15，卵状披针形或宽卵形；叶痕明显，半圆形或圆形。花组成腋生聚伞花序；萼片外面被黄褐色微柔毛，覆瓦状排列；心皮4或5，离生。分核果成熟时蓝绿色，球形。花期4~5月，果期6~9月。

【适宜生境】生于林中、林缘、田坎。

【资源状况】分布于低山区。常见，可以开发利用。

【入药部位】根皮、全株、树皮、叶。

【功能主治】根皮清热解毒，祛湿化痰。全株清热解毒。用于湿热。树皮清热燥湿，解毒，消肿止痛，化痰，杀虫。用于细菌性痢疾，痈肿疮毒，胃肠炎，胆道感染，蛔虫病，急性化脓性感染，疥癣，湿疹，烧伤。叶用于稻田性皮炎。

楝 科

楝

苦楝皮、苦楝子、苦楝

Melia azedarach Linn.

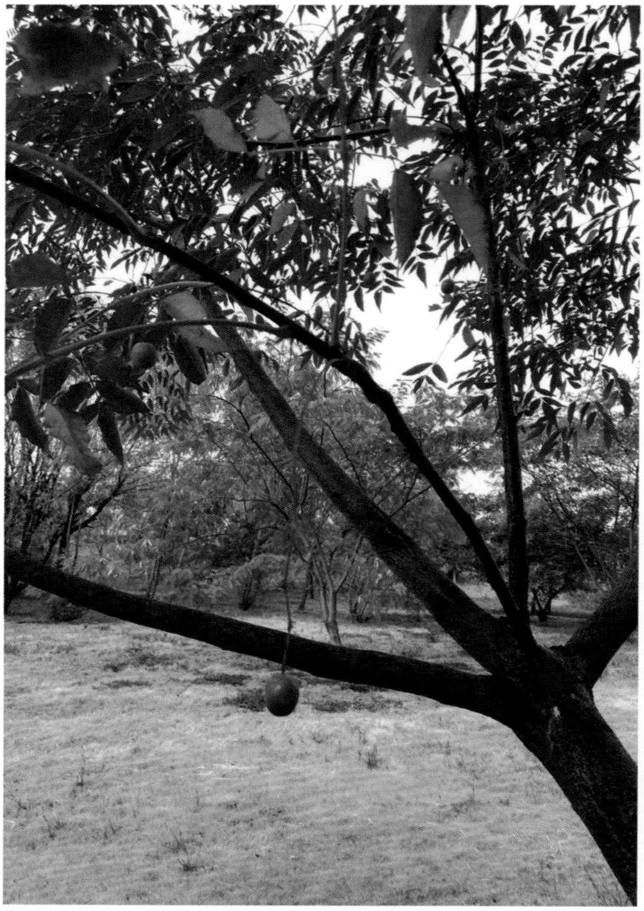

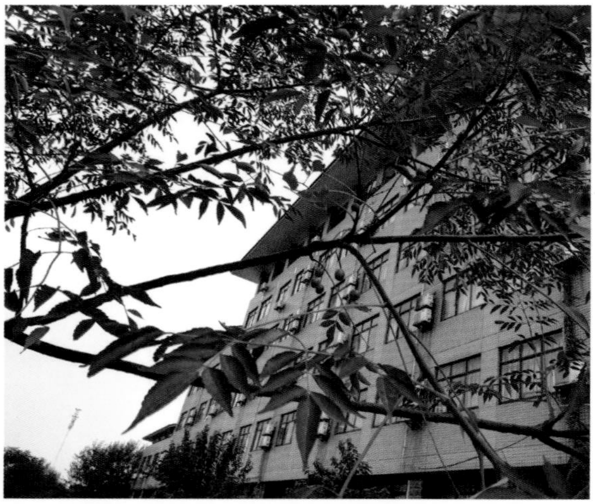

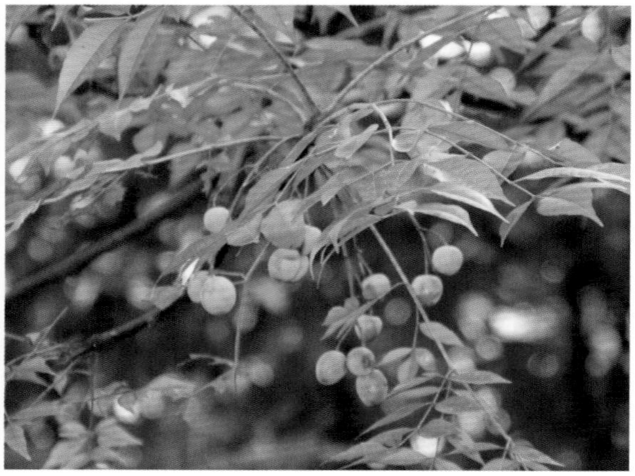

【形态特征】落叶乔木，高达 10m。树皮暗褐色，有纵裂；老枝紫色，有多数细点状皮孔。二回羽状复叶；小叶有锯齿、浅锯齿或具缺刻，稀全缘。聚伞花序无毛或具短鳞片状柔毛；花萼 5 裂；花淡紫色，芳香；雄蕊管紫色，具纵细脉。核果球形至椭球形；内果皮木质。种子条状菱形，黑色。花期 3~5 月，果期 10~12 月。

【适宜生境】栽培。

【资源状况】分布于坝区、低山区。常见，可以开发利用。

【入药部位】树皮及根皮（苦楝皮）。

【功能主治】清热燥湿，杀虫，收敛止痢。用于蛔虫病，蛲虫病，风疹，疥癣，头癣。

川　楝

川楝子

Melia toosendan Sieb. et Zucc.

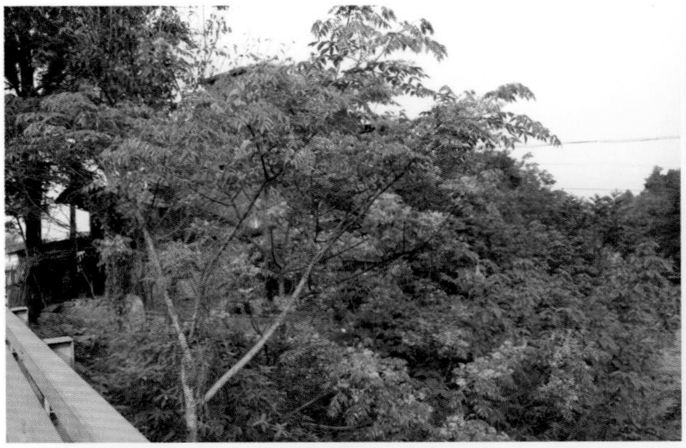

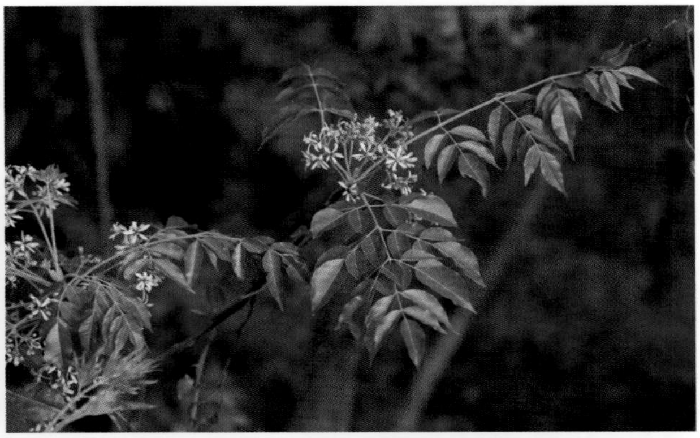

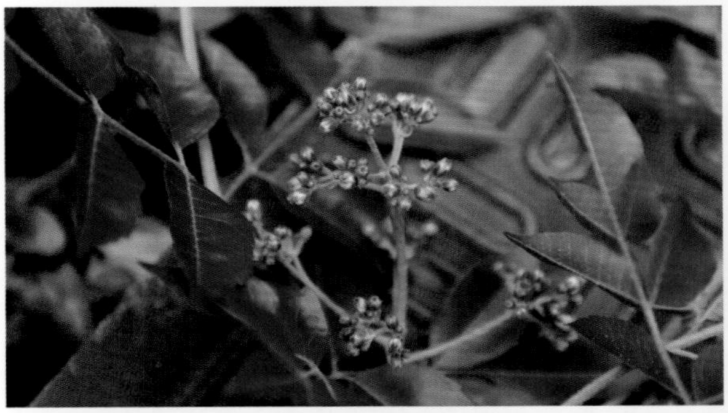

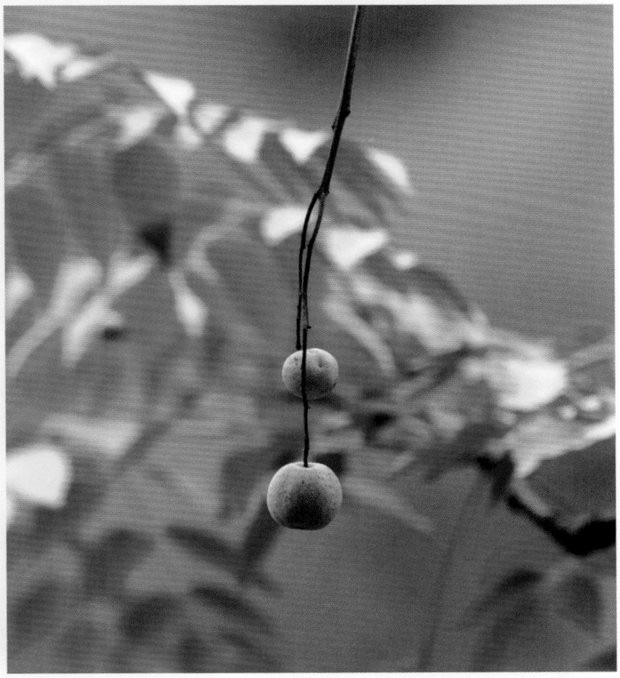

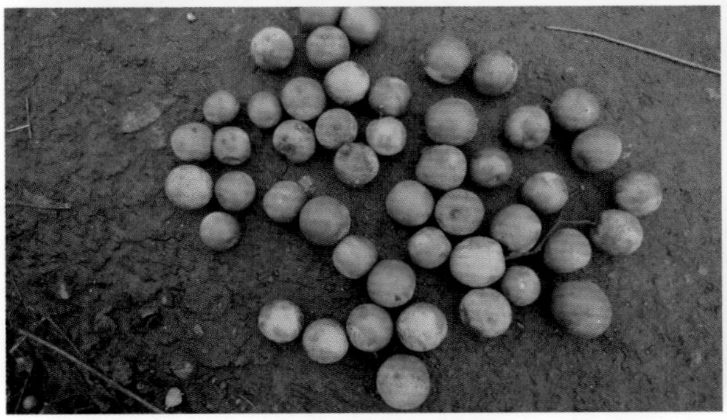

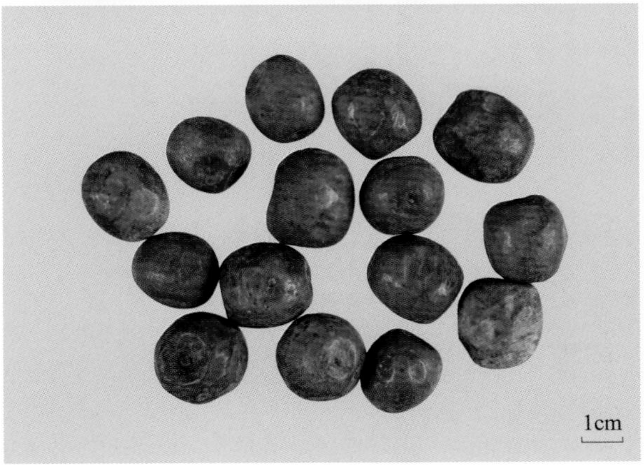

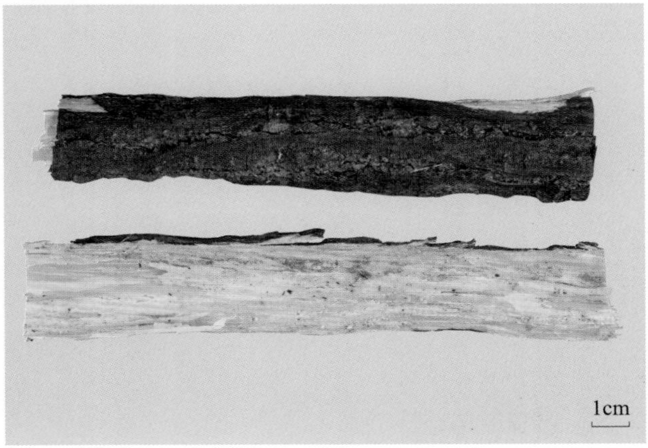

【形态特征】落叶乔木，高达 10m。二回羽状复叶；柄基部微膨大；小叶椭圆状披针形，近全缘。圆锥花序由叶腋抽出；花瓣 5，淡紫色，匙形；雄蕊 8~10 枚，花丝紫色。核果椭圆状球形，熟后淡黄色。种子长椭圆形，扁平。花期 3~4 月，果期 10~11 月。

【适宜生境】栽培或生于海拔 1350m 以下的山区、丘陵、平坝。

【资源状况】分布于坝区、低山区、中山区。常见，可以大量开发利用。

【入药部位】树皮及根皮（苦楝皮）、叶、果实（金铃子）。

【功能主治】树皮、根皮、叶驱虫杀虫。用于蛔虫病，蛲虫病。果实除湿热，泻火，疏肝理气，杀虫，止痛。用于肝胃气痛，腹痛，胁肋胀痛，热厥心痛，疝气，虫积腹痛，钩虫病。

评　　述　川产道地药材，主产于四川盆地与丘陵地区。

红　椿

红椿树

Toona ciliata Roem.

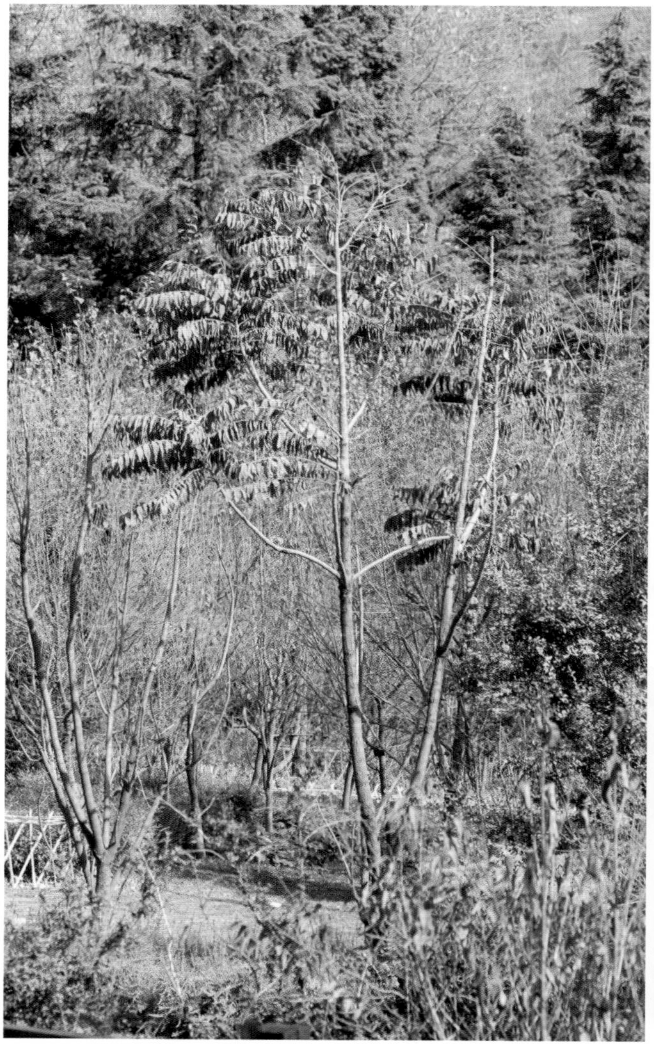

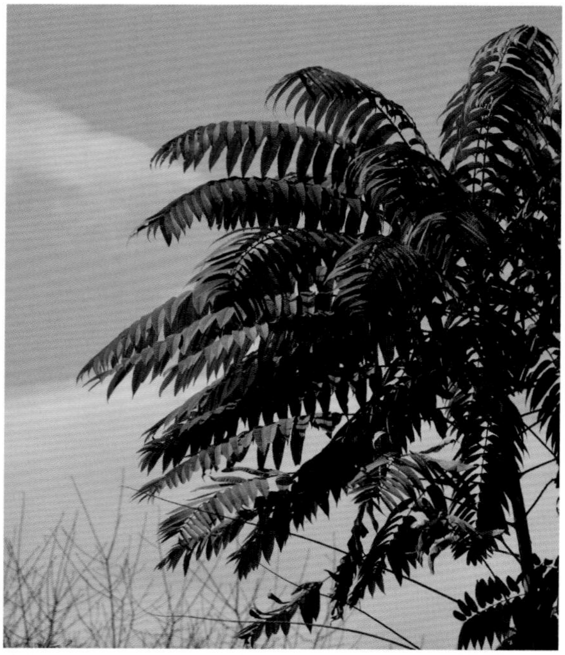

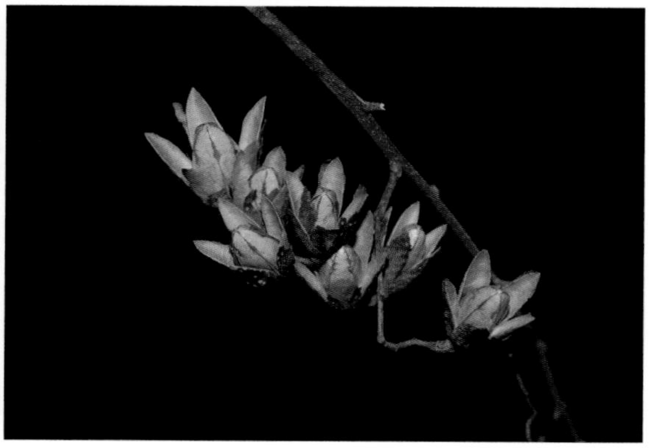

【形态特征】乔木。树皮内侧棕色至红色；边材切割时具强烈雪松香味。小叶（5~）9~15 对，披针形至卵状披针形。花序长达 55cm，下垂；花芳香；花萼短，5 裂，裂片钝，被微柔毛及睫毛；花瓣白色至乳白色；子房每室具 8 胚珠。种子两端具翅。花期 1~6 月，果期 2~11 月。

【适宜生境】栽培或生于林间。

【资源状况】分布于低山区、中山区。常见，可以开发利用。

【入药部位】根皮、树皮。

【功能主治】收敛，止带，透疹，祛风。用于久泻，久痢，肠风下血，崩漏，带下病，遗精，白浊，疳积，蛔虫病，疮癣。

香 椿

春颠树

Toona sinensis (A. Juss.) Roem.

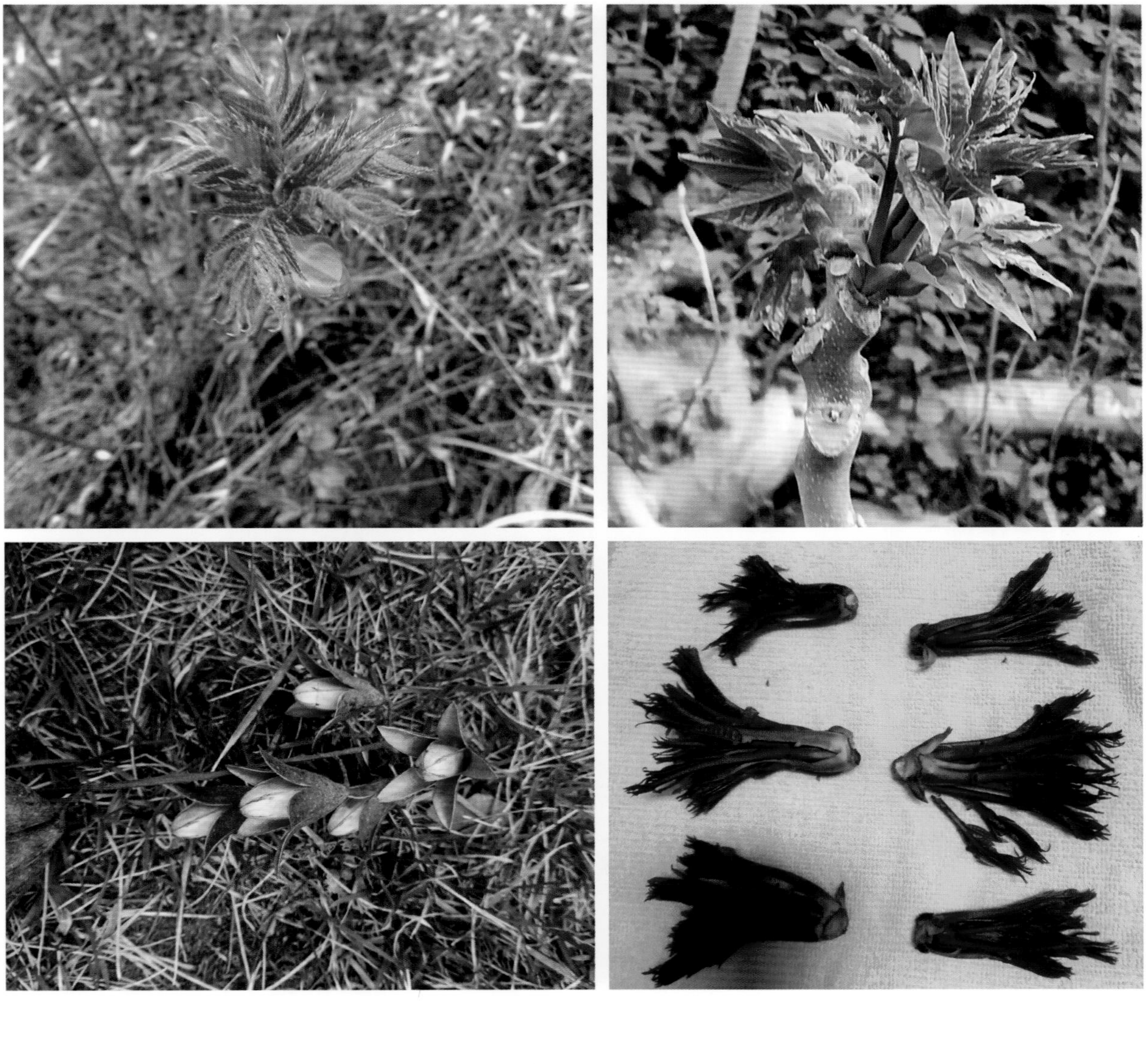

【形态特征】乔木，高 5~12m。树皮粗糙，褐色，切后具强烈的葱蒜味与胡椒味，片状剥落。小叶常 8~20 对，狭披针形至条状披针形，叶缘有疏离锯齿或浅锯齿。花序下垂；花瓣白色或带粉色；花瓣边缘、子房和花盘无毛。蒴果窄椭圆形，5 瓣开裂。种子在一端具翅。花期 5~10 月，果期 8 月至翌年 1 月。

【适宜生境】栽培或生于海拔 1800m 以下的林间。

【资源状况】分布于坝区、低山区、中山区。常见，可以开发利用。

【入药部位】根皮、叶、嫩枝、果实、去外层树皮（椿白皮）。

【功能主治】根皮清热燥湿，止血杀虫，收敛。用于痢疾，肠炎，尿路感染，肠风下血，便血，风湿腰腿痛。叶及嫩枝消炎解毒，杀虫。用于痢疾。果实祛风散寒，利湿，发表透疹，止痛止血。用于风寒外感，心胃气痛，风湿关节痛，疝气，麻疹不透。去外层树皮燥湿，涩肠，收敛止血，杀虫。用于久泻，久痢，肠风下血，崩漏带下，遗精，白浊，疳积，蛔虫病，疮癣。

远志科

荷包山桂花

天花、树人参

Polygala arillata Buch. -Ham. ex D. Don

【标本采集号】LEM120727020

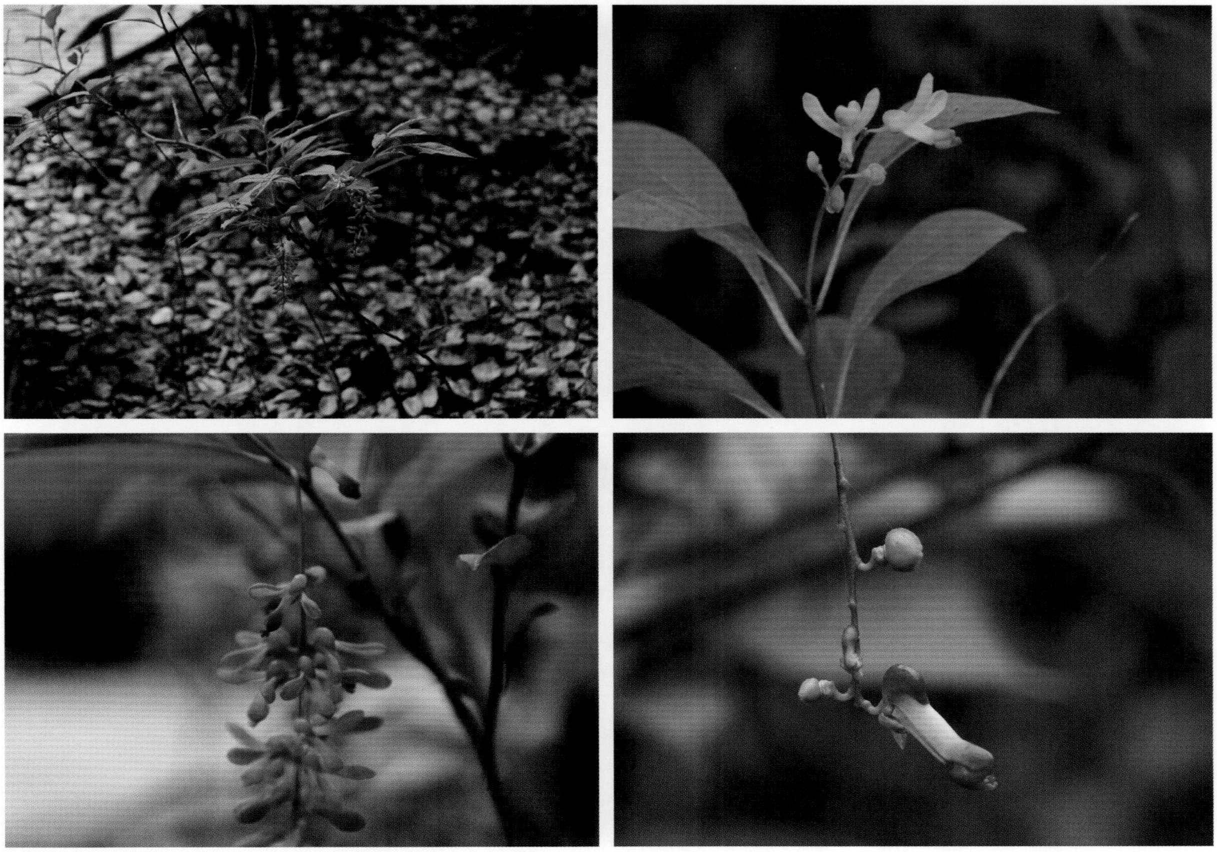

【形态特征】灌木或小乔木，高 1~5m。根木质，肥厚肉质，内面淡黄色。叶绿色，椭圆形或长圆状椭圆形至长圆状披针形，纸质。总状花序与叶对生，下垂，密被短柔毛；萼片 5，花后脱落，外面 3 枚小，内萼片 2 枚，花瓣状，红紫色，与花瓣几成直角着生；花瓣 3，黄色。蒴果成熟后紫红色，浆果状，阔肾形或稍心形，边缘具翅；成熟时两瓣开裂，形如鸡肚子；假种皮黄色。种子球形，棕红色。花期 5~10 月，果期 6~11 月。

【适宜生境】生于海拔 600~1200m 的山坡、灌丛、林缘。

【资源状况】分布于低山区、中山区。常见。

【入药部位】根（鸡根）。

【功能主治】祛风除湿，补中益气，消肿通经。用于风湿疼痛，肺痨水肿，白带异常，子宫脱垂，产后虚弱，月经不调，跌打损伤。

瓜子金

瓜子草、辰砂草

Polygala japonica Houtt.

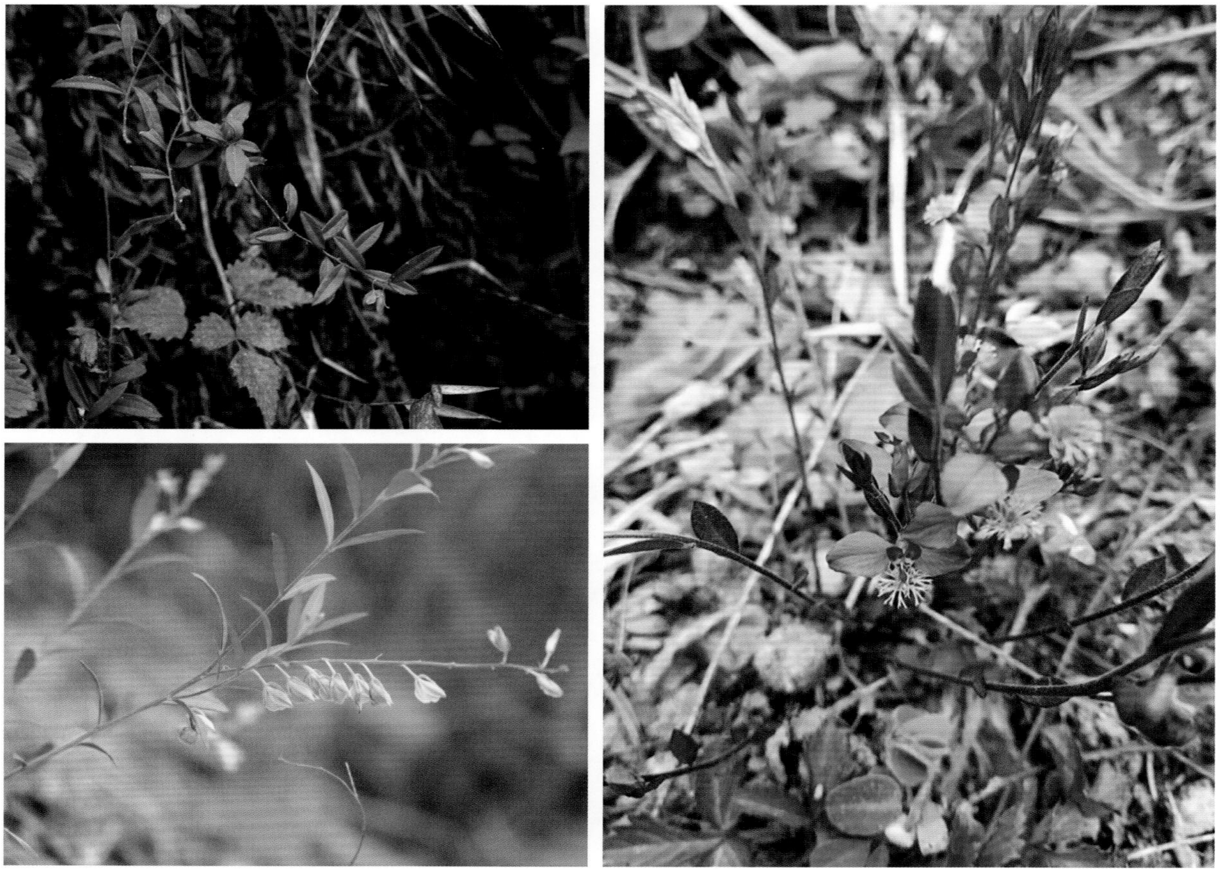

【形态特征】多年生常绿草本，高 15~20cm。根圆柱形，表面褐色，有纵横皱纹及结节，枝根纤细。茎下部木质，通常不分枝。叶全缘，卵形或卵状披针形，侧脉 3~5 对。总状花序与叶对生或腋外生，花序低于茎顶；萼片 5，宿存；花瓣 3，白色至紫色，背面顶端有剪裂状附属物；雄蕊 8，花丝基部联合成鞘状。蒴果圆形，边缘具宽翅，基部有宿存的 5 萼片。花期 4~5 月，果期 5~8 月。

【适宜生境】生于干旱草坡、灌丛中、田坎。

【资源状况】分布于峨眉山各地。常见，可以开发利用。

【入药部位】全草。

【功能主治】清热解毒，祛风寒，止咳。用于外感风寒咳嗽，心悸，肺痨咳嗽，痰多，咽炎，扁桃体炎，口腔炎，小儿肺炎，小儿疳积，乳腺炎，骨髓炎，失眠。

西伯利亚远志

瓜子草、辰砂草
Polygala sibirica Linn.

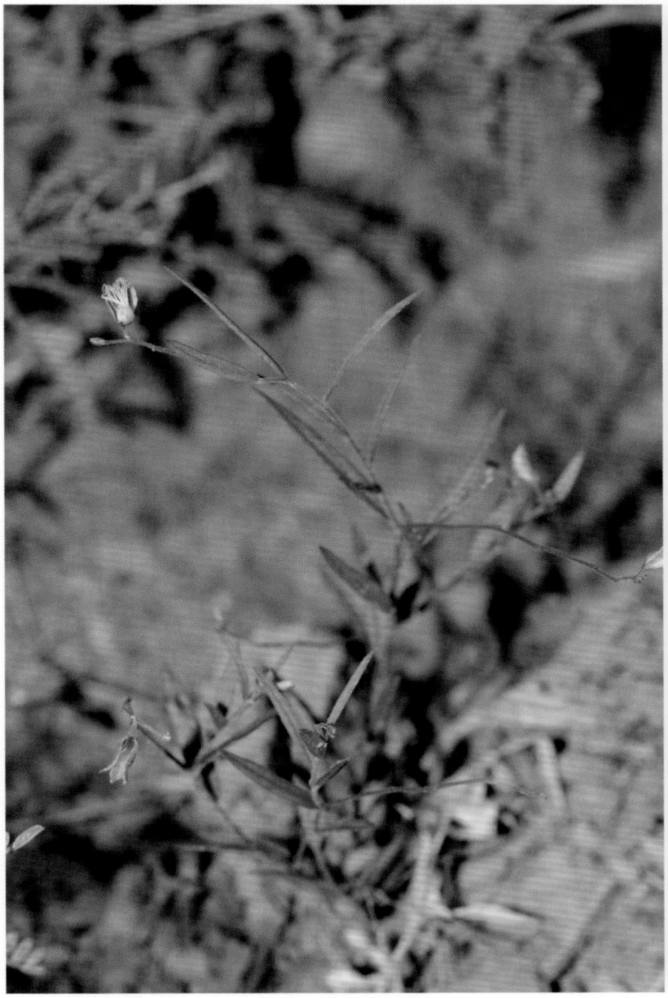

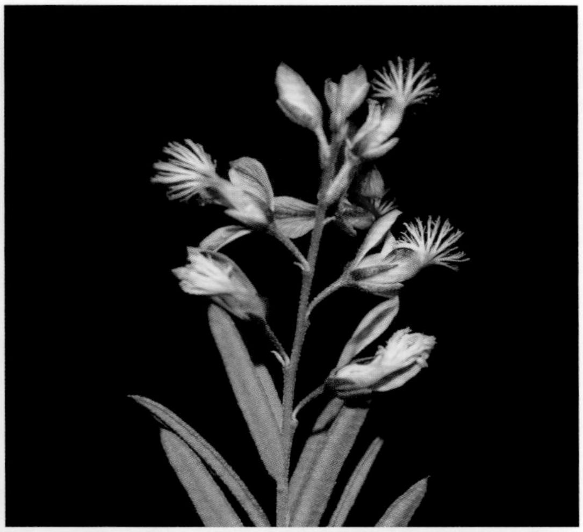

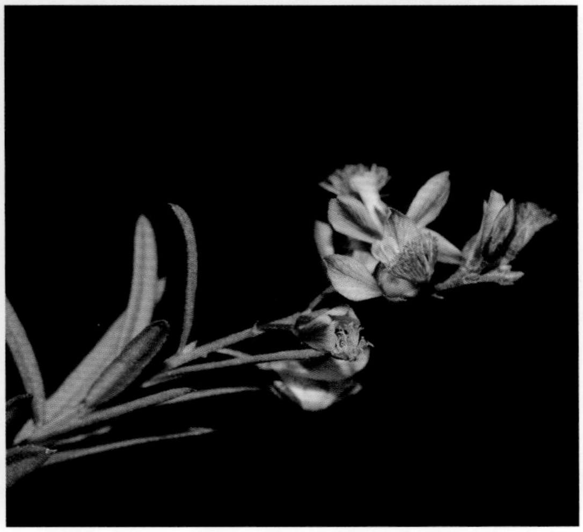

【形态特征】多年生草本。茎丛生，通常直立。叶纸质或近革质；下部叶卵形，小；上部叶披针形或椭圆状披针形，大。总状花序生腋外生或假顶生，少花，一般高出茎顶端；萼片 5，宿存；花瓣 3，蓝紫色，背面顶端有剪裂状附属物。蒴果近心形，具狭翅。

【适宜生境】生于草坡、田坎。

【资源状况】分布于峨眉山各地。常见，可以开发利用。

【入药部位】全草、根（远志）。

【功能主治】全草宁心安神，清热解毒，祛痰止咳，祛风寒，散瘀。用于心悸，失眠，咳痰不畅，咽喉肿痛，毒蛇咬伤，跌打损伤。根安神益智，交通心肾，祛痰，消肿。用于心肾不交引起的失眠多梦、健忘惊悸、神志恍惚，咳痰不爽，疮疡肿毒，乳房肿痛。

小扁豆 小远志

Polygala tatarinowii Regel

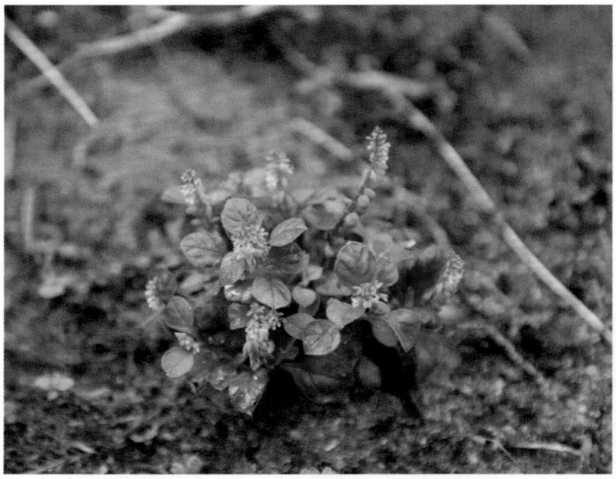

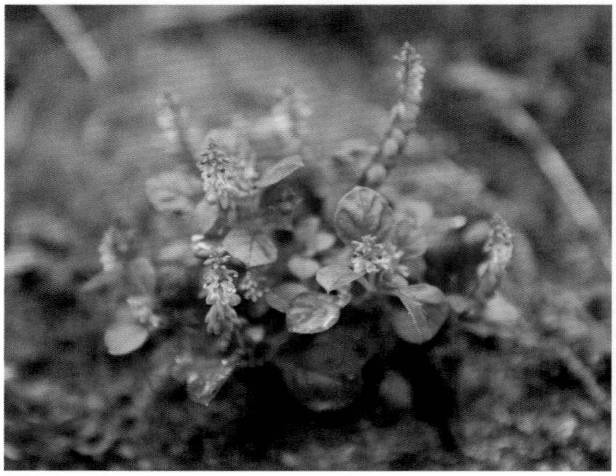

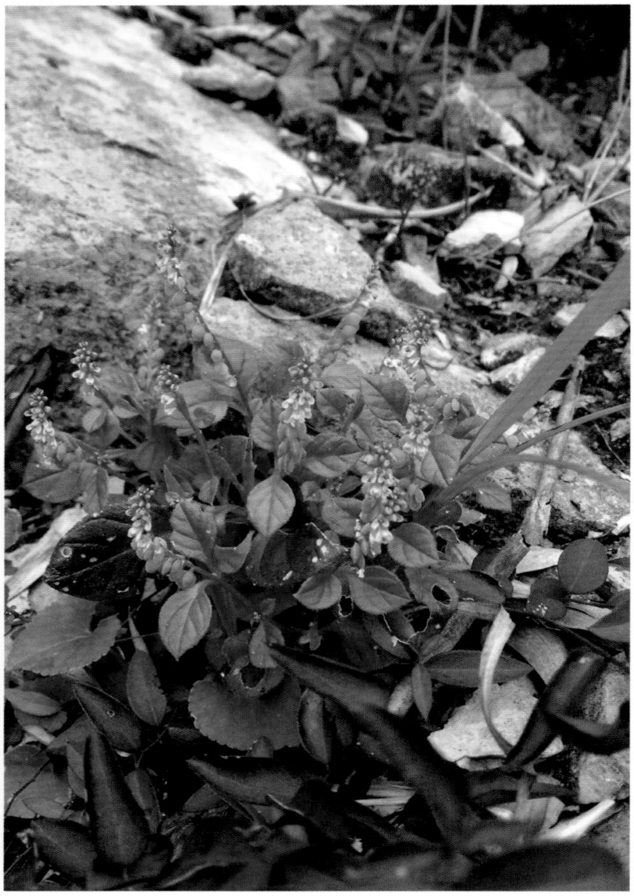

【形态特征】一年生直立草本，高 10~20cm。根圆锥形，肉质，有瘤状突起。茎单生或多分枝。叶绿色，卵形或椭圆形至阔椭圆形，纸质，疏具柔毛，羽状脉。总状花序顶生；小苞片2，早落；萼片 5，绿色；花瓣 3，红色或紫红色。蒴果扁圆形，倒心形，疏具柔毛，具狭翅。花期 8~9 月，果期 9~11 月。

【适宜生境】生于草坡、田坎、河边。

【资源状况】分布于低山区。少见。

【入药部位】根、全草。

【功能主治】根消炎，利咽止痛。用于急性胃肠炎，咽喉炎，扁桃体炎。全草安神，止咳化痰，清热解毒，消肿。用于哮喘，咳嗽。

长毛籽远志 千锤打、药五皮、长毛远志

Polygala wattersii Hance

【标本采集号】511423140414004LY

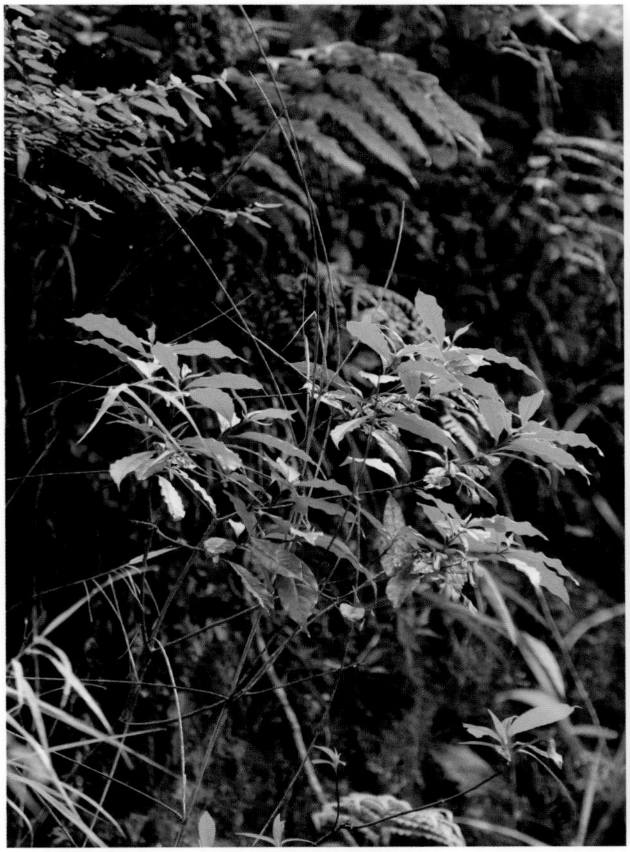

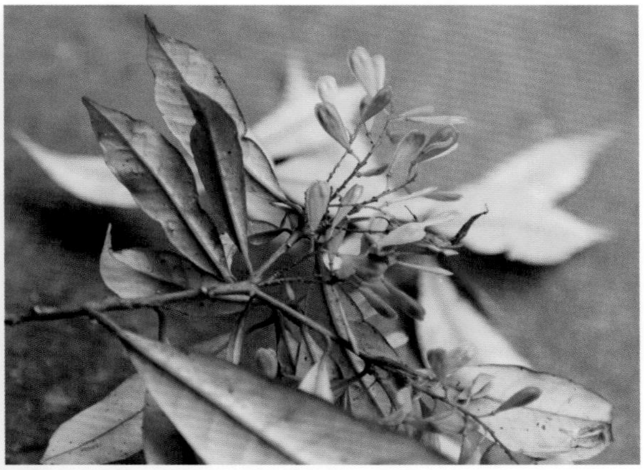

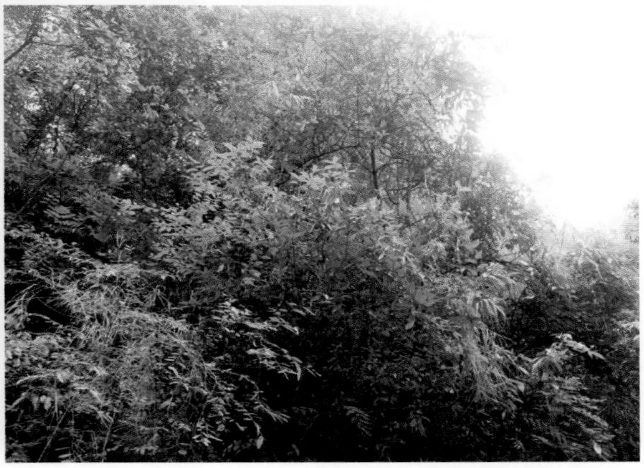

【形态特征】灌木或小乔木，高 1~4cm。单叶互生，叶聚集于小枝顶端；叶椭圆形、椭圆状披针形或倒披针形，近革质。总状花序 2~5，数个腋生于小枝顶端；萼片 5，早落，外面 3 枚卵形，内萼片花瓣状；花瓣 3，黄色，稀白色或紫色，侧生花瓣略短于龙骨瓣，3/4 以下与龙骨瓣合生，龙骨瓣具兜状先端圆形或 2 浅裂的鸡冠状附属物。蒴果倒卵形或楔形，长 10~14mm，边缘具由下而上逐渐加宽的狭翅。种子 2，被淡棕色长柔毛，无种阜。花期 4~6 月，果期 5~7 月。

【适宜生境】生于灌丛、林缘、岩壁。

【资源状况】分布于中山区。常见。

【入药部位】根皮、根茎。

【功能主治】根皮滋补强壮，散瘀，清热，安神益智，止咳。用于神经衰弱，咳嗽痰多，咳吐脓痰，失眠多梦。根茎活血消肿，舒筋。用于跌打损伤。

大戟科

铁苋菜

六合草、蚌壳草

Acalypha australis L.

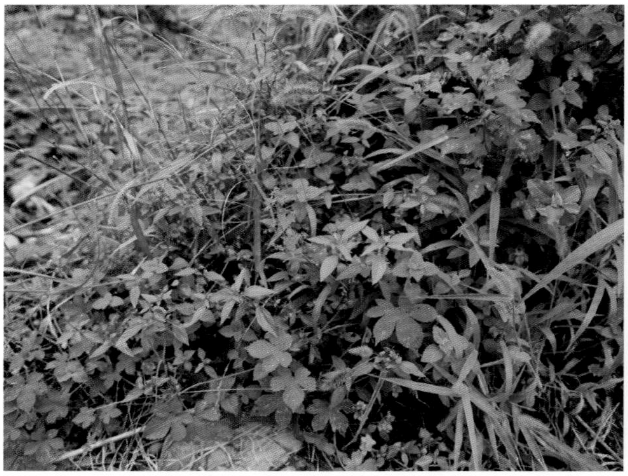
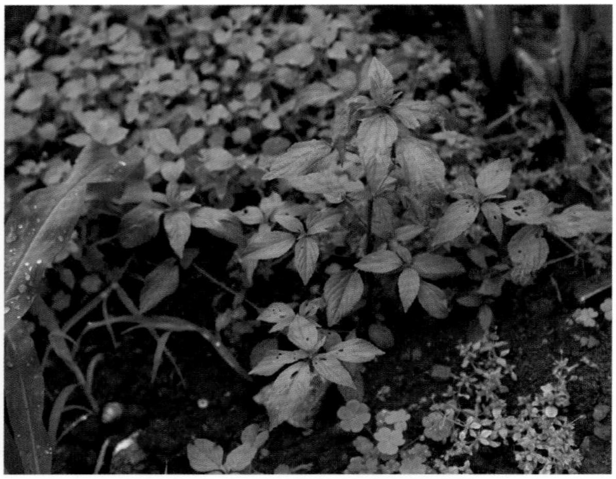
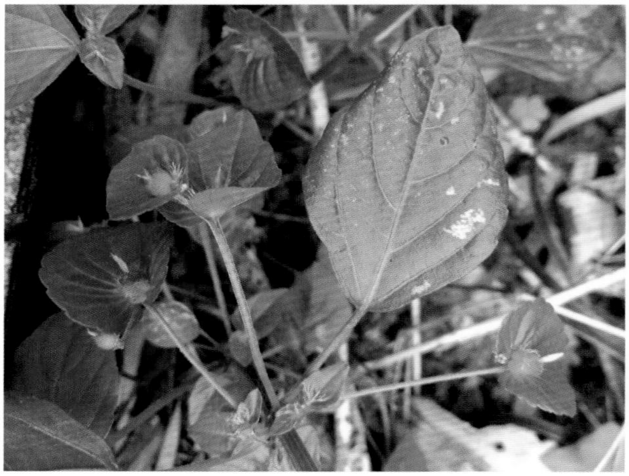
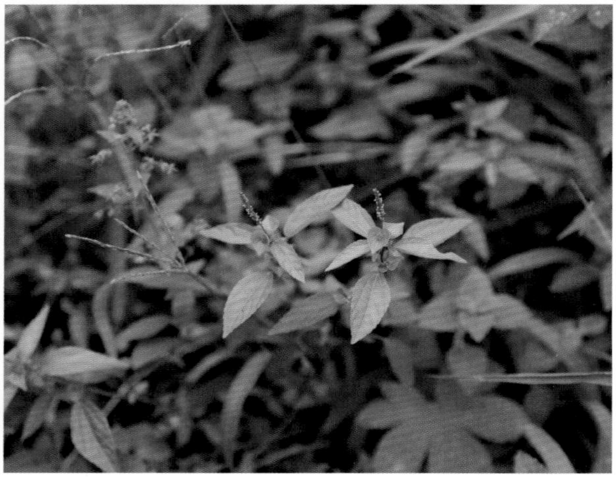

【形态特征】一年生草本，高 20~40cm。茎细，被灰白色细柔毛。叶膜质，叶背沿脉被小微柔毛。花序腋生，稀顶生，不分枝；雌雄同株，雌花序藏于对合的叶状苞片内，雌花苞片近轴生，1 或 2（~4）枚，卵形、心形，边缘具圆锯齿；花柱 3，撕裂 5~7 条。蒴果三角状半圆形，3 室。花、果期 4~12 月。

【适宜生境】生于耕地、草丛。

【资源状况】分布于坝区、低山区。常见，可以开发利用。

【入药部位】全草（铁苋）。

【功能主治】清热解毒，消胀，利便。用于痢疾腹泻，肠炎，阿米巴痢疾，肝炎，崩漏，咳嗽，吐血。

山麻杆

野火麻

Alchornea davidii Franch.

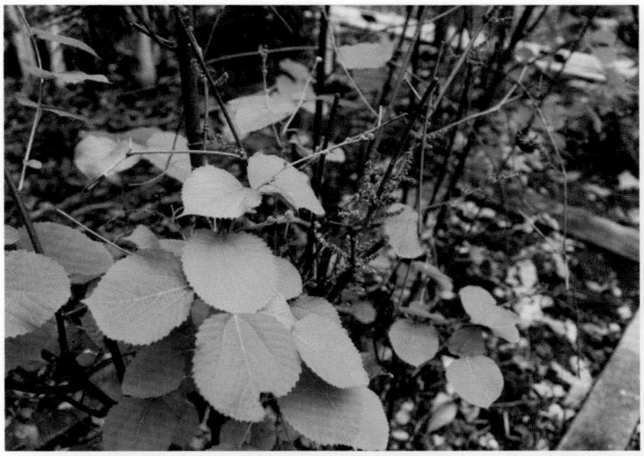
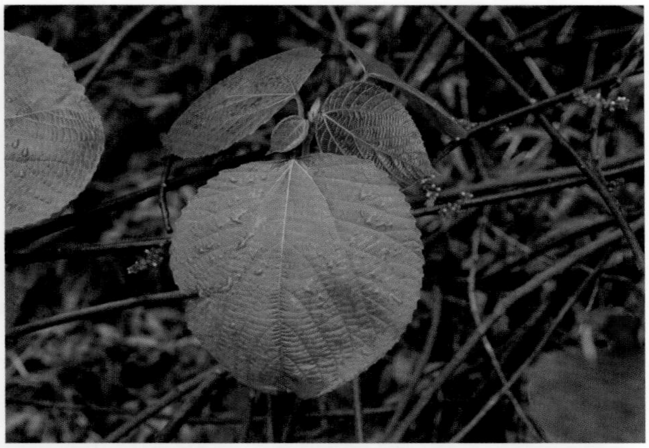
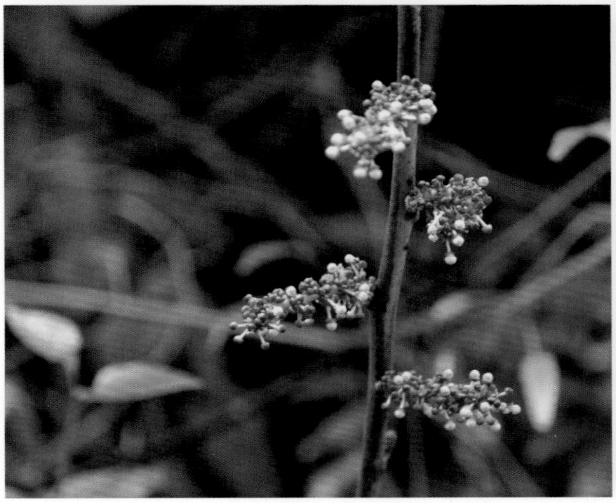
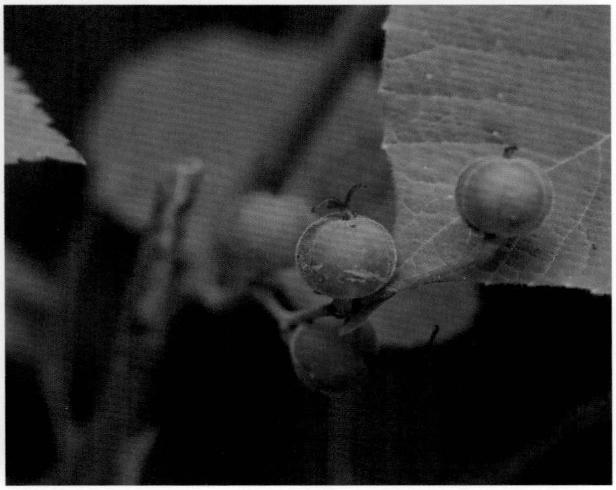

【形态特征】落叶灌木，高 1~4m，雌雄异株。幼枝密被茸毛。托叶披针形；叶薄纸质，互生，基部具斑状腺体 2 或 4 个；小托叶线状；基出脉 3。雄花柔荑花序状，长 1.5~3.5cm；雄花雄蕊 6~8 枚；雌花子房被绒毛，花柱 3，长 10~12mm，部分合生。蒴果密生柔毛。种子微三角状卵形，具小瘤体。花期 4~5 月，果期 6~7 月。

【适宜生境】生于灌丛中。

【资源状况】分布于中山区。常见，可以开发利用。

【入药部位】茎、皮或叶。

【功能主治】解毒，杀虫，止痛。用于疯狗咬伤，蛇咬伤，蛔虫病，腰痛。

巴　豆

巴豆树

Croton tiglium L.

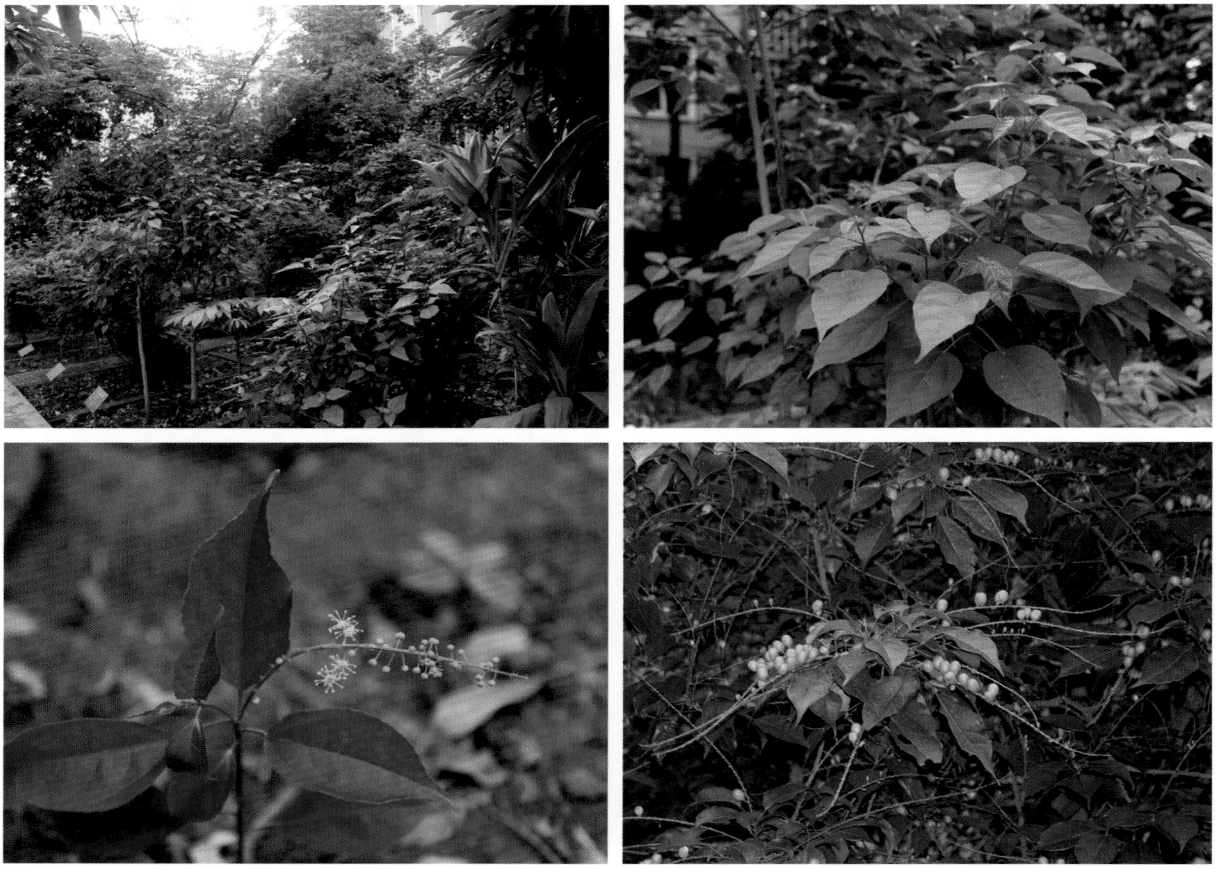

【形态特征】小乔木。树皮深灰色，稍呈细线纵裂；幼枝绿色，疏被星状毛，成熟后无毛。叶纸质，无毛或几无毛。总状花序顶生；萼片长圆状披针形；子房密被星状短柔毛。蒴果椭圆体形、长圆状卵球形或近球形。种子椭圆形或卵形，平滑而少光泽。花期 1~7 月，果期 5~9 月。

【适宜生境】生于山谷、沟边、旷野，有栽培。

【资源状况】分布于坝区、低山区。常见，可以大量开发利用。

【入药部位】成熟果实、根。

【功能主治】成熟果实祛痰，破癥，消积，利水，泻下，杀虫，通关窍。用于冷积凝滞，胸腹胀满急痛，血泄，痰癖，泻痢，水肿；外用于喉风，喉痹，恶疮疥癣，疟疾，肠梗阻。根温中散寒，祛风活络，杀虫。用于痈疽发背，脑疽，鬓疽，风湿骨痛，跌打肿痛。

评　述　去油巴豆（巴豆霜）抗癌，用于一切消化道癌症。本种为川产道地药材，主产于眉山市、乐山市（峨眉山）、宜宾市。

泽漆 五朵云

Euphorbia helioscopia Linn.

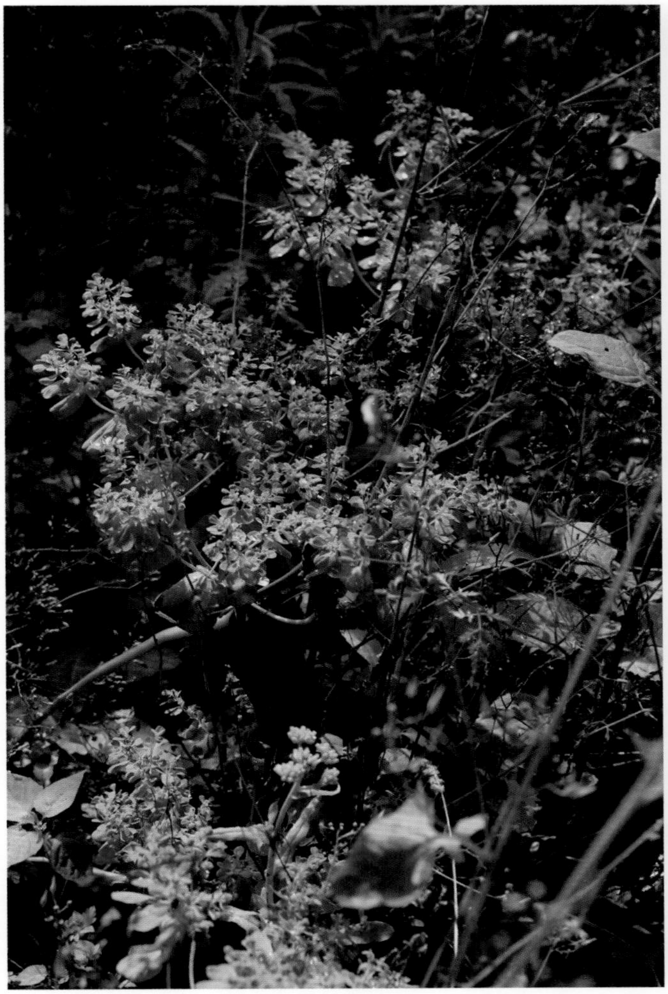

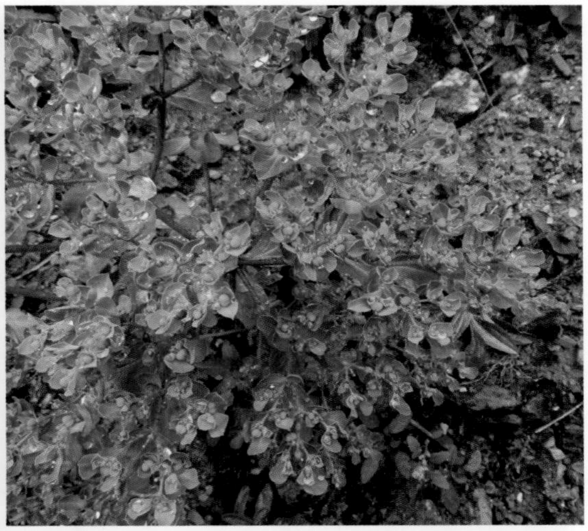

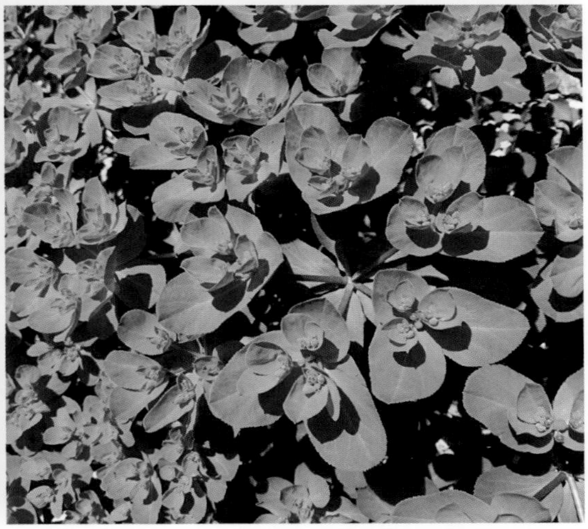

【形态特征】草本，高达30cm，全体带肉质，富含乳汁。根纤维状。茎分枝多。叶互生，边缘具锯齿。花序为复假伞形花序，常极紧密；初生总苞叶5，淡黄绿色；苞叶2，倒卵形，边缘具锯齿；杯状聚伞花序近无柄；总苞钟形。蒴果三角状圆柱形。种子卵形，表面有凸起的网纹。花、果期4~10月。

【适宜生境】生于沟边、草丛、耕地。

【资源状况】分布于坝区、低山区。常见，可以开发利用。

【入药部位】全草。

【功能主治】利水消肿，解毒，散瘰疬。用于肝炎，肝腹水肿大，水气胀满，痰饮喘咳，疟疾，细菌性痢疾，瘰疬，癣疮，骨髓炎。

地　锦

红沙草、地锦草
Euphorbia humifusa Willd. ex Schlecht.

【标本采集号】LEM120701004

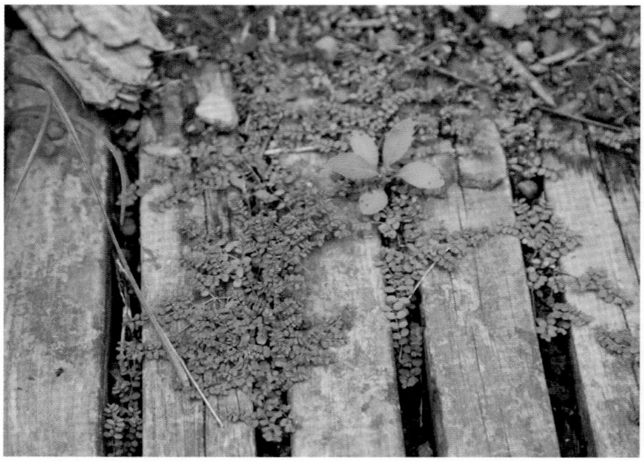

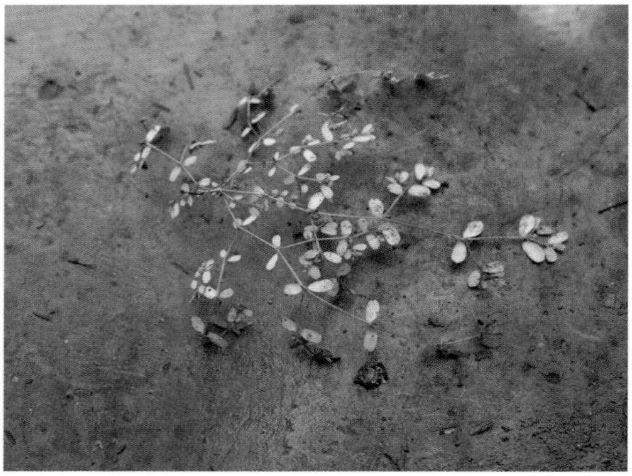

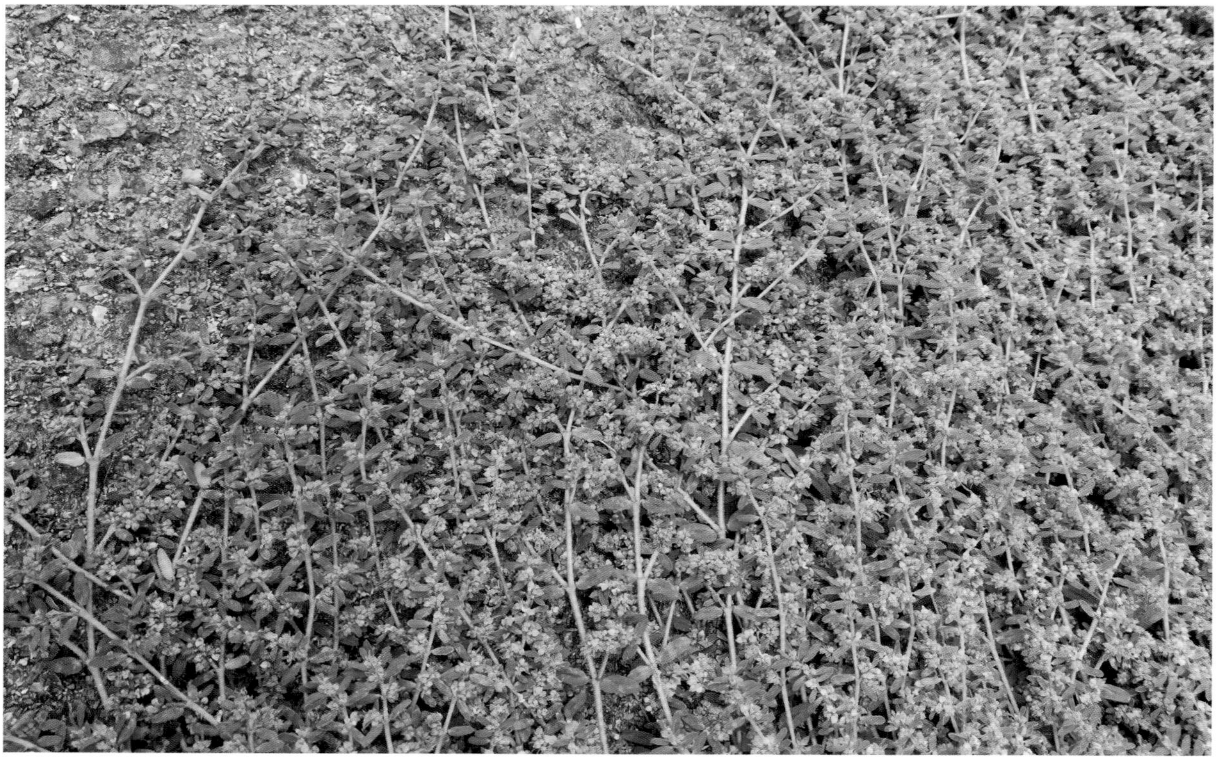

【形态特征】一年生匍匐小草本，长约 15cm，含白色乳汁。茎多自基部分枝，匍匐或斜升，常红色或淡紫红色。叶对生；托叶膜质，常深裂为线状裂片，早落；叶长圆形或椭圆形。杯状聚伞花序单生于叶腋；总苞螺旋状，腺体 4，附属物白色或紫红色。蒴果三棱状卵球形。种子卵形，黑褐色，外被白色蜡粉。花、果期 5~10 月。

【适宜生境】生于耕地、荒坡、地边。

【资源状况】分布于峨眉山各地。常见，可以开发利用。

【入药部位】全草（地锦草）。

【功能主治】清热解毒，凉血止血，利湿退黄。用于痢疾，泄泻，咯血，尿血，便血，崩漏，疮疖痈肿，湿热黄疸。

湖北大戟 震天雷、九牛造

Euphorbia hylonoma Hand. -Mazz.

【标本采集号】LEM120727009

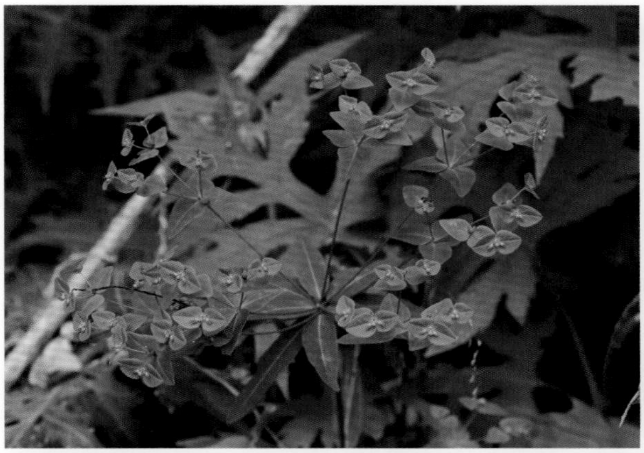
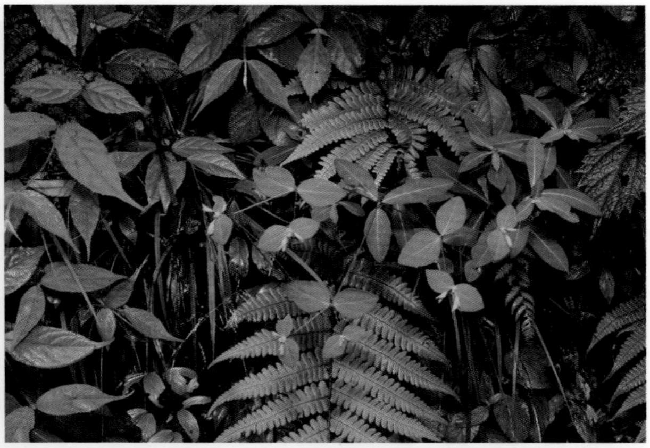
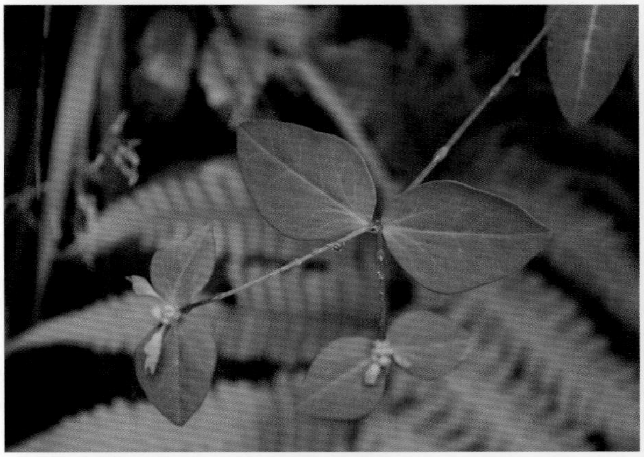
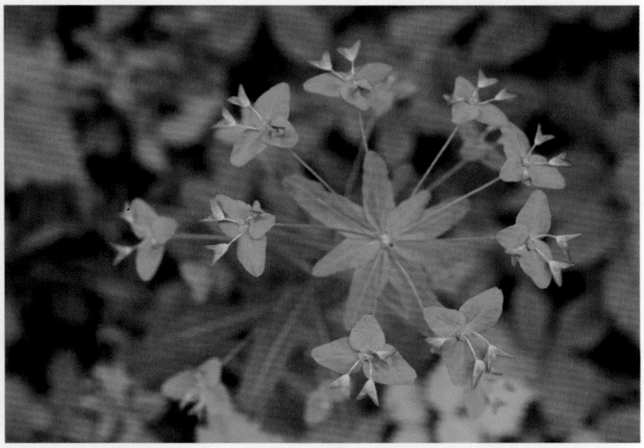
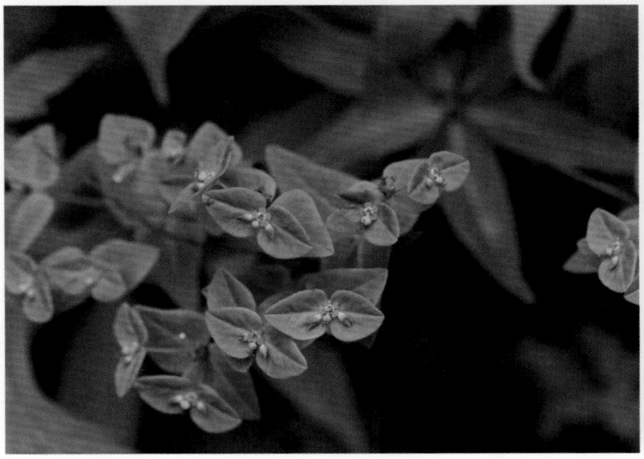
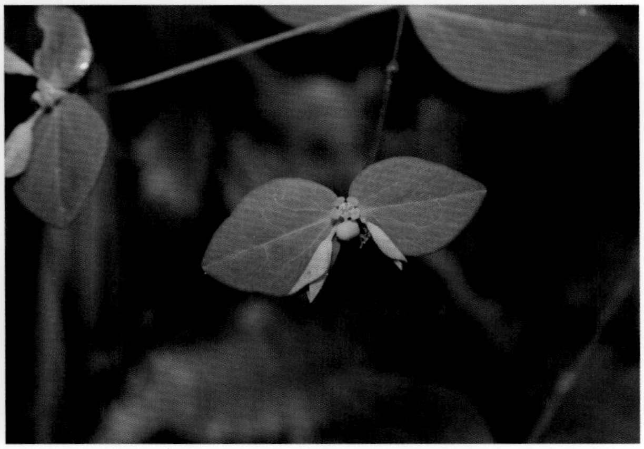

【形态特征】草本。根粗线形，长达 10cm，直径 3~5mm。茎直立，上部多分枝。叶互生，叶背有时淡紫色，侧脉 6~10 对。杯状聚伞花序伞形状，着生于二歧分枝顶端，伞幅 3~5；总苞叶 2~5，钟形，腺体 4，深褐色，肾形；雌蕊 1，花柱 3，柱头 2 裂。蒴果球形，3 瓣裂。种子卵圆形，腹面具沟纹；种阜具极短的柄。花期 4~7 月，果期 6~9 月。

【适宜生境】生于草丛、路边。

【资源状况】分布于低山区、中山区。较少见。

【入药部位】根（震天雷）。

【功能主治】利水泻下，消胀肿。用于肝硬化腹水，肿毒，瘰疬，跌打损伤。

续随子 千金子、续随

Euphorbia lathylris Linn.

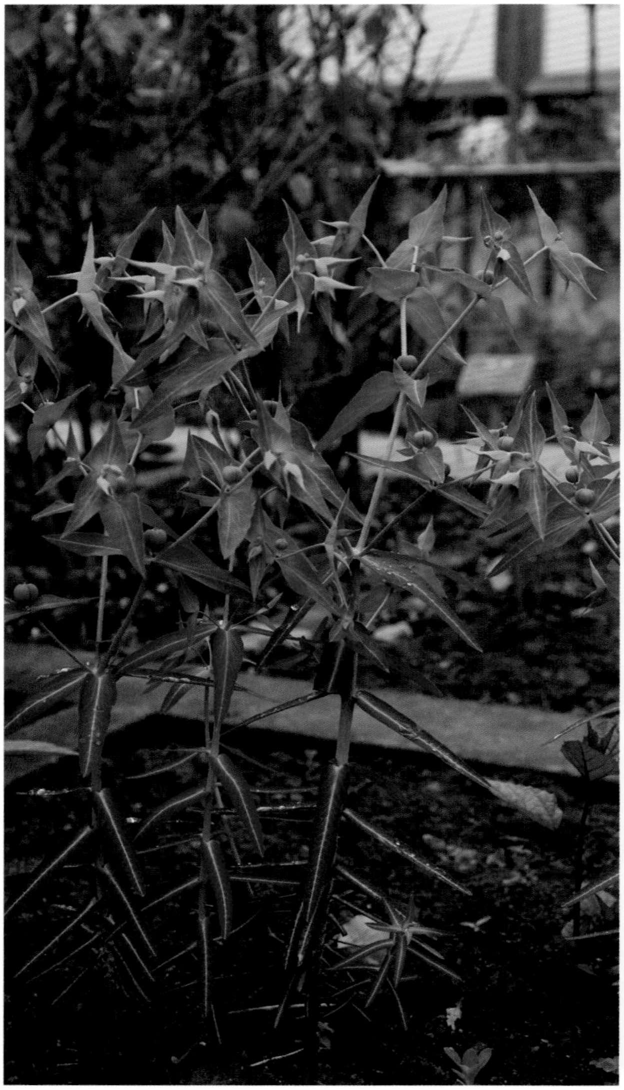

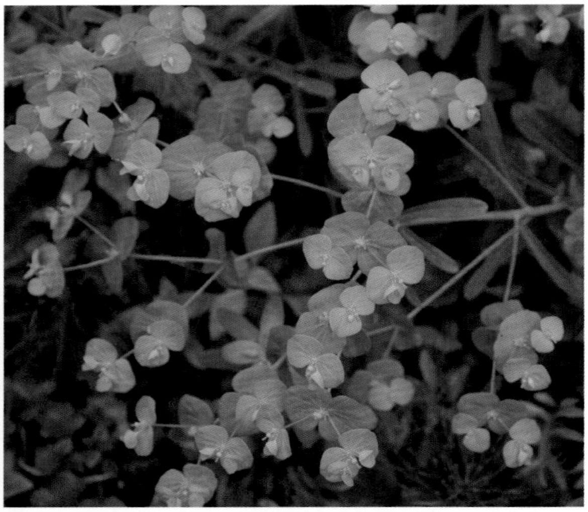

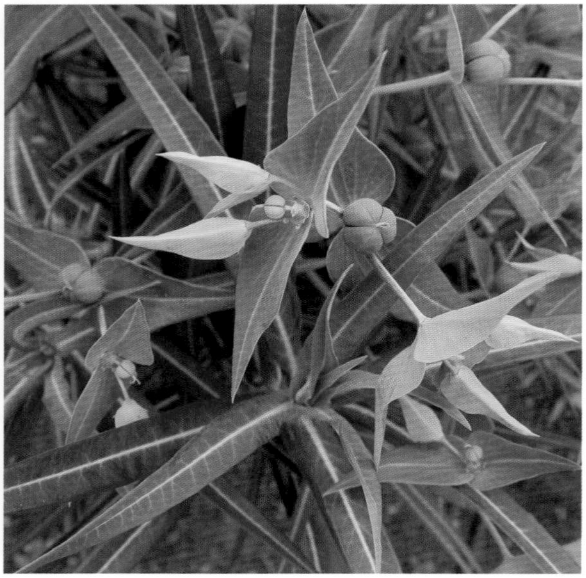

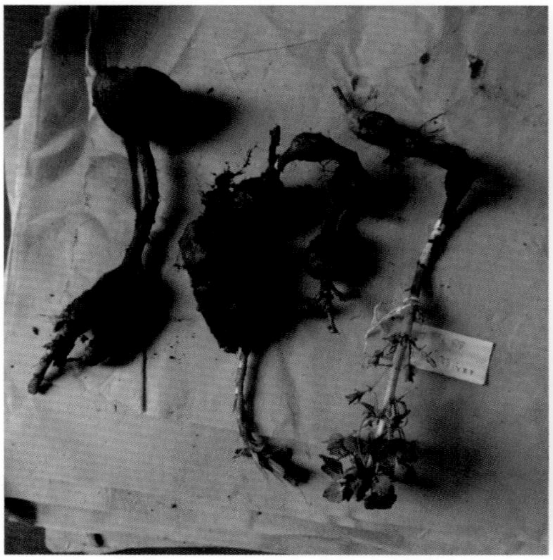
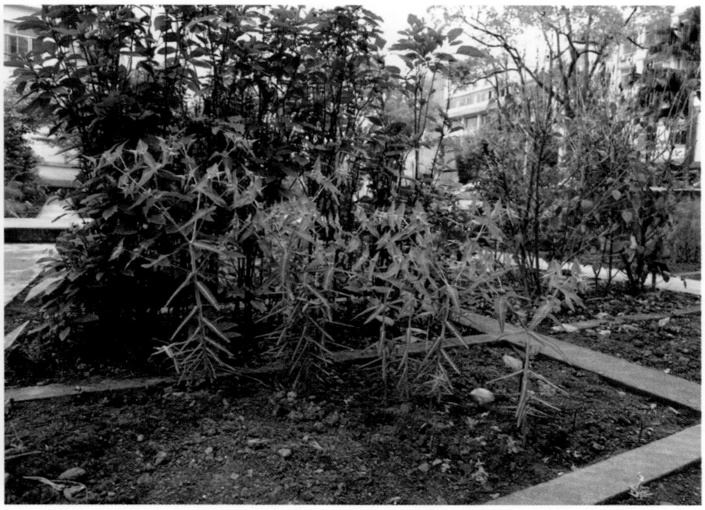

【形态特征】二年生草本，高约1m，全株有白色乳汁。叶交互对生，无托叶，无叶柄，条状披针形，无毛。花序为1顶生的假伞形花序，常复合；初生苞叶稍淡黄绿色；聚伞花序整齐，多分叉；总苞近钟形；腺体4，深褐色，横向长圆状肾形，每端具棒状角；花绿黄色。蒴果三角状球形，不开裂。种子熟时表面有褐黑色相间的斑纹。花期4~7月，果期6~9月。

【适宜生境】栽培或生于地边。

【资源状况】分布于低山区。较少见。

【入药部位】种子。

【功能主治】利水，破血，攻积，泻热。用于水肿胀满，癥瘕，痰饮，便秘，血瘀经痛，宿滞，积聚，经闭，疥癣疮毒。

云南土沉香

刮金板、草沉香

Excoecaria acerifolia Didr.

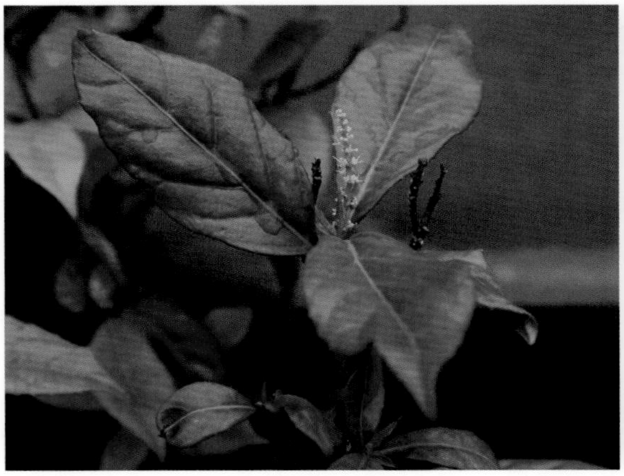
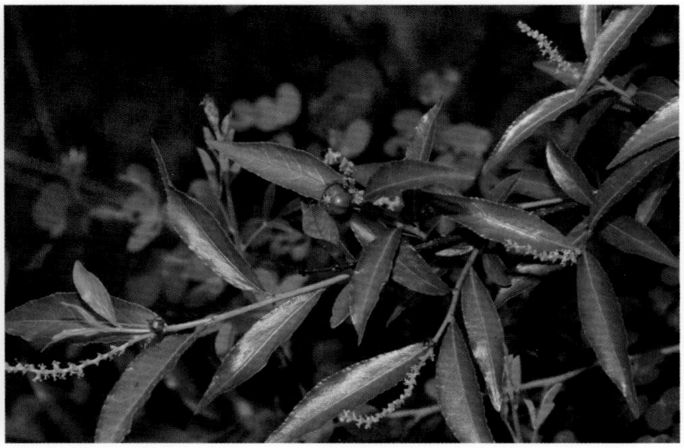

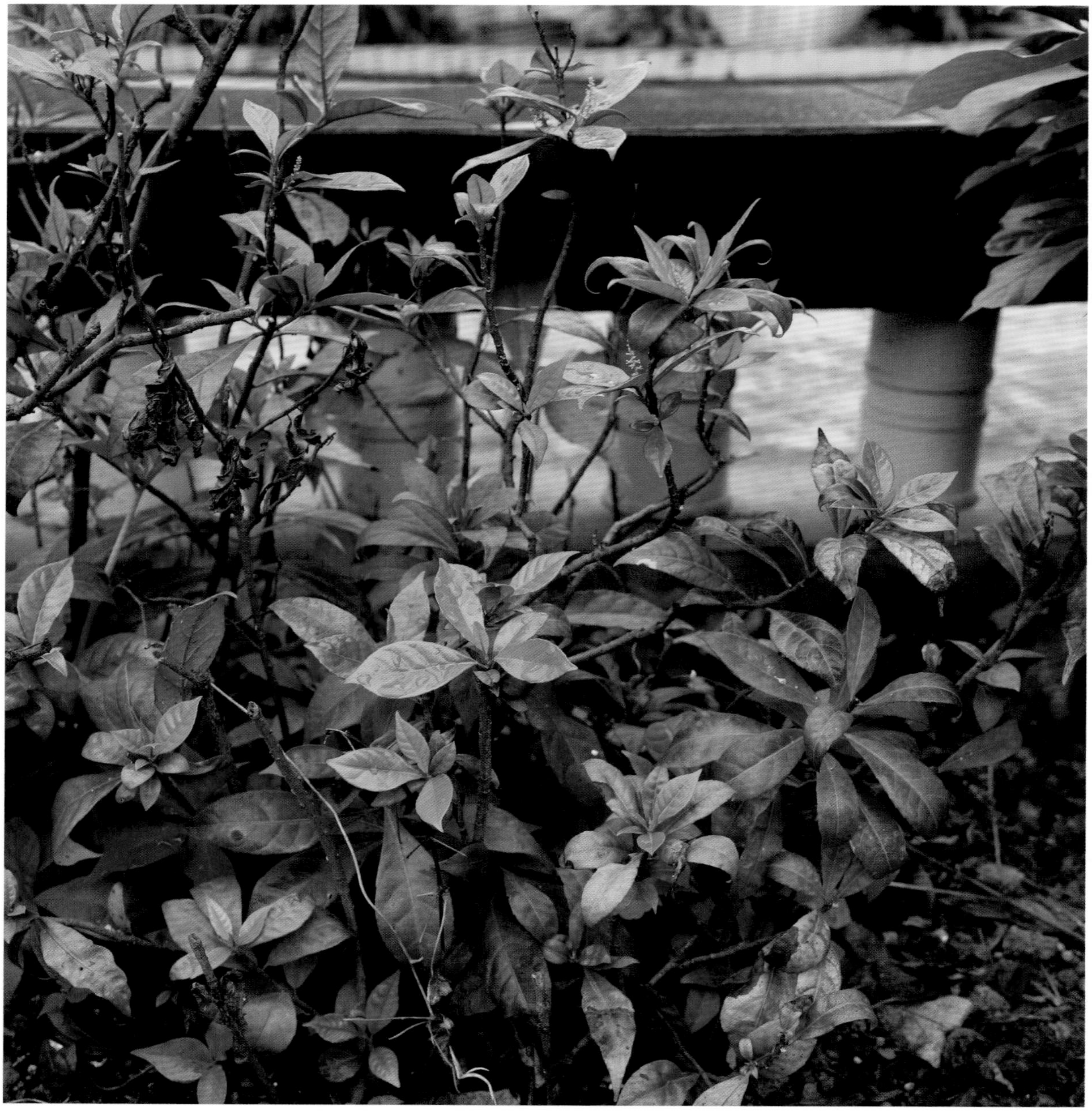

【形态特征】灌木，雌雄同株，高 1~2m。树皮含乳汁。叶片卵形、卵状披针形，稀椭圆形。花单性，总状花序顶生及腋生，雌花在下部，雄花在上部；雄花基部两侧各具 1 圆形腺体，每个苞片具 2 或 3 花。蒴果近球状或三角状，熟时为紫红色，分裂成 3 个小干果。花期 6~8 月。

【适宜生境】栽培或生于灌丛。

【资源状况】分布于低山区。少见。

【入药部位】全草（刮筋板）。

【功能主治】祛风痰，消肿胀，开胃健脾。用于风寒咳嗽，疟疾，消化不良，胃脘疼痛，肠鸣腹胀，小儿疳积，食积，肝脾肿大，风湿骨痛，闭经，癥瘕包块。

红背桂花 刮金板

Excoecaria cochinchinensis Lour.

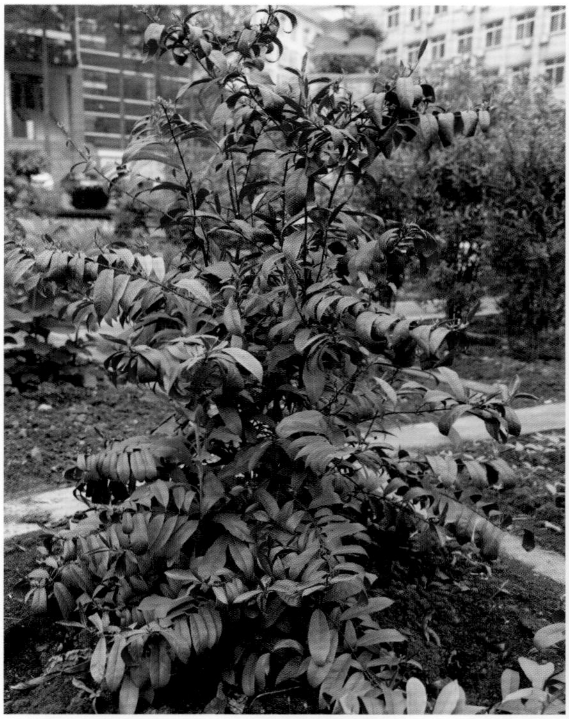
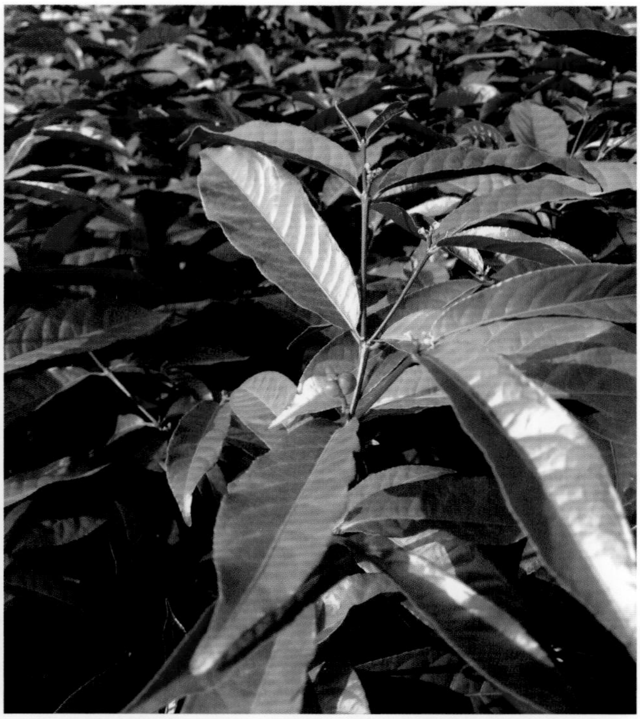
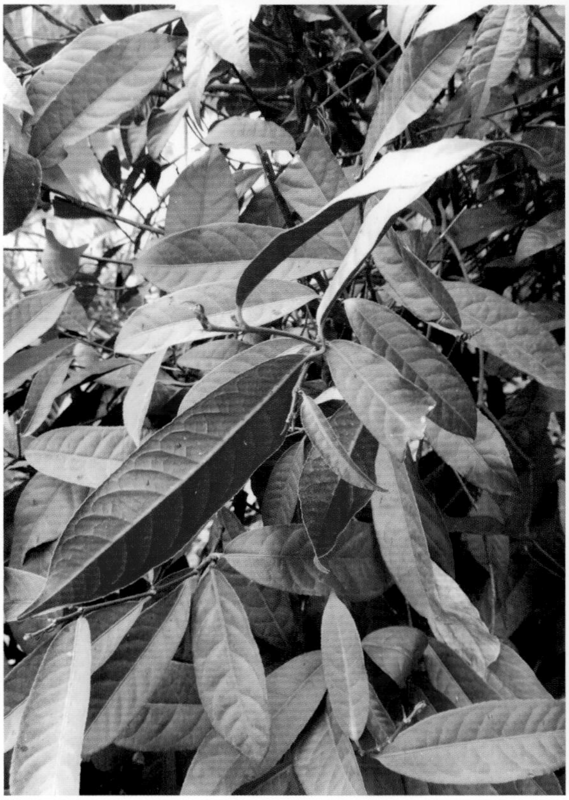
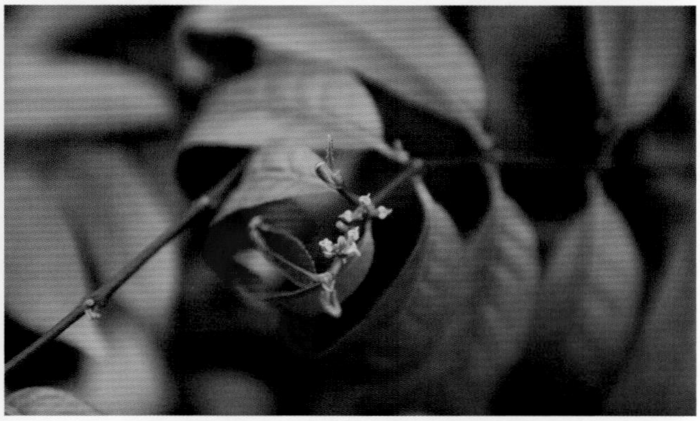
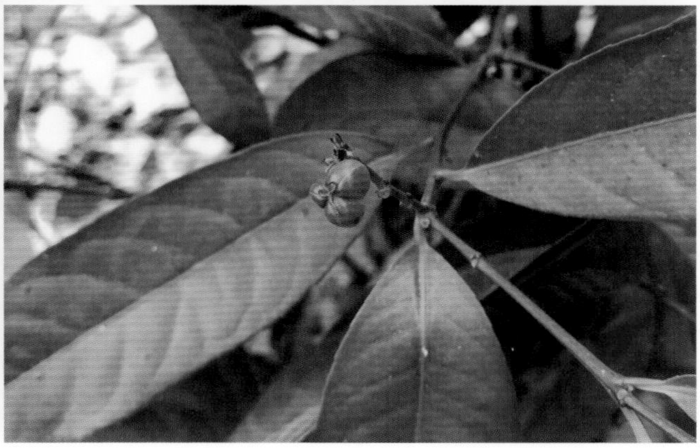

【形态特征】常绿灌木，高达 1m，雌雄异株。叶对生，狭椭圆形或长圆形，纸质，无毛，叶背紫红色或深红色。总状花序腋生或顶生；雄花苞片阔卵形，具 2 腺体，每苞具 1 花；小苞片 2，线形；花萼 3。蒴果球形，直径约 8mm，基部截形。种子卵形，光滑。花期几乎全年。

【适宜生境】栽培。

【资源状况】分布于坝区。常见。

【入药部位】叶、地上部分。

【功能主治】祛风湿，通经络，活血止痛。用于风湿痹痛。

算盘子 *Glochidion puberum* (Linn.) Hutch.

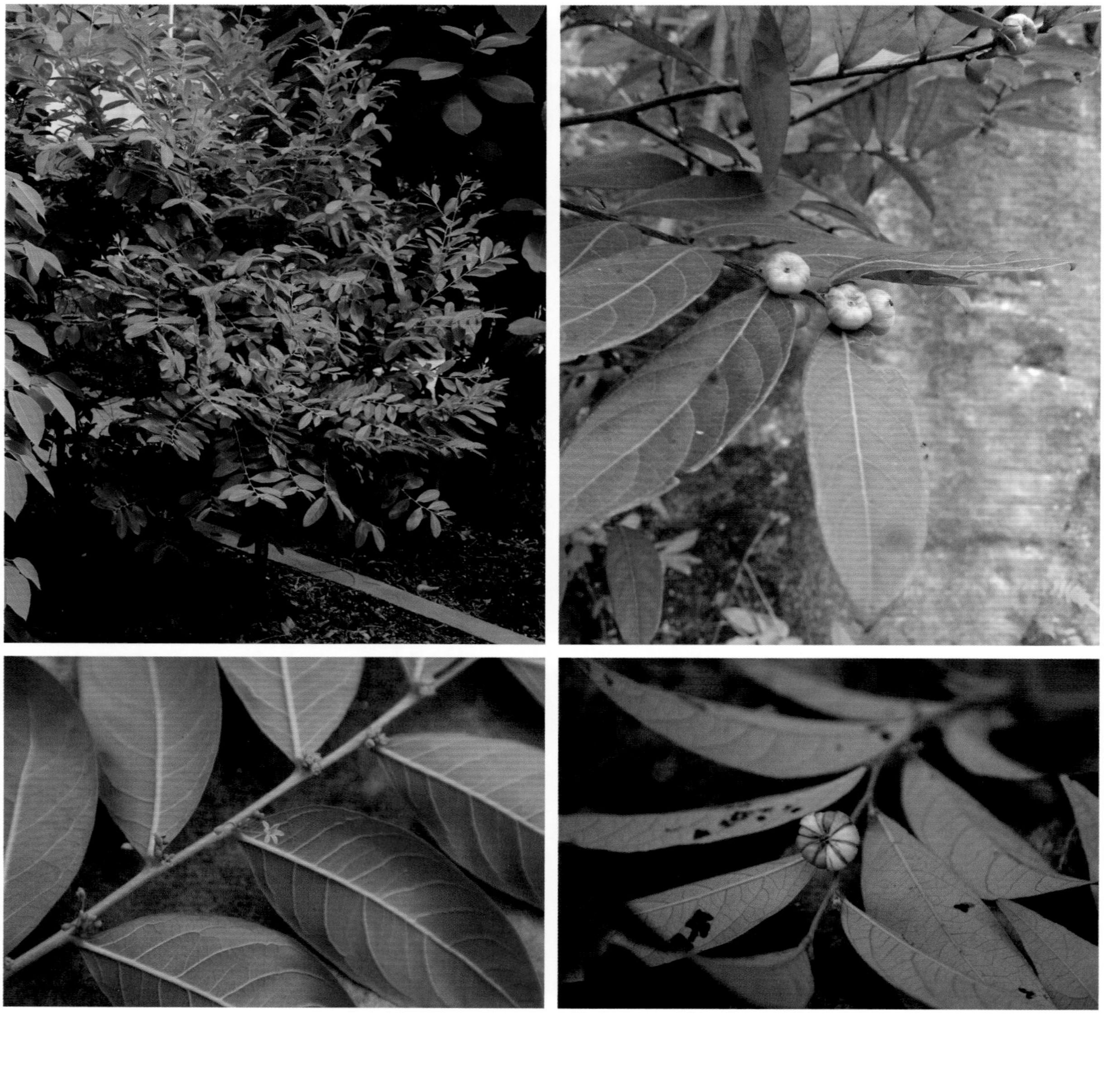

【形态特征】直立灌木，雌雄同株，高1~3m。茎直立，多分枝；小枝密被短柔毛。叶纸质或近革质，叶背密被短柔毛。花腋生成簇，具2~5 花；萼片6，狭长圆形或长圆状倒卵形；子房球形，密被短柔毛，5~10室。蒴果扁球形，如算盘珠，密被茸毛，顶端具环状稍伸长的宿存花柱。花期4~8月，果期7~11月。

【适宜生境】生于灌丛、阔叶乔木林中。

【资源状况】分布于低山区。常见。

【入药部位】果实、根、叶。

【功能主治】果实顺气，止痛，利水，泻下，消肿散结。用于肝脾肿大，腹水。根清热利湿，活血解毒，利咽，止血。用于痢疾，疟疾，劳伤咳嗽，风湿痹痛，崩漏，带下病，咽喉肿痛，盆腔炎，牙痛，痈肿，瘰疬，跌打损伤。叶清热利湿，利咽喉，活血散瘀，解毒消肿，祛风活络。用于痢疾，黄疸，淋浊，带下病，感冒，咽喉肿痛，感冒发热，风湿性关节炎，痛经。

雀儿舌头 *Leptopus chinensis* (Bunge) Pojark.

【标本采集号】LEM120822005

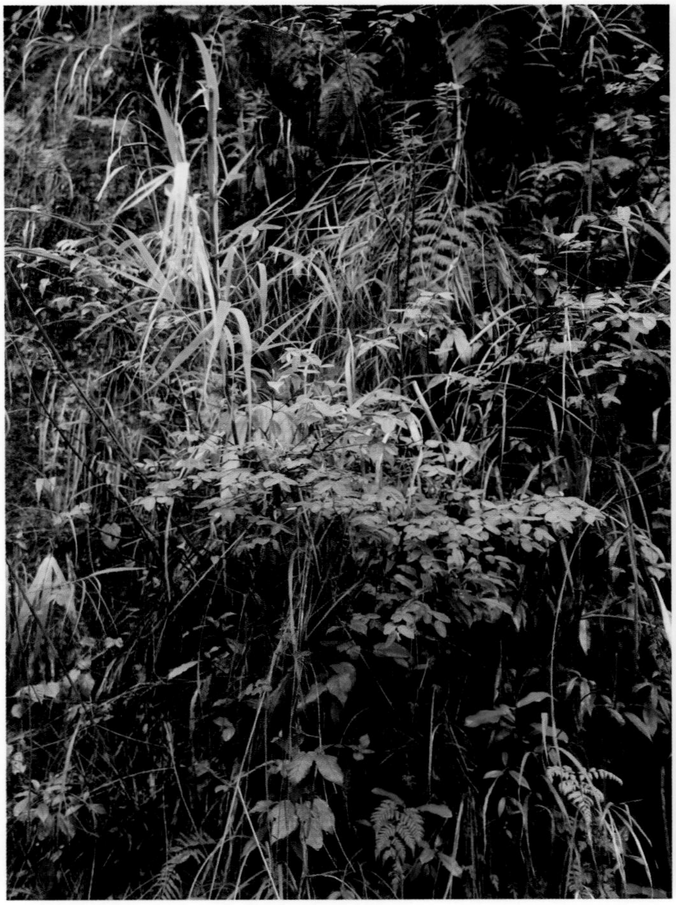

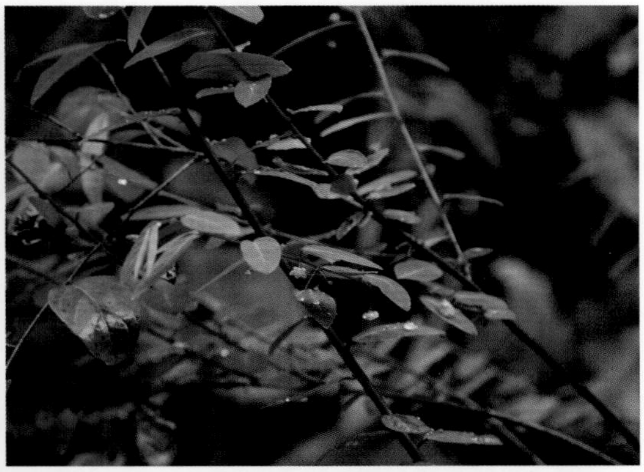

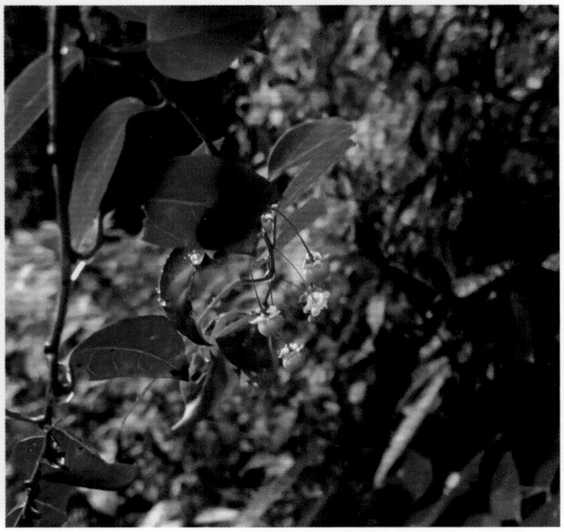

【形态特征】直立灌木，雌雄同株。茎上部和小枝条具棱。叶膜质至纸质，两面无毛至密具粗毛。花序由单性或两性花组成；花梗丝状，长 6~10mm；雄花每簇 1~4 朵，花瓣白色；雌花花盘环状，10 裂至中部，子房 3 室。蒴果平滑或具浅网纹。

【适宜生境】生于海拔 800~1200m 的灌丛。

【资源状况】分布于低山区、中山区。常见。

【入药部位】全株。

【功能主治】清热解毒，消食，利水，杀虫。用于食积气滞，咽喉肿痛，瘰疬。

毛　桐

毛桐子、毛果桐

Mallotus barbatus (Wall.) Muell. Arg.

【标本采集号】LEM120810001

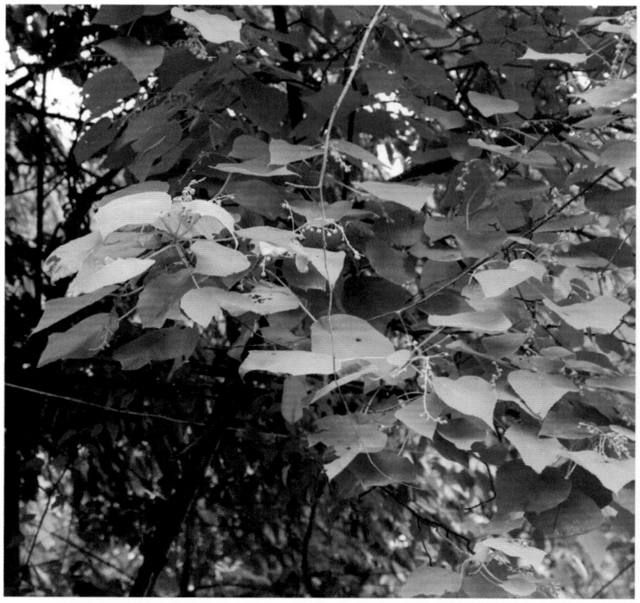

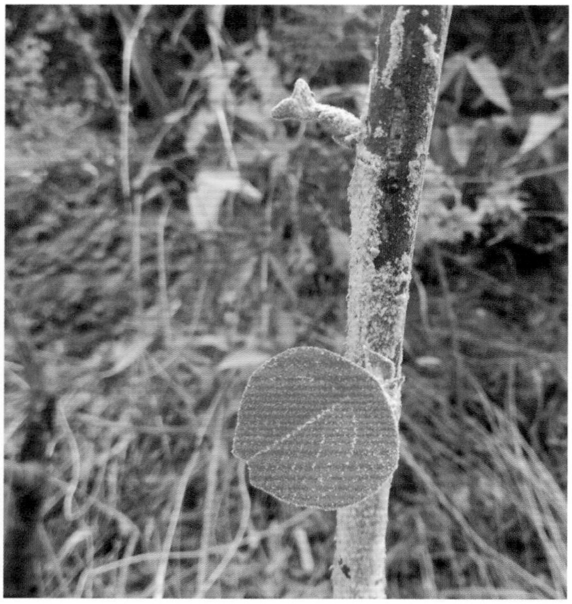

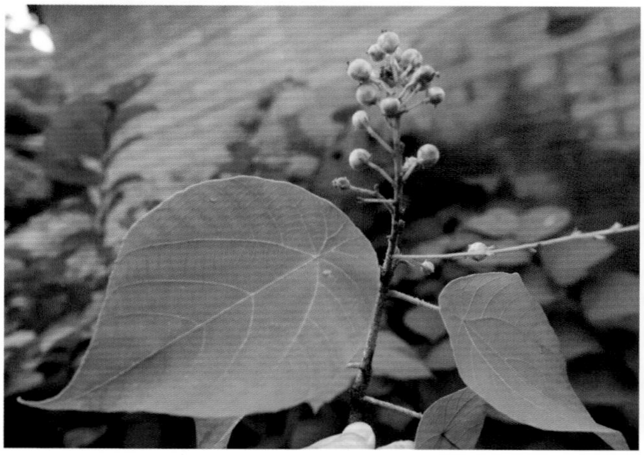

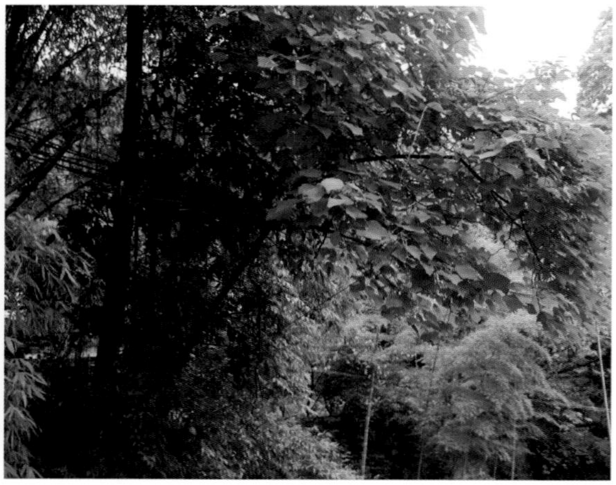

【形态特征】灌木或小乔木，高 3~4m。小枝、叶柄和花序密被淡褐色丛卷绒毛或浅褐色或浅黄色绒毛。叶互生，卵形，纸质，叶背被星状绒毛，散生黄色腺状鳞片；基出脉 5~7。雌花序长 15~25cm。蒴果排列稀疏，密被淡黄色星状毛和紫红色软刺。种子黑色，光亮。花期 4~5 月，果期 9~10 月。

【适宜生境】生于灌丛中、沟边。

【资源状况】分布于低山区。常见，可以开发利用。

【入药部位】根、叶。

【功能主治】根收敛止血，清肺热。用于肺热吐血，五劳七伤，肺痨咯血，肠炎腹痛。叶凉血，止血。用于刀伤出血，背癣，湿疹，压疮。

粗糠柴

红果果、香桂树

Mallotus philippensis (Lam.) Muell. Arg.

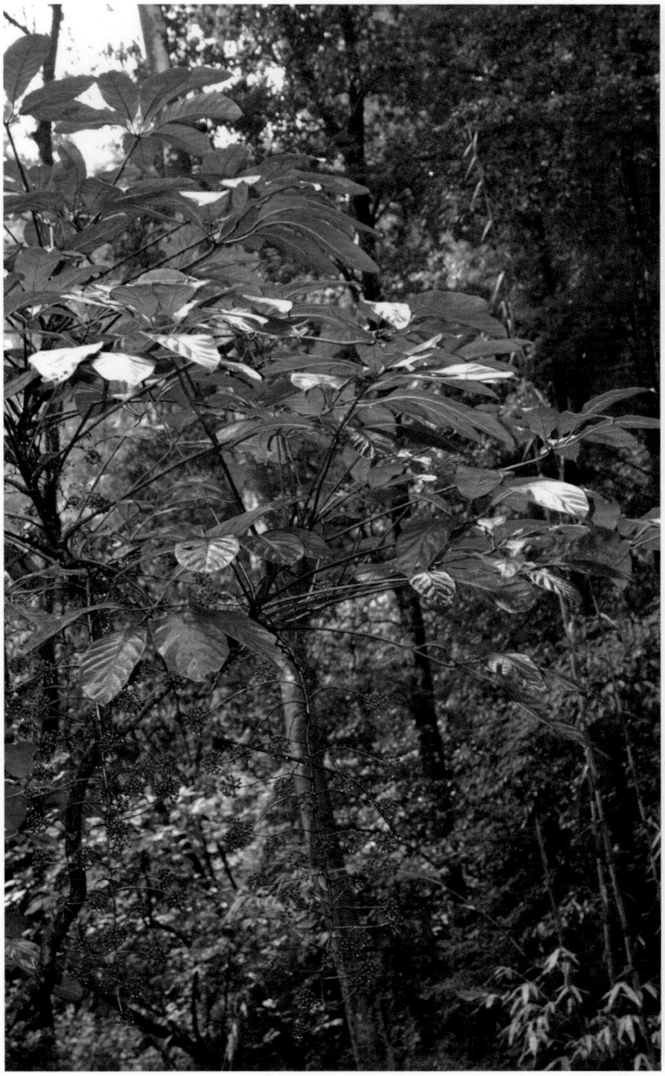

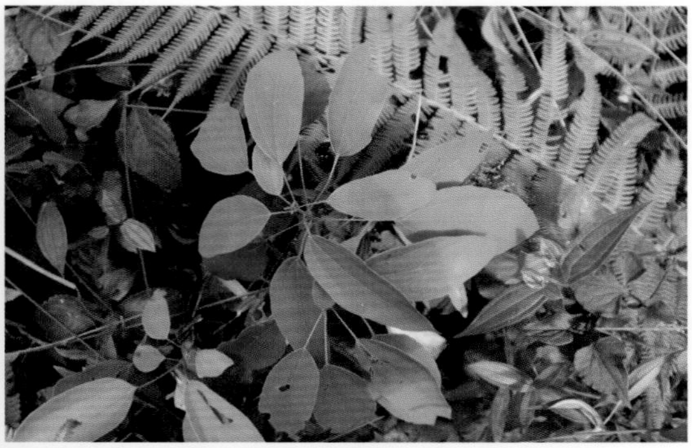

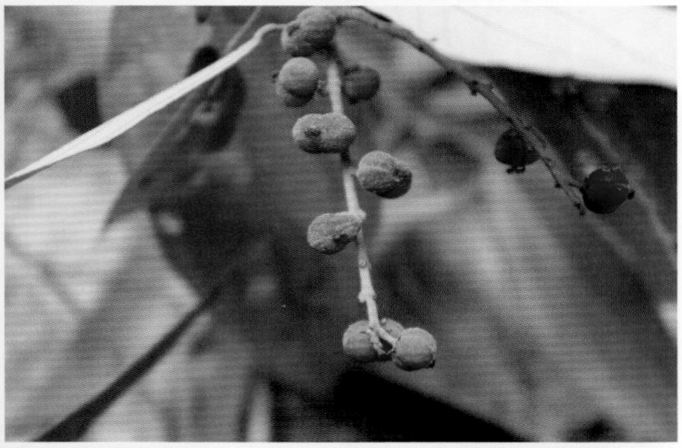

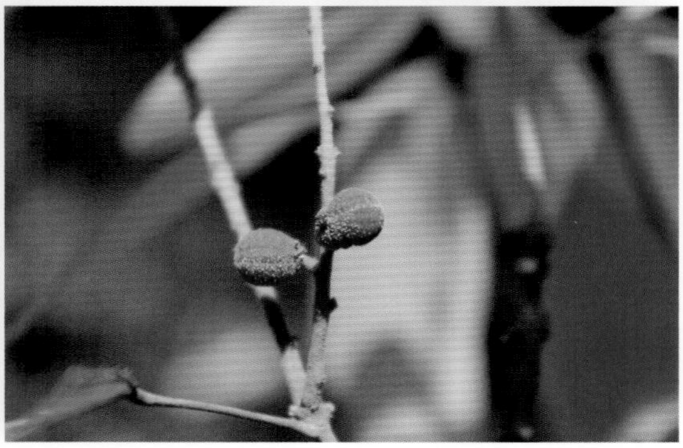

【形态特征】灌木或小乔木，高 8~10m。小枝、叶柄和花序被黄褐色星状绒毛。叶革质，叶背具灰黄色绒毛和疏生红色腺状鳞片，边缘近全缘。子房和花柱有红色腺点。蒴果近球形，直径 6~8mm，密被红色颗粒状腺体。花期 3~5 月，果期 6~8 月。

【适宜生境】生于灌丛中、沟边。

【资源状况】分布于低山区。常见，可以开发利用。

【入药部位】果实表面的粉状毛茸、根。

【功能主治】果实表面的粉状毛茸清热，活血，凉血，止痛。用于跌打损伤，疔疮肿毒。根清热利湿。用于痢疾，咽喉肿痛。

叶下珠 夜关门

Phyllanthus urinaria Linn.

【标本采集号】LEM120812002

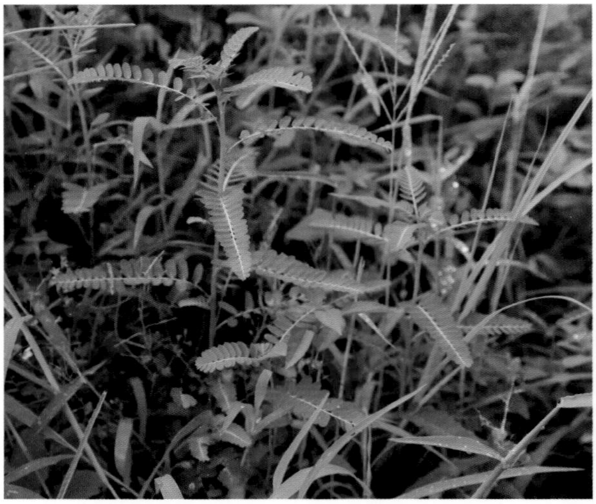

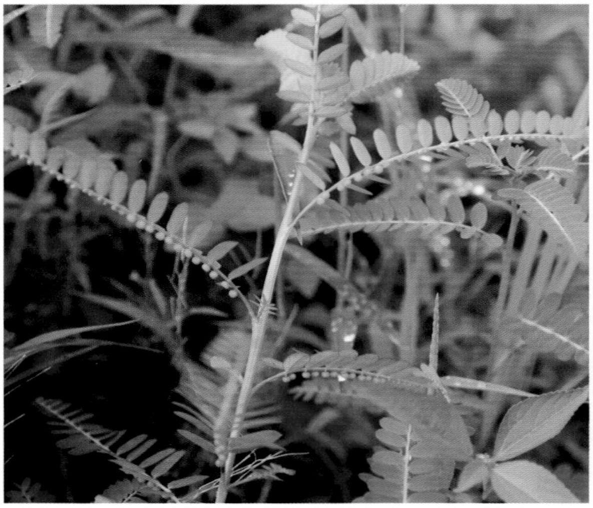

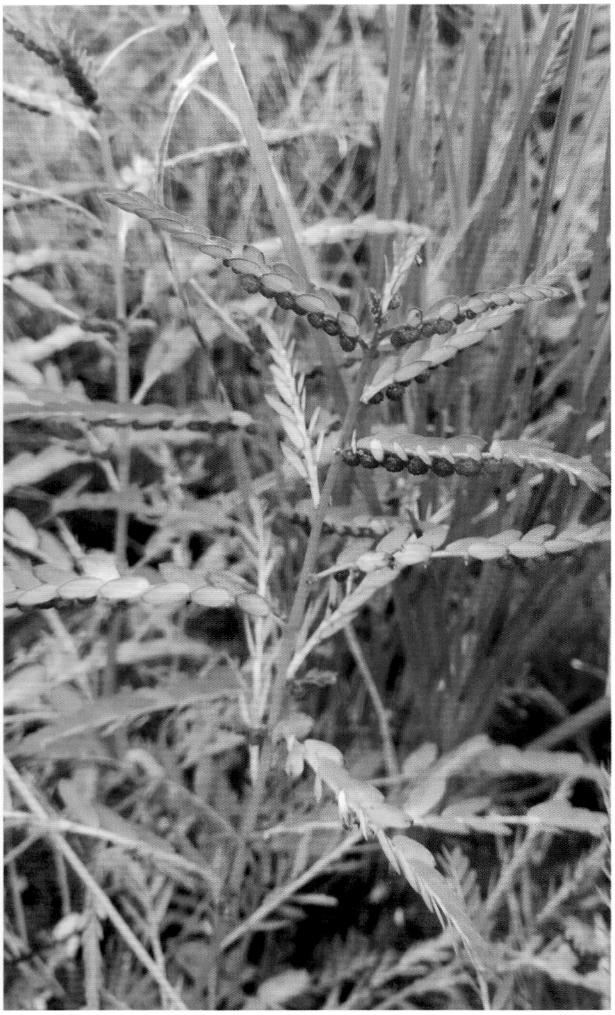

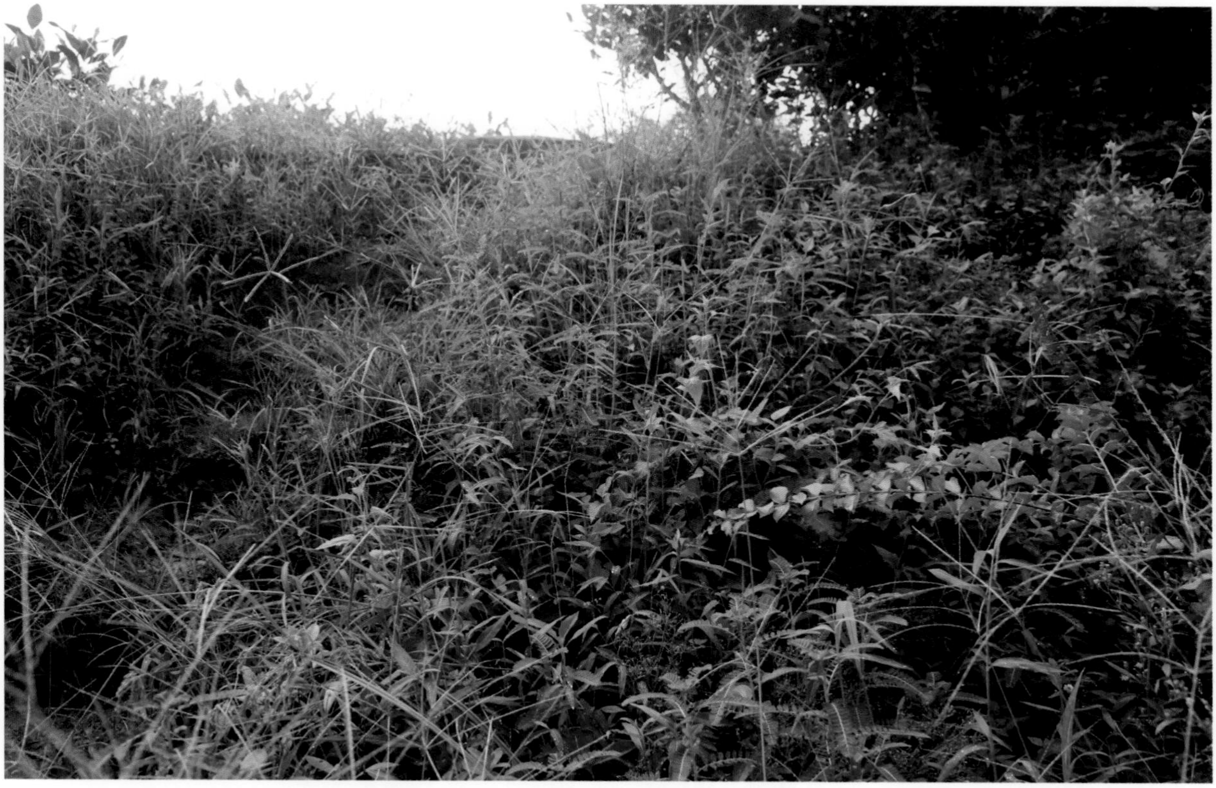

【形态特征】一年生草本，高 10~35cm。茎基部多分枝。叶长圆形或卵形，纸质，边缘具 1~3 列毛。雌雄同株；雄花 3~4，簇生于叶腋，雄蕊 3；雌花萼片 6，子房卵球心形，具鳞状突起，花柱分离，顶端 2 裂。蒴果圆球形，红色。花期 4~6 月，果期 7~11 月。

【适宜生境】生于海拔 800m 以下的荒坡、地边、耕地。

【资源状况】分布于坝区、低山区。常见，可以开发利用。

【入药部位】全草。

【功能主治】清热，平肝，明目，渗湿，利尿。用于肾炎水肿，尿路感染，结石，角膜炎，风火赤眼，目翳，口疮，病毒性肝炎，黄疸性肝炎，肝腹水。

评　述　本种对于肝炎有一定的治疗作用，值得深入研究。

蓖　麻 *Ricinus communis* L.

【形态特征】一年生粗壮草本或草质灌木，幼嫩部分苍白色，全株常淡红色或淡紫色。茎直立，被白粉，节明显。托叶合生，长 2~3cm；叶掌状 7~11 裂，边缘具细锯齿。花序长达 30cm。蒴果椭圆体形或卵球形，有刺毛，成熟后 3 裂。种子矩圆形而稍扁，具花斑纹。花期 6~9 月，或 1~12 月。

【适宜生境】栽培。

【资源状况】分布于坝区、低山区。常见。

【入药部位】成熟种子（蓖麻子）、根、叶。

【功能主治】成熟种子润肠通便，提脓去腐，宣风利窍，消食，消肿排脓，清热拔毒，泻下通滞，催生。用于子宫脱垂，胎衣不下，痈疽，肿毒，瘰疬，喉痹，癣疥，疮癣，水肿，腹痛。根镇静解痉，祛风除湿，通络，活血散瘀，镇痛。用于破伤风，癫痫，风湿疼痛，跌打损伤，瘰疬。叶清热利湿，拔毒消肿。用于疮痈肿毒，风湿痒疹，脚气病，阴囊肿痛，咳嗽痰喘。

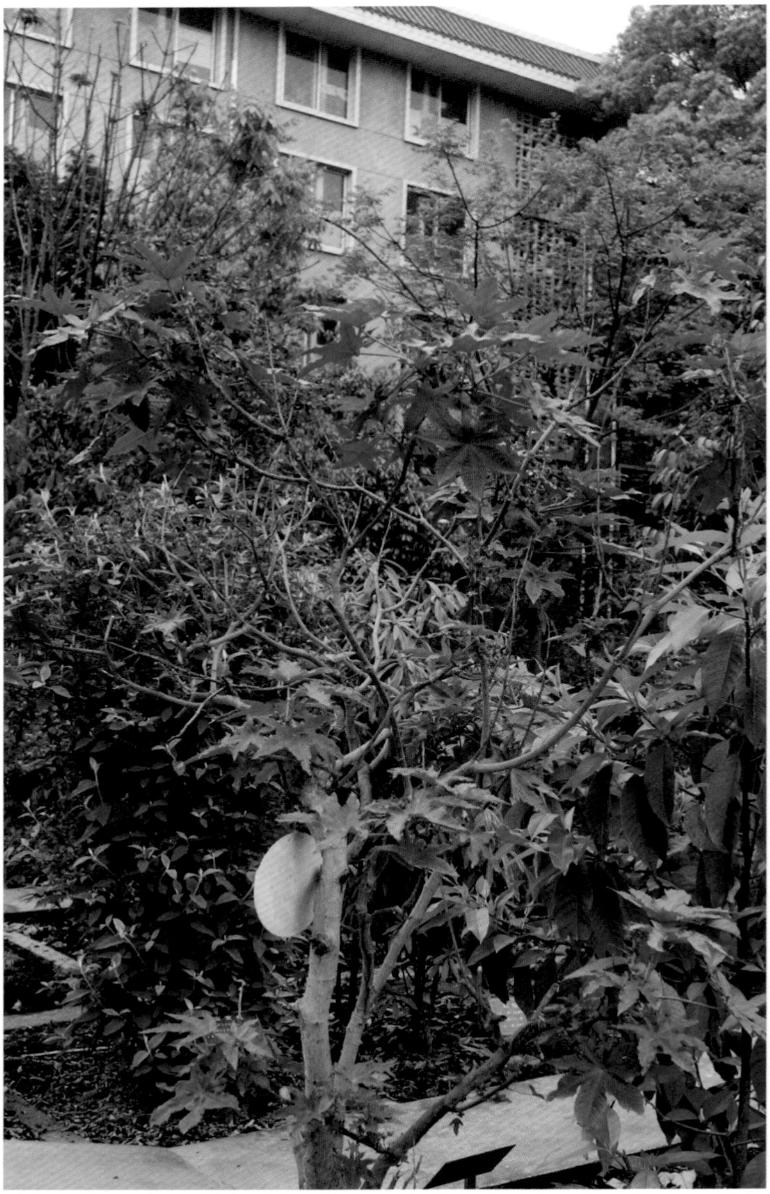

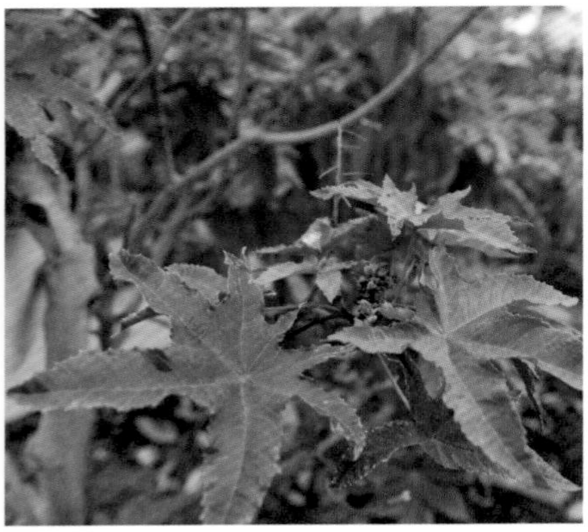

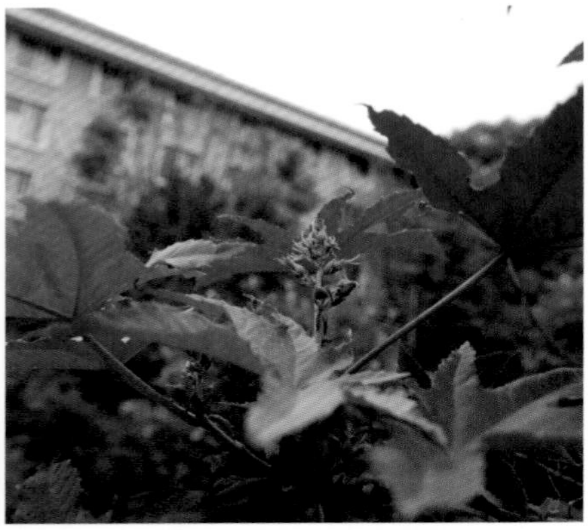

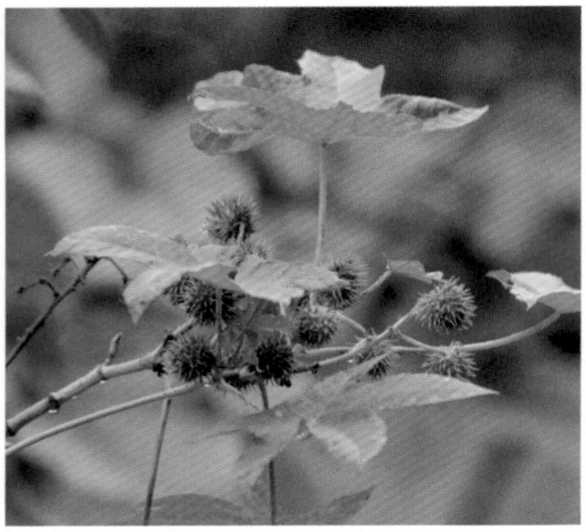

乌 桕

桊子树

Sapium sebiferum (Linn.) Roxb.

【标本采集号】LEM120808006

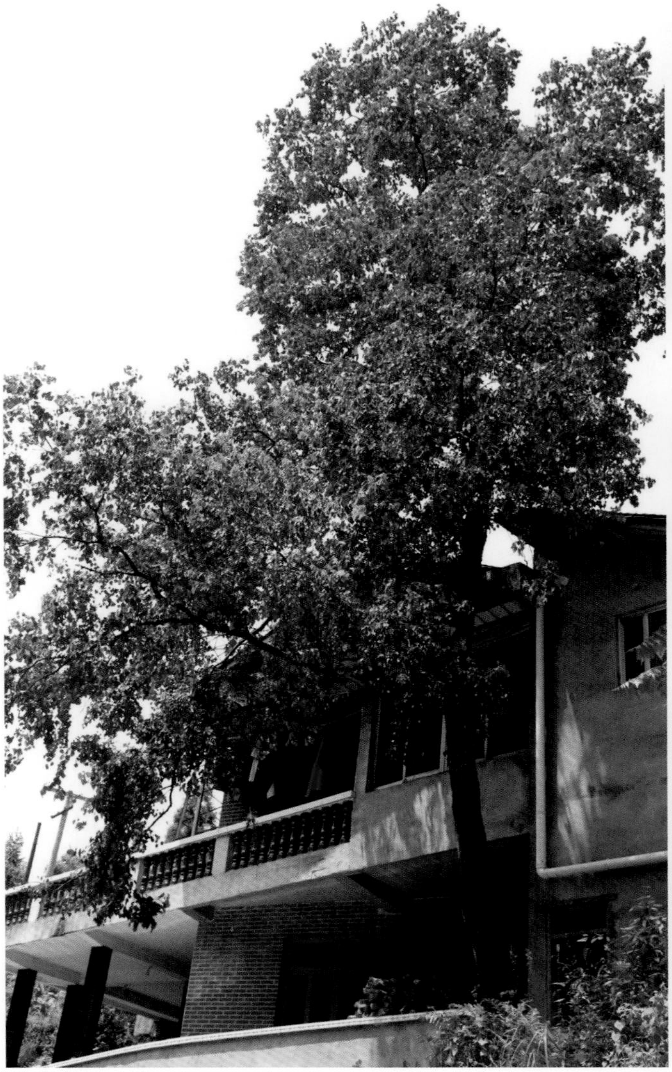

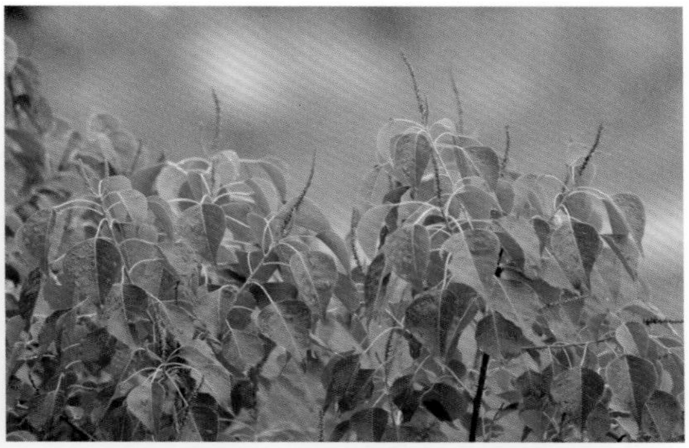

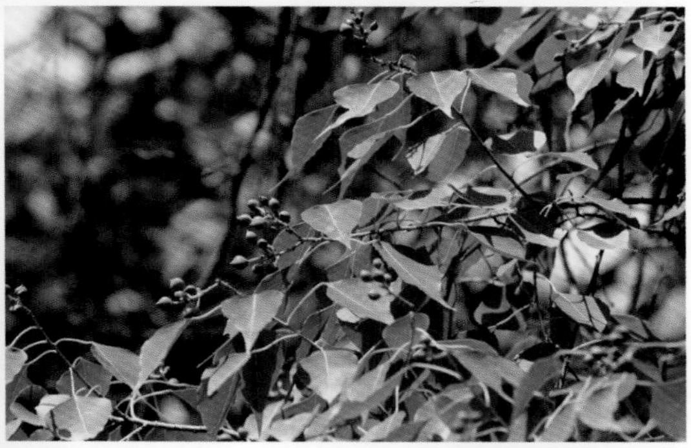

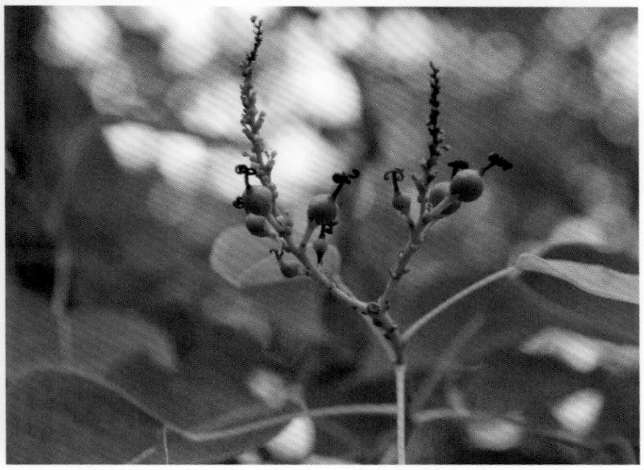

【形态特征】乔木，高7~8m，具乳液。树皮暗绿色，具纵裂纹。叶互生；叶片菱形、菱状卵形或阔卵形，纸质。花淡黄绿色，组成顶生长6~12cm的总状花序；雄花具2（3）雄蕊；子房顶端具3花柱。蒴果近球形至梨状球形，成熟后黑色，背裂成3瓣。种子近圆形，黑色，外被白蜡层。花期4~8月，果期8~12月。

【适宜生境】栽培。

【资源状况】分布于坝区、低山区。常见，可以开发利用。

【入药部位】根皮、树皮、叶。

【功能主治】根皮、树皮逐水，活血消肿，消积，清虚热，下气，杀虫。用于疥疮，虫积，营养不良性水肿，食积饱胀，皮肤皲裂，血吸虫病，肝硬化腹水，二便不利，跌打损伤。叶拔毒消肿，利尿泻下，通便。用于痈肿疔疮，疮疥，湿疹，蛇咬伤，阴道炎。

广东地构叶

蛋不老

Speranskia cantonensis (Hance) Pax et Hoffm.

【标本采集号】LEM120822002

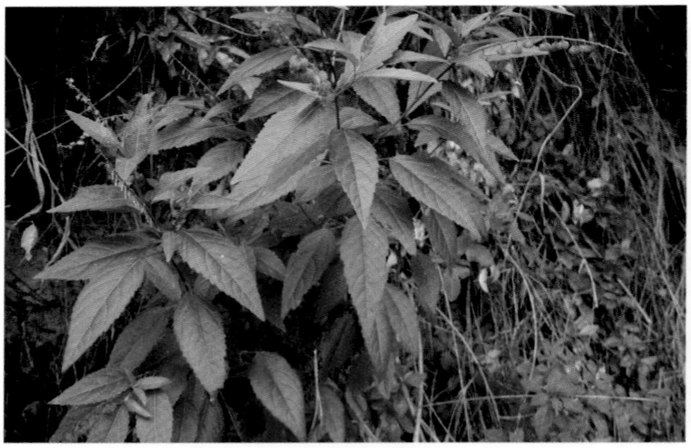

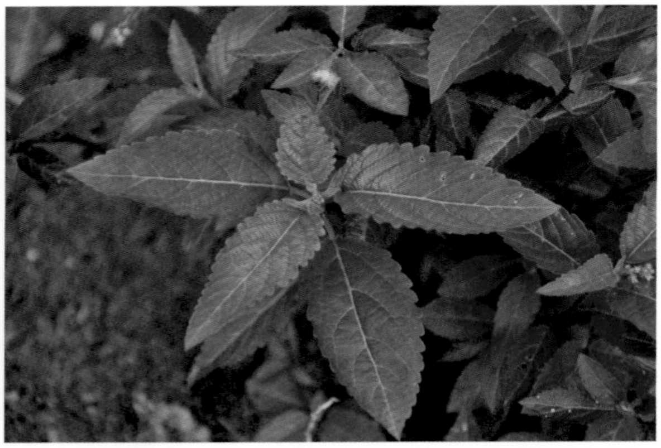

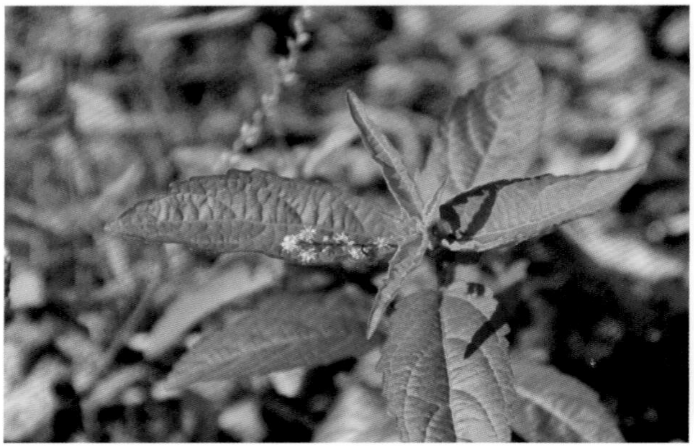

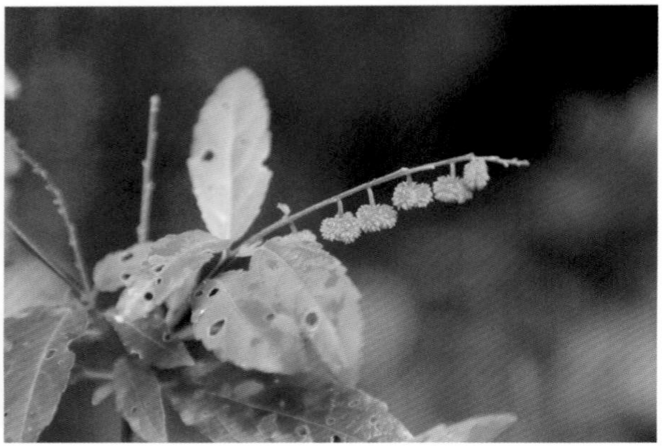

【形态特征】多年生草本。茎少分枝，上部稍被伏贴柔毛。叶柄长 1~3.5cm；叶纸质，边缘具圆齿或钝锯齿，顶端急尖。总状花序长 4~8cm，果时长约 15cm；雄花花瓣长不及 1mm，花盘腺体 5，雄蕊 10~12；雌花无花瓣，子房具疣状突起和疏柔毛，花柱 3，各 2 深裂，裂片羽状撕裂。蒴果 3 爿裂，具瘤状突起。种子球形，稍具小突起，灰褐色或暗褐色。花期 2~7 月，果期 5~12 月。

【适宜生境】生于荒坡、地边。

【资源状况】分布于坝区、低山区。常见。

【入药部位】全草（蛋不老）。

【功能主治】祛风除湿，补血活血，通经络。用于腹中包块，淋巴结结核，风湿骨痛，虚劳咳嗽，疮毒，肿瘤。

油　桐

桐子树

Vernicia fordii (Hemsl.) Airy Shaw

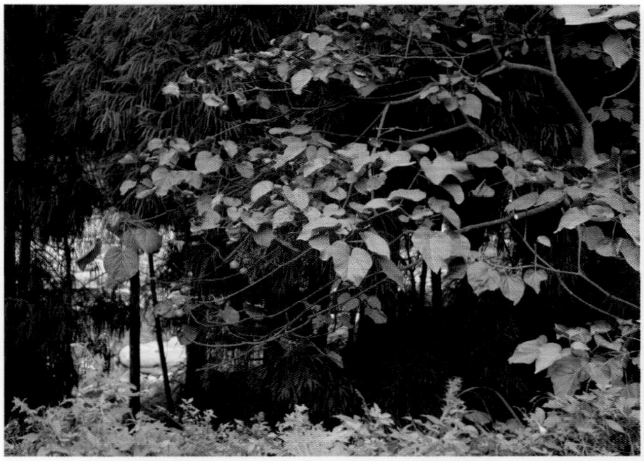

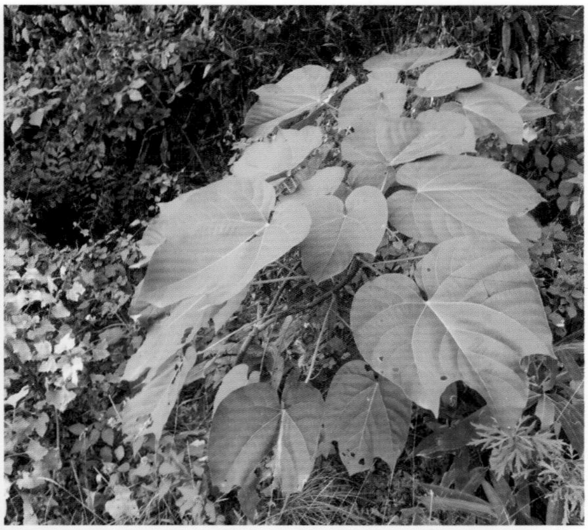

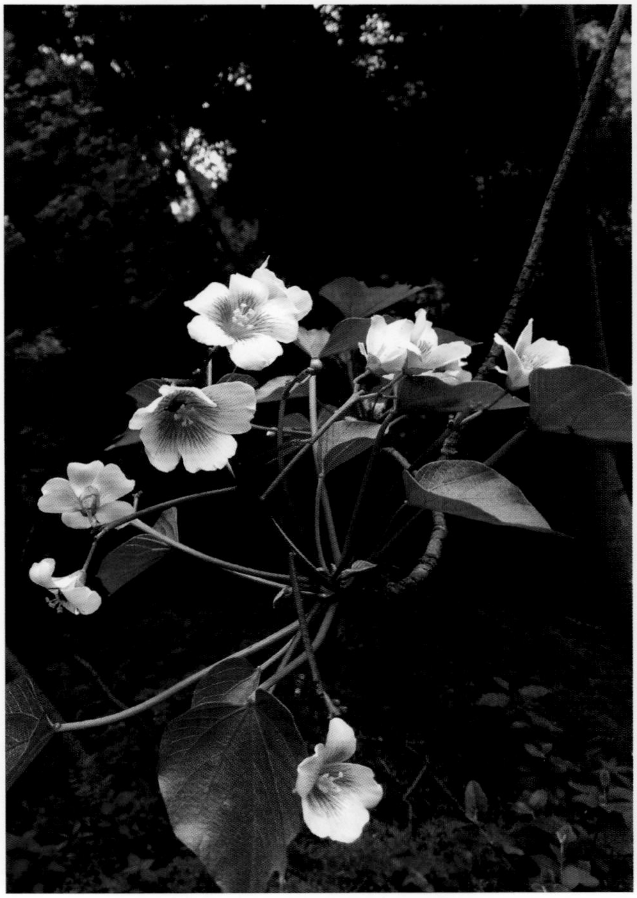

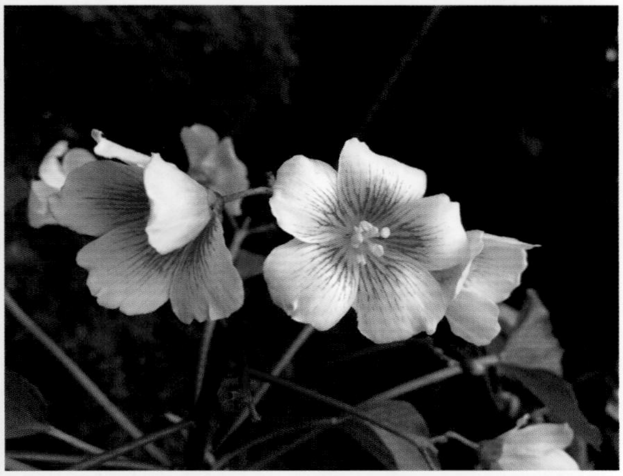

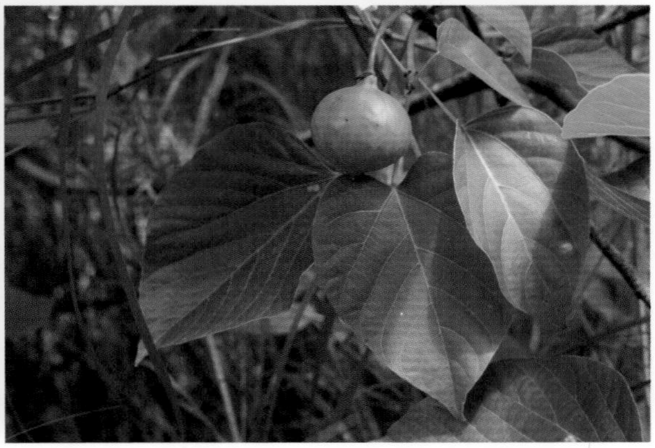

【形态特征】落叶乔木，高达 10m。冬芽顶生，鳞片多数，外具油脂。叶卵圆形，全缘，叶面无毛，叶背贴伏微柔毛，叶稀 1~3 浅裂，掌状脉 5（~7）。花序为平顶聚伞圆锥花序，在新叶发出前长出，常两性；花萼 2（3）分裂；花瓣为倒卵形，白色，基部黄色，有淡红色脉纹；雄蕊 8~12；子房 3~5（~8）室，被短柔毛。核果近球形，平滑，顶端有尖头。种子具厚壳状种皮。花期 3~4 月，果期 8~9 月。

【适宜生境】栽培，生于海拔 1000m 以下的山坡、林缘、沟边。

【资源状况】分布于坝区、低山区。常见，可以开发利用。

【入药部位】根、叶、花、树上干瘪果实（气桐子）、种子、种子油。

【功能主治】根行气消食，利水，除痞满，化痰，杀虫，祛风利湿。用于消化不良，小儿疳积，食积痞满，水肿臌胀，哮喘，瘰疬，蛔虫病，风湿筋骨疼痛，湿气水肿。叶消肿，解毒，杀虫，生肌。用于痈肿丹毒，臁疮，冻疮，疥癣，烫伤，疮疡。花清热解毒，生肌。外用于烧烫伤，癣癞，热毒疮，天疱疮。树上干瘪果实用于疝气，食积，妇女月经病。种子吐风痰，利二便。用于风痰喉痹，瘰疬，疥癣，烫伤，脓疱疮，丹毒，食积腹胀，二便不通。种子油外用于疥癣。

虎皮楠科

交让木

水红补

Daphniphyllum macropodum Miq.

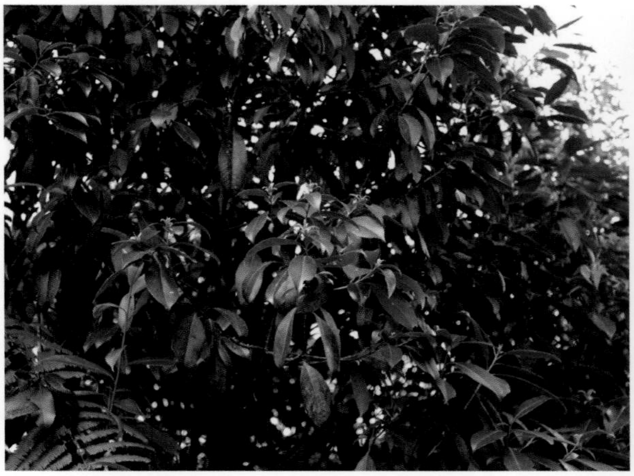

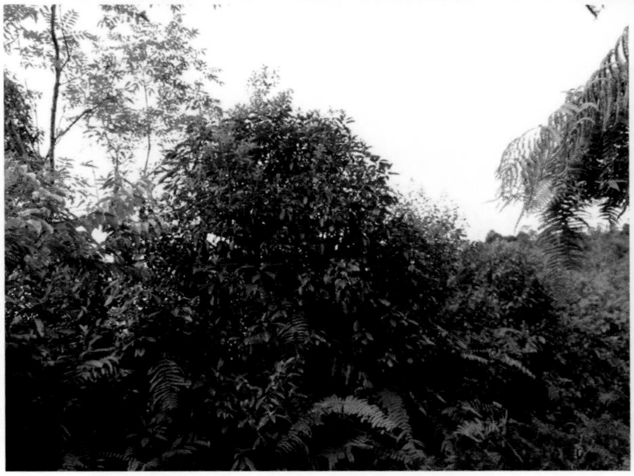

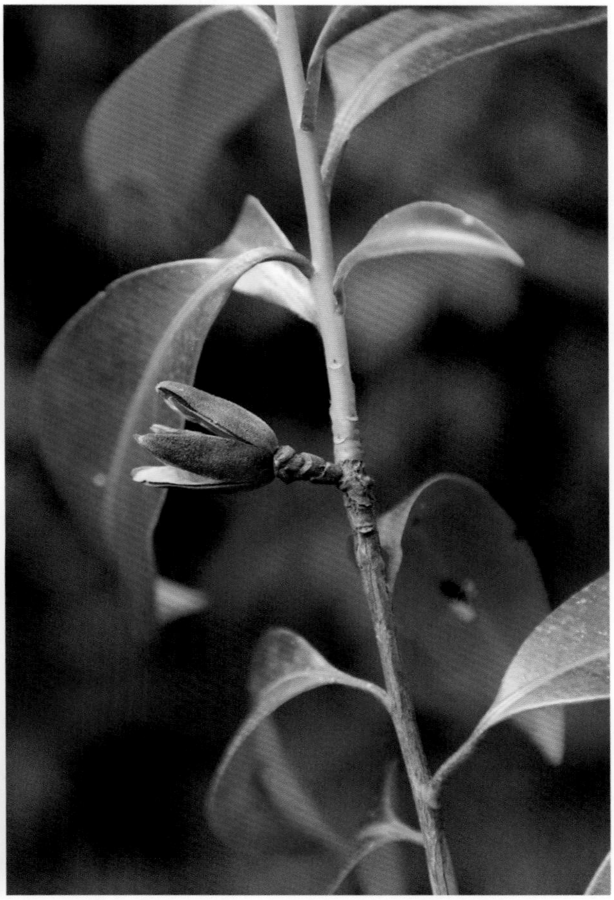

【形态特征】乔木或灌木，高 3~10m。小枝粗壮，深褐色。叶多聚集于枝顶；叶柄紫红色；叶革质，侧脉细而密，12~18 对。雄花雄蕊 8~10；雌花花序长 4.5~8cm，子房周围退化雄蕊 10，花柱极短，2 裂，顶端膨大。核果椭圆体形，先端具宿存柱头，有疣状皱纹。花期 3~5 月，果期 8~10 月。

【适宜生境】生于林中。

【资源状况】分布于中山区。常见。

【入药部位】叶、果实。

【功能主治】清热解毒，消炎。用于痈肿疮毒，慢性腹泻。

虎皮楠 *Daphniphyllum oldhami* (Hemsl.) Rosenth.

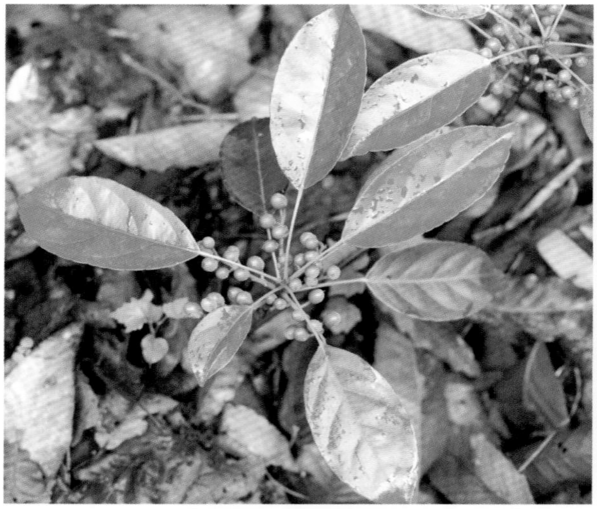
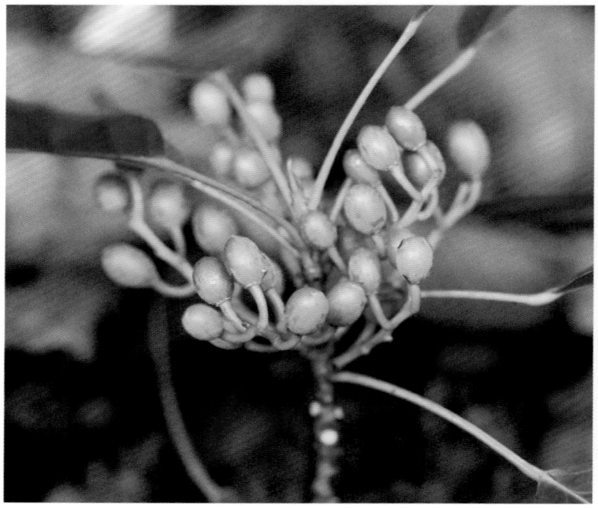
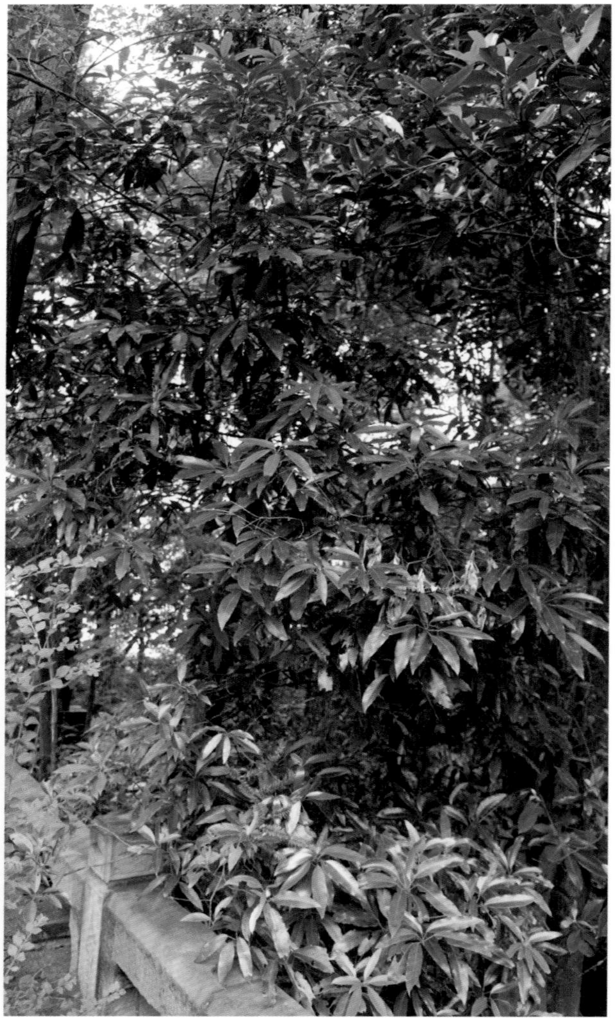

【形态特征】乔木或灌木。小枝细弱，深褐色。叶纸质，叶背被白粉和乳突；叶柄长 2~3.5cm，纤细，上面具槽。雄花花萼小，不规则 4~6 裂，雄蕊 7~10；雌花花序长 4~6cm，柱头 2，叉裂。果实暗褐色至黑色，有疣状突起，椭圆体形或倒卵球形，先端具宿存柱头。花期 3~5 月，果期 8~11 月。

【适宜生境】生于海拔 2300m 以下的林中。

【资源状况】分布于坝区、低山区、中山区。少见。

【入药部位】根或叶。

【功能主治】清热解毒，活血散瘀。用于感冒发热，乳蛾，脾脏肿大，毒蛇咬伤。

黄杨科

匙叶黄杨

万年青、细叶黄杨

Buxus harlandii Hance

【形态特征】小灌木。小枝四棱形。叶薄革质，匙形，稀狭长圆形，长 2~3.5（~4）cm，宽 0.5~0.8（~0.9）cm，叶面光亮，中脉两面凸出。花序头状；花密集；不育雄蕊长为花萼的约 1/2。蒴果近球形，宿存花柱长 3mm，末端稍外曲。花期 5 月，果期 10 月。

【适宜生境】栽培或生于灌木林中。

【资源状况】分布于坝区、低山区。常见。

【入药部位】枝叶、根。

【功能主治】枝叶祛风除湿，理气止痛。用于风湿痹痛，牙痛，疝气痛，跌打损伤等。根用于筋骨疼痛，目赤肿痛，吐血。

黄　杨

千年矮

Buxus sinica (Rehd. et Wils.) Cheng

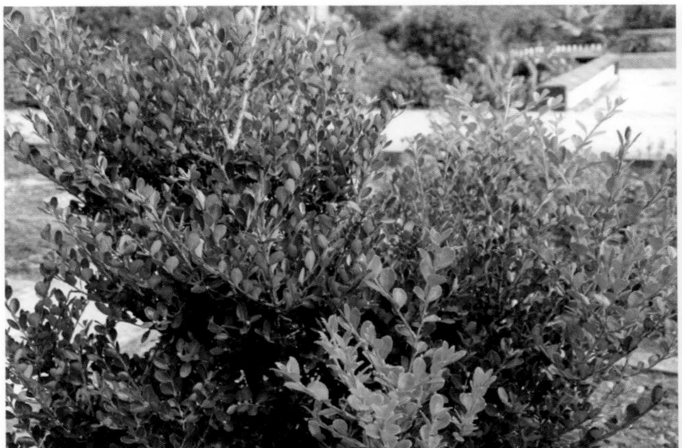

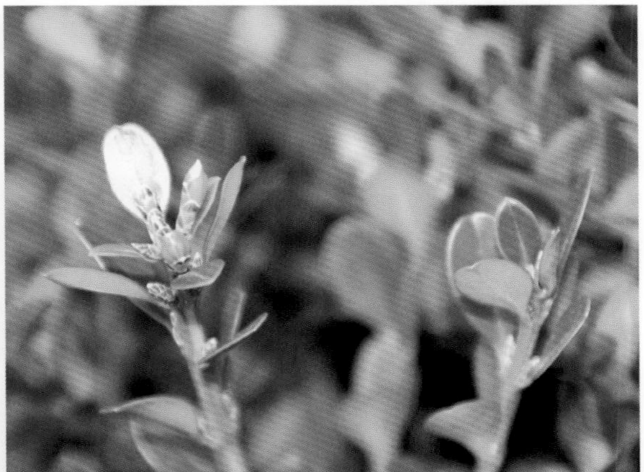

【形态特征】灌木或小乔木，高1~3m。茎四棱形，小枝开展。叶对生，革质，阔椭圆形或长圆状椭圆形，长1.5~3.5cm，宽0.8~2cm，侧脉可见或不可见，叶面具皱。雄花无柄；不育雌蕊长为萼片的2/3。蒴果近球形，黑色，沿室背3瓣裂。花期3月，果期5~6月。

【适宜生境】庭园栽培。

【资源状况】分布于坝区、低山区。常见，可以开发利用。

【入药部位】根、茎枝、叶或果实（黄杨）。

【功能主治】祛风除湿，行血止痛，解毒。用于风湿关节痛，风湿骨痛，肝胃气痛，痢疾，胃痛，疝痛。

板凳果

破墙风

Pachysandra axillaris Franch.

【形态特征】亚灌木。茎下部匍匐，生须状不定根，上部直立，上半部生叶，下半部裸出，仅有稀疏、脱落性小鳞片，高 30~50cm；枝上被极匀细的短柔毛。叶卵状长圆形，基部圆形、截形或近心形，叶背被柔毛或长柔毛，边缘具较深的粗锯齿。花序腋生，长 1~2cm；花白色、玫瑰红色或红色；雄花（5~）10~20；雌花（1~）3~6，花柱 3。果实球形，宿存花柱长达 1cm。花期 2~5 月，果期 9~10 月。

【适宜生境】栽培或生于灌木林中。

【资源状况】分布于低山区、中山区。较少见。

【入药部位】全株（金丝矮陀陀）。

【功能主治】祛风除湿，理气止痛。用于风湿痹痛，牙痛，疝气痛，跌打损伤等。

顶花板凳果

孩儿茶、四季青、顶蕊三角咪

Pachysandra terminalis Sieb. et Zucc.

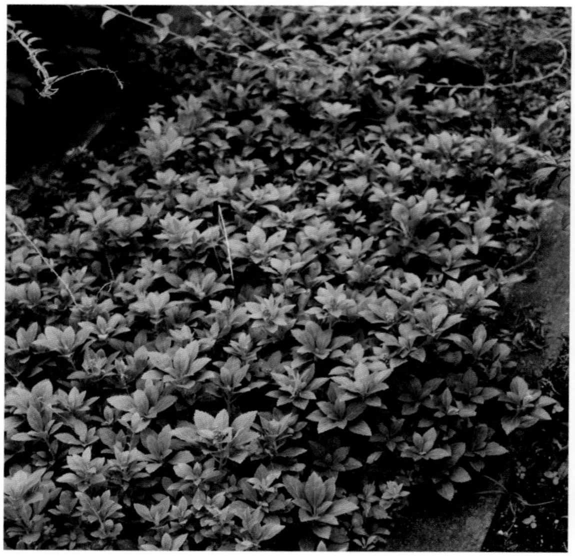

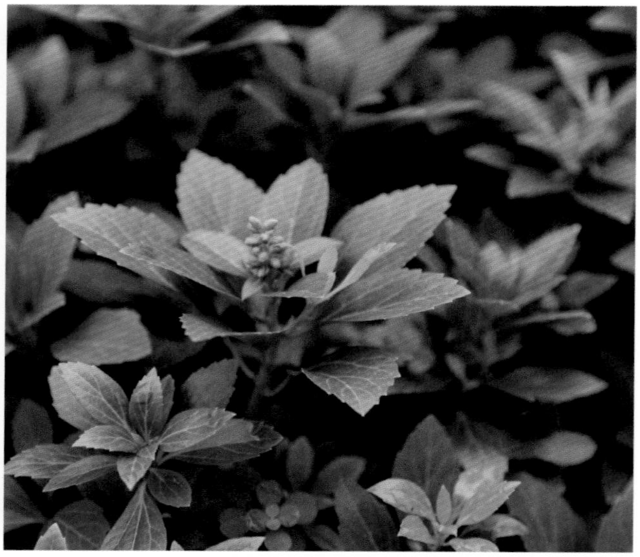

【形态特征】半灌木，高 20~30cm。茎稍粗壮，肉质，被极细柔毛。叶菱状倒卵形，革质，叶面沿中脉具柔毛，基部渐狭至叶柄，边缘近顶端具锯齿。花序顶生，长 2~4cm；花白色；雄花多于 15；雌花 1 或 2；雄蕊 4~6 个，花丝肥厚而伸出花萼外。果实卵球形，花柱宿存，粗而反折。花、果期 4~7 月。

【适宜生境】生于灌丛中。

【资源状况】分布于中山区。少见。

【入药部位】全草（长青草）。

【功能主治】祛风除湿，清热解毒，止痛。用于风湿骨痛，烦躁不安，月经不调。

羽脉野扇花

铁角兰

Sarcococca hookeriana Baill.

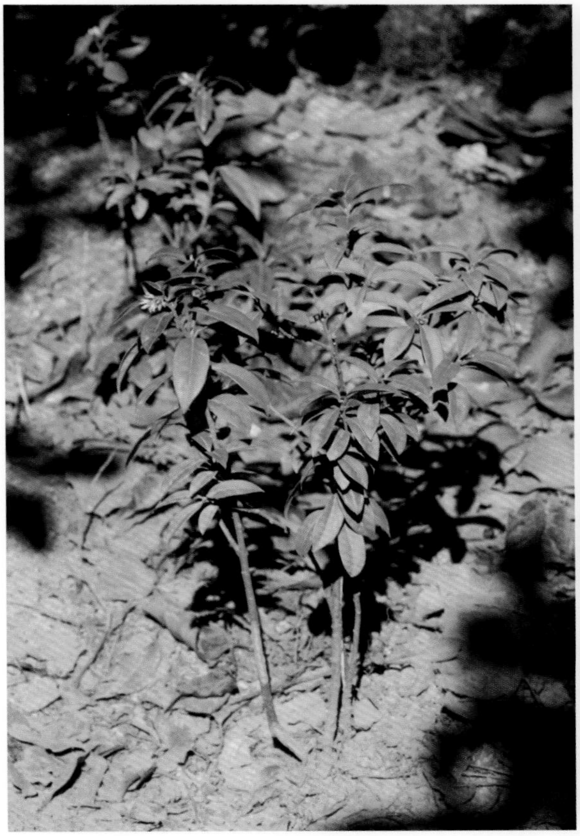

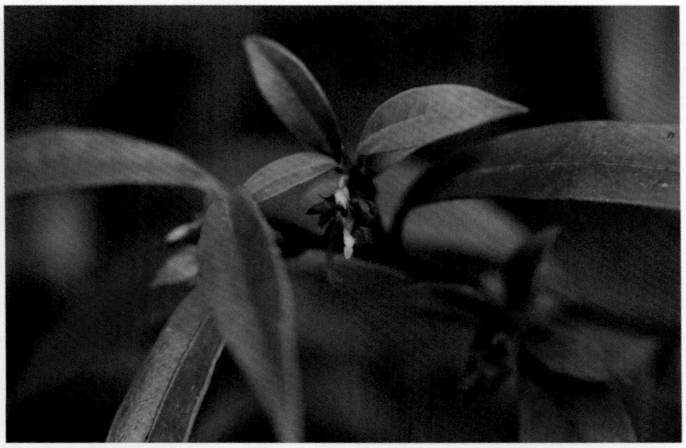

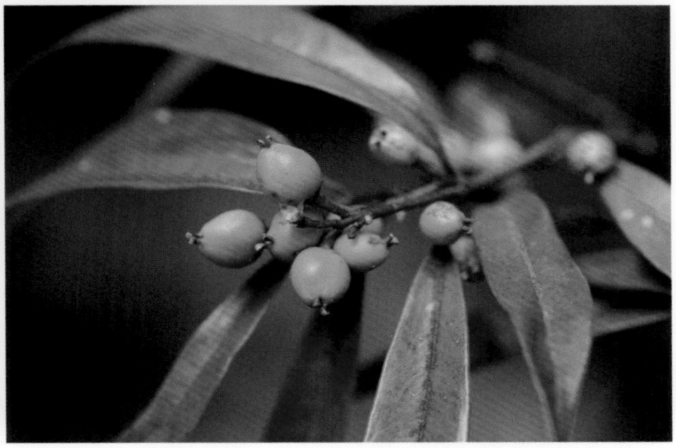

【形态特征】灌木或小乔木。小枝具纵棱，被短柔毛。叶披针形、倒披针形、椭圆状披针形、长圆状披针形或狭披针形，侧脉羽状。花序总状；花序轴、苞片、萼片外面均被极细毛；花白色；雄花 5~8；雌花 1 或 2。果实球形，黑色或蓝黑色。花期 10 月至翌年 2 月。

【适宜生境】生于灌丛中。

【资源状况】分布于中山区。少见。

【入药部位】地上部分（厚叶子树）。

【功能主治】祛风除湿。用于风湿麻痹，跌打损伤。

双蕊野扇花

铁角兰、叉蕊野扇花

Sarcococca hookeriana Baill. var. *digyna* Franch.

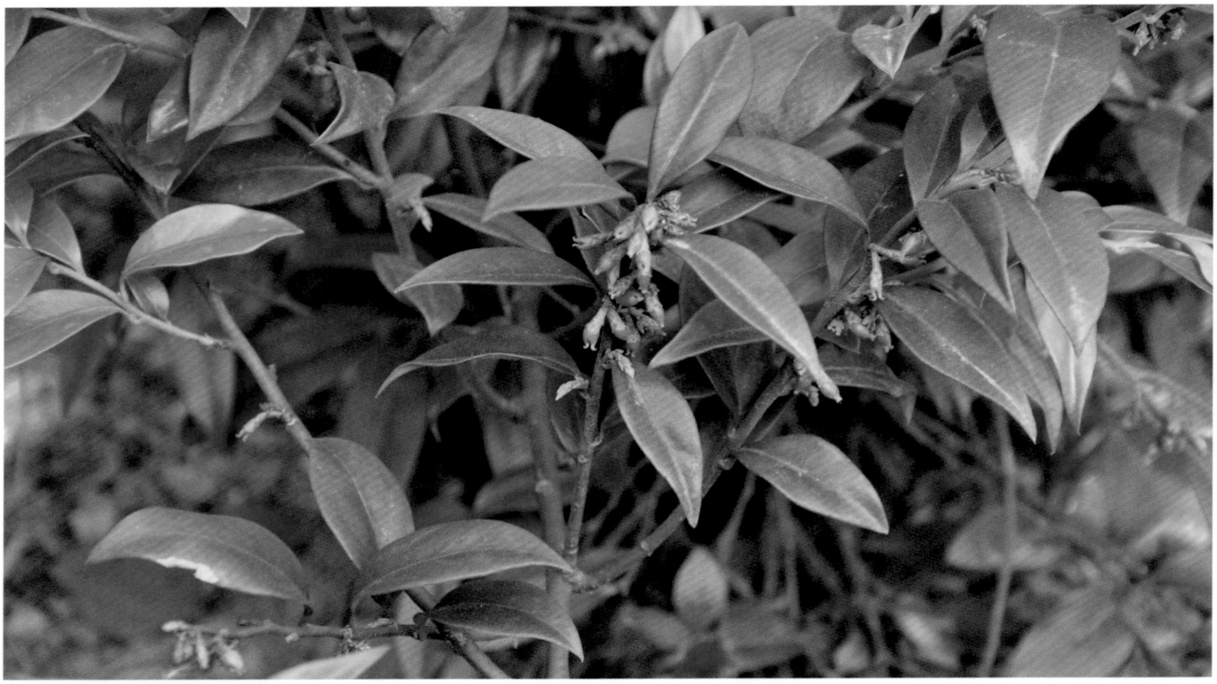

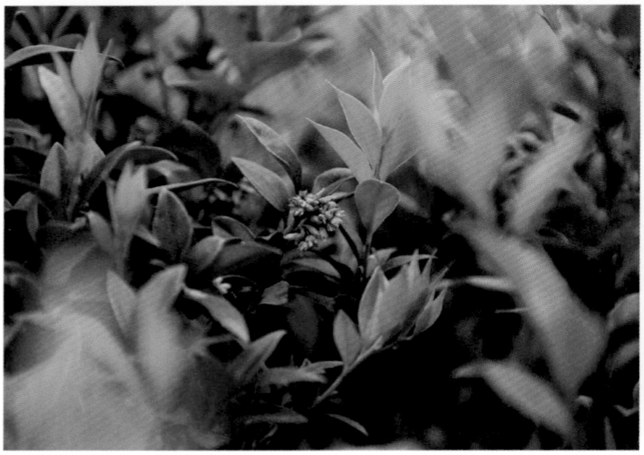

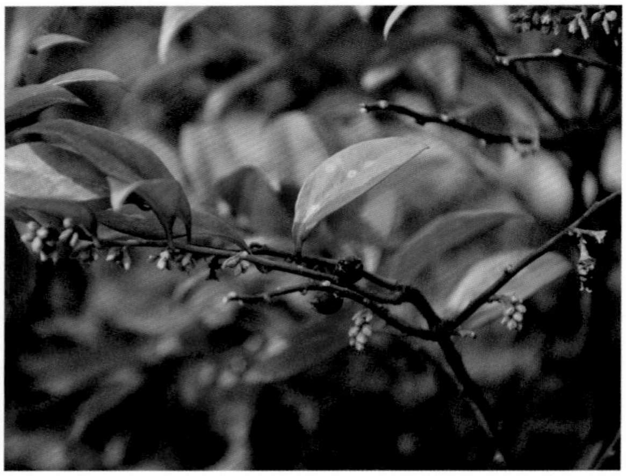

【形态特征】灌木。叶在小枝顶端对生或近对生，形状和大小多变，窄卵形或长圆状披针形，羽状脉；叶面中脉常平坦或凹陷，中脉被微细毛。总状花序；雄花5~8；雌花1或2。蒴果球形，黑色或蓝黑色；宿存花柱2或3。花期1月，果期9月。

【适宜生境】生于灌丛中。

【资源状况】分布于低山区、中山区、高山区。常见。

【入药部位】全株。

【功能主治】祛风除湿。用于风湿麻痹，跌打损伤。

野扇花

八爪龙、清香桂

Sarcococca ruscifolia Stapf

【标本采集号】LEM120709009

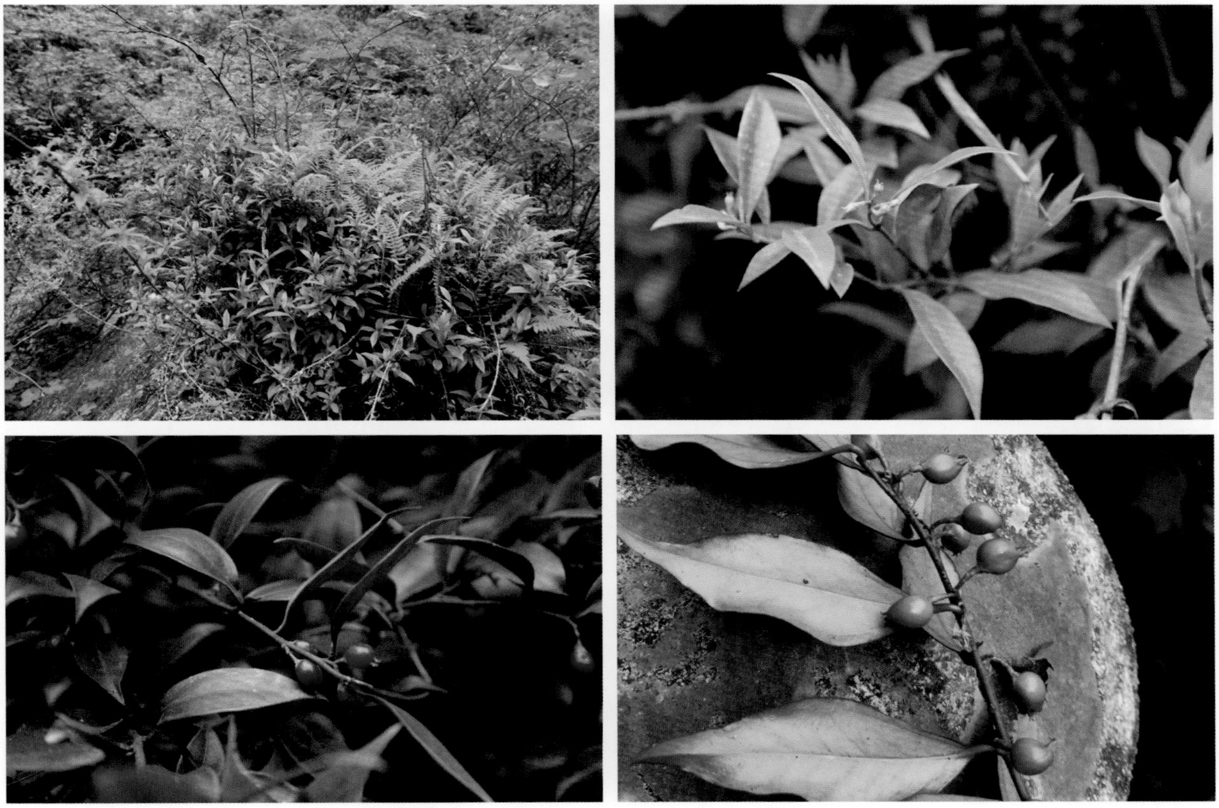

【形态特征】灌木，植株具纤维状根。小枝被密或疏的短柔毛。叶近革质，卵圆形至卵状披针形，近基生三出脉。短总状花序，长 1~2cm；花序轴被微细毛；苞片披针形或卵状披针形；雄花 2~7；雌花 2~5；花白色，芳香。蒴果球形，猩红色或黑褐色；宿存花柱 2 或 3。花、果期 10 月至翌年 2 月。

【适宜生境】生于灌丛中。

【资源状况】分布于中山区。常见，可以开发利用。

【入药部位】根、果实。

【功能主治】根清热解毒，行血活血，消肿止痛。用于跌打损伤，风湿关节痛，胃炎，胃溃疡。果实养肝安神，补血。用于头晕，心悸，视力减退。

马桑科

马　桑　马桑树

Coriaria nepalensis Wall.

【标本采集号】511423140516697LY

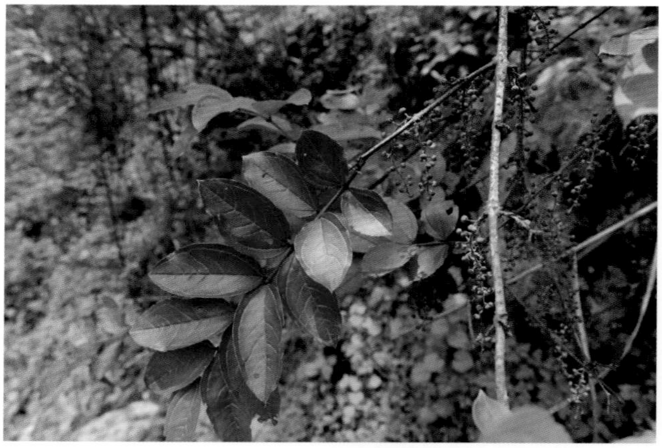

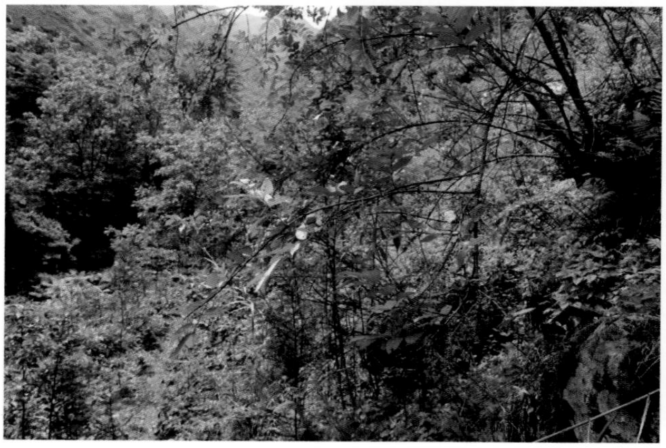

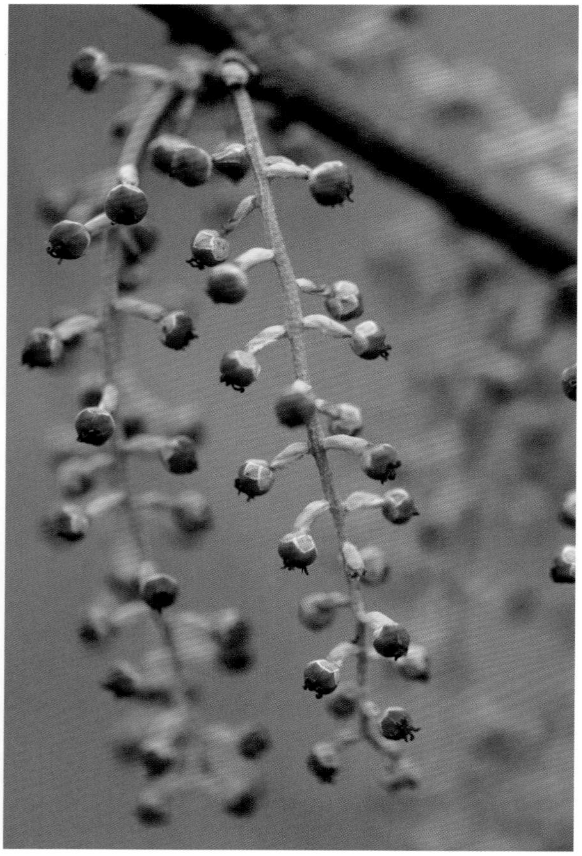

【形态特征】灌木，高 1.5~2.5m。小枝四棱形或四狭翅；老枝紫褐色，有明显的皮孔。叶椭圆形或阔椭圆形，先端急尖，三出脉至顶端。花序腋生；雄花序密具多花，花先叶开放，雄花中具退化雌蕊；雌花与叶同期开放，花瓣小，肉质。浆果状果实成熟后红色至深紫色或紫黑色，近球形。花期 2~5 月，果期 5~8 月。

【适宜生境】生于灌丛、荒坡、沟边。

【资源状况】分布于低山区。常见，可以大量开发利用。

【入药部位】叶、根。

【功能主治】叶清热解毒，祛风，止痛，收敛，杀虫。用于痈疽，肿毒，疥癞，黄水疮，烫伤。根清热解毒，消瘰，祛瘀止痛，化痰散结，接骨。用于风湿麻木，风火牙痛，精神分裂症，疮痈，癫痫，疯狗咬伤，痰饮，痞块，瘰疬，跌打损伤。

漆树科

南酸枣

酸枣

Choerospondias axillaris (Roxb.) Burtt et Hill

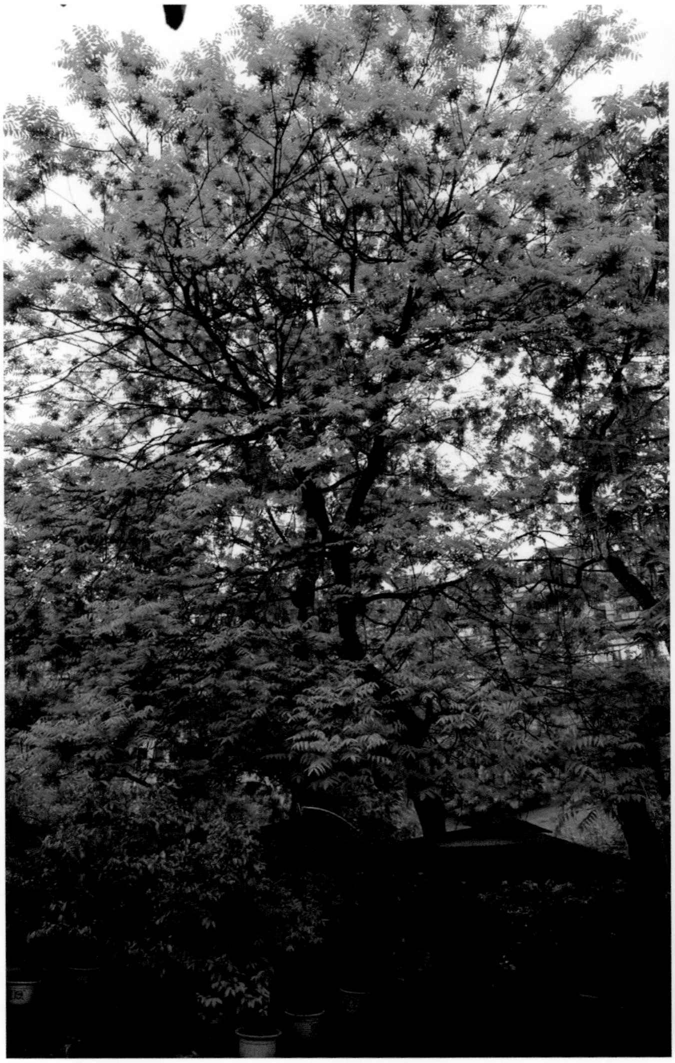

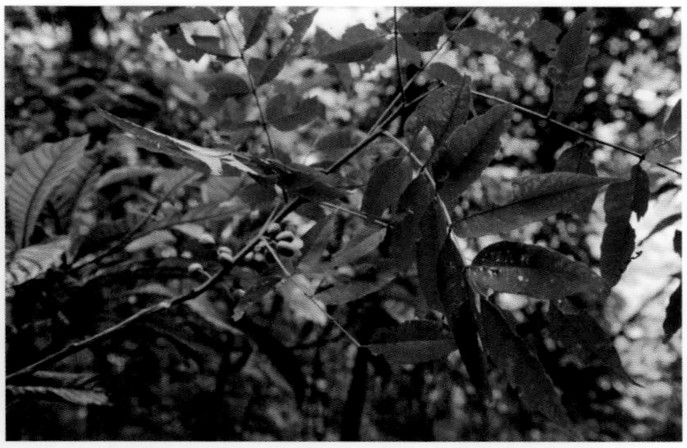

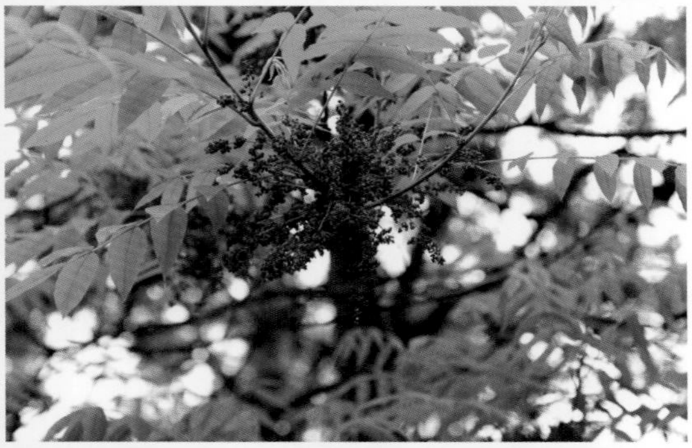

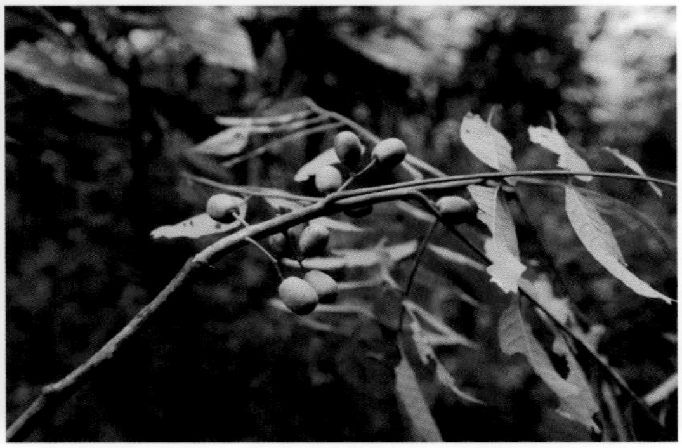

【形态特征】落叶乔木，高达 22m。树皮灰黑色，条纹纵裂，刮开树皮呈红色。叶长 25~40cm，奇数羽状复叶具 3~6 对小叶。雄花序为聚伞圆锥花序，雌花单生于上部叶腋，花柱分离。核果椭圆体形或倒卵球状椭圆体形，成熟时黄色；内果皮不压扁；核坚硬，近顶端有 4~5 个孔（眼点）。花期 3~4 月，果期 7~10 月。

【适宜生境】生于沟边、林中、屋旁。

【资源状况】分布于低山区。常见。

【入药部位】树皮、果实（南酸枣）。

【功能主治】树皮消炎解毒，收敛止血，止痛。用于痢疾；外用于烫火伤，外伤出血，牛皮癣。果实行气活血，养心安神，消积，解毒。用于气滞血瘀，胸痛，心悸气短，神经衰弱，失眠，支气管炎，食滞腹满，腹泻，疝气，烫火伤。

盐肤木 五倍子树

Rhus chinensis Mill.

【标本采集号】LEM120802010

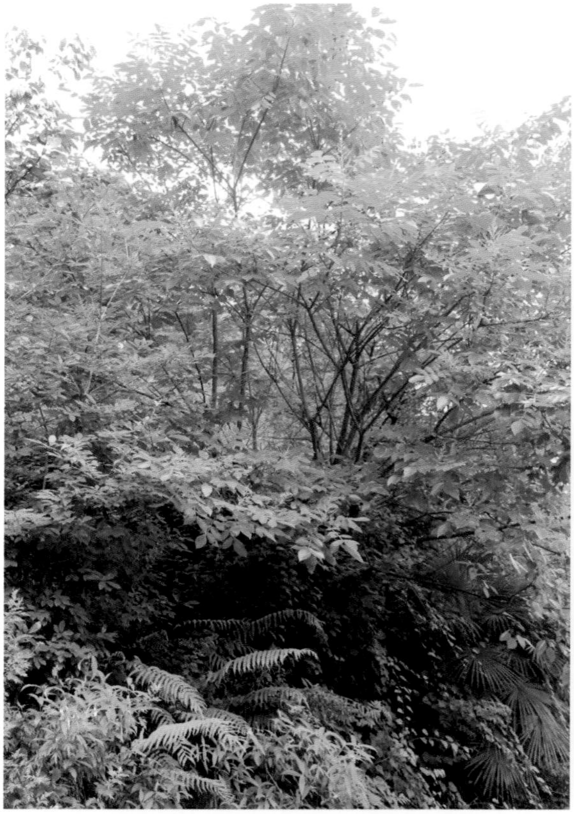

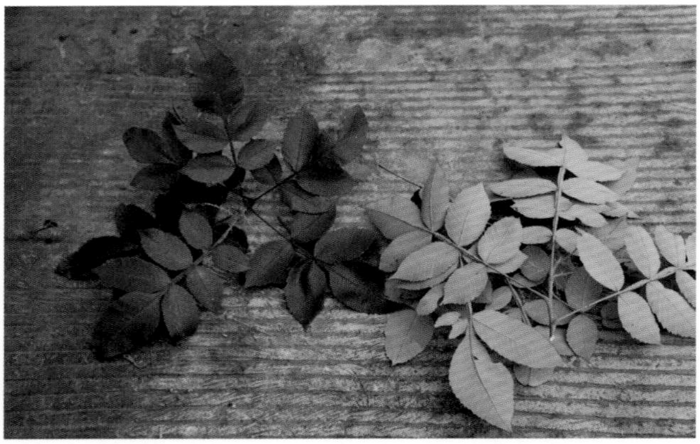

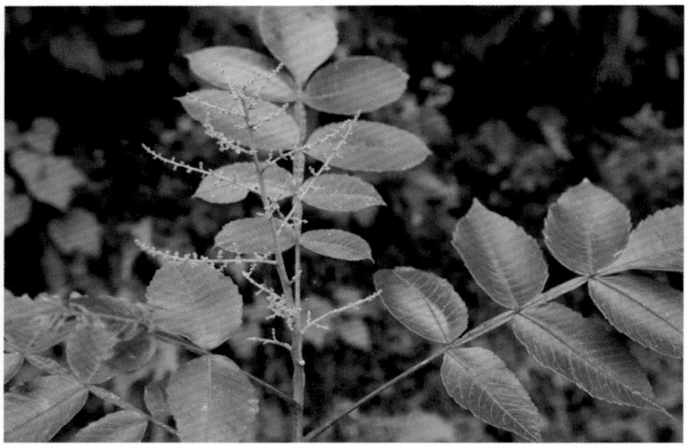

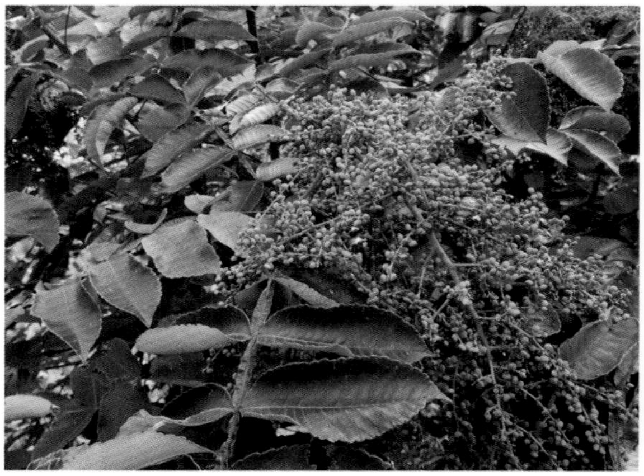

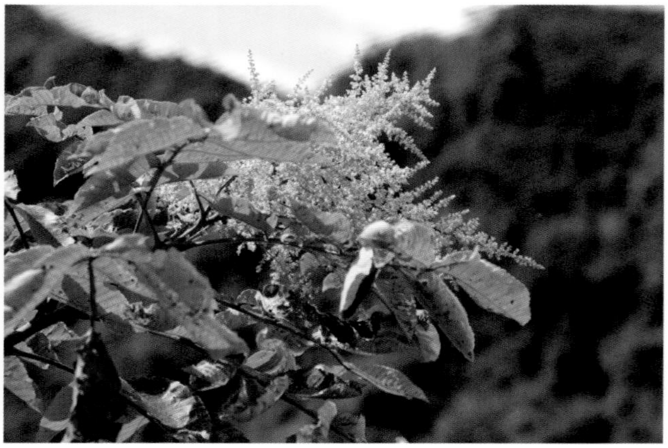

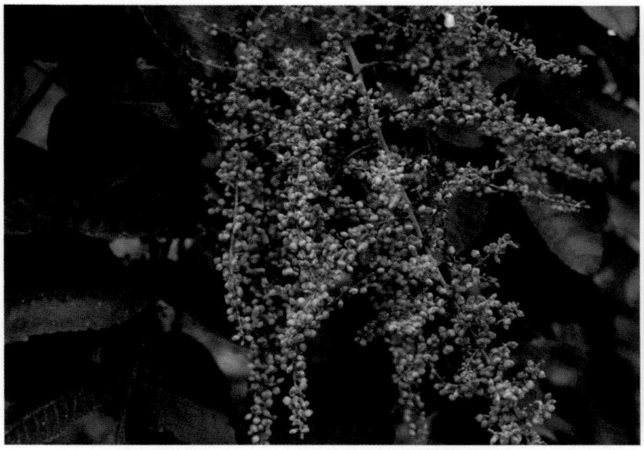
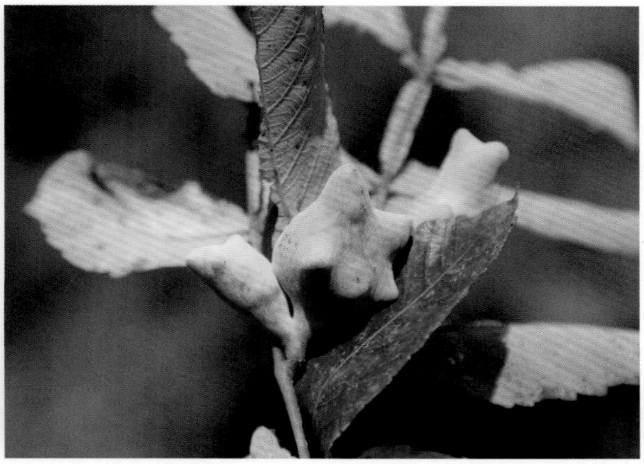

【形态特征】落叶灌木至乔木，高 4~10m。小枝、叶柄及花序被锈色柔毛。奇数羽状复叶具（5~）7~13 小叶；叶轴具宽翅至无翅，具锈色柔毛。圆锥花序顶生，花白色；花瓣 5，黄白色，开花时外卷。核果球形，混生柔毛和腺状柔毛，成熟时红色；中果皮胶质。花期 8~9 月，果期 10 月。

【适宜生境】生于海拔 1750m 以下的荒坡、灌丛、疏林中。

【资源状况】分布于坝区、低山区、中山区。常见，可以开发利用。

【入药部位】根、叶、果实。

【功能主治】根祛风，化湿，消肿，软坚。用于感冒发热，咳嗽，腹泻，水肿，风湿痹痛，跌打伤痛，乳痈顽癣。叶化痰止咳，收敛解毒。用于痰咳，便血，血痢，疮疡。果实生津，润肺，降火化痰，敛汗，止痢。用于痰咳，喉痹，黄疸，盗汗，痢疾，顽癣，痈毒。

评　述 盐肤木是五倍子的寄主之一。

红麸杨

五倍子、肚倍

Rhus punjabensis Stewart var. *sinica* (Diels) Rehd. et Wils.

【标本采集号】LEM120803003

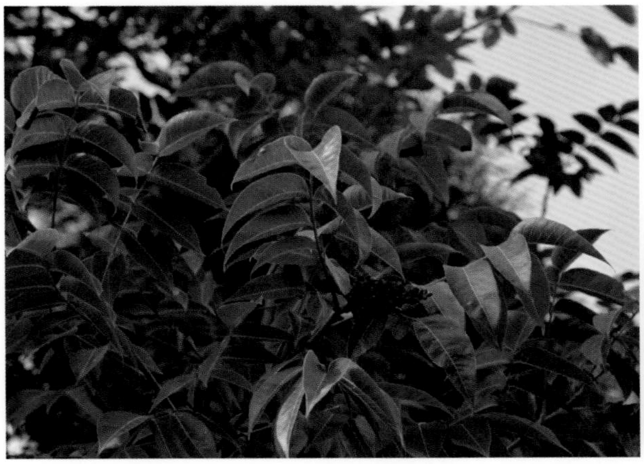
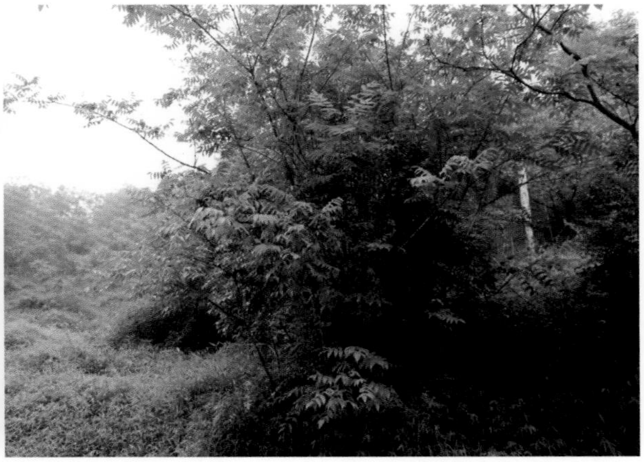

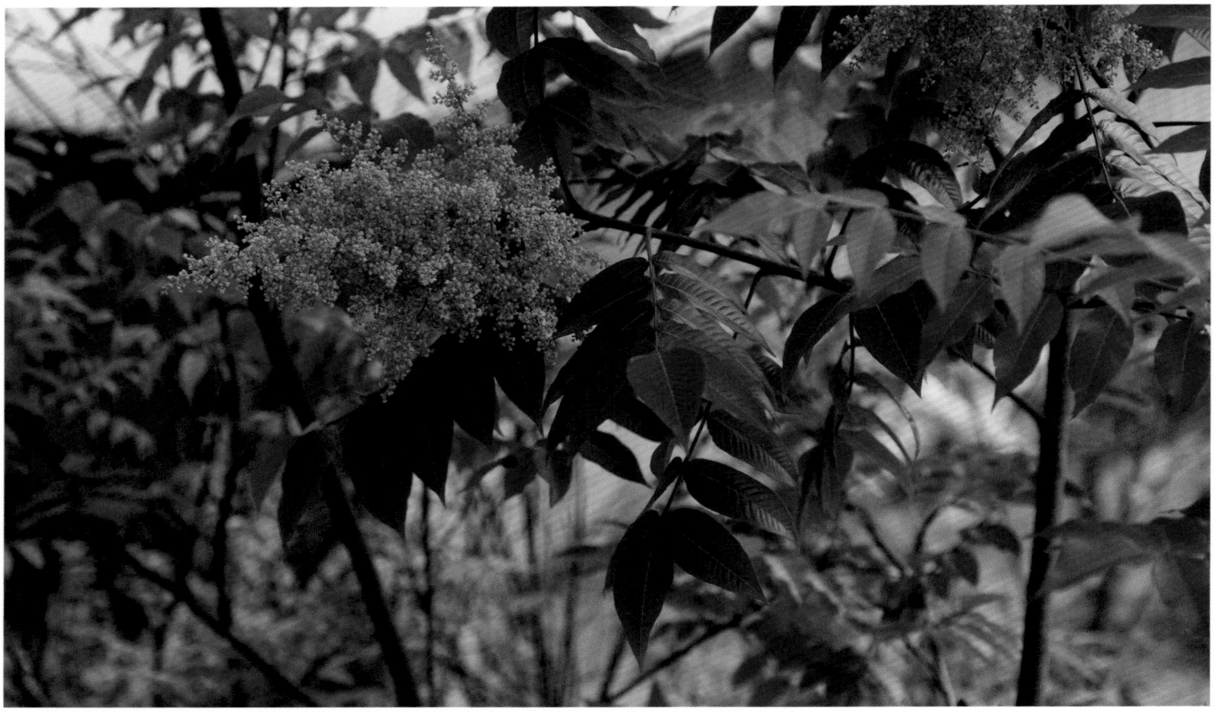

【形态特征】乔木或小乔木。树皮灰褐色，小枝被微柔毛。奇数羽状复叶；叶轴上端具狭翅，被微柔毛；小叶 7~13，无柄，全缘。花序长 15~20cm；花白色，花瓣于花期反卷；花盘厚，紫红色，无毛；子房球形，密被白色柔毛。核果近球形，成熟时紫红色，混生柔毛和腺毛。花期 6~7 月，果期 7~9 月。

【适宜生境】生于荒坡、灌丛、疏林中。

【资源状况】分布于低山区。常见，可以开发利用。

【入药部位】虫瘿（五倍子）、根、枝叶。

【功能主治】虫瘿收敛，止泻，润肺，止血，止痢。用于肺虚久咳，虚汗，盗汗，消渴，久泻久痢，便血，滑精，遗尿，子宫脱垂，脱肛。根止泻。用于痢疾，腹泻。枝叶清热解毒。外用于毒蛇咬伤。

野漆

野漆树

Toxicodendron succedaneum (L.) O. Kuntze

【形态特征】落叶乔木或小乔木，高达 10m，全株有白色乳汁。叶轴或叶柄圆柱形；奇数羽状复叶具 4~7 对，小叶无毛至两面疏具柔毛。圆锥花序腋生；花小，黄绿色，杂性；花盘 5 裂。核果较大，斜菱状圆形，黄色，无毛。花期 5 月，果期 7~10 月。

【适宜生境】生于林中。

【资源状况】分布于低山区、中山区。常见，可以开发利用。

【入药部位】根及根皮（野漆树根）、叶（野漆树）。

【功能主治】根及根皮解毒止血，散瘀消肿。用于尿血，血淋，血崩，带下病，疮癣，漆疮，痈毒溃烂。叶用于皮肤病。

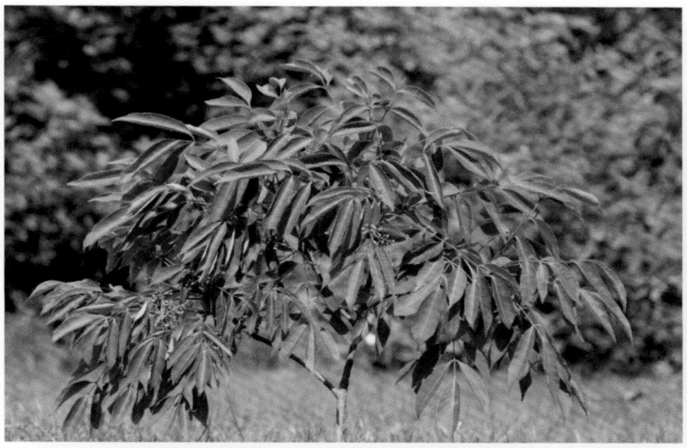
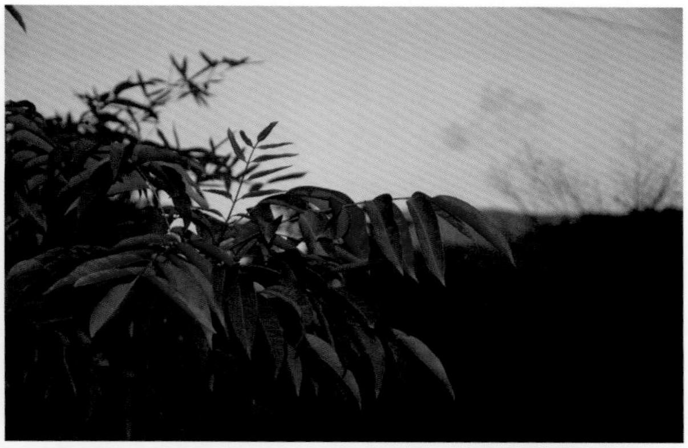
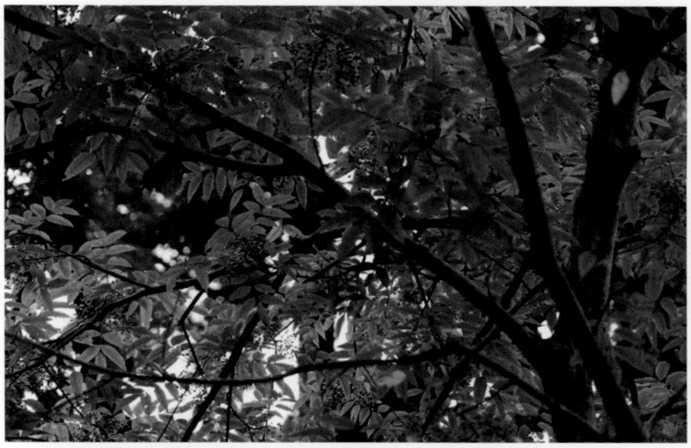
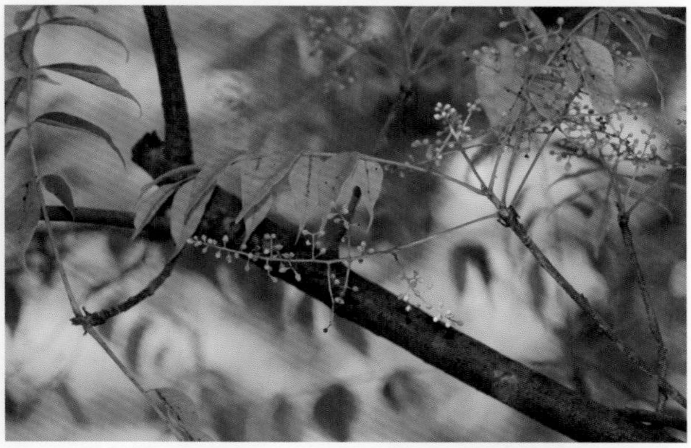
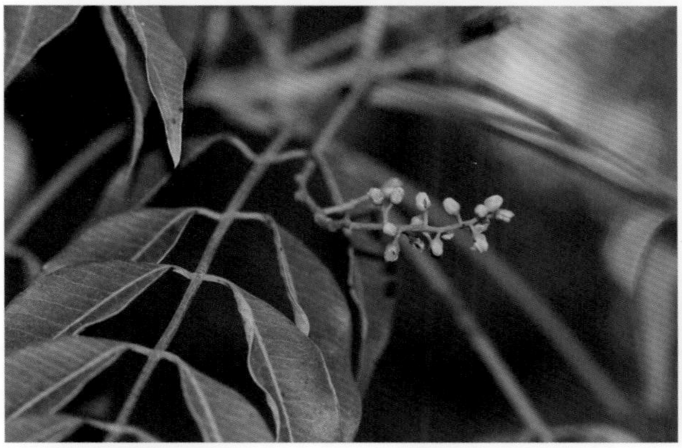
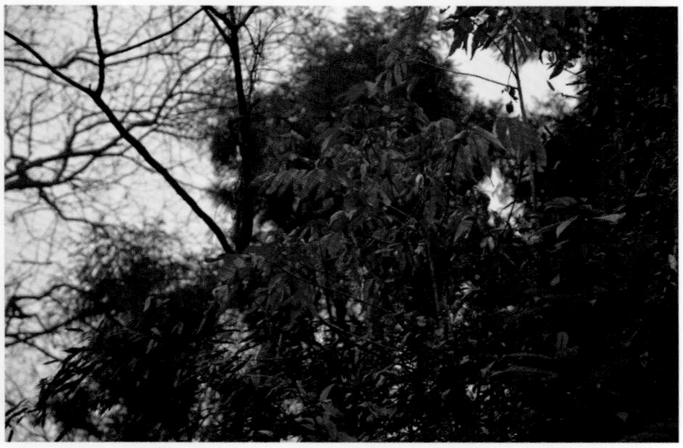
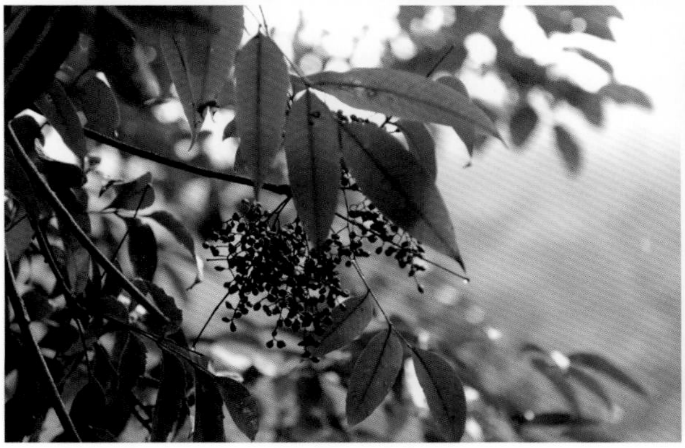
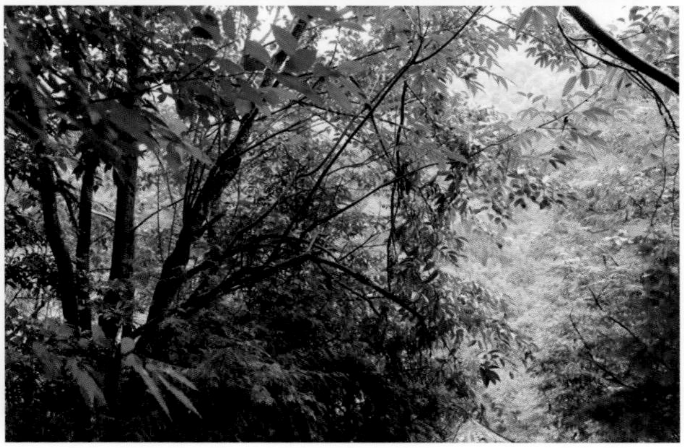

漆

干漆、漆树

Toxicodendron vernicifluum (Stokes) F. A. Barkl.

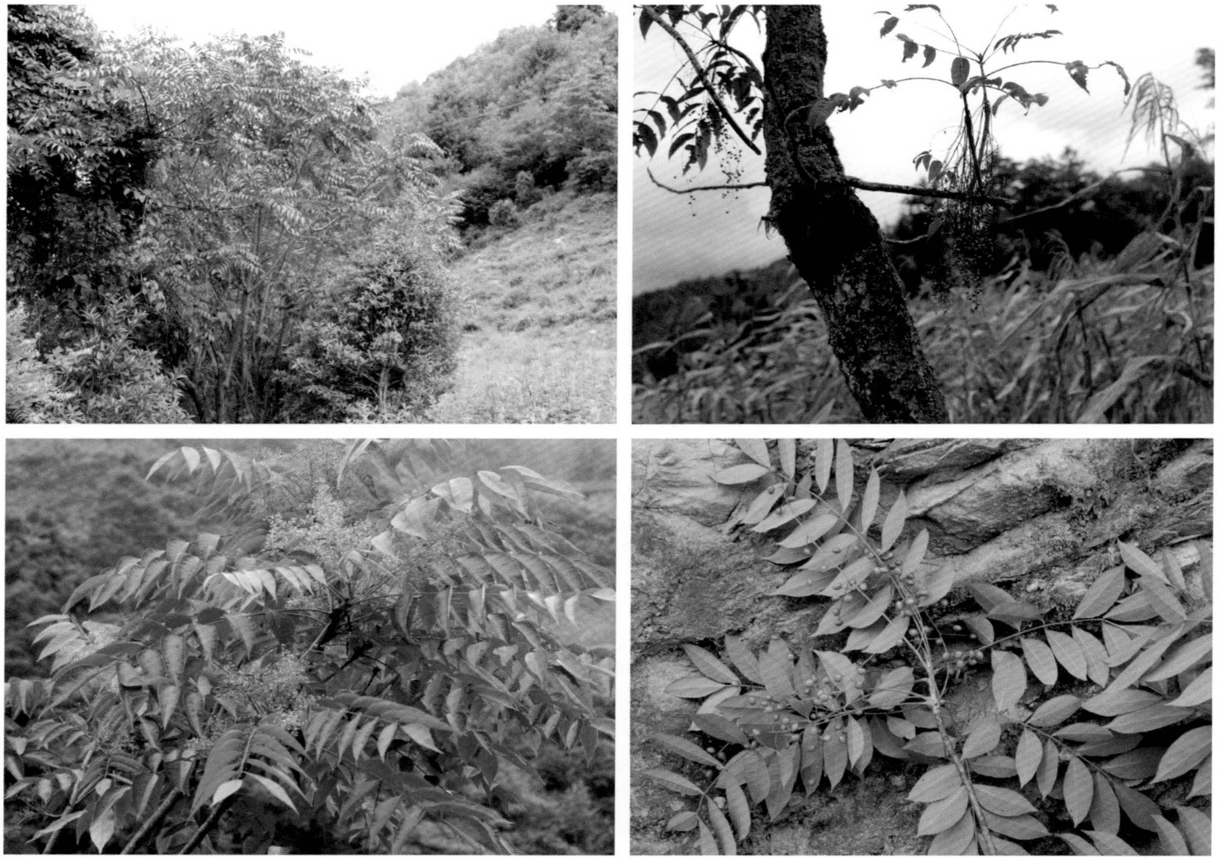

【形态特征】落叶乔木。树皮灰白色，粗糙，呈不规则纵裂；小枝粗壮，被棕黄色柔毛。叶柄基部膨大，叶柄与叶轴稍被柔毛；奇数羽状复叶具 9~13 小叶。圆锥花序，下垂；花黄绿色，花瓣具细密的褐色羽状脉纹，先端钝，开花时外卷。核果不对称，无毛；外果皮薄，不裂；中果皮厚，蜡质，具纵向树脂管。花期 5~6 月，果期 7~10 月。

【适宜生境】栽培或野生于林边、田坎。

【资源状况】分布于低山区。常见，可以大量开发利用。

【入药部位】树皮的渗出物（干漆）、树皮、根、种子、叶。

【功能主治】树皮的渗出物活血祛瘀，通经破癥，杀虫。用于经痛，癥瘕，瘀血，虫积。树皮接骨。根用于胸部跌打损伤。种子用于下血。叶用于外伤出血，疮疡溃烂。

评　述　古代天然涂料。多数人对树皮的渗出物过敏。

冬青科

冬　青　四季青
Ilex chinensis Sims

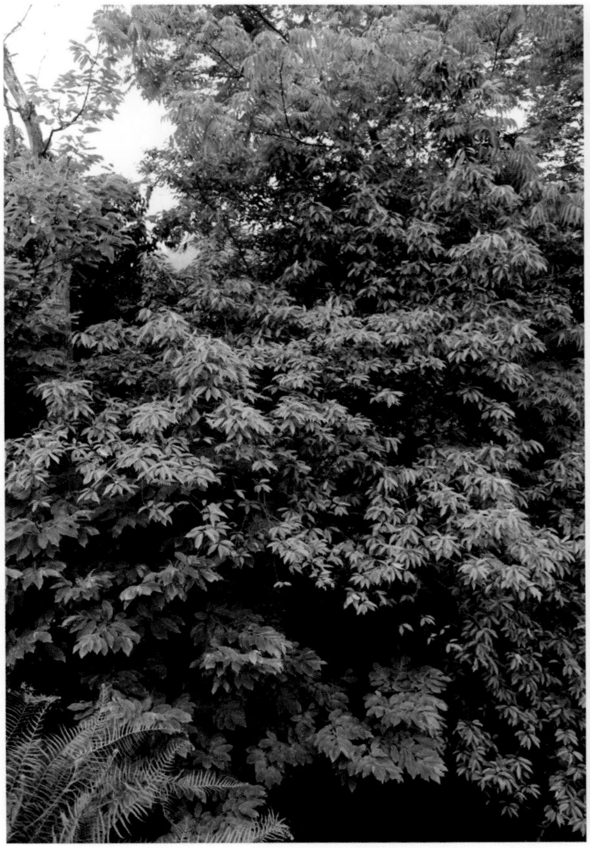

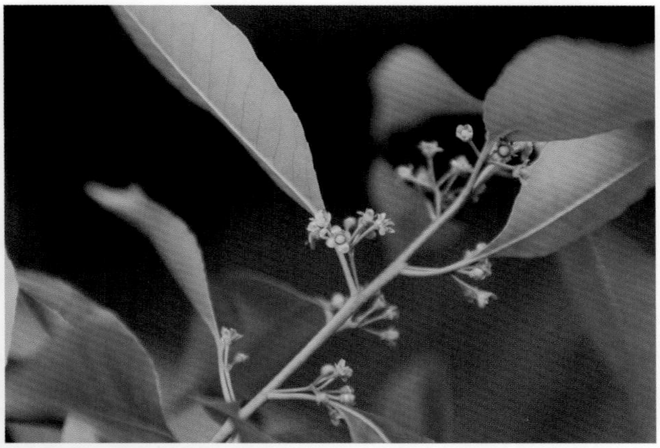

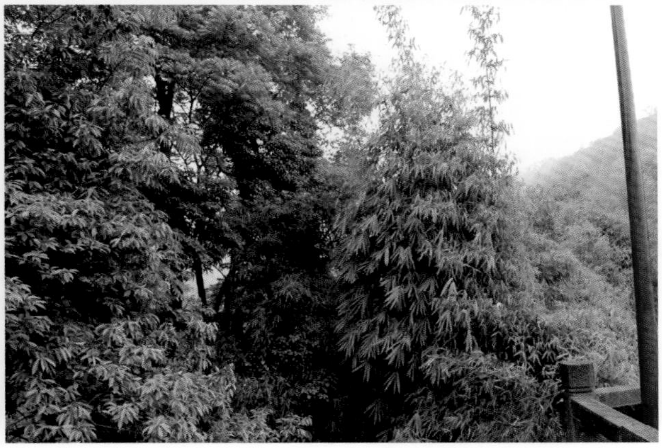

【形态特征】常绿乔木。叶椭圆形或披针形，边缘具圆齿，或有时幼叶具锯齿，无毛，稀叶面幼时沿脉具柔毛，干后深褐色。聚伞花序或伞形花序；花小，白色、粉红色或红色，辐射对称；雄花花序三至四回分枝，雌花花序一至二回分枝。果实红色，窄球形；分核4或5，内果皮厚革质。花期4~7月，果期7~12月。

【适宜生境】生于海拔 1000m 左右的灌木林中。

【资源状况】分布于中山区。常见。

【入药部位】根皮、树皮、叶（四季青）、果实。

【功能主治】根皮、树皮生血，补益肌肤。用于烧烫伤。叶清热解毒，消肿祛瘀。用于肺热咳嗽，咽喉肿痛，痢疾胁痛，热淋；外用于烧烫伤，皮肤溃疡。果实祛风除湿，补虚。用于风湿痹痛，血晕头晕。

枸骨 耗子牙、老鼠刺

Ilex cornuta Lindl. et Paxt.

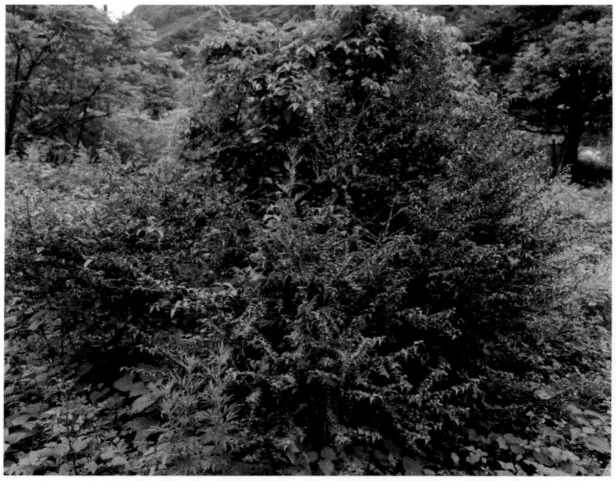

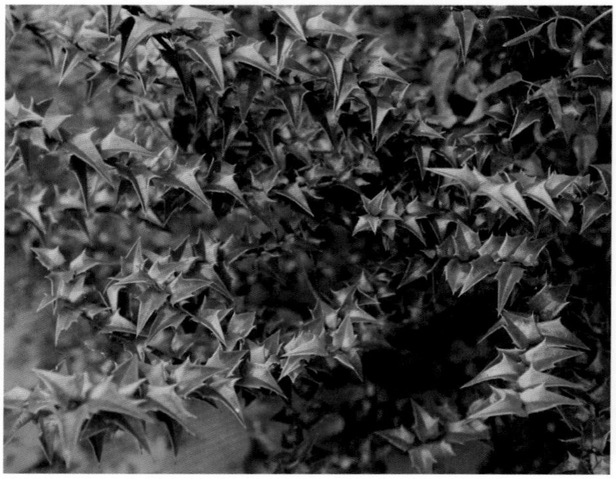

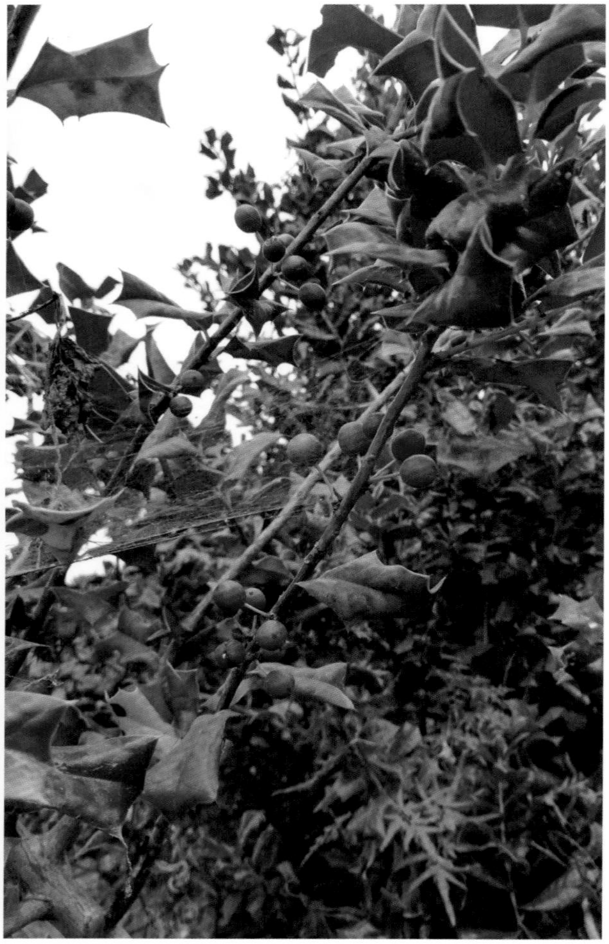

【形态特征】常绿灌木或小乔木，高达 4m。树皮灰白色；枝扩展密生，幼枝具纵脊及沟。单叶互生，叶片厚而硬革质，四角状长圆形或卵形，具 5 或 6 对侧脉，先端具 3 枚尖硬刺齿，中央刺齿常反曲。果实熟时鲜红色，球形；分核 4，石质，具皱纹和纹孔。种子 4 粒。花期 4~5 月，果期 8~12 月。

【适宜生境】生于海拔 1000m 左右的灌木林中、沟边、地边。

【资源状况】分布于低山区。常见，可以开发利用。

【入药部位】根皮、叶、果实。

【功能主治】根皮祛风止痛。用于风湿关节疼痛，腰肌劳损，头痛，牙痛。叶滋阴清热，补肝益肾，祛风除湿，止痛，固涩，用于肺结核潮热，肺痨咳嗽，骨结核，头晕耳鸣，腰酸腿软。果实固涩下焦。用于白带过多，慢性腹泻。

康定冬青

山枇杷

Ilex franchetiana Loes.

【形态特征】常绿灌木或小乔木，高 3~6m。嫩枝有纵棱。叶倒披针形或长圆状披针形，长（3~）6~12.5cm，宽（1.2~）2~4.2cm，近革质，边缘具锯齿。花序聚伞状、束状，腋生于第二年生小枝上；花淡绿色，4 数；雄花序具 3 花，花瓣 4，长圆形。果实红色，球形，直径（3~）6~7mm，有纵沟。花期 5~6 月，果期 9~11 月。

【适宜生境】生于灌木林中。

【资源状况】分布于中山区。常见。

【入药部位】根、叶、果实（山枇杷）。

【功能主治】根用于崩漏。叶健胃，平喘，降气，敛肺止咳。用于风热鼻塞，咳嗽痰多，气喘心累。果实清肺，解热，下乳，祛风除湿，消痈止痛。用于瘰疬，风湿麻木。

广东冬青

Ilex kwangtungensis Merr.

【形态特征】常绿灌木或小乔木。树皮灰褐色，具小的浅色圆形稍凸起的皮孔；小枝圆柱形，暗灰褐色。叶干后褐色或深橄榄色，卵状椭圆形、长圆形或披针形，中脉叶面凹陷。复合聚伞花序单生于当年生的叶腋内；雄花序由具 1~3 花的聚伞花序簇生，带梗长 0.9~1.2cm；雌花 3~7 簇生于次年生枝叶腋内。果实椭圆体形，分核 4，内果皮革质。花期 5~8 月，果期 9~12 月。

【适宜生境】生于山坡、灌丛、疏林。

【资源状况】分布于低山区。少见。

【入药部位】全株、根。

【功能主治】祛风除湿，消痈。用于风湿，痈肿。

小果冬青

毛梗小果冬青

Ilex micrococca Maxim.

【形态特征】落叶乔木。小枝粗壮，无毛，具白色、圆形或长圆形常并生的气孔。叶膜质或纸质，侧脉 5~8 对。三或四回复聚伞花序单生于当年生枝的叶腋内；雄花 5 或 6 基数；雌花 6~8 基数。果实红色或黄色，球形，直径约 3mm；分核 6~8，椭圆体形，具 1 纵沟，内果皮革质。花期 5~6 月，果期 7~10 月。

【适宜生境】生于海拔 1300~1900m 的阔叶林、杂木林。

【资源状况】分布于中山区。少见。

【入药部位】树皮。

【功能主治】止痛。用于劳伤身痛。

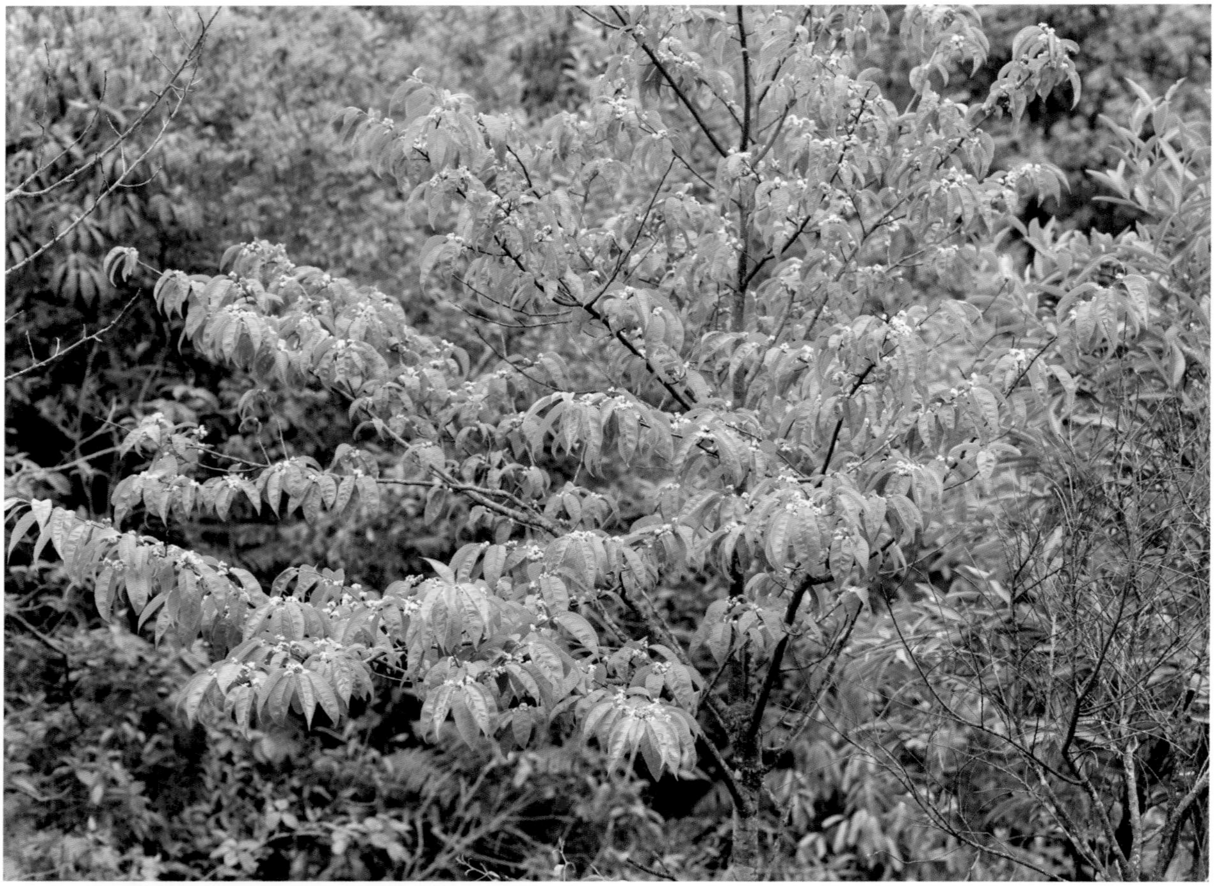

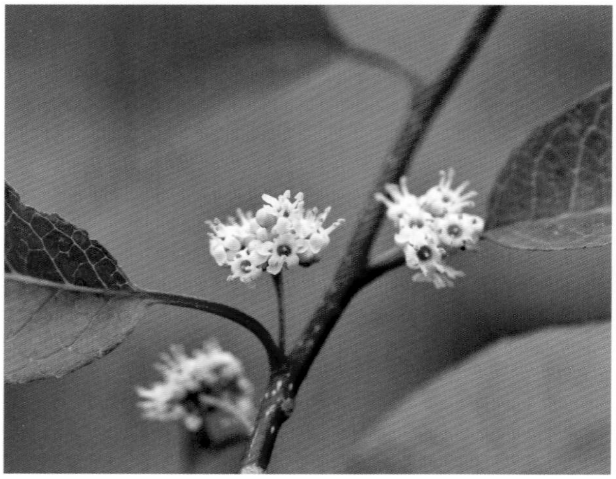

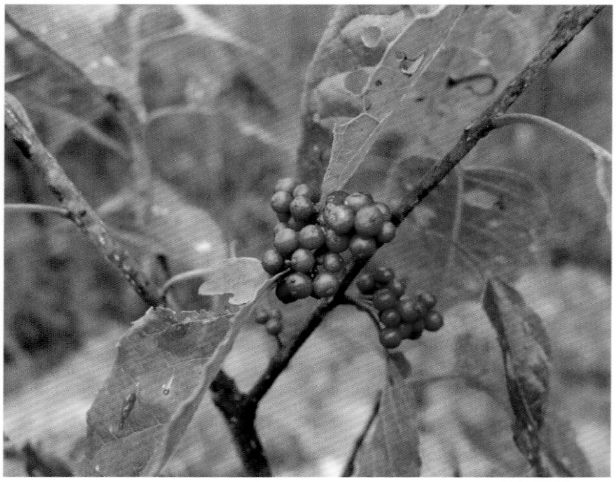

猫儿刺

老鼠刺

Ilex pernyi Franch.

【标本采集号】511423140624986LY

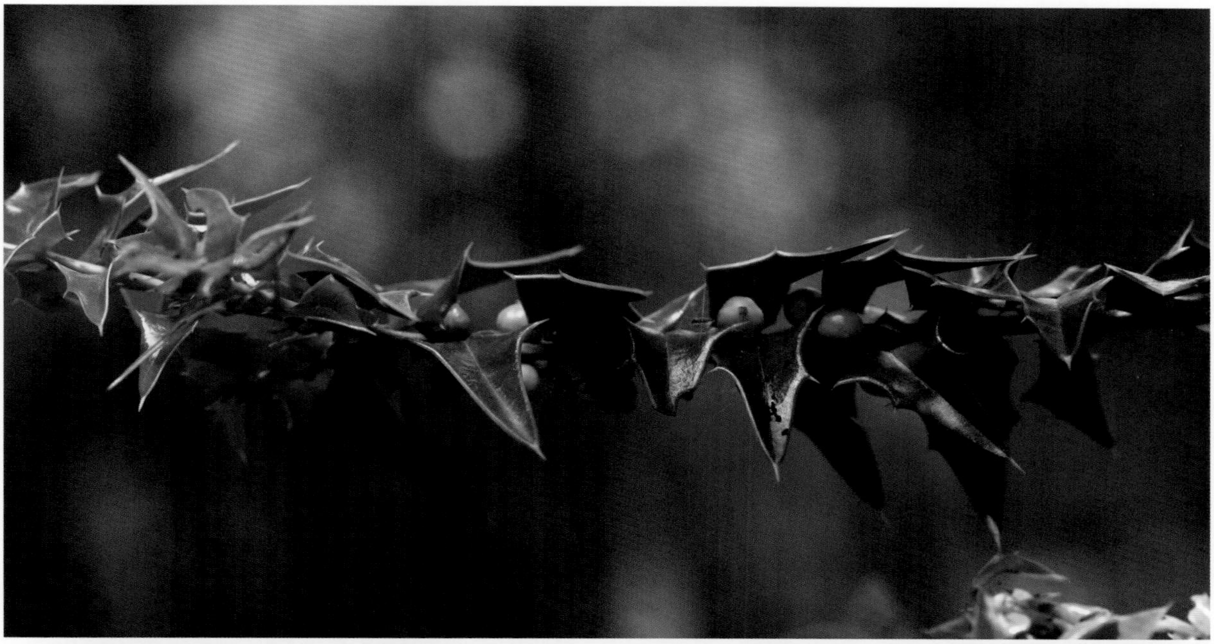

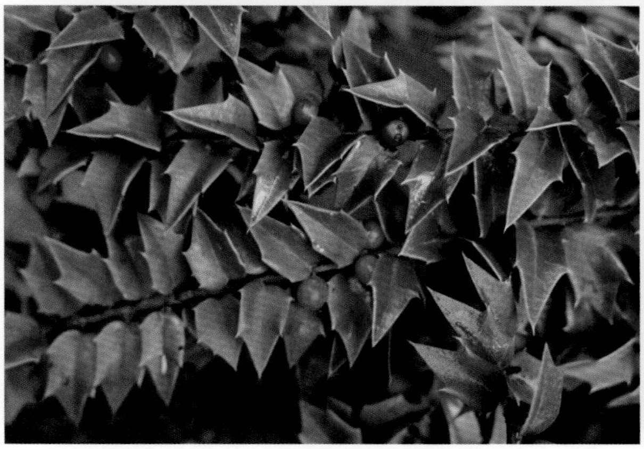

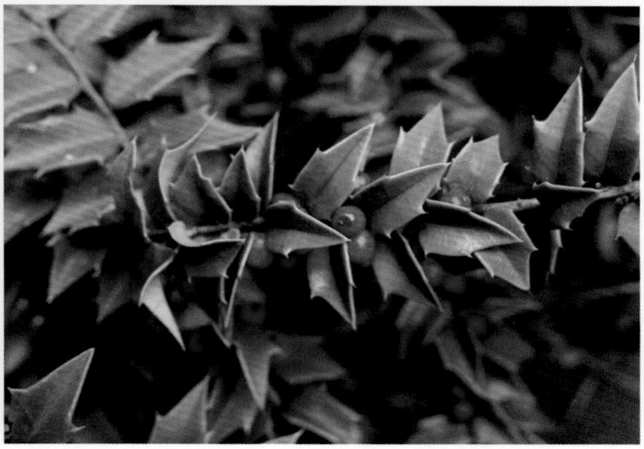

【形态特征】常绿灌木或乔木，高达 8m。小枝有棱角和短柔毛。叶片革质，先端三角形渐尖，渐尖头长达 1.2~1.4cm，终于一粗刺，边缘具 1~3 对深波状刺齿。花序簇生于二年生枝的叶腋内，多为 2~3 花聚生成簇；宿存花萼四角形。分核背面具掌状条纹及沟槽；核果近球形，红色。花期 4~5 月，果期 10~11 月。

【适宜生境】生于灌木林、沟边、田坎。

【资源状况】分布于中山区。常见。

【入药部位】根（老鼠刺）。

【功能主治】清热解毒，润肺止咳，活血。用于肺痨咳嗽，跌打损伤。

香冬青 *Ilex suaveolens* (Lévl.) Loes.

【标本采集号】LEM120529001

【形态特征】常绿乔木。当年生小枝褐色，具棱角，秃净，二年生枝近圆柱形，皮孔椭圆形，隆起。叶柄长 1.5~2cm，具翅；叶卵形或椭圆形，长 5~6.5（~10）cm，宽 2~2.5（~4）cm，革质，两面无毛，侧脉 8~10 对，两面稍凸起。聚伞状果序单个腋生，具 3~7 果，有时伞形。果实红色，窄球形，直径约 6mm，花萼宿存。花期 6 月。

【适宜生境】生于海拔 1000m 以下的山坡灌丛。

【资源状况】分布于坝区、低山区。罕见。

【入药部位】根。

【功能主治】止痛。用于劳伤身痛。

四川冬青 *Ilex szechwanensis* Loes.

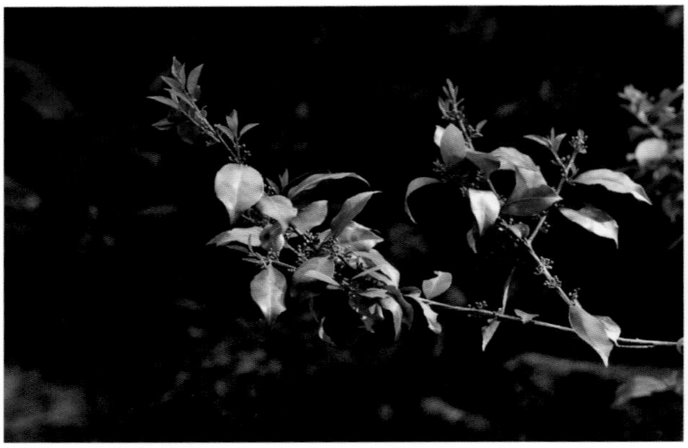

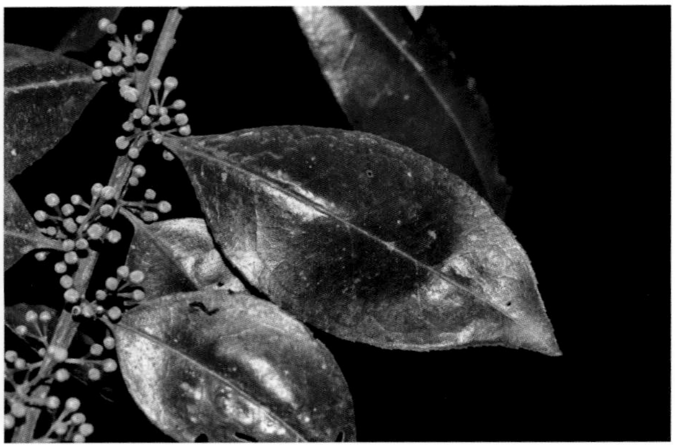

【形态特征】灌木或小乔木。幼枝近四棱形，具纵棱及沟槽；小枝被微柔毛。叶革质，卵状椭圆形、卵状长圆形或椭圆形，稀近披针形，叶面有黄褐色腺点。雄聚伞花序具 1~7 花，单生于当年生小枝上；花白色，4 或 5 数；花萼盘状。果实熟时黑色。花期 5~6 月，果期 8~10 月。

【适宜生境】生于灌木林、荒坡、田坎。

【资源状况】分布于中山区。常见。

【入药部位】根、叶、种子、全株。

【功能主治】根、叶、种子清热解毒，润肺止咳。用于肺热咳嗽，咽喉肿痛，目赤流泪。全株用于红崩白带。

卫矛科

苦皮藤

马断肠、苦皮树

Celastrus angulatus Maxim.

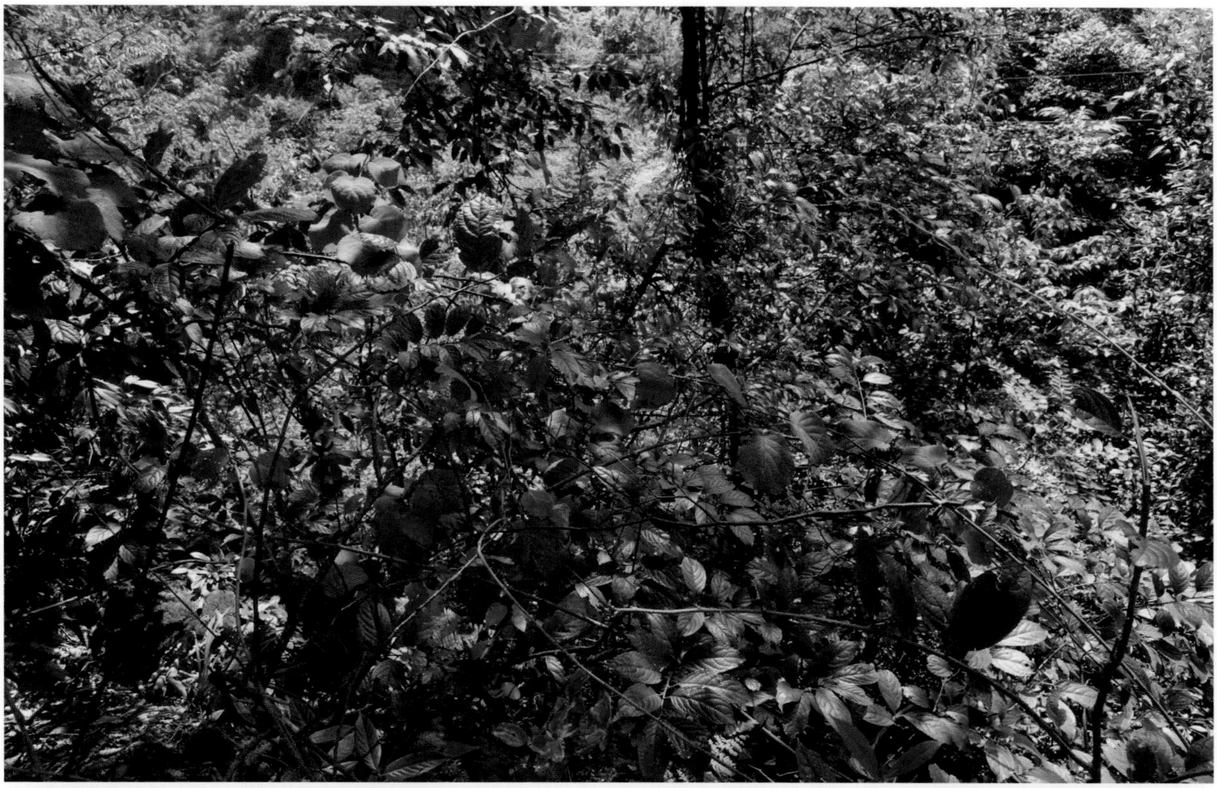

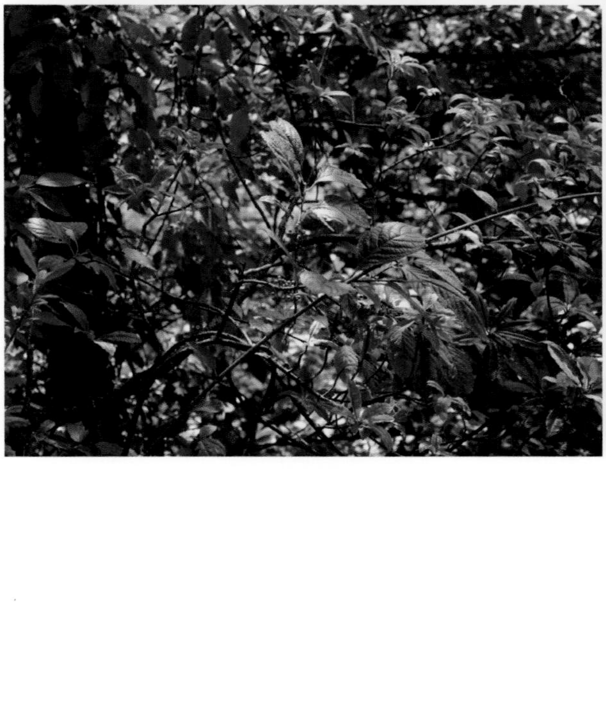

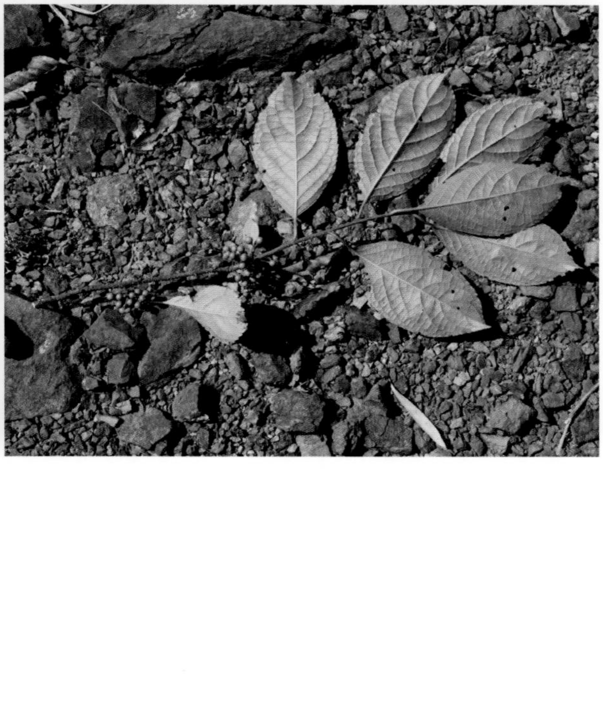

【形态特征】落叶攀缘灌木，长达 7m。根皮淡黄褐色，具纵条纹。小枝暗棕色，常具 4~6 纵棱，皮孔明显。叶近革质，浅绿色，无毛，基部楔形，边缘有圆锯齿。聚伞圆锥花序顶生；花盘肉质，盘状，5 浅裂。果梗粗短；蒴果球形，黄色，3 瓣裂。假种皮亮红色。花期 5~6 月，果期 8~10 月。

【适宜生境】生于灌木林中。

【资源状况】分布于低山区。常见。

【入药部位】根及根皮（苦树皮）。

【功能主治】祛风除湿。用于小儿麻疹不透，风湿，劳伤，关节疼痛，经闭，秃疮，黄水疮，头癣。

大芽南蛇藤

霜红藤、绵条子、米汤叶、哥兰叶

Celastrus gemmatus Loes.

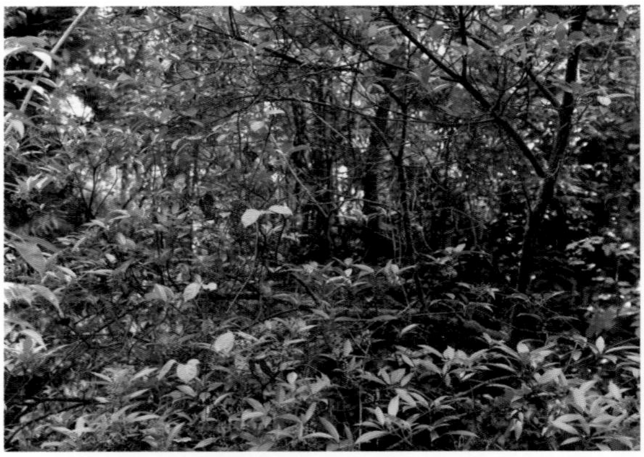

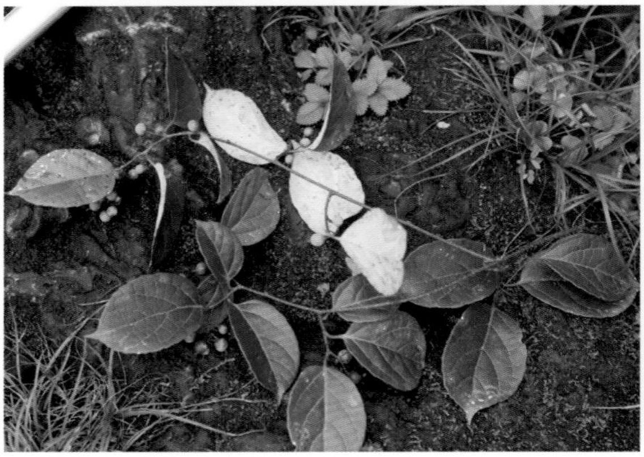

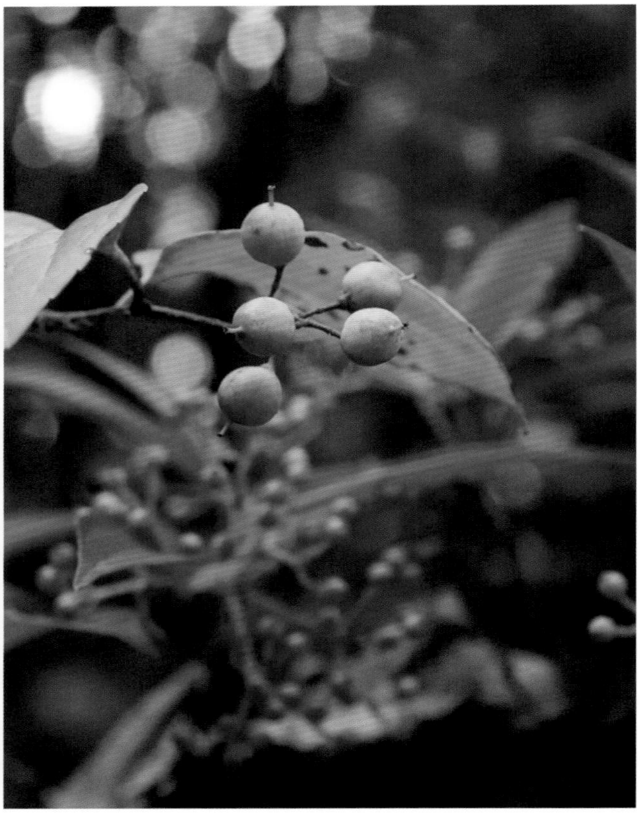

【形态特征】藤状灌木。枝具皮孔，皮孔阔椭圆形到近圆形，棕灰白色，凸起；冬芽大，长达 12mm。叶缘具浅锯齿。花序顶生及腋生，顶生聚伞花序长3cm，腋生聚伞花序短，少花；小花梗的关节在中部以下；花瓣长方倒卵形。蒴果球形。种子宽椭圆形至立方状椭圆形，红棕色，光亮。花期4~9月，果期8~10月。

【适宜生境】生于灌木林中。

【资源状况】分布于中山区。常见，可以大量开发利用。

【入药部位】根、茎、叶（霜红藤）。

【功能主治】舒筋活血，散瘀。用于风湿关节疼痛，跌打损伤，筋骨疼痛，四肢麻木，小儿惊风。

南蛇藤 *Celastrus orbiculatus* Thunb.

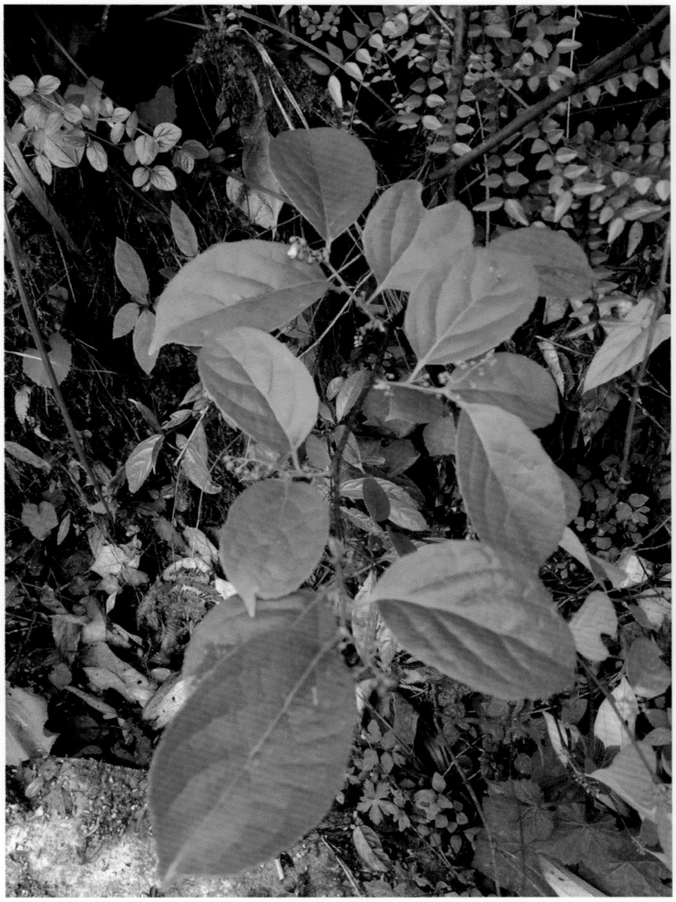
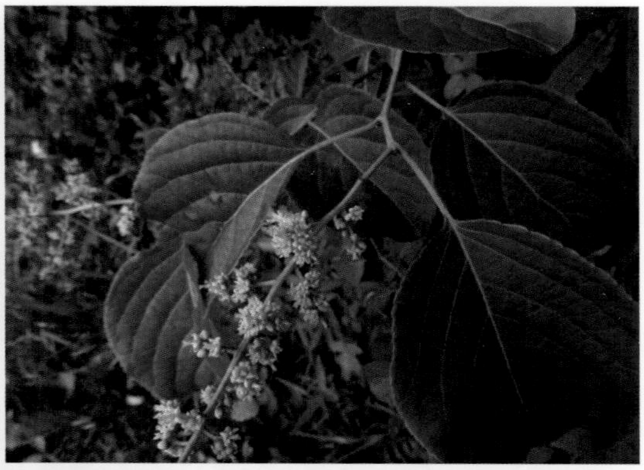
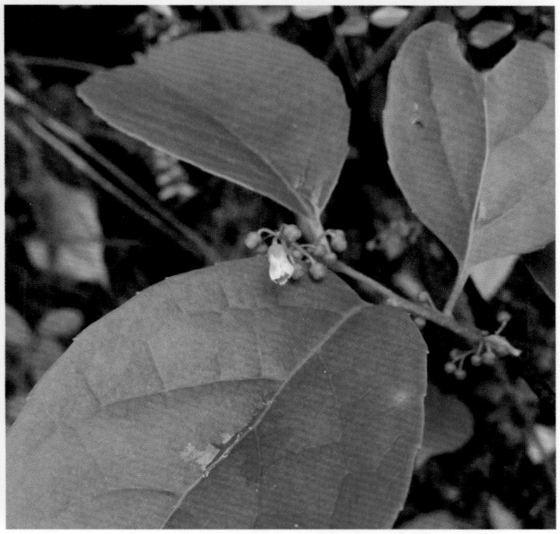

【形态特征】落叶攀缘灌木，长达8m。根粗长，暗褐色。茎多分枝，小枝光滑无毛，有多数皮孔。叶通常阔倒卵形、近圆形或长方椭圆形。聚伞花序腋生或顶生，小花1~3，偶仅1~2花；花盘厚，肉质。蒴果黄色，球形。种子有红色假种皮。花期5~6月，果期7~10月。

【适宜生境】生于海拔 1000~1200m 灌木林中。

【资源状况】分布于低山区。常见，可以开发利用。

【入药部位】藤茎、根、果实、叶。

【功能主治】祛风除湿，活血通络，止痛。用于风湿痹痛，跌打损伤。

短梗南蛇藤

黄绳儿

Celastrus rosthornianus Loes.

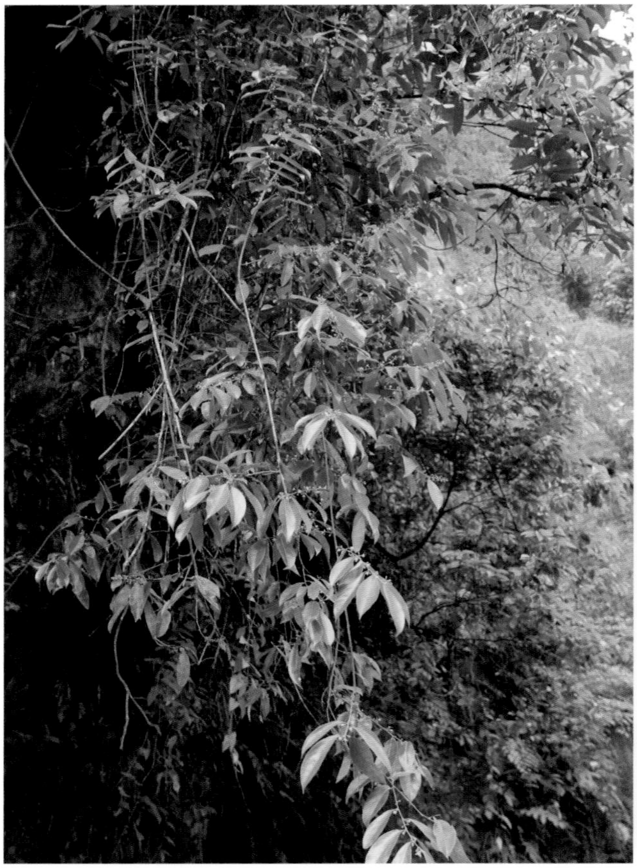
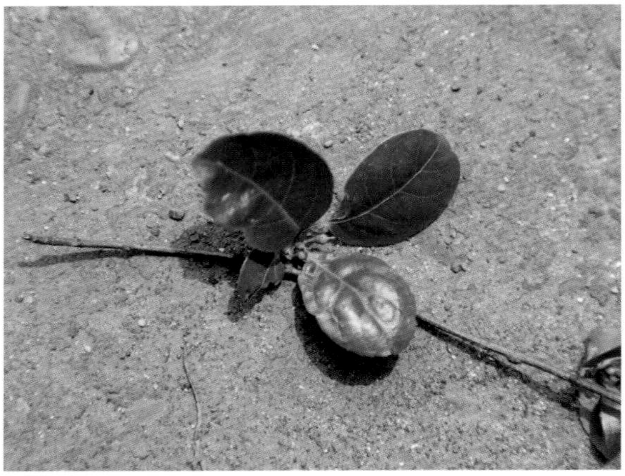
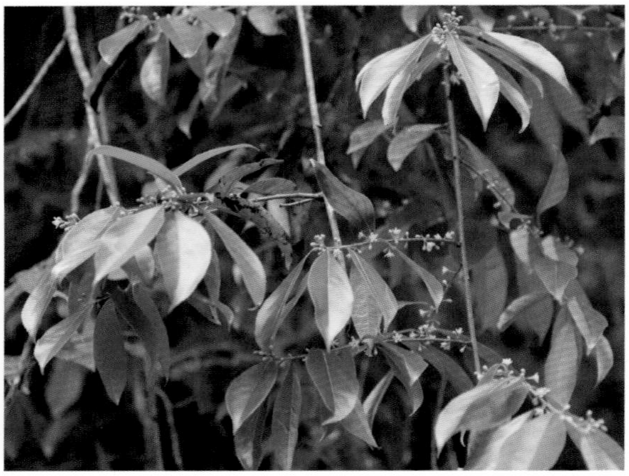

【形态特征】攀缘灌木。小枝具较稀皮孔，腋芽圆锥状或卵状，长约 3mm。叶小，纸质，矩状椭圆形至狭矩状椭圆形。花序顶生及腋生，顶生者为总状聚伞花序，腋生者短小，具 1 至数花；花梗短，长 2~6mm；花瓣近长方形；花盘浅裂，裂片顶端近平截。蒴果近球形。花期 4~5 月，果期 8~10 月。

【适宜生境】生于灌木林中。

【资源状况】分布于中山区。常见。

【入药部位】根皮。

【功能主治】解毒消肿。用于蛇咬伤，痈肿疮毒。

显柱南蛇藤

无毛南蛇藤、显柱
Celastrus stylosus Wall.

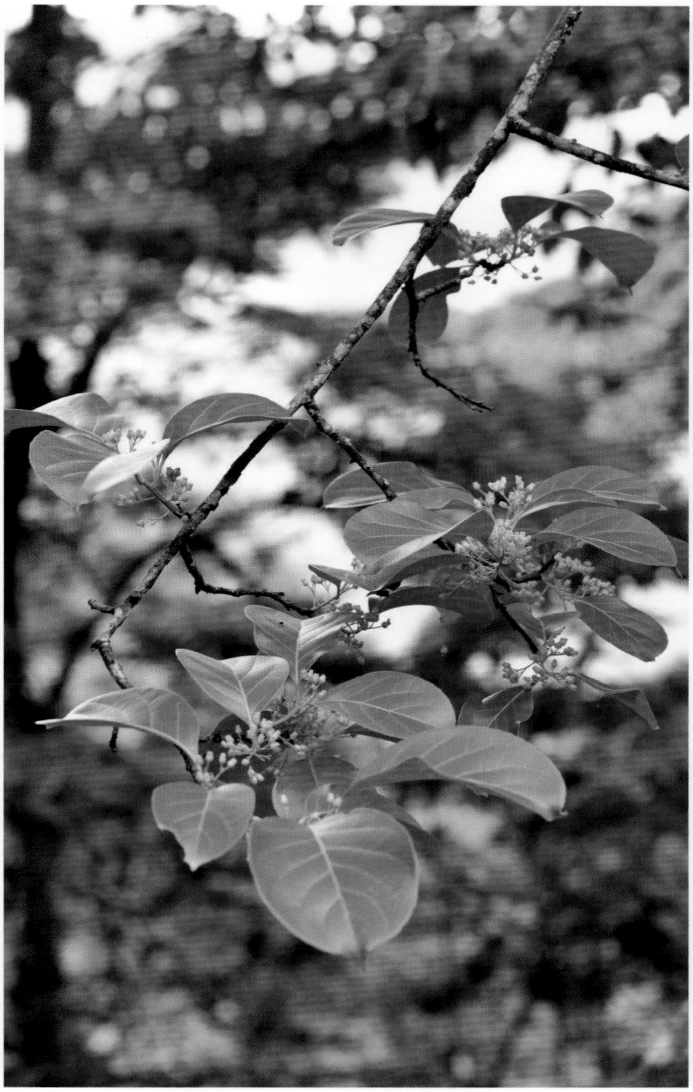
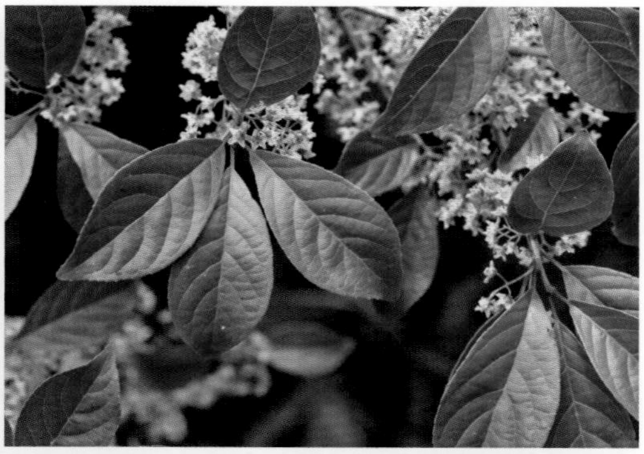
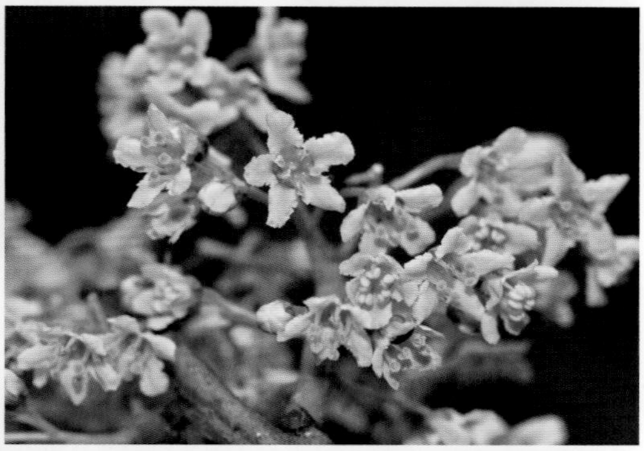
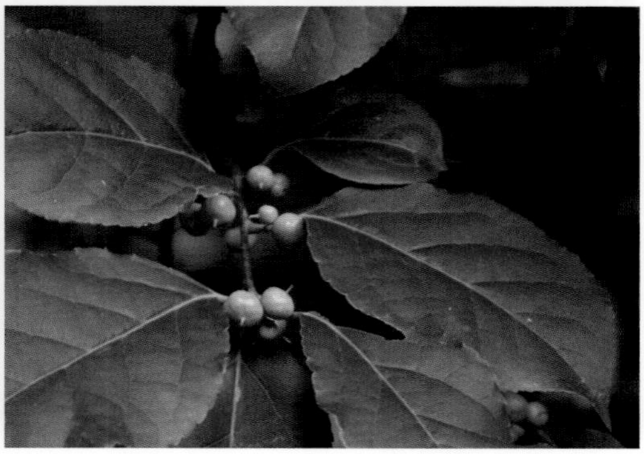

【形态特征】攀缘灌木，长达数米。小枝具明显皮孔。叶在花期常为膜质，至果期常为近革质。聚伞花序腋生及侧生，具 3~7 花。果序梗及果梗粗短；果实球形。种子一侧凸起或稍呈新月状，具橙黄色假种皮。花期 3~5 月，果期 8~10 月。

【适宜生境】生于灌木林中。

【资源状况】分布于中山区。常见。

【入药部位】茎（山货郎）。

【功能主治】祛风除湿，解毒消炎。用于肾炎水肿，跌打损伤，骨髓炎，脉管炎。

角翅卫矛 木螃蟹

Euonymus cornutus Hemsl.

【标本采集号】LEM120725008

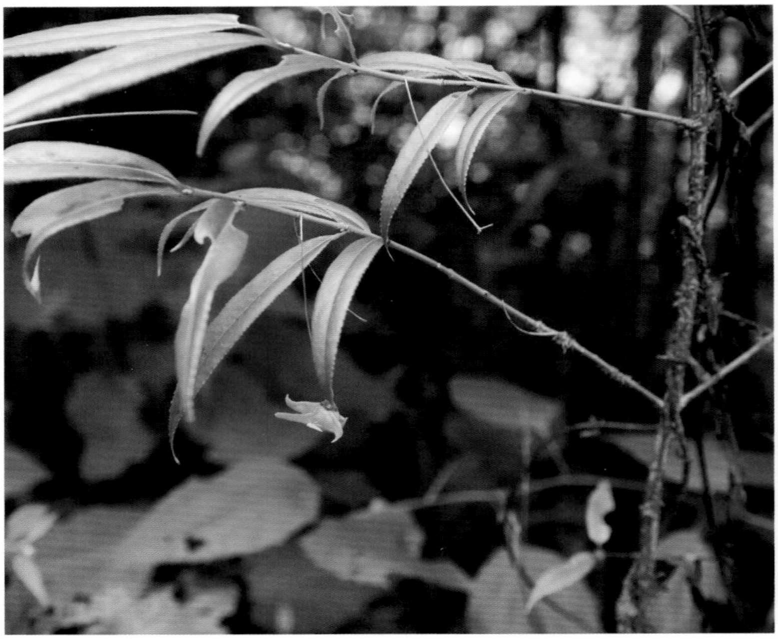

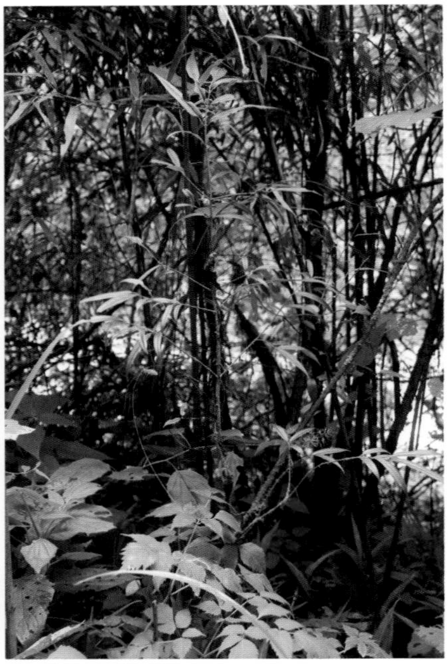

【形态特征】落叶灌木。叶薄革质或厚纸质，条形、长圆形或竹叶状。聚伞花序常 1 次分枝，具 3 花，稀 2 次分枝，具 5~7 花。蒴果具 4 或 5 翅，近球状，直径连翅 2.5~3.5cm，翅长 5~10mm，向尖端渐窄，常微呈钩状。假种皮亮红色。

【适宜生境】生于灌木林中。

【资源状况】分布于中山区。常见。

【入药部位】根、果实。

【功能主治】根散寒，止咳，祛风除湿。用于跌打损伤，闪腰挫气，小儿惊风，风寒感冒，咳喘，风湿痹痛。果实祛风除湿，化痰止咳，散寒。用于风寒湿痹，咳嗽。

扶芳藤 尖叶卫矛

Euonymus fortunei (Turcz.) Hand.-Mazz.

【形态特征】常绿藤本状灌木，长达 1.5m。枝条圆柱形。叶对生，密集排列于枝上，叶为多变的卵形或卵状椭圆形，边缘具圆齿或细锯齿，薄革质。聚伞花序 3~4 次分枝。蒴果棕色或红棕色。种子外被橘红色假种皮。花期 4~7 月，果期 9~12 月。

【适宜生境】生于海拔 1000m 左右的灌木林中。
【资源状况】分布于低山区。常见。
【入药部位】茎、叶。
【功能主治】舒筋活络，活血消瘀。用于腰肌劳损，月经不调。

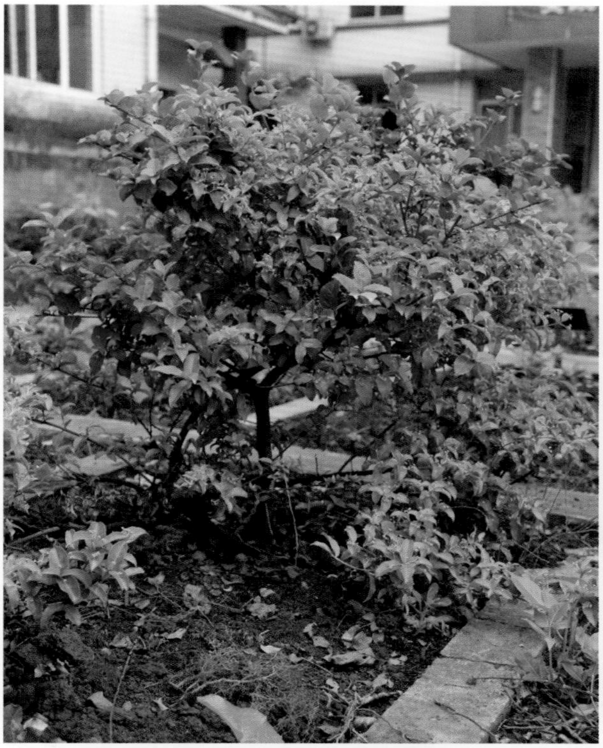

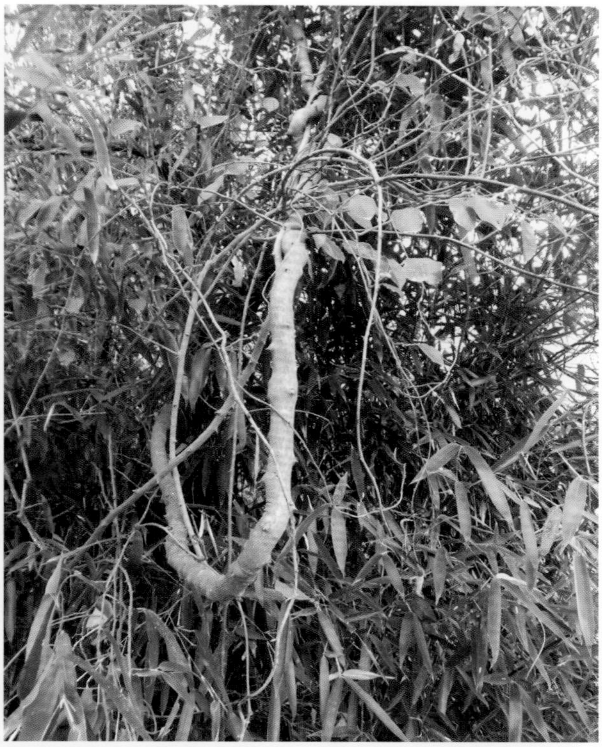

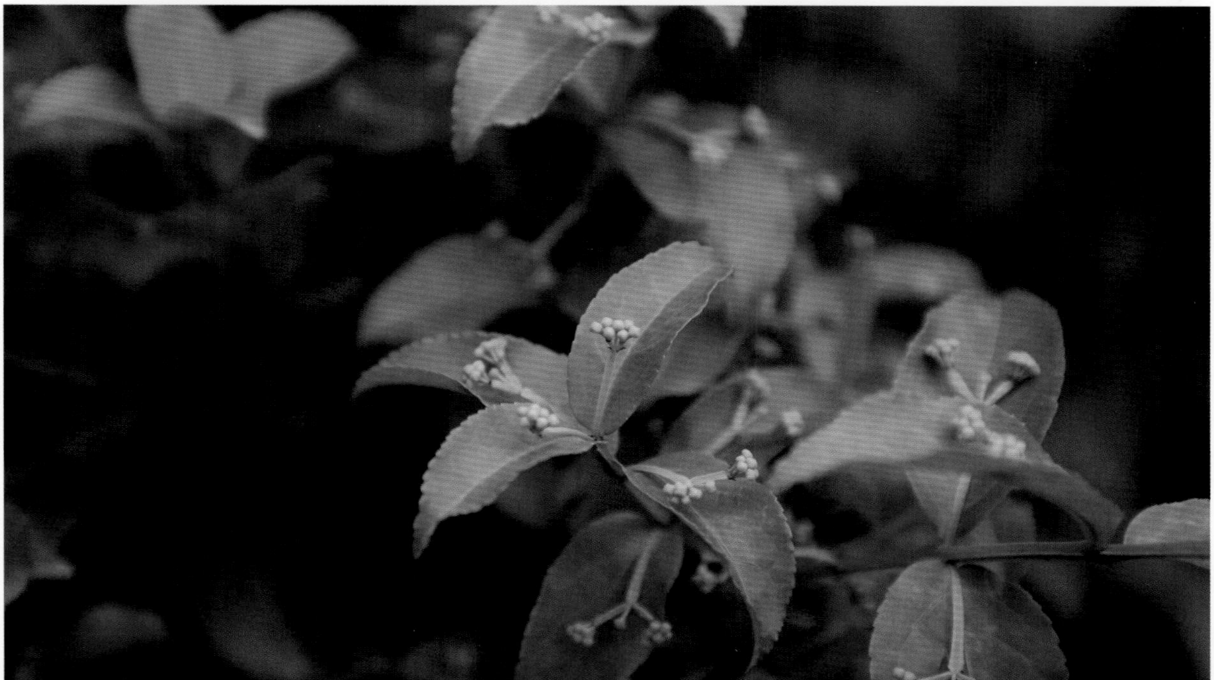

纤齿卫矛 *Euonymus giraldii* Loes.

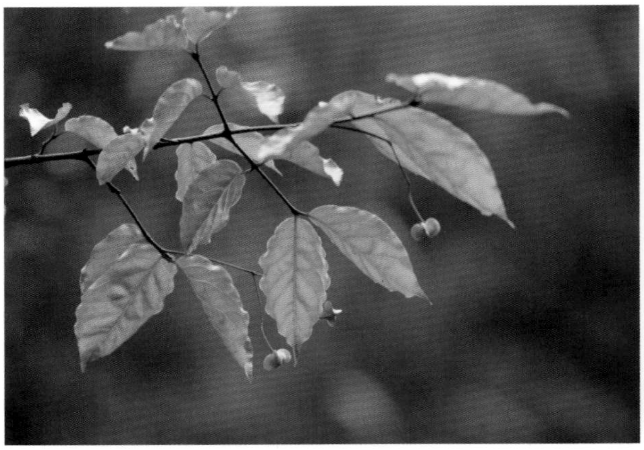
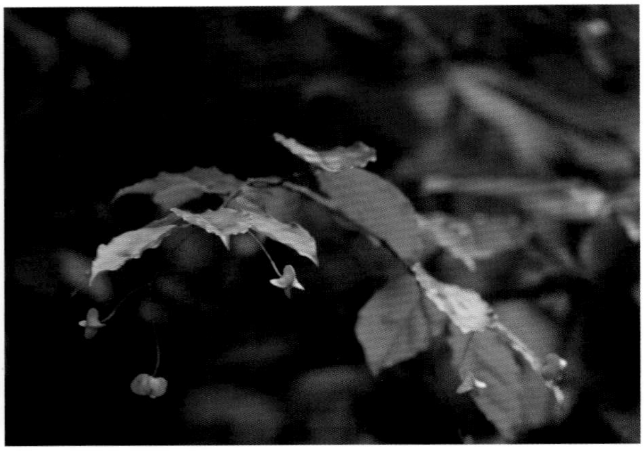

【形态特征】落叶灌木或小乔木，高 1~3m。冬芽细长，先端尖。叶椭圆状披针形至卵状椭圆形，长 6~8cm，中部最宽，边缘密具细锯齿；叶柄长 3~5mm。聚伞花序 1~2 次二歧分枝；花 4 数；萼片近圆形；花瓣淡绿色，常稍带紫色，卵形。蒴果直径小于 1cm，具 4 个短且尖的翅；果序梗细长可达 9cm。种子椭圆卵状，长 5~8mm，棕褐色，有光泽。花期 4~6 月，果期 7~10 月。

【适宜生境】生于灌木林下。

【资源状况】分布于低山区。少见。

【入药部位】全株。

【功能主治】祛风除湿，舒筋活络。用于风湿疼痛，腰膝疼痛，腰痛。

大花卫矛 *Euonymus grandiflorus* Wall.

【形态特征】落叶灌木至小乔木，高达 8m。叶近革质，窄长方形或窄倒卵形，先端钝或急尖。花序梗单生或簇生，1~3 个二歧分枝，每枝几朵至多朵，花黄白色；花 4 数，直径 17~22mm。蒴果具 4 棱，棕色、黄棕色或红棕色；宿存花萼圆盘状。花期 3~5 月，果期 8~11 月。

【适宜生境】生于海拔 1000m 以上的疏林中。

【资源状况】分布于低山区、中山区、高山区。常见。

【入药部位】根、树皮。

【功能主治】祛风除湿，活络止痛。用于腰膝疼痛，经闭腹痛，跌打损伤。

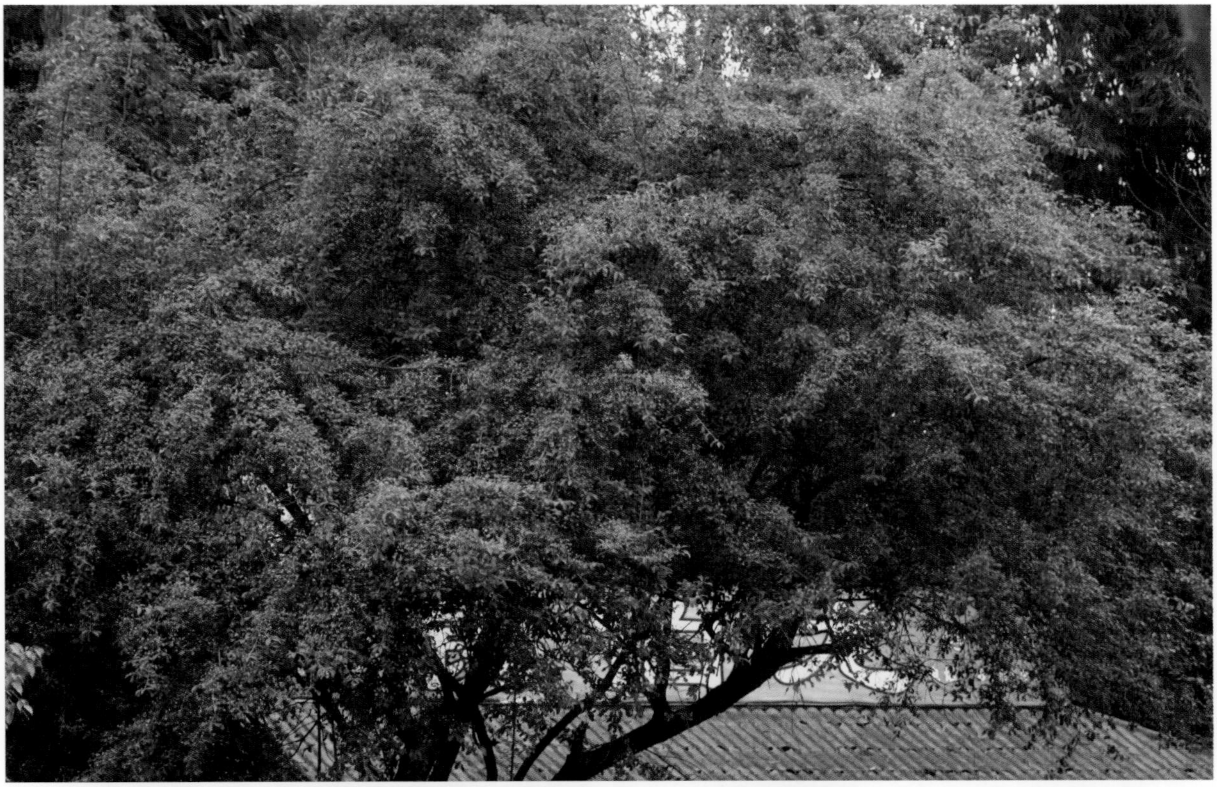

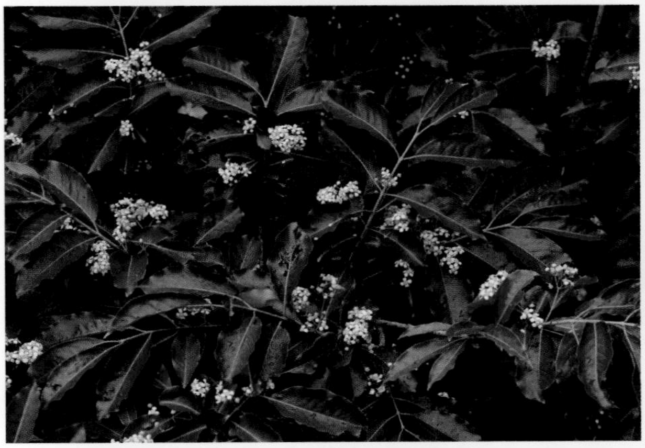

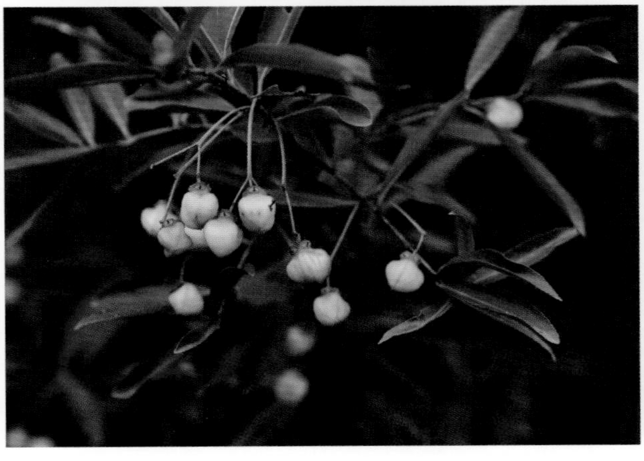

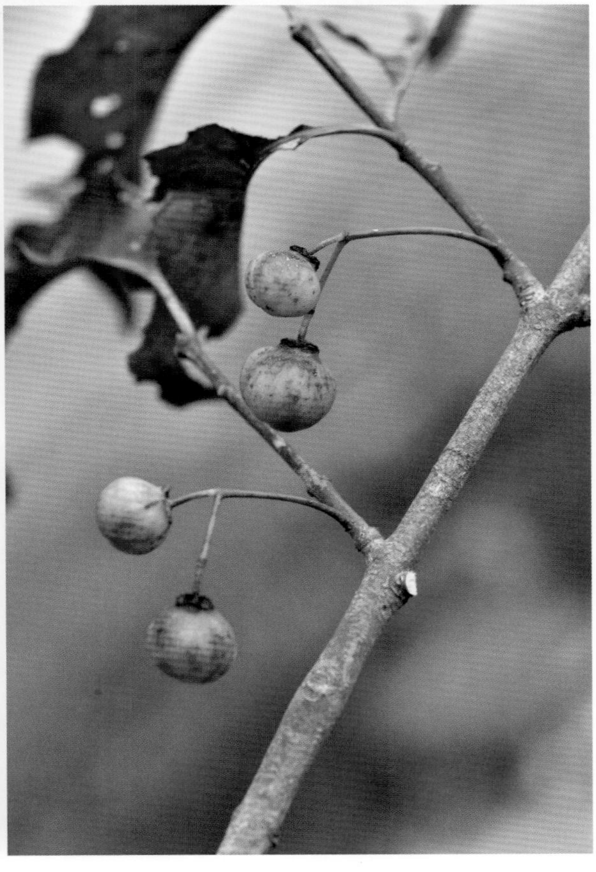

西南卫矛

披针叶卫矛

Euonymus hamiltonianus Wall. ex Roxb.

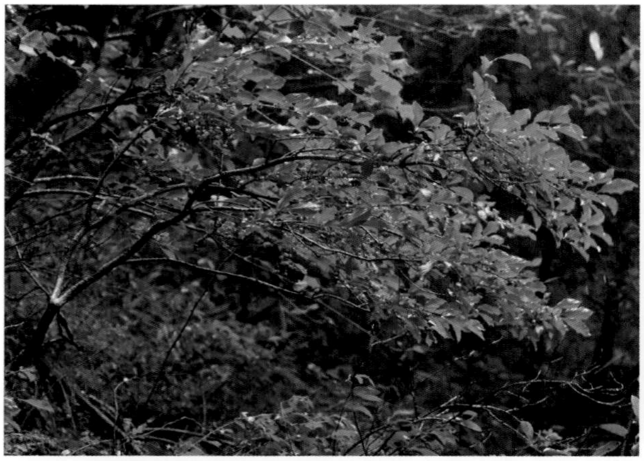

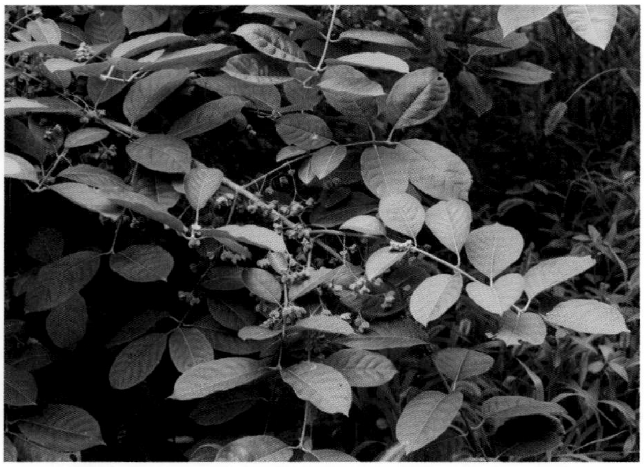

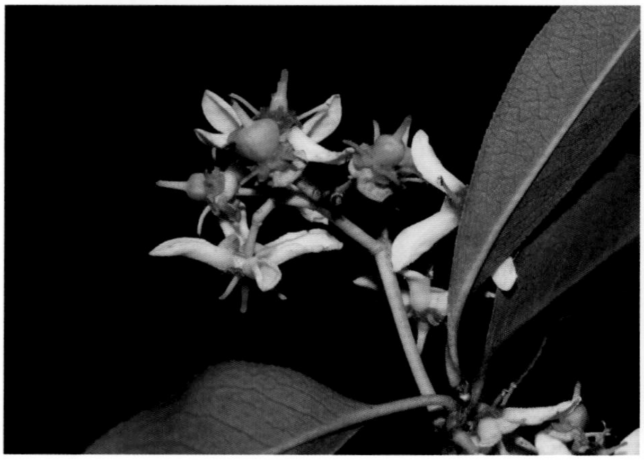

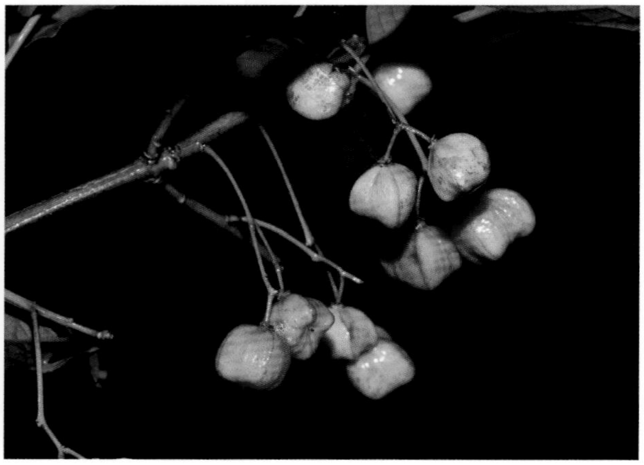

【形态特征】落叶灌木至小乔木。小枝的棱上有时有4条极窄木栓棱。叶薄革质或厚纸质，边缘具细圆齿，叶面粗糙；叶柄也较粗长，长可达5cm。花序梗长3~4.5cm，具数花；花瓣白色。蒴果菱形，具4棱和深沟。种子椭圆形，深棕色；假种皮橘红色。花期4~7月，果期8~11月。

【适宜生境】生于石灰岩山地、林缘、灌木林下。

【资源状况】分布于低山区、中山区、高山区。少见。

【入药部位】根、枝条。

【功能主治】祛风除湿。用于风湿关节痛。

白 杜

红棉木、丝绵树

Euonymus maackii Rupr.

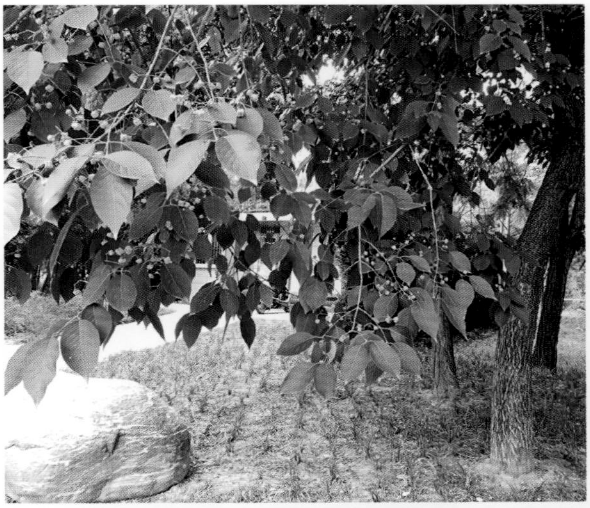

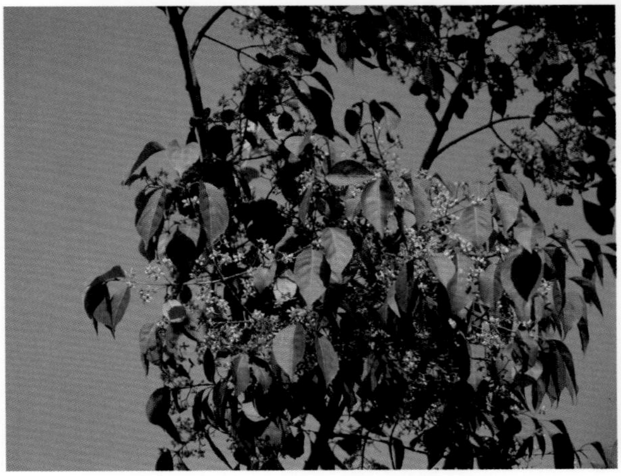

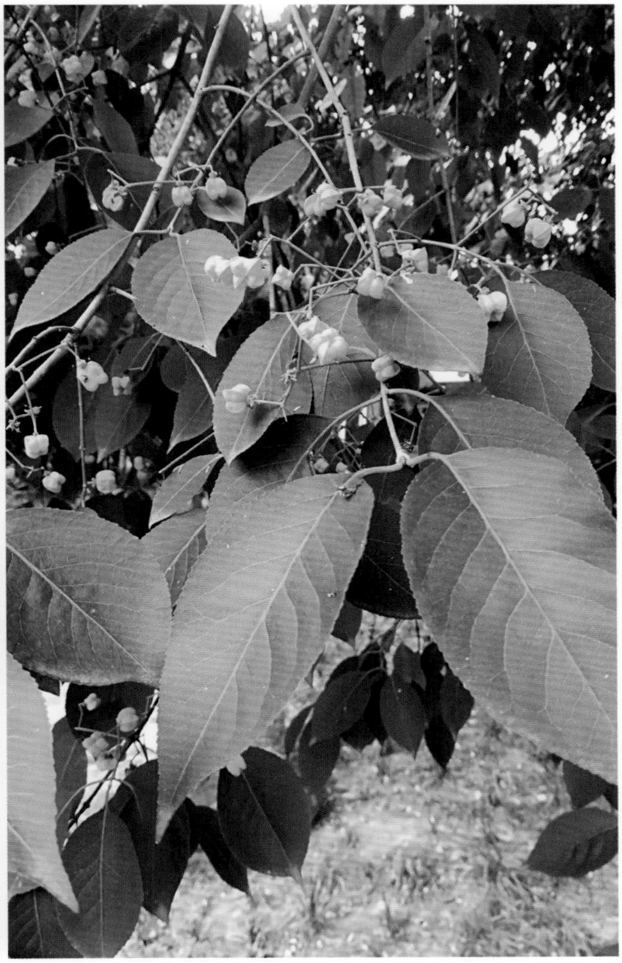

【形态特征】小乔木。叶卵状椭圆形、卵形或窄椭圆形，长 4~8cm，宽 2~5cm；叶柄通常细长，常为叶片的 1/4~1/3，但有时较短。聚伞花序 1~2 次分枝，有 3~7 花；花瓣白色；雄蕊花药紫红色，花丝细长。蒴果粉红色，倒圆锥形。假种皮橙色。花期 4~7 月，果期 8~11 月。

【适宜生境】生于荒坡、灌林。

【资源状况】分布于低山区。常见。

【入药部位】枝、叶、根、茎皮（丝棉木）。

【功能主治】破血通经，杀虫。用于经闭，虫积腹痛。

核子木 *Perrottetia racemosa* (Oliv.) Loes.

【形态特征】灌木。枝条和小枝紫褐色，幼时具柔毛，渐无毛。叶片纸质，互生。花多数组成窄总状聚伞花序，花极小，白色，4~5 数；花萼、花瓣紧密排列，均具缘毛。浆果近球状，红色或暗红色。种子每室 1 或 2，细小。花期 5~9 月，果期 8~11 月。

【适宜生境】生于海拔 1000m 以上的疏林中。

【资源状况】分布于低山区、中山区、高山区。常见。

【入药部位】根、枝叶。

【功能主治】祛风除湿，活络止痛。用于腰膝疼痛，经闭腹痛，跌打损伤。

省沽油科

野鸦椿

鸡眼睛

Euscaphis japonica (Thunb.) Dippel

【标本采集号】LEM120622007

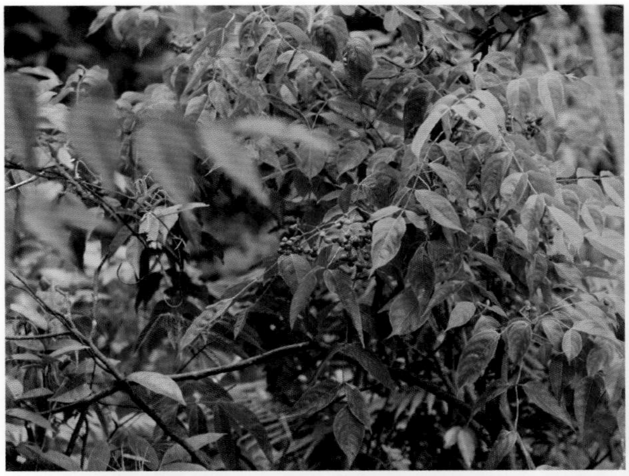
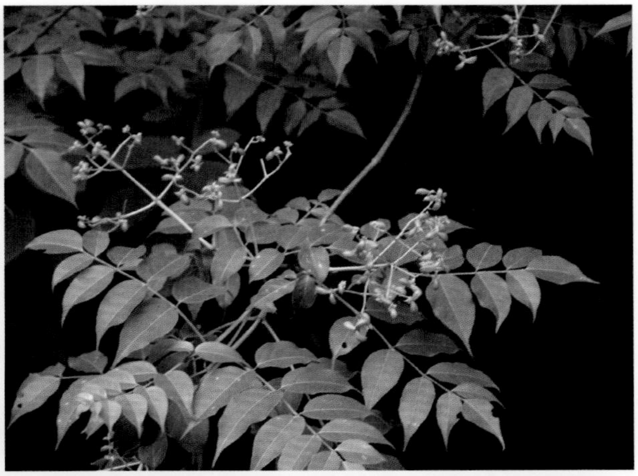
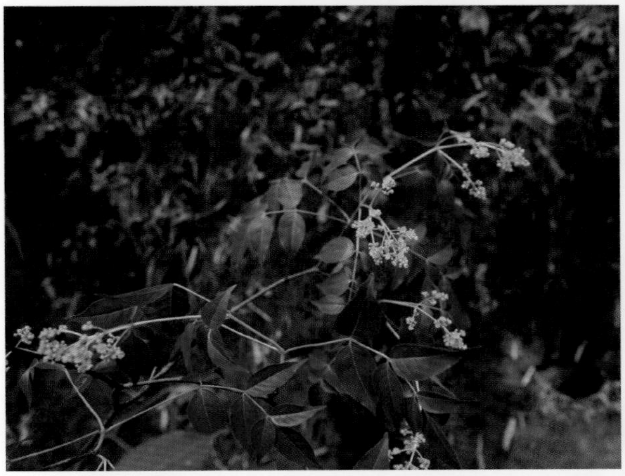
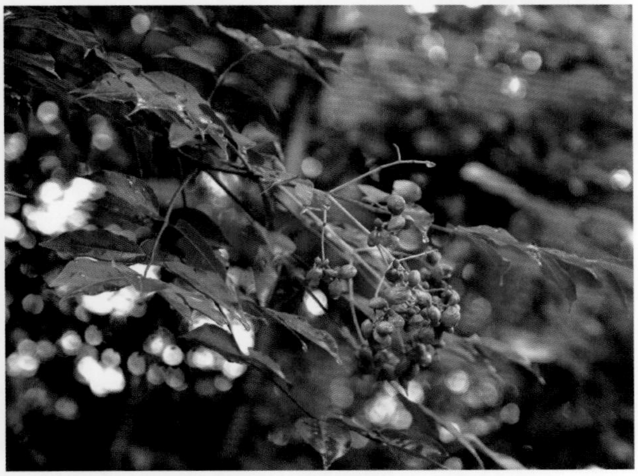
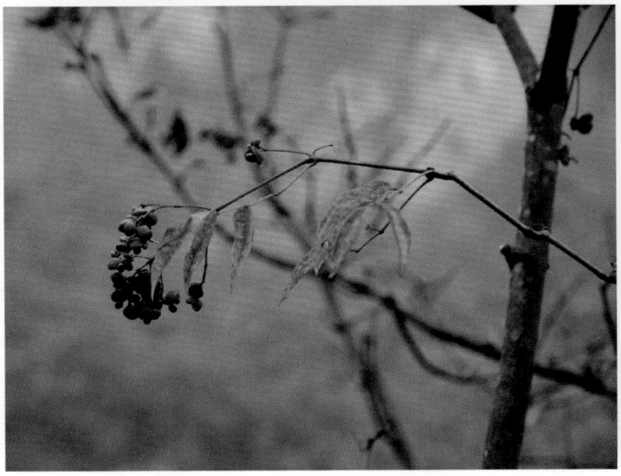
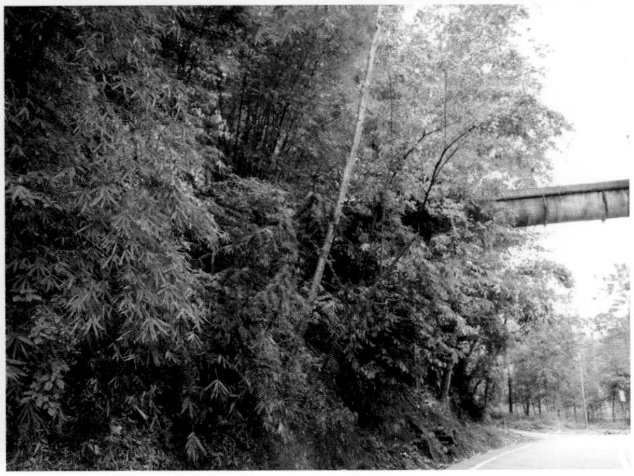

【形态特征】小型落叶乔木或灌木，高 3~8m。小枝及芽紫红色，揉碎后有难闻气味。单数羽状复叶，小叶 5~9，纸质。顶生圆锥花序；花瓣黄绿色；萼片基部合生，边缘具缘毛。蓇葖果紫红色，果皮软革质，萼片宿存。种子近球形，假种皮肉质，黑色。花期 4~6 月，果期 8~11 月。

【适宜生境】生于灌木中。

【资源状况】分布于低山区。常见，可以开发利用。

【入药部位】根（野鸦椿）、果实。

【功能主治】根祛风除湿，活血调经，祛瘀止痛，健脾调营。用于月经不调，痢疾，泄泻，崩漏，风湿疼痛，跌打损伤。果实温中理气，消肿止痛。用于痢痛，膀胱疝气，寒疝，泻痢，脱肛，子宫脱垂，睾丸肿痛。

省沽油 *Staphylea bumalda* DC.

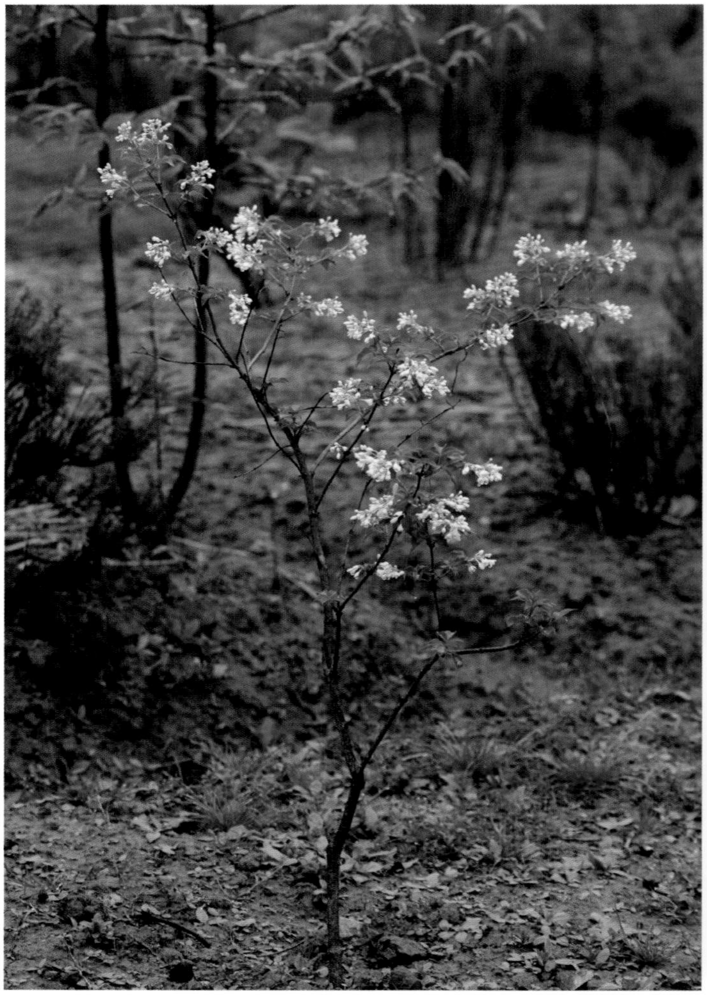

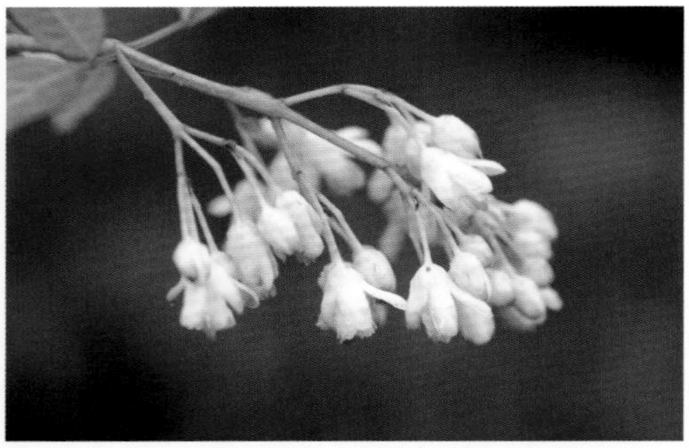

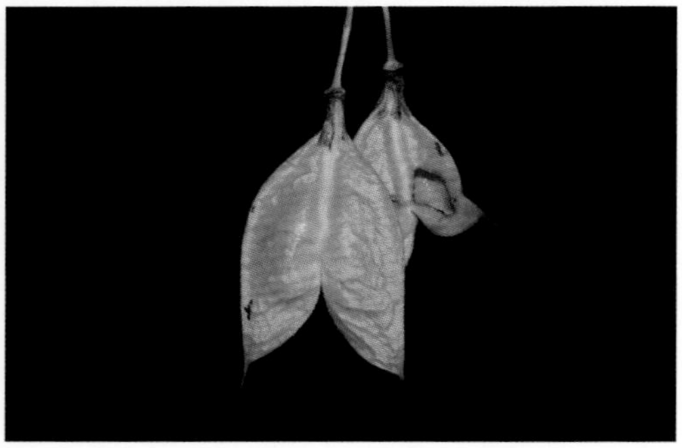

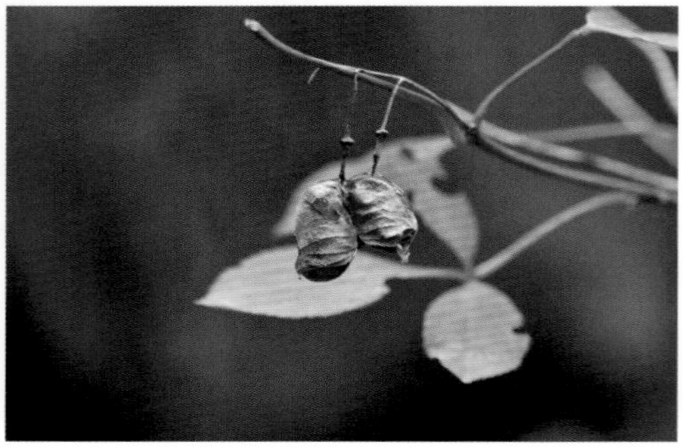

【形态特征】落叶灌木。树皮紫红色，有纵棱；枝条开展。3 小叶复叶；顶生小叶叶柄长达 1cm；小叶椭圆形、卵形或披针状卵形。圆锥花序直立；花瓣白色；萼片长椭圆形。蒴果膀胱状，压扁，2 室，顶端开裂。花期 4~5 月，果期 8~9 月。

【适宜生境】生于海拔 500~1200m 的灌木林中。

【资源状况】分布于低山区、中山区。少见。

【入药部位】果实或根。

【功能主治】活血通络，理气止痛。用于产后瘀血，疝气痛，泻痢等。

膀胱果 *Staphylea holocarpa* Hemsl.

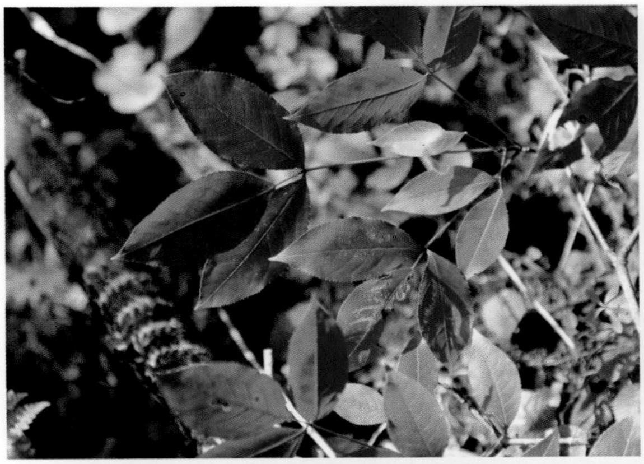

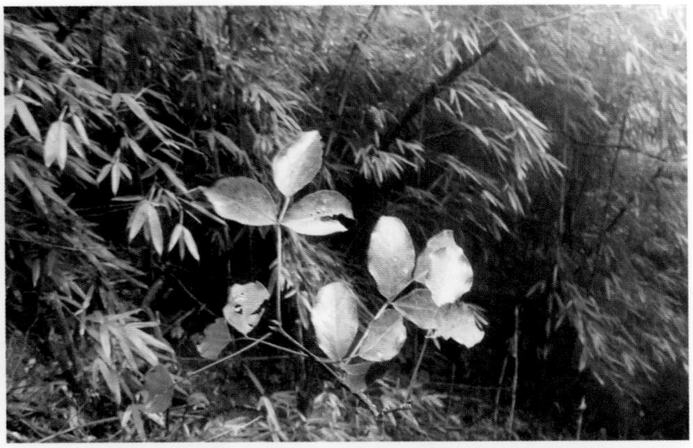

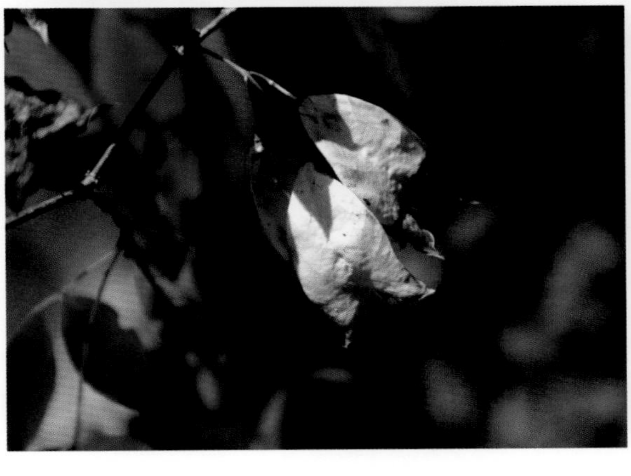

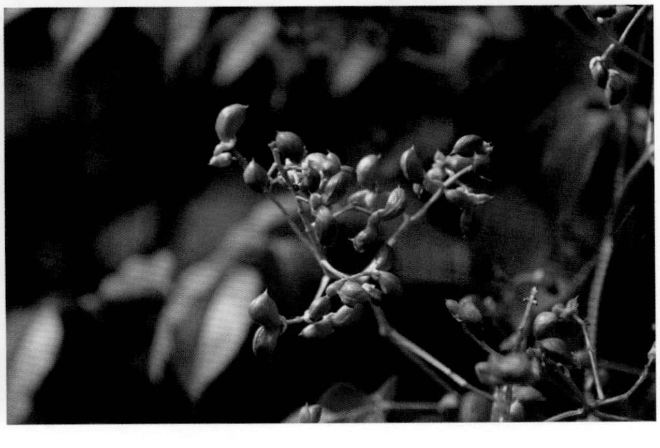

【形态特征】乔木或灌木，高 5~10m。三出羽状复叶；小叶长圆状披针形至椭圆形，近革质，无毛，叶面淡白色。伞房花序扩展；花白色或玫瑰色，叶后开花。蒴果梨形膨大，基部狭，先端截形，3 处开口，呈膀胱状。种子淡黄色，有光泽。花期 4~5 月，果期 8~9 月。

【适宜生境】生于海拔 1000~1750m 的山坡、灌林中。

【资源状况】分布于低山区、中山区。常见，可以适度开发利用。

【入药部位】根、果实。

【功能主治】润肺止咳，祛痰，祛风除湿，活血化瘀。用于干咳，妇女产后瘀血不净。

茶茱萸科

马比木 *Nothapodytes pittosporoides* (Oliv.) Sleum.

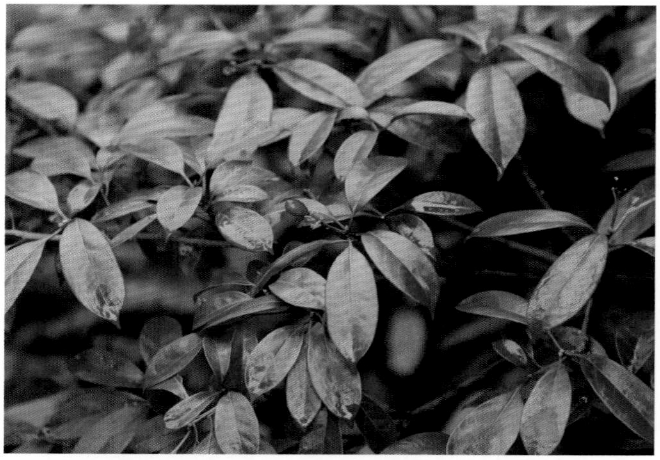
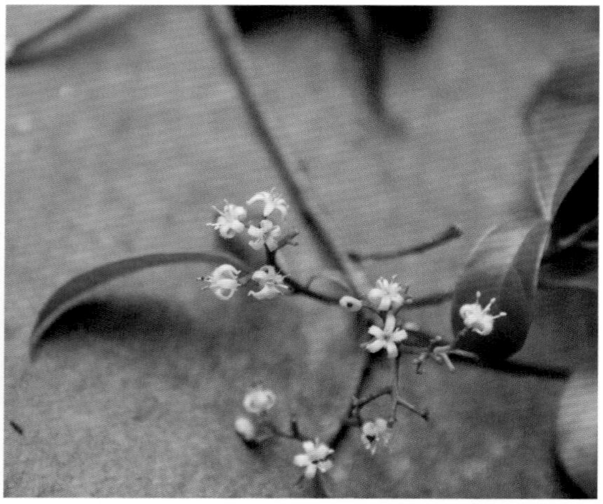
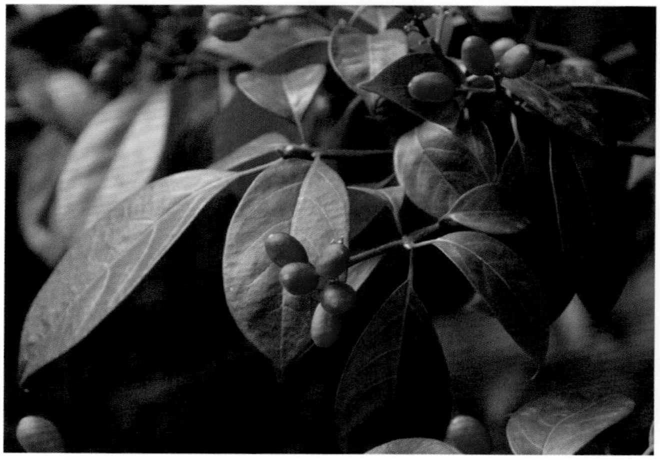
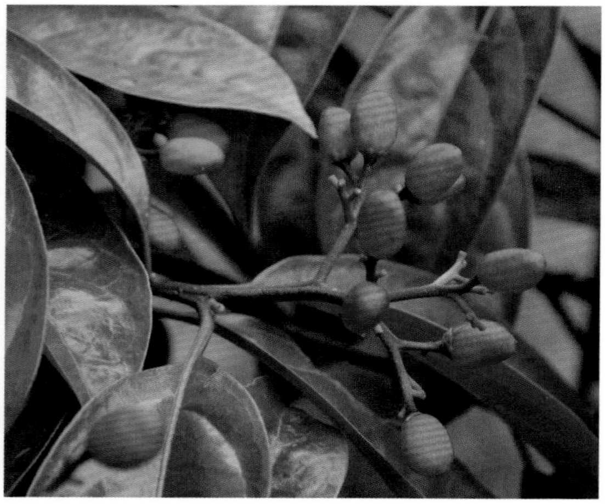

【形态特征】小灌木，稀为乔木。茎褐色；枝条灰绿色，圆柱形，稀具棱，嫩枝被糙伏毛。叶薄革质。聚伞花序顶生；花萼绿色，钟状，膜质；花瓣长 6.3~7.4mm；花柱绿色，柱头头状；花盘肉质，果时宿存，具不整齐的裂片或深圆齿，里面疏被长硬毛。核果椭圆体形至长圆状卵球形，幼果绿色，转黄色，熟时为红色。花期 4~6 月，果期 6~8 月。

【适宜生境】生于海拔 1700m 左右的林中、林缘。

【资源状况】分布于中山区。常见。

【入药部位】根皮（贵州追风散）。

【功能主治】祛风除湿，理气散寒。用于浮肿，小儿疝气，关节疼痛。

槭树科

青榨槭 *Acer davidii* Franch.

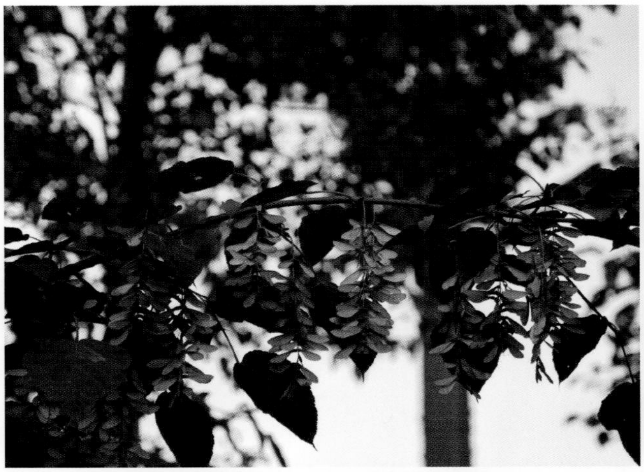
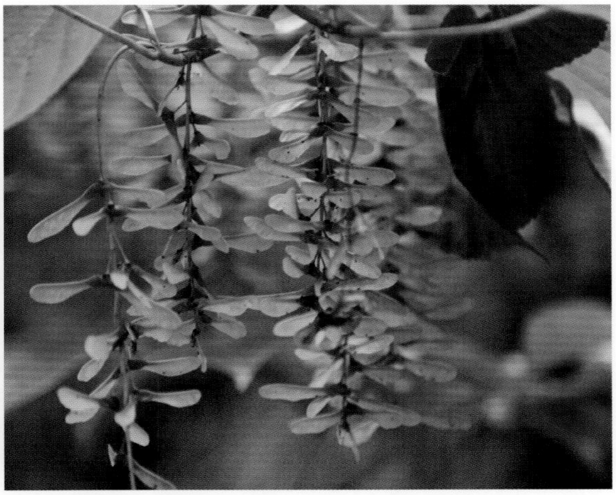
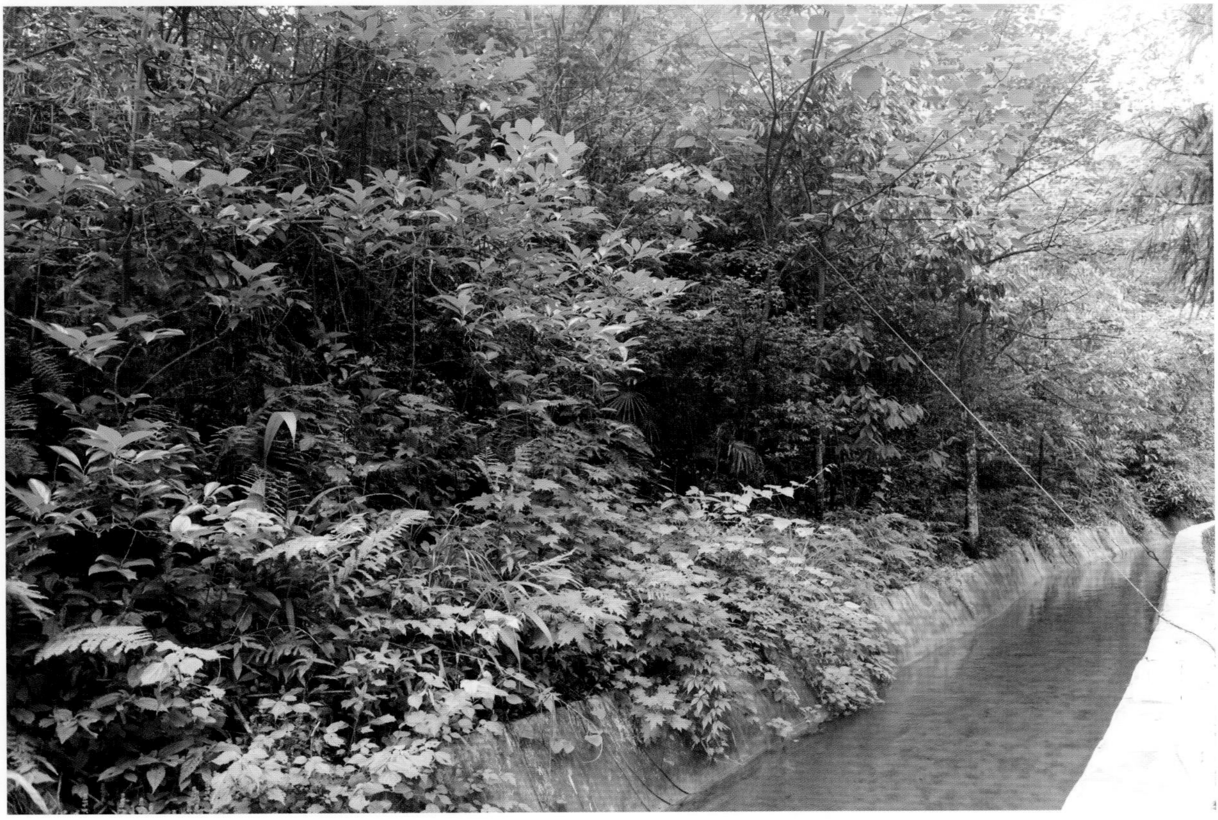

【形态特征】落叶乔木。树皮黑褐色或灰褐色，常纵裂成蛇皮状；小枝树皮有绿色条纹。叶卵形或卵状长圆形，长 8~12cm，基部近心形或圆形，边缘具锯齿和不等的粗齿。总状花序下垂，顶生于着叶的嫩枝，具 20~30 花；花杂性，黄绿色。翅果绿色至黄棕色，展开成钝角或几成水平。花期 4 月，果期 9 月。

【适宜生境】生于林中。

【资源状况】分布于低山区、中山区、高山区。常见，可以开发利用。

【入药部位】皮。

【功能主治】清热解毒，解暑。用于暑热。

罗浮槭

红翅槭

Acer fabri Hance

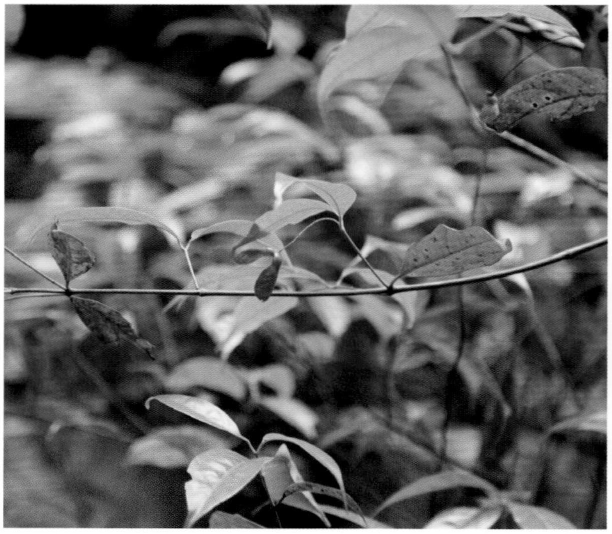

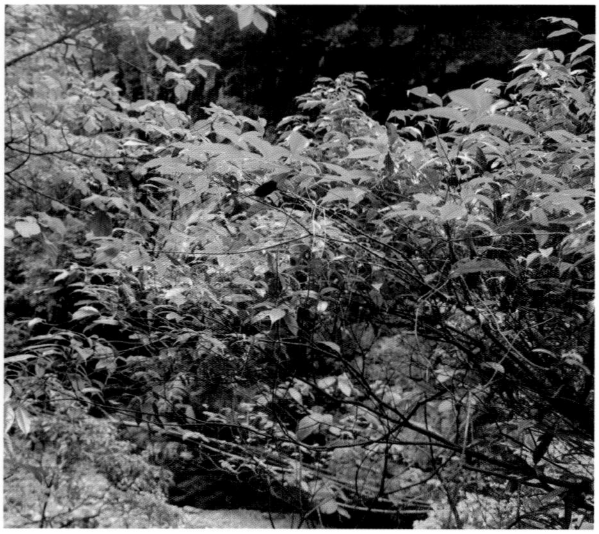

【形态特征】常绿小乔木。树皮褐灰色；小枝紫绿色或绿色。叶柄无毛；叶长圆形、披针形、长圆状倒披针形或椭圆形，革质，叶背无毛，不分裂，全缘。花序圆锥状；雄花与两性花同株，紫色；萼片紫色，长圆形；花瓣倒卵形，白色；子房无毛。小坚果凸起，幼翅红色；果梗长 1~1.5cm，细瘦，无毛。花期 3~4 月，果期 9 月。

【适宜生境】生于林中。

【资源状况】分布于中山区。少见。

【入药部位】果实（蝴蝶果）。

【功能主治】清热，利咽喉。用于肺热咳嗽，咽喉肿痛，声音嘶哑。

房县槭 *Acer franchetii* Pax

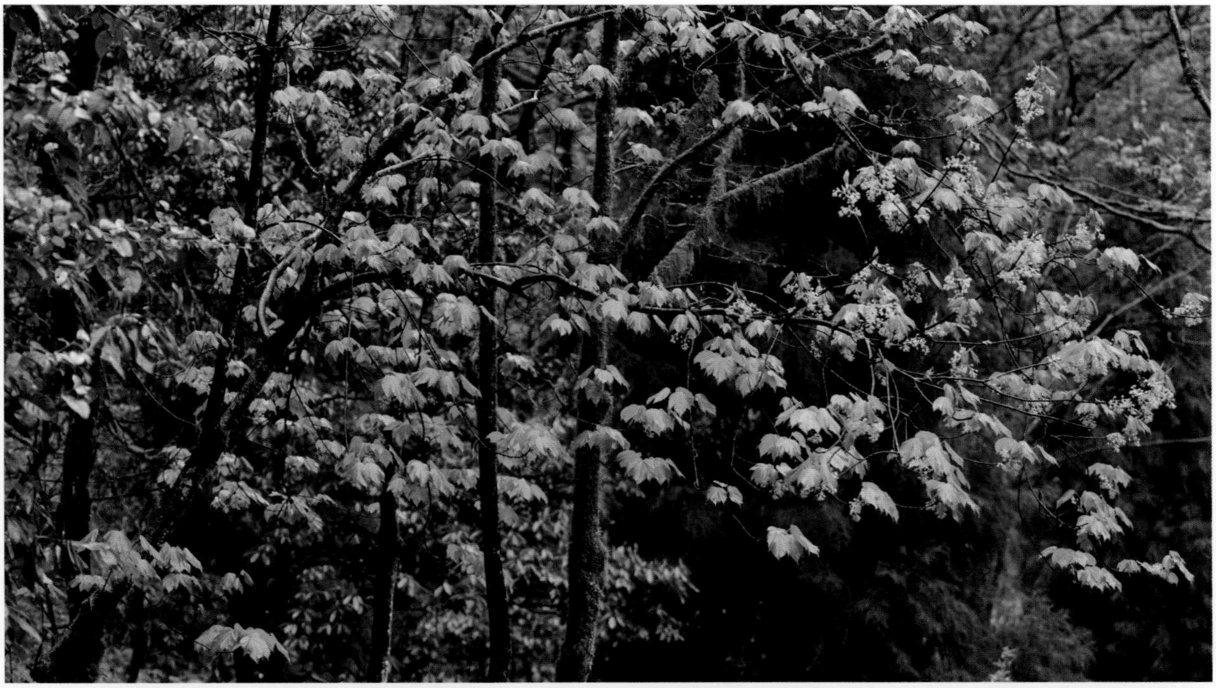

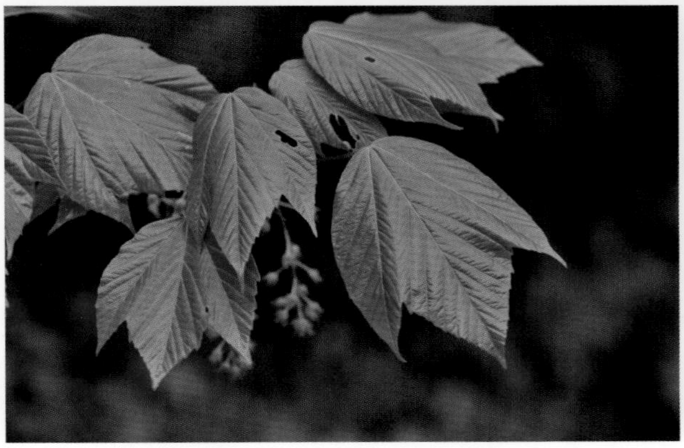

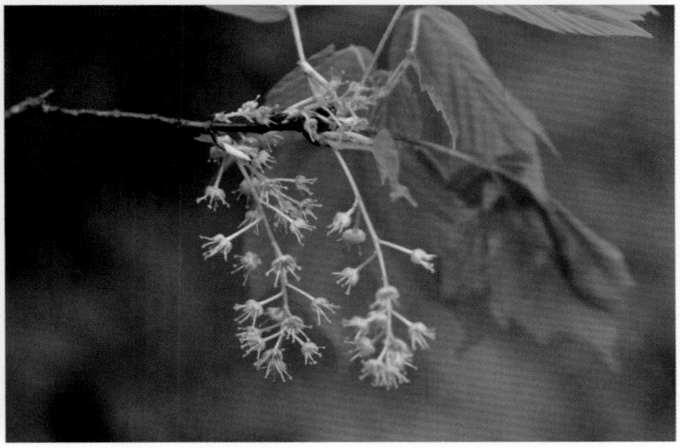

【形态特征】落叶乔木。树皮深棕色；小枝粗壮，当年生枝紫褐色或紫绿色，嫩时有短柔毛，旋即脱落，多年生枝深褐色，无毛。叶常3裂，稀5裂，裂片钝。总状花序或圆锥状总状花序，侧生；花黄绿色，单性，雌雄异株；花瓣5，黄绿色。翅连同小坚果长4~6.5cm；小坚果近球形。花期5月，果期9月。

【适宜生境】生于海拔 2000m 左右的疏林中。

【资源状况】分布于中山区。常见。

【入药部位】果实、根。

【功能主治】祛风除湿，活血止痛。用于风湿痹痛，咽喉肿痛。

中华槭

五角槭

Acer sinense Pax

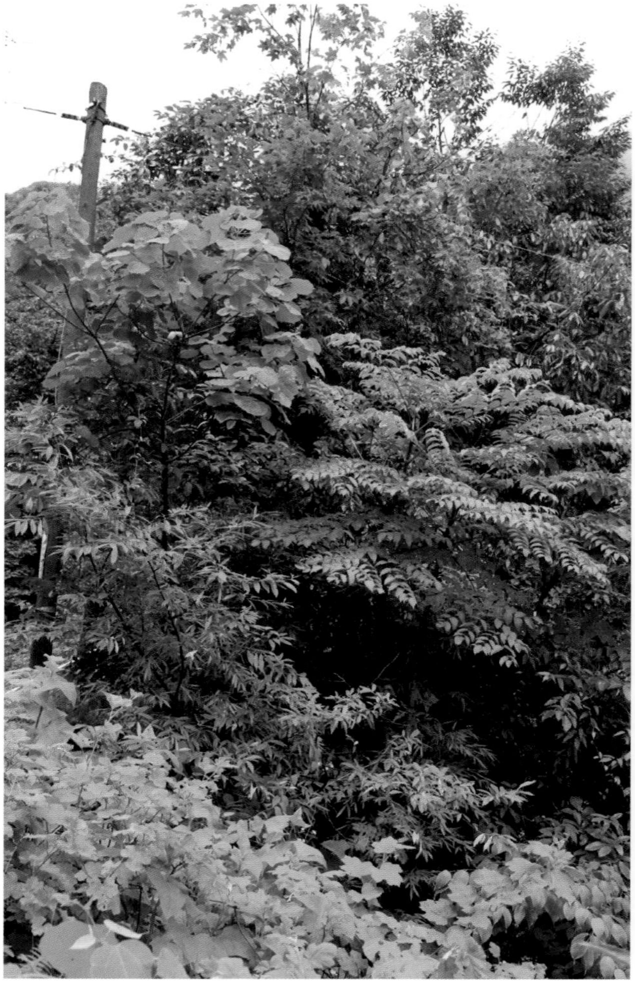

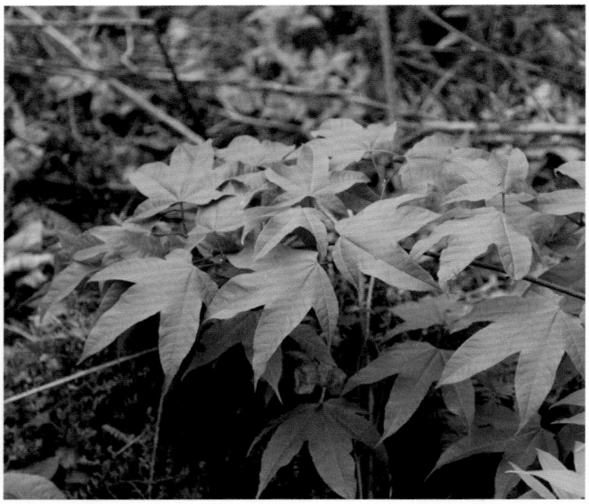

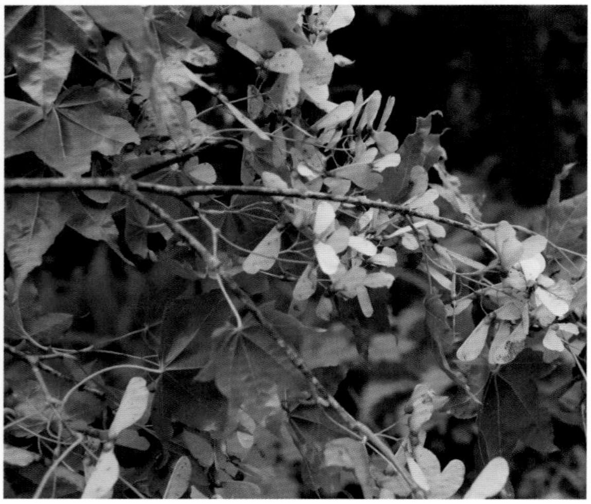

【形态特征】落叶乔木。小枝细瘦，无毛，当年生枝淡绿色或淡紫绿色，多年生枝绿褐色或深褐色。叶近革质，常 5 裂。花杂性，雄花与两性花同株；顶生圆锥花序下垂，多花；花瓣 5，白色；萼片淡绿色；子房被白色柔毛。果实黄色，无毛；小坚果椭圆体形，强烈凸出。花期 5 月，果期 9 月。

【适宜生境】生于海拔 500~2500m 的疏林中。

【资源状况】分布于低山区、中山区、高山区。少见。

【入药部位】根、根皮。

【功能主治】祛风除湿，活络通经止痛。用于风湿痹痛，骨折，跌打损伤。

七叶树科

七叶树 *Aesculus chinensis* Bunge

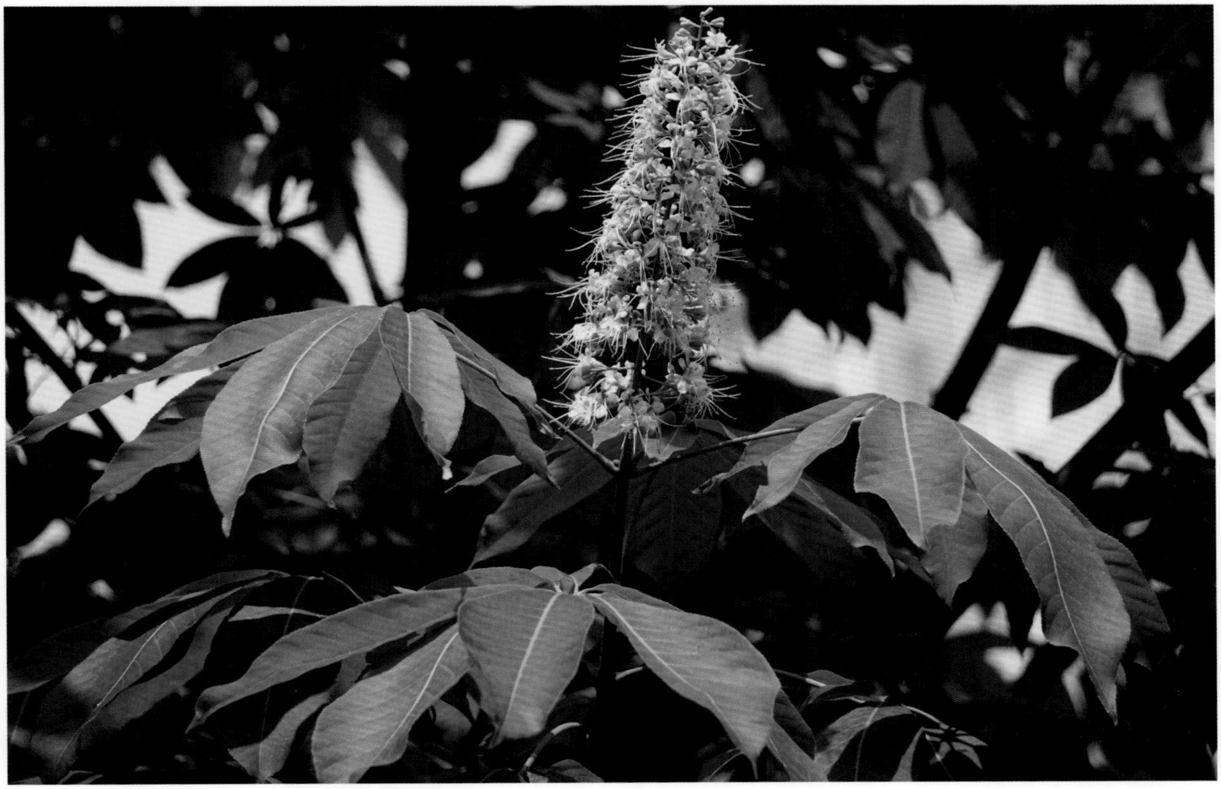

【形态特征】乔木，高达 25m。掌状复叶对生；叶柄长 7~15cm；小叶 5~7（~9），纸质，叶背光滑或幼时沿脉具灰色绒毛，基部楔形或阔楔形；侧脉 11~17 对。花瓣 4，白色，有黄斑，长圆状倒卵形至长圆状倒披针形。蒴果球形或倒卵球形。种子近球形；种脐淡白色，约占种子的 1/2。花期 4~5 月，果期 9~10 月。

【适宜生境】生于海拔 2300m 左右的灌丛。

【资源状况】分布于中山区。常见，有栽培。

【入药部位】成熟种子（娑罗子）。

【功能主治】疏肝理气，和胃止痛。用于肝胃气滞，胸腹胀闷，胃脘疼痛。

天师栗

猴板栗

Aesculus wilsonii Rehd.

【标本采集号】511423140620807LY

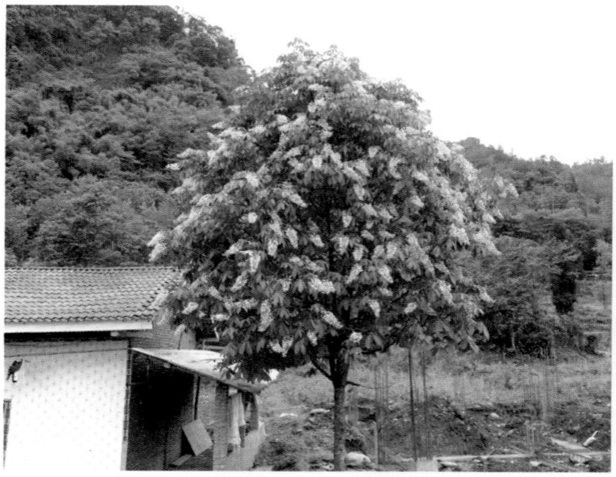

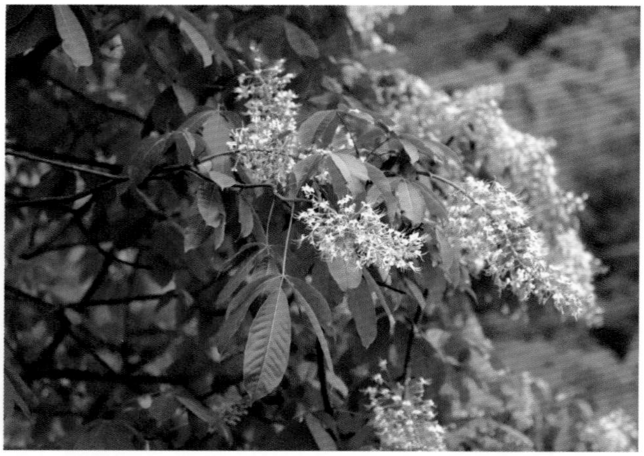

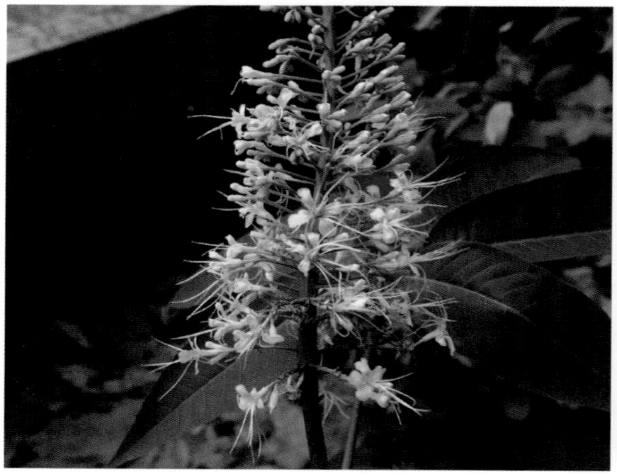

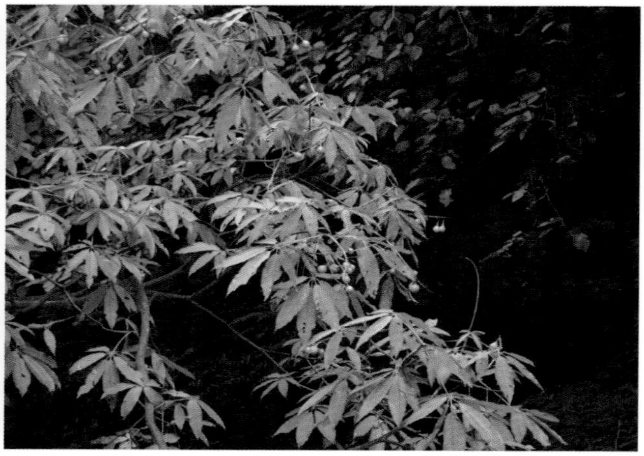

【形态特征】乔木，高达 25m。小叶叶背多少被一致的灰绒毛或长柔毛，或沿脉具浅灰色的绒毛（有时仅在幼时），基部阔楔形至圆形或稍心形；侧脉 15~20 对。蒴果具疣状突起。种子种脐占种子的 1/3 以下。花期 4~6 月，果期 9~10 月。

【适宜生境】生于乔木林中。

【资源状况】分布于中山区。少见，有栽培。

【入药部位】成熟种子（娑罗子）。

【功能主治】宽中下气，开胃，通筋络。用于胃痛，腹部胀痛，疳积，痢疾，疟疾。

无患子科

倒地铃 风船葛

Cardiospermum halicacabum Linn.

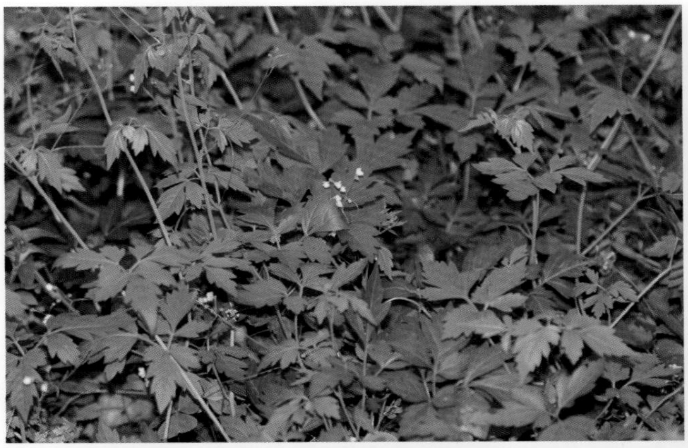

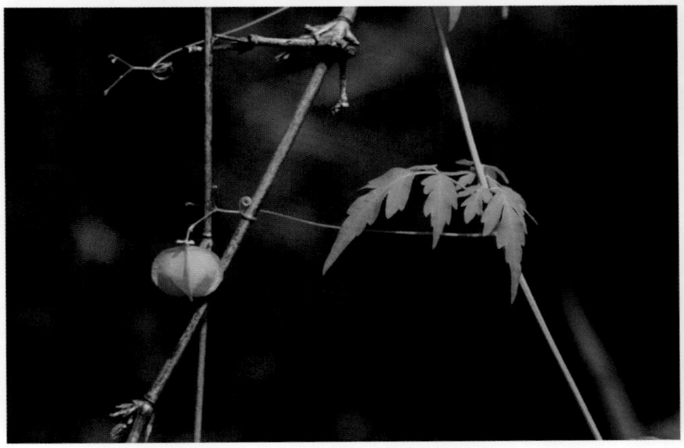

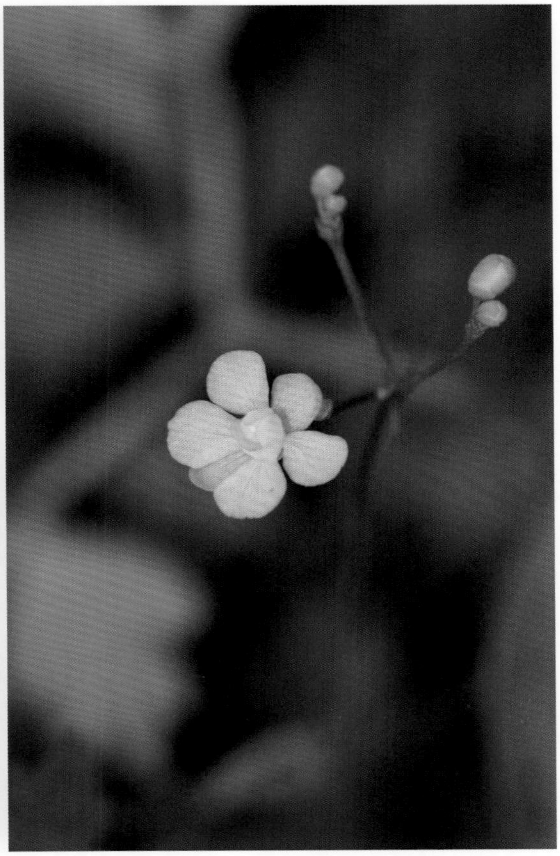

【形态特征】一年生攀缘草本，长 1~3m。茎有纵棱 5~6 条。二回三出复叶，轮廓三角形。圆锥花序少花，基部具卷须，与叶近等长或稍长；花杂性；花瓣乳白色，倒卵形。蒴果膜质，褐色，梨形、螺旋状倒三角形或有时几椭圆体形，肿胀，3 瓣开裂。花期夏、秋二季，果期秋、冬二季。

【适宜生境】生于荒草地。

【资源状况】分布于低山区。常见。

【入药部位】全草（倒地铃）。

【功能主治】消肿止痛，凉血解毒。用于跌打损伤，疮疖痈肿，湿疹，黄疸，淋病，疔疮，黄水疮。

复羽叶栾树

摇钱树

Koelreuteria bipinnata Franch.

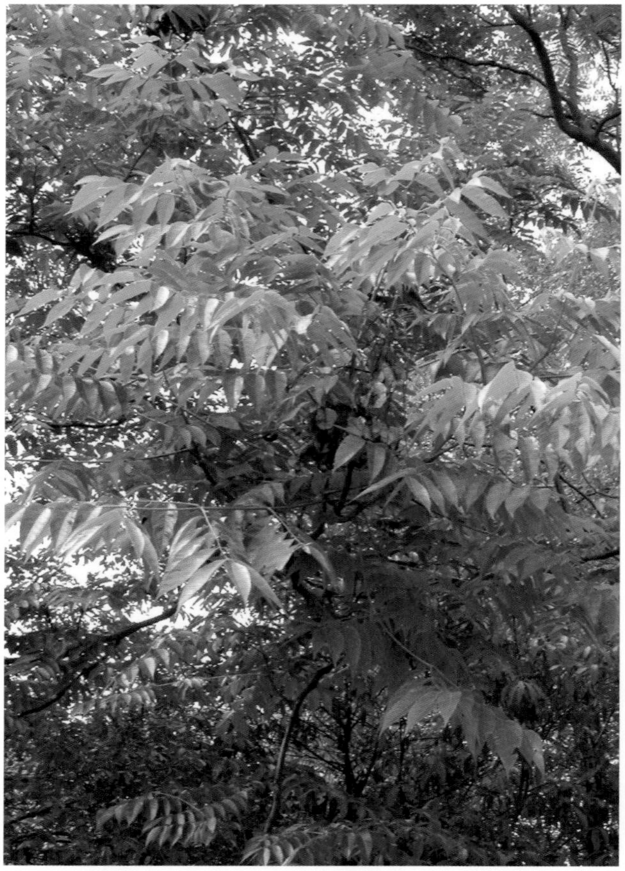

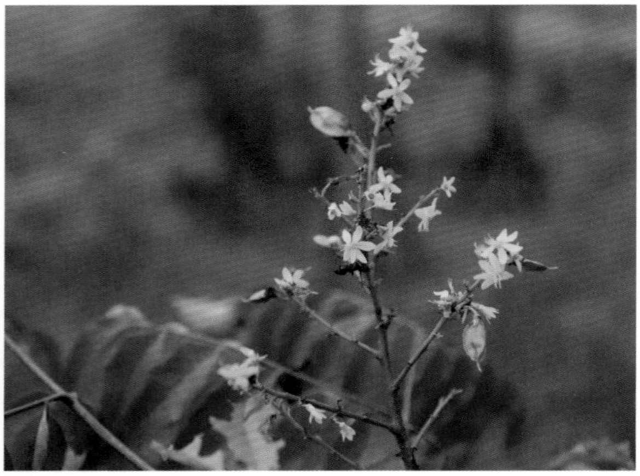

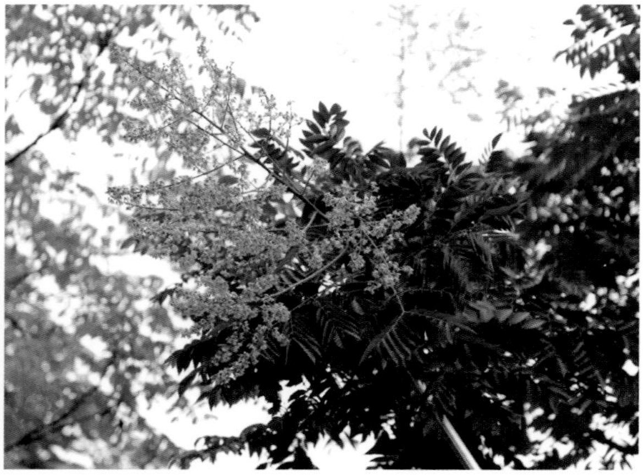

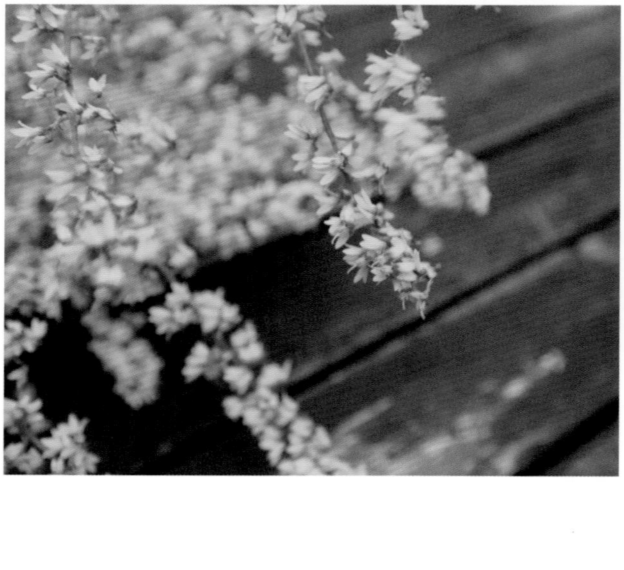

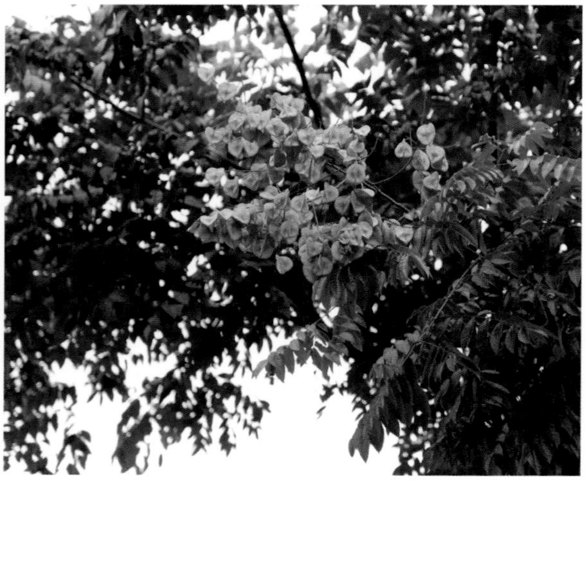

【形态特征】乔木，高达 20m。叶开展，二回羽状复叶；小叶 9~17 片，基部稍倾斜，先端锐尖至具短渐尖，边缘具内卷锯齿或有时全缘。圆锥花序扩展，大型；花瓣 4，稀 5；子房三棱状长圆形，被柔毛。蒴果椭圆体形或近球形，具 3 棱，先端圆形或钝，老时褐色。种子近球形。花期 6~9 月，果期 8~10 月。

【适宜生境】栽培。

【资源状况】分布于坝区、低山区。常见，可以大量开发利用。

【入药部位】根、花、果实（摇钱树）。

【功能主治】祛风清热，活血，祛痰，止痛，杀虫。用于风热咳嗽，蛔虫病，目痛，泪出，伤眦。

无患子

油患子、患子

Sapindus mukorossi Gaertn.

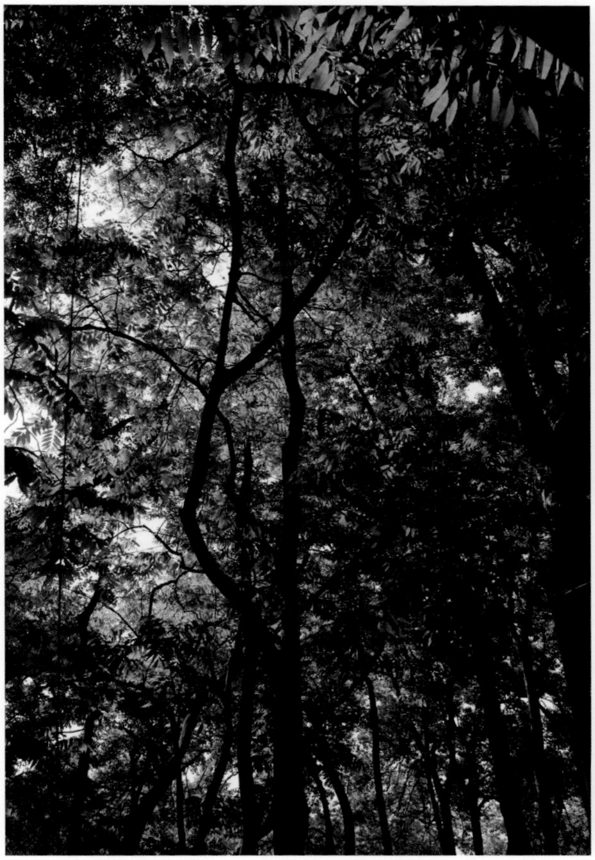

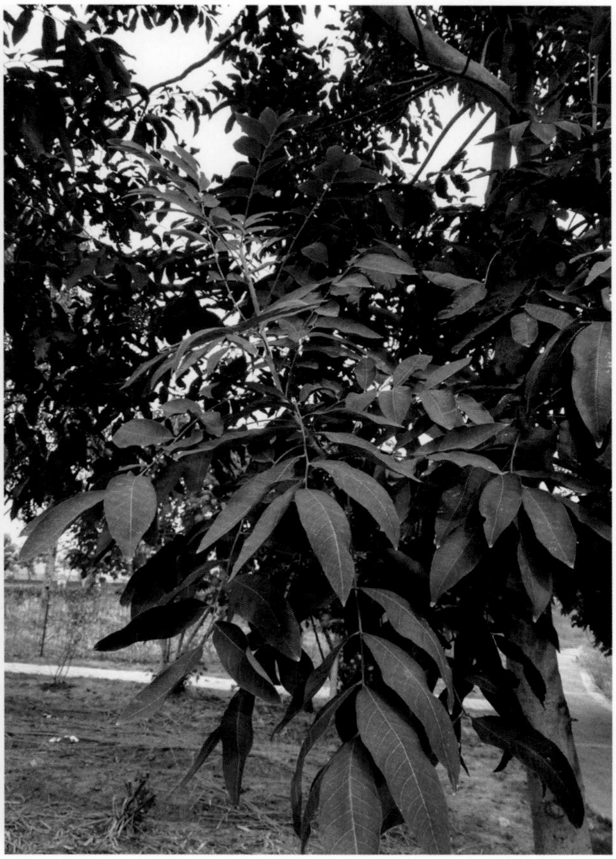

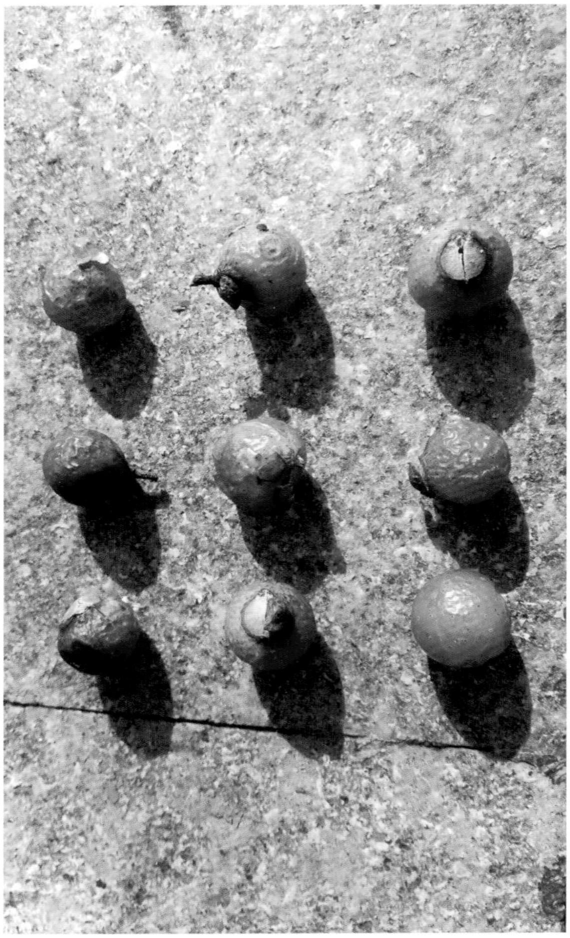

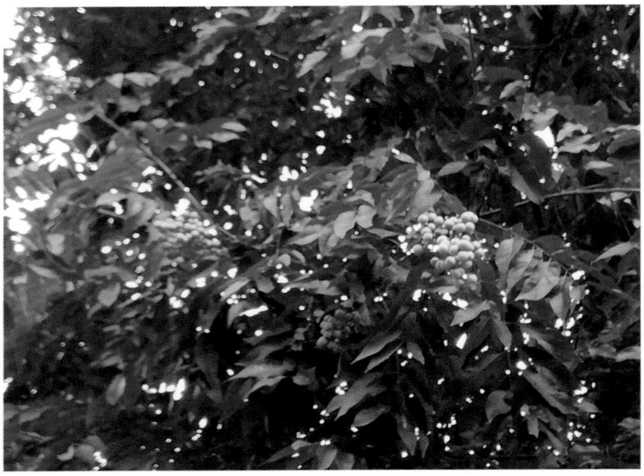

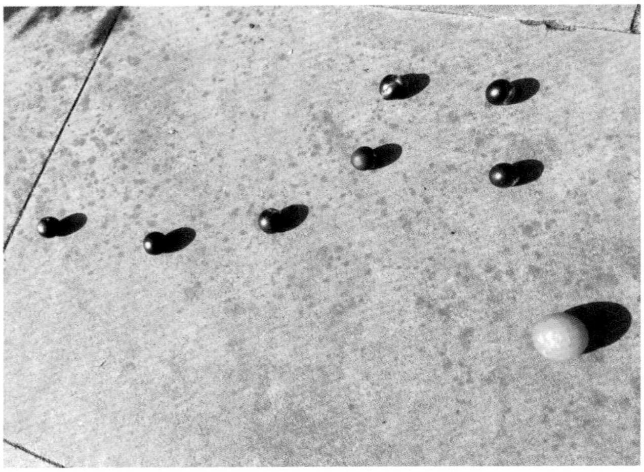

【形态特征】落叶乔木，高达20m。叶及叶柄共长25~45cm或更长；小叶5~8对，常近对生。花序顶生，圆锥形；花辐射对称；花瓣5，基部具长爪，上面具2个耳状鳞片。可育分果爿橙色，干后黑色，近球形。种子黑色，球形，坚硬。花期春季，果期夏、秋二季。

【适宜生境】栽培。

【资源状况】分布于低山区。常见。

【入药部位】种子、根、果仁、果实。

【功能主治】种子、根清热，止痛，利水除湿，止咳化痰，解表。用于感冒发热，支气管炎，白喉，扁桃体炎，胃痛，肺热咳嗽，烦渴，疳积，胃脘不舒，牙痛，虫积腹痛。果仁祛痰止咳，止痛。用于咳嗽，疝气，风湿痛。果实用于白喉，咽喉炎，扁桃体炎，支气管炎，百日咳，急性胃肠炎，白带异常。

清风藤科

泡花树

降龙木

Meliosma cuneifolia Franch.

【标本采集号】LEM120725017

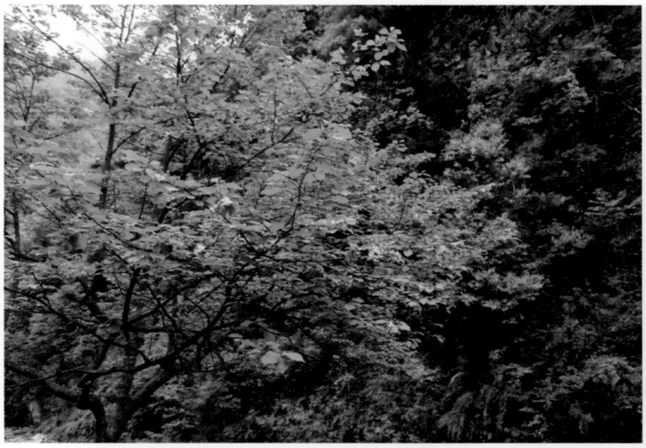
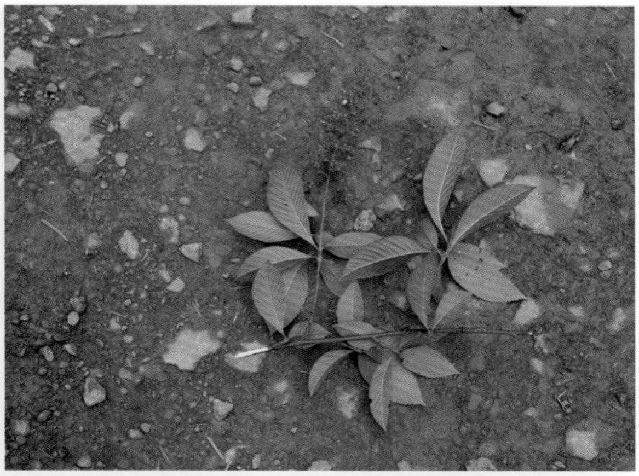
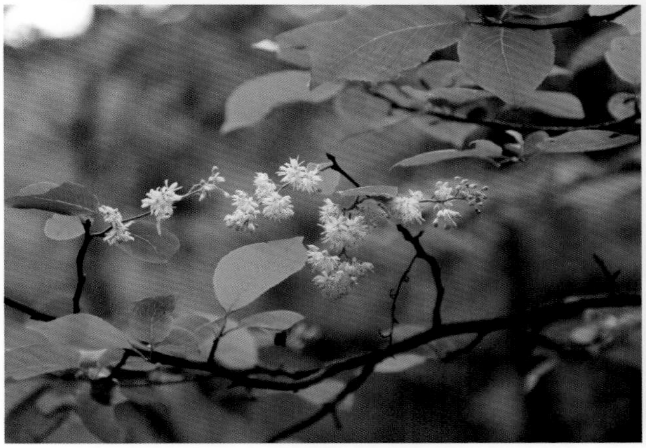
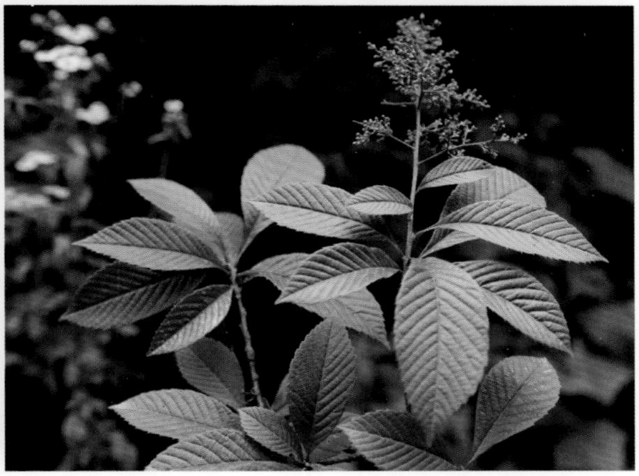

【形态特征】落叶灌木或乔木，高 3~8m。树皮深棕色，小枝暗黑色。叶纸质，倒卵状楔形或狭倒卵状楔形，边缘具锯齿，先端短渐尖。圆锥花序顶生，直立，分枝 3（4）次，被锈色短柔毛。核果扁球形，成熟时黑色。花期 5~7 月，果期 9~11 月。

【适宜生境】生于乔木林或灌木林中。

【资源状况】分布于中山区。常见。

【入药部位】根皮（灵寿茨）。

【功能主治】清热解毒，镇痛利水。用于无名肿毒，毒蛇咬伤，臌胀水肿。

四川清风藤

钻石藤、女儿藤、四川青风藤

Sabia schumanniana Diels

【标本采集号】511423140420367LY

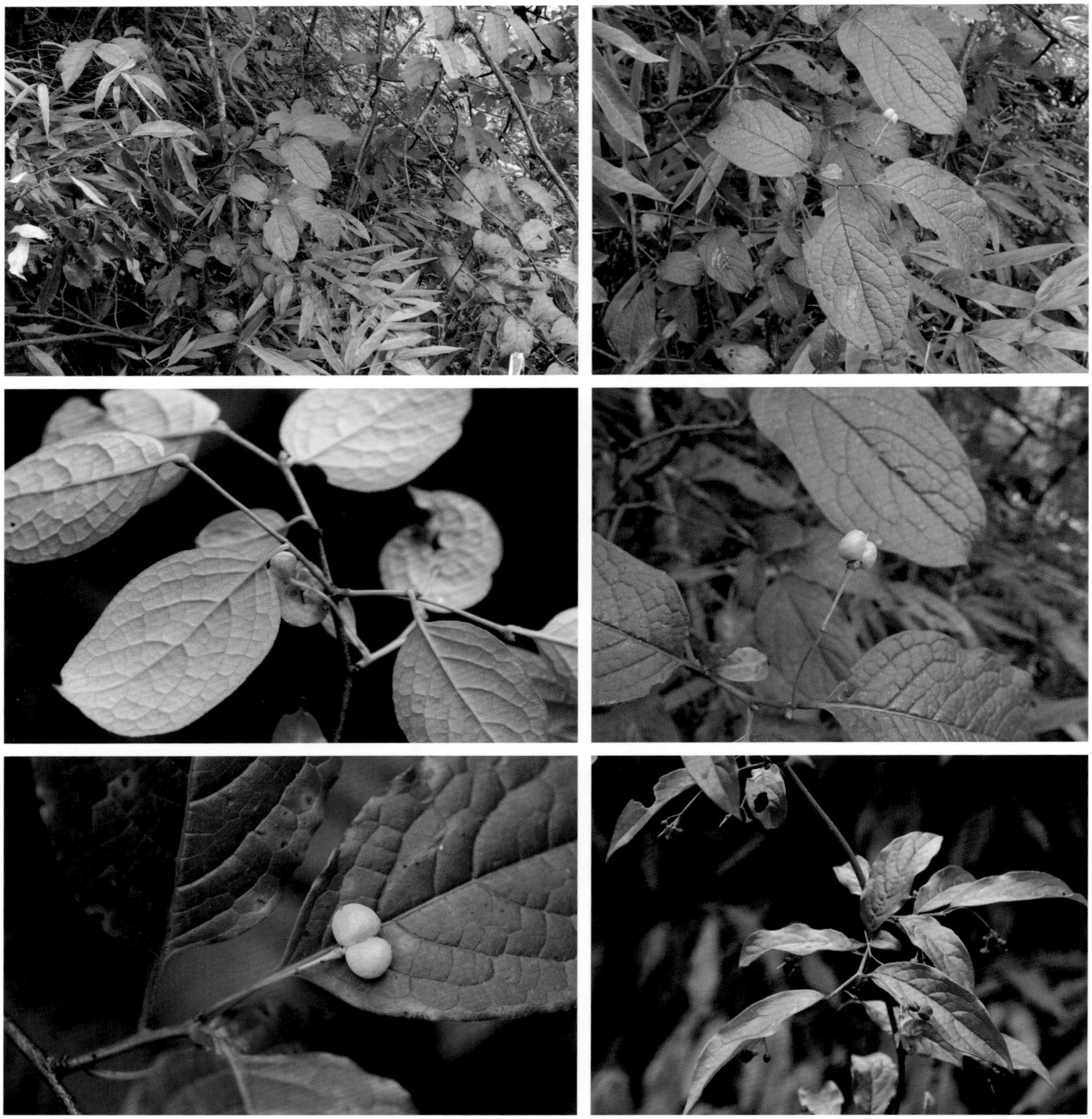

【形态特征】木质落叶藤本，长 2~3m。根粗壮，肉质，淡黄色。叶长圆状卵形，纸质，两面无毛，宽达 3.5cm。聚伞或圆锥花序具 1~3（~20）花；花瓣 5，浅绿色或绿紫色至浅咖啡色；子房上位，2 室，无毛；花盘圆柱状。分果爿倒卵球形或近球形，无毛。花期 3~4 月，果期 6~8 月。

【适宜生境】生于灌丛中。

【资源状况】分布于中山区。少见。

【入药部位】根或茎（铁牛钻石）。

【功能主治】祛风除湿，活血止痛，通经。用于慢性支气管炎，关节炎，风湿腰腿痛，风寒咳嗽，跌打损伤。

尖叶清风藤

尖叶青风藤

Sabia swinhoei Hemsl. ex Forb. et Hemsl.

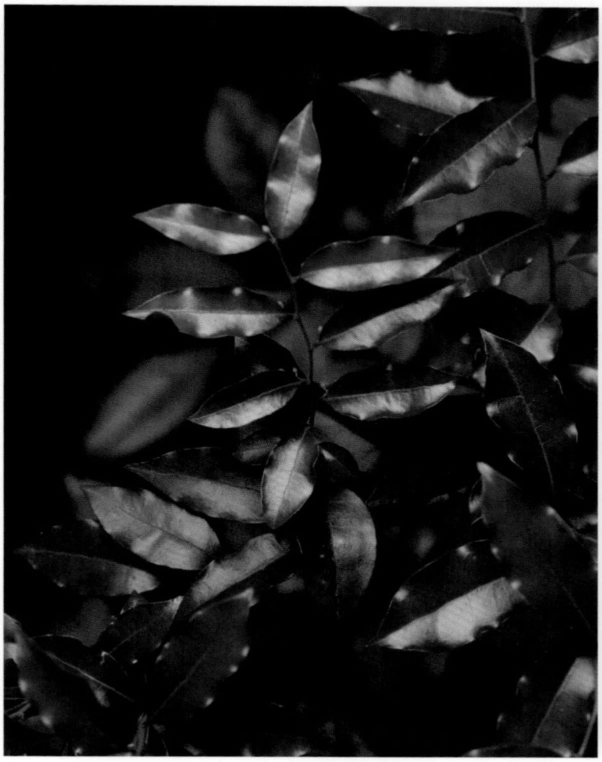

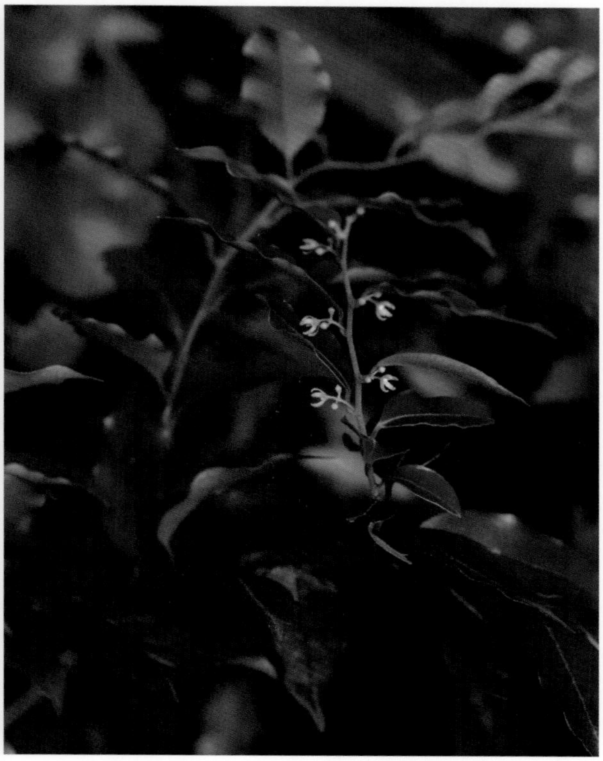

【形态特征】常绿木质藤本。小枝纤细，被长而垂直的柔毛。叶纸质或薄革质，叶背具短柔毛或仅于中脉具柔毛，先端渐尖至尾尖状锐尖。聚伞花序具（1）2~7 花；萼片外面有不明显的红色腺点，有缘毛；子房无毛。分果爿绿色至红色或深蓝色，近圆形或倒卵球形，压扁；内果皮具蜂巢状孔穴。花期（1~）3~4（~6）月，果期 7~9（~10）月。

【适宜生境】生于海拔 400~2300m 的林中。

【资源状况】分布于坝区、低山区、中山区。少见。

【入药部位】全株。

【功能主治】除风湿，止痹痛，活血化瘀，舒筋活络。用于风湿关节痛，筋骨不利。

凤仙花科

凤仙花

急性子、指甲花
Impatiens balsamina L.

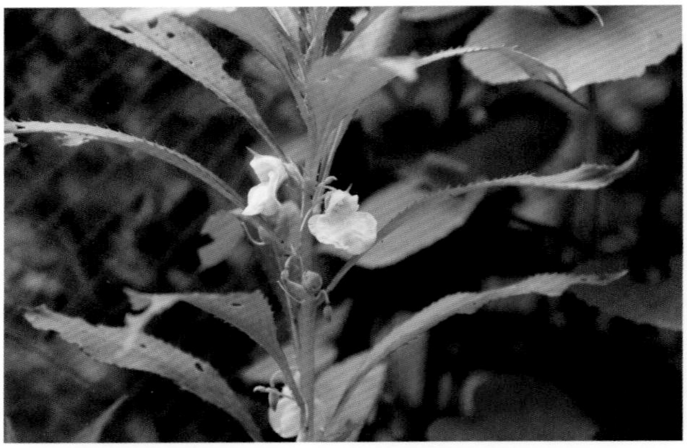
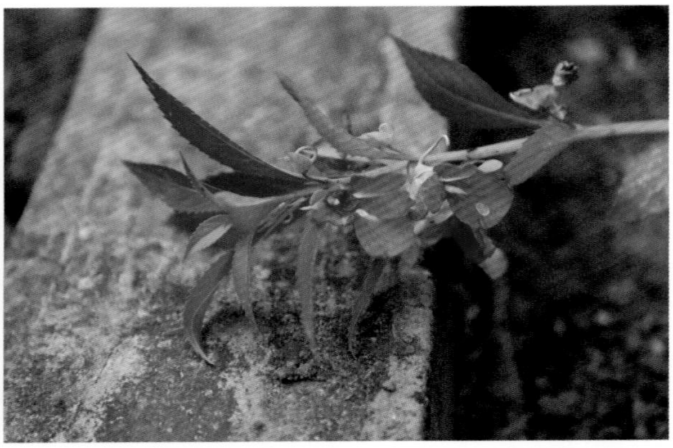
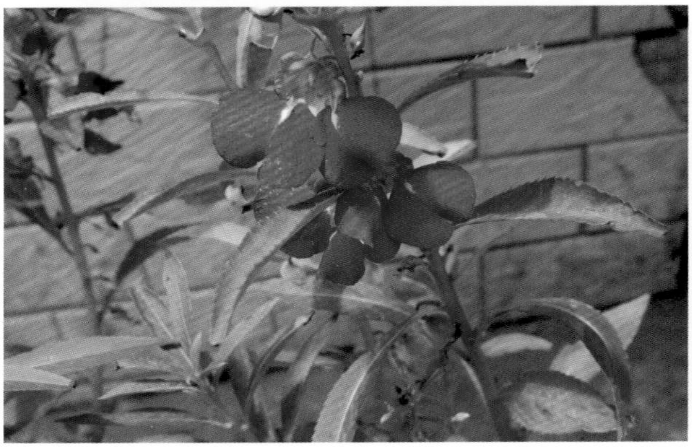
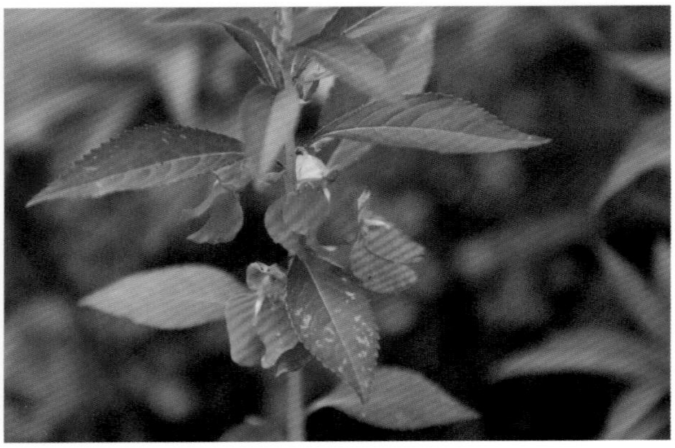

【形态特征】一年生草本，高 60~80cm。茎直立，肉质，下部的节常膨大，常呈紫红色，多汁。叶互生，披针形、狭椭圆形。花单生或 2~3 朵簇生于叶腋，白色、粉红色或紫色，单瓣或重瓣；花梗常下垂；苞片线形；侧生萼片 2；旗瓣圆形；翼瓣具柄，下部裂片长圆形，上部裂片近圆形；唇瓣深舟状，基部成内弯的距；雄蕊 5；子房纺锤形。蒴果宽纺锤形。种子圆球形，黑褐色。花期 7~10 月。

【适宜生境】栽培。

【资源状况】分布于坝区、低山区。常见，可以开发利用。

【入药部位】成熟种子（急性子）、花（凤仙花）。

【功能主治】成熟种子破血消积，软坚散结，降气行瘀，调经止痛。用于经闭，积块，噎膈，疮疡坚肿，骨鲠不下，食管癌。花调经，活血。用于跌打损伤，腰肋疼痛，瘀血疼痛，风湿性关节炎，经闭，产后瘀血未净。

水金凤

花儿草

Impatiens noli-tangere L.

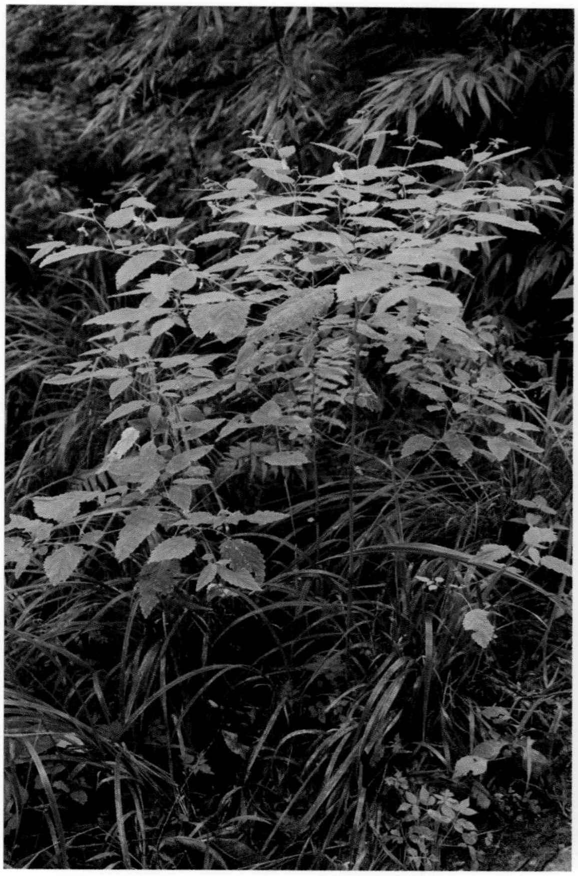

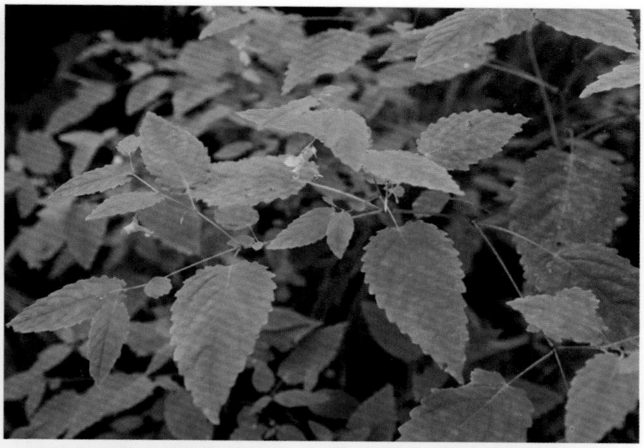

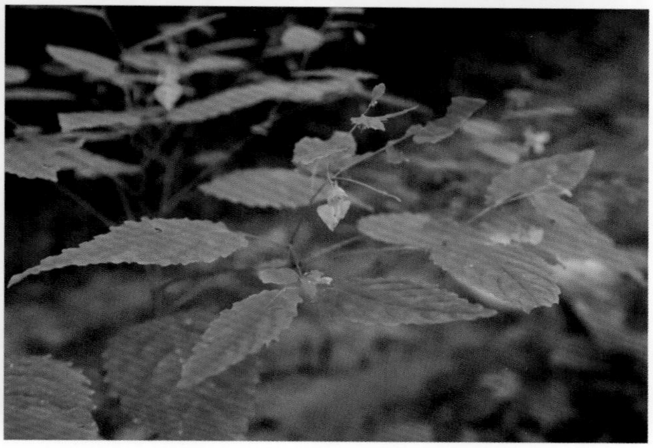

【形态特征】一年生草本，高 30~100cm。茎直立，粗壮，肉质，节明显。叶互生，卵形。总花梗具 2~4 花，总状排列；苞片 1，草质，宿存；花黄色；侧生萼片 2；旗瓣圆形；翼瓣无阔柄，下部裂片矩圆形，上部裂片斧形；唇瓣宽漏斗状，基部渐狭成内弯的距；雄蕊 5；子房纺锤形。蒴果圆柱形，裂片卷曲。种子圆球形，褐色。花期 7~9 月。

【适宜生境】生于沟边、潮湿地边。

【资源状况】分布于坝区、低山区。常见。

【入药部位】根及全草。

【功能主治】解毒利湿，消肿。用于筋骨疼痛，疥癞，癣疮，蛇咬伤。

峨眉凤仙花 霸王七

Impatiens omeiana Hook. f.

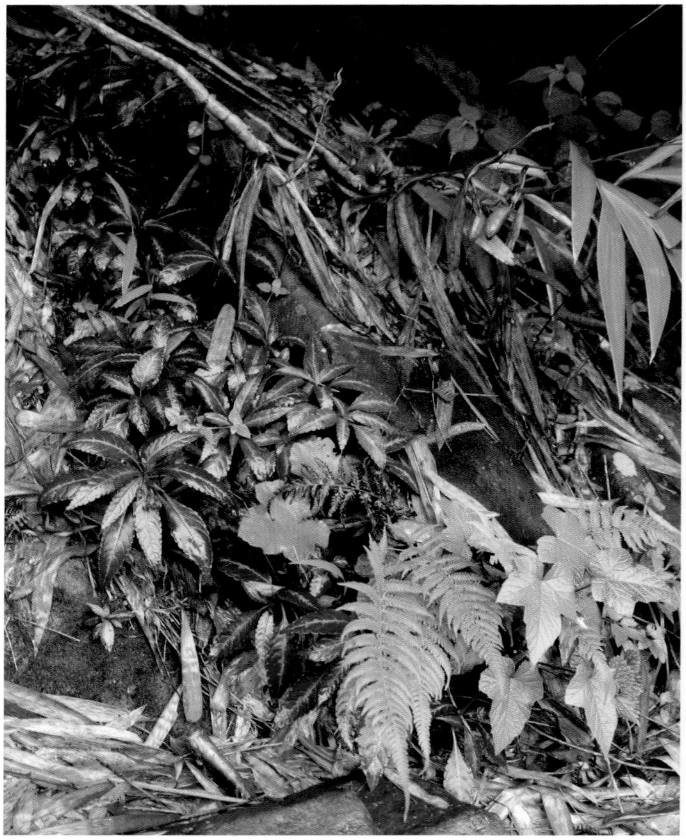
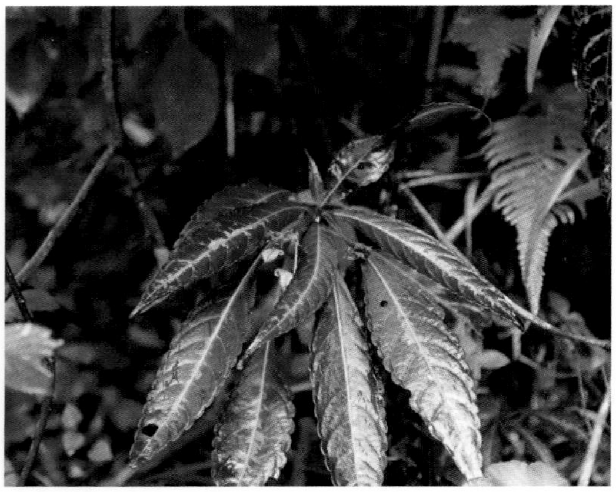
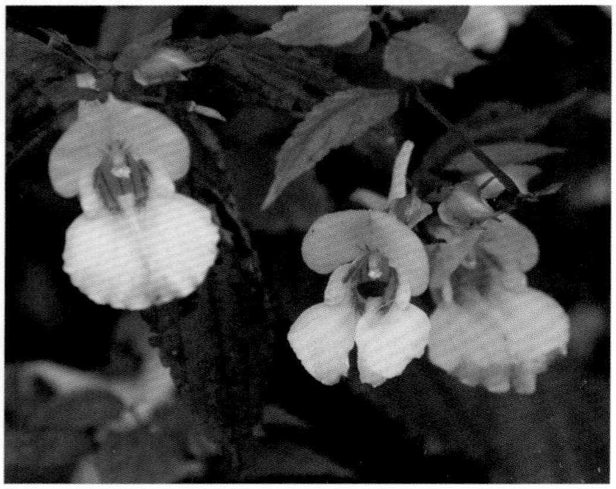

【形态特征】直立草本。根状茎粗壮，节膨大。叶互生，披针形或卵状矩圆形。总花梗顶生，花5~8朵排成总状花序；花梗细，基部有1卵状矩圆形苞片；花大，黄色；萼片4；旗瓣三角状圆形，翼瓣无柄，2裂，基部裂片近方形，上部裂片较长，斧形，先端圆，背面的耳宽，唇瓣漏斗状，基部延成卷曲的短距；花药钝；子房纺锤形。花期8~9月。

【适宜生境】生于灌丛阴湿处。

【资源状况】分布于中山区。常见，可以开发利用。

【入药部位】根。

【功能主治】活血祛瘀，消肿解毒。用于风湿痹痛，跌打损伤，痈肿疮毒；外用于疮疖，刀伤，蛇虫咬伤。

野凤仙花

霸王七

Impatiens textori Miq.

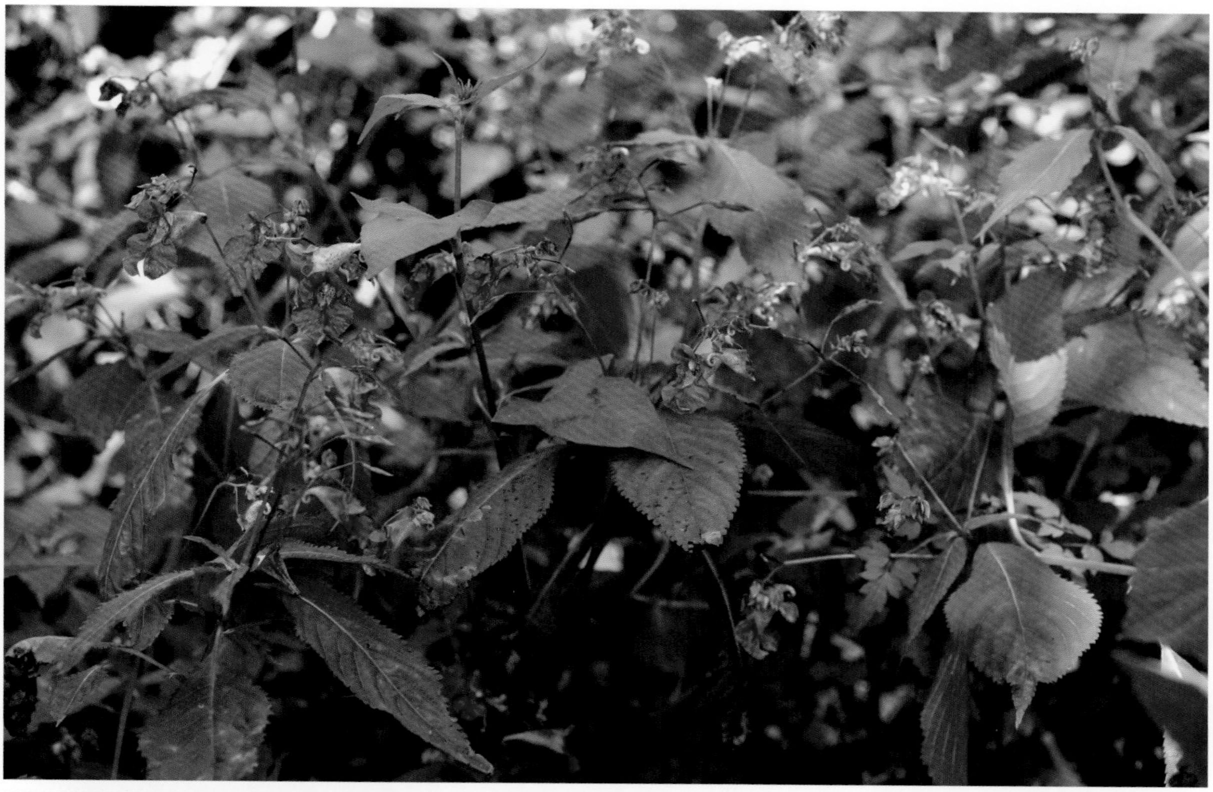

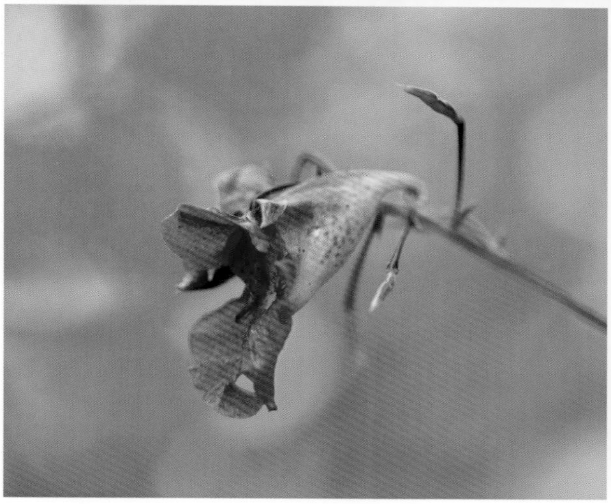

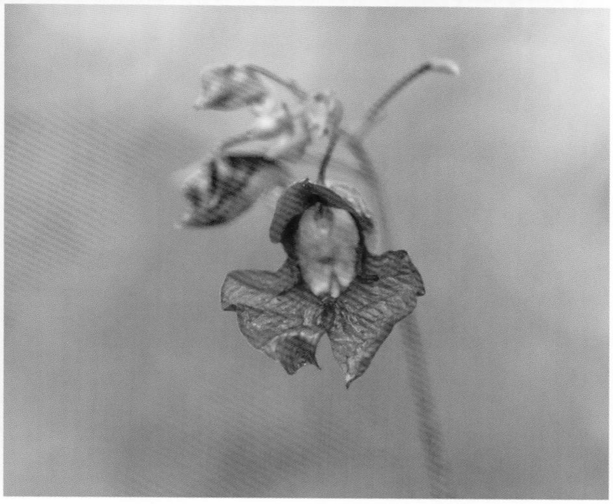

【形态特征】一年生草本。茎直立，多分枝，通常带淡红色，上部小枝和总花梗被红紫色腺毛。叶互生或近轮生，卵形或披针形，侧脉7~8对。总花梗生于叶腋，具4~10花；苞片披针形；花紫红色；侧生萼片2；旗瓣方形，翼瓣具柄，基部裂片长圆形，上部裂片斧形，唇瓣漏斗形，基部渐狭成向内卷曲的距；子房纺锤形。蒴果纺锤状。种子椭圆形，褐色，具小瘤状突起。花期8~9月。

【适宜生境】生于阴湿沟边、林下。

【资源状况】分布于低山区。少见。

【入药部位】全草、根。

【功能主治】活血通络，止痛。用于风湿骨痛，跌打损伤。

白花凤仙花 *Impatiens wilsonii* Hook. f.

【形态特征】直立草本。茎粗壮，节膨大。叶互生，倒卵形或倒披针形；叶柄短或几无柄，有疏腺体。总花梗生于顶叶腋，排成总状花序；花白色；侧生萼片 4，外面 2 个卵形，内面 2 个马刀形；旗瓣椭圆形，翼瓣无柄，2 裂，基部裂片矩圆形，上部裂片斧形，背部有短耳，唇瓣囊状，基部圆形，有内弯的短距；花药钝；子房纺锤形。花期 8~9 月。

【适宜生境】生于荒地、水沟边。

【资源状况】分布于低山区。少见。

【入药部位】全草。

【功能主治】清热解毒。用于肠痈，瘰疬，红崩白带，痈肿疮毒。

鼠李科

黄背勾儿茶

牛儿藤、鸭公藤、石萝藤

Berchemia flavescens (Wall.) Brongn.

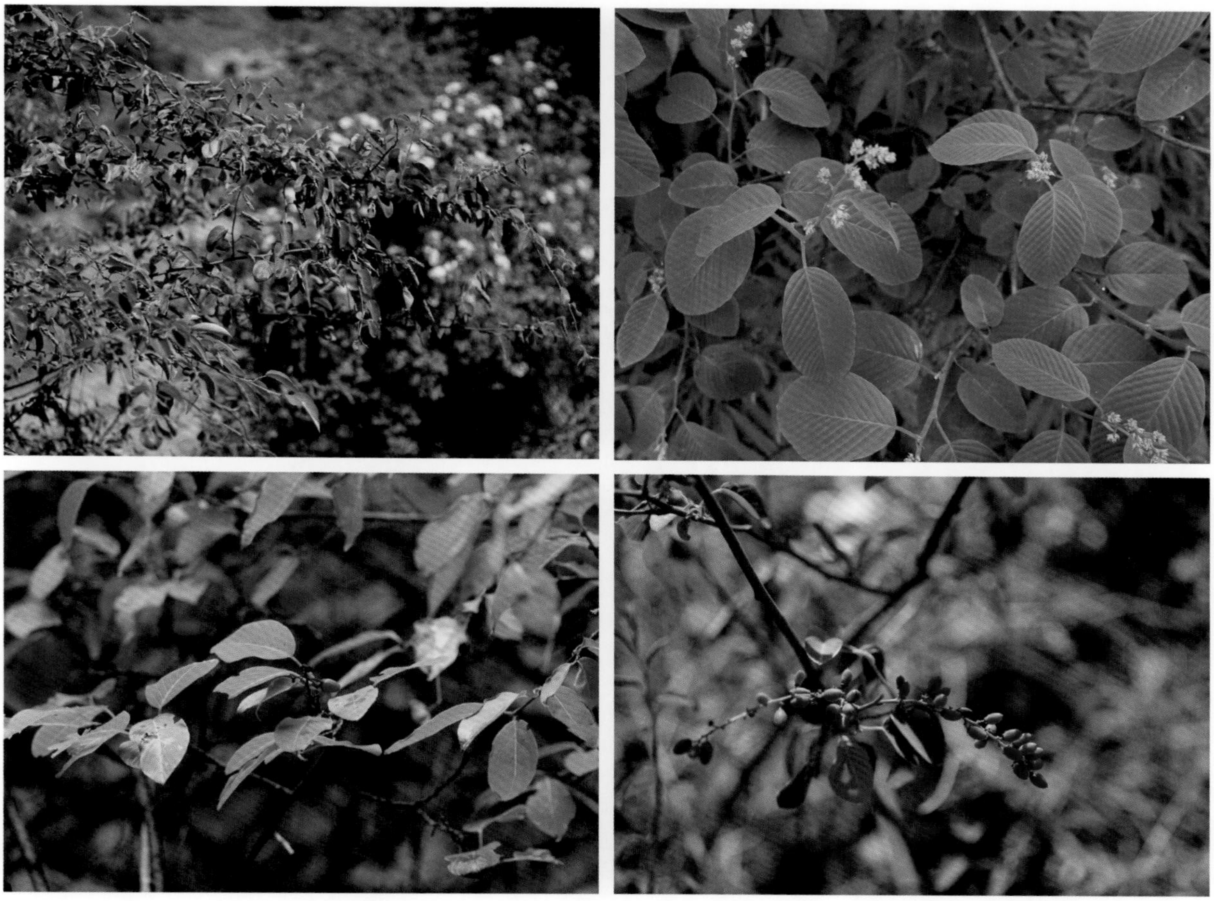

【形态特征】攀缘灌木，高 7~8m。小枝黄色或褐色，有时被白粉。叶较大，纸质，长 7~15cm，叶背干时变黄色，侧脉 12~18 对。花黄绿色，极小，无毛，常 1 至少数簇生，形成狭聚伞圆锥状花序。核果近圆柱形，成熟时紫红色或紫黑色，顶端具小尖头，基部有盘状宿存花盘。花期 6~8 月，果期翌年 5~7 月。

【适宜生境】生于灌丛中。

【资源状况】分布于高山区。常见。

【入药部位】根或茎（石萝藤）。

【功能主治】清热解毒，舒筋活络，祛瘀消肿。根用于胸腹胀满，痢疾，跌打损伤，筋骨痛；茎用于崩漏，带下病，月经不调。

多花勾儿茶

鸭公藤、皱纱皮、牛鼻拳、大叶铁包金

Berchemia floribunda (Wall.) Brongn.

【标本采集号】LEM120725031

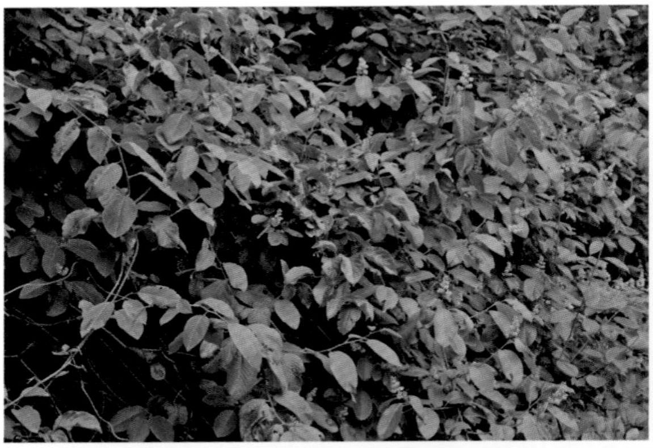
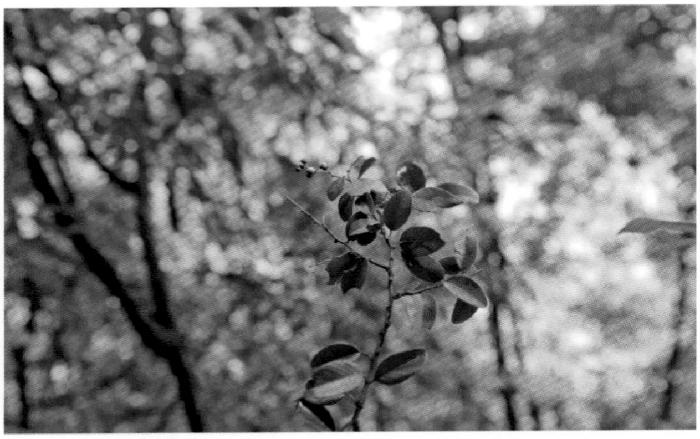
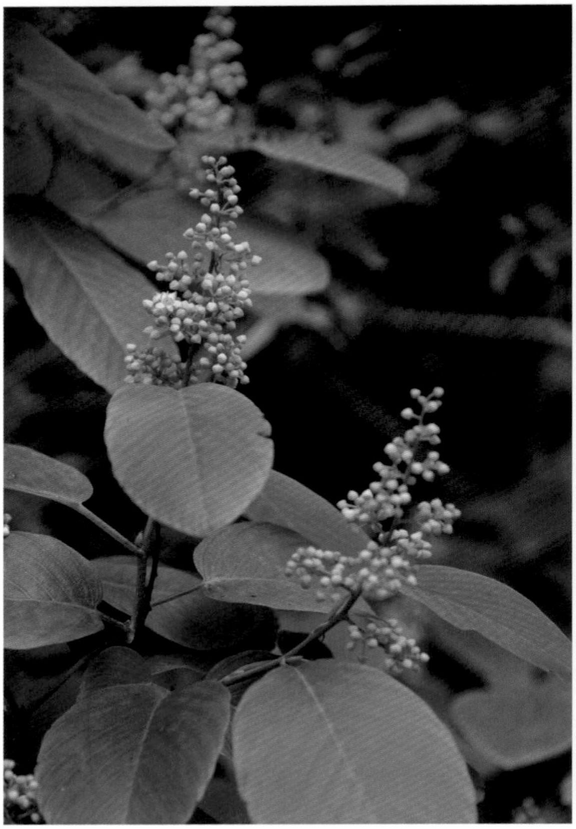
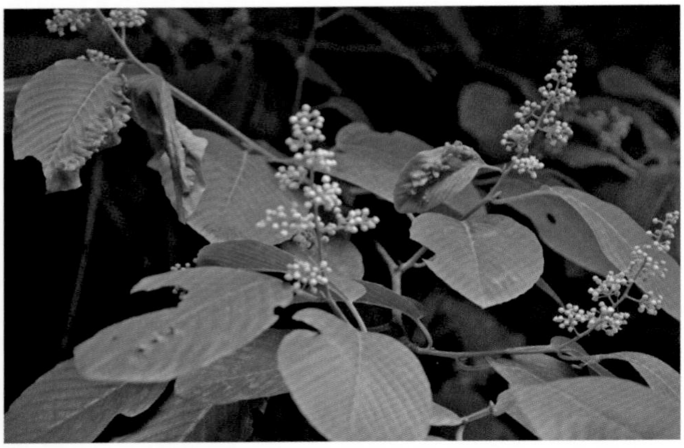
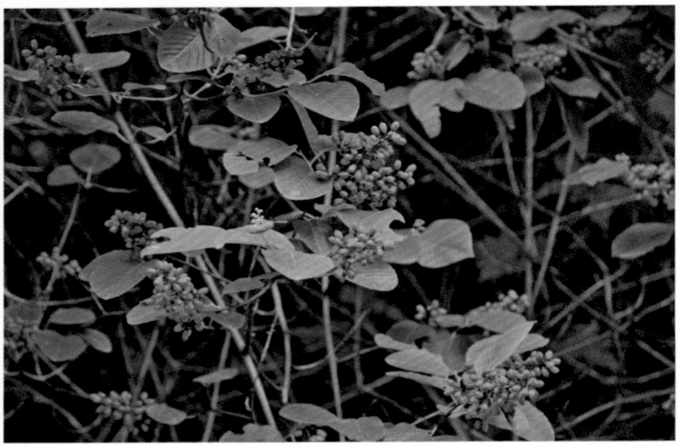

【形态特征】藤状或直立灌木，高达 6m。小枝黄绿色，无毛。叶干后叶背深褐色；托叶宿存。花序长达 15cm；花多数，通常数个簇生成聚伞圆锥花序，或下部有腋生聚伞总状花序，子房藏于花盘内，2 室，花柱 2 深裂。核果红色，成熟时蓝黑色，圆柱状椭球形至卵状长圆球形。花期 7~10 月，果期翌年 4~7 月。

【适宜生境】生于灌丛中。

【资源状况】分布于中山区。常见。

【入药部位】根（黄鳝藤根）、茎和叶（黄鳝藤）。

【功能主治】根健脾利湿，通经活络。用于脾虚食少，小儿疳积，风湿痹痛，黄疸，水肿，淋浊，痛经；外用于骨折，跌打损伤。茎和叶清热解毒，利尿。用于黄疸，衄血，风湿腰疼，经前腹痛。

多叶勾儿茶 鸭公藤

Berchemia polyphylla Wall. ex Laws.

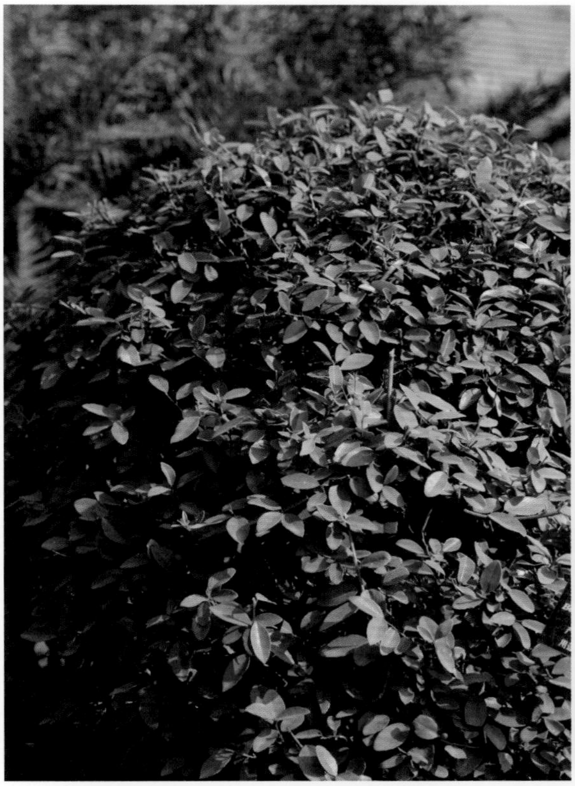

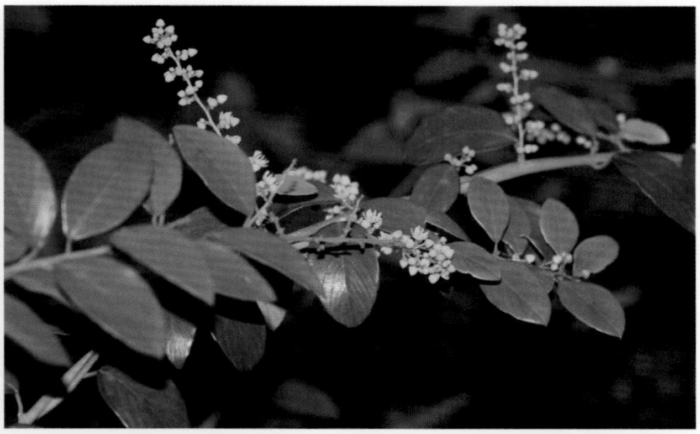

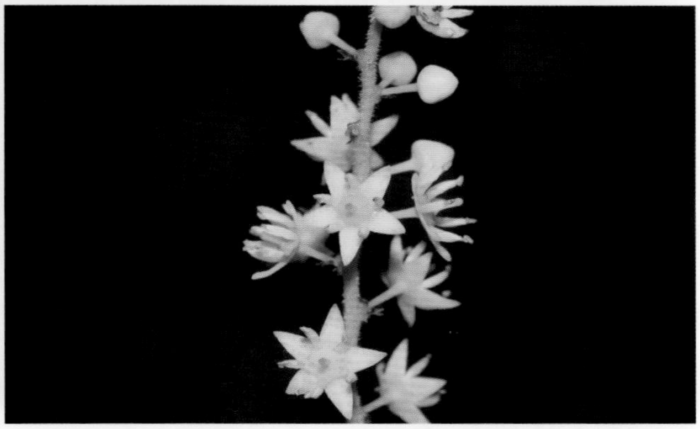

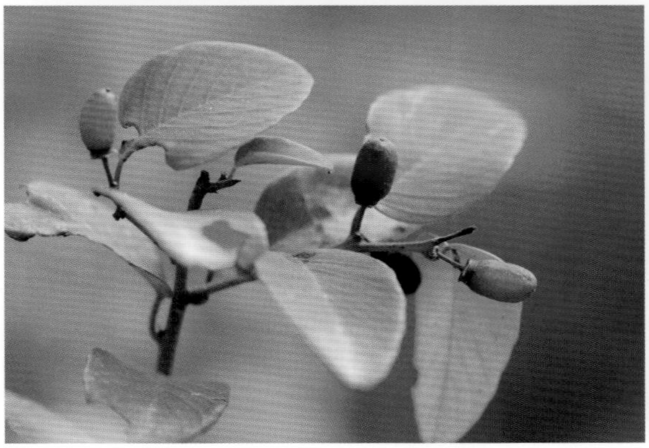

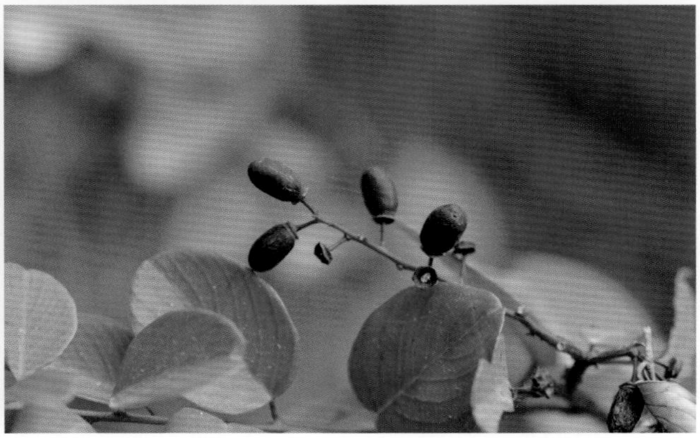

【形态特征】攀缘灌木，高 3~4m。小枝黄褐色，被短柔毛。叶两面无毛，侧脉 7~9 对。花浅绿色或白色，常 2~10 朵簇生成具梗的聚伞总状花序，萼片卵状三角形或三角形。核果成熟时红色，后为黑色，圆柱形，基部具宿存的花盘和萼筒。花期 5~9 月，果期 7~11 月。

【适宜生境】生于灌丛中。

【资源状况】分布于低山区、中山区。常见。

【入药部位】藤、根。

【功能主治】藤清热解毒，祛风除湿。用于风湿骨痛，痢疾，红崩白带。根清热消胀，理气通淋，消炎。用于红白痢疾，跌打损伤。

云南勾儿茶

鸭公藤

Berchemia yunnanensis Franch.

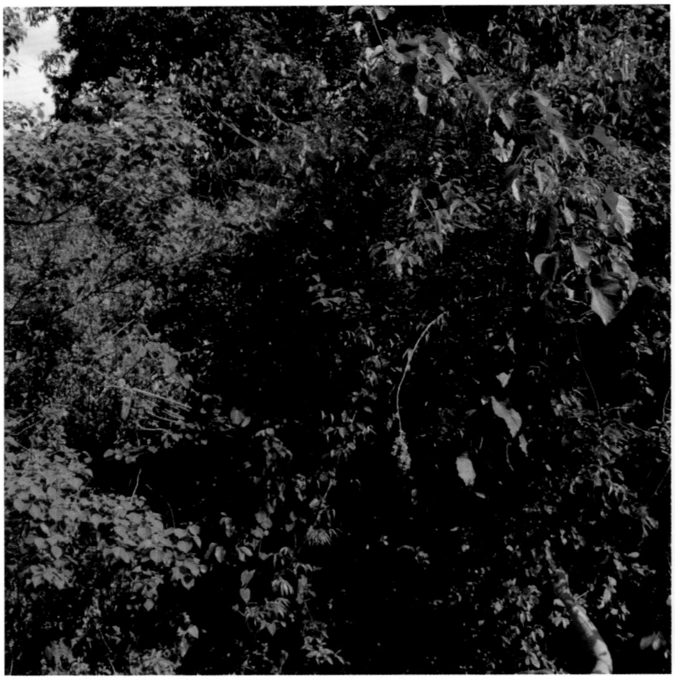

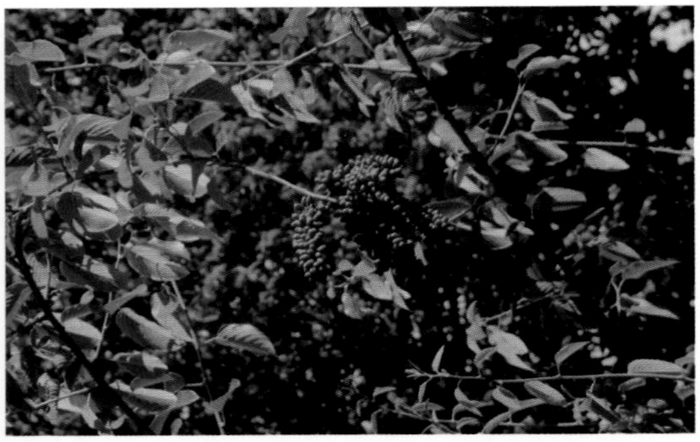

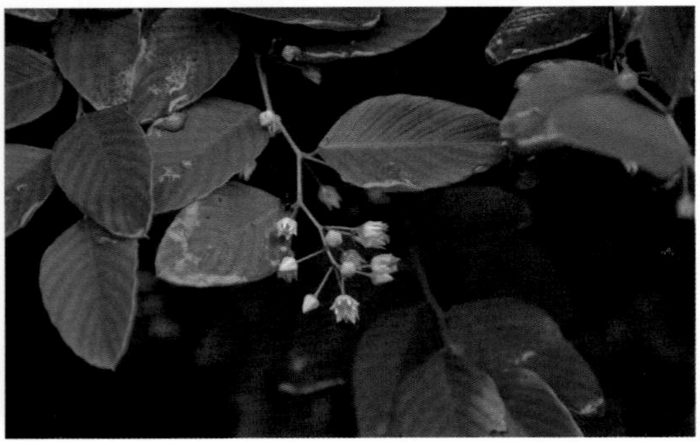

【形态特征】攀缘灌木，高 3~5m。茎紫红色，幼枝黄褐色。叶纸质，较小，卵状椭圆形、长圆状椭圆形或卵形，长 2.5~6cm，顶端锐尖，干时叶背变金黄色或黄色。花黄色，2 或 3 朵簇生成具长梗的顶生长 2~5cm 的总状花序。核果幼时红色，成熟后黑色，圆柱形，花柱有时宿存。花期 6~8 月，果期翌年 4~5 月。

【适宜生境】生于灌丛中。

【资源状况】分布于中山区。常见。

【入药部位】根、叶（鸭公青）。

【功能主治】清热消胀，理气通淋，消炎。用于赤白痢疾，肾炎水肿，痢疾，黄疸热淋，红崩，白带异常，风湿骨痛，痛经。

枳 椇

拐枣儿

Hovenia acerba Lindl.

【标本采集号】LEM120626016

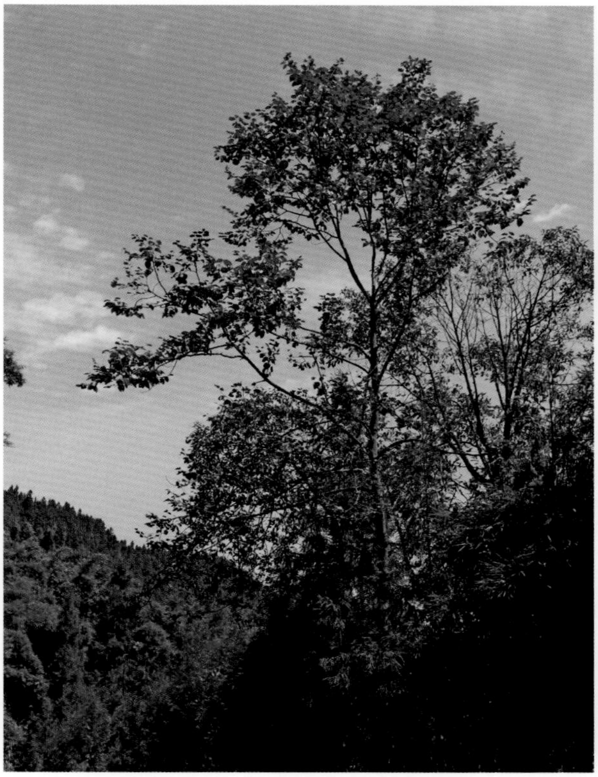

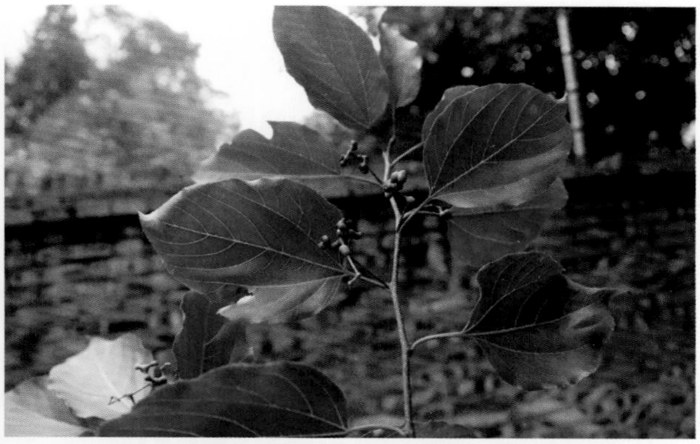

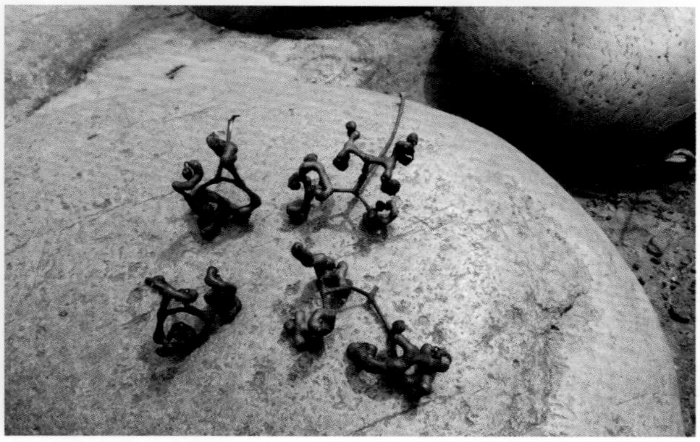

【形态特征】高大乔木，稀灌木，高达25m。小枝红褐色。叶片纸质至厚膜质，两面无毛或叶背沿主脉具柔毛，边缘有锯齿。花黄绿色，排成不对称的聚伞圆锥花序；花瓣5，椭圆状匙形，淡绿色；花梗和小花梗于果实成熟后膨大，变为肉质多汁、味甜可食。花期5~7月，果期8~10月。

【适宜生境】栽培或生于海拔1300m以下的山坡、林缘、疏林。

【资源状况】分布于坝区、低山区、中山区。常见，可以开发利用。

【入药部位】果柄、种子、树皮。

【功能主治】果柄祛风除湿。用于风湿痛。种子除烦止渴，解酒毒，利二便。用于醉酒，烦热，口渴，呕吐，二便不利。树皮活血，舒筋解毒。用于腓肠肌痉挛、食积，铁棒锤中毒；外用于痔疮。

评 述 本种外形酷似北枳椇 *Hovenia dulcis* Thunb.，且容易混淆。本种的叶常具整齐的浅钝细锯齿，花序为顶生和腋生的二歧式聚伞圆锥花序，花柱半裂或几深裂至基部，果实较小；而后者叶具不整齐的深粗锯齿，花序为不对称的聚伞圆锥花序，顶生，稀兼腋生，花柱浅裂，果实较大，显然不同。

长叶冻绿 *Rhamnus crenata* Sieb. et Zucc.

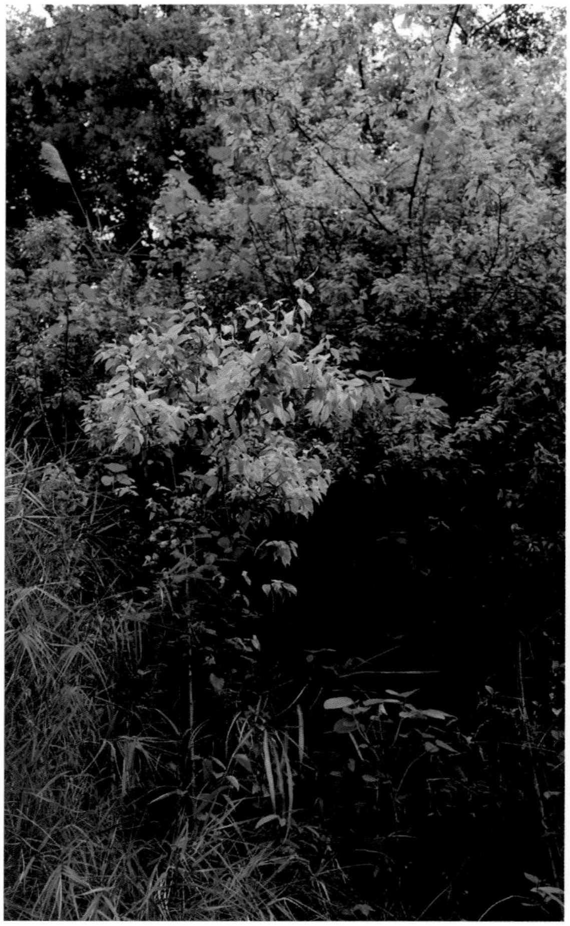

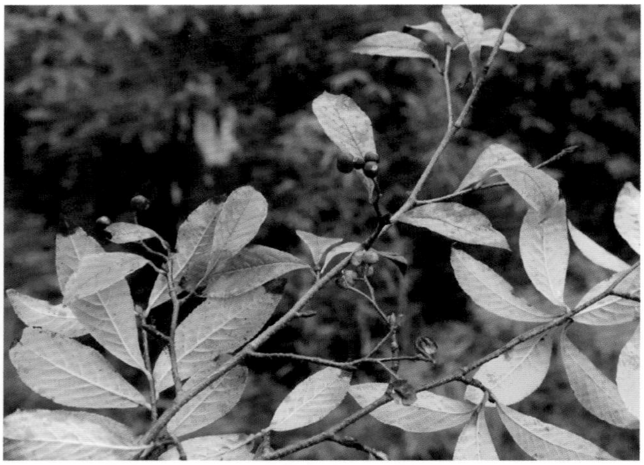

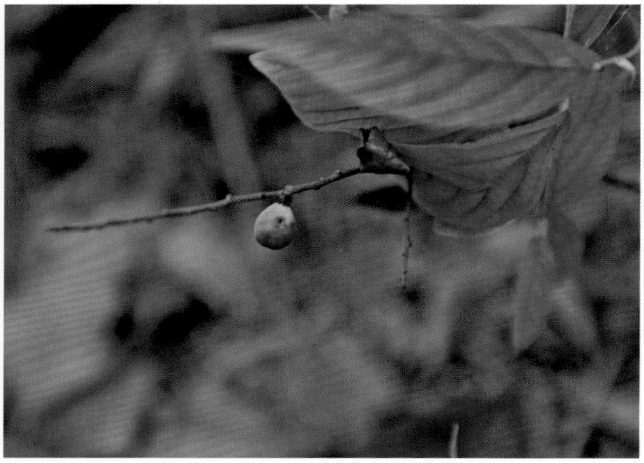

【形态特征】落叶灌木或小乔木，高达 7m。幼枝带红色，被毛。叶倒卵状椭圆形、椭圆形或倒卵形，纸质，侧脉 7~12 对，叶背具柔毛或至少沿脉具柔毛。花少数至 10 朵簇生成腋生聚伞花序；花柱不分裂。核果成熟后红色、黑色或紫黑色，球形或倒卵球形。种子青灰色，无沟。花期 5~8 月，果期 8~10 月。

【适宜生境】生于荒坡、灌林。

【资源状况】分布于低山区。常见。

【入药部位】根或根皮（黎辣根）。

【功能主治】清热解毒，利湿，杀虫。用于痈肿疮毒，疥癣。

鼠　李 山李子 *Rhamnus davurica* Pall.

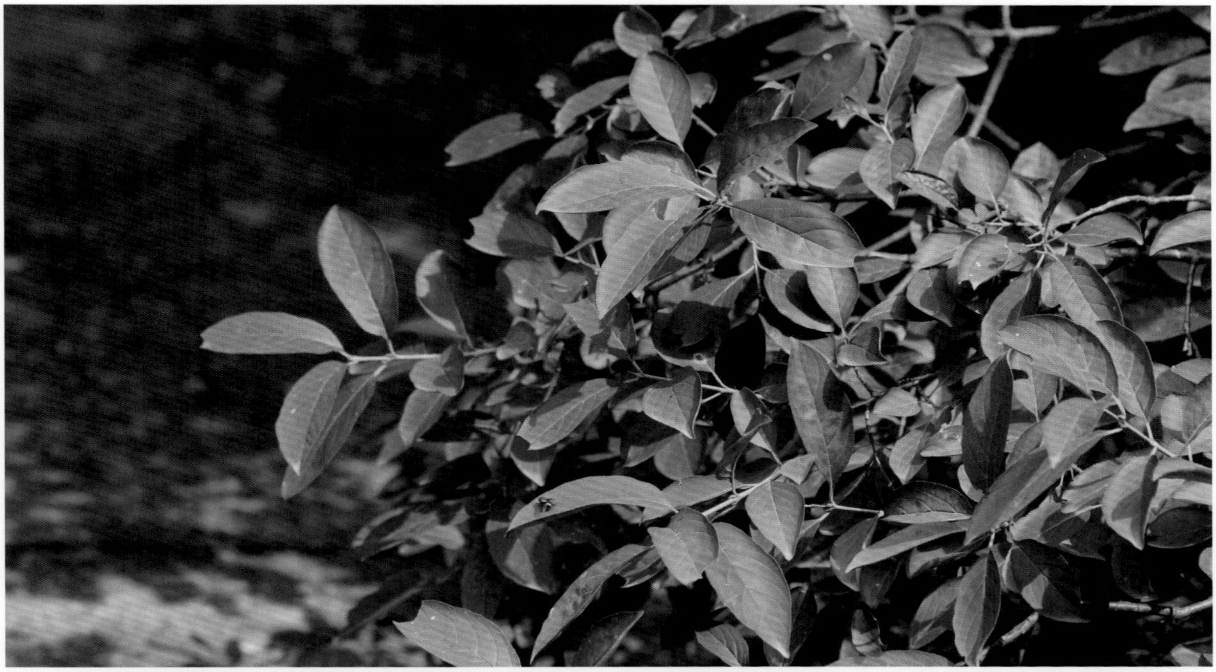

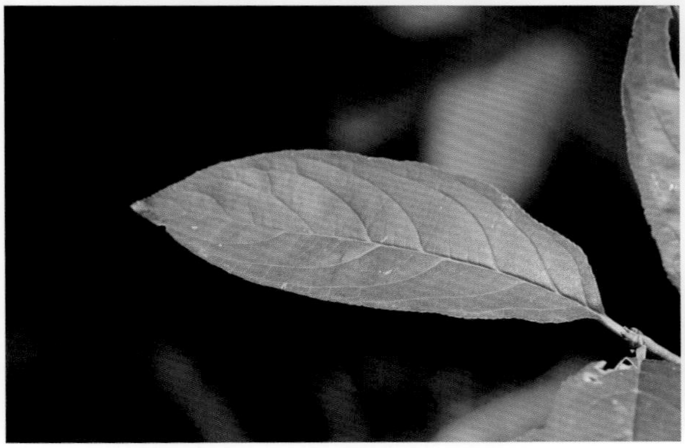

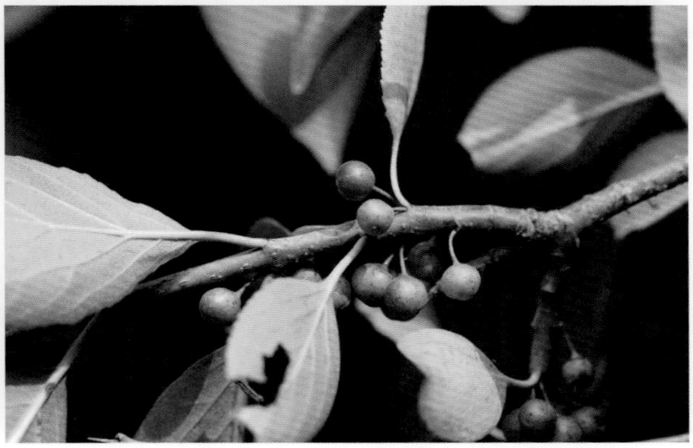

【形态特征】小乔木或灌木，高达 10m。树皮内面黄色；小枝粗壮，顶端常有大芽而不形成刺。叶宽椭圆形或卵形，纸质，叶背沿脉疏具毛。花黄绿色；雌花 1~3 朵生于叶腋或少数至 20 朵簇生于短枝；花柱 2 或 3 浅裂或裂至中部。核果黑色，球形，具 2 分核。种子背面有沟，不开裂。花期 5~6 月，果期 7~10 月。

【适宜生境】生于荒坡、疏林。

【资源状况】分布于低山区。常见。

【入药部位】果（鼠李果）。

【功能主治】清热利湿，消积，杀虫。用于水肿胀满，瘰疬，齿痛。

薄叶鼠李

绛李子、绛梨木

Rhamnus leptophylla Schneid.

【标本采集号】LEM120802012

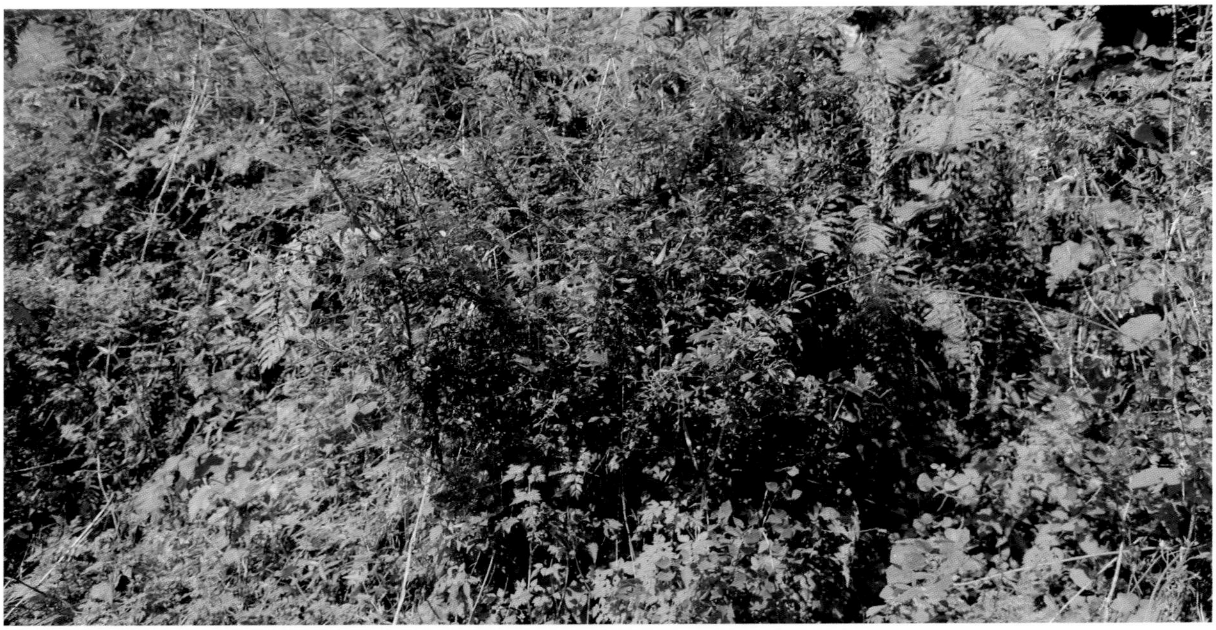

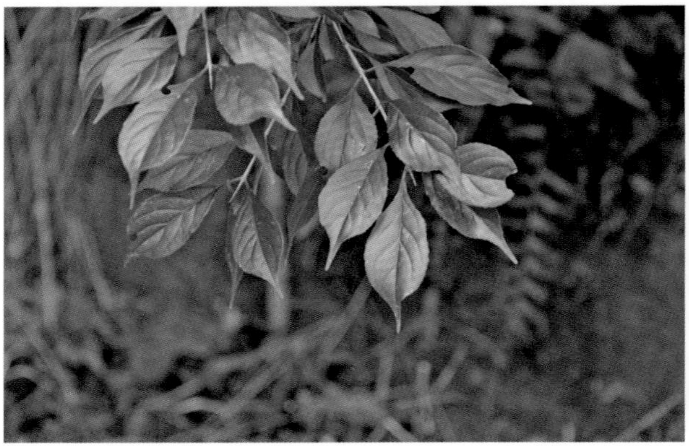

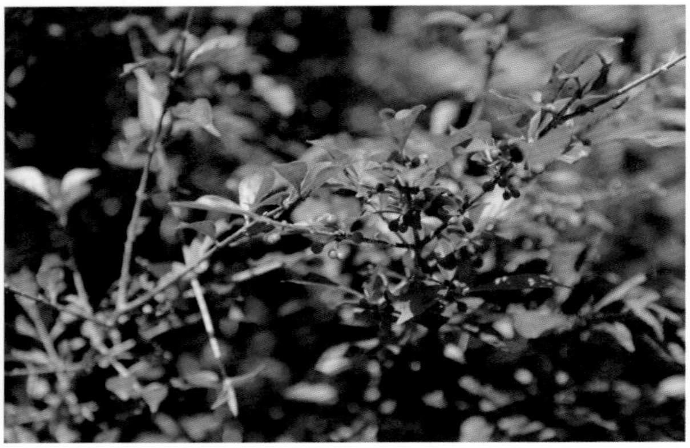

【形态特征】灌木，高达 5m。雌雄异株，具刺。叶薄纸质，倒卵形或倒卵状椭圆形，宽 2~5cm，先端短渐尖或锐尖，侧脉 3~5 对。花单性，雌花少数至 10 朵簇生；花柱 2 中裂。核果，球形，具 2 或 3 核，成熟后黑色。花期 3~5 月，果期 5~10 月。

【适宜生境】生于海拔 500~1200m 的灌丛、地边、荒坡。

【资源状况】分布于低山区。常见，可以适度开发利用。

【入药部位】根、果实、叶。

【功能主治】根消食行水，祛瘀，清热。用于食积饱胀，水肿胀满，经闭，便秘。果实消食，利水，通便，通气，行滞，活血祛瘀。用于食积腹胀，水肿臌胀，大便秘结。叶消食。用于食积饱胀。

冻　绿　黑狗丹

Rhamnus utilis Decne.

【形态特征】灌木或小乔木，雌雄异株。小枝褐色或紫红色，顶端具针刺。叶椭圆形、长圆形或倒卵状椭圆形，纸质至近革质，叶背沿脉具金黄色柔毛。花单性，4 数；柱头长，2 浅裂或中裂。核果成熟后黑色，球形或近球形，具 2 核。种子背侧基部有短沟。花期 4~6 月，果期 5~8 月。

【适宜生境】生于海拔 1500m 以下的灌丛、地边、荒坡。

【资源状况】分布于坝区、低山区、中山区。常见，可以开发利用。

【入药部位】根皮、树皮、根、果实。

【功能主治】根皮、树皮清热，凉血，解毒，收敛，泻下，利尿，健脾利湿。用于疥疮，湿疹，发痧，腹痛，跌打损伤；树皮外用于疥疮。根消食顺气。用于食积腹痛，小儿食积。果实峻下逐水。用于腹水。

皱叶雀梅藤　*Sageretia rugosa* Hance

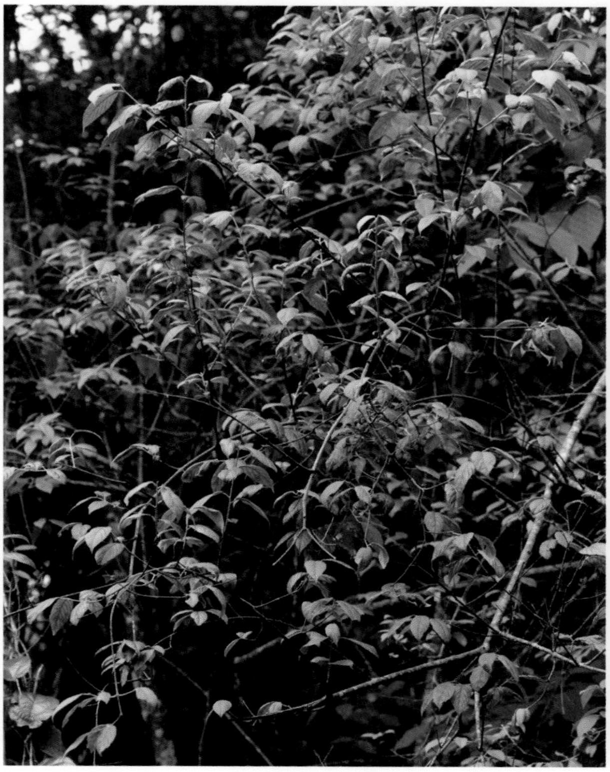

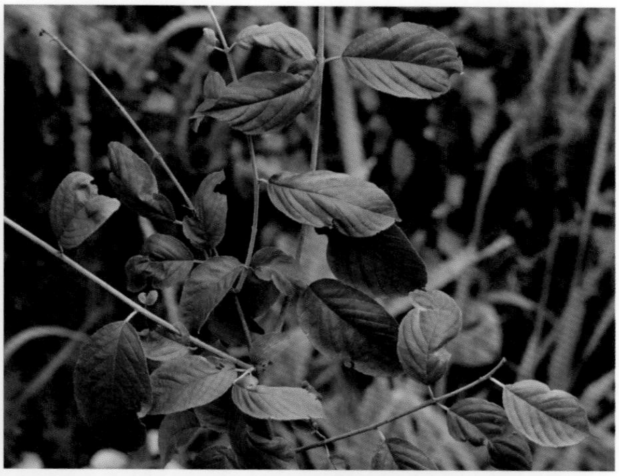

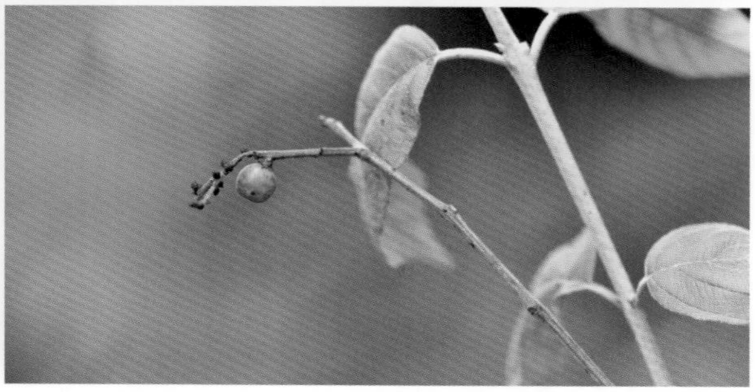

【形态特征】藤状或直立灌木。叶卵状长圆形或卵形，纸质或厚纸质，干后常具皱，叶背具锈色或灰白色不脱落绒毛；叶柄长 3~8mm，上面具沟，被密短柔毛。花芳香，常排成穗状或穗状圆锥花序；花序轴被密短柔毛或绒毛；花萼外面被柔毛，萼片三角形，顶端尖。核果成熟时红色或紫红色，圆球形，具有 2 分核。花期 7~12 月，果期翌年 3~4 月。

【适宜生境】生于荒山林中。

【资源状况】分布于低山区。罕见。

【入药部位】嫩枝叶。

【功能主治】清热解毒，消肿止痛。用于痈肿，疥疮，膝疮，水肿。

枣

大枣、红枣

Ziziphus jujuba Mill.

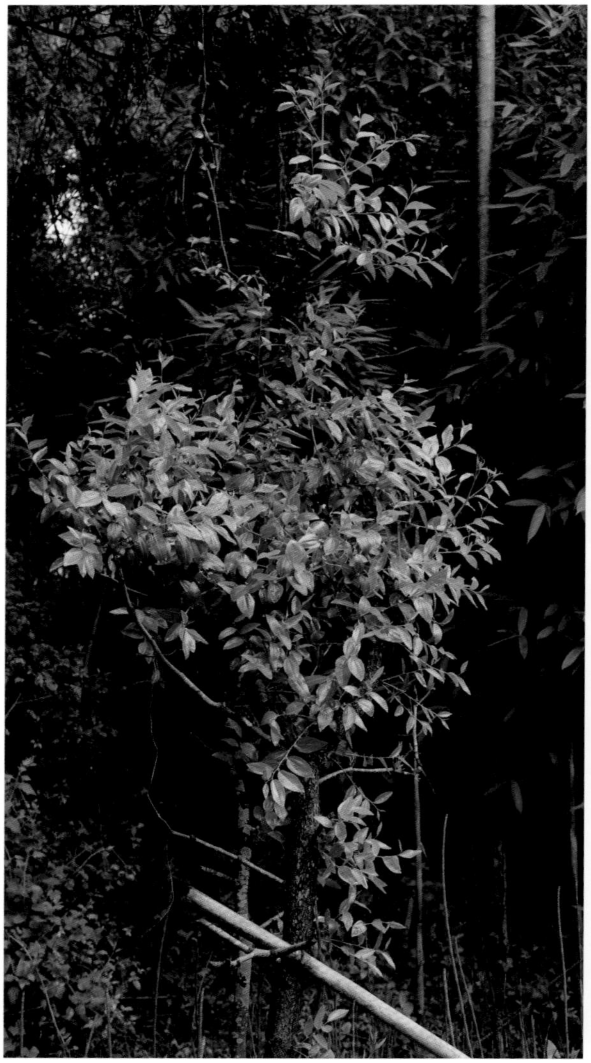

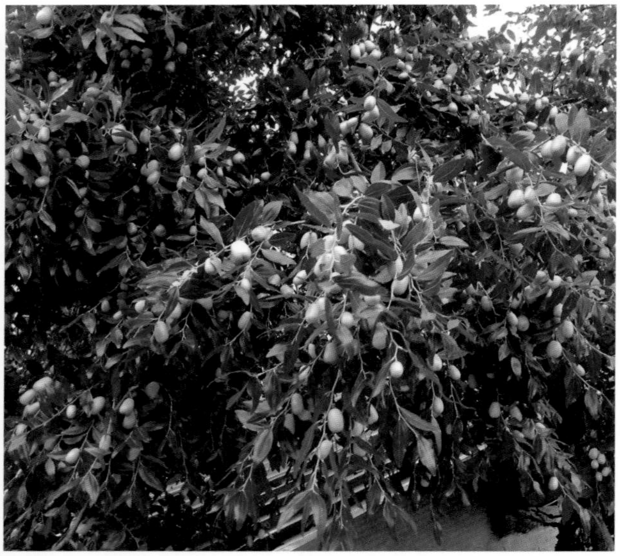

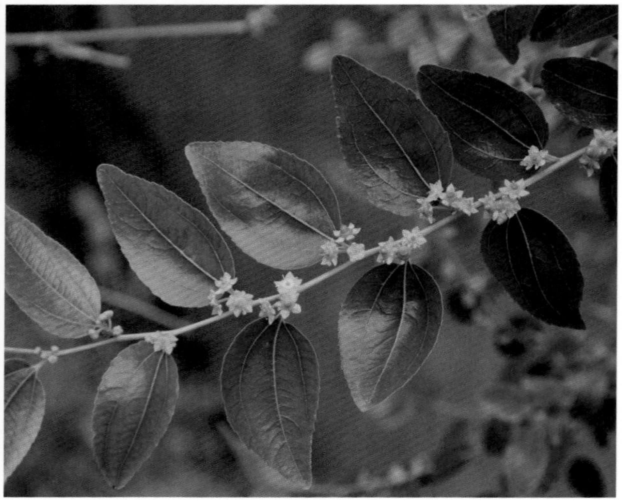

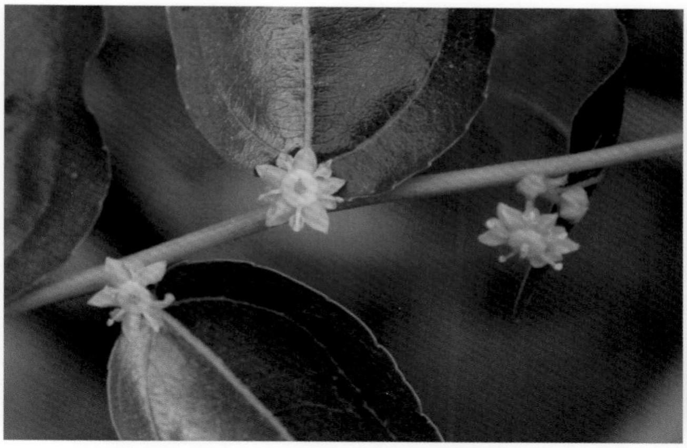
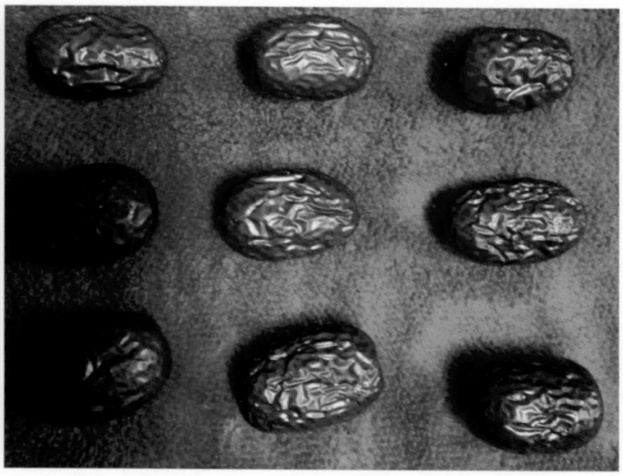

【形态特征】落叶小乔木，稀灌木，具刺或无刺。枝平滑无毛，具成对的针刺；幼枝纤细而簇生，呈“之”字形曲折。叶纸质，卵形、卵状椭圆形或椭圆状长圆形，叶背沿主脉多少具柔毛或无毛，基出 3 脉，基部稍不对称。花单生或 2~8 个密集成聚伞花序；花小，黄绿色。核果矩圆形或长卵形，成熟时红色，直径 1.5~2cm。果核两端尖。花期 5~7 月，果期 8~10 月。

【适宜生境】栽培于海拔 2500m 以下的地区。

【资源状况】分布于峨眉山各地。常见，可以开发利用。

【入药部位】果实（大枣）、果核（枣核）、树皮、根皮、叶（枣叶）、刺、花。

【功能主治】果实健脾和胃，益气生津，调营卫，通经活络，解毒。用于胃虚食少，脾虚便溏，气血津液不足，营卫不和，心悸，妇女脏躁，倦怠，过敏性紫癜，癔病，再生障碍性贫血，钩虫病贫血。果核消肿解毒。用于胫疮，走马牙疳。树皮、根皮镇静解毒。用于失眠，烧伤。叶解毒。用于臁疮。刺消肿溃脓，止痛。用于痈疮，肿痛。花解毒，明目。用于金疮，内漏，视物昏花。

葡萄科

三裂蛇葡萄

钻山龙、绿葡萄、三裂叶蛇葡萄
Ampelopsis delavayana Planch.

【标本采集号】LEM120615001

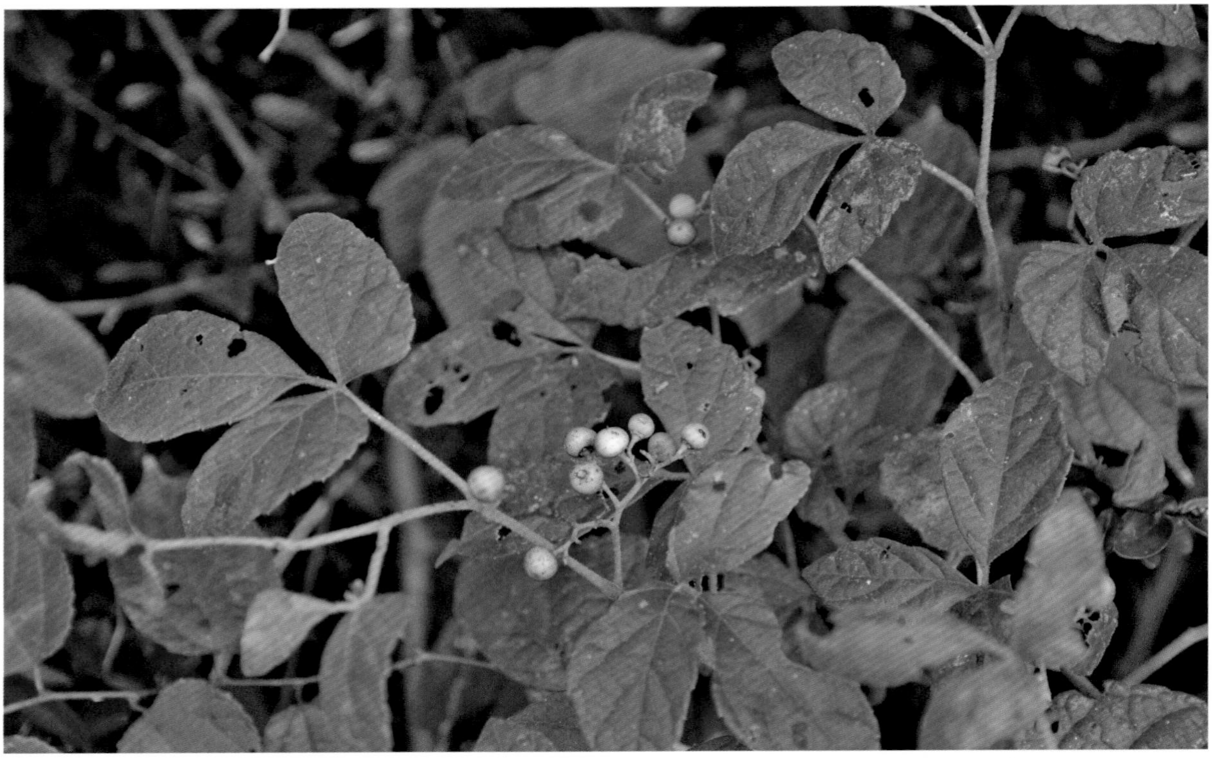

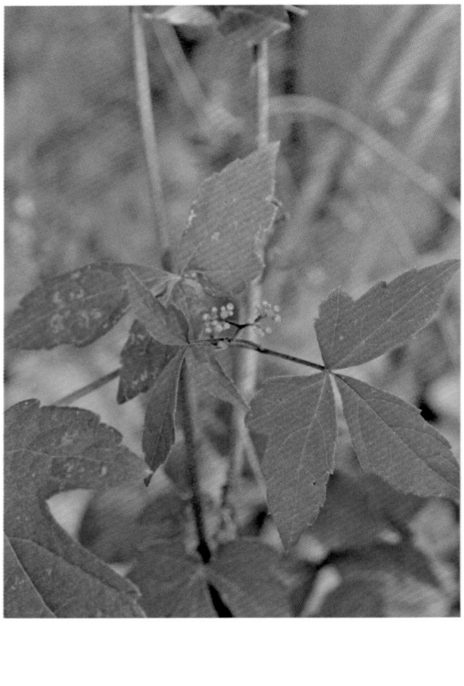

【形态特征】木质藤本，长达10m。嫩茎粉绿色，有红点，节大，带褐色。小枝、叶柄或叶背疏具柔毛。小枝圆柱形，卷须2~3叉。叶具3小叶，小叶不分裂或仅基部侧生小叶分裂。多歧聚伞花序与叶对生；花盘明显。浆果球形，熟时蓝紫色。花期5~8月，果期7~11月。

【适宜生境】生于灌丛、林缘。

【资源状况】分布于低山区。常见，可以开发利用。

【入药部位】根（绿葡萄）。

【功能主治】消炎，镇痛，接骨，止血，消肿。用于风湿痹痛，风湿关节痛，湿热淋病，便血，水肿，跌打损伤，骨折。

白毛乌蔹莓 *Cayratia albifolia* C. L. Li

【标本采集号】LEM120808012

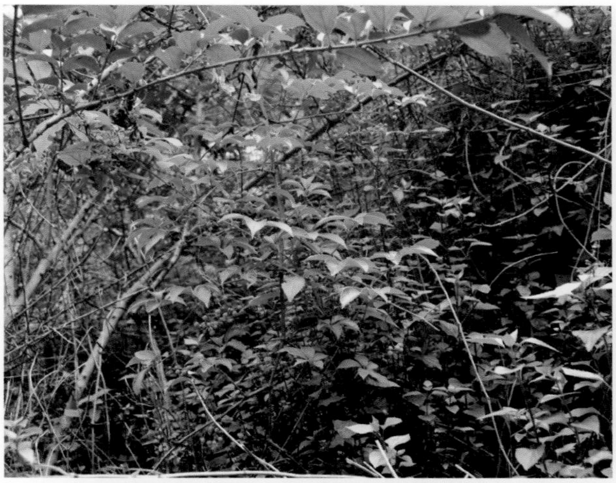

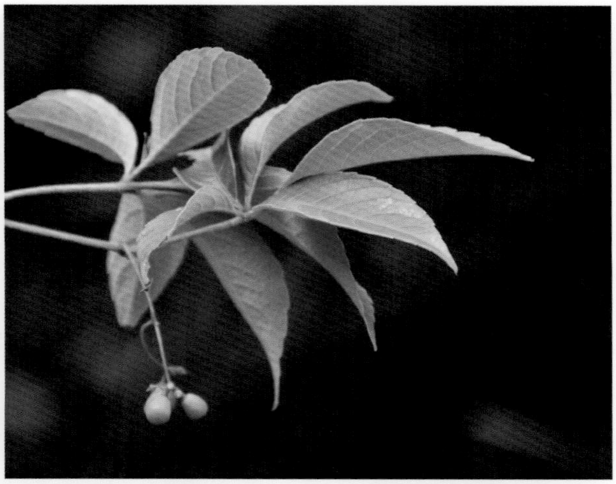

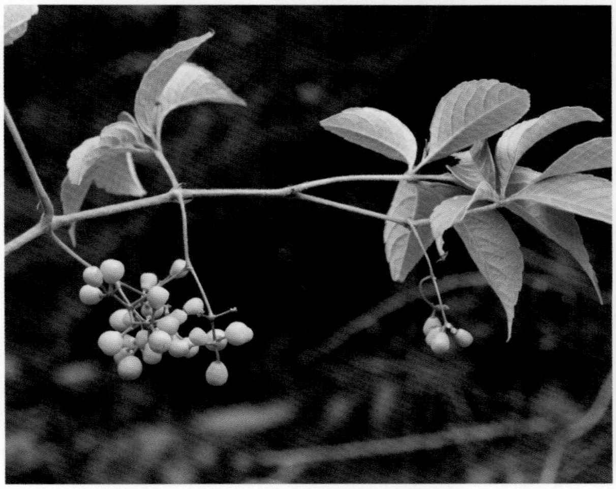

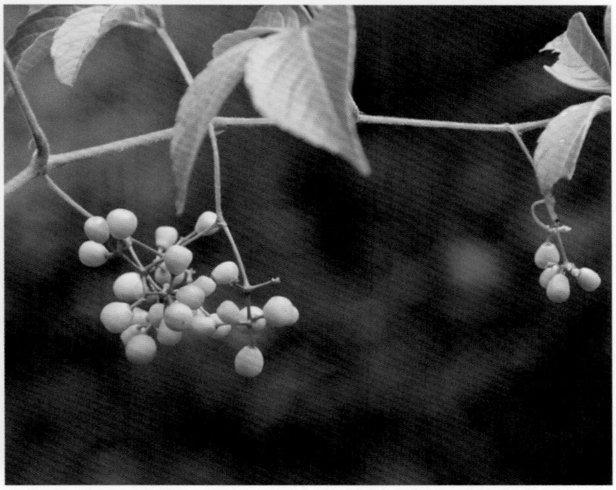

【形态特征】半木质或草质攀缘藤本。卷须 3 叉分枝。叶为鸟足状 5 小叶；小叶叶背浅灰色，叶面绿色，具短的灰色柔毛；叶柄长 5~12cm，中央小叶柄长 3~5cm。伞房状多歧聚伞花序，腋生；花瓣具乳突；花盘明显，4 浅裂；子房下部贴生于花盘。浆果球形，具 2~4 粒种子。种子倒卵球状椭圆体形。花期 5~7 月，果期 7~9 月。

【适宜生境】生于海拔 400~2000m 的山谷林中或山坡岩石。

【资源状况】分布于坝区、低山区、中山区。少见。

【入药部位】全草。

【功能主治】清热解毒，活血散瘀，利尿。用于咽喉肿痛，疖肿，痈疽，疔疮，痢疾，尿血，白浊，跌打损伤，毒蛇咬伤等。

乌蔹莓

母猪藤

Cayratia japonica (Thunb.) Gagnep.

【标本采集号】LEM120807009

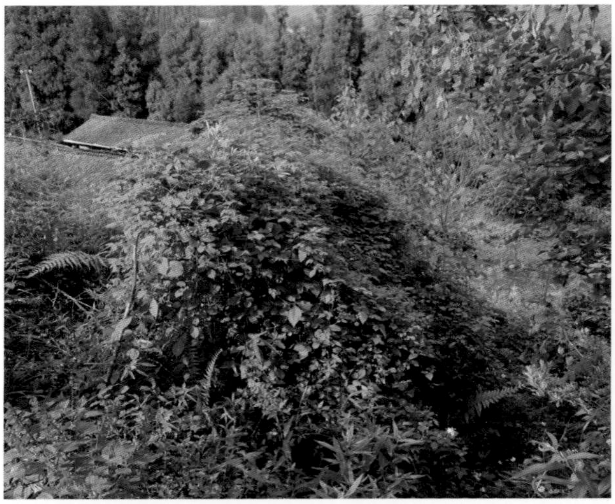

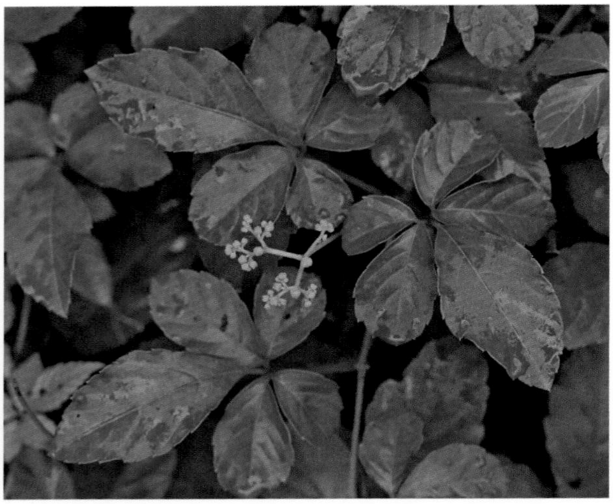

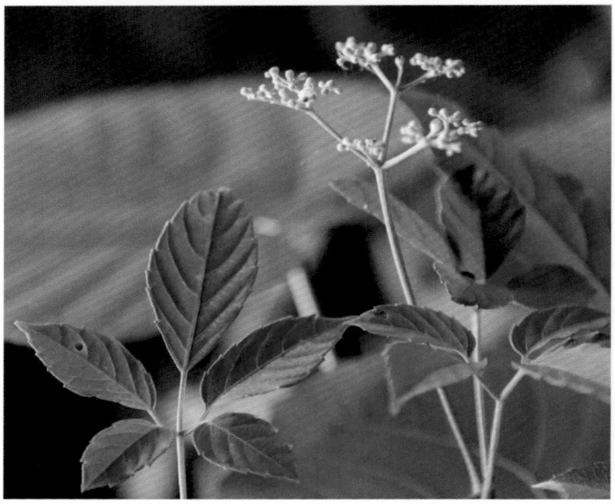

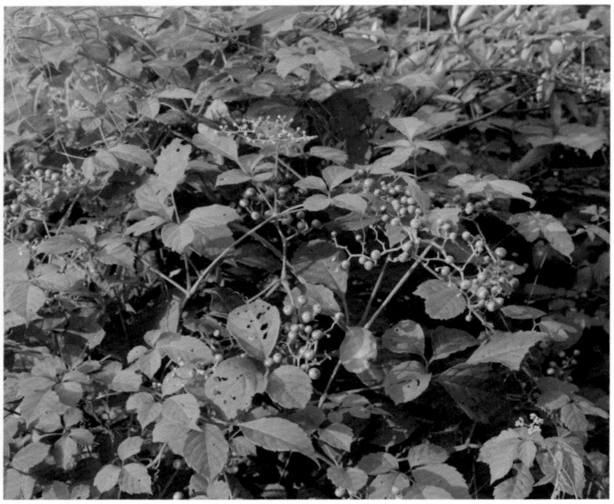

【形态特征】草质藤本。小枝具纵棱纹。小枝、叶柄和小叶叶背脉上具柔毛。卷须 2~3 叉分枝。叶鸟足状 5 小叶；小叶长圆形或卵形，长 4~8cm，宽 2~4cm。复二歧聚伞花序，腋生。浆果球形，直径约 1cm，具 2~4 粒种子。种子三角状倒卵球形。花期 3~8 月，果期 7 月至翌年 1 月。

【适宜生境】生于海拔 550~1800m 的林缘、地边、灌丛。

【资源状况】分布于低山区、中山区。常见，可以开发利用。

【入药部位】全草。

【功能主治】清热解毒，利水除湿。用于痈肿，疔疮，痄腮，丹毒，风湿关节痛，痢疾，喉痛，瘰疬，跌打损伤。

地　锦

爬墙虎、爬山虎

Parthenocissus tricuspidata (Sieb. et Zucc.) Planch.

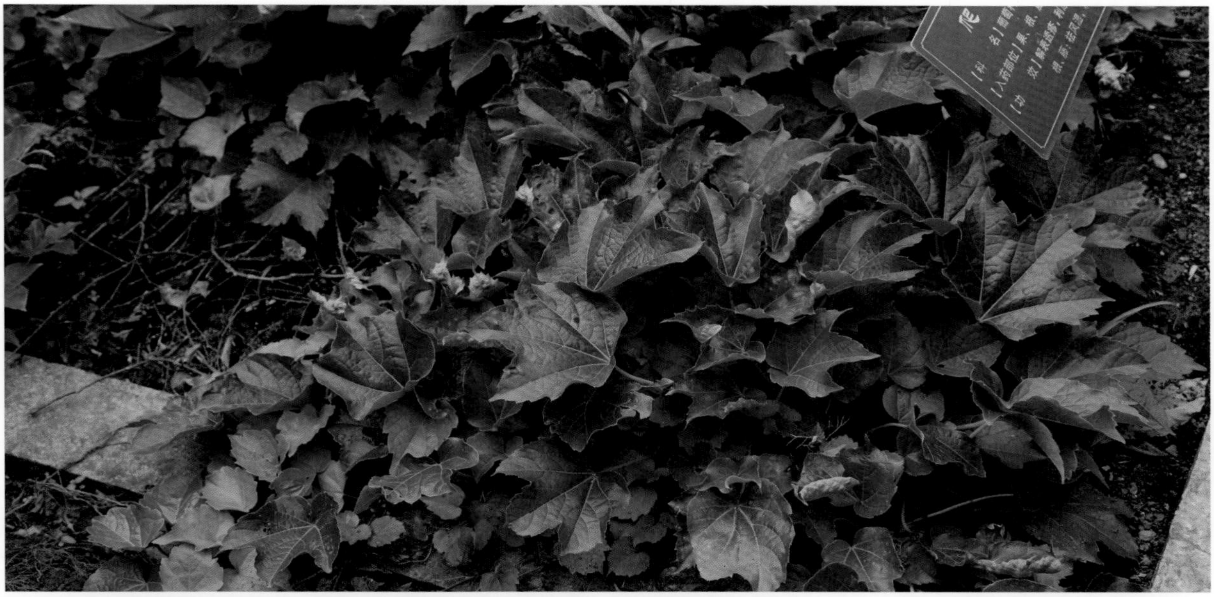

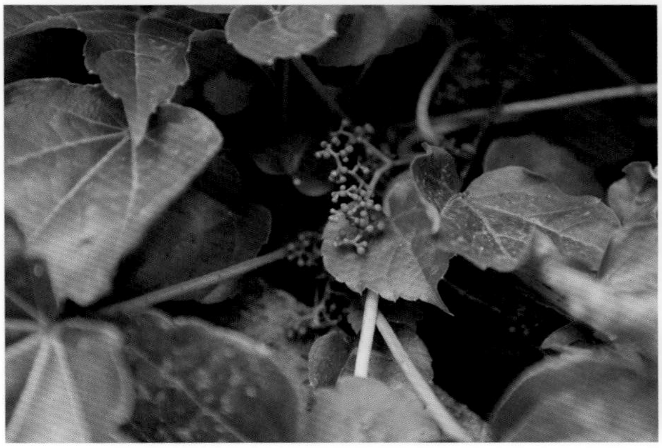

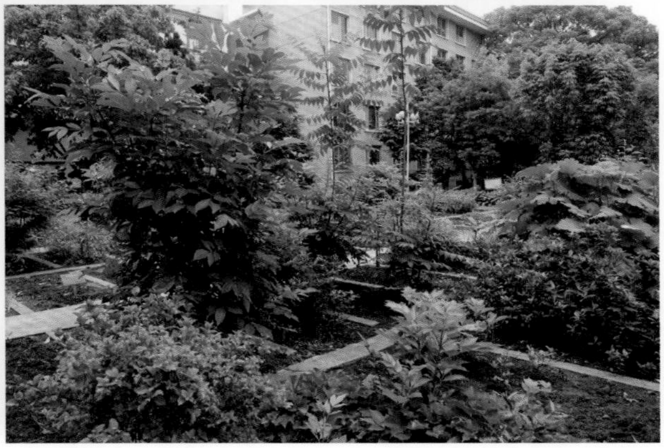

【形态特征】落叶大藤本。卷须 5~9 分枝，相隔 2 节间断与叶对生；卷须顶端嫩时膨大成圆珠形，后遇附着物扩大成吸盘。单叶，中央脉有侧脉 3~5 对；叶柄长 4~12cm。花序着生于短枝上，基部分枝，形成多歧聚伞花序。果实球形，直径 1~1.5cm，有种子 1~3 颗。种子倒卵圆形，顶端圆形，基部急尖成短喙，种脐在背面中部呈圆形，腹部中棱脊凸出。花期 5~8 月，果期 9~10 月。

【适宜生境】生于海拔 500~1000m 的荒坡、岩坎。

【资源状况】分布于低山区。常见，可以开发利用。

【入药部位】藤茎或根（爬山虎）。

【功能主治】活血，破血，消痈肿。用于跌打损伤，无名肿毒。

三叶崖爬藤

猴食子、三叶青、三叶爬崖藤

Tetrastigma hemsleyanum Diels et Gilg

【标本采集号】511423140514604LY

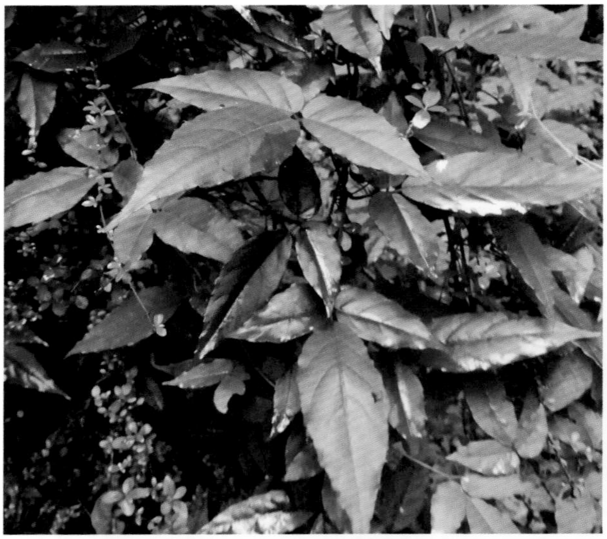
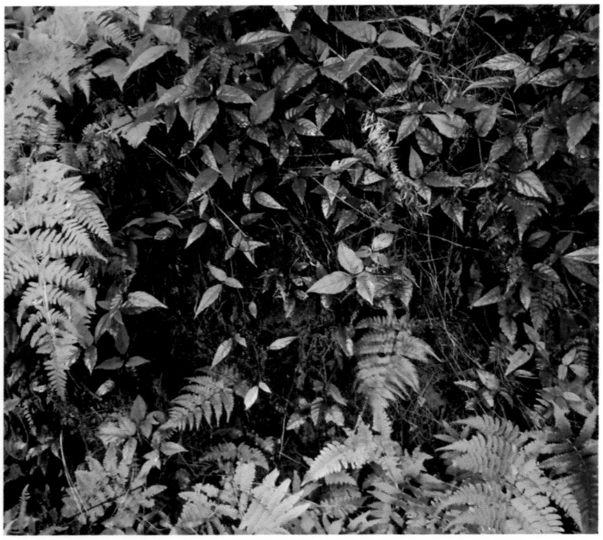
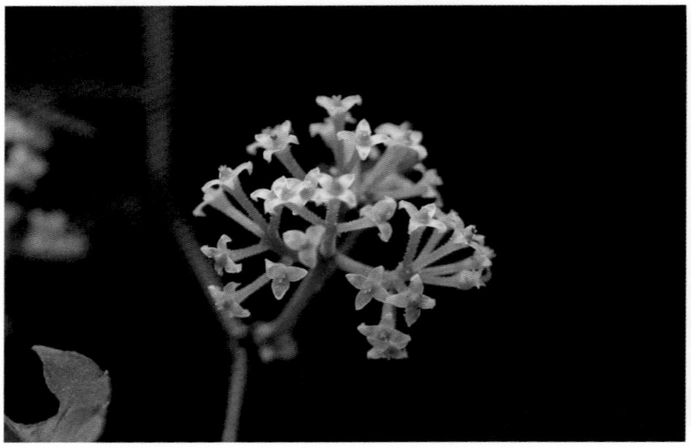
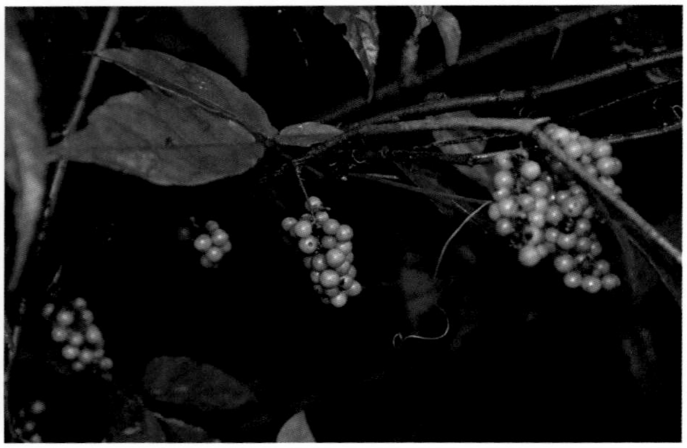

【形态特征】细长藤蔓，长达 10m。块根棕褐色，卵形。卷须不分枝。叶互生，具 3 小叶，小叶披针形。花序为小伞形二歧状，腋生，长 1~5cm；花瓣 4，黄绿色，卵形，无毛；花柱短，柱头 4 裂。浆果球形或倒卵球状球形，半透明，干后变褐色。种子 1 粒。花期 4~6 月，果期 8~11 月。

【适宜生境】生于海拔 800~1500m 的灌丛、石壁等阴湿处。

【资源状况】分布于低山区、中山区。常见，可以开发利用。

【入药部位】块根及全草（三叶青）。

【功能主治】祛风，行气活血，祛瘀，化痰，清热解毒，消肿。用于高热惊厥，病毒性脑膜炎，肺炎，哮喘，白喉，扁桃体炎，肝炎，痢疾，风湿，月经不调，咽痛，瘰疬，膀胱疝气，噎膈，反胃，风湿性关节炎，痈疔疮疖，跌打损伤，无名肿毒。

评　述　应加强野生抚育。

崖爬藤

藤五加、岩爬藤

Tetrastigma obtectum (Wall.) Planch.

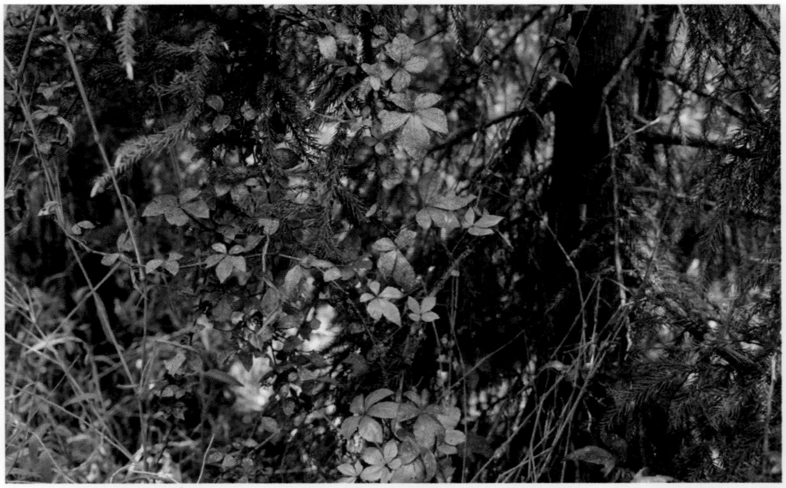

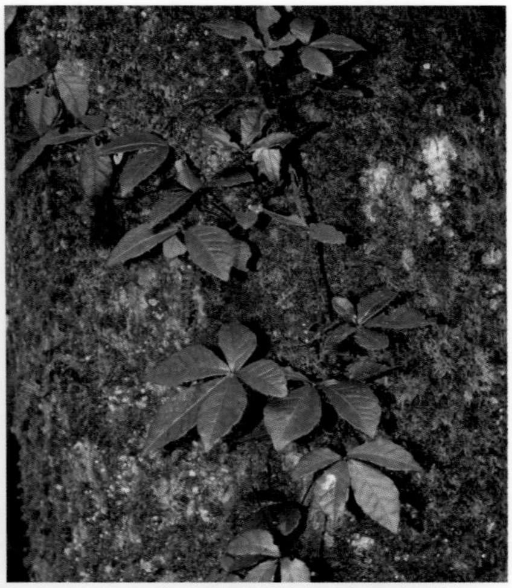

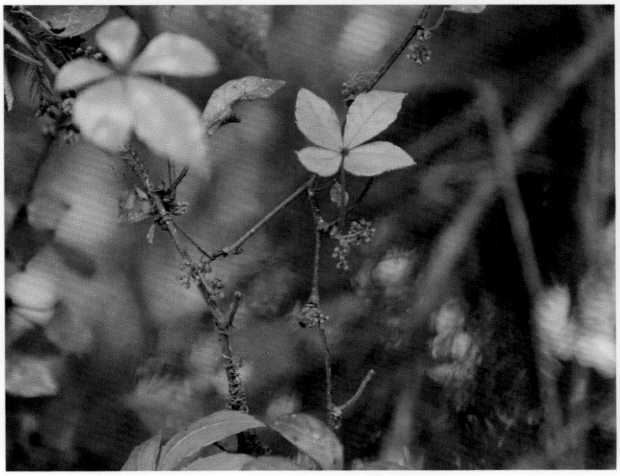

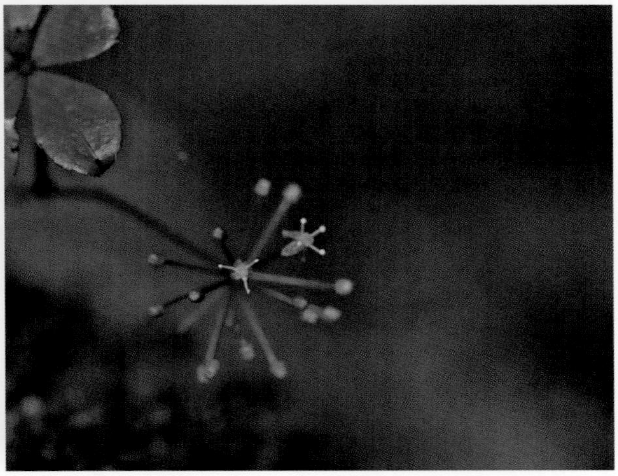

【形态特征】半木质藤本，长 1~3m。根圆柱形，肉质，肥大成连珠状。卷须掌状 4~7 分枝。叶为掌状 5 小叶；小叶菱状椭圆形或椭圆状披针形。聚伞花序常单生，顶生或在短枝上与 1 或 2 片叶假顶生；花 4 数，花瓣平展；子房圆锥形。浆果球形，具 1 粒种子。花期 4~6 月，果期 8~11 月。

【适宜生境】生于林中阴湿岩石或树干上。

【资源状况】分布于中山区。常见，可以开发利用。

【入药部位】全草（走游草）。

【功能主治】发散风湿，行血导滞。用于头痛，身痛，风湿筋骨痛，风湿麻木，疮毒，黄水疮，跌打损伤，流行性感冒。

刺葡萄

野葡萄

Vitis davidii (Roman. du Caill.) Föex.

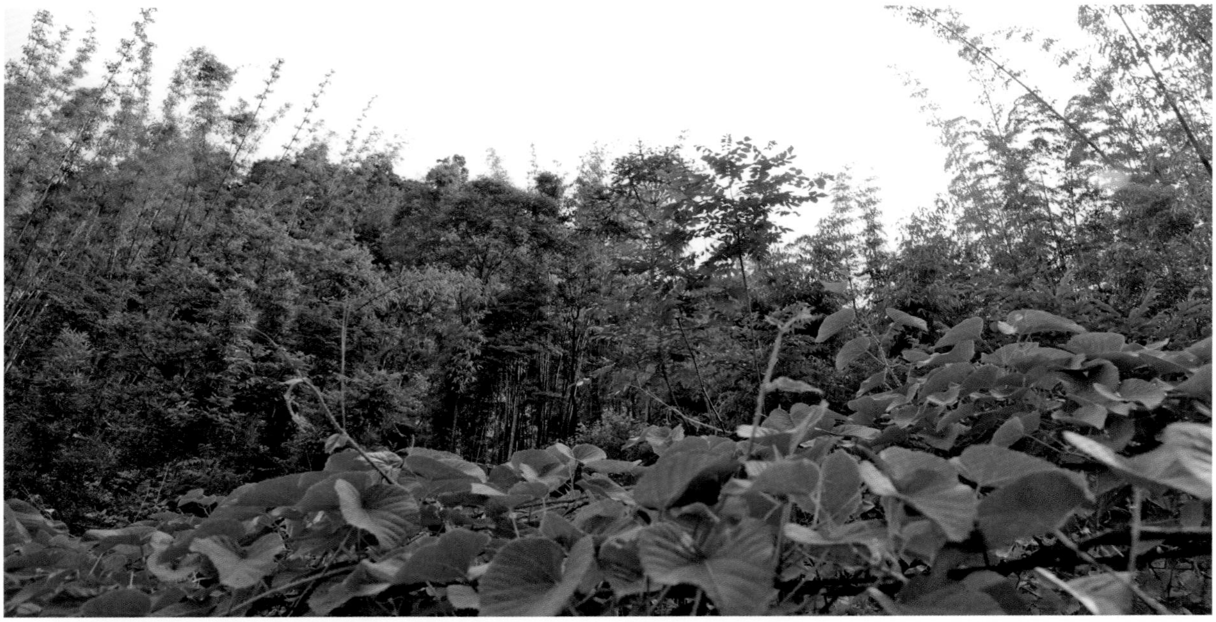

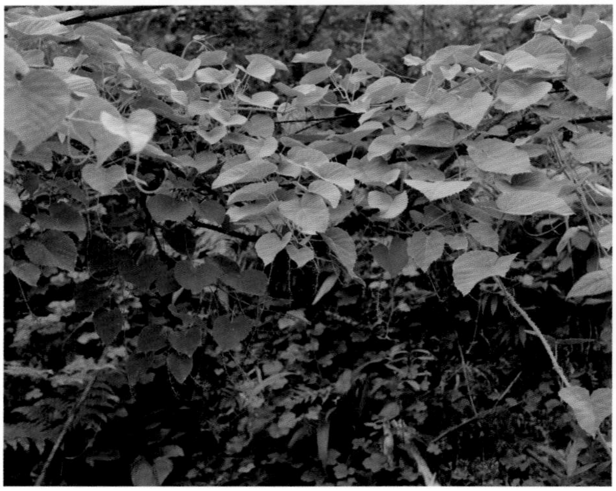

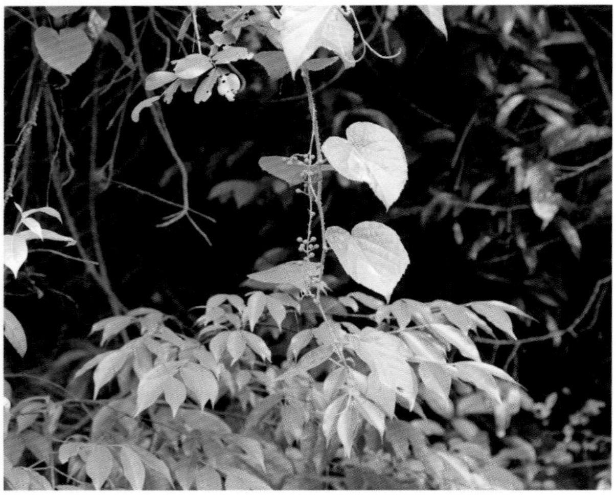

【形态特征】木质藤本。小枝具皮刺，老枝上变为瘤状，渐无毛；卷须 2 叉分枝。叶卵形或卵状椭圆形，不分裂或 3 浅裂，每侧具 12~33 个锐齿。花杂性异株，圆锥花序与叶对生。浆果成熟时紫色，球形。花期 4~6 月，果期 7~10 月。

【适宜生境】生于林中。

【资源状况】分布于中山区。常见。

【入药部位】根。

【功能主治】行气活血，消积，消肿胀。用于吐血，腹胀，癥瘕，筋骨伤痛，痔疮，遗精，白浊。

葛藟葡萄

野葡萄、葛藟

Vitis flexuosa Thunb.

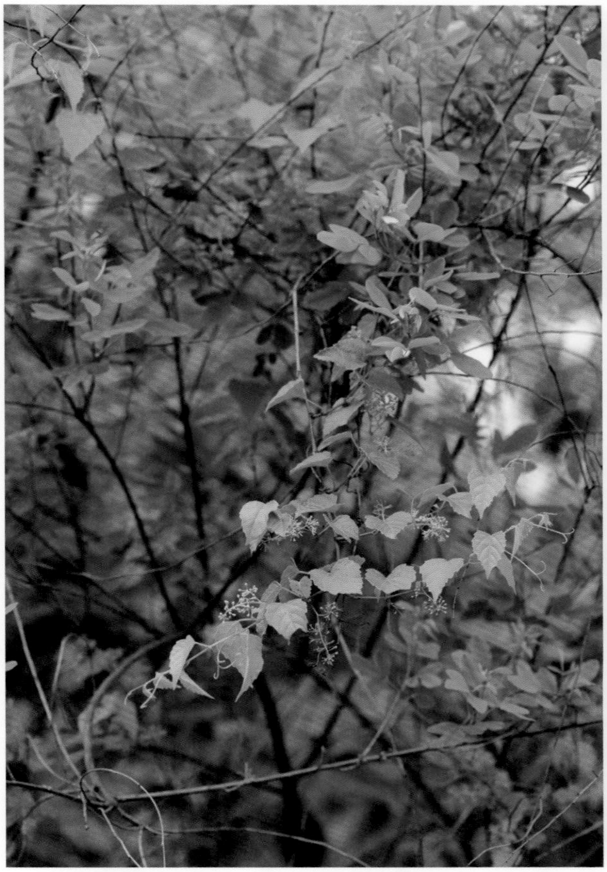

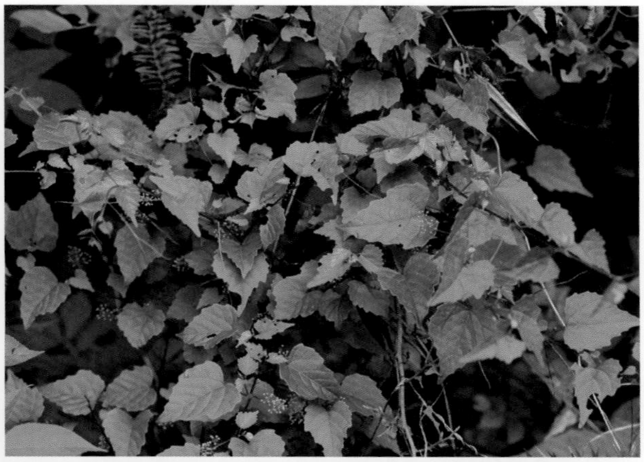

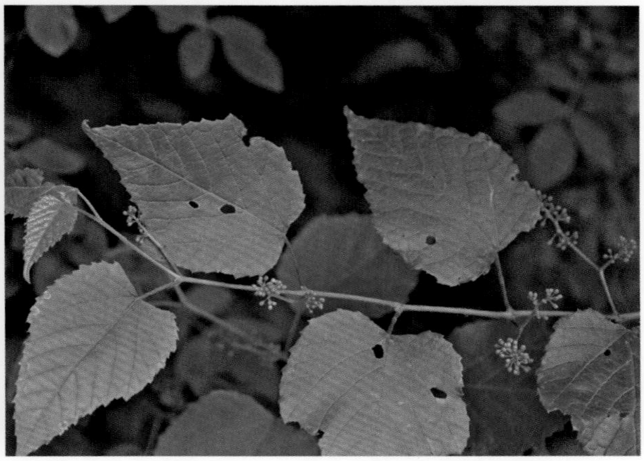

【形态特征】木质藤本。嫩枝疏被蛛丝状毛；卷须与叶对生，2 叉分枝。叶柄长 3~7cm；叶卵形、三角状卵形、卵圆形或卵状椭圆形，叶背幼时疏具蛛丝状绒毛。圆锥花序与叶对生，疏松，长 4~12cm。浆果球形，熟时紫黑色。花期 3~5 月，果期 7~11 月。

【适宜生境】生于林中。

【资源状况】分布于中山区。常见。

【入药部位】果实（葛藟）、根（葛藟根）、藤汁（葛藟汁）。

【功能主治】果实润肺，止咳，清热，凉血，消食。根祛风除湿，行气活血，消积，消肿，补五脏，续筋骨，长肌肉。用于病后体虚，关节酸痛，跌打损伤，体虚白浊，咳嗽，吐血，食积。藤汁补五脏，益气止渴，续筋骨。

葡萄

野葡萄

Vitis vinifera L.

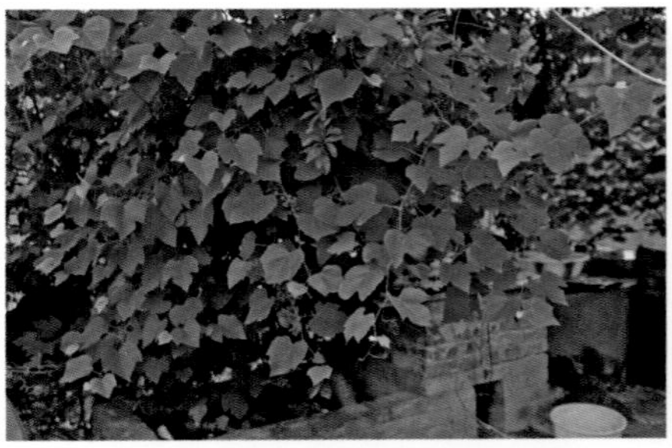
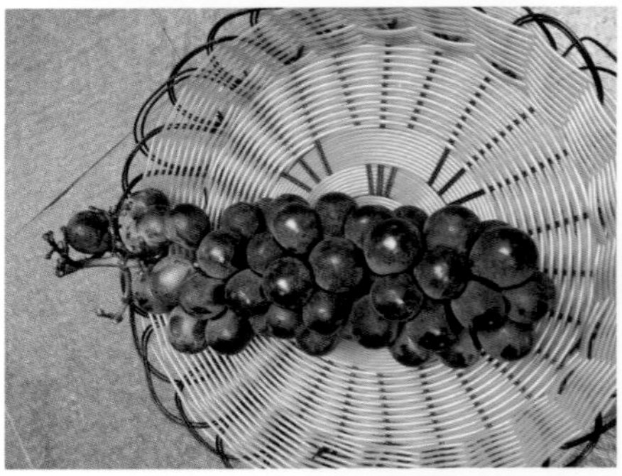
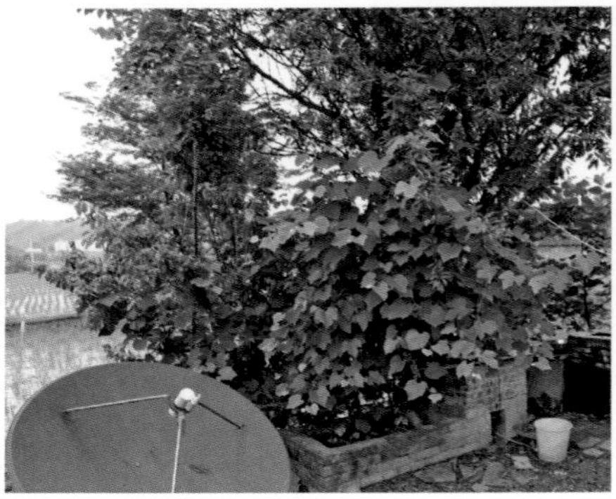
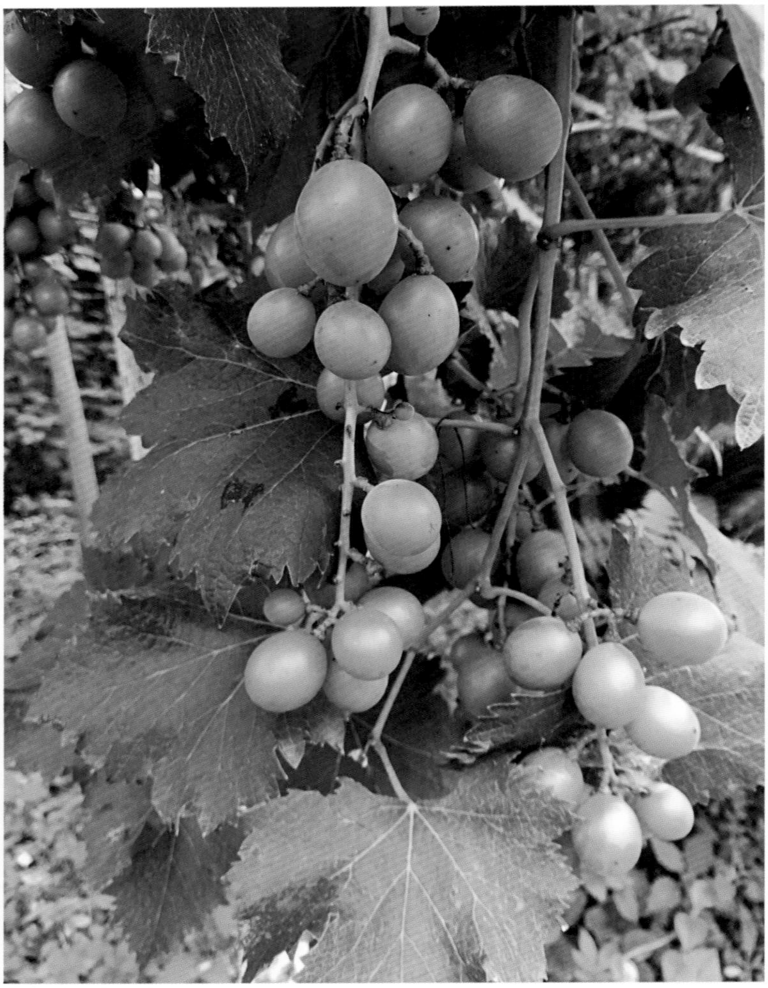

【形态特征】木质藤本，长达 10m。小枝圆柱形，有纵棱纹；卷须 2 叉分枝，每隔 2 节间断与叶对生。叶卵圆形，显著 3~5 浅裂或中裂，基部深心形，两侧常靠合，边缘有 22~27 个锯齿，齿深而粗大，不整齐，叶背淡绿色，无毛或被疏柔毛。圆锥花序密集或疏散，多花，与叶对生；花黄绿色。果实成熟紫色，有白粉。花期 4~5 月，果期 8~9 月。

【适宜生境】栽培。

【资源状况】分布于坝区、低山区。常见，可以大量开发利用。

【入药部位】果实、根。

【功能主治】果实补气血，强筋骨，利小便。用于气血虚弱，肺虚咳嗽，心悸，盗汗，汗病，浮肿。根除风湿，消肿利水。用于风湿骨痛，水肿；外用于骨折。

网脉葡萄 *Vitis wilsonae* Veitch

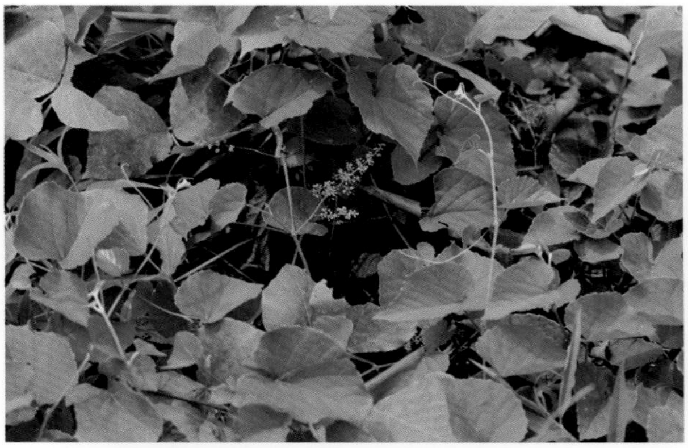
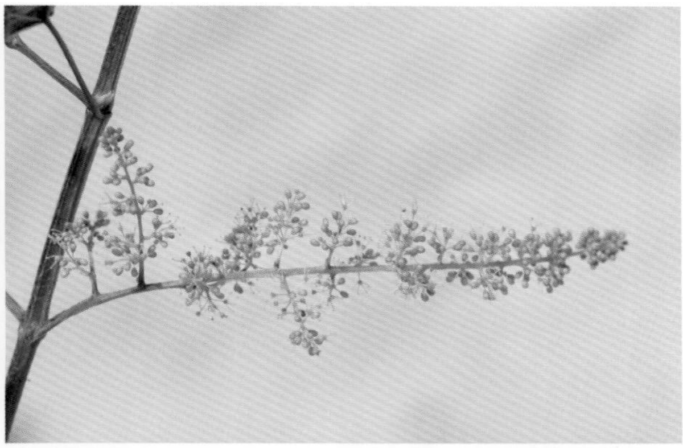
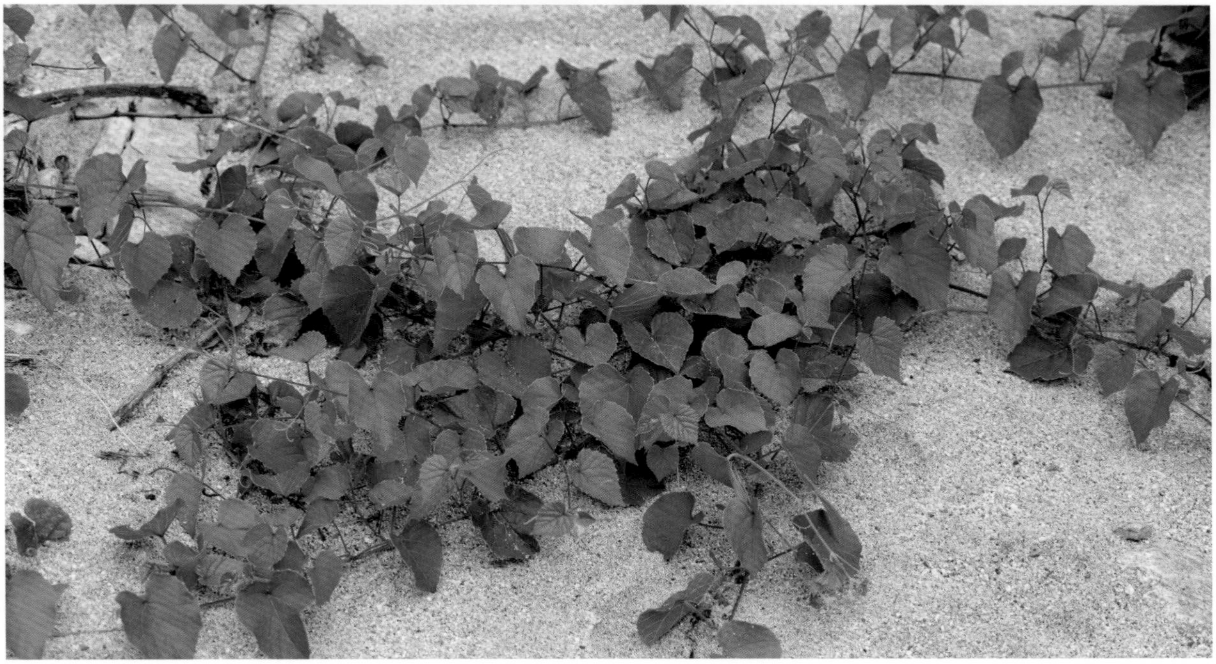

【形态特征】木质藤本。小枝疏具淡褐色蛛丝状绒毛；卷须 2 叉分枝，与叶对生。单叶心形至卵状椭圆形，网脉凸起，叶背叶脉上被棕色蛛丝状毛。圆锥花序与叶对生，疏松，长 4~16cm，基部分枝发达；花盘发达，5 裂；雌蕊 1，在雌花中完全退化，子房卵圆形，花柱短，柱头扩大。浆果球形。花期 5~7 月，果期 6 月至翌年 1 月。

【适宜生境】生于海拔 1000~1500m 的灌丛、荒坡。

【资源状况】分布于低山区、中山区。常见。

【入药部位】根。

【功能主治】祛风除湿，续筋骨。用于风湿骨痛，跌打损伤，慢性骨髓炎。

俞　藤

红翅葛、粉叶爬山虎

Yua thomsonii (Laws.) C. L. Li

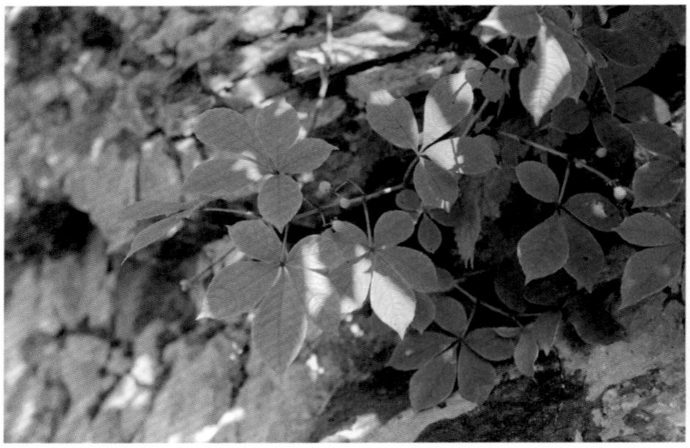

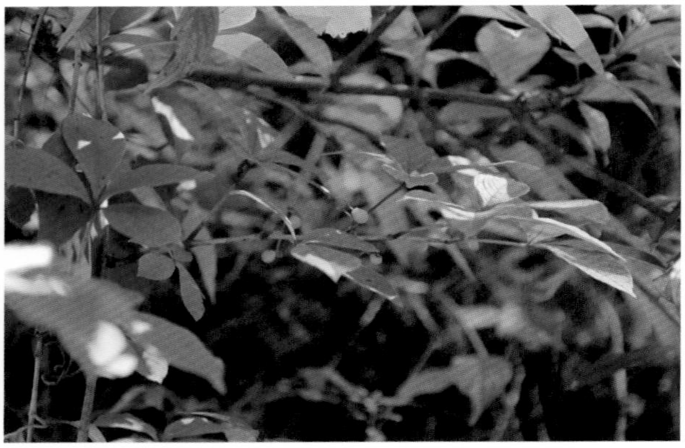

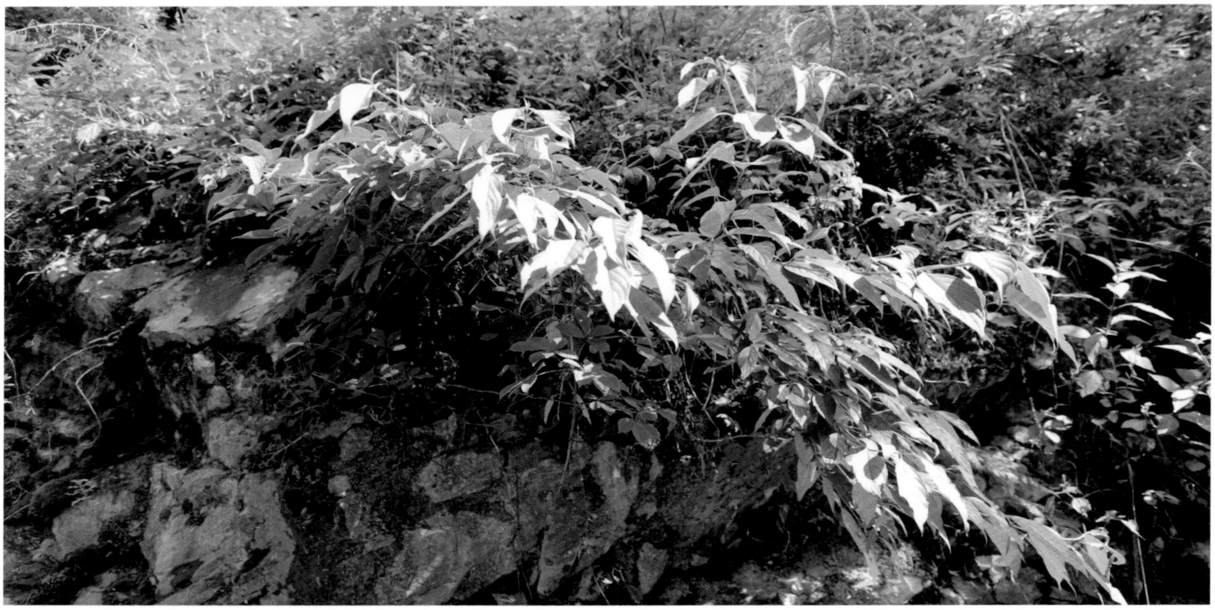

【形态特征】木质藤本。小枝棕色，圆柱形；卷须 2 叉分枝。小枝、叶柄、叶面、花序轴、花柄和花瓣无毛。小叶纸质，边缘具细锐齿，小脉明显但不凸起，叶背无毛或沿叶脉疏生短柔毛。复二歧聚伞花序与叶对生；花萼碟形，边缘全缘，无毛。浆果黑紫色，直径 1~1.3cm。花期 5~6 月，果期 7~9 月。

【适宜生境】生于海拔 1000~2200m 的山地、灌丛及其附近岩石上。

【资源状况】分布于低山区、中山区。常见。

【入药部位】根或藤、叶。

【功能主治】祛风除湿，清热解毒，强筋骨，活血，通经活络，止痛。用于风湿关节痛，筋骨疼痛，腰肌劳损，无名肿毒，跌打损伤。

杜英科

仿 栗 猴欢喜

Sloanea hemsleyana (Ito) Rehd. et Wils.

【标本采集号】LEM120728002

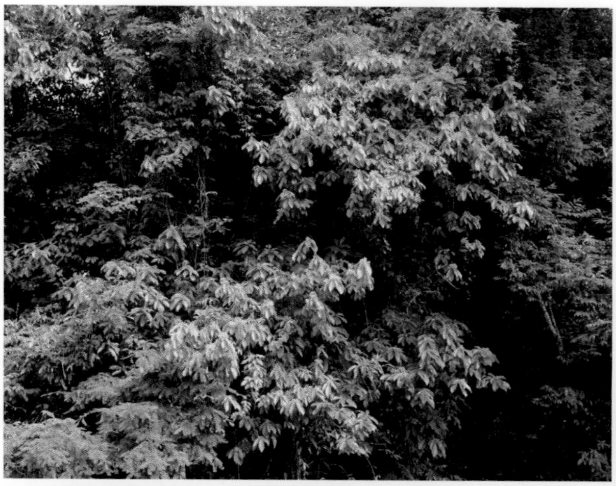
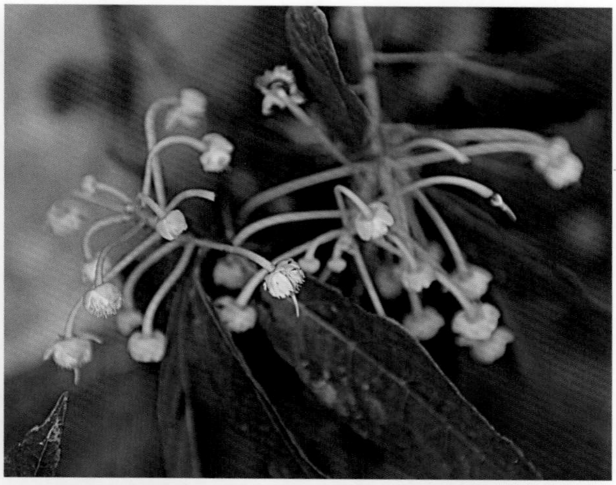
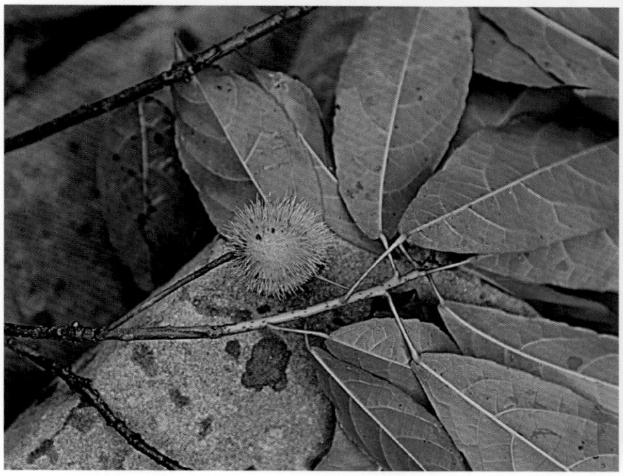
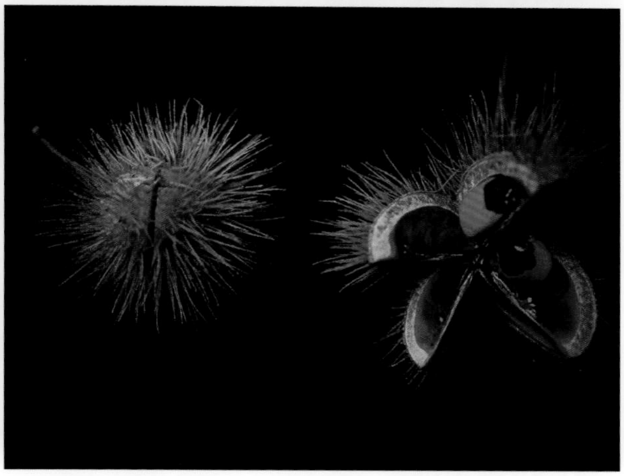

【形态特征】乔木。顶芽有黄褐色柔毛；老枝干后暗褐色，有皮孔。叶簇生于枝顶，常狭倒卵形或倒披针形，薄革质，宽 3~5（~7）cm，侧脉 7~9 对。花生于枝顶；萼片 4；花瓣白色，先端有撕裂状齿刺；子房被锈色绒毛，花柱突出雄蕊之上。蒴果大小不一，（3）4~5（6）裂；针刺长 1~2cm。花期 7 月，果期未知。

【适宜生境】生于海拔 500~1000m 的疏林，各地有栽培。

【资源状况】分布于低山区。少见。

【入药部位】果实、花。

【功能主治】健脾利湿。用于脘腹胀满，湿热黄疸。

猴欢喜 *Sloanea sinensis* (Hance) Hemsl.

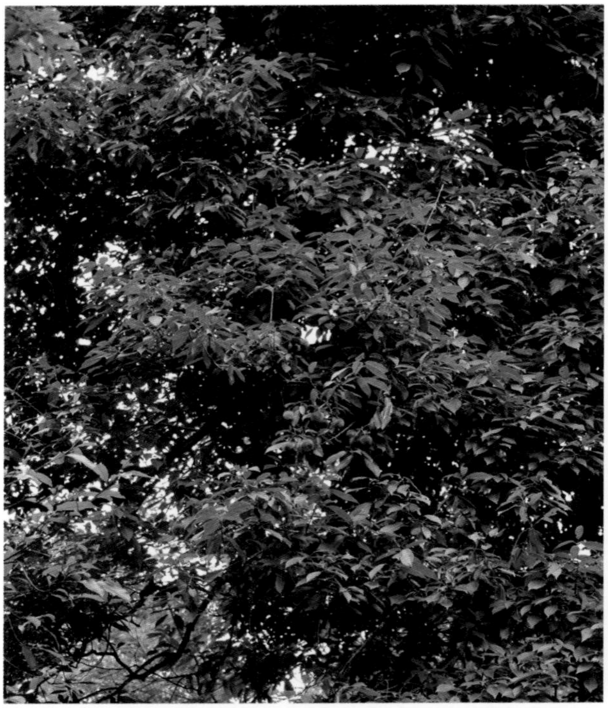
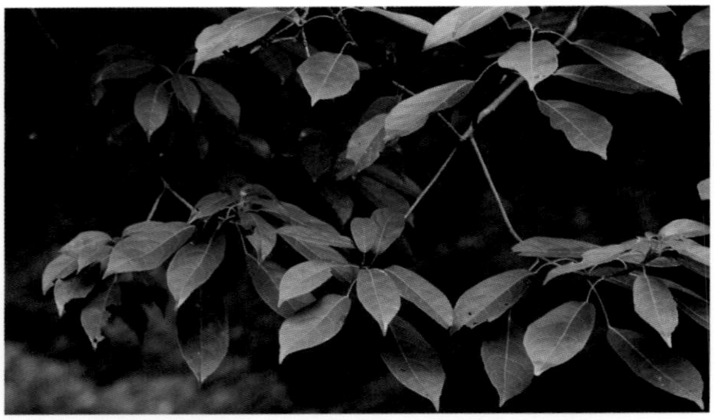
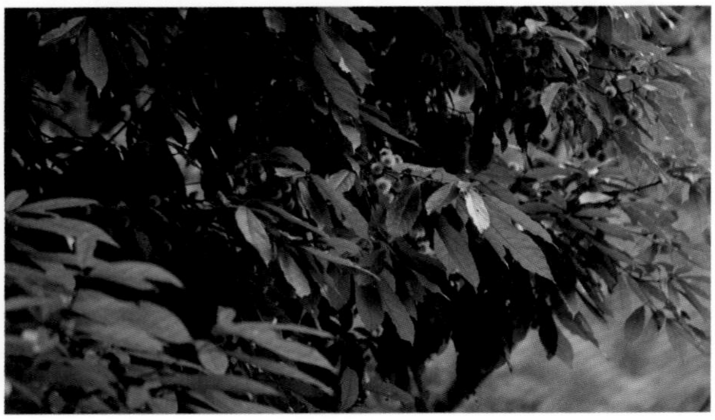
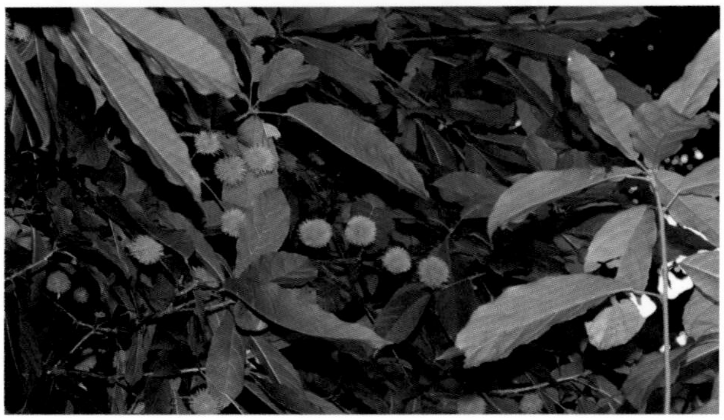
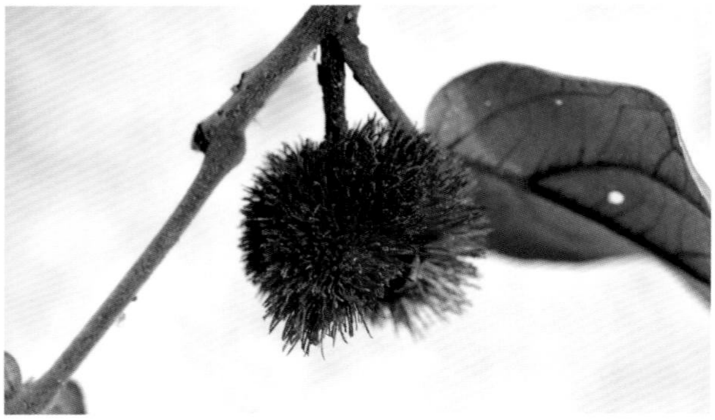

【形态特征】乔木，高达20m。叶常长圆形或狭倒卵形，宽3~5cm，薄革质，无毛，侧脉在叶面不明显，基部楔形或圆形，边缘常全缘。花多数簇生于枝顶；花瓣4，白色，先端撕裂并有缺刻；花药长为花丝的3倍；子房被毛，花柱联合。蒴果大小不一，3~7裂，针刺通常黄色，长1~1.5cm。花期6~10月，果期8~10月。

【适宜生境】生于高山灌丛中。

【资源状况】分布于高山区。常见。

【入药部位】根。

【功能主治】健脾和胃，祛风，益肾。用于脘腹胀满，湿热黄疸。

椴树科

扁担杆

娃娃拳

Grewia biloba G. Don

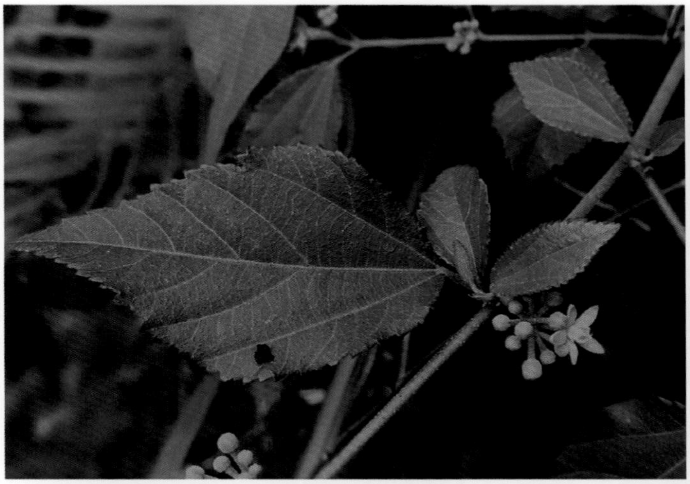

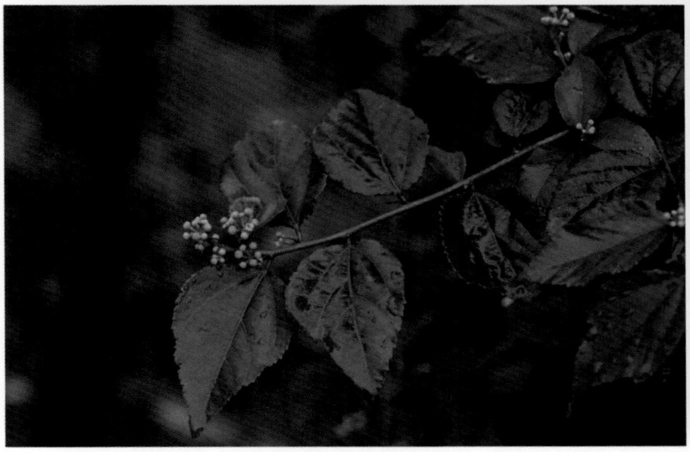

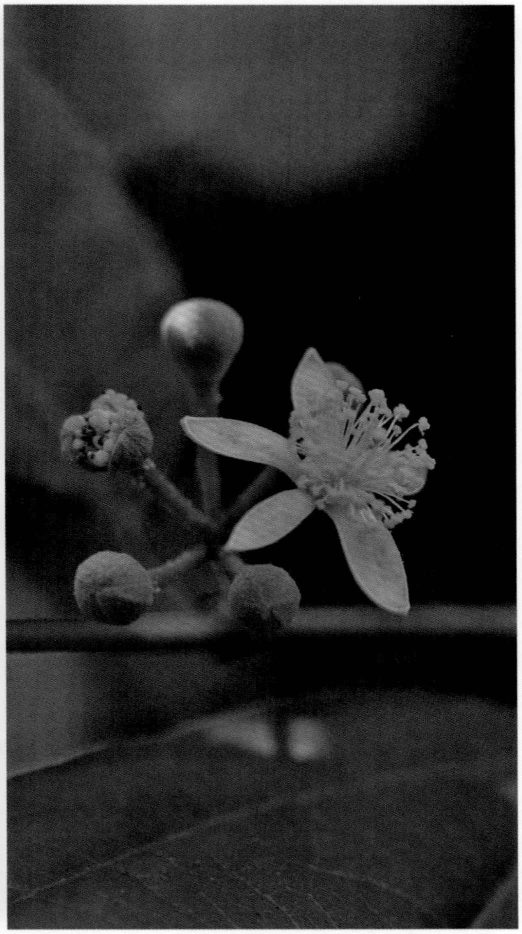

【形态特征】灌木或小乔木，高 2~3m。小枝密被棕黄色星状毛。叶椭圆形或倒卵状椭圆形，有时浅 3 裂，薄革质，叶背疏具星状毛，侧脉 3~5 对。聚伞花序腋生，多花；苞片钻形；萼片窄长圆形，外面被毛；子房有毛，柱头扩大，盘状，有浅裂。核果红色，有 2~4 分核，形似小儿拳头。花期 5~7 月，果期 9~12 月。

【适宜生境】生于荒地、灌丛中。

【资源状况】分布于中山区。常见。

【入药部位】全草。

【功能主治】健脾益胃，固精止带。用于小儿疳积，崩漏，白带异常，脾虚食少，久泻，月经不调。

椴 树

叶上果、滚筒树

Tilia tuan Szyszyl.

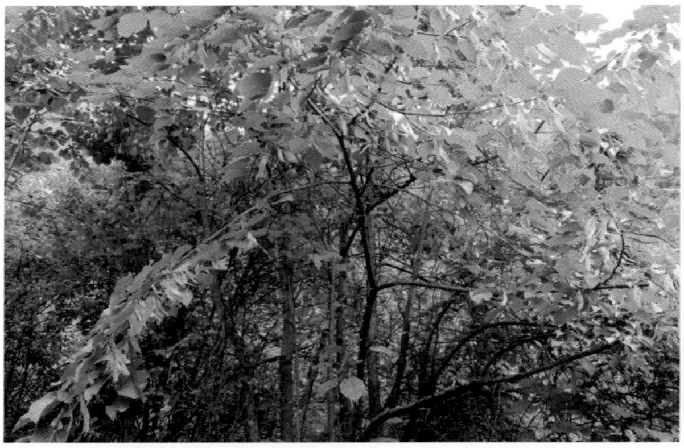
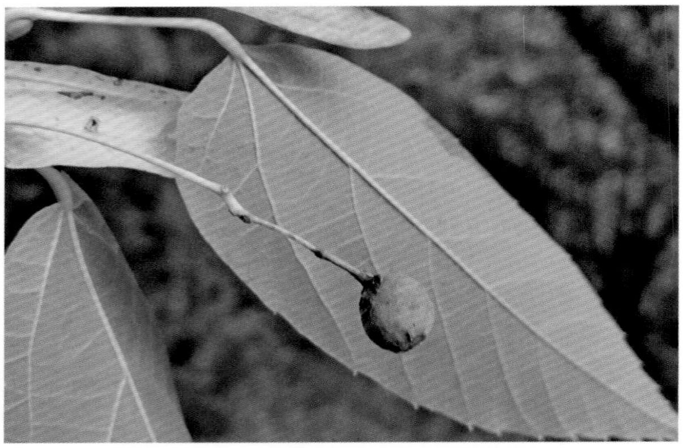
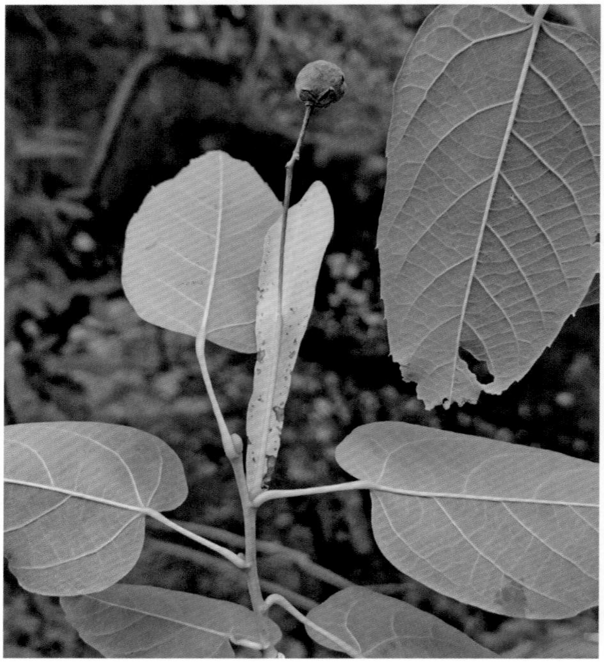
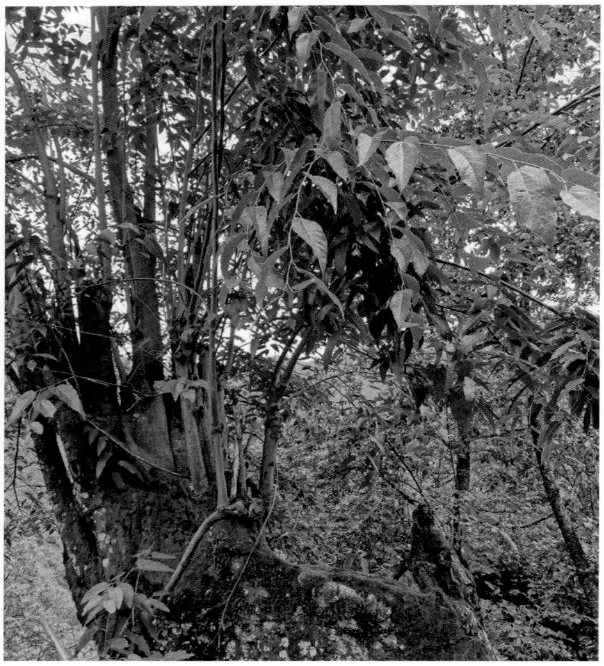

【形态特征】乔木，高达 15m。小枝无毛或具绒毛。叶卵圆形，基部单侧心形或截形，全缘或近顶端具少量小齿，或具明显牙齿；叶柄长 2.5~5cm。聚伞花序长 8~13cm；苞片窄披针形，长 10~16cm，下面有星状毛。坚果球形，无棱，有小突起，被星状茸毛。花期 6~7 月，果期 7~11 月。

【适宜生境】生于乔木林中。

【资源状况】分布于中山区。常见。

【入药部位】根。

【功能主治】祛风除湿，活血止痛。用于跌打损伤，五劳七伤，风湿。

锦葵科

黄蜀葵

漏芦花、秋葵

Abelmoschus manihot (Linn.) Medicus

【标本采集号】LEM120821006

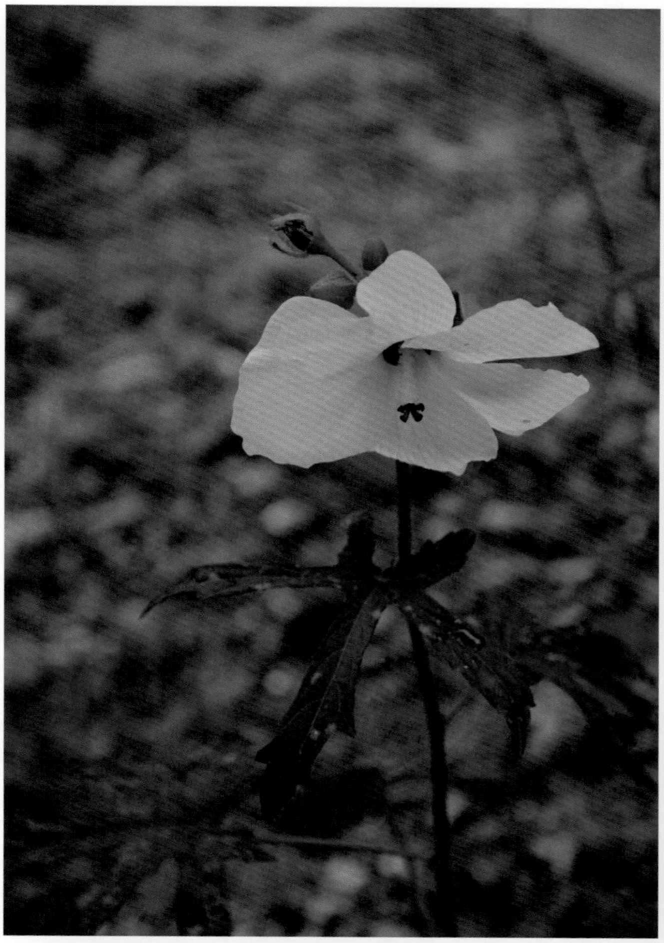

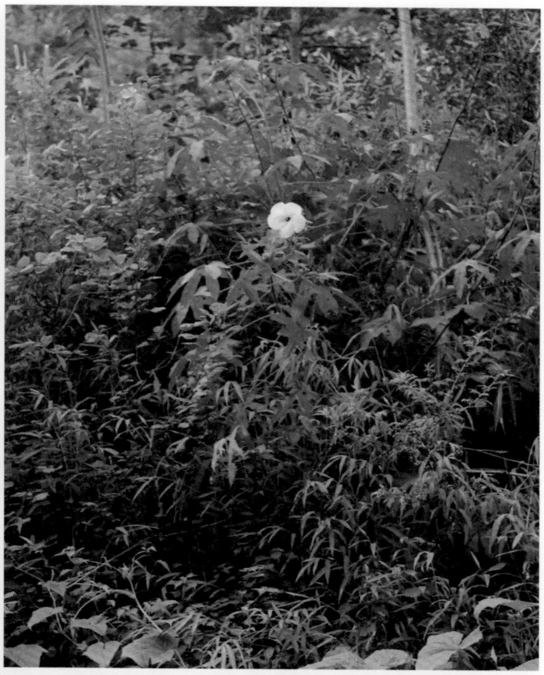

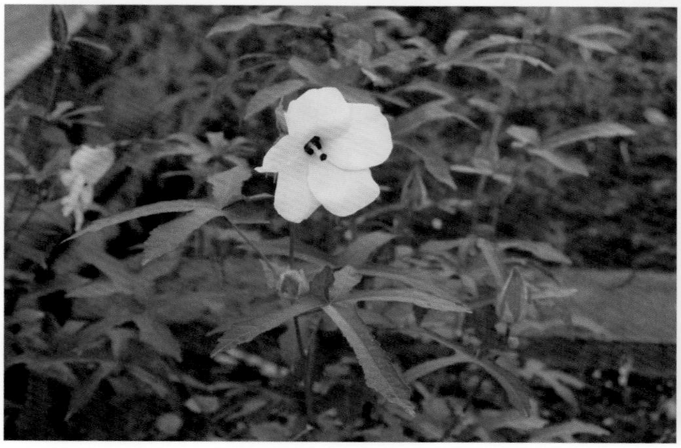

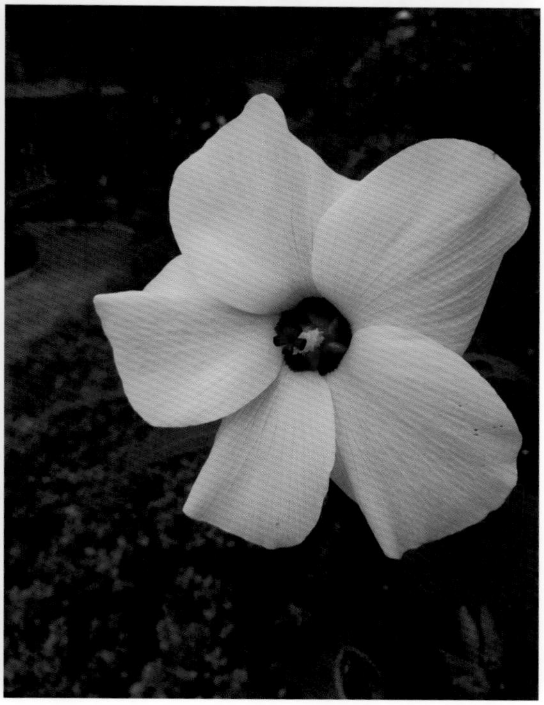

【形态特征】一年生或多年生草本，直立，粗壮，高 1~2m，全株被棕黄色粗毛。茎直立，带有红色，无刺毛。叶大，掌状 5~9 裂。花大，单生于枝端叶腋；小苞片裂片 4 或 5，卵状披针形；花冠淡黄色，内面基部紫色，直径约 12cm。蒴果卵球状椭圆体形，密被黄绿色粗毛。种子圆肾形，棕褐色，被淡棕色短毛。花期 7~8 月，果期 9~12 月。

【适宜生境】庭园栽培，生于海拔 1000m 以下的地区。

【资源状况】分布于坝区、低山区。常见，可以开发利用。

【入药部位】根、叶、花、种子。

【功能主治】根健胃消食，散结，清热解毒，滑肠，利湿。用于尿路感染。叶消肿止痛，托疮解毒，排脓生肌。用于疮疽。花滋阴补血，下乳，排脓，通血脉，通淋，消肿解毒。用于血虚头晕，跌打损伤，疔疮肿毒，淋病，痈疽肿毒，烫火伤。种子利尿通淋，消肿，解毒，通乳，退翳。用于淋病，水肿，乳汁不通，痈肿，跌扑损伤，疝气，角膜云翳。

苘　麻

顷麻、冬葵子

Abutilon theophrasti Medicus

【标本采集号】LEM120809002

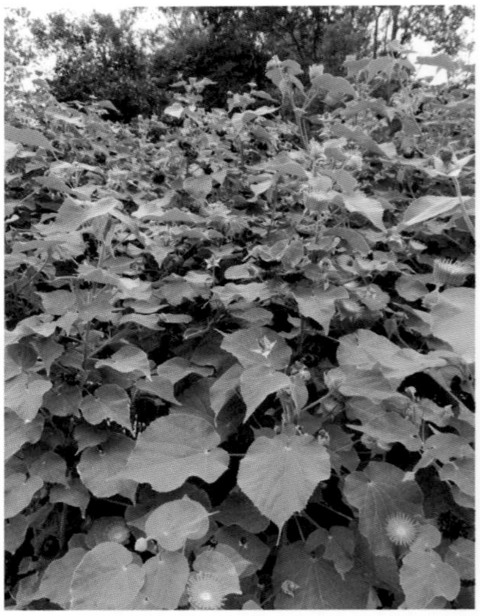

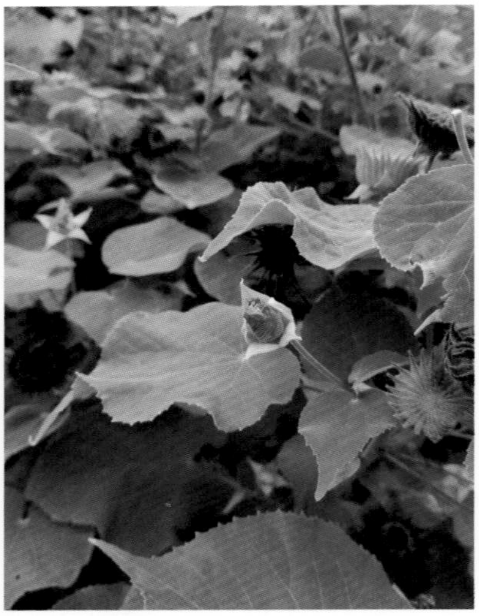

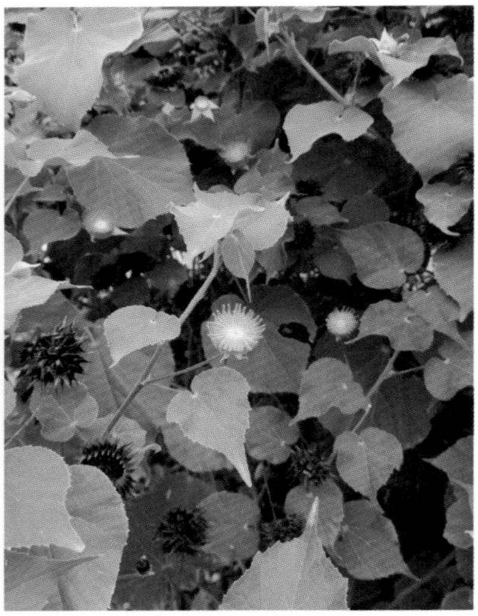

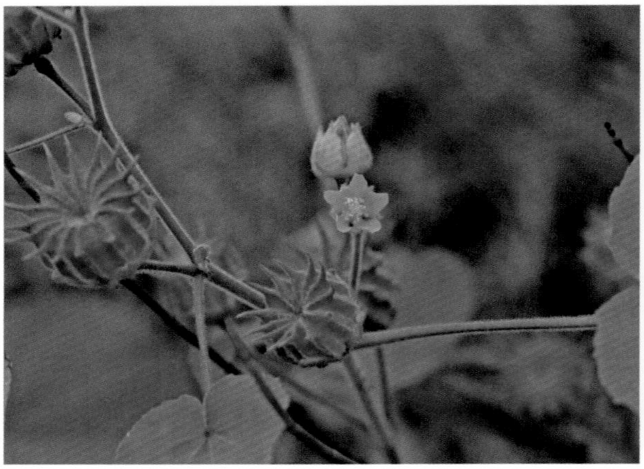

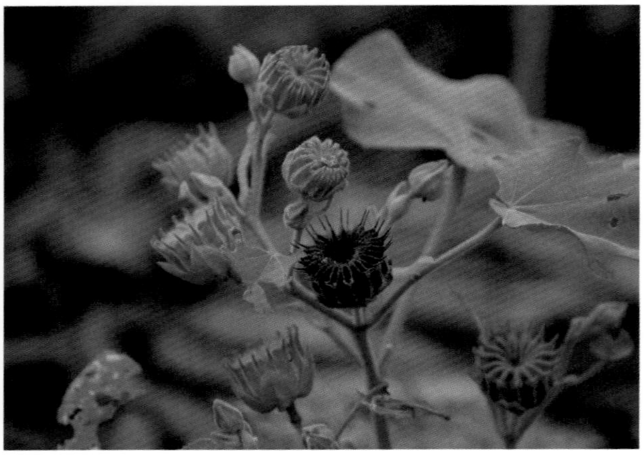

【形态特征】一年生亚灌木状草本，高 1~2m，通体密被柔毛和星状毛。叶圆心形，边缘具微圆齿。花单生于叶腋；花萼杯形，裂片 5，卵形；花冠黄色。蒴果半球形，分果爿 15~20，先端具 2 芒，芒开展，长 3~5mm。种子三角状扁肾形，黑色。花期 7~8 月。

【适宜生境】栽培或生于地边。

【资源状况】分布于低山区。常见，可以开发利用。

【入药部位】种子（苘麻子）。

【功能主治】清热解毒，明目，除湿，润肠通便，下乳。用于赤白痢疾，眼翳，痈肿，瘰疬，便秘，乳汁不通。

蜀葵 棋盘花、树棋花

Althaea rosea (Linn.) Cavan.

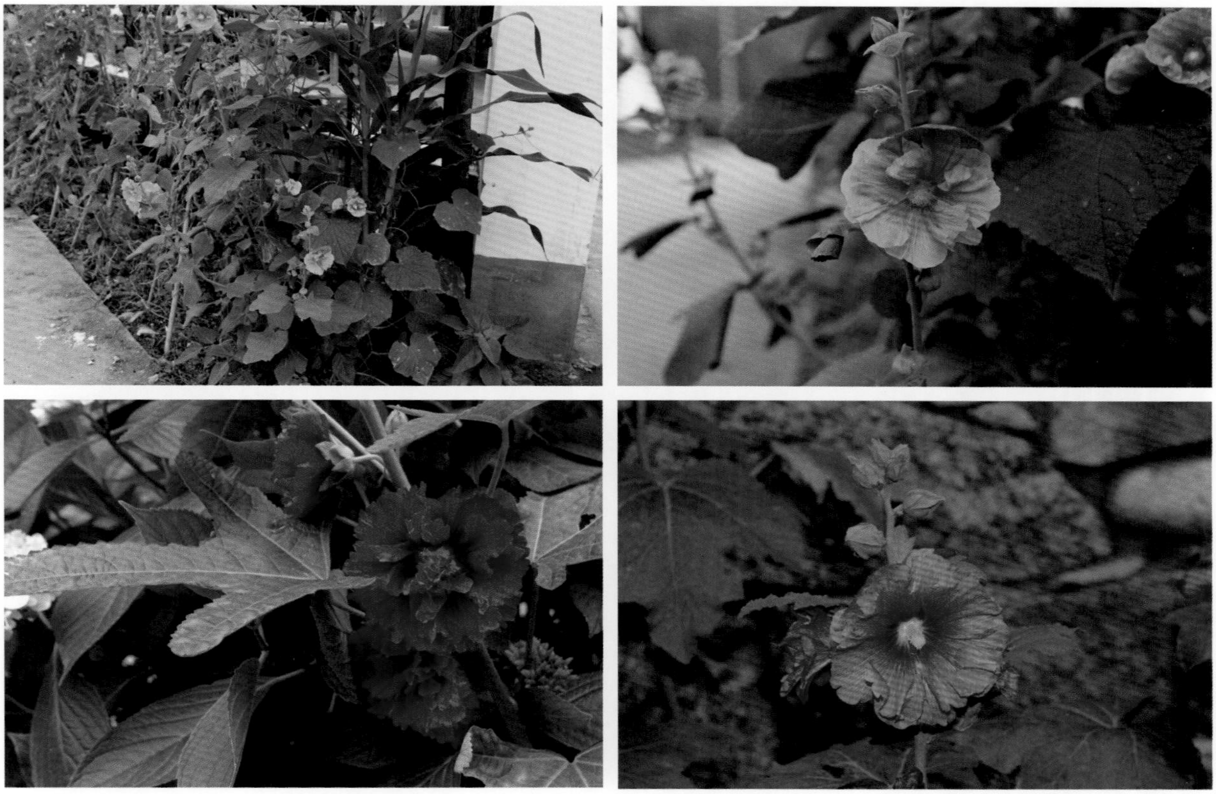

【形态特征】二年生草本，高达 2.5m。茎枝被星状簇毛。叶近圆形，掌状 5~7 浅裂或具波状棱角。花单生或簇生，聚集为 1 顶生的穗状花序；小苞片杯形，常 6 或 7 裂，裂片卵状披针形；花大，直径 6~10cm，红色、紫色、白色、粉红色、黄色或黑紫色。裂果碟形，分果爿多数。种子斜肾形。花期 2~8 月。

【适宜生境】庭园栽培。

【资源状况】分布于坝区、低山区。常见，可以开发利用。

【入药部位】根、全株、花、种子、苗。

【功能主治】根清热解毒，凉血，利尿通淋，活血通经，排脓。用于淋病，白带异常，尿血，吐血，肠痈，疮肿，肠炎，痢疾，尿路感染，宫颈炎。全株及花活血润燥，通便，解毒散结，清热止血，止带。用于二便不利，梅核气，痢疾，吐血，血崩，带下病，疟疾，鼻衄，风湿骨痛。种子利水通淋，滑肠。用于水肿，淋病，便秘，疮疥，尿路结石，小便不利。苗用于热毒，下痢，淋病，金疮。

木芙蓉

芙蓉花、七心花

Hibiscus mutabilis Linn.

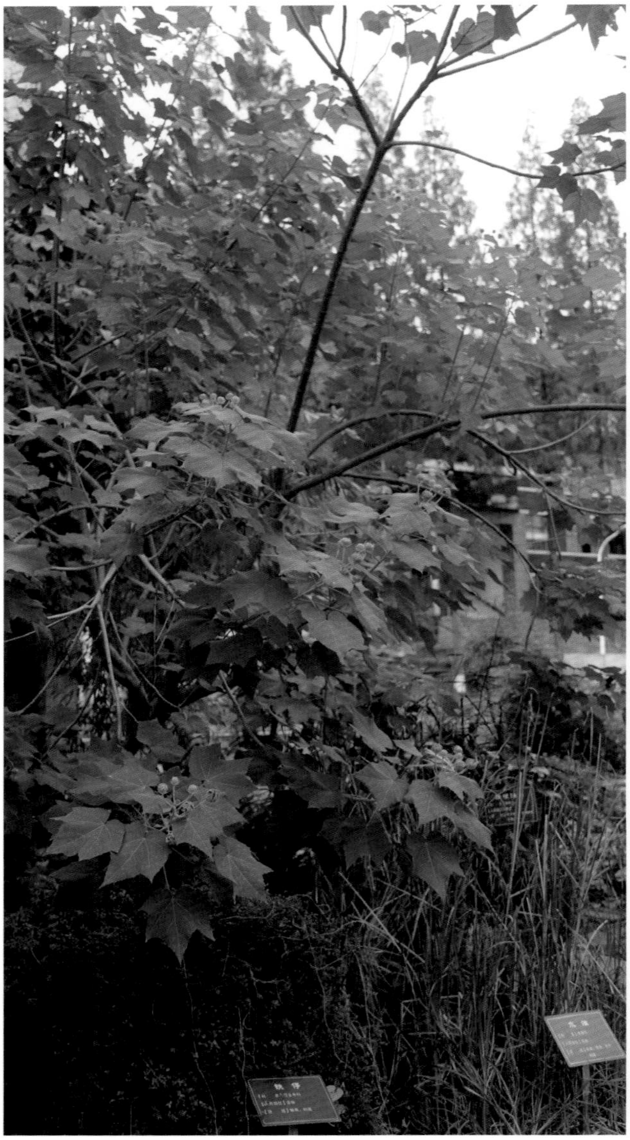

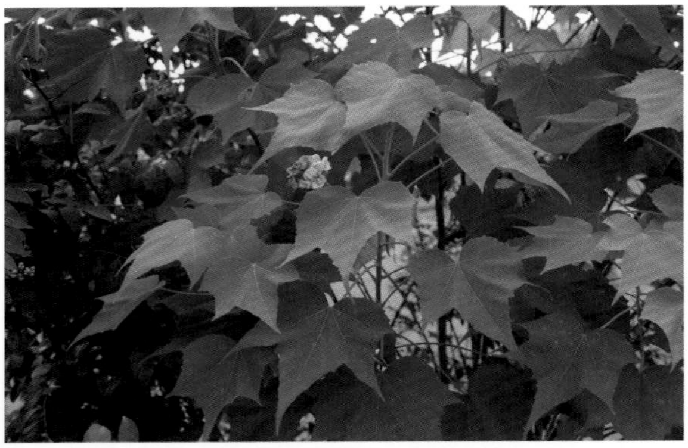

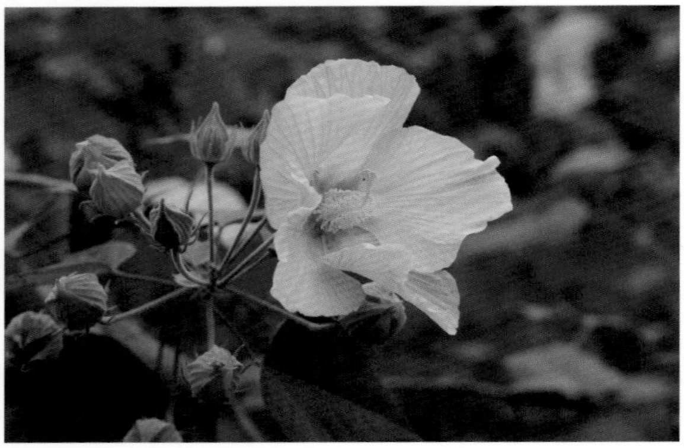

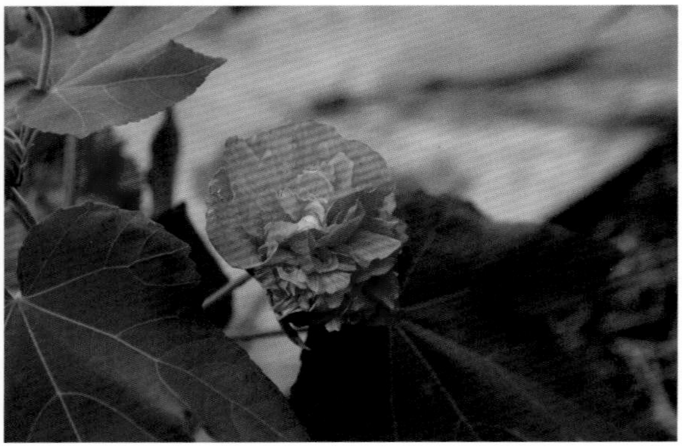

【形态特征】灌木或小乔木，高达 6m。密被灰色星状短柔毛。叶 5~7 裂，纸质。花单生，腋生于上部枝；小苞片裂片 8，线形，基部贴生；花初开时白色或淡红色，后变成深红色。蒴果扁球形，具浅黄色硬毛和绵毛；分果爿 5。种子肾形，被毛。花期 8~10 月。

【适宜生境】栽培。

【资源状况】分布于坝区、低山区。常见，可以大量开发利用。

【入药部位】叶（芙蓉叶）、花（芙蓉花）。

【功能主治】叶清热解毒，散瘀止血，排脓止痛。用于痈疽癣肿，缠身蛇丹，烫火伤，目赤肿痛，跌打损伤。花清热凉血，活血调经，消肿解毒。用于痈肿，疔疮，烫伤，吐血，血崩，白带异常。

朱　槿

扶桑花、月月红

Hibiscus rosa-sinensis Linn.

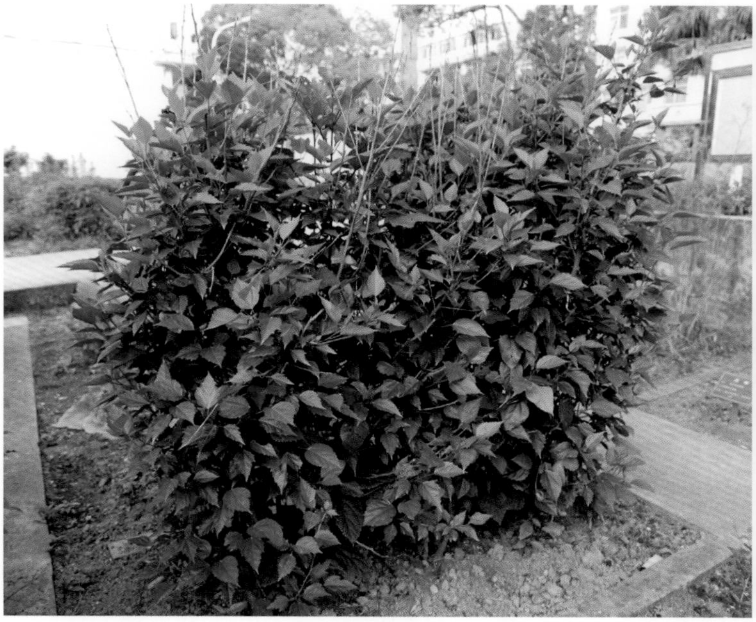

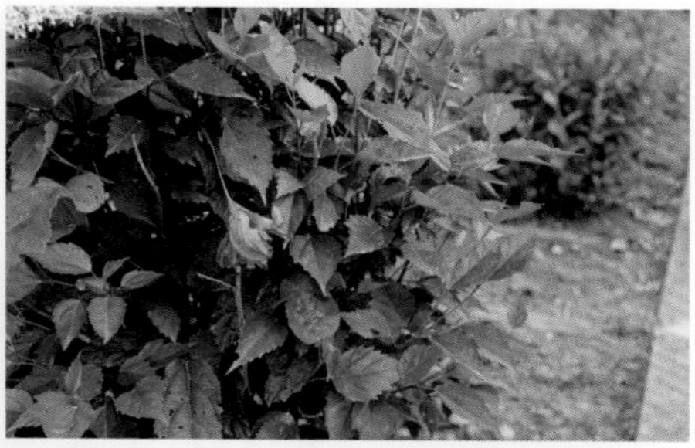

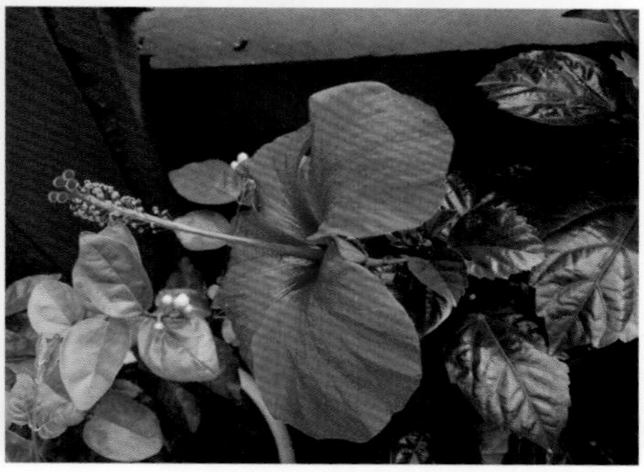

【形态特征】常绿灌木，高达 6m。单叶互生，叶阔卵形或狭卵形，不裂，边缘具牙齿或浅裂。花单生，腋生于上部枝，常下垂，单瓣或重瓣；小苞片裂片 6~7，线形，基部贴生；花萼钟状；花冠漏斗状，玫瑰红色、淡红色或淡黄色；花瓣不开裂或有微缺刻。蒴果卵球形，有喙，无毛。花、果期全年。

【适宜生境】庭园栽培。

【资源状况】分布于坝区、低山区。常见，可以开发利用。

【入药部位】根、叶、花（扶桑）。

【功能主治】清热解毒，活血消肿，利水。用于鼻衄，痢疾，淋浊，毒疮。

木　槿

猪油花

Hibiscus syriacus Linn.

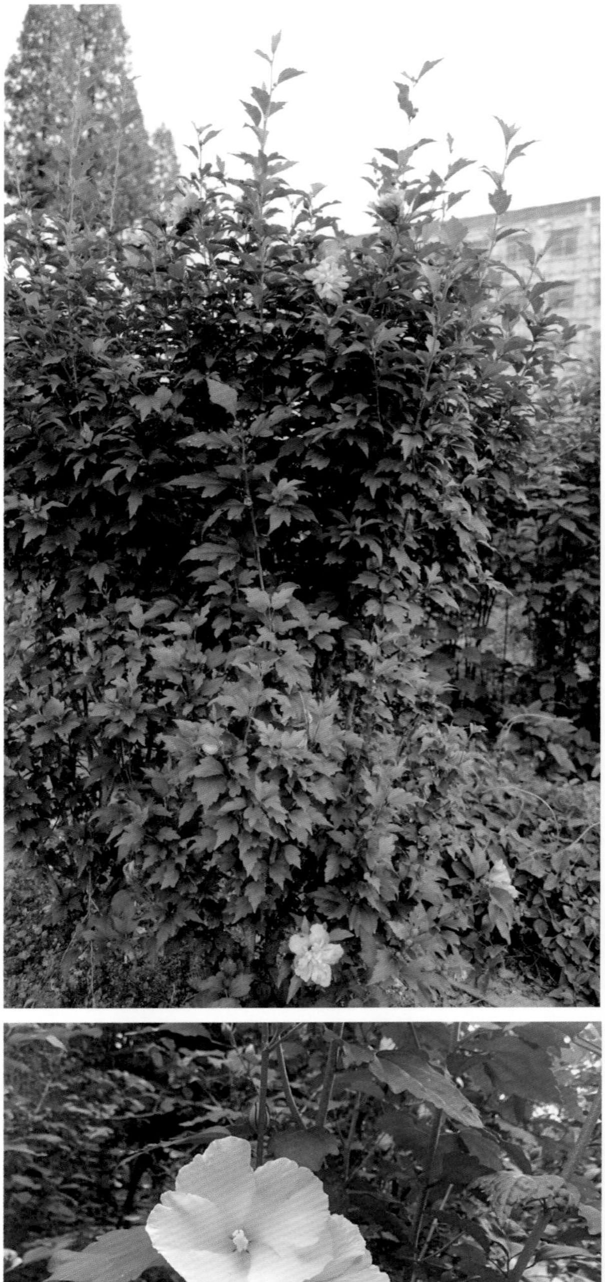

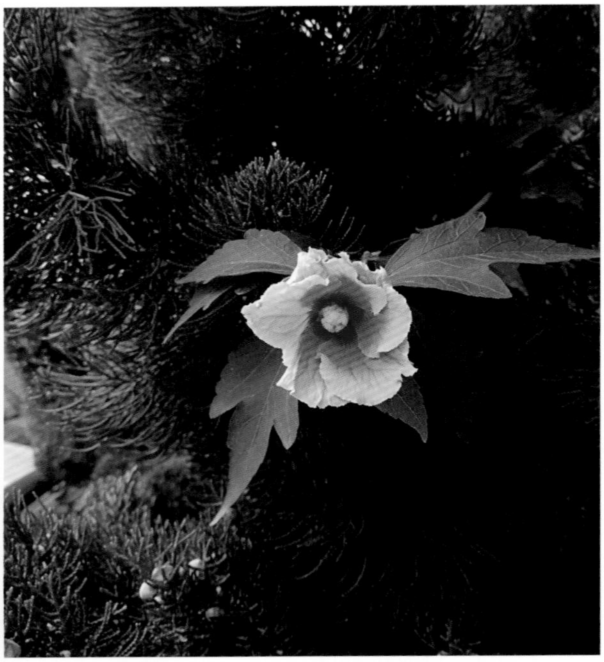

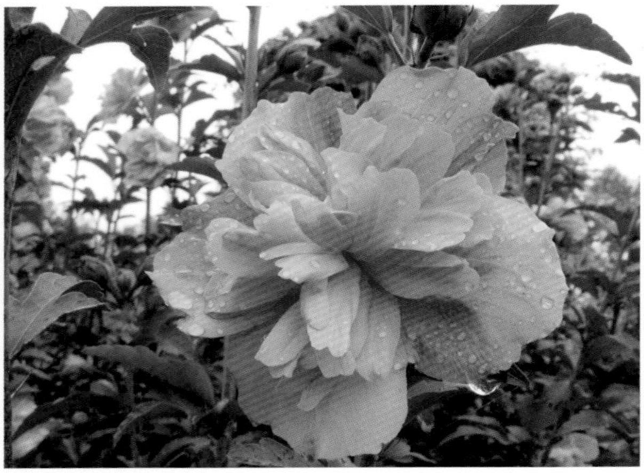

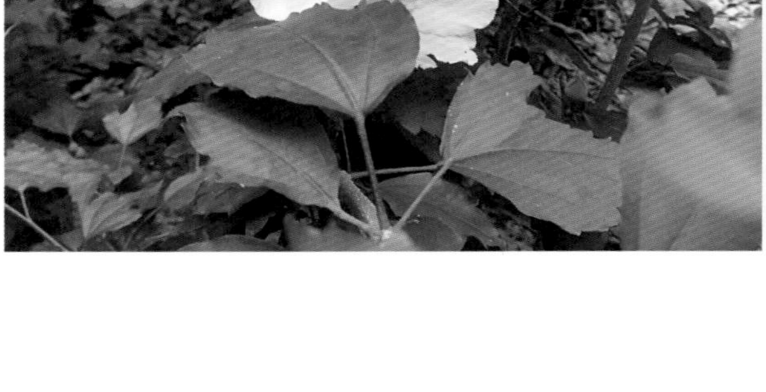

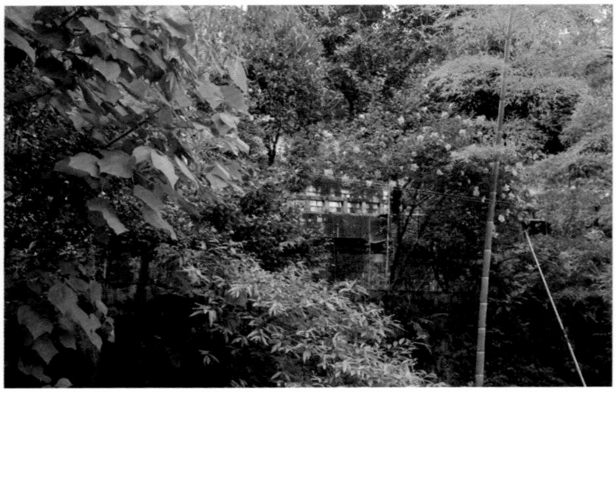

【形态特征】落叶灌木，高 3~6m。茎直立，多分枝。小枝被黄色星状柔毛。叶菱形至三角状卵形，3 裂或不裂，基部楔形。小苞片 6~8；花冠蓝紫色、紫罗兰色、白色、粉色或淡红色，有时中央色深，钟形，有时重瓣；花瓣 5，倒卵形；雄蕊基部联合成筒包围花柱。蒴果卵球形。种子多数，黑色，背面被白色长绒毛。花期 7~10 月。

【适宜生境】栽培。

【资源状况】分布于坝区、低山区。常见，可以开发利用。

【入药部位】花（木槿花）。

【功能主治】凉血活血，明目，润燥，清热，杀虫。用于肠风痢疾，白带异常，淋浊。

锦　葵

冬苋菜
Malva sinensis Cavan.

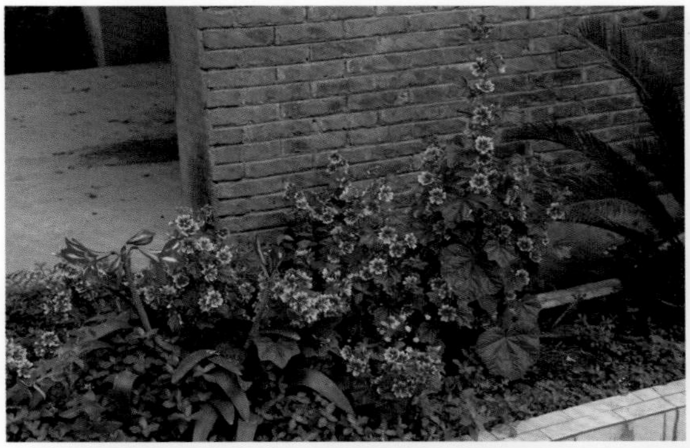

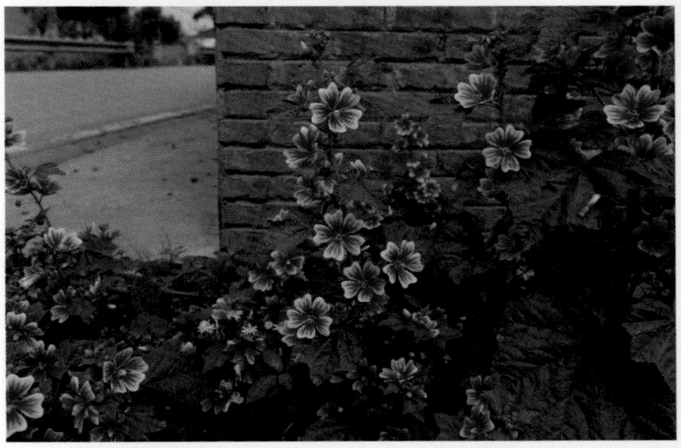

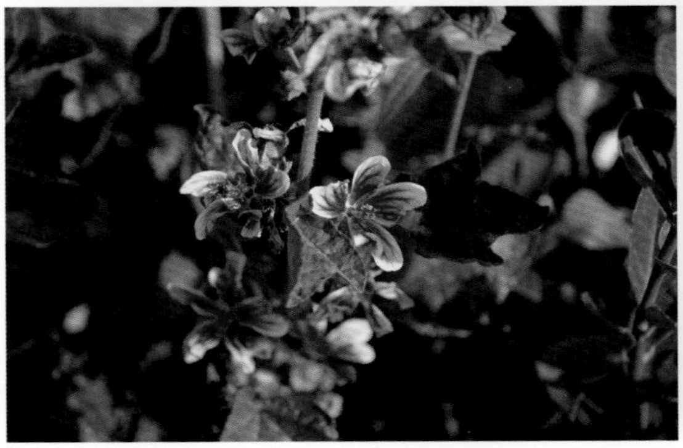

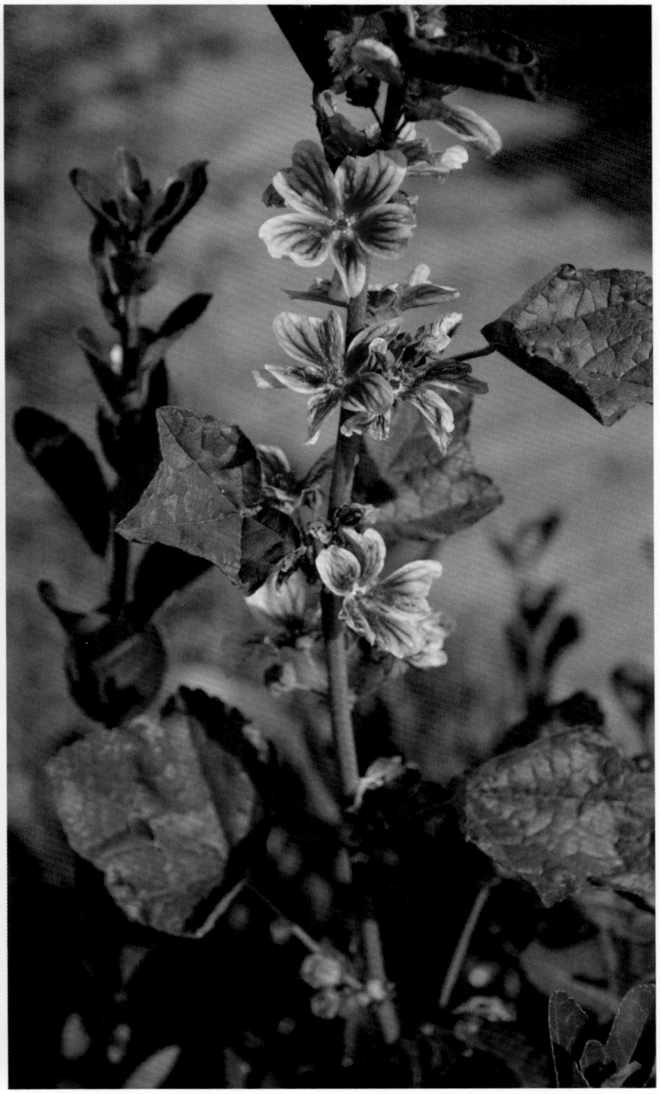

【形态特征】二年生或多年生草本，高 50~90cm，具硬毛。茎分枝多，疏被粗毛。叶心形或肾形。花 3~11 朵腋部簇生；小苞片 3，长圆形；花萼杯形，阔三角形；花冠紫红色或白色，直径 3~5cm。蒴果扁球形；分果爿 9~11。种子黑褐色，肾形。花期 5~10 月。

【适宜生境】栽培。

【资源状况】分布于坝区。常见，可以开发利用。

【入药部位】花、叶、茎。

【功能主治】利湿解毒，润肠通便。用于便秘，脐腹痛，瘰疬，带下病，淋巴结结核。

地桃花

肖梵天花、寄马桩、汤粑叶

Urena lobata Linn.

【标本采集号】LEM120811009

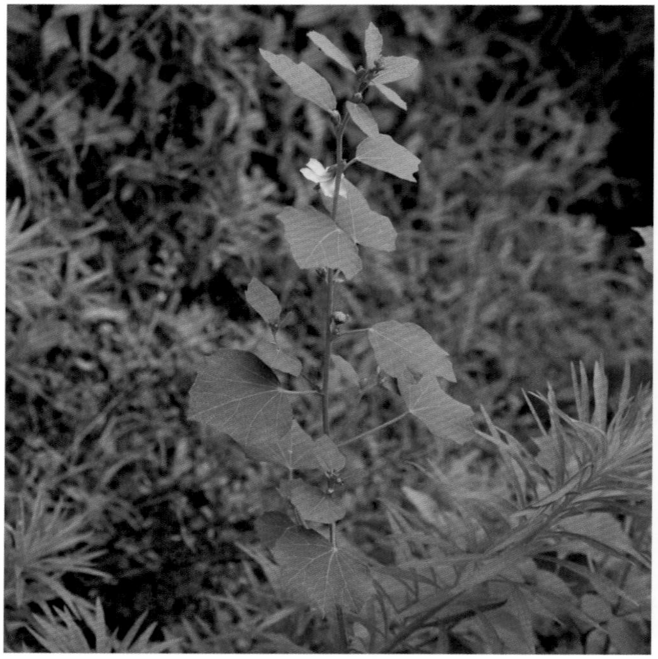

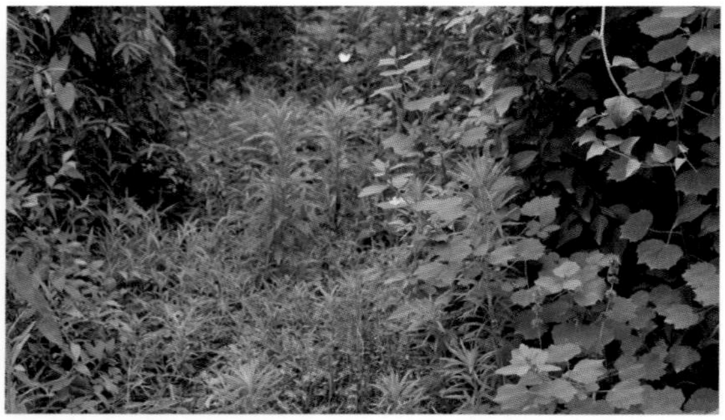

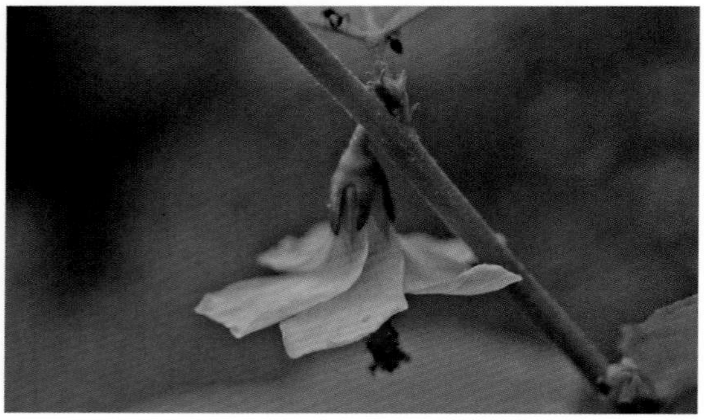

【形态特征】直立亚灌木状草本，有分枝，高达 1m，全株被柔毛。叶互生，近轴叶轮廓近圆形，下部叶卵形且稍 3 浅裂，叶背具绒毛和粗毛。小苞片 5，基部 1/3 合生；花萼杯状，裂片 5；花冠淡红色，直径约 15mm。果实扁球形，分果爿具星状柔毛和钩状刺。花期 7~10 月，果期 8 月至翌年 1 月。

【适宜生境】生于海拔 1000m 以下的路边、沟边、灌丛。

【资源状况】分布于坝区、低山区。常见，可以适度开发利用。

【入药部位】根或地上部分（地桃花）。

【功能主治】清热解毒，祛风利湿，散血止血。用于肺痨咳嗽吐血，急性支气管炎，瘰疬，感冒发热，风湿关节痛。

梧桐科

梧　桐　桐麻碗

Firmiana platanifolia (Linn. f.) Marsili

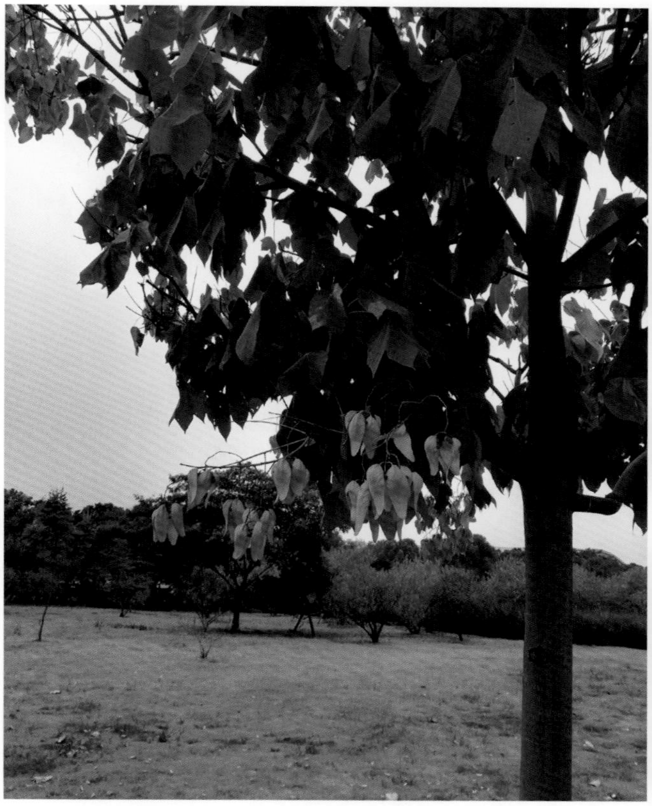
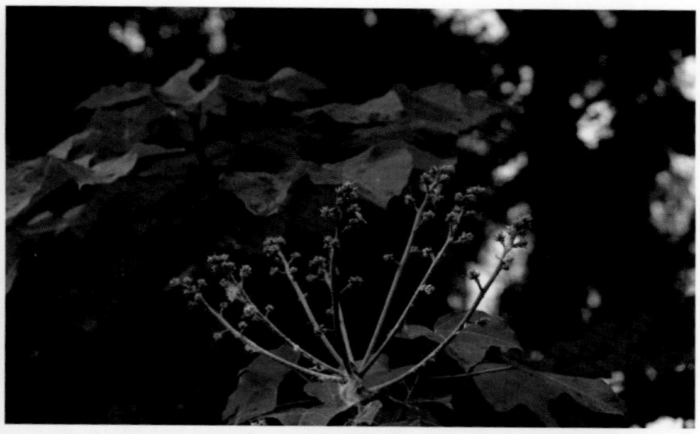
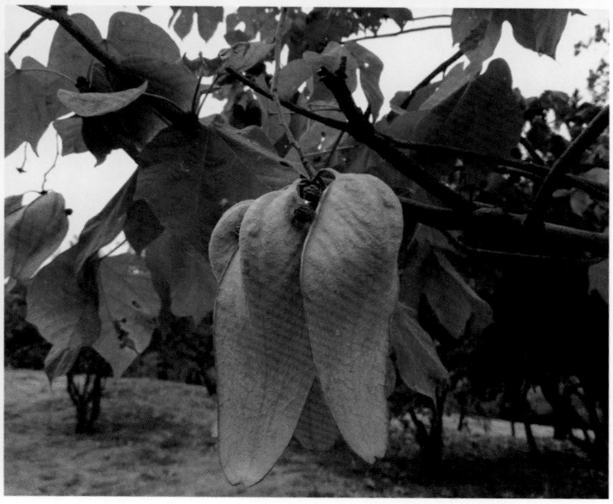

【形态特征】落叶乔木，高达 16m。树皮青绿色。叶心形，掌状 3~5 裂，两面无毛或稍具柔毛。花单性或杂性；圆锥花序顶生，长 20~50cm；花萼黄绿色，裂至近基部，裂片条形，向外扭转。蓇葖果在成熟前每个心皮由腹缝线开裂成叶状果瓣，每蓇葖果具 2~4 粒种子；果皮膜质。花期 6 月。

【适宜生境】栽培于路旁、屋侧。

【资源状况】分布于坝区、低山区。少见。

【入药部位】叶、花、根、种子。

【功能主治】叶、花祛风除湿，清热解毒，降血压。用于风湿疼痛，麻木，疮痈肿毒，痔疮，臁疮，创伤出血，高血压；花亦用于水肿，秃疮，烫火伤。根祛风除湿，和血脉，通经络。用于风湿关节痛，风湿腰痛，肠风下血，月经不调，跌打损伤。种子顺气和胃，消食，淡渗利湿。用于伤食，胃痛，疝气，水肿，小儿口疮。

马松子 野路葵

Melochia corchorifolia Linn.

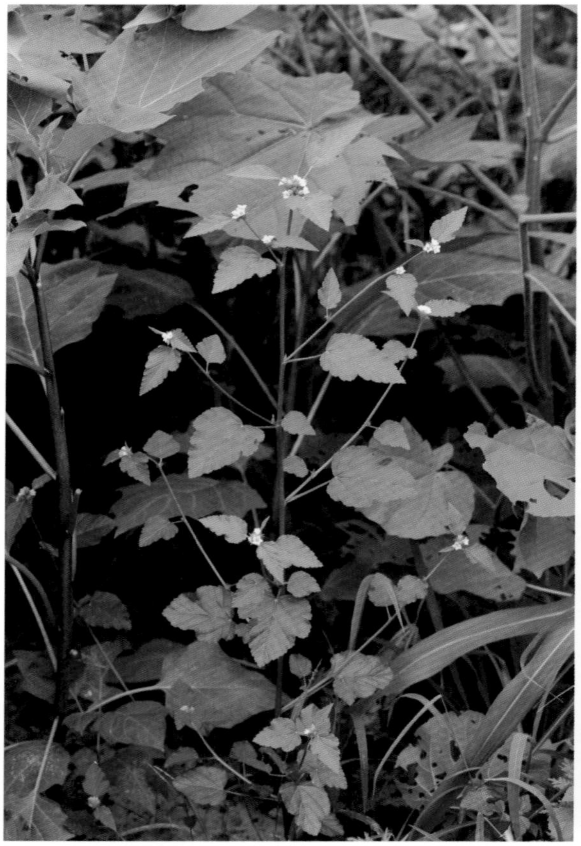

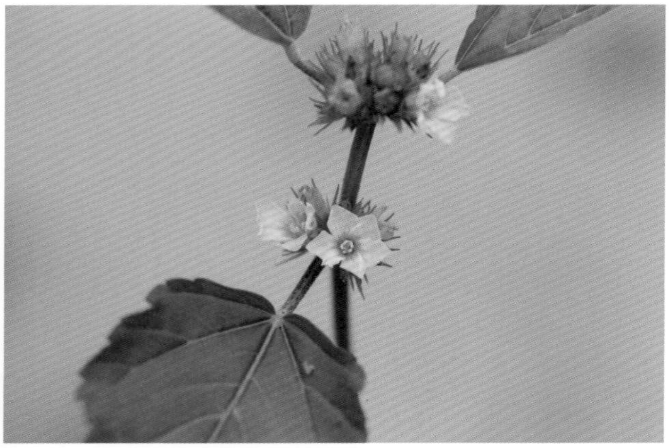

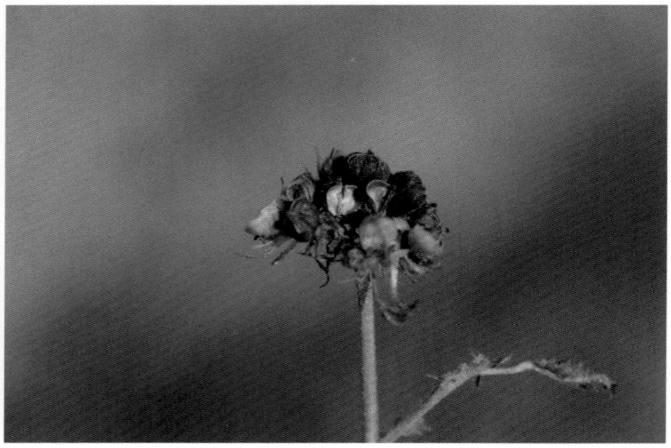

【形态特征】草本或半灌木。枝黄褐色，略被星状短柔毛。叶卵形、长圆状卵形或披针形，薄革质。花序为密聚伞状或团伞状，顶生或腋生；外花萼裂片 4，条形，具毛；花萼钟形，5 裂；花瓣 5，白色，干后变淡红色；雄蕊 5 枚，下部联合成筒，与花瓣对生。蒴果圆球形，具 5 棱。种子卵形，黑褐色。花期夏、秋二季。

【适宜生境】生于荒地边。

【资源状况】分布于低山区。常见。

【入药部位】全草。

【功能主治】清热利湿，消炎。用于痢疾，红崩，白带异常，痈肿疮毒。

猕猴桃科

京梨猕猴桃

水梨儿、亨利猕猴桃

Actinidia callosa Lindl. var. *henryi* Maxim.

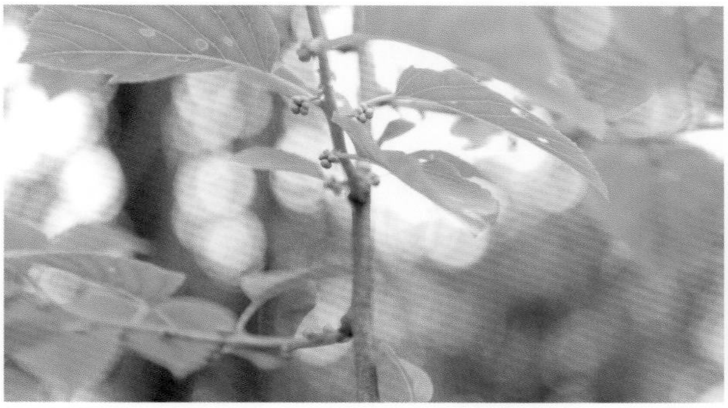

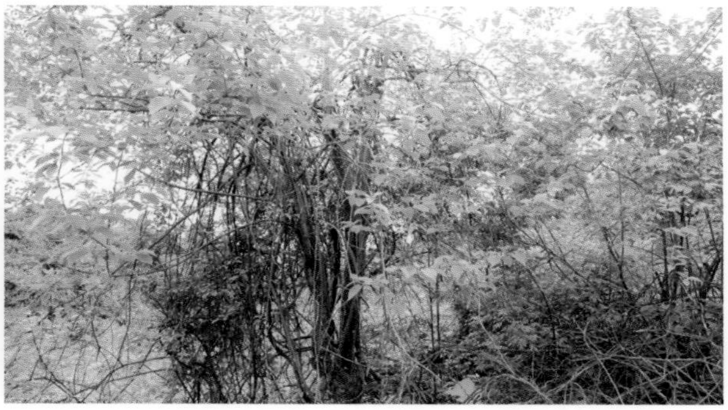

【形态特征】落叶木质藤本。着花小枝洁净无毛，隔年枝灰褐色。叶纸质，卵形或卵状椭圆形至倒卵形，长 8~10cm，宽 4~5.5cm，先端具短尖，边缘锯齿细小，叶背脉腋上有髯毛。1 花单生，花白色；萼片 5，无毛。果实乳头状至长圆柱状，长可达 5cm，有显著的淡褐色圆形斑点，具反折的宿存萼片。花期 4~6 月，果期 9~10 月。

【适宜生境】生于灌丛中。

【资源状况】分布于中山区。常见。

【入药部位】根皮。

【功能主治】清热，消肿，止痛。用于周身浮肿，背痈红肿，肠痈绞痛，项背痛。

中华猕猴桃

毛梨儿、猕猴桃

Actinidia chinensis Planch.

【标本采集号】LEM120802028

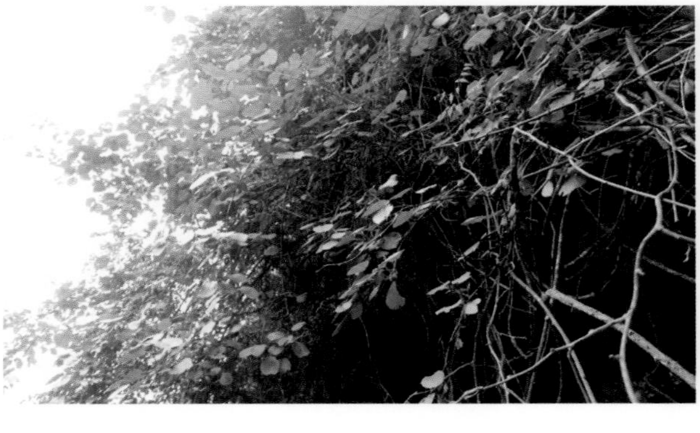

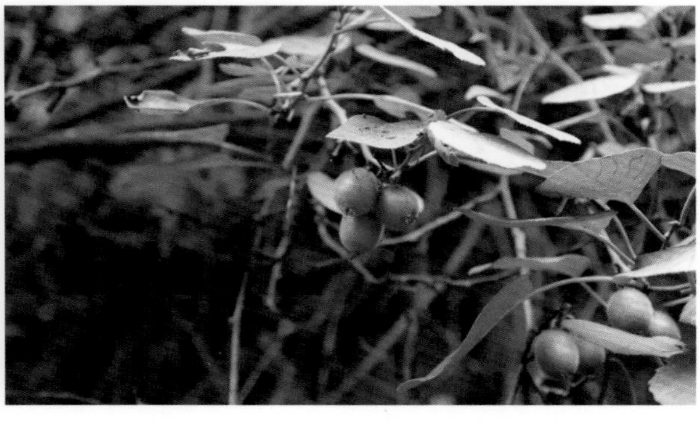

【形态特征】大型落叶攀缘灌木，长 5~9m。茎被浅棕黄色毛，髓大，白色，片层状。叶纸质，长 6~17cm，叶背被星状绒毛。花白色或橙黄色；花瓣（3~）5（~8）。果实近球形至圆柱形至倒卵球形或椭圆体形，长 4~6cm，被易脱落的绒毛或被长硬毛或刺毛，有香气。种子细小，黑色。花期 4~5 月，果期 9 月。

【适宜生境】生于林缘、林中。

【资源状况】分布于低山区、中山区。常见，可以大量开发利用。

【入药部位】根、根皮或果实。

【功能主治】根、根皮清热利湿，活血消肿，解毒，祛风。用于肝炎水肿，跌打损伤，风湿关节痛，淋浊带下。果实清热解毒，止咳，止渴，消肿，消食，通淋，调中理气，生津润燥。用于烦热，消渴，石淋，痔疮，消化不良，食欲不振，呕吐，烧烫伤。

葛枣猕猴桃

葛枣、木天蓼

Actinidia polygama (Sieb. et Zucc.) Maxim.

【标本采集号】511423140619719LY

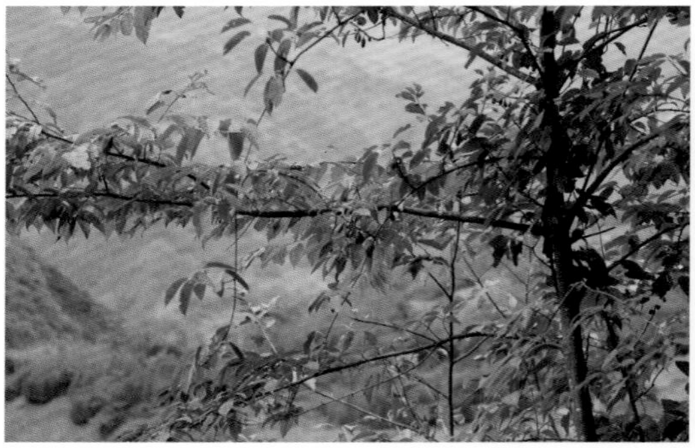

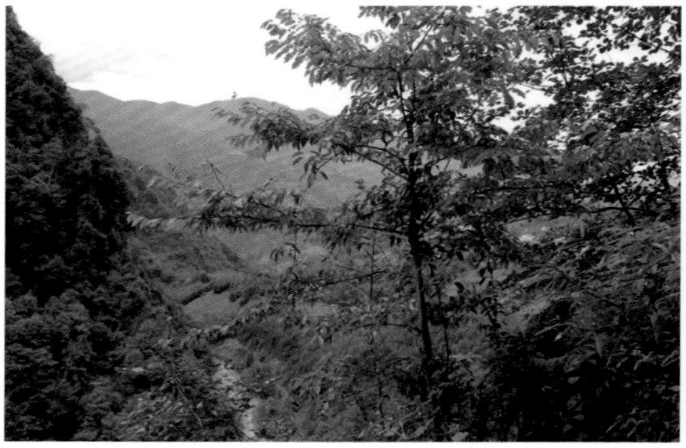

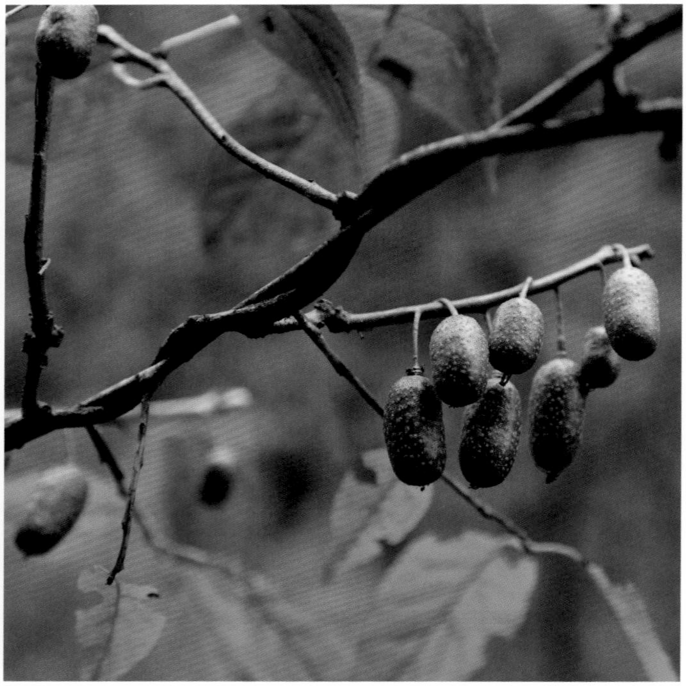

【形态特征】大型落叶攀缘藤本，长达 5m。老枝有灰白色小皮孔，髓白色，实心。叶片卵形至长圆状卵形，膜质至薄纸质，叶背常无毛，叶面疏被硬毛。花白色，花瓣 5。果实成熟后橘黄色，卵形至圆柱状卵形至长圆状卵形，无毛，顶部具喙。种子多数，黑褐色。花期 6~7 月，果期 9~10 月。

【适宜生境】生于林缘、林中。

【资源状况】分布于中山区。常见。

【入药部位】根、叶、带虫瘿的果实（木天蓼）。

【功能主治】根、叶顺气止痛，活血祛瘀。用于腹胀，风湿痹痛，瘰疬。带虫瘿的果实理气，止痛。用于疝气，腰痛。

革叶猕猴桃 秤砣梨

Actinidia rubricaulis Dunn var. *coriacea* (Fin. et Gagn.) C. F. Liang

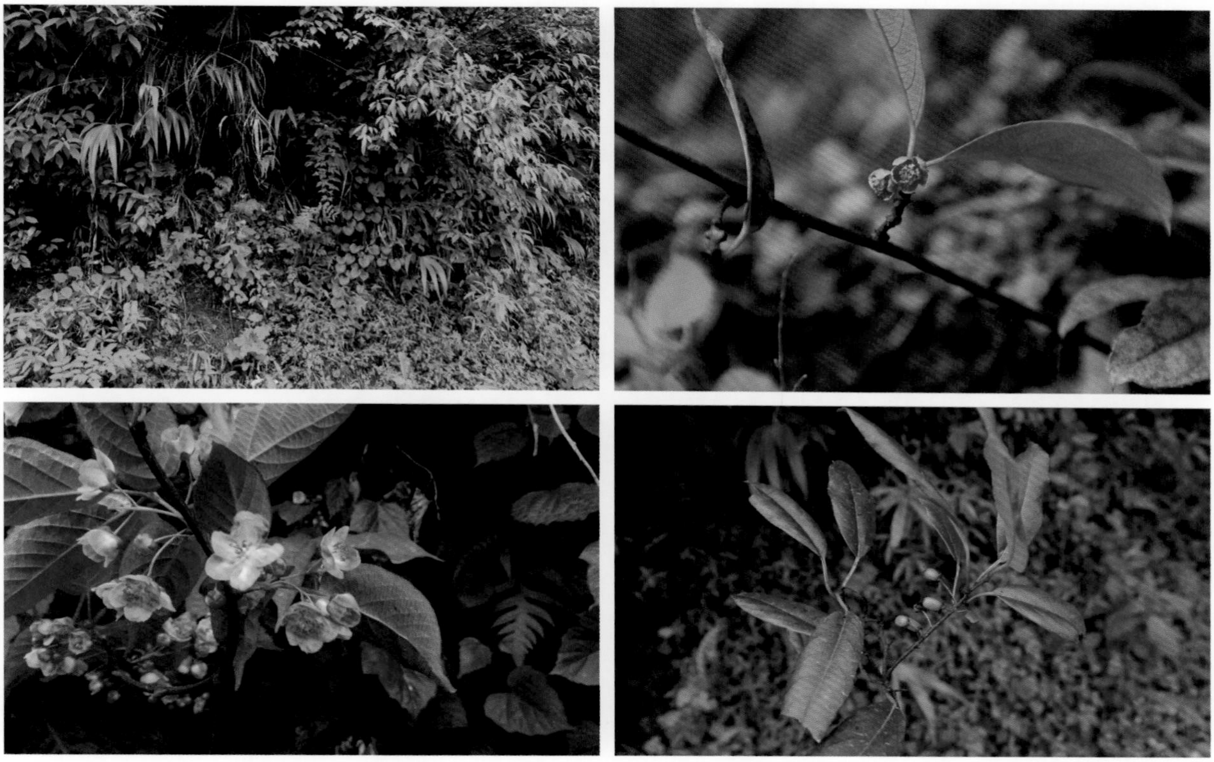

【形态特征】半常绿攀缘灌木，全体无毛。髓白色，实心。枝红褐色，具明显的皮孔。叶倒披针形，革质，无毛。花序常仅具 1 花；花红色，花瓣 5。果实深绿色，卵形至球形，长 1.5~2cm，成熟后无毛，有枯褐色斑点。花期 5~6 月，果期 9~11 月。

【适宜生境】生于海拔 650~1500m 的林缘、林中。

【资源状况】分布于低山区、中山区。常见，可以适度开发利用。

【入药部位】果实、茎干、根。

【功能主治】果实、茎干清热解毒，止渴，通淋，消肿，抗肿瘤。用于消渴，石淋，湿热黄疸，痈疽，瘰疬，肿瘤，癌症。根祛风除湿，解热，通经络，行气活血，消肿止痛。用于风湿麻木，跌打损伤，内伤吐血。

评　述 果实可以食用，对肿瘤具有抑制作用。

尼泊尔水东哥

山枇杷、锥序水东哥
Saurauia napaulensis DC.

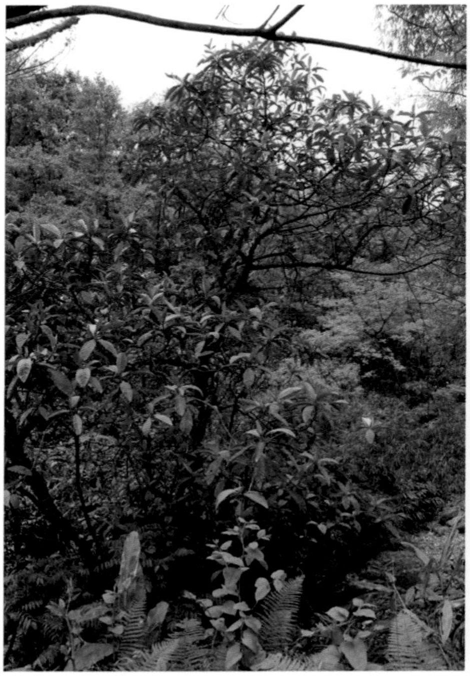
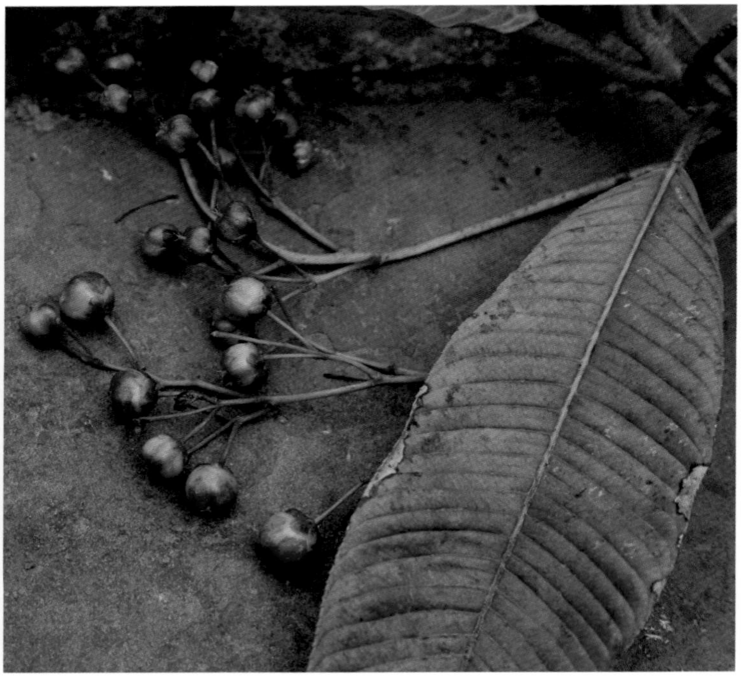

【形态特征】乔木，高达10m。小枝具褐色柔毛至渐无毛。叶狭椭圆形至长圆状倒卵形，具28~40（~46）对侧脉。圆锥花序单个腋生，圆锥状，长 12~33cm；花粉色至淡紫色；子房球形，花柱 5，下部合生。果实绿色至淡黄色，球状至扁球形，味甜，多黏液质。花、果期 6~12 月。

【适宜生境】生于灌丛、林缘。

【资源状况】分布于低山区。常见。

【入药部位】根、果实（鼻涕果）。

【功能主治】根活血散瘀，解毒。用于跌打损伤，骨折，慢性骨髓炎，创伤出血，枪伤。果实清热泻火，润肺止咳。用于干咳。

山茶科

山　茶　茶花

Camellia japonica Linn.

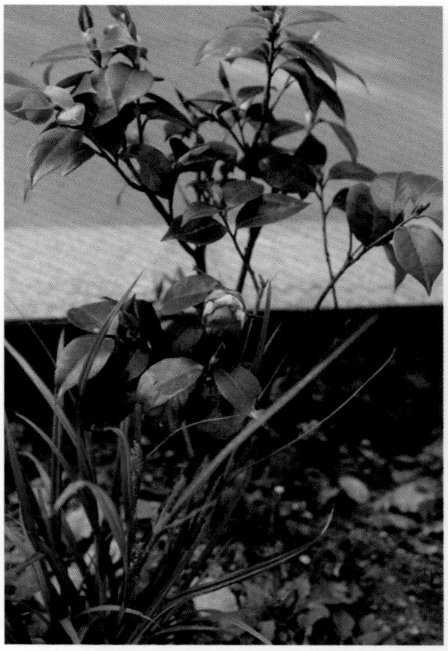

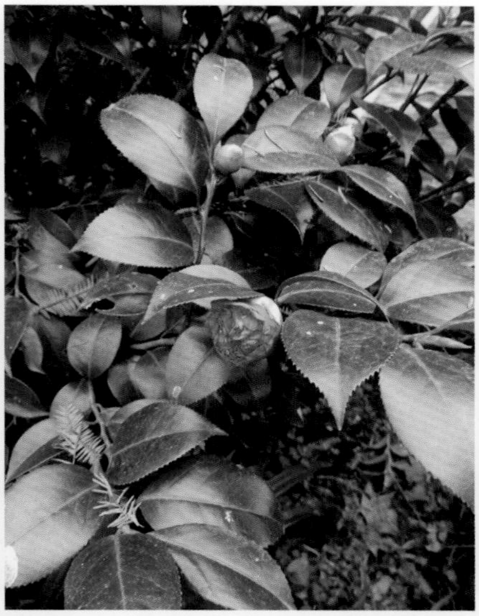

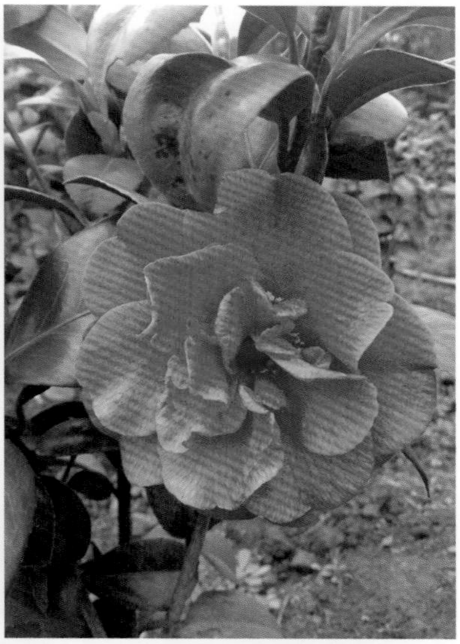

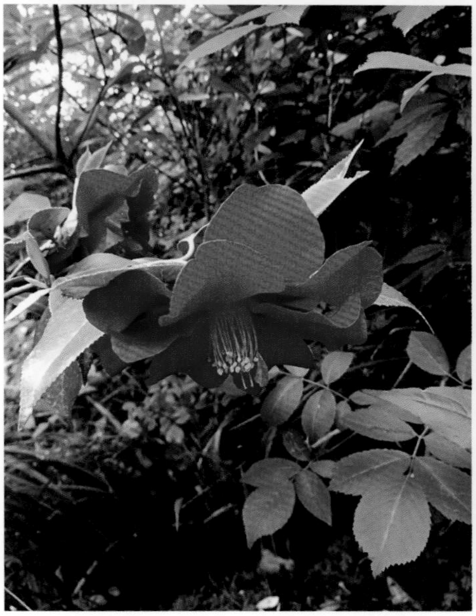

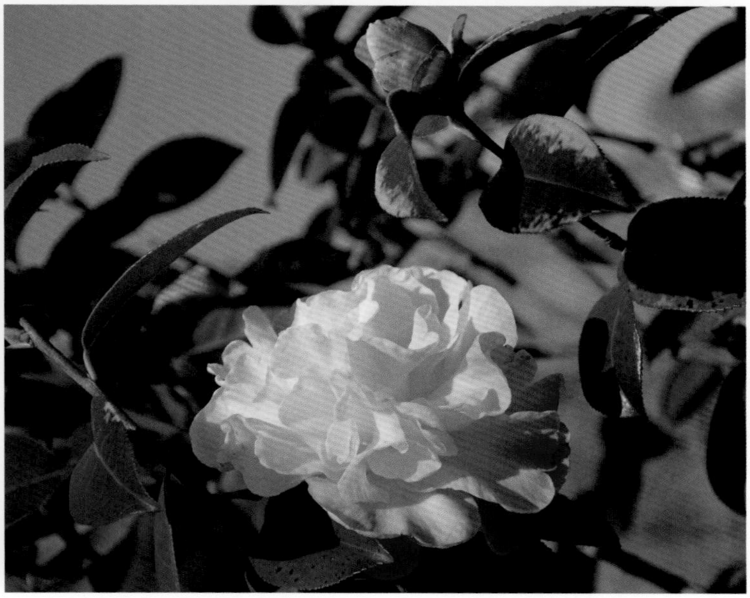

【形态特征】灌木或乔木，高达 15m。单叶互生，叶革质，叶缘具锯齿。花腋生或近顶生，单生或成对，近无柄；苞片及萼片约 9；花瓣 6 或 7，栽培品种更多，玫瑰红色或白色；花药丁字着生；子房卵球形，3 室，花柱顶端 3 裂。蒴果球形，直径 3~5cm。花期 1~3 月，果期 9~10 月。

【适宜生境】庭园栽培。
【资源状况】分布于坝区、低山区。常见，可以大量开发利用。
【入药部位】花（山茶花）。
【功能主治】收敛，止血。用于吐血，衄血，血崩，肠风，血痢，血淋，跌打损伤。

油 茶 油茶子
Camellia oleifera Abel

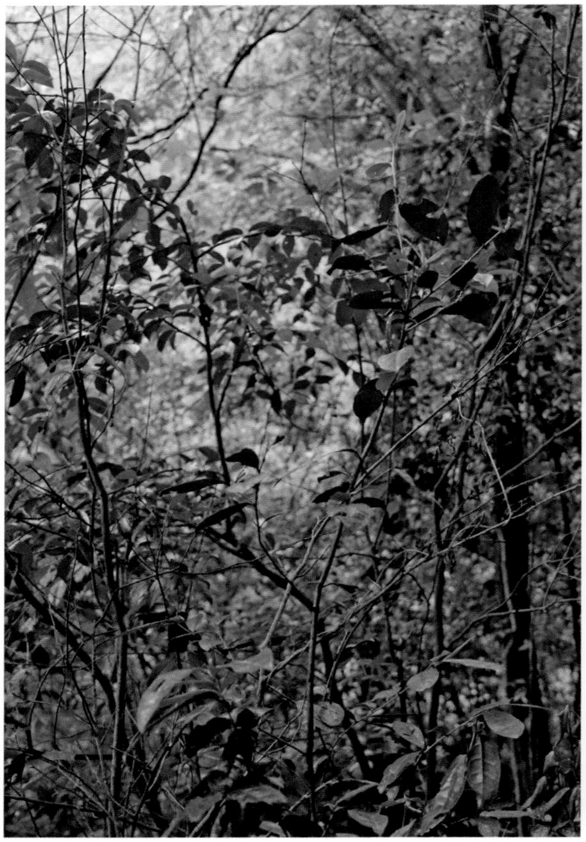

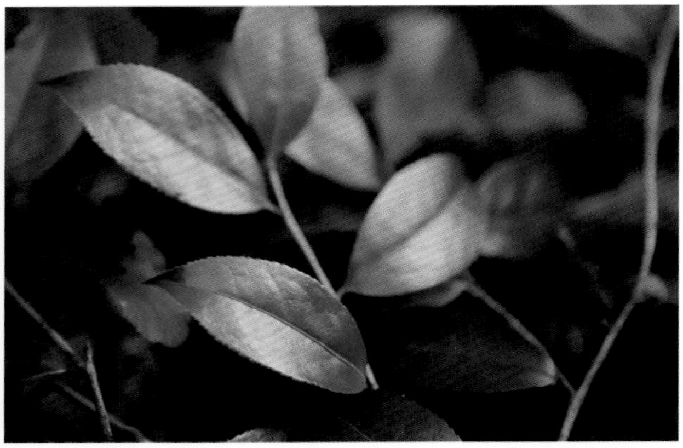

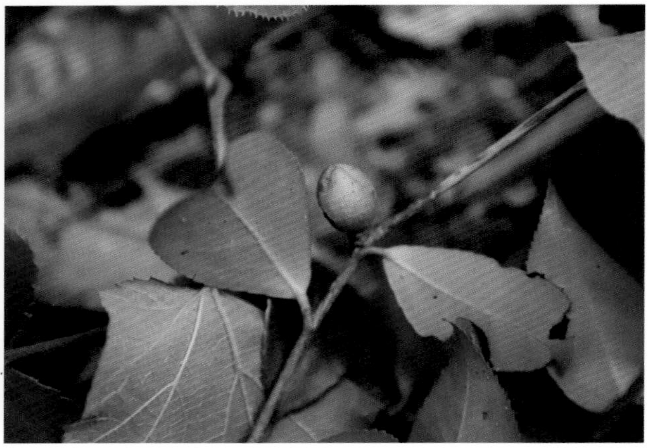

【形态特征】灌木或乔木，高 2~8m。芽有疏松的鳞片。叶革质至硬革质。花腋生或近顶生，单生或成对，近无柄；苞片、萼片 8~11；花瓣 5~7，白色；子房球形，具白色绒毛，3 室。蒴果球形至椭圆体形，果瓣厚木质。花期 12 月至翌年 1 月。
【适宜生境】栽培。
【资源状况】分布于低山区。常见，可以大量开发利用。
【入药部位】根、茶籽加工成的饼。
【功能主治】根清热解毒，活血散瘀，止痛。用于心脏病，口疮，牛皮癣，急性咽炎，胃痛，扭挫伤。茶籽加工成的饼收湿杀虫。用于阴囊湿痒。

茶

茶叶树

Camellia sinensis (L.) O. Ktze.

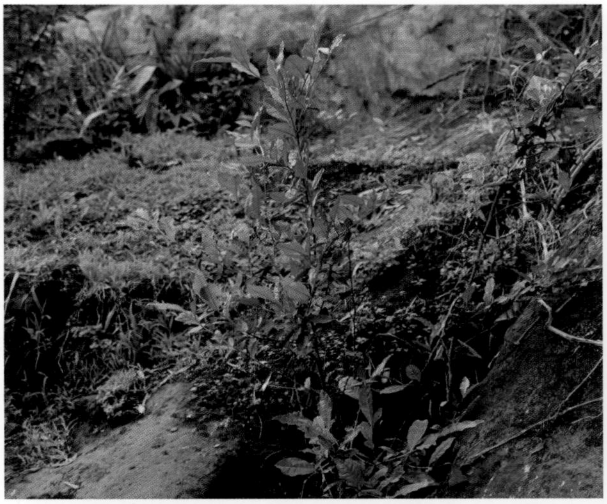
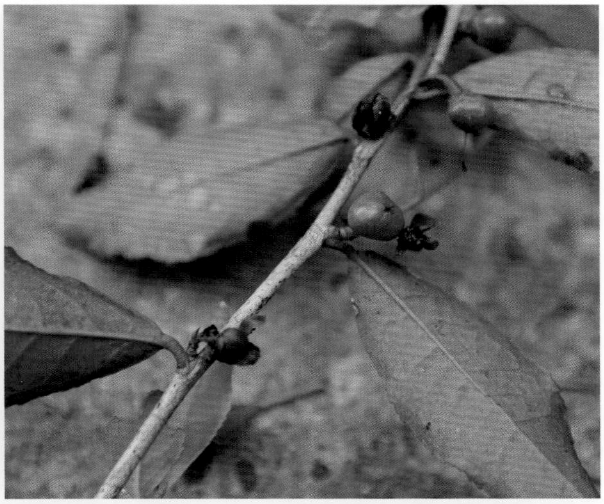
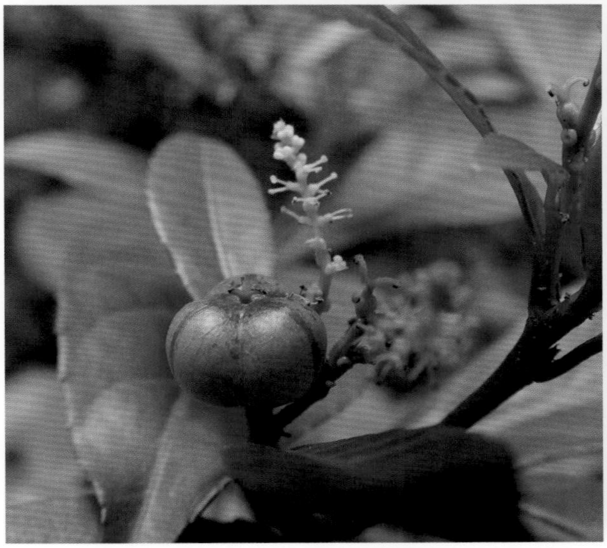
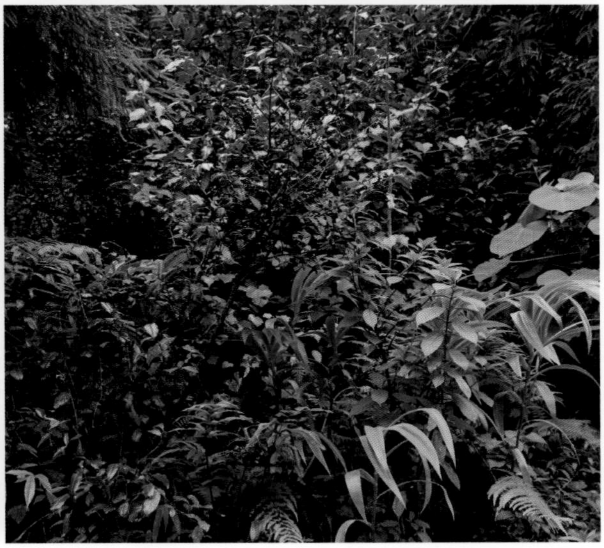

【形态特征】灌木或小乔木，高 1~6m。茎多分枝。叶革质，叶背无毛或幼时疏具柔毛，先端钝尖，长 4~12cm，侧脉 5~7 对。花 1~3 朵腋生，白色；小苞片 2；花萼外无毛；子房密生白色毛。蒴果三角状球形。种子卵形，淡褐色。花期 10 月至翌年 2 月。

【适宜生境】栽培。

【资源状况】分布于坝区、低山区。极为常见，可以大量开发利用。

【入药部位】叶、根。

【功能主治】叶清热降火，消食，提神。用于白痢，高血压，头痛，目昏，多睡，善寐，心烦口渴，食积痰滞。根强心利尿，抗菌消炎，收敛止泻。用于肝炎，心脏病，水肿。

岗 柃

米碎木

Eurya groffii Merr.

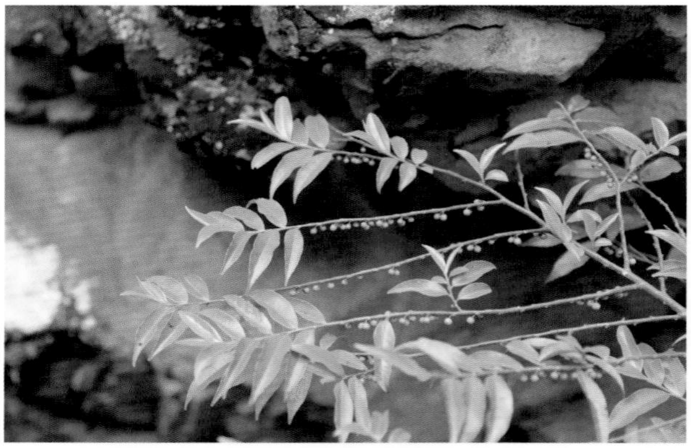

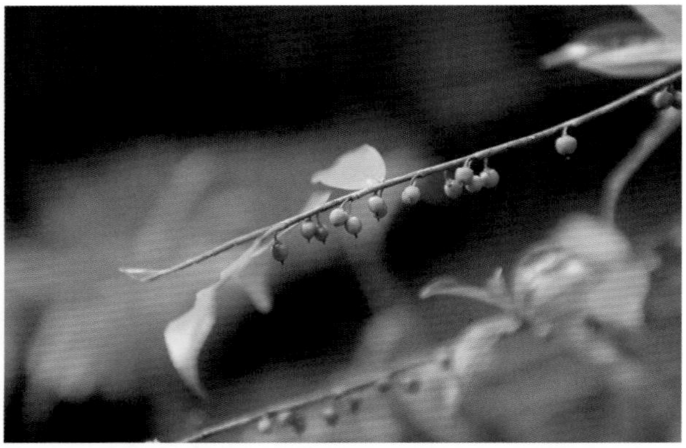

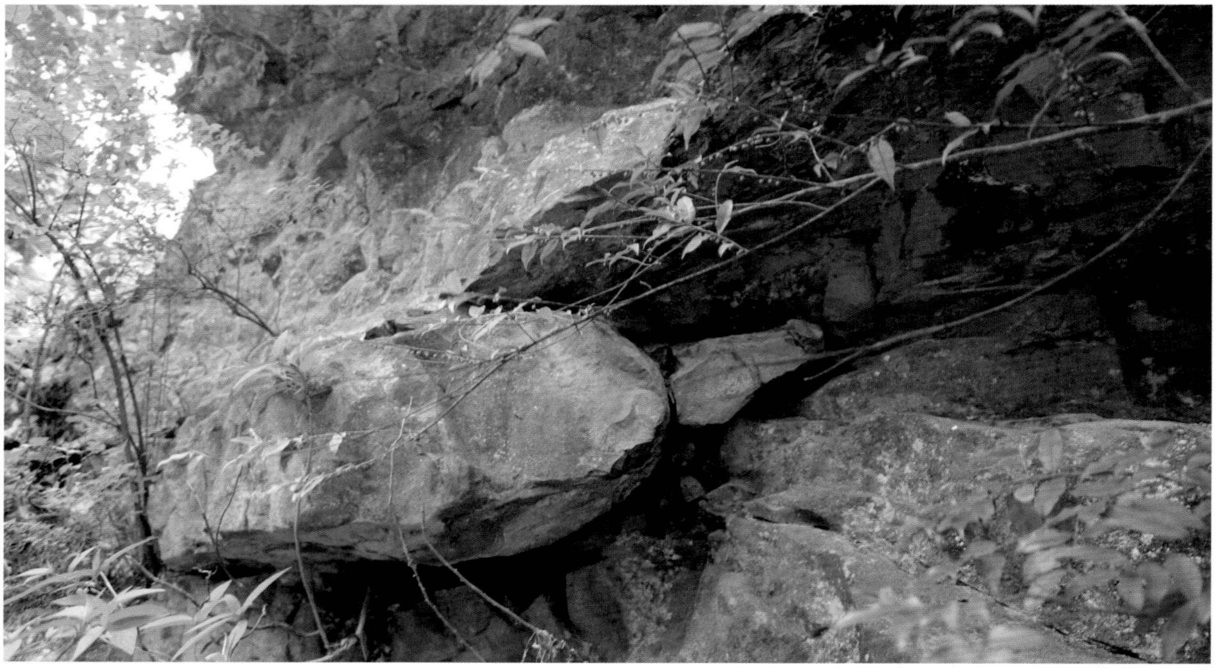

【形态特征】灌木或乔木，高 3~5m。嫩枝圆柱形，有黄褐色长丝毛。叶革质或薄革质，叶背密被贴生短柔毛；侧脉 10~14 对。花单性，雌雄异株；花腋生，1~9 朵簇生；花萼革质，外面被黄褐色柔毛；花瓣 5，白色；子房无毛，3 室，花柱 3 深裂至近基部。果实球形，成熟后紫黑色。花期 9~11 月，果期 12 月至翌年 4 月。

【适宜生境】生于沟边、田坎。

【资源状况】分布于低山区。常见，可以开发利用。

【入药部位】叶。

【功能主治】祛痰镇咳，消肿止痛。用于肺热咳嗽，脓疱疮。

钝叶柃

野茶子、孽角筋、钝头茶

Eurya obtusifolia H. T. Chang

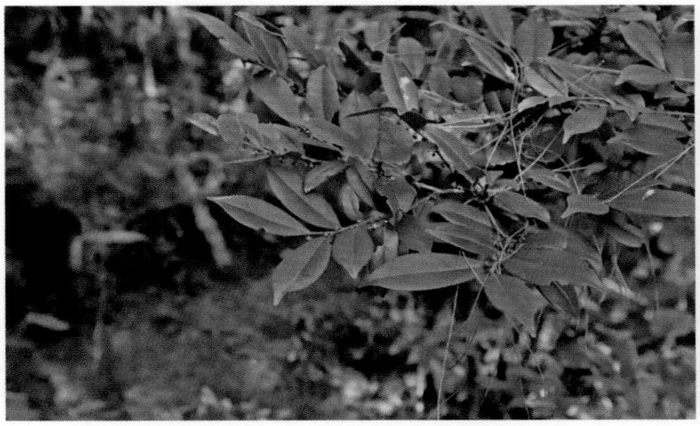

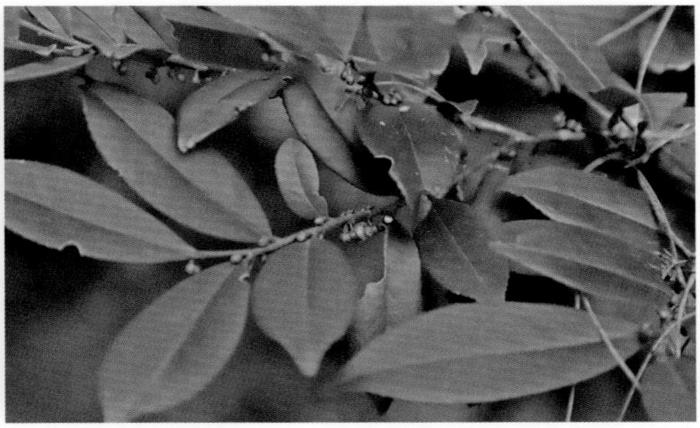

【形态特征】灌木。幼枝圆柱形，被微柔毛，一年生枝变无毛；顶芽被微柔毛。叶侧脉 5~7 对，基部楔形，顶部钝或近圆形。花 1~4 朵簇生；雄花：小苞片近圆形，长约 0.5mm，外面被微柔毛，萼片近圆形，长 1~1.5mm，外面被微柔毛，雄蕊约 10；雌花：子房球形，无毛，3 室，花柱顶部 3 瓣裂。果实成熟时蓝黑色，球形。花期 11 月至翌年 3 月，果期翌年 8~10 月。

【适宜生境】生于灌丛中。

【资源状况】分布于低山区、中山区。少见。

【入药部位】果实。

【功能主治】清热，止泻，止渴，利尿，提神。用于暑热口渴，热淋，泻痢。

西南木荷

乌叶子、峨眉木荷

Schima wallichii (DC.) Choisy

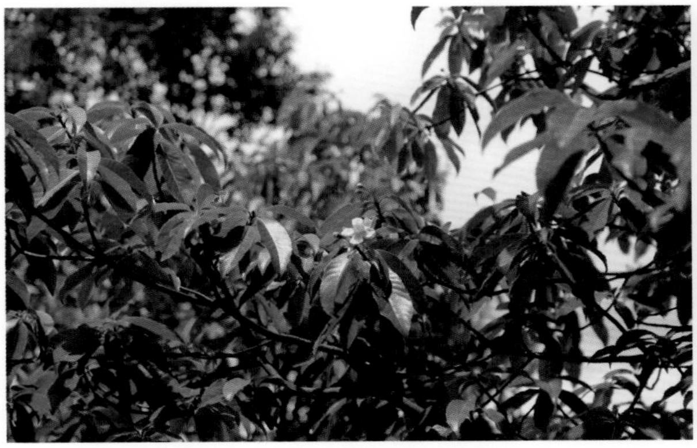

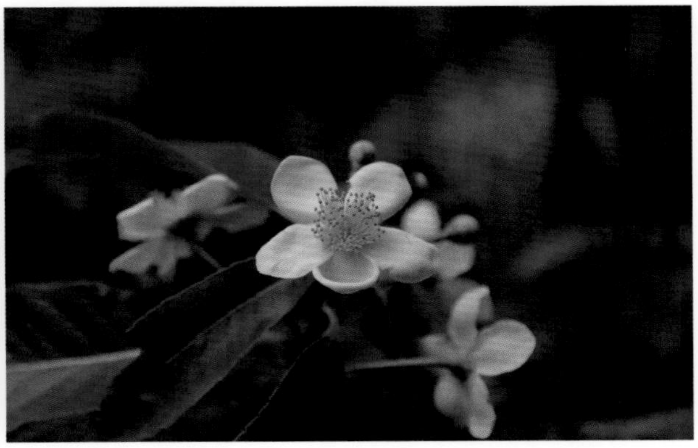

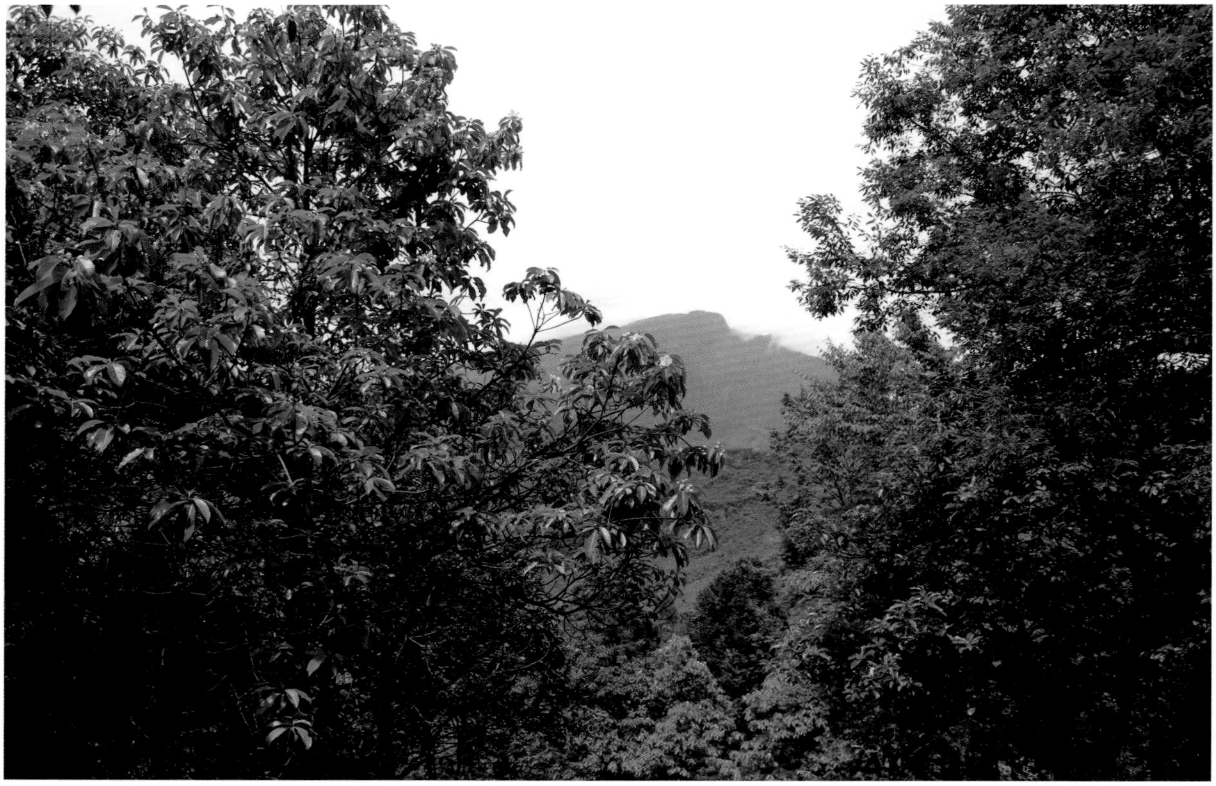

【形态特征】乔木，高 15m。嫩枝有柔毛，老枝多白色皮孔。叶椭圆形至宽椭圆形，革质。花单朵腋生或 3 朵簇生，白色，芳香；小苞片 2；花萼新月形至半圆形；子房球形，具黄色绒毛，顶端无毛，5 室，花柱无毛。蒴果棕色，近球形，果柄有皮孔。花期 4~5 月，果期 11~12 月。

【适宜生境】生于林中。

【资源状况】分布于中山区。少见。

【入药部位】皮或叶（毛木树）。

【功能主治】解毒，驱虫。用于疔疮，无名肿毒。

藤黄科

黄海棠 *Hypericum ascyron* Linn.

【标本采集号】LEM120802026

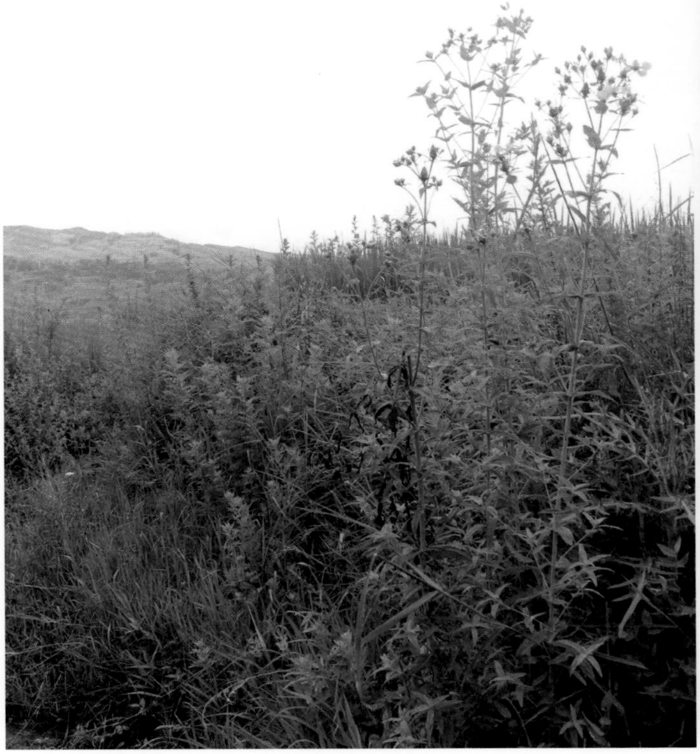

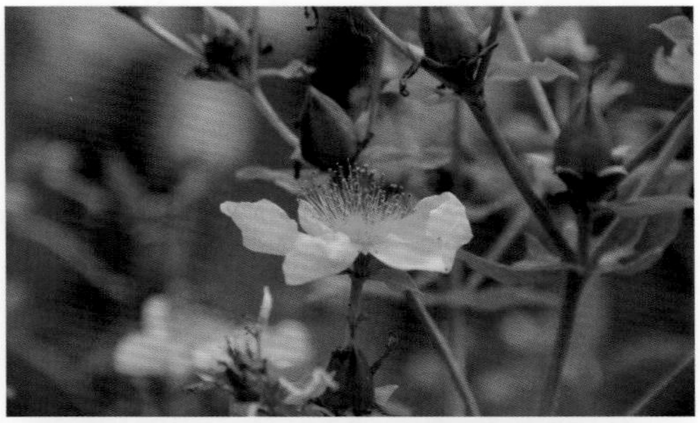

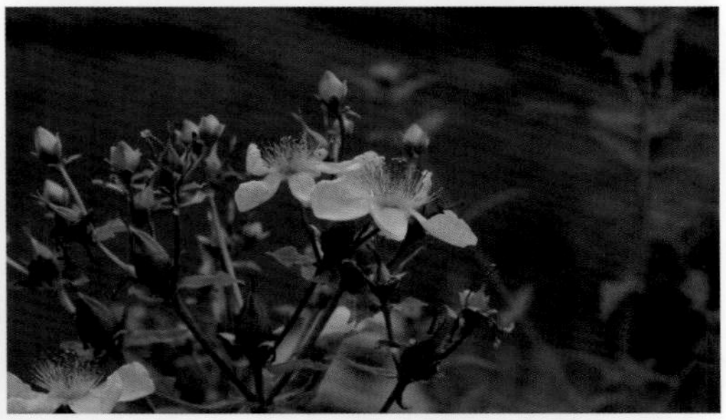

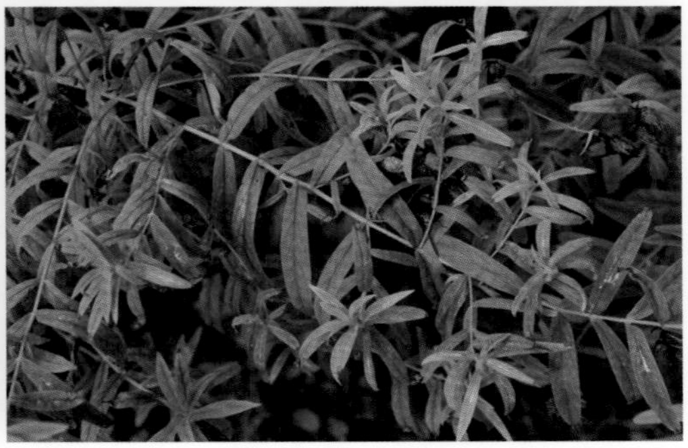

【形态特征】多年生草本，高 40~90cm。茎 4 棱，分枝少。叶无柄。花序 1 至约 35 朵，生 1~5 节间，整体近平顶至狭金字塔形；花瓣金黄色；雄蕊极多数，5 束，每束有雄蕊约 30 枚；花柱 5。蒴果宽至狭卵球形或卵状金字塔形。种子细小，黑褐色，具细网纹。花期 7~8 月，果期 8~9 月。

【适宜生境】生于荒地、路边。

【资源状况】分布于低山区。常见。

【入药部位】全草（红旱莲）。

【功能主治】清热解毒，止血消肿。用于头痛，呕吐，痢疾腹痛，跌打损伤。

地耳草 田基黄

Hypericum japonicum Thunb. ex Murray

【标本采集号】LEM120622002

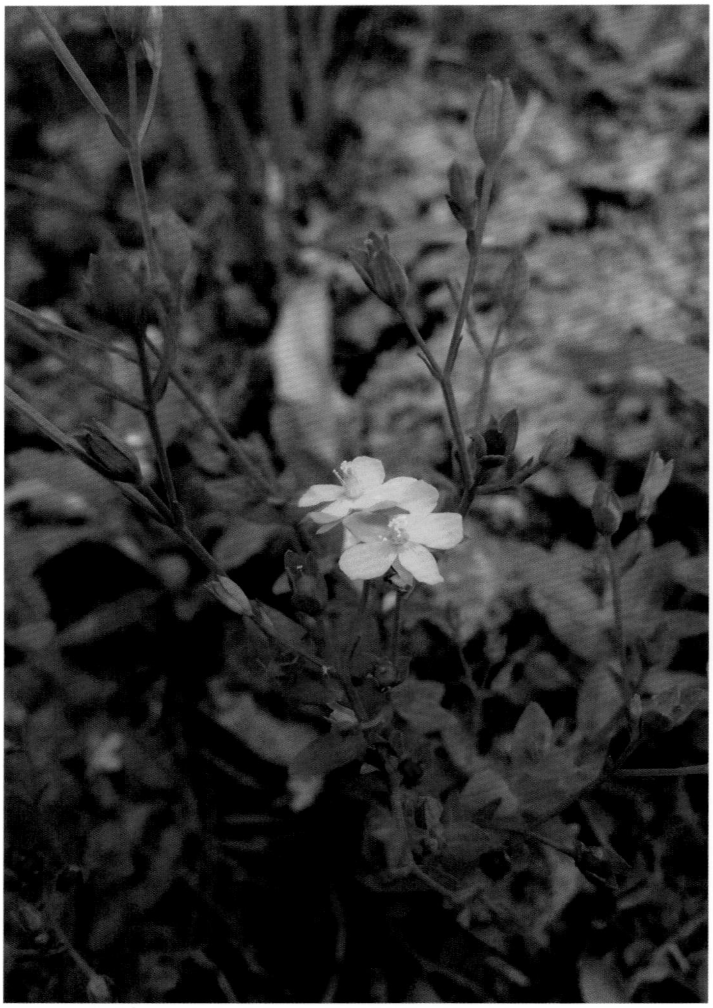

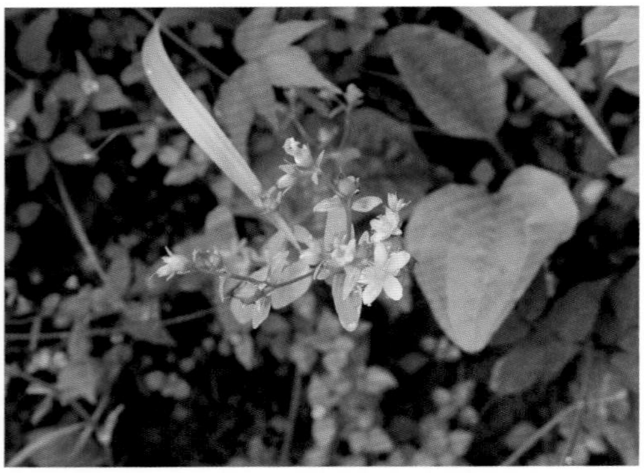

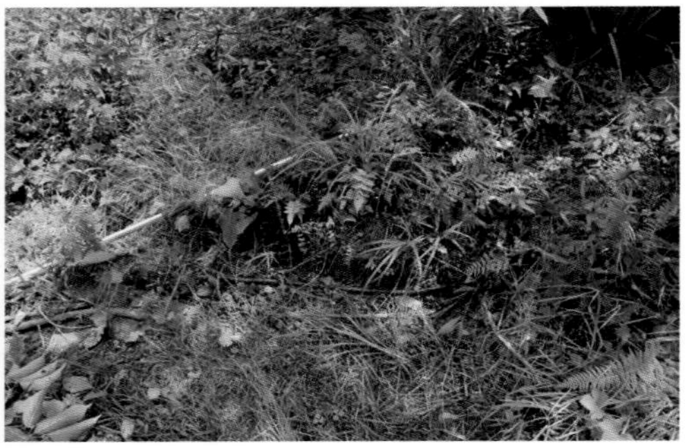

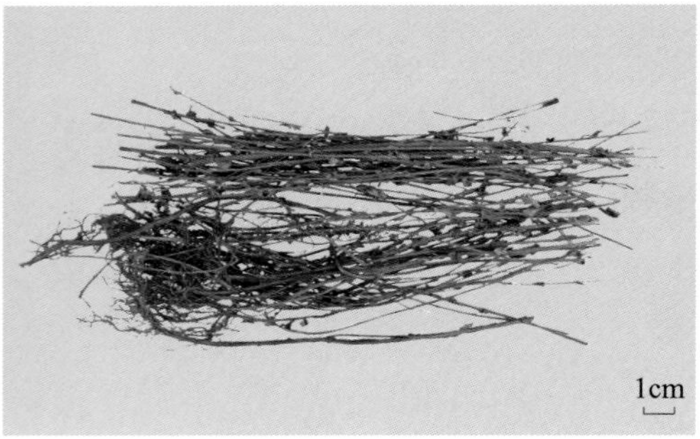

【形态特征】一年生草本，高 15~40cm。茎纤细，具 4 棱。单叶对生，通常卵形或卵状三角形至长圆形或椭圆形。花序具 1 至约 30 花；花萼离生，直立，狭长圆形至椭圆形；花瓣浅至亮黄色或橘黄色；雄蕊 5~30；花柱 3。蒴果圆柱状至球形，棕黄色，有宿存萼。花期 3~10 月，果期 4~11 月。

【适宜生境】生于田边、田坎。

【资源状况】分布于坝区、低山区。常见，可以大量开发利用。

【入药部位】全草（田基黄）。

【功能主治】清热解毒，通经活血，渗湿利水，消炎。用于病毒性肝炎，急、慢性肝炎，早期肝硬化，流行性乙型脑炎，结膜炎，脊髓炎，痛经，痈疮红肿，阑尾炎，水肿，小便不利。

金丝梅

女儿茶、牛儿茶

Hypericum patulum Thunb. ex Murray

【标本采集号】LEM120622006

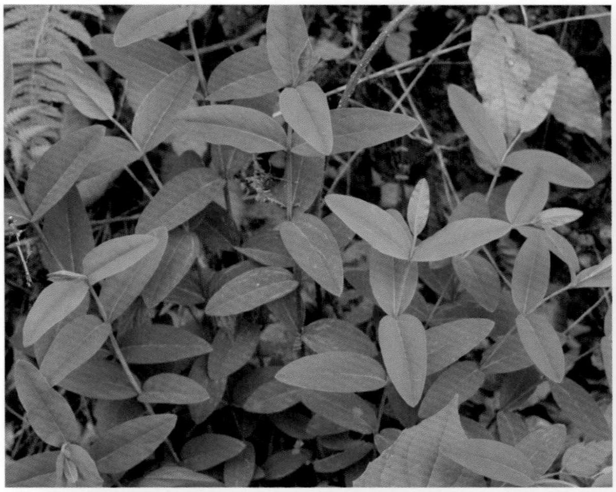

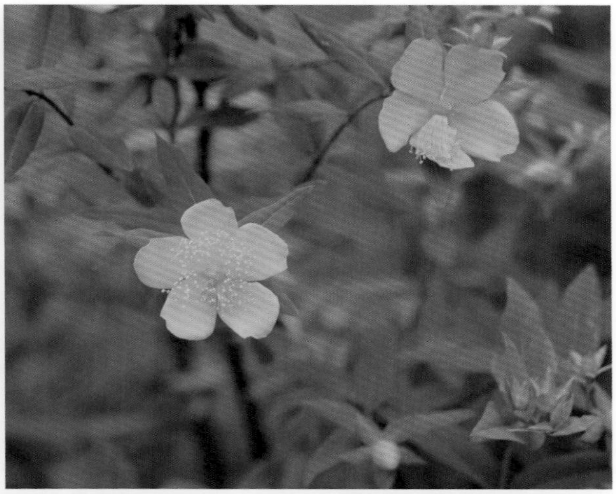

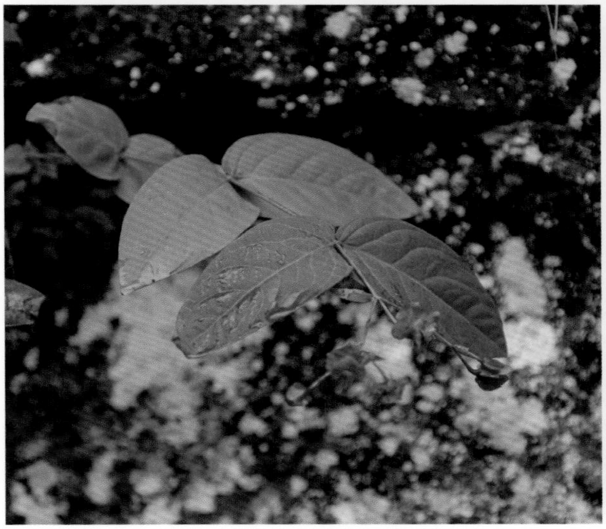

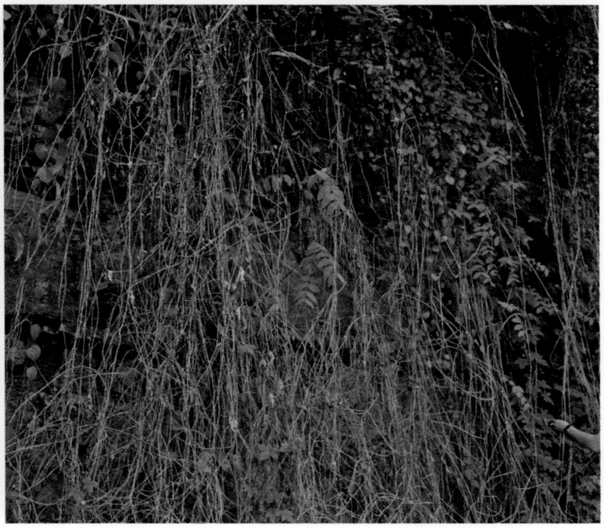

【形态特征】灌木，高达 1m。小枝红色或暗褐色。单叶对生，叶背较苍白色。花序具 1~15 花；花萼直立，常红色，宽卵形至宽椭圆形或近圆形至长圆状椭圆形或倒卵状匙形；花瓣金黄色；雄蕊每束具 50~70。蒴果宽卵球形，具宿存萼。花期 5~9 月，果期 7~10 月。

【适宜生境】生于灌丛、地边、林缘。

【资源状况】分布于坝区、低山区。常见，可以开发利用。

【入药部位】全草、根。

【功能主治】全草舒筋活血，催乳，散寒，消炎。用于黄疸性肝炎，感冒，痢疾，淋病，疝气，内脏出血，疮痈肿毒，烧伤，风湿筋骨疼痛，喉蛾，牙痈，鼻衄，月经不调。根消炎。用于乳腺炎。

元宝草 对对草、王不留行
Hypericum sampsonii Hance

【标本采集号】LEM120615005

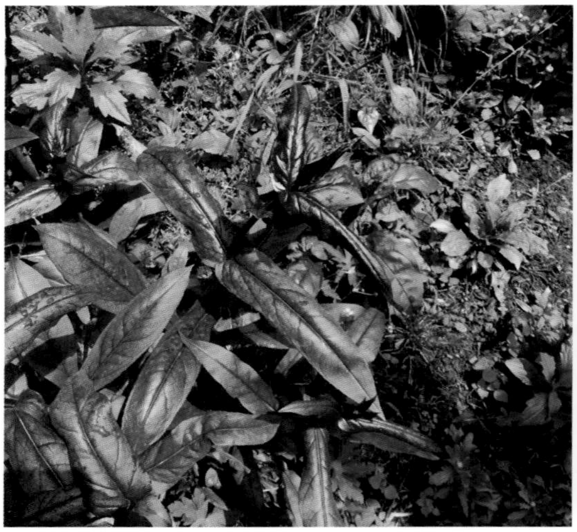

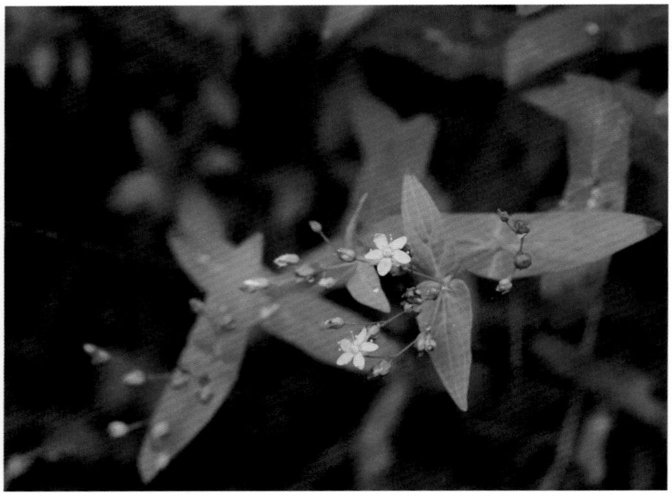

【形态特征】多年生草本，高 20~80cm，全株光滑无毛。叶贯穿对生，厚纸质，侧脉 4 对。花序具 20~40 花，着生于 1~2 节上；花萼离生，直立，长圆形至长圆状匙形或线状长圆形；花萼 5；花瓣 5，亮黄色；雄蕊 30~42，明显 3 束。蒴果宽卵球形至宽或狭卵状金字塔形。花期 6~7 月，果期 8~9 月。

【适宜生境】生于海拔 600~1000m 的地边、路边、草坡。

【资源状况】分布于低山区。常见。

【入药部位】全草。

【功能主治】清热解毒，通经活络，凉血止血，止痛。用于小儿高热，吐血，衄血，经闭，痛经，风疹，月经不调，跌扑闪挫，难产，乳痈。

柽柳科

柽 柳 西河柳

Tamarix chinensis Lour.

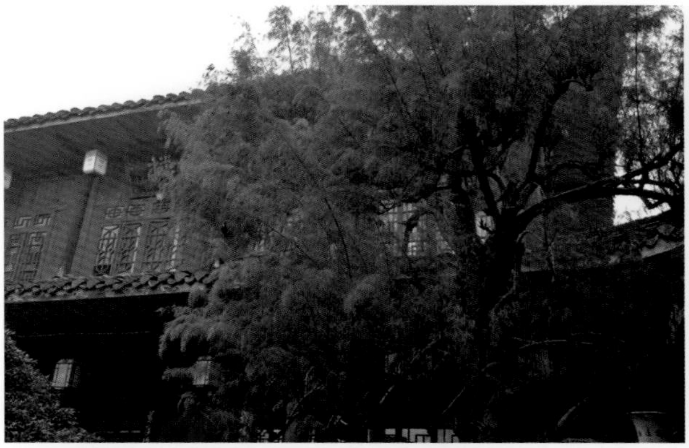
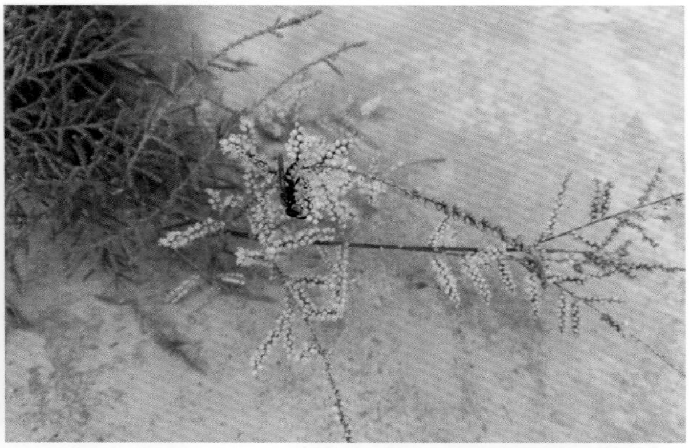
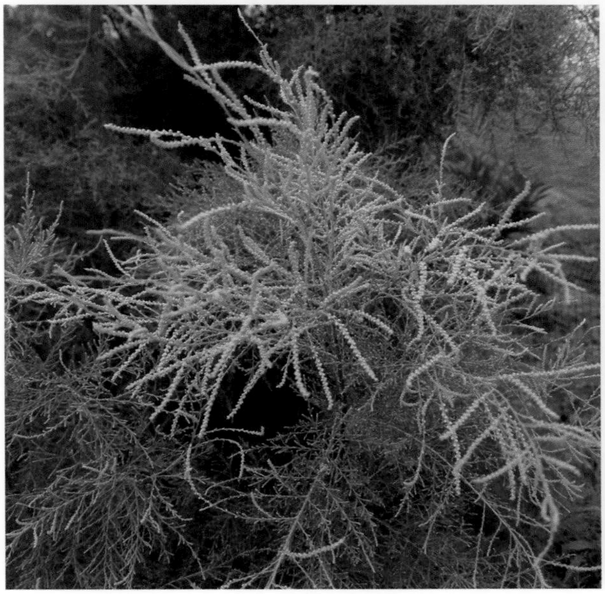
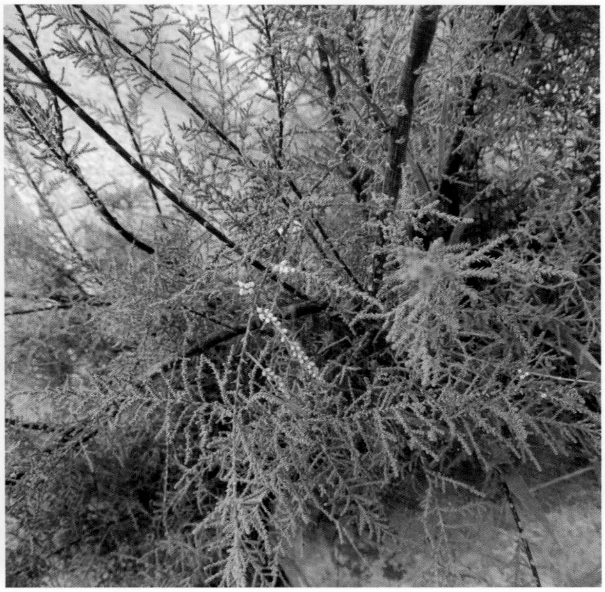

【形态特征】乔木或灌木，高常 3~4.5m。老枝直立，暗褐红色；嫩枝纤细，悬垂，红色或暗紫色。叶鲜绿色，先端渐尖而内弯。花分 3 次开放；总状花序轴和花梗柔软下垂；萼片 5；花瓣 5，粉红色；花盘 5 裂；花柱棍棒状。蒴果圆锥体形，室背开裂。花期 4~9 月。

【适宜生境】生于河边、河滩、山野，庭园有栽培。

【资源状况】分布于低山区。少见，可以适度开发利用。

【入药部位】嫩枝叶。

【功能主治】疏风解表，透疹解毒。用于麻疹难透，风疹身痒，感冒咳喘，风湿筋骨疼痛。

堇菜科

双花堇菜 *Viola biflora* L.

【标本采集号】511423140709974LY

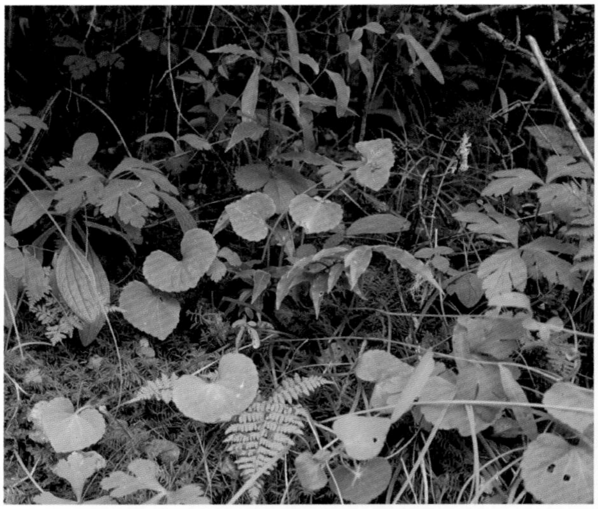
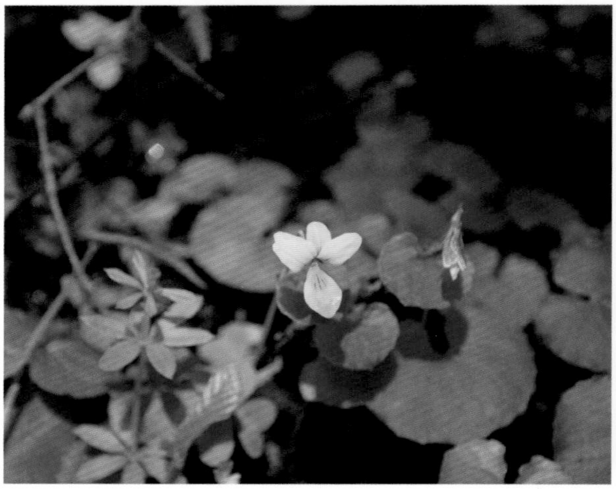
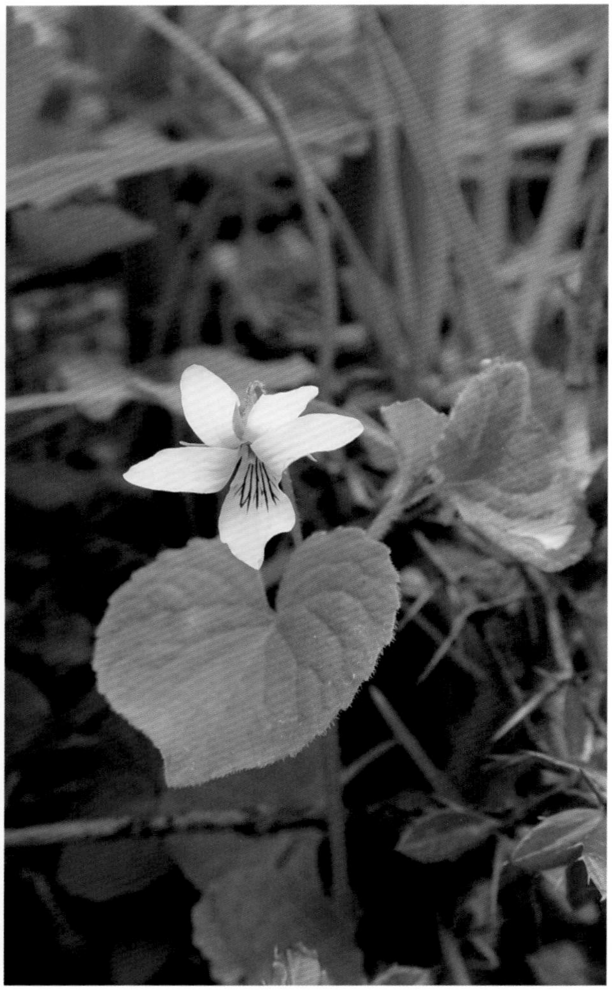

【形态特征】多年生草本，高 3~20cm。根状茎垂直，具结节，生细根；茎 2 或数个簇生，具 3~5 节。叶肾形、阔卵形或近圆形至圆形，背面无毛，边缘具钝圆齿或浅波齿。花 1~3，黄色，有紫色条纹。蒴果长圆状卵球形。花期 6~7 月，果期 7~8 月。

【适宜生境】生于草原、草坡、林下。

【资源状况】分布于高山区。少见。

【入药部位】全草。

【功能主治】消疮，止血，接骨，愈合脉管。用于肿毒，乳痈，肠痈，痢疾，疔疮。

紫花堇菜 *Viola grypoceras* A. Gray

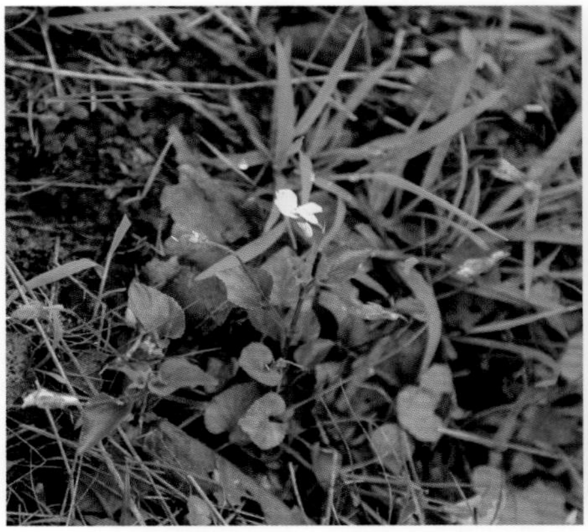
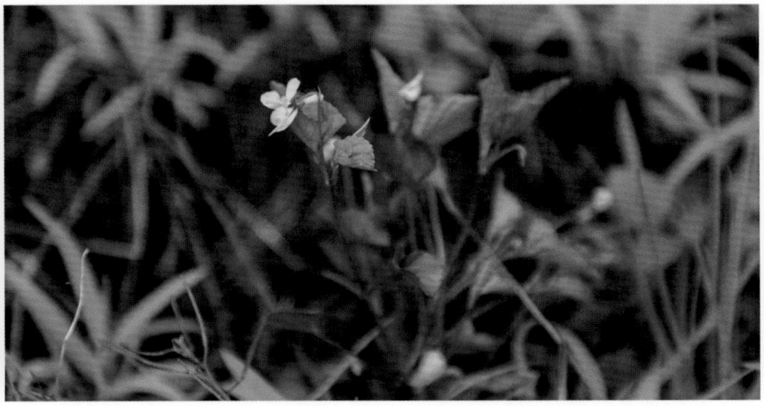

【形态特征】多年生草本，高约 20cm。根状茎直立，强壮，节密集；地上茎明显，高 5~30cm。基生叶三角状心形或阔心形，两面无毛或近无毛，密具褐色腺点；托叶披针形，羽状深裂，呈流苏状。花淡紫色至白色，无芳香；花瓣具褐色腺点；柱头弯曲成喙。蒴果椭圆形。花期 3~5 月，果期 5~8 月。

【适宜生境】生于阴湿荒地。

【资源状况】分布于低山区。常见，可以开发利用。

【入药部位】全草。

【功能主治】祛风，除湿，清热，利尿，止血。用于风热咳嗽，咽喉肿痛，痢疾，刀伤。

萱 生扯拢、涎塌棒

Viola moupinensis Franch.

【标本采集号】LEM120725022

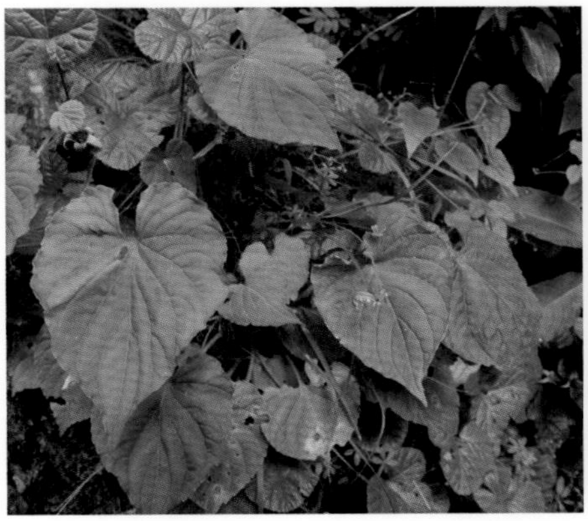
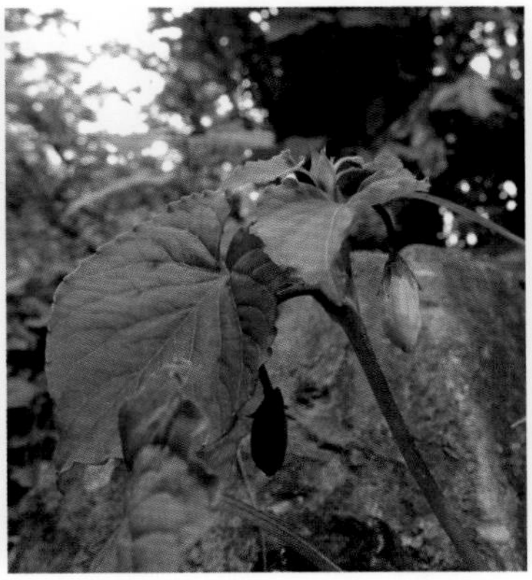
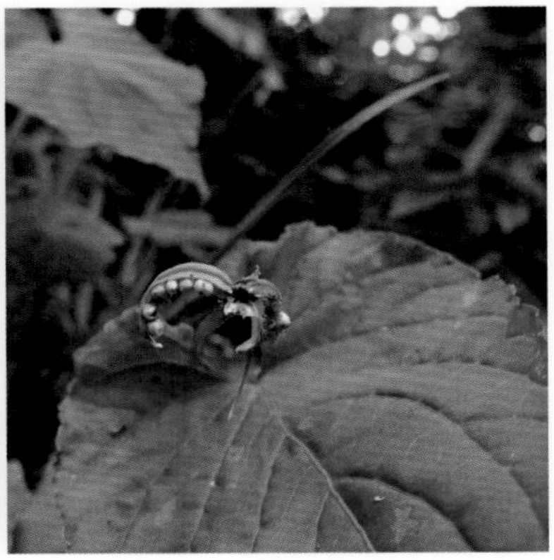

【形态特征】多年生草本，无地上茎。根状茎粗而较长。托叶离生，长 1~1.8cm；叶基生，叶片心形或肾状心形，长 2.5~5cm，宽 3~4.5cm，花后增大成肾形，长约 9cm，宽约 10cm。花较大，下方花瓣连距长约 1.5cm；距囊状，较粗；花柱上部增粗，柱头平截，两侧及后方具肥厚的缘边，前方具平伸的短喙。蒴果长约 1.5cm，有褐色腺点。花期 3~5 月，果期 5~7 月。

【适宜生境】生于林下阴湿处。

【资源状况】分布于中山区。少见。

【入药部位】全草。

【功能主治】清热解毒，止血生肌。用于乳痈，肿毒，刀伤，咳血。

紫花地丁

铧头草

Viola philippica Cav.

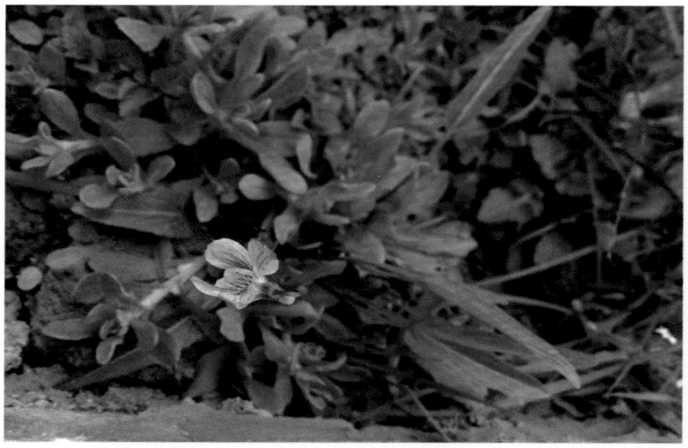

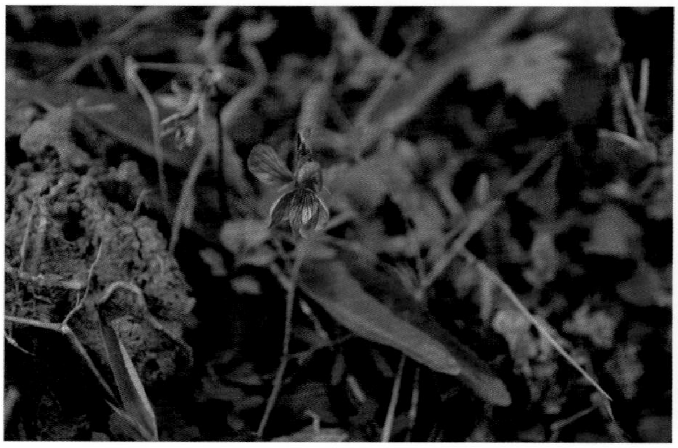

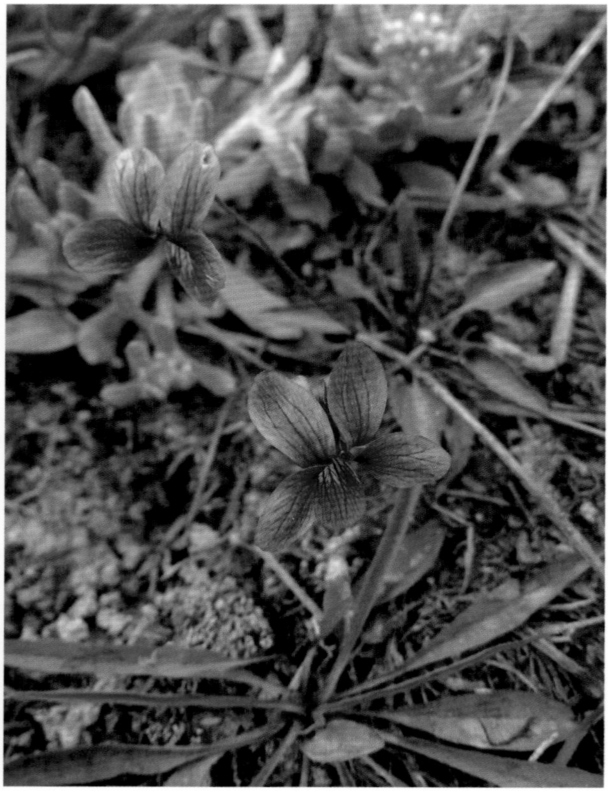

【形态特征】多年生无茎草本，高 4~20cm。主根粗。叶基生，呈莲座状；叶通常三角状卵形或狭卵形，两面无毛或被细毛。花淡紫色，喉部色浅，具紫色条纹，中等大小。蒴果长圆形。种子卵球形，淡黄色。花期 4~5 月，果期 5~9 月。

【适宜生境】生于海拔 1000m 以下的田坎、耕地、草坡。
【资源状况】分布于坝区、低山区。常见，可以适度开发利用。
【入药部位】全草。
【功能主治】清热解毒，祛瘀通经，消肿。用于风热咳嗽，咽喉红肿，痈疽，结膜炎，疔疮肿毒。

匍匐堇菜　地黄瓜
Viola pilosa Blume

【标本采集号】511423140418296LY

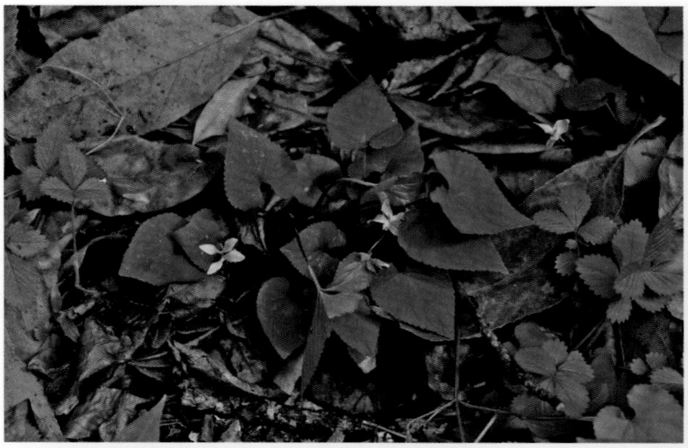

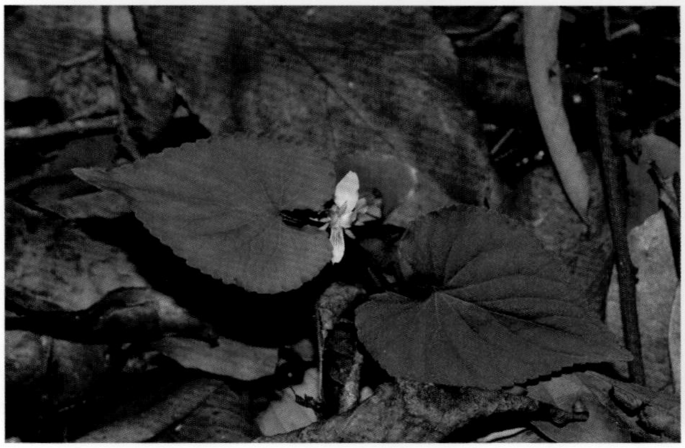

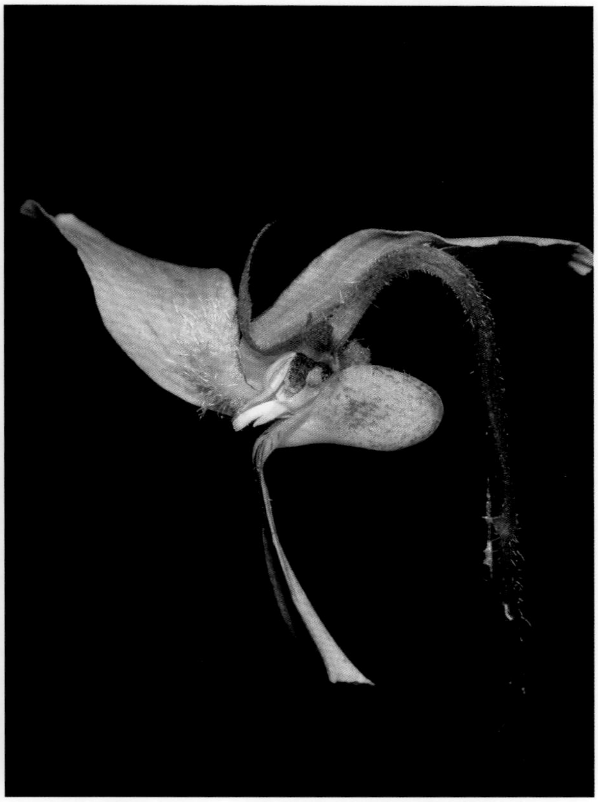

【形态特征】多年生草本。根状茎垂直或斜生，长 3~5cm，直径 1.5~4mm，具明显的节间。匍匐枝细长，茎散生叶片。叶片近基生；托叶大部离生，披针形，边缘有流苏齿；叶片卵形或狭卵形，疏被白色硬毛，基部狭且深波状。花梗通常高出于叶；花淡紫色或白色；花瓣长圆状倒卵形，侧花瓣有须毛，距长 2~2.5mm。蒴果近球形。花期 2~4 月。
【适宜生境】生于海拔 800~2500m 的林下、草地、路边。
【资源状况】分布于低山区、中山区、高山区。常见，可以大量开发利用。
【入药部位】全草。
【功能主治】祛风，清热解毒，化痰止咳，润肺，消肿，利尿。用于风热咳嗽，肺热咳嗽，咽喉肿痛，痢疾，淋浊，痈肿疮毒，睑腺炎，烫伤。

长萼堇菜 *Viola inconspicua* Blume

【标本采集号】LEM120626006

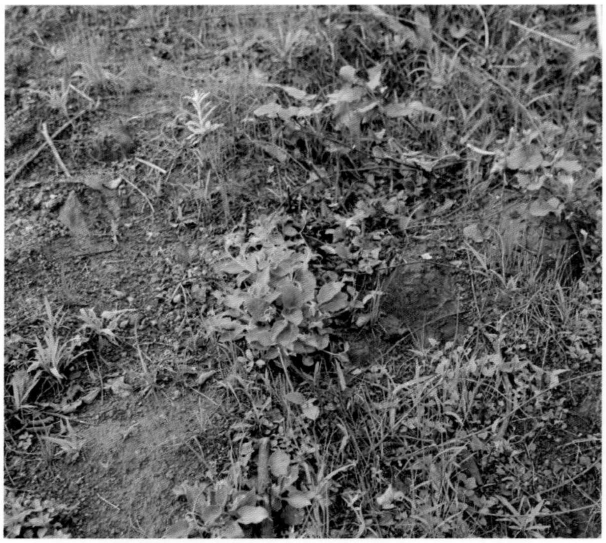

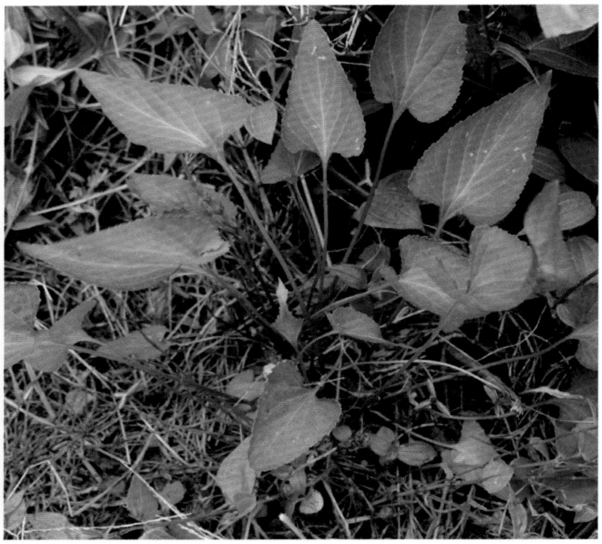

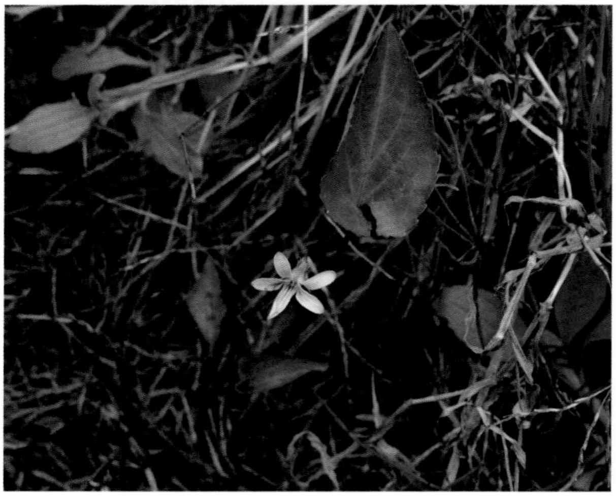

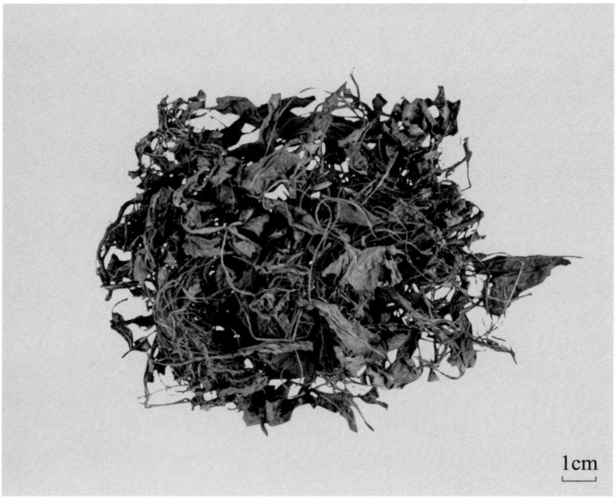

【形态特征】多年生无茎草本。根状茎垂直或斜生，较粗壮，直径 2~8mm，节密生，通常被残留的褐色托叶所包被。叶基生，丛生；叶片三角状卵形；叶柄具狭翅，常无毛。花淡紫色，具深色条纹；萼片卵状披针形，附属物长约 3mm；距管状，长 2.5~3mm，直，末端钝。蒴果矩圆形。花期 11 月至翌年 4 月，果期翌年 6~11 月。

【适宜生境】生于荒坡、草地。

【资源状况】分布于坝区。常见，可以开发利用。

【入药部位】全草（犁头草）。

【功能主治】清热解毒，消痈肿。用于痈肿疮毒，瘰疬，肠痈。

柔毛堇菜 *Viola principis* H. de Boiss.

【标本采集号】LEM120822008

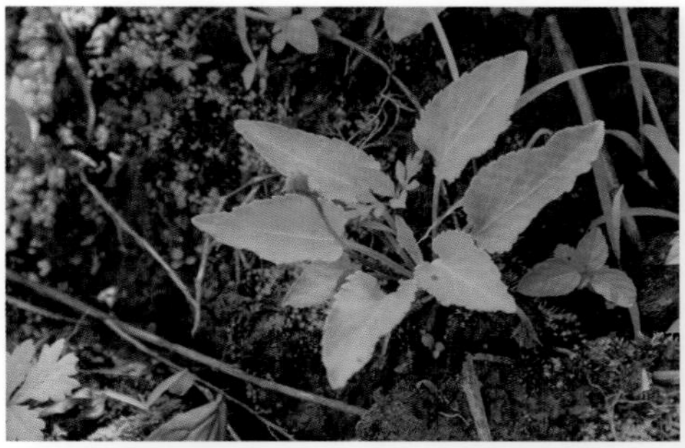
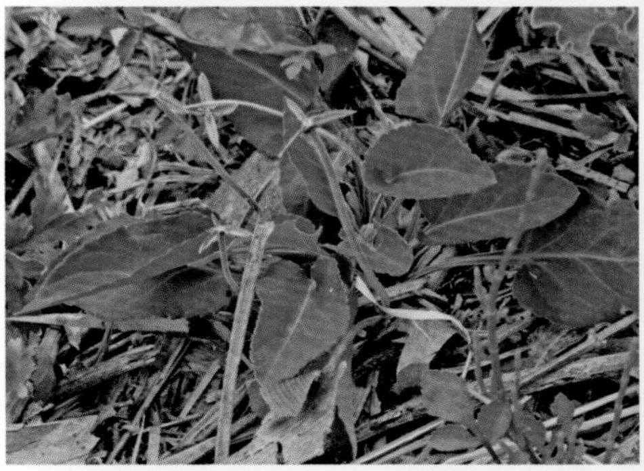
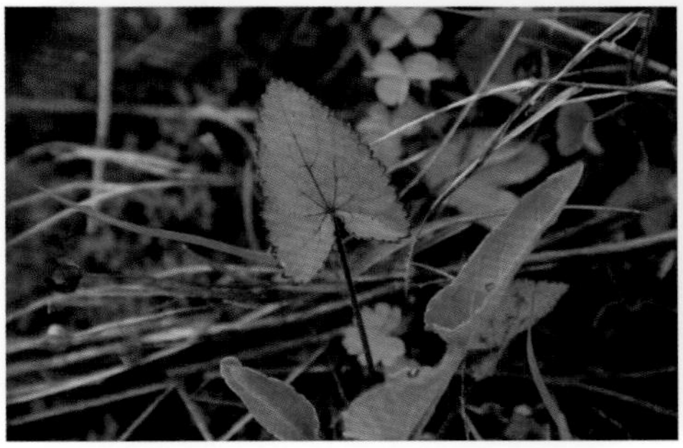
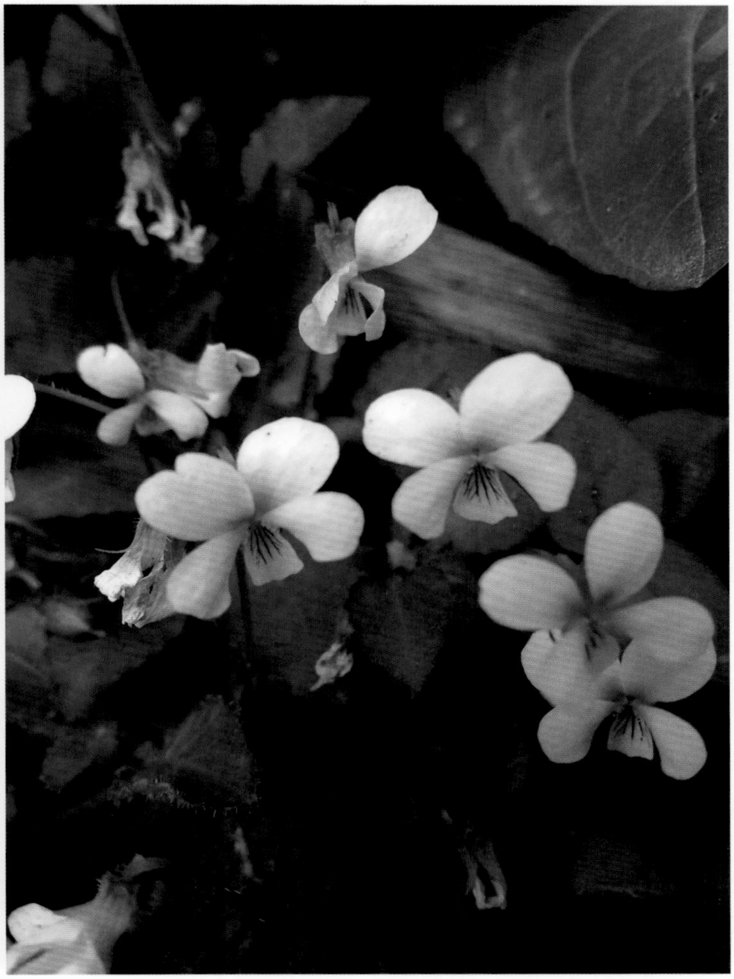

【形态特征】多年生草本，全体密被开展的白色柔毛。根状茎较粗壮；匍匐枝较长，延伸，有柔毛。叶近基生或互生于匍匐茎；叶卵形或阔卵形，有时近圆形，叶背具柔毛，沿脉更密，边缘具钝圆齿。花白色；花梗通常高于叶，密被开展的白色柔毛。蒴果窄球形。花期3~6月，果期6~9月。

【适宜生境】生于草丛。

【资源状况】分布于低山区。常见。

【入药部位】全草。

【功能主治】清热解毒，凉血消肿，止咳，平喘，化痰，利湿。用于痈肿，疔疮，丹毒，乳腺炎，目赤肿痛，咽炎。

圆叶堇菜 *Viola pseudo-bambusetorum* Chang

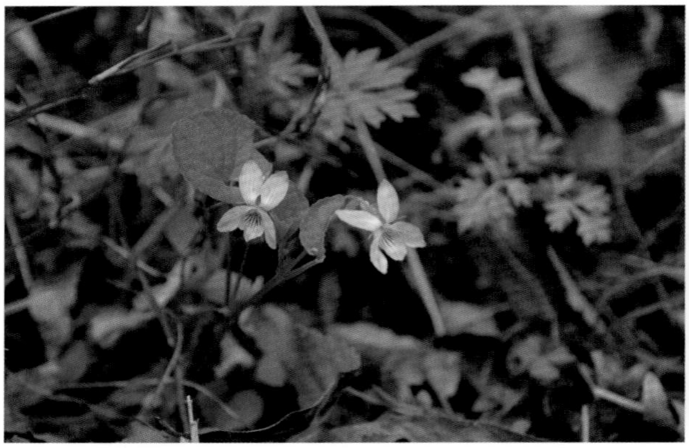

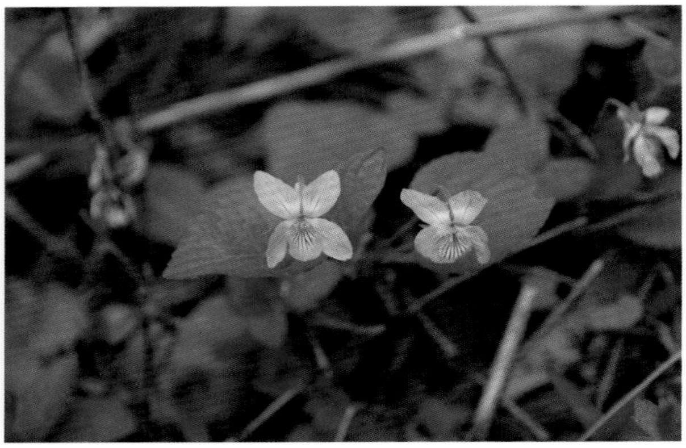

【形态特征】多年生小草本，无地上茎及匍匐枝，高达 7cm。叶边缘具细锯齿；托叶膜质，基部与叶柄合生，上部的托叶线状披针形或线形。花深紫色；侧瓣里面有白色须毛，下方花瓣具短距；距长约 3mm；雄蕊长约 3mm，下方两枚具短距；柱头顶端扁平，两侧具狭缘边，前方具明显的短喙，喙端具较细的柱头孔。花期 5 月，果期 6~9 月。

【适宜生境】生于海拔 2450~2800m 的山坡草地或岩石上较阴湿处。

【资源状况】分布于高山区。罕见。

【入药部位】全草。

【功能主治】清热解毒，消痈肿。用于痈肿，疔疮，丹毒，目赤肿痛，咽炎。

大风子科

柞　木

檬子树

Xylosma racemosum (Sieb. et Zucc.) Miq.

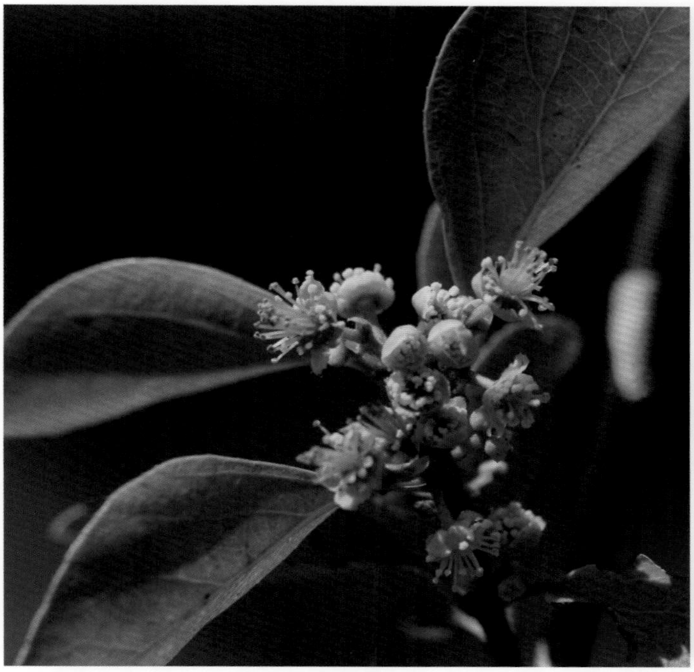

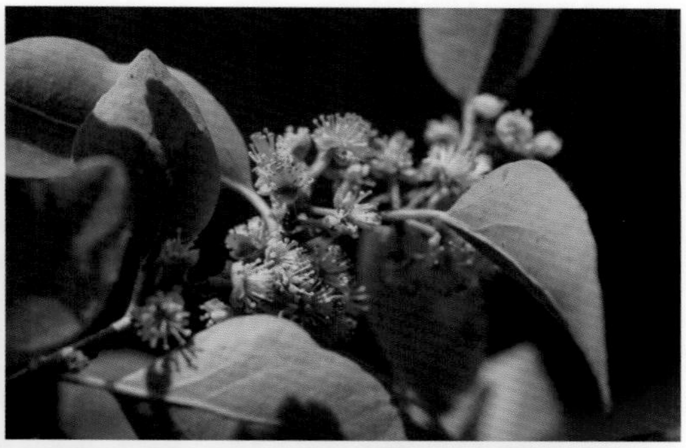

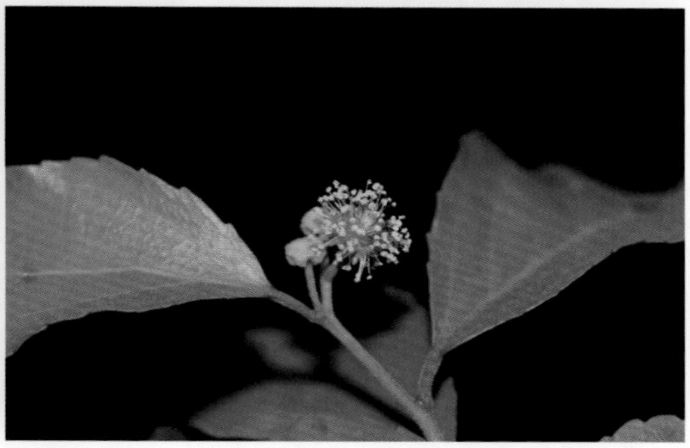

【形态特征】常绿灌木或小乔木，高达 10m。幼枝有刺。叶革质，两面光滑，广卵圆形至卵圆状椭圆形，侧脉 3~4（5）对。花序腋生，总状，较短；花淡黄色。浆果球形，暗红色至黑色。种子 2 粒。花期 7~11 月，果期 8~12 月。

【适宜生境】生于灌丛、林缘。

【资源状况】分布于坝区、低山区。常见。

【入药部位】叶、茎皮、根。

【功能主治】叶、根活血通经，清热解毒，散瘀消肿，下死胎。用于跌打损伤，骨折，脱臼，外伤出血，瘰疬，死胎。茎皮清热燥湿，利胆退黄，散瘀消肿，止血止痛。用于黄疸，水肿，瘰疬，疮毒溃烂。

旌节花科

中国旌节花

小通草、通花

Stachyurus chinensis Franch.

【标本采集号】LEM120531006

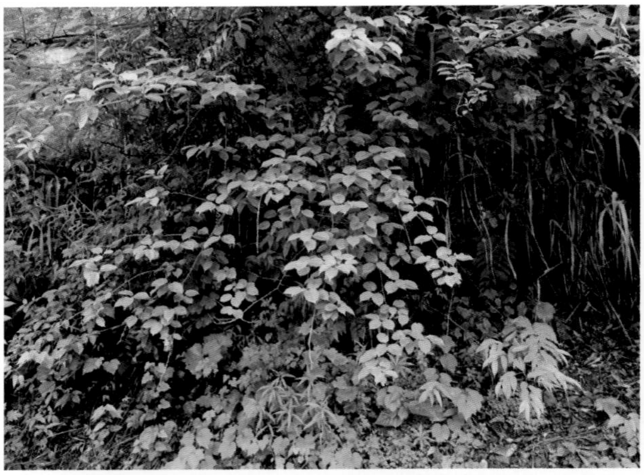
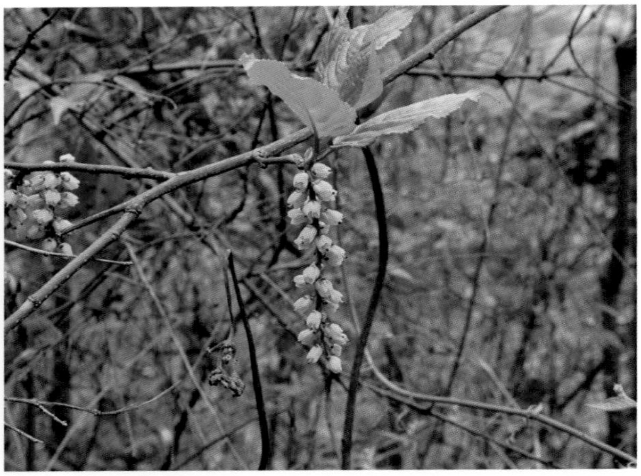
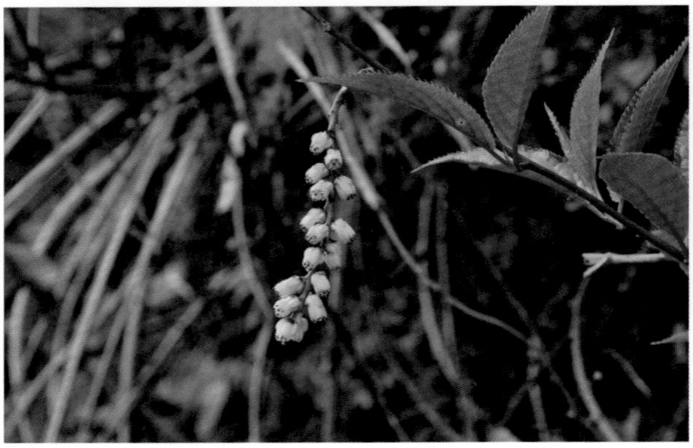
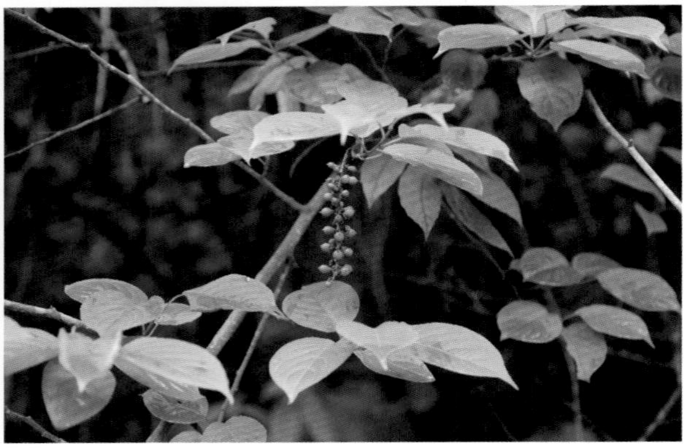

【形态特征】落叶灌木，高达4m。髓心实，白色。树皮光滑，紫褐色或深褐色。叶卵形或长圆状卵形至长圆状椭圆形或近圆形，纸质至膜质，叶背无毛或沿中脉及侧脉疏具柔毛。穗状花序腋生，有花多达60朵，花先叶开放。果实球形，无毛，近无柄。花期3~4月，果期5~7月。

【适宜生境】生于海拔600~2400m的山谷、灌丛中。

【资源状况】分布于低山区、中山区。常见。

【入药部位】茎髓（小通草）。

【功能主治】渗湿利尿，消肿通淋。用于尿路感染，淋证，尿闭，热病口渴，小便黄赤，乳汁不通，骨结核。

评　述　本种为通草的替代品，作为小通草使用。

西域旌节花

小通草、通花、喜马拉雅旌节花

Stachyurus himalaicus Hook. f. et Thoms. ex Benth.

【标本采集号】511423140418316LY、LEM120726004

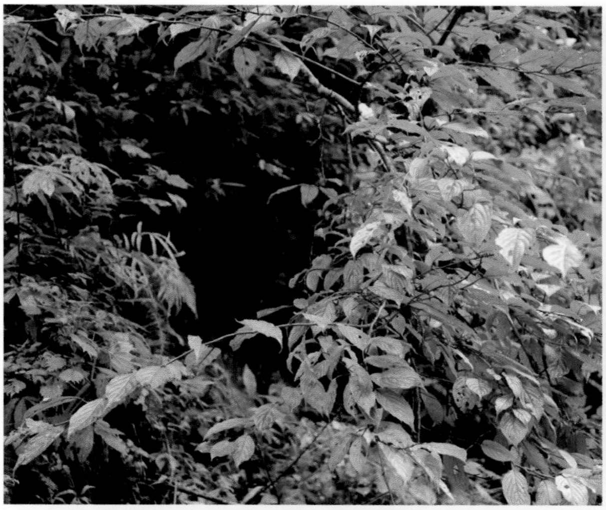
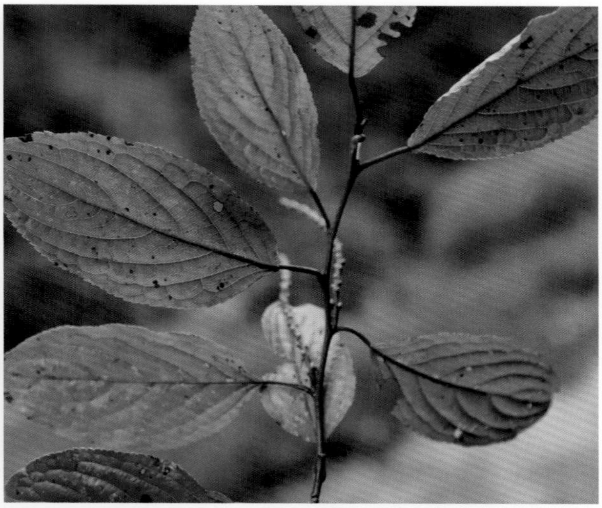
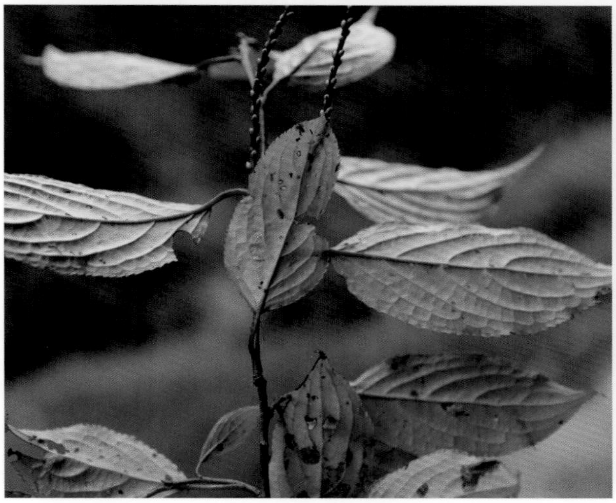
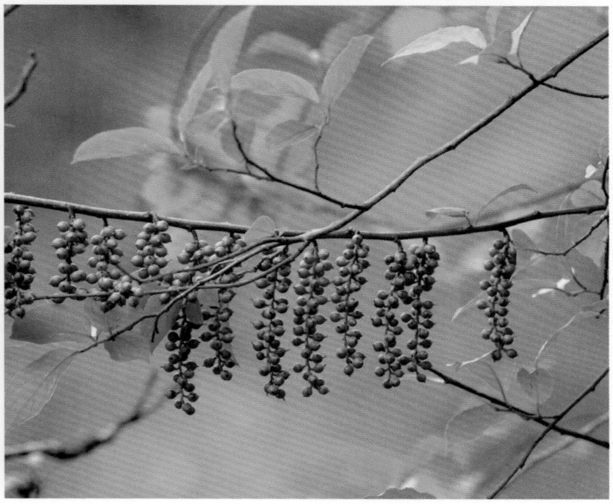

【形态特征】灌木或小乔木，高 2~5m。树皮褐栗色。单叶互生，开花后发出；叶长圆形至长圆状披针形，纸质至薄革质，长 8~13cm，宽 3.5~5.5cm，边缘具密而锐尖的细锯齿。穗状花序常下垂，长 5~13cm；花萼、花瓣均为 4 片；花黄色；雄蕊 8。果实近球形，无毛，几无梗。花期 3~4 月，果期 5~8 月。

【适宜生境】生于海拔 1000~2000m 的灌丛中。

【资源状况】分布于中山区。常见，可以大量开发利用。

【入药部位】茎髓（小通草）、枝叶。

【功能主治】茎髓利水渗湿，清热通乳，消肿通淋。用于尿路感染，热病，小便黄赤或热病尿闭，乳汁不通，热淋。枝叶外用于疮癣。

倒卵叶旌节花

小通草、通花

Stachyurus obovatus (Rehd.) Hand. -Mazz.

【形态特征】常绿灌木或小乔木。枝条有明显的皮孔，茎髓白色。叶倒卵形或倒卵状椭圆形，革质或近革质，边缘中部以上具锯齿，先端长尾尖状渐尖。穗状花序具 5~8 花，长 1~2cm；总花梗长 3~5mm；花黄绿色；子房长卵形，被微柔毛，柱头卵形。果实球形。花期 4~5 月，果期 8 月。

【适宜生境】生于灌丛中。

【资源状况】分布于低山区、中山区。常见。

【入药部位】茎髓。

【功能主治】渗湿利尿，消肿通淋。用于湿热癃闭，淋证，乳汁不通。

凹叶旌节花

小通草、通花

Stachyurus retusus Yang

【标本采集号】LEM120727019

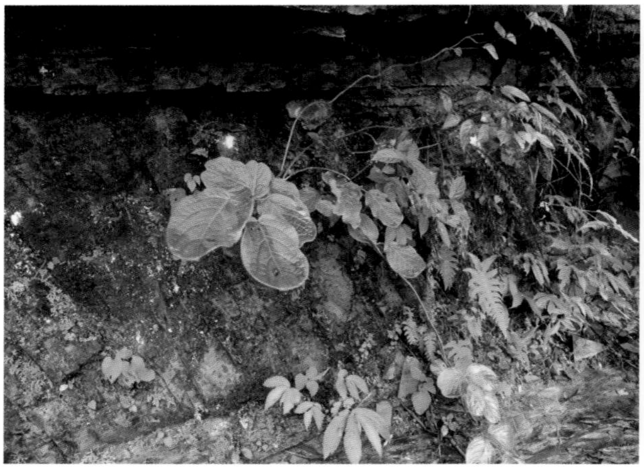

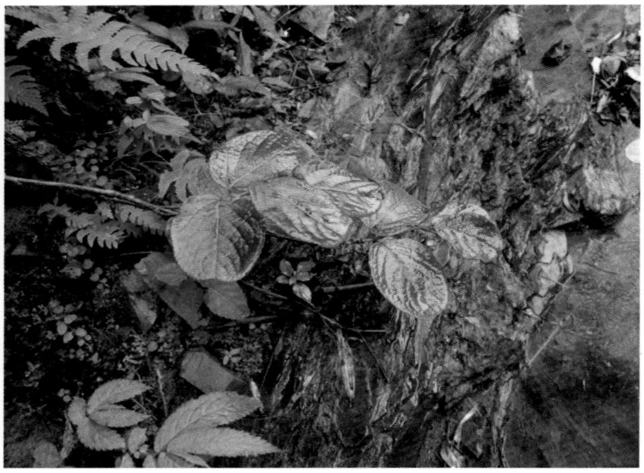

【形态特征】落叶灌木。树皮黑褐色，具有稀疏的白色卵状皮孔。叶坚纸质，近圆形，叶背具白色柔毛至无毛，先端钝或凹缺。穗状花序下垂，长 2~5cm；花梗近无；花柱较子房长，柱头头状，不露出花冠。荚果近球形，近无梗。花期 5 月，果期 7 月。

【适宜生境】生于灌丛中。

【资源状况】分布于中山区。罕见。

【入药部位】茎髓。

【功能主治】渗湿利尿，消肿通淋。用于湿热癃闭，淋证，乳汁不通。

云南旌节花　小通草、通花
Stachyurus yunnanensis Franch.

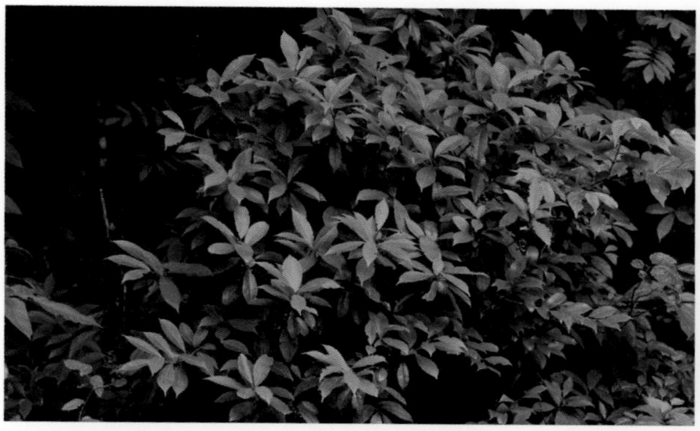
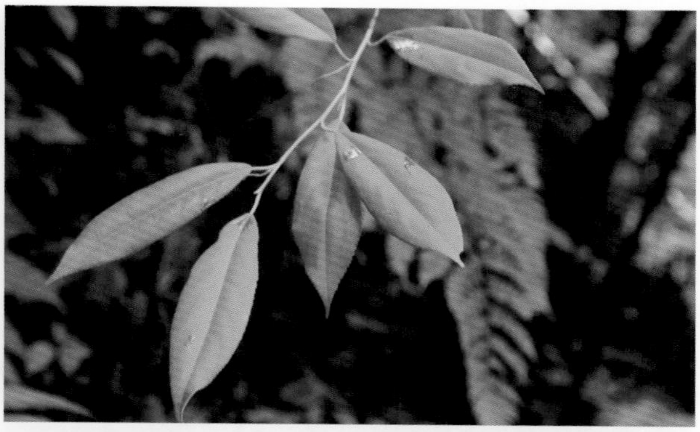
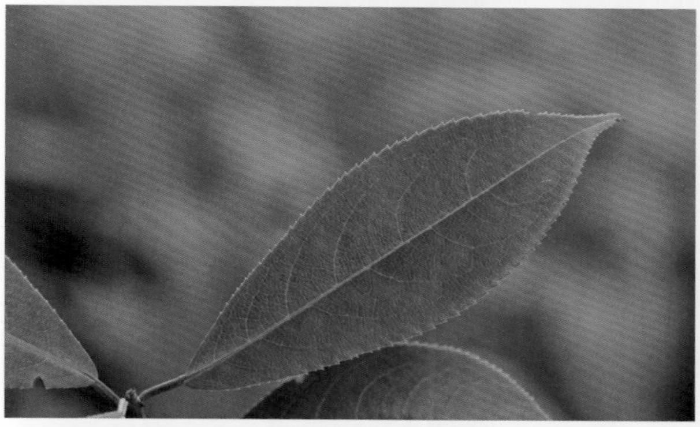
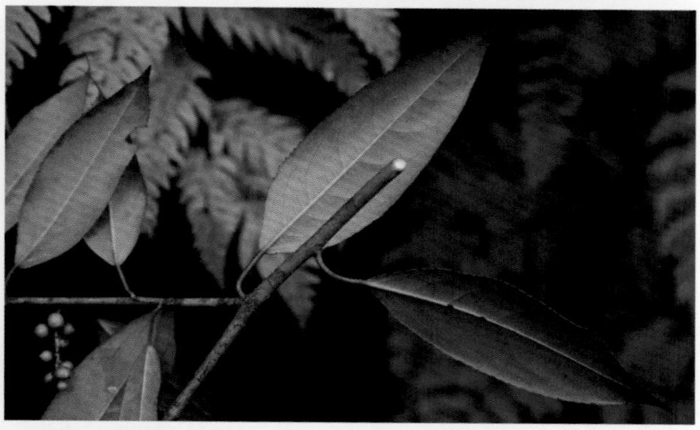
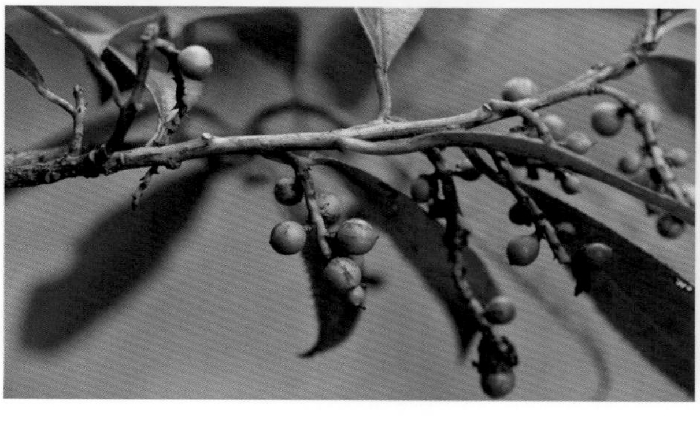
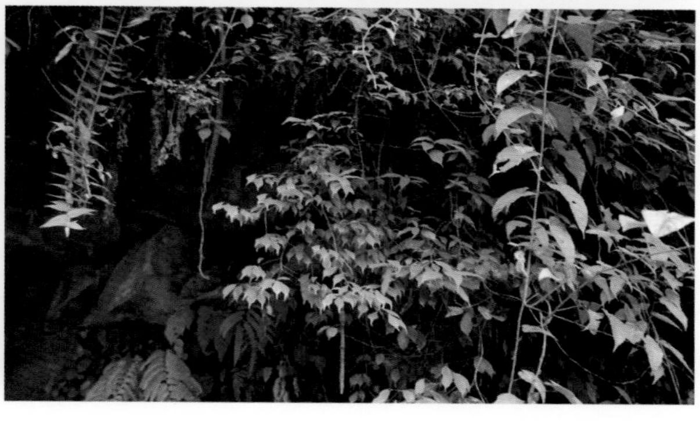

【形态特征】常绿灌木。树皮深灰色。当年生枝为绿黄色。叶柄劲直，叶椭圆状长圆形至长圆状披针形，革质或薄革质，两面无毛，边缘均具细锯齿。穗状花序具 12~22 花；花瓣黄色至白色；子房瓶形，无毛。果实球形，具宿存花柱，苞片及花丝的残存物。花期 3~4 月，果期 6~9 月。

【适宜生境】生于灌丛中。

【资源状况】分布于低山区。常见。

【入药部位】茎髓。

【功能主治】渗湿利尿，消肿通淋。用于湿热癃闭，淋证，乳汁不通。

西番莲科

杯叶西番莲

蝴蝶暗消、飞蛾草、燕尾草

Passiflora cupiformis Mast.

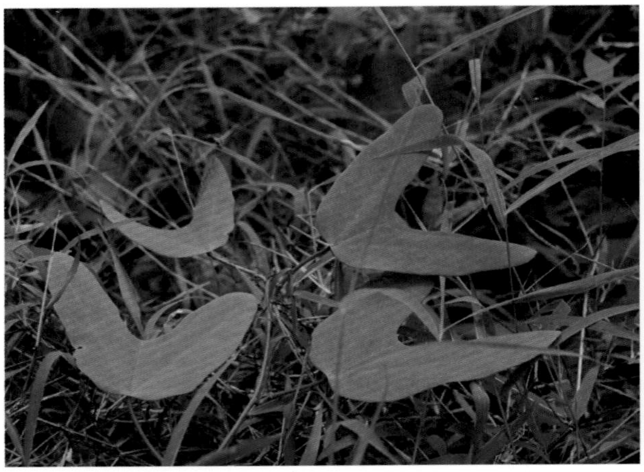

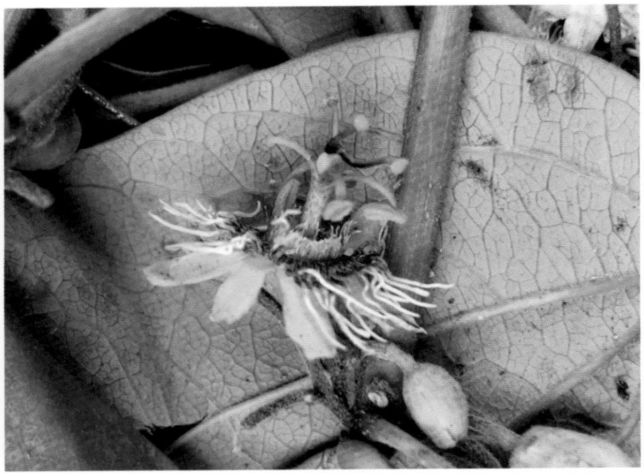

【形态特征】缠绕藤本。叶革质，长 6~12（~15）cm，先端截形至 2 深裂，叶背具 6~25 枚腺体，裂片先端圆形或钝，裂片长达 3~8cm。花序近无梗，有（1~）5~20 朵花；花乳白色；萼片顶端通常具顶生附属物，被毛；外副花冠裂片 2 轮，丝状。浆果球形，直径 1~1.6cm，熟时蓝色，无毛。花期 4 月，果期 9 月。

【适宜生境】生于海拔 1000m 左右的阴湿沟边、田坎。

【资源状况】分布于低山区。少见。

【入药部位】茎、根、藤。

【功能主治】养血安神，除湿止痛。用于神经衰弱，头晕头痛，风湿痹痛。

秋海棠科

秋海棠 *Begonia grandis* Dry.

【标本采集号】511423140512122LY

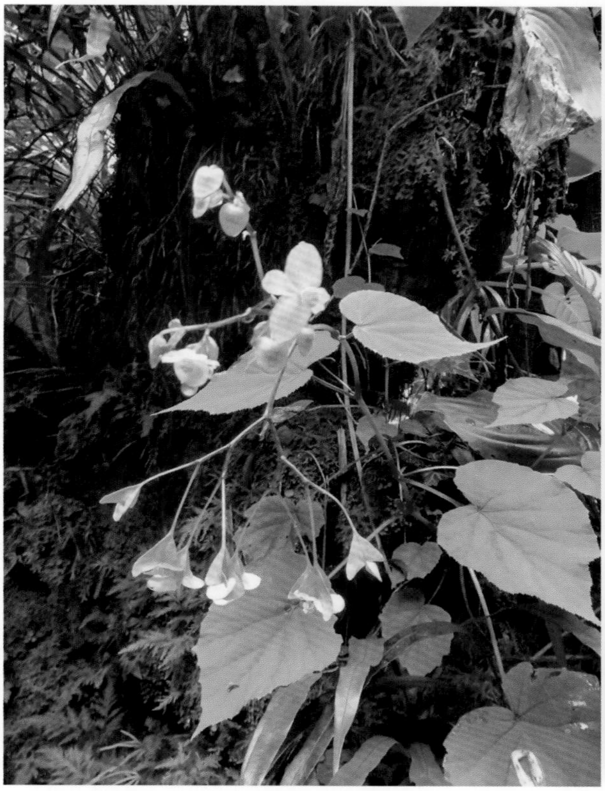
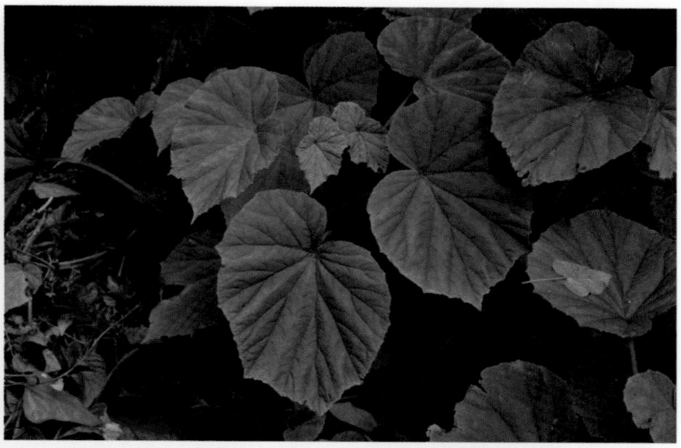
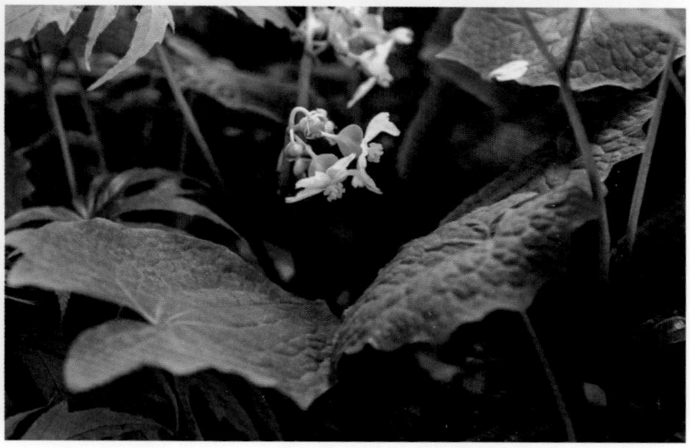

【形态特征】落叶草本，高 60~80cm，具球形块茎。茎粗壮，多分枝。茎生叶互生，不对称，叶背红色或至少脉上红色，卵形至阔卵形，基部不对称，斜心形。顶生花序基部总状，腋生花序伞房状；花白色至粉色；雄花花被片 4；雌花花被片 3，子房 3 室。蒴果具明显的狭三角状翅，1 翅较大。花期 7 月开始，果期 8 月开始。

【适宜生境】生于阴湿沟边、灌丛或庭园栽培。

【资源状况】分布于坝区、低山区、中山区。常见，可以开发利用。

【入药部位】全株、根茎、花。

【功能主治】全株、根茎凉血，活血化瘀，行气调经，消肿止血，清热，止痛，镇痉。用于跌打损伤，吐血，衄血，痢疾，月经不调，红崩白带，崩漏带下，淋浊，喉痛，咯血，胃热出血。花止癣，杀虫。

掌裂叶秋海棠

酸猴儿

Begonia pedatifida Lévl.

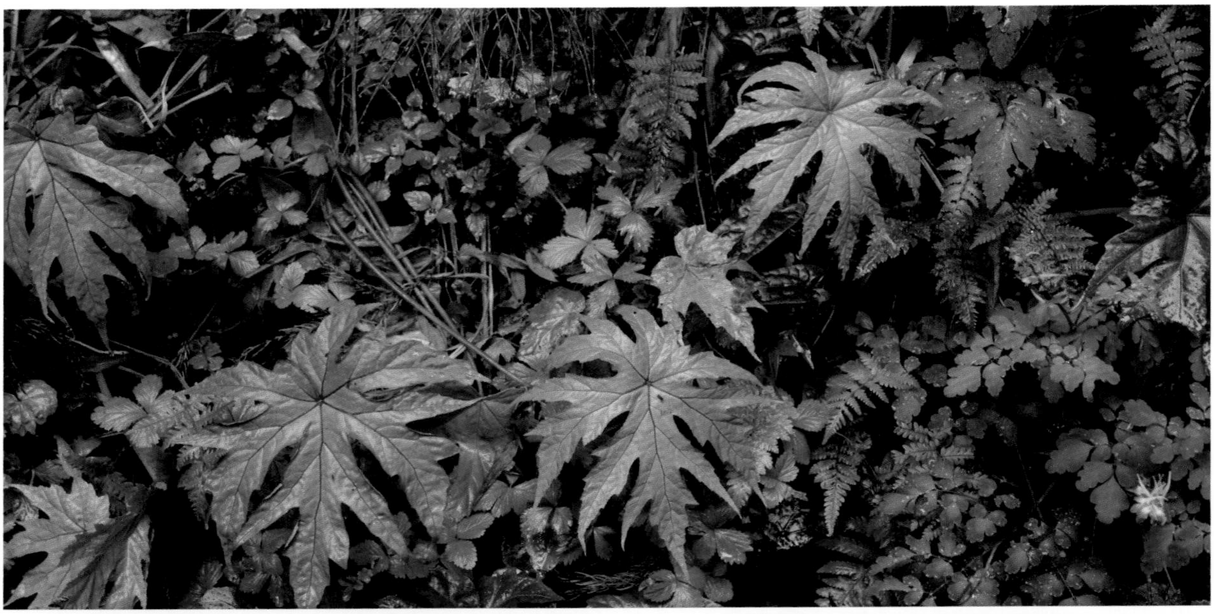

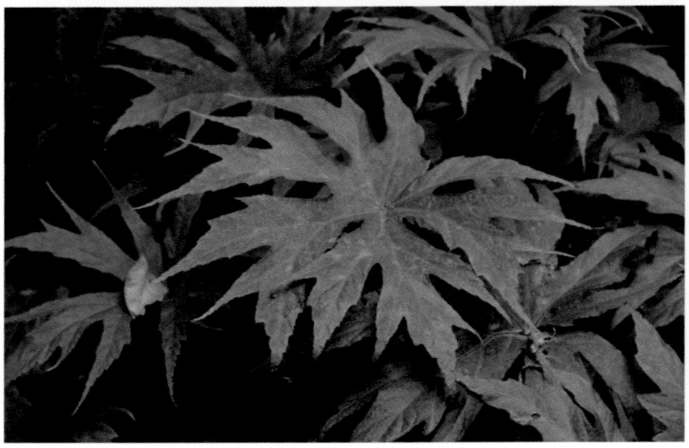

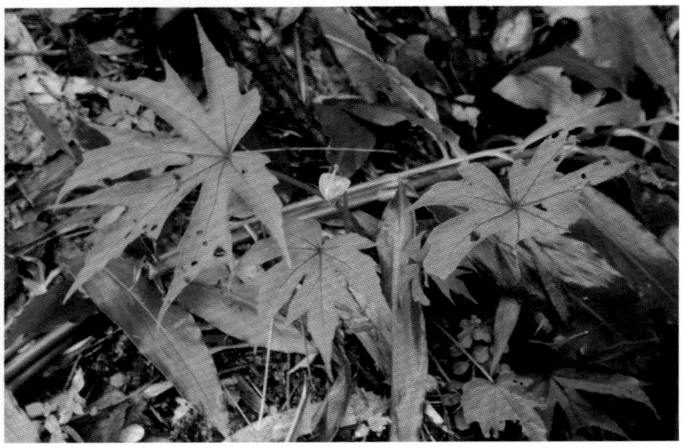

【形态特征】草本，高 35~40cm。根状茎肥厚，具节，红色。叶均基生，轮廓扁圆形至宽卵形，5~6 深裂，中间 3 裂片再中裂。花葶高 7~15cm；花白色至淡粉色，5~6 朵稀疏排列；雄花花被片 4；雌花花被片 5，不等大，子房 2 室。蒴果弯头，倒卵球形，具不等大 3 翅。花期 1~7 月，果期 10 月。

【适宜生境】生于阴湿沟边、灌丛中。

【资源状况】分布于低山区、中山区。常见。

【入药部位】根茎。

【功能主治】散血止血，消肿，平喘，解毒，止痛。用于哮喘，风湿关节疼痛，急性肾炎，淋巴结结核，无名肿毒，肝硬化，尿血，吐血，肺结核咯血，内脏出血。

一点血

一口血、一点血秋海棠

Begonia wilsonii Gagnep.

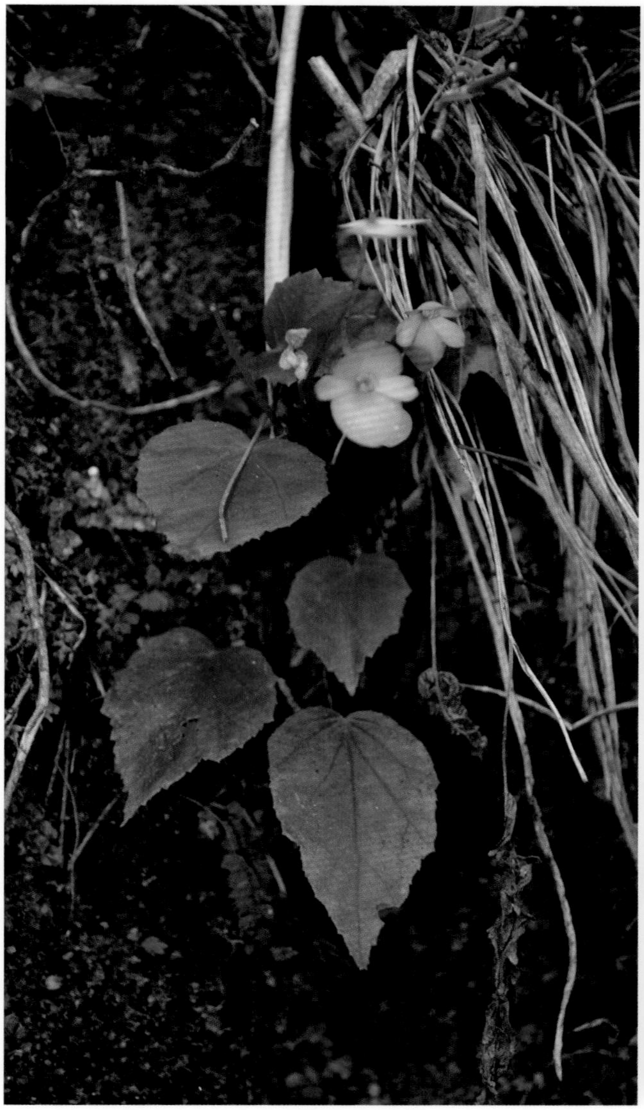

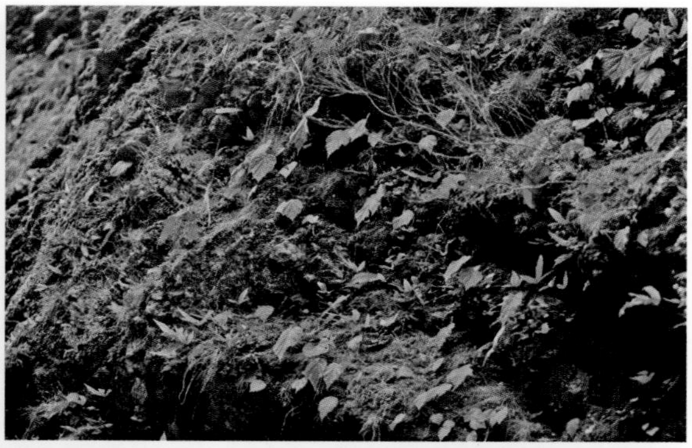

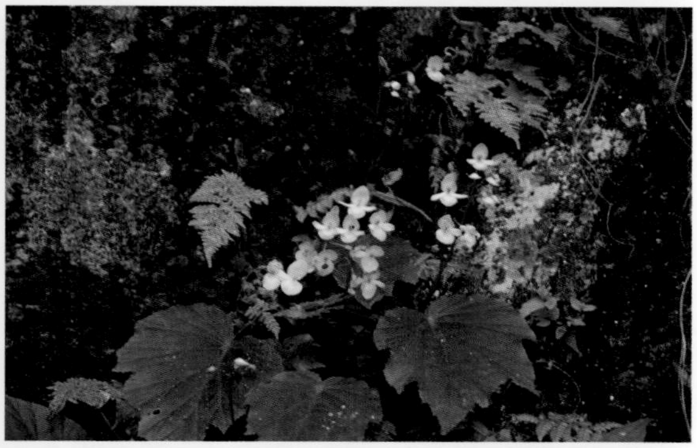

【形态特征】多年生草本。根状茎短而肥厚，呈念珠状，断面红色。基生叶多为 2 枚；叶常 1（2），有时叶背紫色，阔卵形，稍不对称，近无毛。花粉红色；雄花花被片 4；雌花花被片 3，子房纺锤形，无毛，3 室。蒴果下垂，棍棒状，具 3 棱，无翅。花期 8 月，果期 9 月。

【适宜生境】生于海拔 700~1450m 的阴湿沟边、灌丛中、石灰岩崖壁上。

【资源状况】分布于低山区、中山区。常见，可以适度开发利用。

【入药部位】根茎。

【功能主治】补血养血，散瘀止血。用于病后虚弱，吐血，咯血，衄血，崩漏，血虚经闭，带下病，跌打损伤。

瑞香科

尖瓣瑞香

铜牛皮

Daphne acutiloba Rehd.

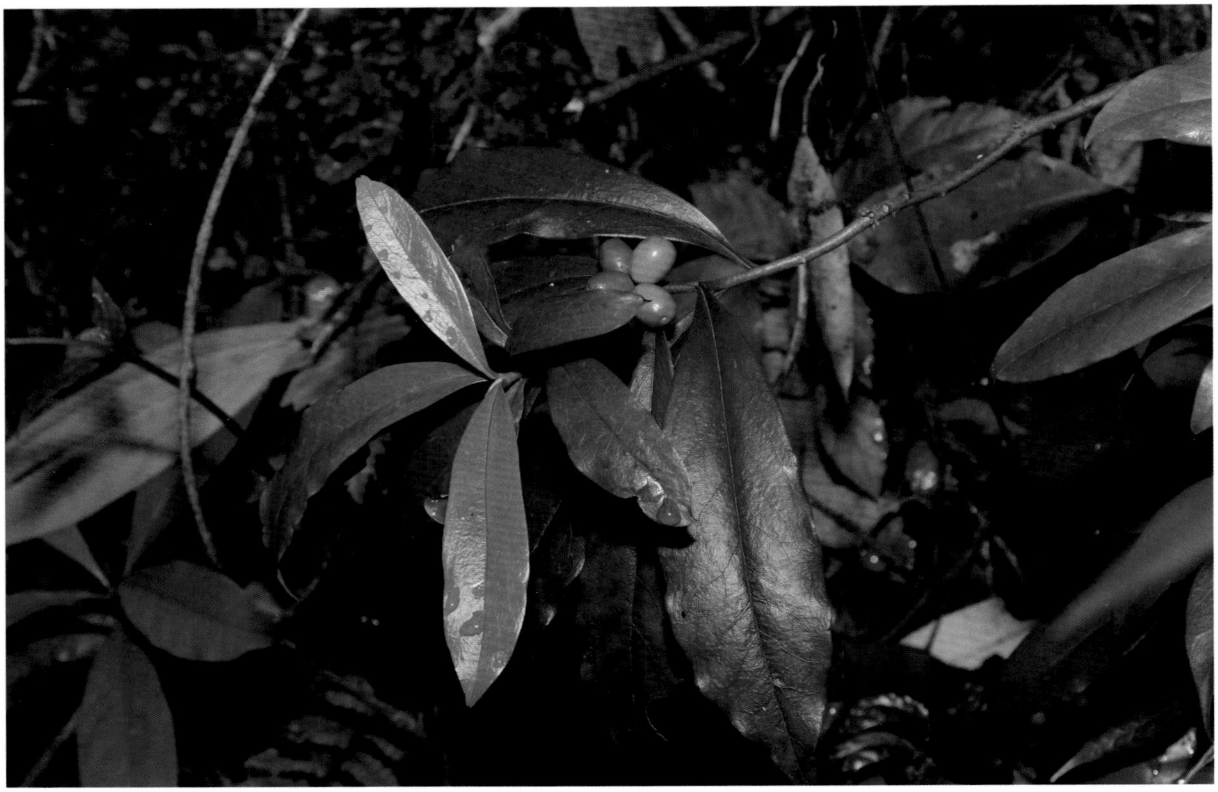

【形态特征】常绿灌木，高0.5~2m，多分枝。叶互生，革质，长椭圆状披针形至椭圆状倒卵状披针形。花白色，4~8朵，顶生成为头状花序，芳香；花冠筒状，裂片4；雄蕊8，着生于花冠筒中上部。核果近球形，成熟后红色。花期2~3月，果期5~6月。

【适宜生境】生于山地。

【资源状况】分布于中山区、高山区。少见。

【入药部位】全株。

【功能主治】祛风除湿，活络止痛。用于风湿关节痛，跌打损伤，眼痛。

滇瑞香

铁牛皮

Daphne feddei Lévl.

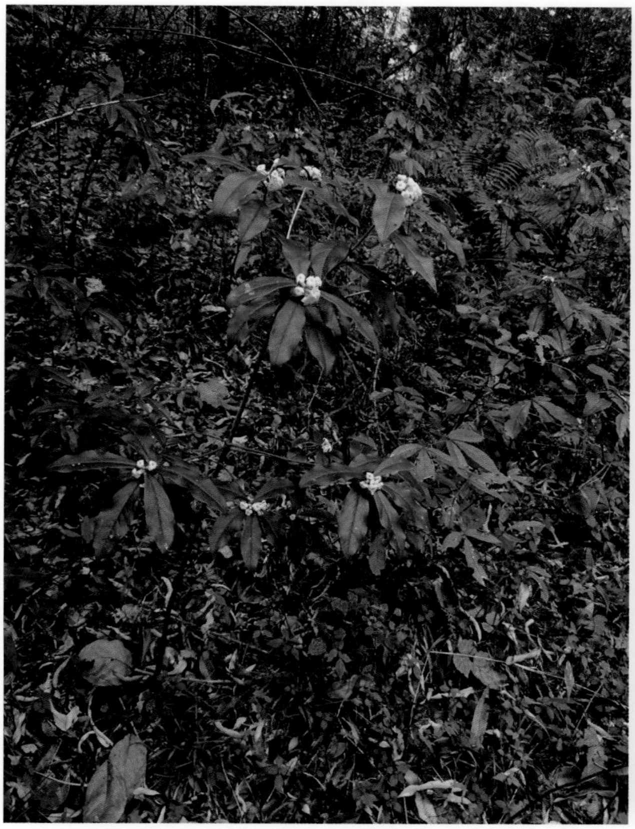

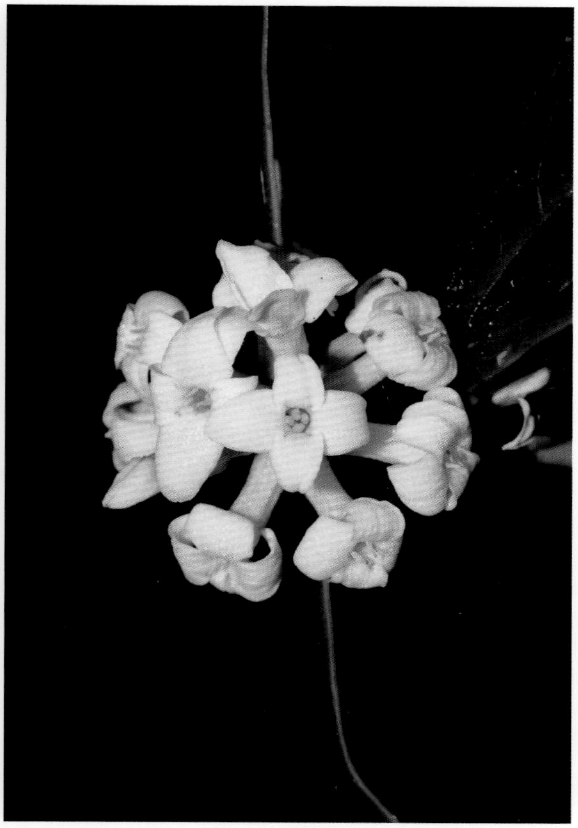

【形态特征】常绿灌木。幼枝灰黄色，散生暗灰色短绒毛；冬芽近圆形，疏或密被丝状粗绒毛。叶面深亮绿色，倒披针形或长圆状披针形至倒卵状披针形或倒卵形。花序顶生，常具8~12花；花萼白色，萼筒圆柱状，外面密具柔毛；花盘杯状，边缘流苏状；子房卵形或锥形，顶端钝尖，花柱粗短，柱头头状，表面多细粒状突起。核果橘红色，球形或卵球形。花期2~4月，果期5~6月。

【适宜生境】生于林下阴处。

【资源状况】分布于中山区。常见。

【入药部位】根、茎、叶（桂花岩陀）。

【功能主治】除湿，通经，接骨，祛瘀，止痛。用于风湿痹痛，跌打损伤。

结　香

新蒙花、蒙花

Edgeworthia chrysantha Lindl.

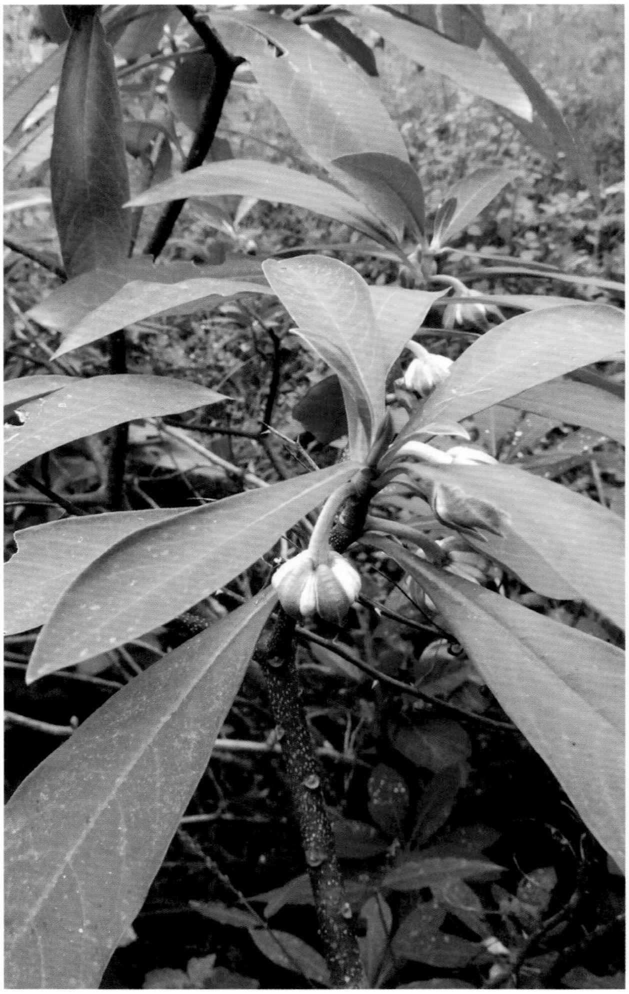

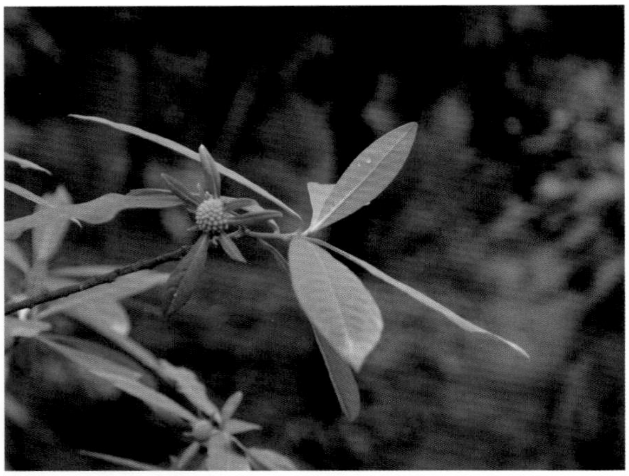

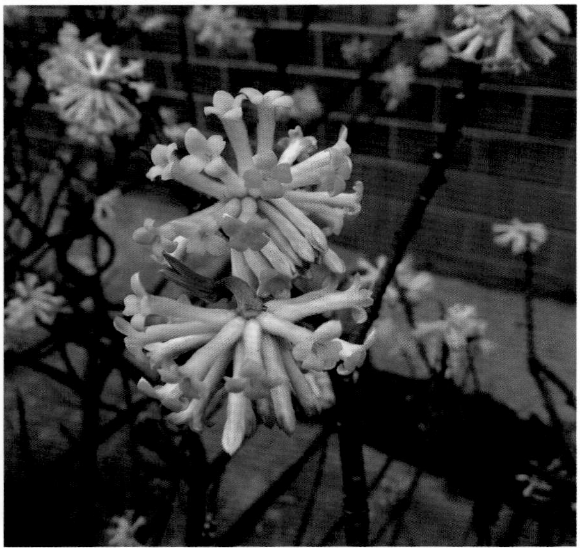

【形态特征】落叶灌木，高 1~2m。小枝柔软易弯曲，常具绒毛。叶凋落。花先叶开放；花黄色，芳香；花萼内部黄色，萼筒外部密具白色绢毛，裂片 4；子房卵球形，先端具绢毛，花柱无毛，柱头球形。核果椭圆体形；花被基部宿存，包于果外。花期冬末春初，果期春、夏二季。庭园栽培。

【适宜生境】分布于低山区。少见。

【资源状况】根、花蕾。

【入药部位】根舒筋活络，滋养肝肾。用于风湿关节痛，梦遗，早泄，白浊，虚淋，白带异常。花

【功能主治】蕾清热养阴，安神，清肝明目，散翳。用于青盲翳障，多泪羞明，梦遗，虚淋，失音。

胡颓子科

木半夏

卢都子、牛奶子

Elaeagnus multiflora Thunb.

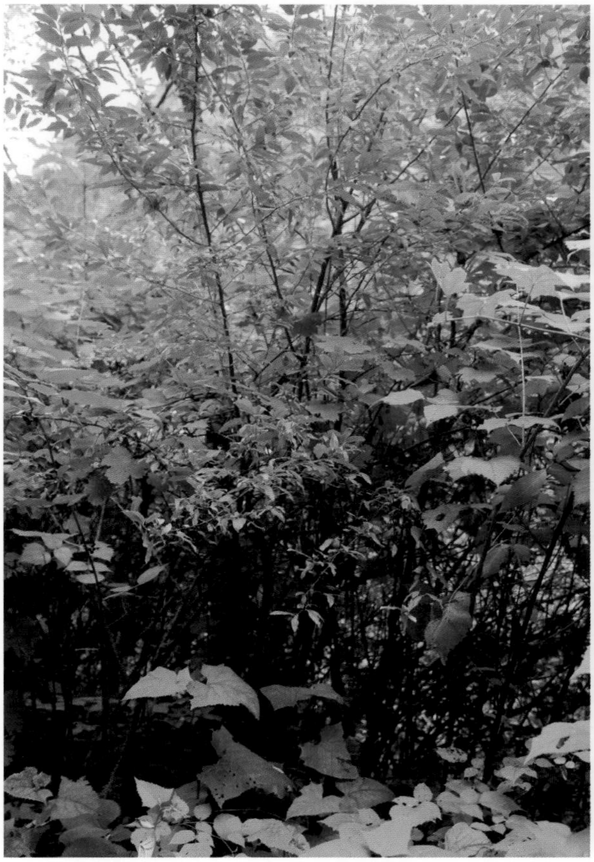

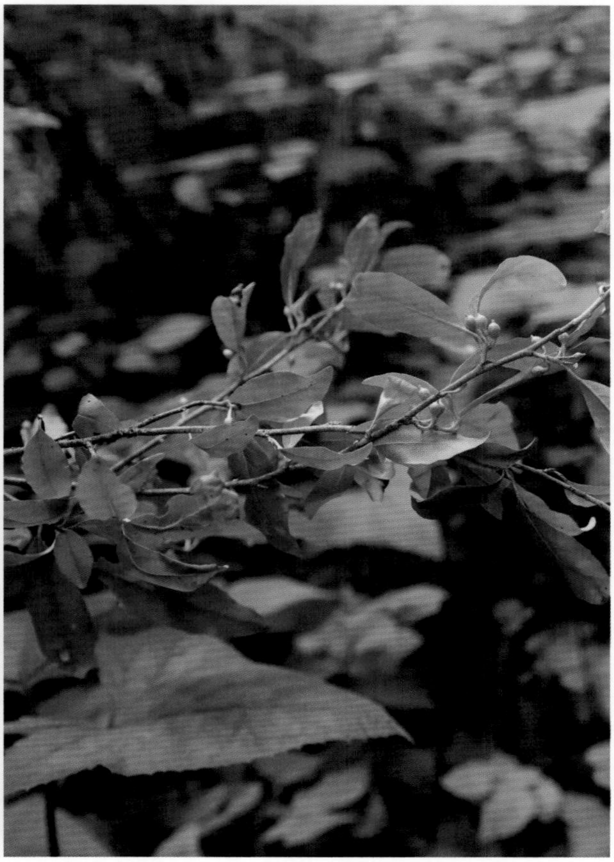

【形态特征】落叶灌木，高 2~3m。幼枝被锈色盾状毛或深褐色鳞片。叶背密被叠生白色和散生棕色盾状毛。花 1（2）朵腋生，白色，密被白色和疏被棕色盾状毛；萼筒于基部收缩。核果长圆形、卵球形或椭圆体形，熟时红色，果梗纤细。花期 4~5 月，果期 6~7 月。

【适宜生境】生于灌丛、林缘。

【资源状况】分布于中山区。常见。

【入药部位】叶、果实、根。

【功能主治】活血行气，收敛止痢，补虚损。用于哮喘，痢疾，泻痢，黄疸，痔疮，疮痈肿毒。

胡颓子

牛奶子

Elaeagnus pungens Thunb.

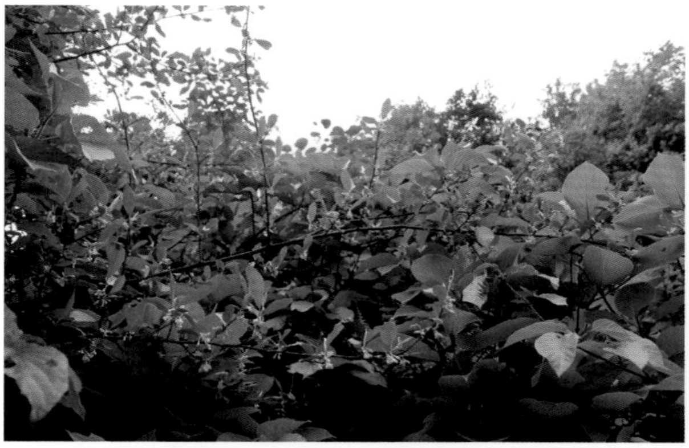
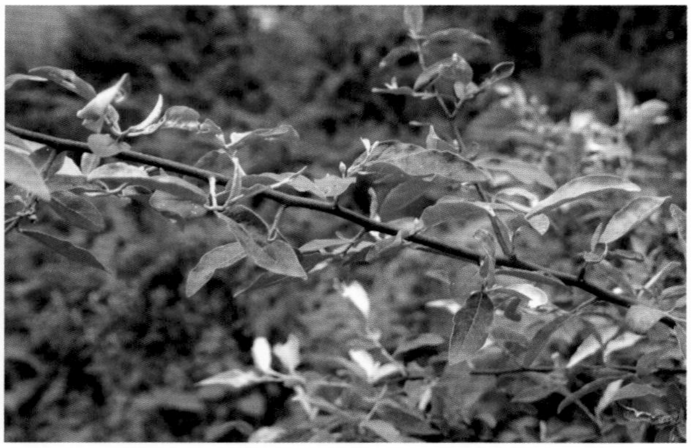
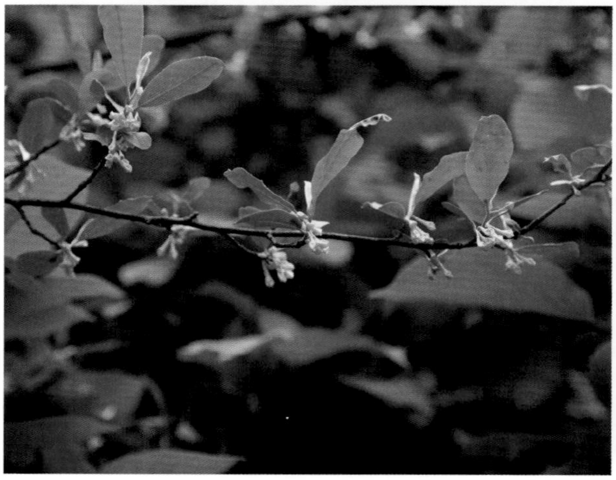
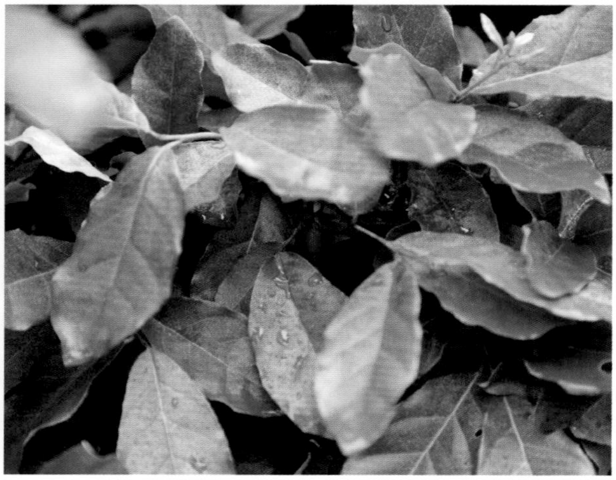

【形态特征】常绿乔木，高 3~4m，多刺。小枝灰褐色。叶革质，长圆形至狭长圆形，侧脉 7~9 对，叶背密被银白色和少数褐色盾状毛。花少，簇生于叶腋；花萼管漏斗形。核果长圆形，具褐色盾状毛，熟时棕红色，味酸甜。花期 9~12 月，果期翌年 4~6 月。

【适宜生境】生于灌丛、林缘。

【资源状况】分布于中山区。常见，可以开发利用。

【入药部位】根、叶、果实。

【功能主治】根清热解毒，活血祛瘀。用于疮痈，痔疮，跌打损伤。叶止咳平喘。用于支气管哮喘，肺虚咳嗽。果实清热止泻，收敛，止渴。用于消渴，哮喘，痢疾，肠炎腹泻。

牛奶子

羊奶子

Elaeagnus umbellata Thunb.

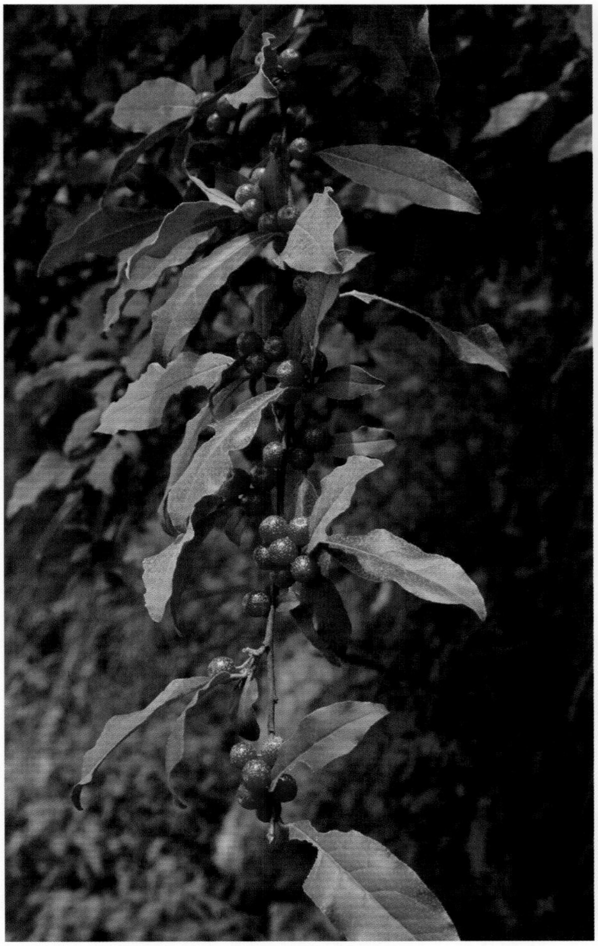

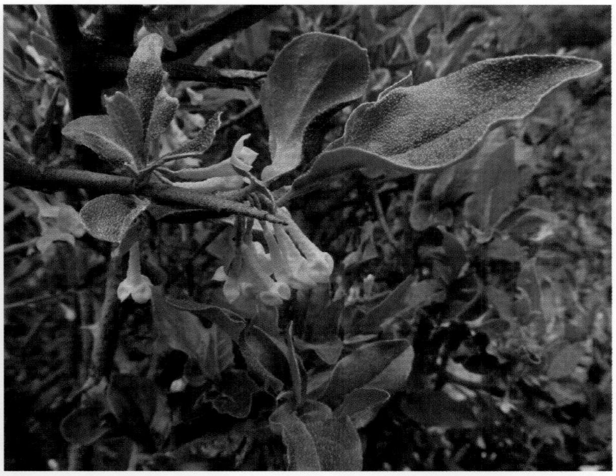

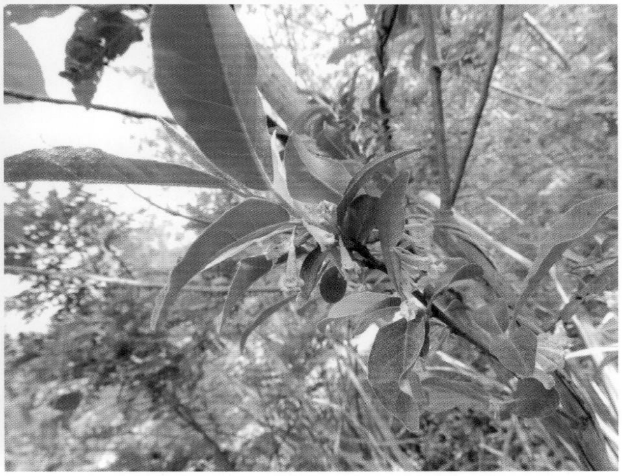

【形态特征】落叶灌木，高 1~4m，常具刺。幼枝密被银白色鳞片。叶椭圆形、卵状椭圆形或倒卵状披针形，叶背密被银白色盾状毛。花 1~3（~7）簇生于叶腋；花先叶开放，白色，芳香；萼筒漏斗状；雄蕊 4。核果红色，近球形。花期 4~5 月，果期 7~8 月。

【适宜生境】生于海拔 1500m 以下的灌丛、林缘。

【资源状况】分布于坝区、低山区、中山区。常见，可以大量开发利用。

【入药部位】根、叶、果实。

【功能主治】根、叶行血散瘀，活血行气，补虚损。用于痔疮，跌打损伤，慢性支气管炎。果实清热解毒，活血祛瘀，止咳平喘，利湿，收敛，止血。用于咳嗽，泄泻，肠炎，痢疾，崩带，烦热，消渴，哮喘，跌打损伤。

千屈菜科

紫 薇

痒痒树、紫荆

Lagerstroemia indica Linn.

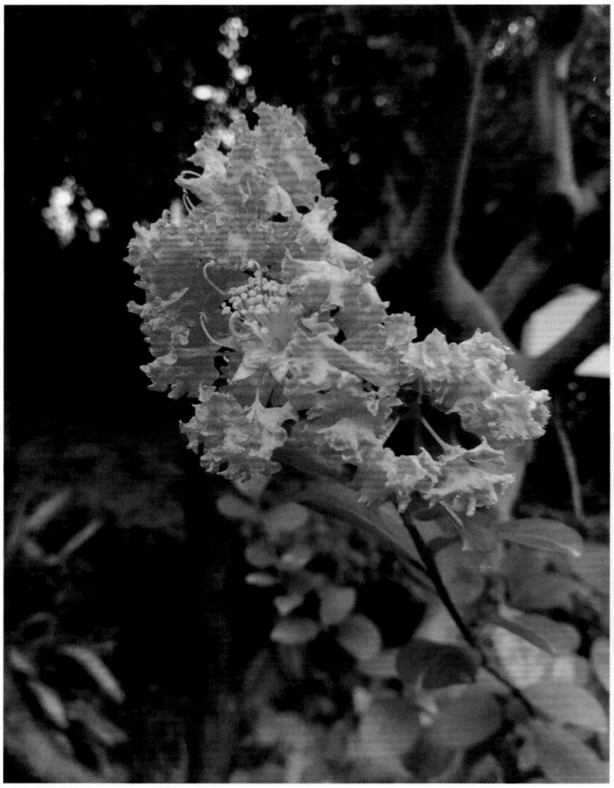

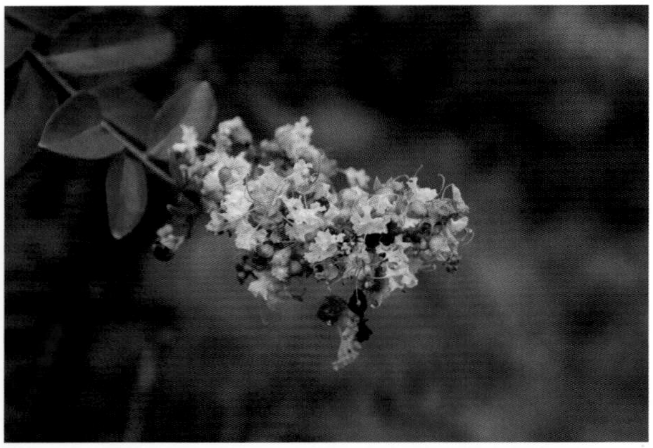

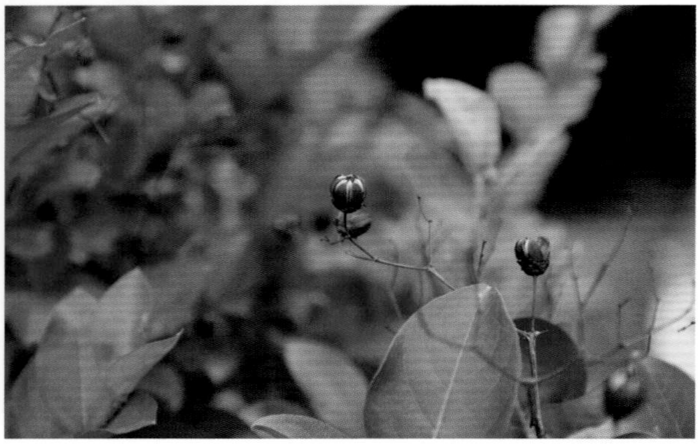

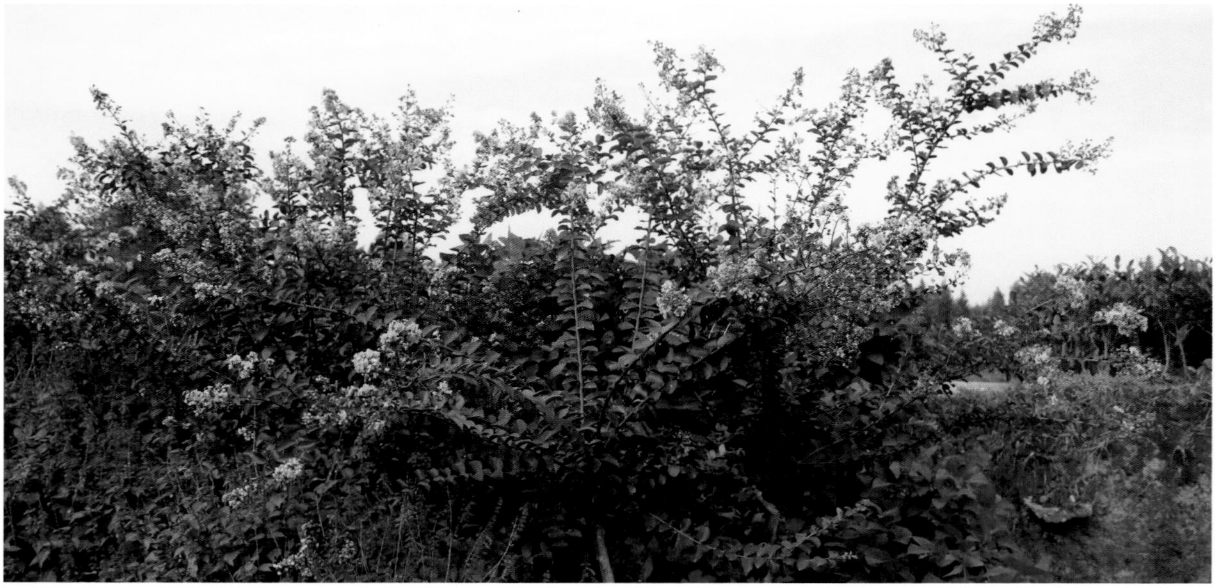

【形态特征】灌木或小乔木，高达 6m。树皮每年剥落，触摸树皮，全株会抖动。叶椭圆形、长圆形、倒卵形或近圆形。圆锥花序近金字塔形，密具花；花冠筒 6 数，壁光滑或具不明显的 6 棱，无毛；萼片上面无毛；花瓣紫色、紫红色、粉色或白色，边缘具皱波纹；子房无毛。蒴果椭圆体形。种子有翅。花期 6~9 月，果期 9~11 月。

【适宜生境】庭园栽培。

【资源状况】分布于坝区、低山区。常见，可以开发利用。

【入药部位】根、树皮、花蕾（紫薇花）、叶（紫薇叶）。

【功能主治】根用于痈疮，牙痛，痢疾。树皮清热解毒，活血止痛，消肿，凉血，祛瘀，利湿疏风。用于喉痹，疮痈肿毒，痛经，经期腹痛，皮肤瘙痒。花蕾清热解毒，祛瘀止血。用于产后出血不止，崩中，风疹，带下淋沥，疥癞，疮癣，月经不调。叶用于痢疾，湿疹，创伤出血。

圆叶节节菜

水苋菜、园叶节节菜

Rotala rotundifolia (Buch. -Ham. ex Roxb.) Koehne

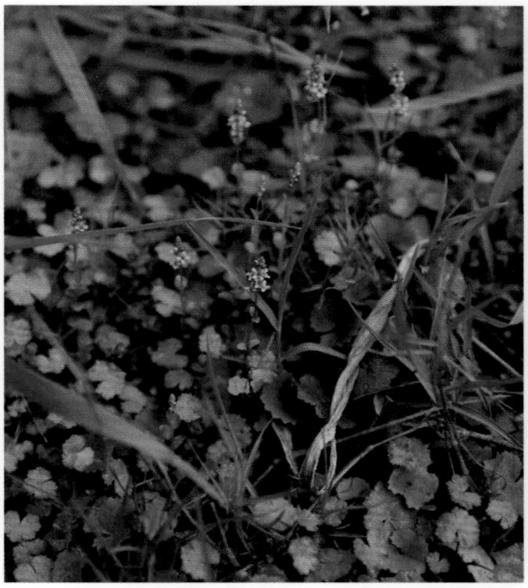

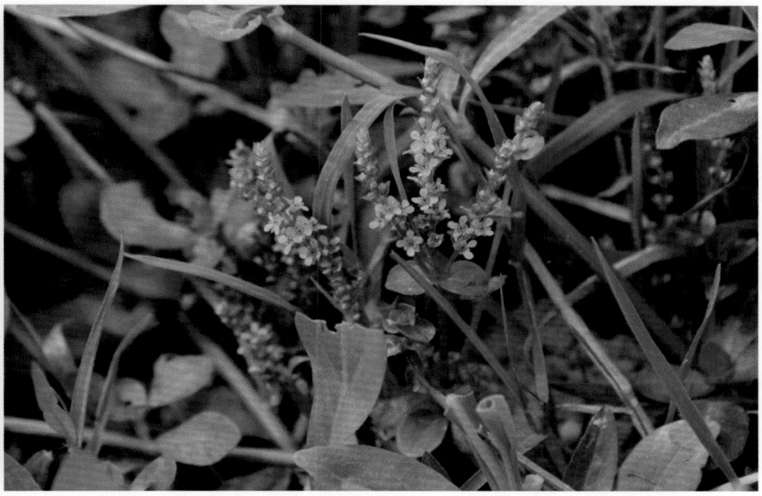

【形态特征】多年生或偶为一年生草本，高 5~30cm，常丛生。叶交互对生，倒卵状椭圆形至圆形或椭圆形。花 1~8 顶生，穗状；萼片 4；花瓣 4，亮玫红色，超出萼片；雄蕊 4。蒴果球形，3~4 瓣裂。花期 5~6 月，果期 7~11 月。

【适宜生境】生于海拔 1200m 以下的水田边、沟边。

【资源状况】分布于坝区、低山区。常见，可以开发利用。

【入药部位】全草（水苋菜）。

【功能主治】清热解毒，利湿消肿，通便。用于肺热咳嗽，乳痈，疮痈，肝炎，痢疾，火淋，热痢，水臌，淋病，痛经，痔疮，牙龈肿痛。

石榴科

石　榴 *Punica granatum* Linn.

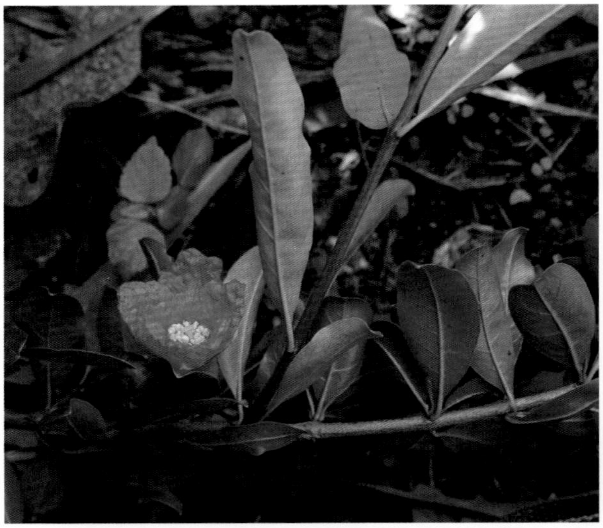
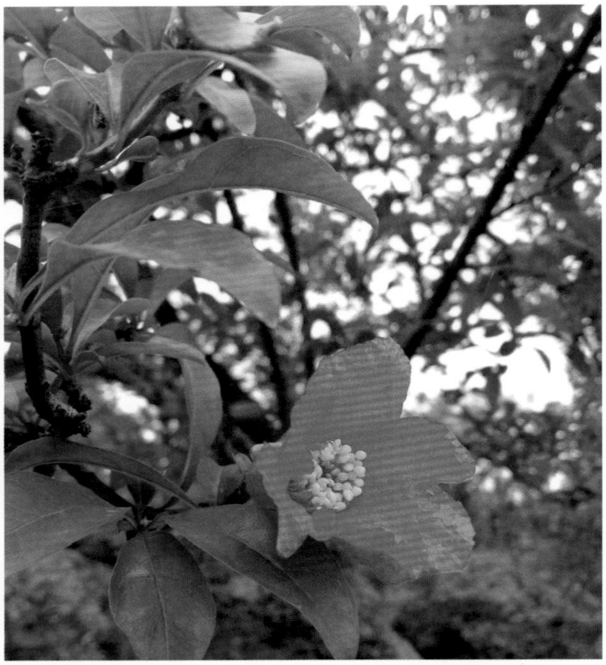
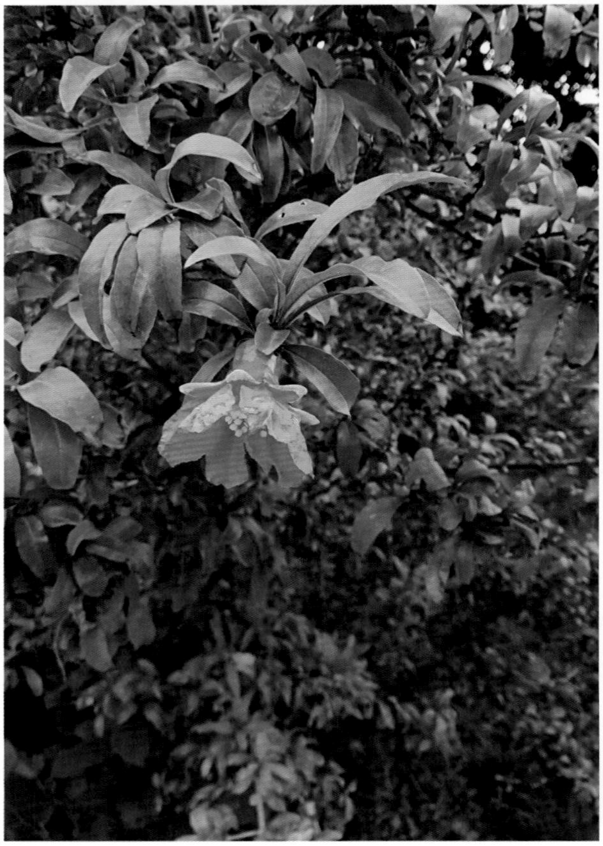
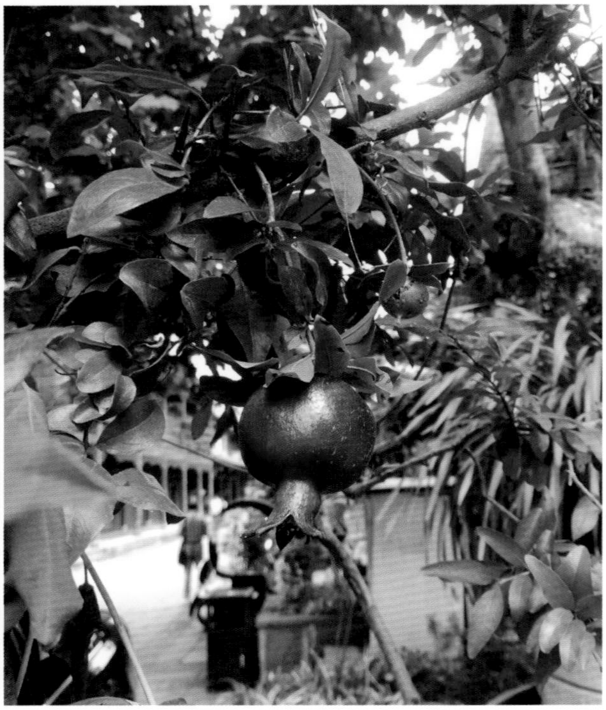

【形态特征】灌木或小乔木，高 3~5m。幼枝略带 4 棱，先端常呈刺状。叶对生，披针形、椭圆状倒披针形或长圆形，纸质。花大；花萼肥厚，肉质，红色；花瓣 5~9，红色、黄色或白色。果实球形，革质浆果，红色至黄绿色或红褐色，不规则开裂。种子倒圆锥体形，肉质外种皮红色至乳白色。花期 3~7 月。

【适宜生境】生于海拔 1500m 以下的向阳山坡，有栽培。

【资源状况】分布于坝区、低山区、中山区。极为常见，可以大量开发利用。

【入药部位】果皮、根皮、茎皮、果实、花、叶。

【功能主治】果皮、根皮、茎皮收敛，固精，止带，止血，杀虫，涩肠止痢。用于虚寒久泻，久痢，肠炎，咽燥，口渴，虫积，便血，脱肛，滑精，白浊，崩漏，慢性痢疾，带下病，血积腹痛，疥癣，绦虫病，蛔虫病。果实生津止渴，涩肠，止泻，杀虫。花散瘀止血。用于肺痨吐血，衄血，泻痢，白带异常，月经不调；外用于中耳炎。叶用于急性肠炎，跌打损伤。

蓝果树科

喜　树 千丈树

Camptotheca acuminata Decne.

【标本采集号】LEM120706006、LEM120726001

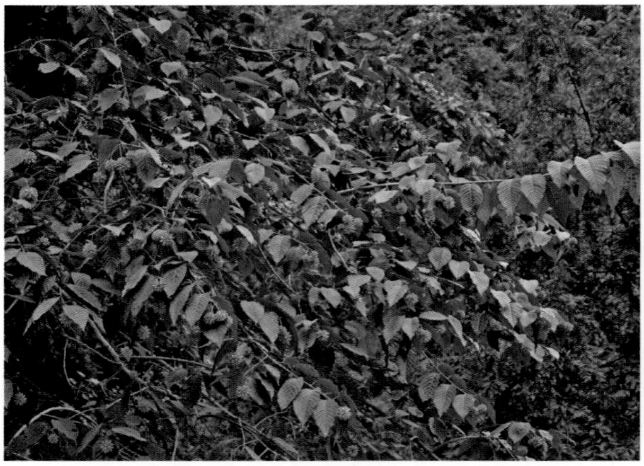

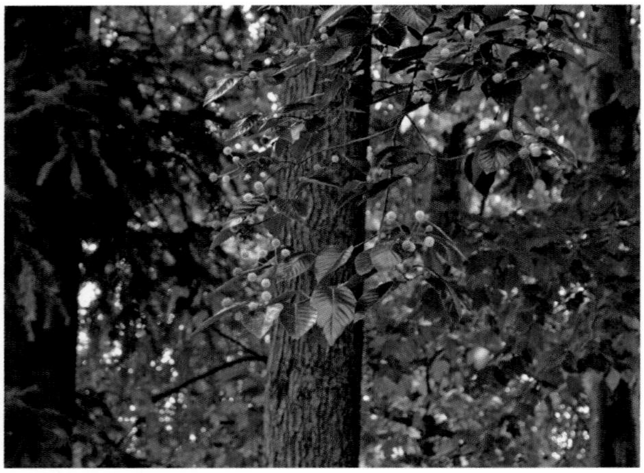

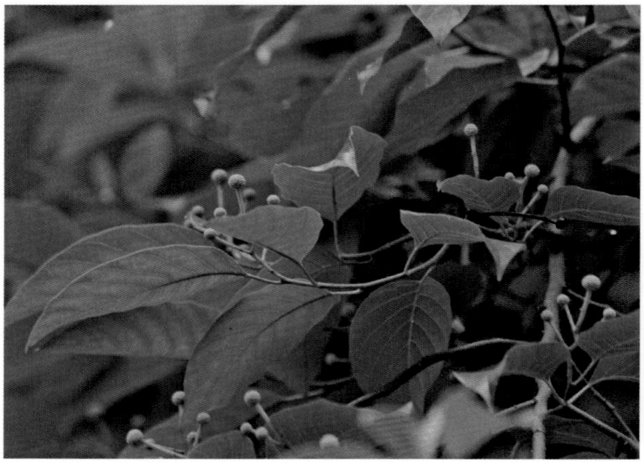

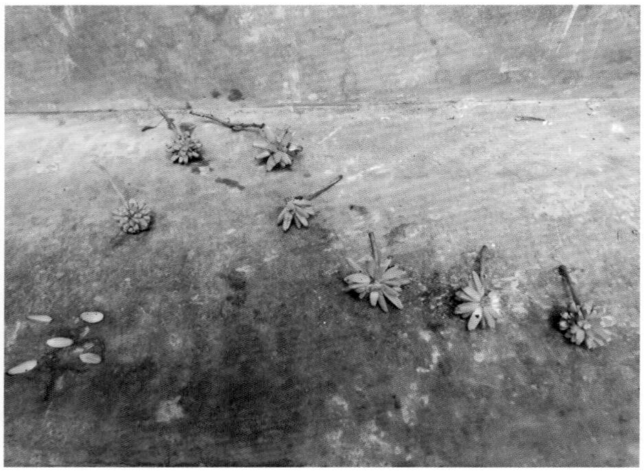

【形态特征】落叶乔木，高达 30m。树皮纵裂成沟；幼枝紫色。叶长圆状卵形或长圆状椭圆形，纸质，全缘，侧脉 11~15 对。头状花序近球形；雌花顶生，雄花腋生；花瓣 5，浅绿色；雄蕊 10，外轮 5 枚稍长于花瓣。翅果长圆形，顶端有宿存的花柱。种子 1 粒。花期 7~8 月，果期 11~12 月。

【适宜生境】栽培于海拔 1100m 以下的路旁、山坡。

【资源状况】分布于坝区、低山区。常见，可以大量开发利用。

【入药部位】果实（喜树）。

【功能主治】解毒消炎，抗癌。用于肿瘤，胃癌，膀胱癌，结肠癌，急、慢性淋巴细胞白血病，痈毒疮疖，银屑病。

八角枫科

八角枫 白筋条

Alangium chinense (Lour.) Harms

【标本采集号】LEM120615006

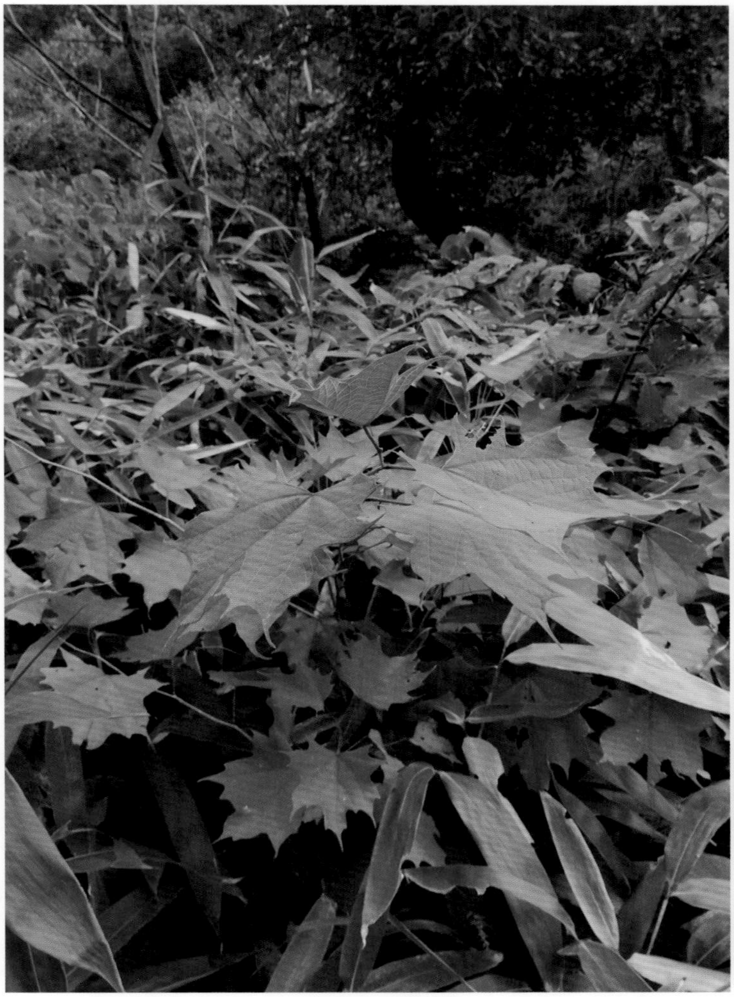
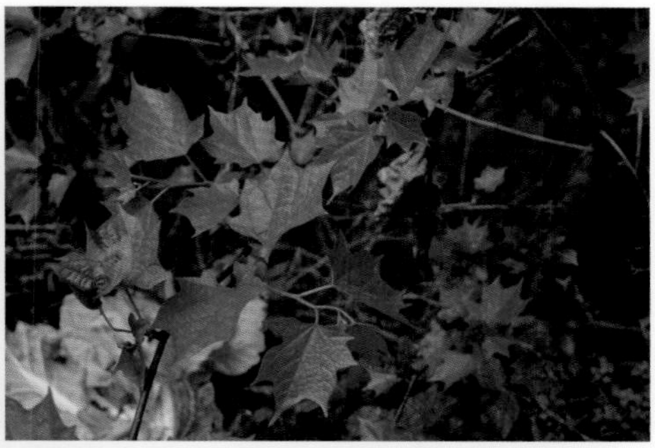
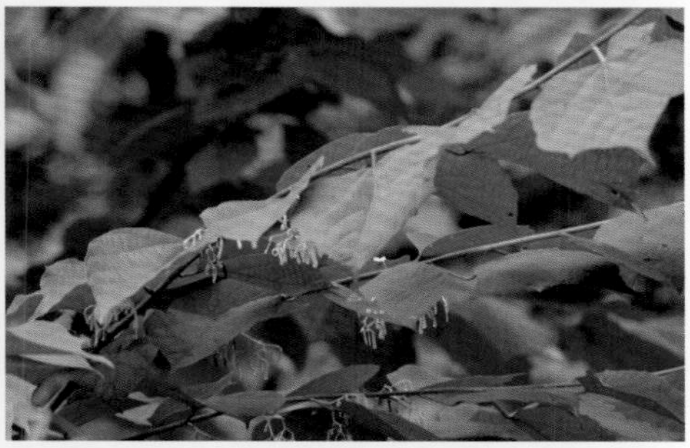
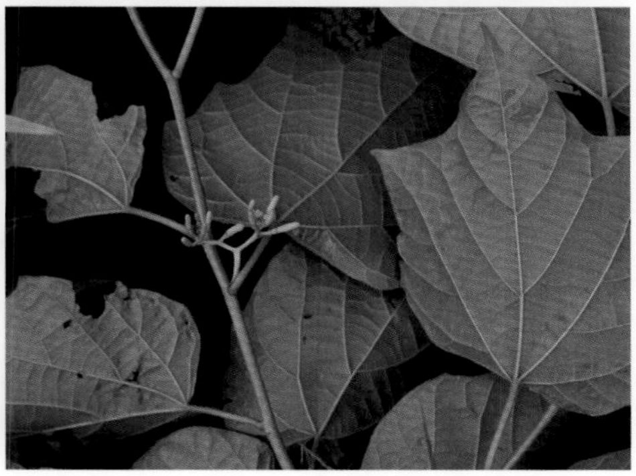

【形态特征】落叶灌木或小乔木，高 4~5m。小枝具淡黄色或褐色粗毛。叶近圆形、卵形或椭圆形，基部歪斜，全缘或 3~7（~9）裂。腋生聚伞花序具 3~15 花；花白色，渐变为乳黄色，花瓣 6（~8）片，披针形，长 1~1.5cm，基部黏合；雄蕊附属物无毛。核果卵球形，熟时黑色，顶端具宿存萼齿及花盘。种子 1 枚。花期 5~7 月和 9~10 月，果期 7~11 月。

【适宜生境】生于海拔 2500m 以下的向阳湿润的山坡、林中。

【资源状况】分布于峨眉山各地。常见，可以开发利用。

【入药部位】须根、枝叶、花。

【功能主治】须根祛风除湿，散寒行气，舒筋通络，活血散瘀，止血，镇痛，并有麻醉及松弛作用。用于麻木瘫痪，心力衰竭，劳伤腰痛，劳伤咳嗽，跌打损伤，风湿关节痛，精神分裂症，胆结石。枝叶祛风除湿，活络止痛。用于跌打损伤，皮肤瘙痒。花用于头风痛，胸腹胀满。

小花八角枫 白筋条

Alangium faberi Oliv.

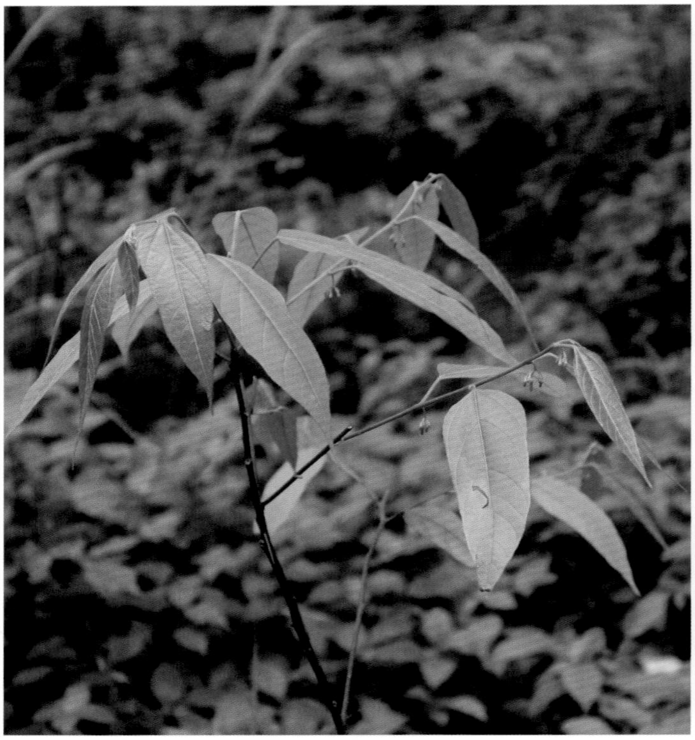

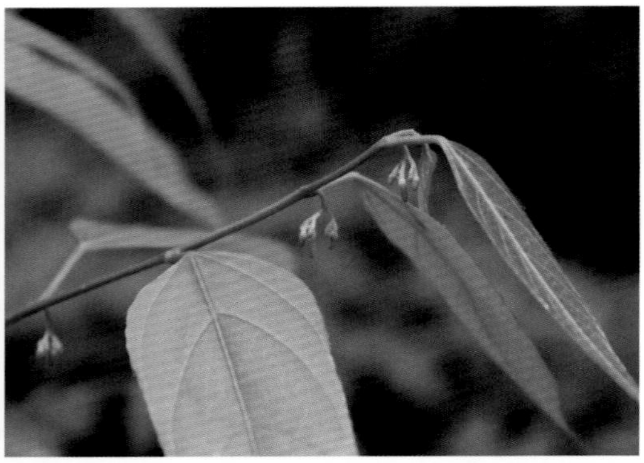

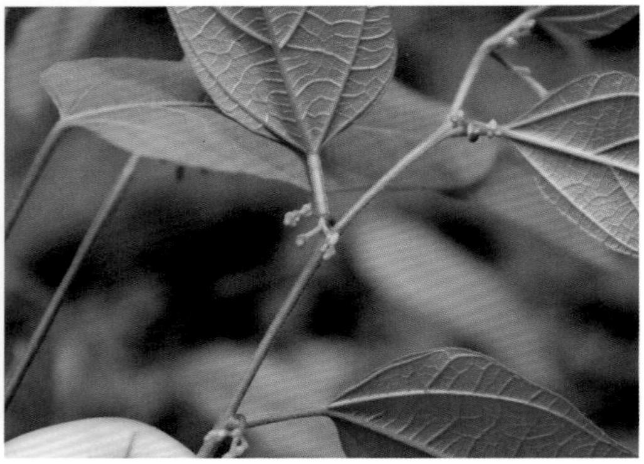

【形态特征】落叶灌木，高 1~4m。树皮光滑，灰褐色或深褐色；小枝纤细，近圆柱形，淡绿色或淡紫色，幼时有紧贴的粗伏毛。叶薄纸质至膜质，3 裂或全缘，长圆形或披针形，幼时具柔毛，渐无毛。聚伞花序具花 5~20 朵；花萼近钟形，外面有粗伏毛，裂片 7，三角形；花瓣条形，里外被毛。核果成熟时浅紫色，近卵球形或卵球状椭圆体形，顶端有宿存的萼齿。花期 6 月，果期 9 月。

【适宜生境】生于林中、林缘。

【资源状况】分布于中山区。常见，可以开发利用。

【入药部位】根、枝、花、叶。

【功能主治】根、枝、花散寒行气，祛风除湿，通络镇痛，活血散瘀。用于风湿性关节炎，风湿痹痛，劳伤咳嗽，跌打损伤。叶祛风活血。用于跌打损伤。

使君子科

使君子 *Quisqualis indica* Linn.

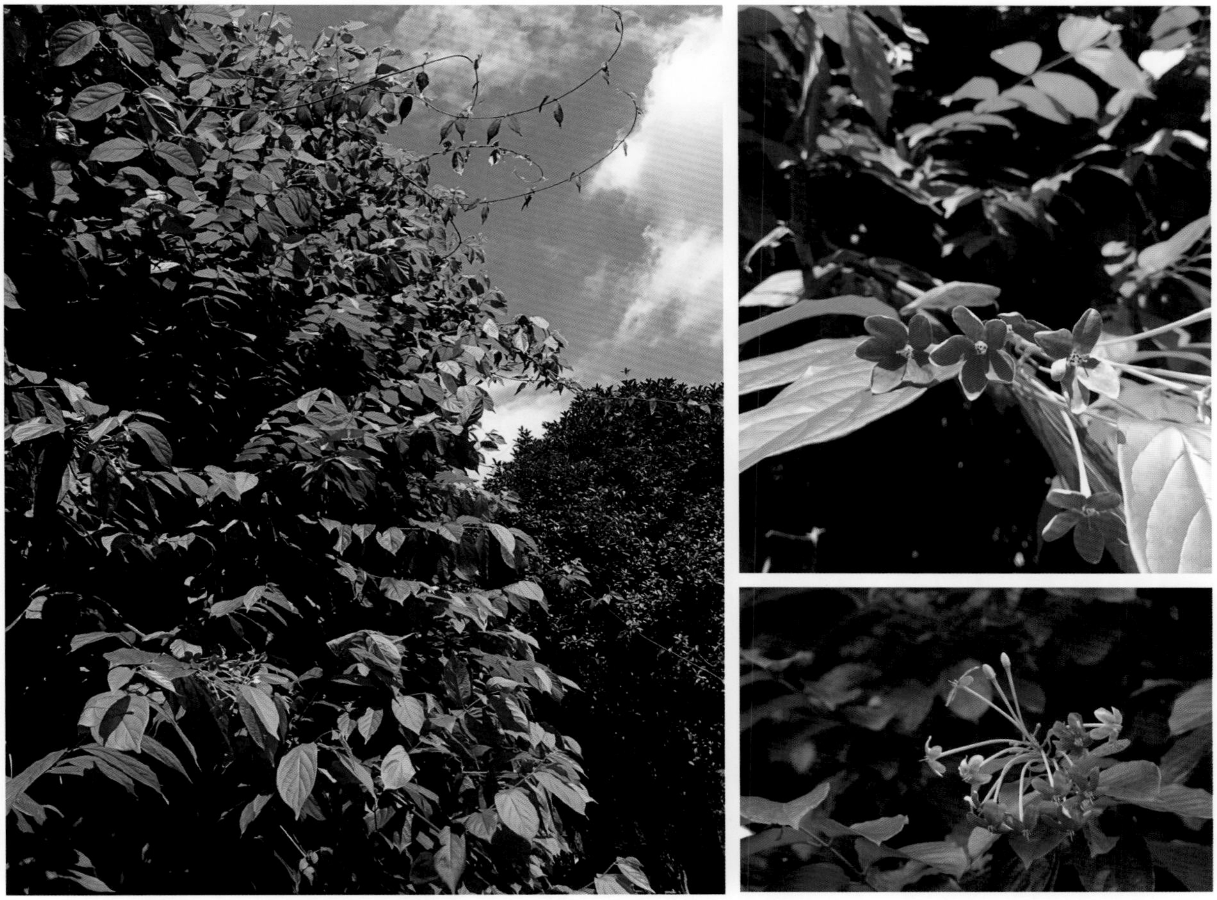

【形态特征】落叶藤本，长达7m。叶对生，多长圆状椭圆形或椭圆形；叶柄长，无关节。穗状花序疏生，组成伞房式花序；花芳香；花瓣开放时白色，后下面为浅黄色，上面为浅红色；萼筒延伸于子房外面，呈纤细管状，长约6cm。果实幼时红色，成熟后黑绿色或褐色，纺锤形或狭倒卵球形，具锐5棱，内有种子1粒，气微香。花期3~11月，果期6~11月。

【适宜生境】栽培。

【资源状况】分布于坝区。常见，可以开发利用。

【入药部位】成熟果实。

【功能主治】杀虫，消积，健脾。用于蛔虫腹痛，蛲虫肛痒，小儿脾虚疳积，乳食停滞，腹胀泻痢。

评　述　川产道地药材，主产于宜宾市、眉山市、乐山市（井研）、自贡市（荣县）。

桃金娘科

柠檬桉 桉树

Eucalyptus citriodora Hook. f.

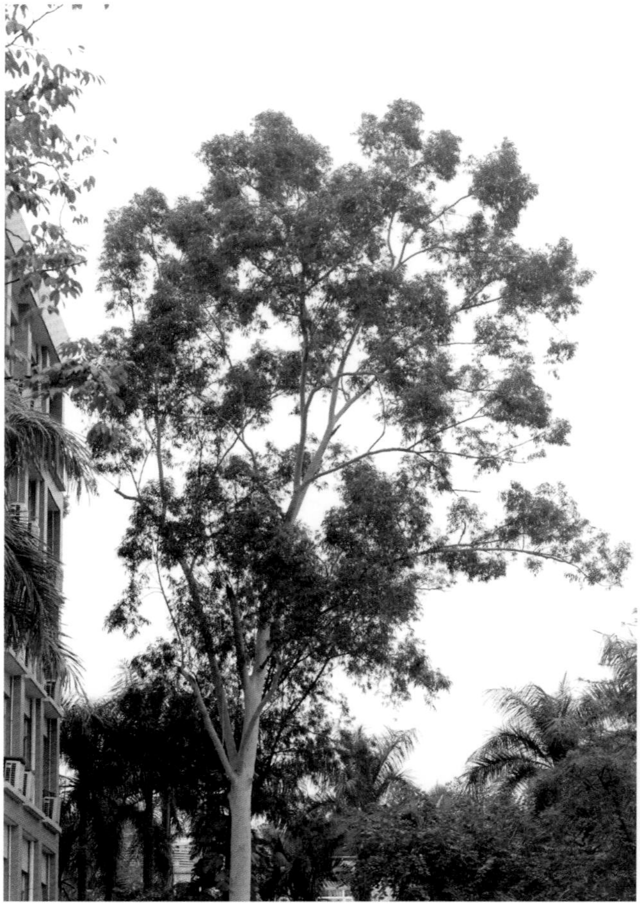

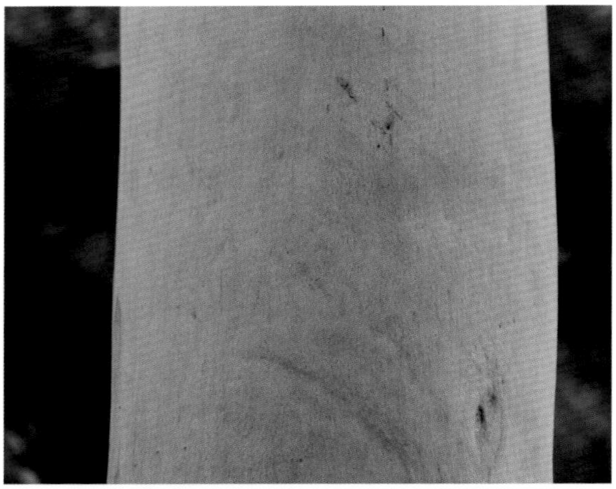

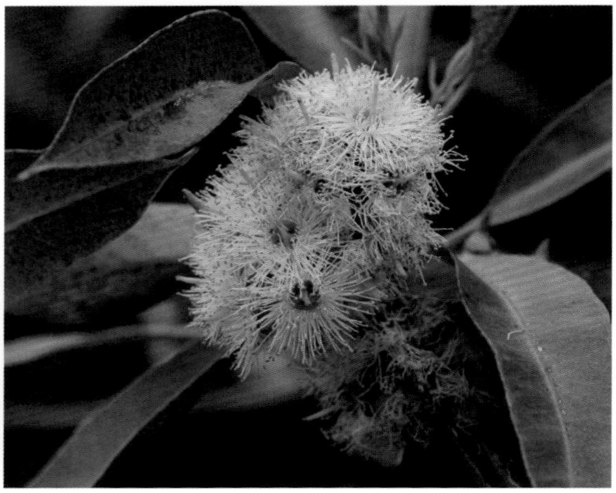

【形态特征】大乔木，高可达 28m。树皮光滑，灰白色。幼嫩叶片披针形，有腺毛；成熟叶狭披针形，宽约 1cm，具柠檬气味。圆锥花序腋生；花白色；雄蕊多数，长 6~7mm。蒴果壶形，果瓣藏于萼管内。花期 4~9 月。

【适宜生境】栽培。

【资源状况】分布于低山区。常见，可以大量开发利用。

【入药部位】叶（柠檬桉）、果实（柠檬桉果）、树干上流出的黑褐色硬脂（柠檬桉树脂）。

【功能主治】叶散风除湿，健胃止痛，解毒止痒。用于风寒感冒，风湿骨痛，胃气痛，食积，痧胀吐泻，痢疾，哮喘，疟疾，疮疖，湿疹，顽癣，水火烫伤。果实祛风解表，散寒止痛。用于风寒感冒，胃气痛，痧胀腹痛，消化不良。树干上流出的黑褐色硬脂解毒敛疮。用于创伤感染。

蓝 桉

桉树

Eucalyptus globulus Labill.

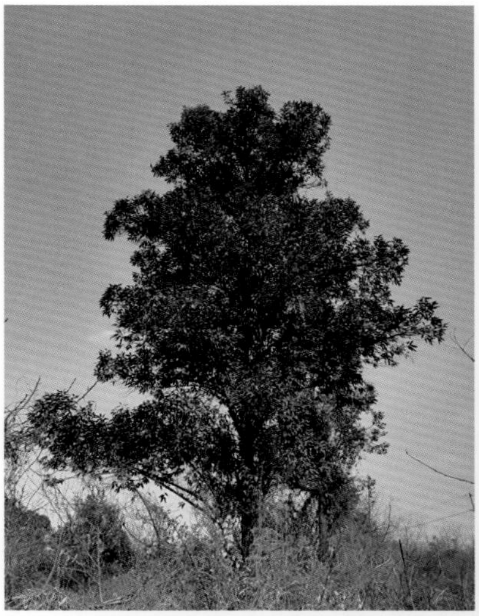

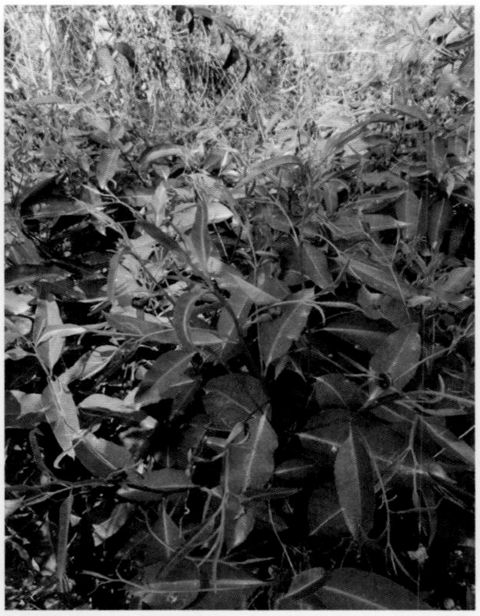

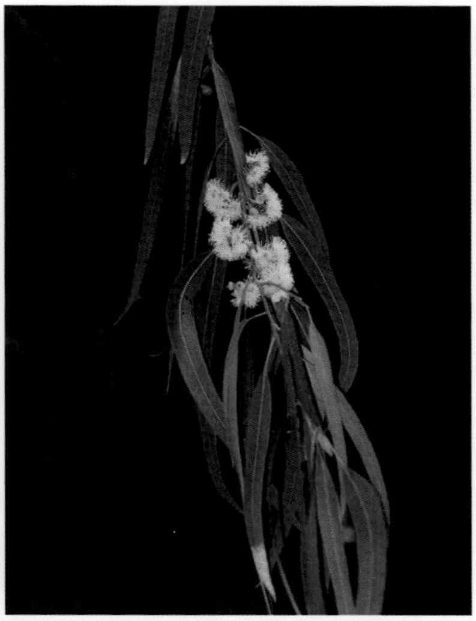

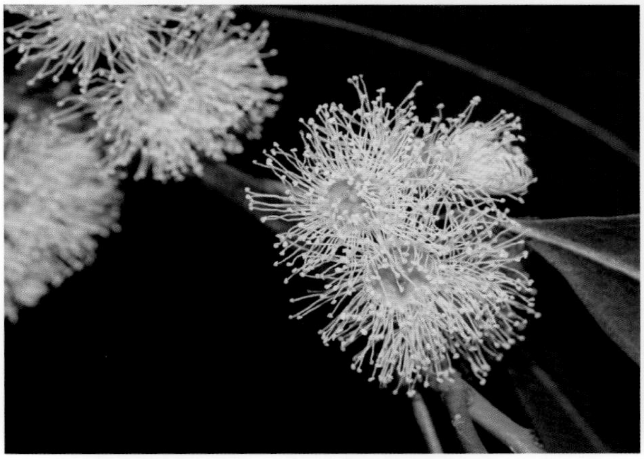

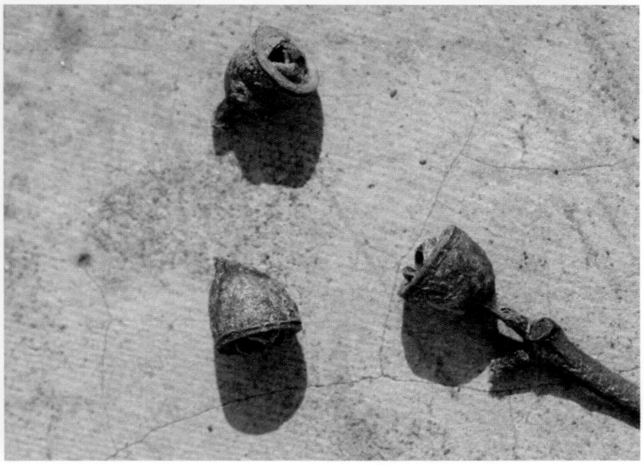

【形态特征】常绿大乔木，高达 10m。树皮灰蓝色，片状剥落。幼嫩叶对生，卵形，无柄，有白粉；成熟叶革质，披针形，镰状，宽 1~2cm。花大，宽 4mm，单生或 2~3 朵聚生于叶腋内；帽状体稍扁平。蒴果半球形，有 4 棱及不明显瘤体，宽 2~2.5cm。花期 12 月至翌年 5 月。

【适宜生境】栽培。

【资源状况】分布于坝区。常见，可以开发利用。

【入药部位】叶、果实。

【功能主治】叶消炎抗菌，解热镇痛，除湿。用于感冒，流行性感冒，痢疾，肠炎，关节痛，膀胱炎，骨髓炎，疔疮。果实理气止痛。

野牡丹科

红毛野海棠

紫背金牛、山红活麻、瘤药野海棠

Bredia tuberculata (Guillaum.) Diels

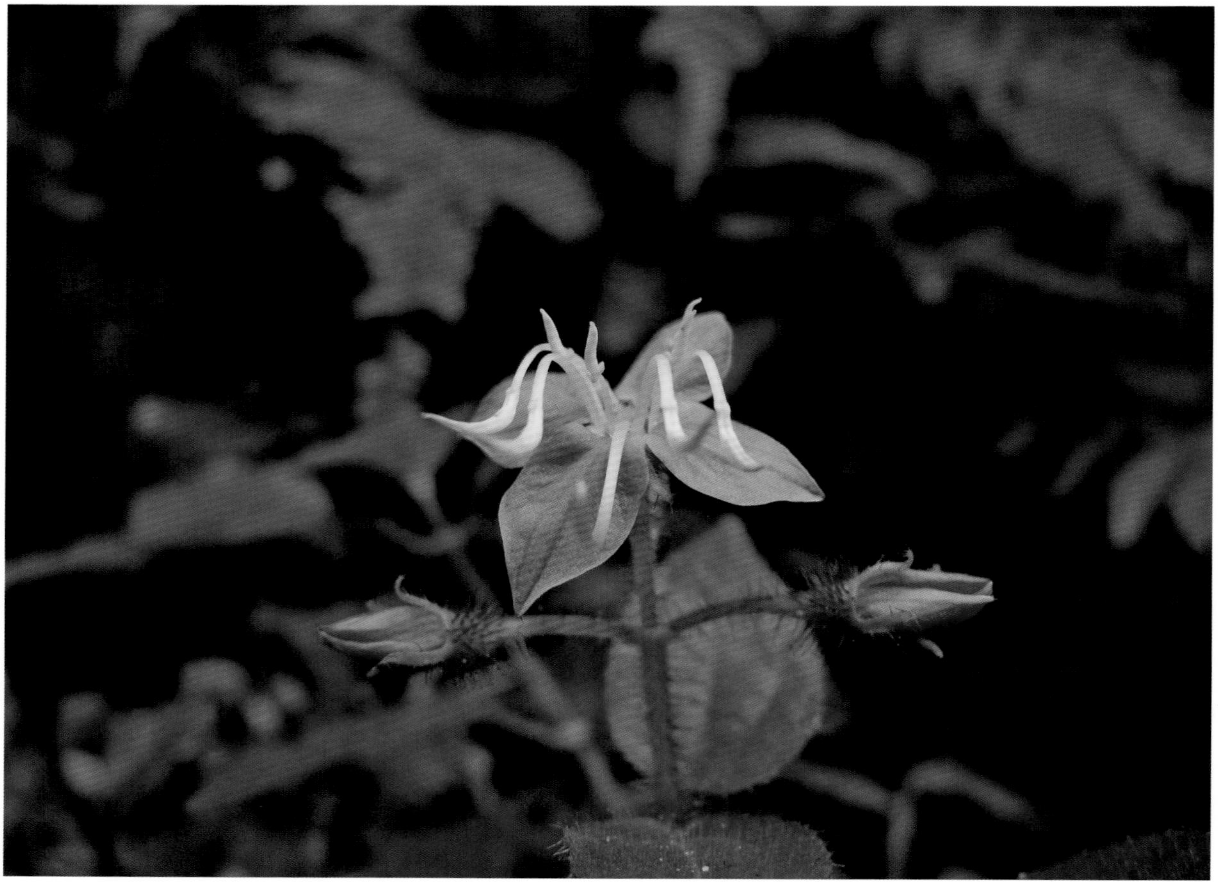

【形态特征】草本或半灌木，高 30~60cm。除茎下部外，全体被红色刚毛和长腺毛。叶对生，纸质，广卵形至椭圆形。伞状聚伞花序顶生，两性；花萼杯状，带红色，裂片反卷；花瓣 4，粉红色至紫红色；雄蕊 8，4 长 4 短。蒴果杯形。花期 7~8 月，果期 9~10 月。

【适宜生境】生于疏灌木林下。

【资源状况】分布于低山区。常见。

【入药部位】全株。

【功能主治】祛风除湿，活血祛瘀，凉血，收敛。用于风湿痹痛，跌打损伤，咯血，肺出血，咳嗽，遗精。

异药花

伏毛肥肉草、风顶红

Fordiophyton faberi Stapf

【标本采集号】LEM120813003

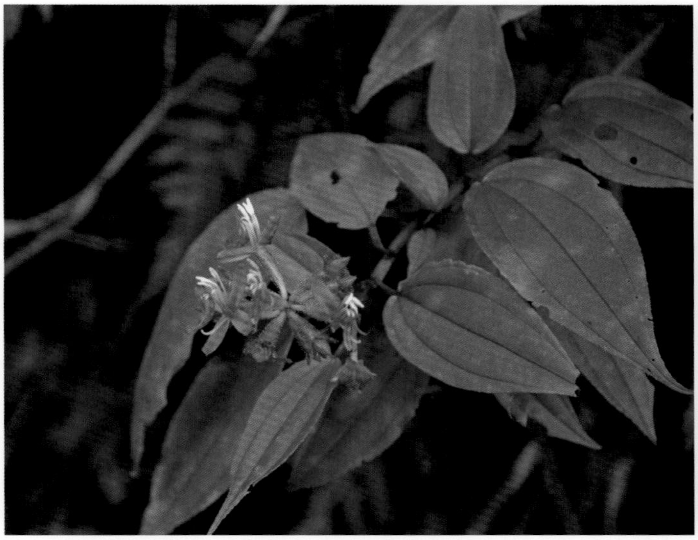

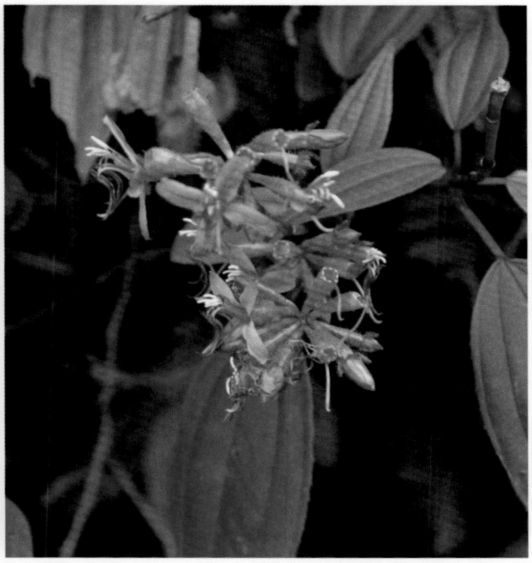

【形态特征】草本或亚灌木。茎四棱形，有槽，无毛，不分枝。叶膜质，大小差别很大，叶背无毛，密被白色小腺点。花序顶生，不明显的聚伞花序或伞形花序，多达 50 花；花瓣粉色至紫红色；药隔微膨大成小距；子房顶端具膜质冠，冠檐具缘毛。蒴果钟形，先端 4 裂；宿存萼与蒴果同形，具不明显的 8 条纵肋，无毛，膜质冠伸出萼外，4 裂。花期 6~10 月，果期 8~11 月。

【适宜生境】生于海拔 600~1100m 的阴湿林下。

【资源状况】分布于低山区。常见，可以开发利用。

【入药部位】全草。

【功能主治】祛风除湿，清肺热，止痛。用于肺炎咳嗽，风湿骨痛。

展毛野牡丹

朝天罐

Melastoma normale D. Don

【形态特征】直立灌木，高 50~150cm。枝条均有展开的粗毛。叶对生，坚纸质，狭椭圆状披针形，两面有毛。花两性，3~7 朵聚生于枝顶，紫红色；叶状苞片 2，密被糙伏毛；雄蕊 10，5 长 5 短。蒴果杯形。花期 7~8 月，果期 9~10 月。

【适宜生境】生于海拔 2800m 以下的灌丛、山坡、荒地中。

【资源状况】分布于峨眉山各地。常见，可以开发利用。

【入药部位】根、叶。

【功能主治】收敛止血，活血，解毒，清热利湿，消肿止痛。用于痢疾，消化不良，肠炎，肝炎，衄血，便血，血崩，带下病，产后腹痛，泻痢，崩漏，内外伤出血。

楮头红

酸筒杆、褚头红

Sarcopyramis nepalensis Wall.

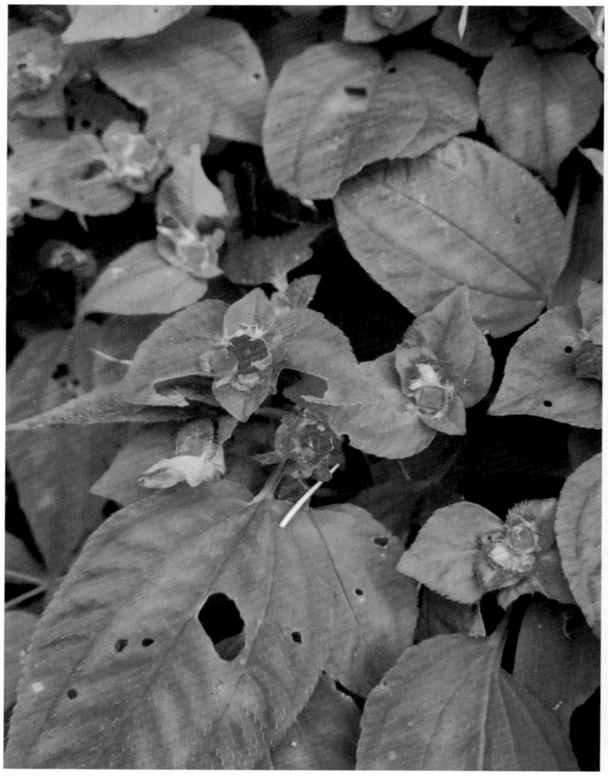

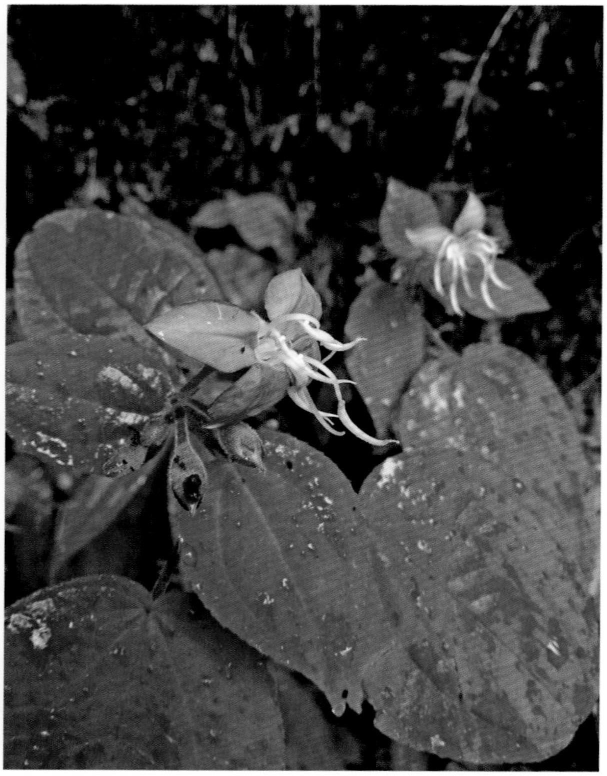

【形态特征】直立草本，高 10~30cm。茎四棱形，肉质，无毛，上部分枝。叶阔卵形或卵形，膜质，边缘具细锯齿，被疏糙伏毛。聚伞花序顶生，具 1~3 花，基部具 2 苞片；花萼管 4 棱，沿棱具狭翅；花瓣粉红色；药隔下延，形成 1 短距或小脊。蒴果杯状，宿存萼及裂片与花时同。花期 8~10 月，果期 9 月至翌年 1 月。

【适宜生境】生于陡坡林下阴湿处。

【资源状况】分布于低山区、中山区。常见。

【入药部位】全草。

【功能主治】清肺热，祛肝火，祛风除湿。用于肺热咳嗽，肋胁胀痛，风湿痹痛，耳鸣，耳聋。

柳叶菜科

光滑柳叶菜

虾筏草、岩生柳叶菜

Epilobium amurense Hausskn. subsp. *cephalostigma* (Hausskn.) C. J. Chen

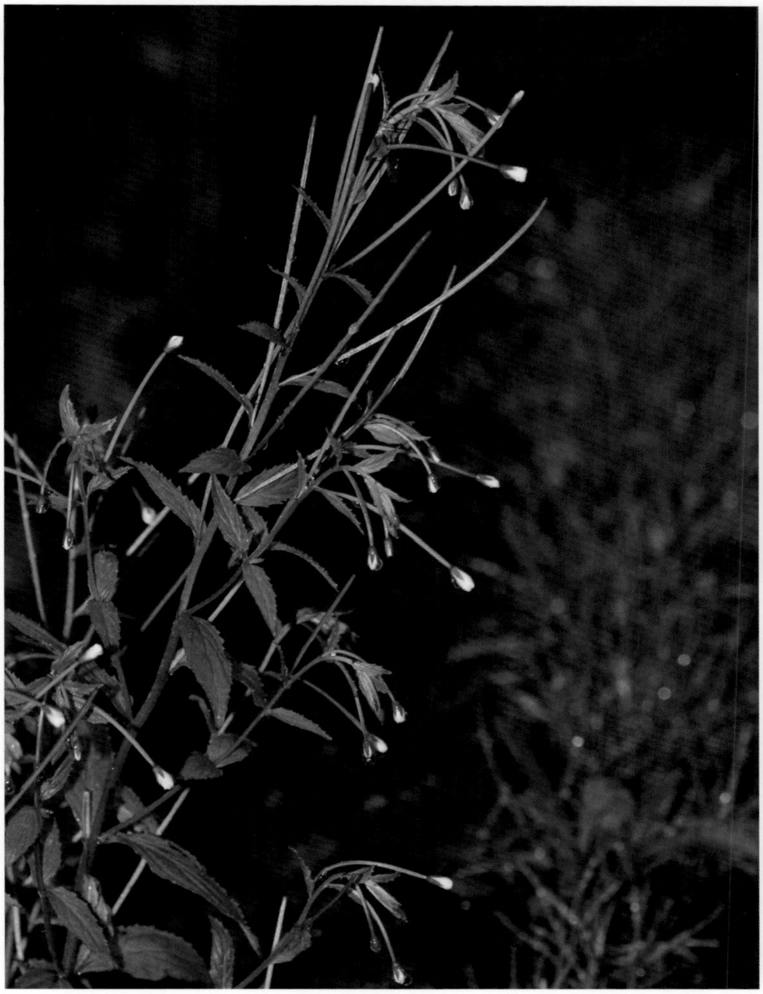
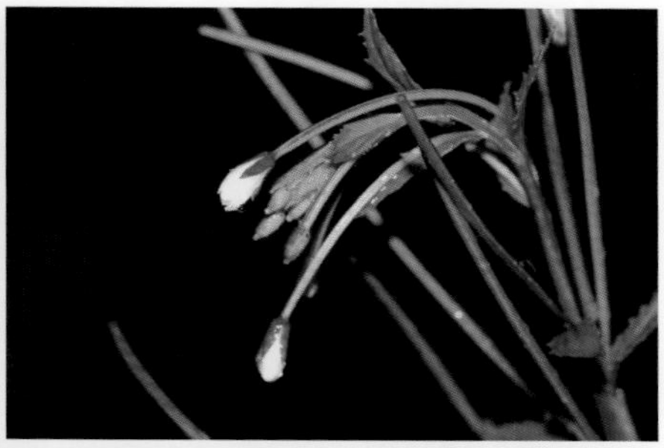
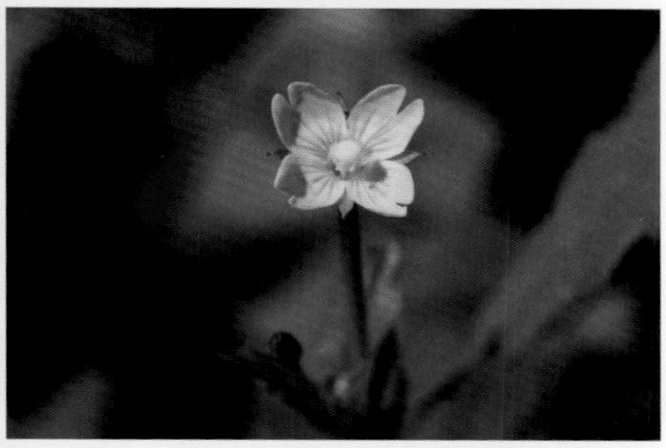
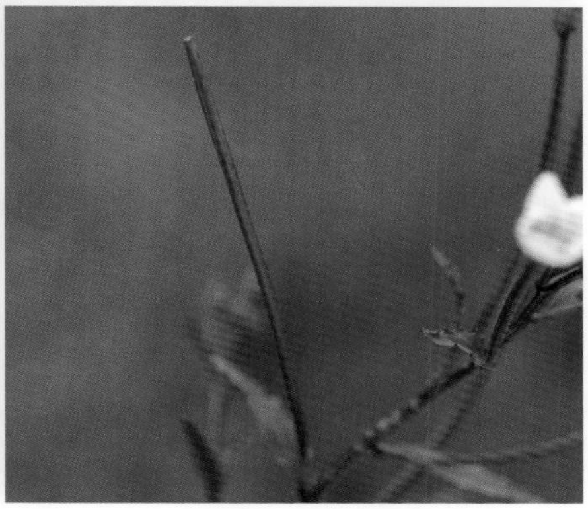

【形态特征】茎常多分枝，上部周围只被曲柔毛，无腺毛，中下部具不明显的棱线。叶长圆状披针形至狭卵形。花序具曲柔毛与腺毛；萼片均匀地被稀疏的曲柔毛；花冠筒具均匀硬毛，无簇毛。花期 6~9 月，果期 8~10 月。

【适宜生境】生于海拔 600~2100m 的低山河谷与溪沟边、林缘、草坡湿润处。

【资源状况】分布于低山区、中山区。常见。

【入药部位】全草。

【功能主治】清热解毒，除湿消肿，疏风。用于肠炎，痢疾。

柳　兰

红筷子

Epilobium angustifolium L.

【标本采集号】LEM120723029

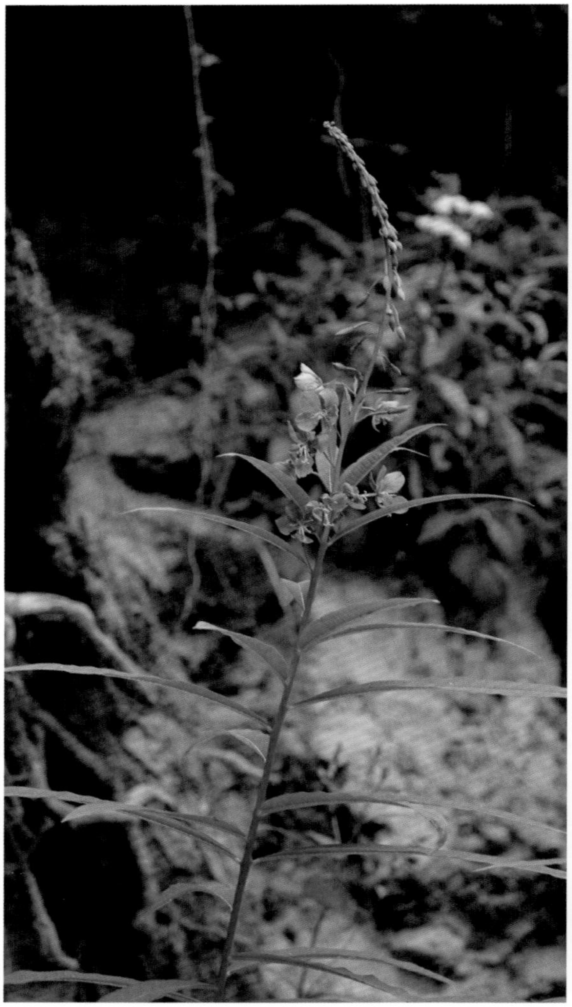

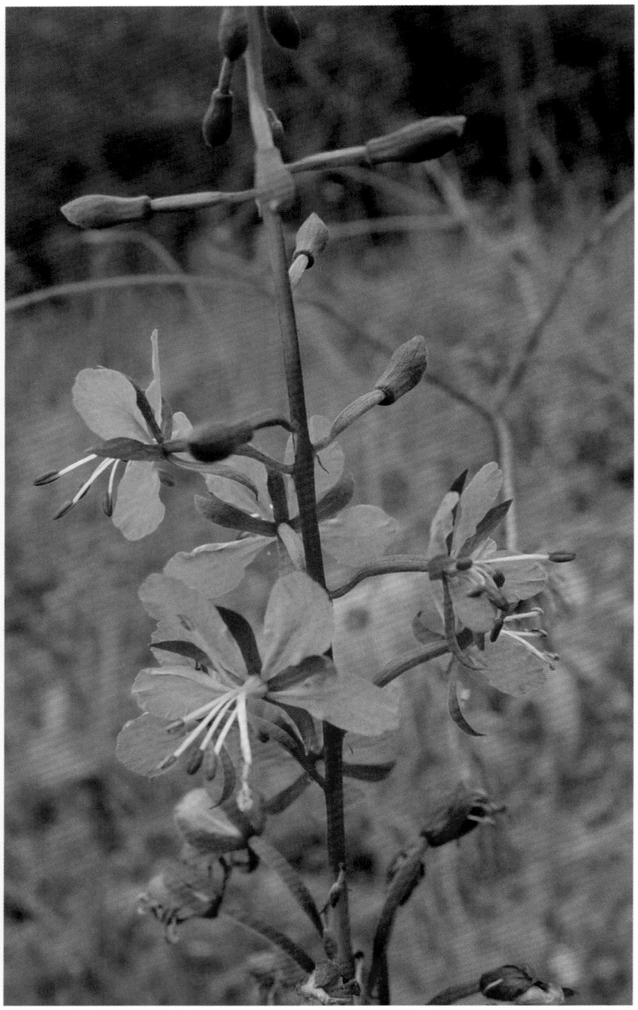

【形态特征】多年生直立草本，高 60~100cm。根状茎外皮红褐色，节生须根；茎带紫红色，与叶背中脉无毛。叶螺旋状互生；茎生叶绿色，条形至披针形，近无柄。花于花蕾期下垂，花期近直立；花序轴紫红色；花瓣浅粉色至紫色；花柱先端 4 裂，下部具长柔毛。蒴果圆柱形，密被平伏灰白色毛。种子顶端具白色种缨。花期 7~9 月，果期 9~10 月。

【适宜生境】生于灌丛、林缘、草坡。

【资源状况】分布于高山区。常见，可以适度开发利用。

【入药部位】全草。

【功能主治】活血调经，下乳，润肠，消肿止痛。用于乳汁不下，月经不调，肠燥便秘，骨折，关节扭伤。

柳叶菜 呼红花

Epilobium hirsutum L.

【标本采集号】LEM1207230007

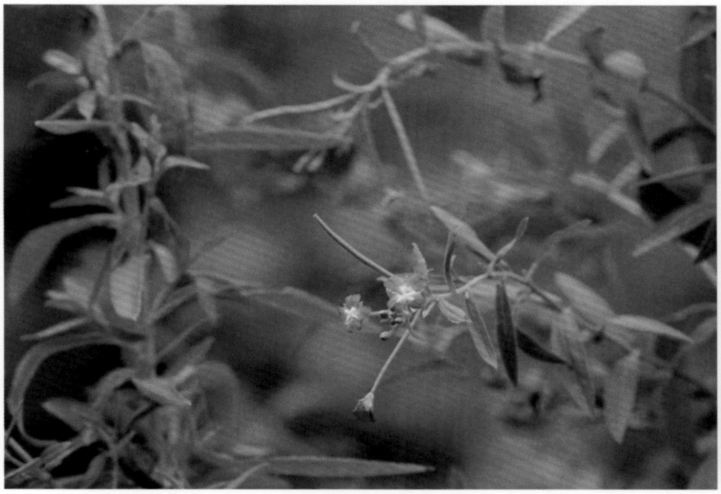

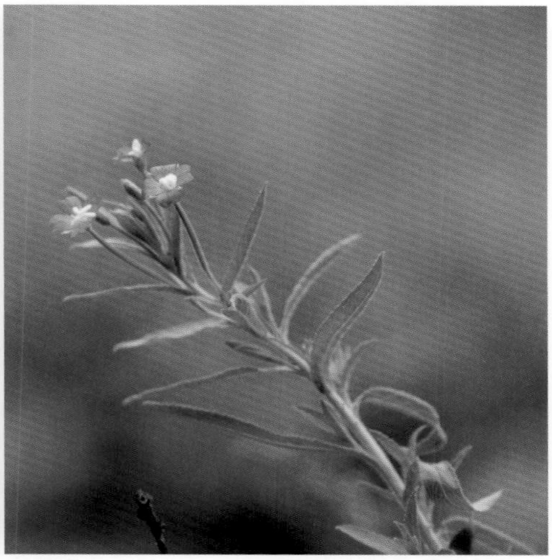

【形态特征】多年生草本，高约 1m。茎密被开展的白色长柔毛及短腺毛。叶无柄且抱茎；茎生叶披针状椭圆形至狭倒卵形或椭圆形。花序与花直立；花瓣玫瑰色、粉红色或紫红色，宽倒心形；柱头 4 深裂。蒴果，长 4~6cm，被卷曲柔毛和短腺毛。种子密生小乳突，顶端具 1 簇白色毛。花期 6~8 月，果期 7~9 月。

【适宜生境】生于沟边、塘边、潮湿地。

【资源状况】分布于坝区、低山区。常见，可以大量开发利用。

【入药部位】花、根、全草。

【功能主治】清热解毒，健胃消食，活血止血，消炎止痛，行血散瘀。用于月经过多，骨折，跌打损伤，疔疮痈肿，烫伤，久痢。

毛脉柳叶菜 *Epilobium amurense* Hausskn.

【标本采集号】LEM120723010

【形态特征】多年生直立草本，高达 60cm。根状茎细，斜升，棕黄色，密生多数须根；茎具 2 条细棱，密具糙毛。叶对生，卵形或长圆状卵形，沿脉和边缘被卷曲柔毛和腺毛。花序与花直立或稍下垂；花瓣白色、粉红色或玫瑰紫色；柱头头状或阔头状，全缘。蒴果疏被柔毛至变无毛。种子长圆形，具小乳突，顶端衬 1 束白色丝毛。花期（5~）7~8 月，果期（6~）9~10 月。

【适宜生境】生于湿地、沟边。
【资源状况】分布于中山区、高山区。常见。
【入药部位】全草。
【功能主治】收敛止血，止咳，止痢。用于肠炎，痢疾，月经过多，白带异常。

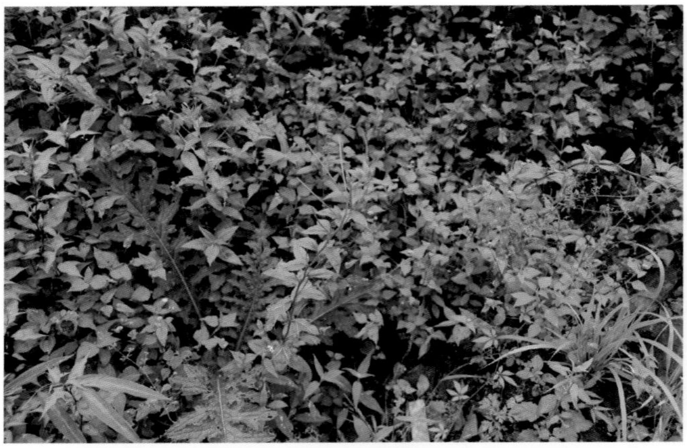
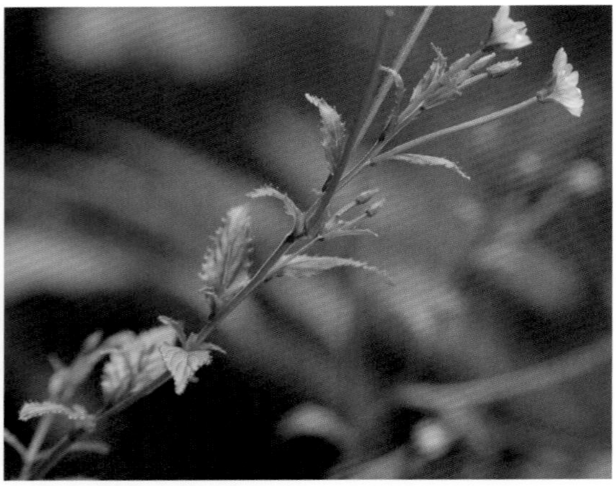
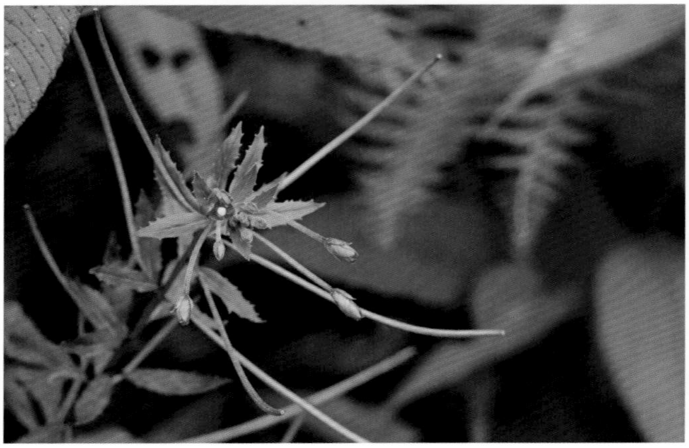
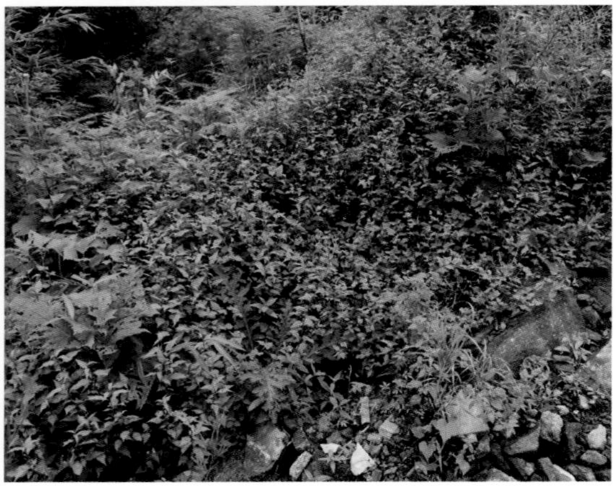

水　龙

过江藤

Ludwigia adscendens (L.) Hara

【形态特征】多年生草本。茎匍匐或上升，高 30~60cm；根状茎长，横走泥中，具白色囊状呼吸根；浮水茎伸长达 4m。叶长圆形至匙状长圆形，无毛。萼片 5，三角状渐尖；花瓣乳白色，基部黄色，倒卵形；雄蕊 10。蒴果浅褐色，具深褐色肋纹，细长圆柱形。种子每室 1 列。花期 4~11 月，果期 5~11 月。
【适宜生境】生于池塘、水沟中。
【资源状况】分布于坝区、低山区。常见。
【入药部位】全草。
【功能主治】清热利尿，解毒。用于燥热咳嗽，咽喉肿痛，酒疸，血淋，水肿，风热感冒。

丁香蓼

水丁香

Ludwigia prostrata Roxb.

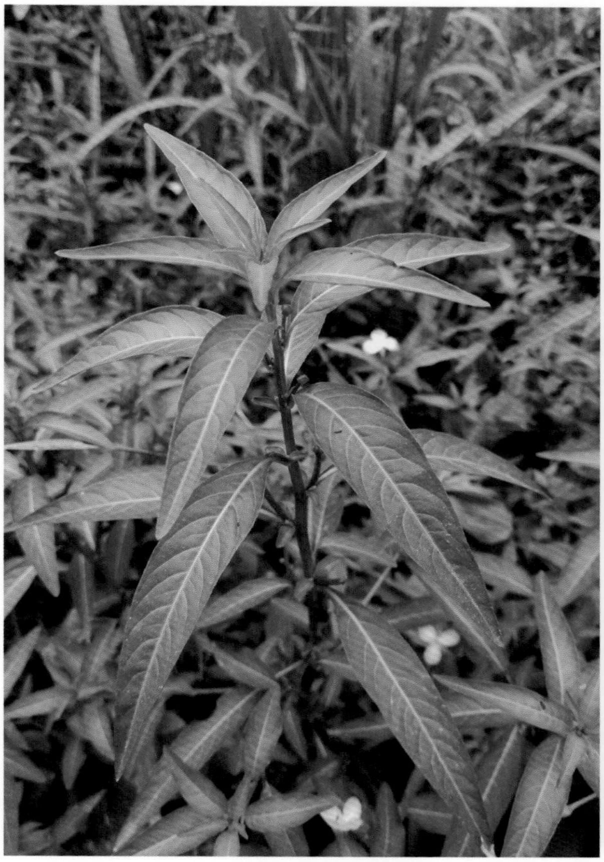

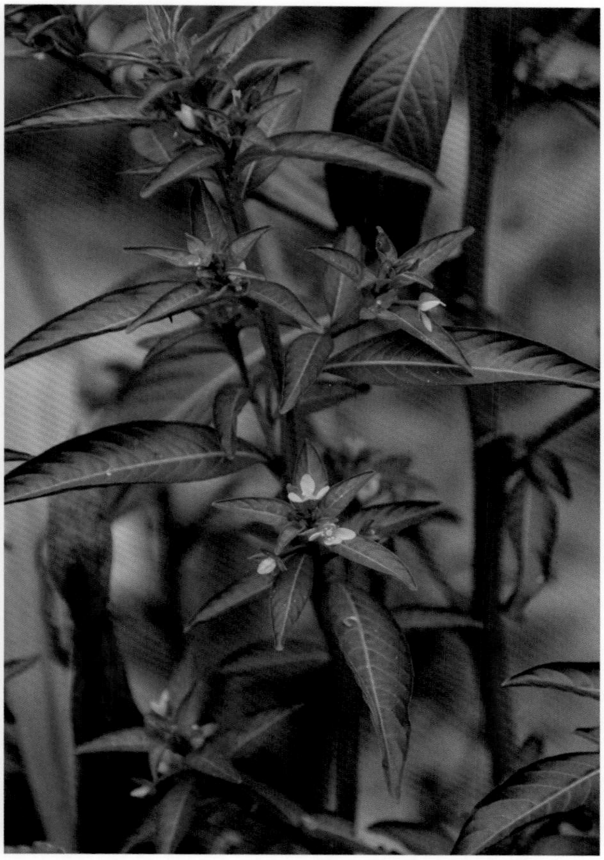

【形态特征】一年生直立草本，高 20~50cm，全株无毛。茎常带红色。叶狭椭圆形；叶柄稍具翅。萼片 4，盾形；秋季开花，花瓣黄色，1~2 朵腋生，狭匙形；雄蕊与萼片等数。蒴果浅褐色，条状，四棱形，成熟时黑褐色，每室有种子 1 列。花、果期 6~11 月。

【适宜生境】生于水田边、田坎、旱田、湿地。

【资源状况】分布于坝区、低山区。常见，可以大量开发利用。

【入药部位】全草。

【功能主治】清热利湿，破血生新，止咳。用于肠炎，黄疸性肝炎，肾炎水肿，淋病，湿热带下，痢疾。

小二仙草科

小二仙草 豆瓣草

Haloragis micrantha (Thunb.) R. Br. ex Sieb. et Zucc.

【标本采集号】LEM120730020

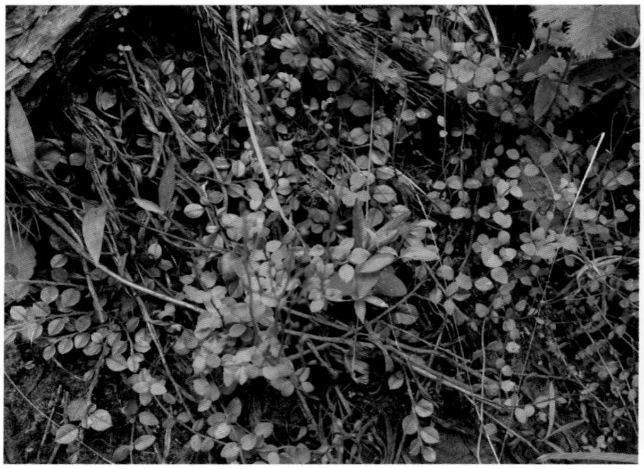

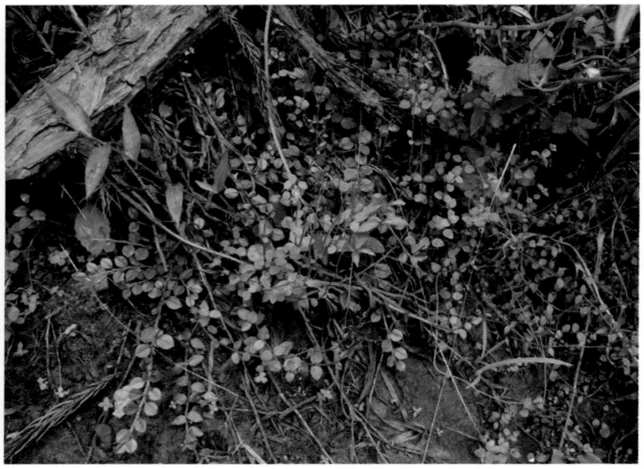

【形态特征】多年生陆生细弱草本，丛生，高5~45cm。叶小，交互对生，卵状心形或椭圆形，通常无毛。圆锥花序顶生；花直立，后下垂；花两性，极小，直径约1mm；花瓣4，淡红色；雄蕊8。坚果近球形，小，具8棱，无毛。种子1。花期4~8月，果期5~10月。

【适宜生境】生于海拔500~1200m的草丛。

【资源状况】分布于低山区。少见，可以开发利用。

【入药部位】全草。

【功能主治】消瘀血，消肿，通便。用于二便不利，水肿，热淋，赤痢，便秘，月经不调，跌打损伤，蛇咬伤。

五加科

糙叶五加 *Acanthopanax henryi* (Oliv.) Harms

【标本采集号】LEM120802025

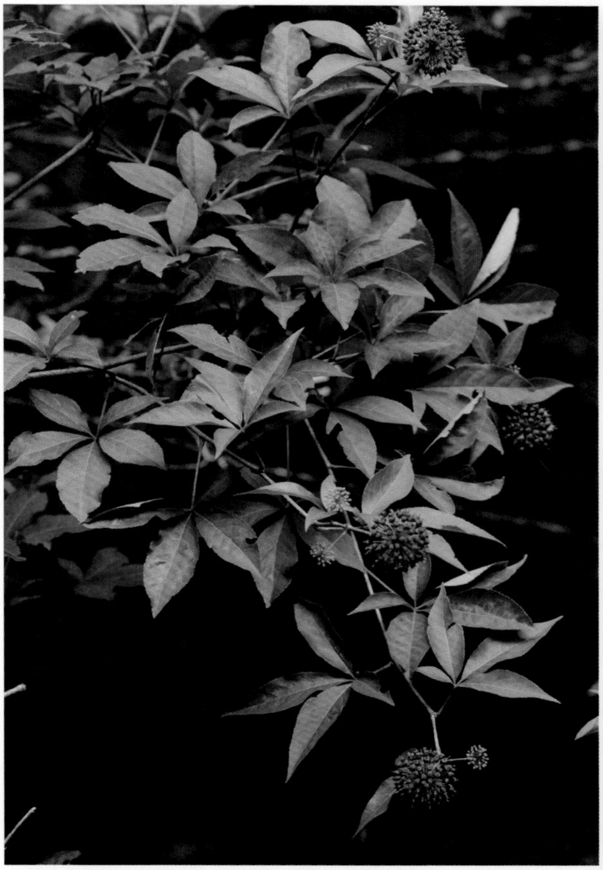

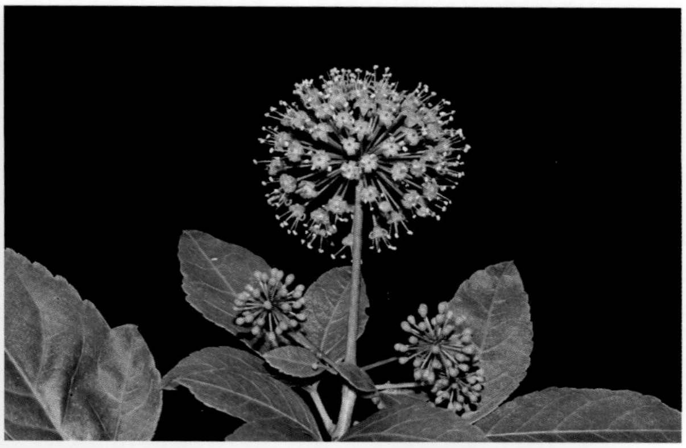

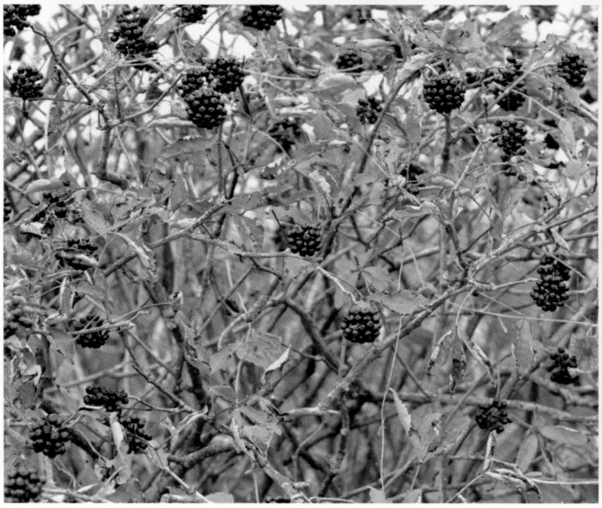

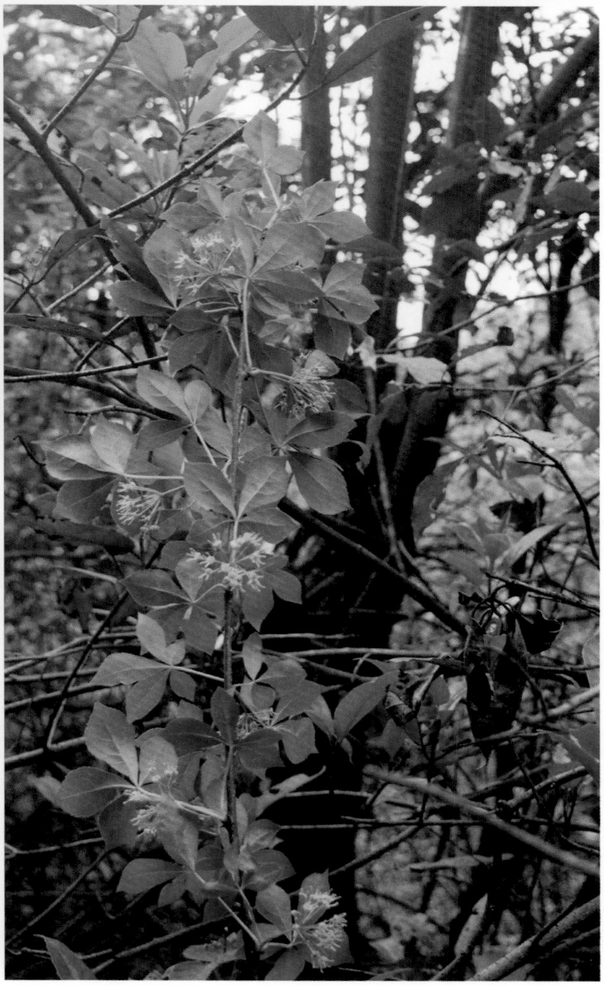

【形态特征】灌木。枝疏生下弯粗刺；小枝密生短柔毛，后毛渐脱落。小叶（3~）5，叶面稍具糙毛，上部边缘具细齿。花序顶生，数个伞形花序组成圆锥状；花瓣5，长卵形，开花时反曲；子房2~5室，花柱贴生成筒状，花柱宿存。果实成熟时黑色，椭圆状球形。花期7~9月，果期9~10月。

【适宜生境】生于灌丛中。

【资源状况】分布于低山区。常见。

【入药部位】根皮、根。

【功能主治】强筋骨，祛风除湿。用于风寒湿痹，筋骨挛急，腰痛，阳痿，脚弱，小儿行迟。

藤五加

五加皮、刺五加

Acanthopanax leucorrhizus (Oliv.) Harms

【标本采集号】LEM120802025

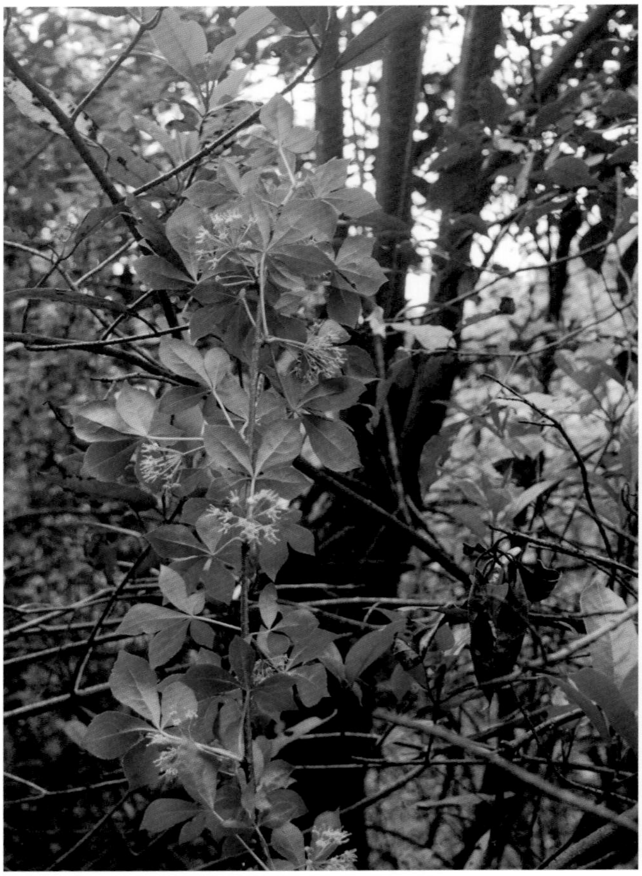

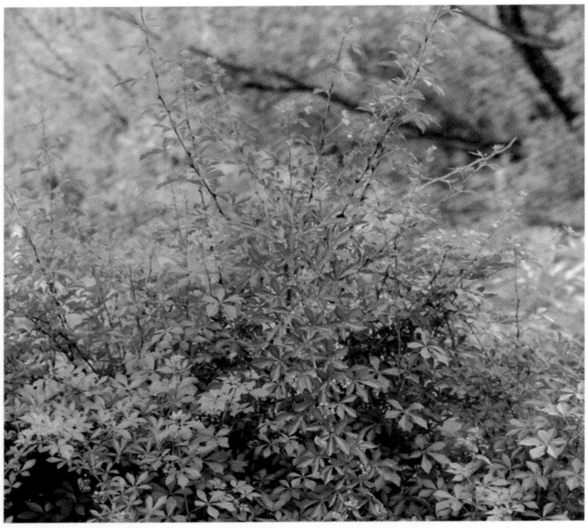

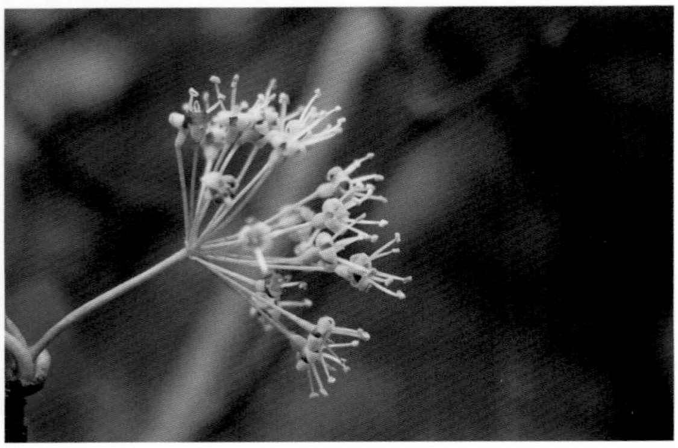

【形态特征】灌木，有时攀缘状。枝条无毛，于节上具少量细弱、圆柱状的刺。小叶侧脉在两面隆起而明显。伞形花序单个顶生或数个组成圆锥状；花瓣5，长卵形，长约2mm，开花时反曲；子房5室，无毛。果实卵球形。花期6~8月，果期8~11月。

【适宜生境】生于灌丛中。

【资源状况】分布于高山区。常见。

【入药部位】根皮。

【功能主治】强筋骨，祛风除湿，活血祛瘀。用于风寒湿痹，风湿筋骨疼痛，筋骨挛急，肢体痿软，腰痛，阳痿，脚气病，疮疽肿毒，跌打劳伤。

白　簕

三叶五加、刺三甲、曲药颠

Acanthopanax trifoliatus (Linn.) Merr.

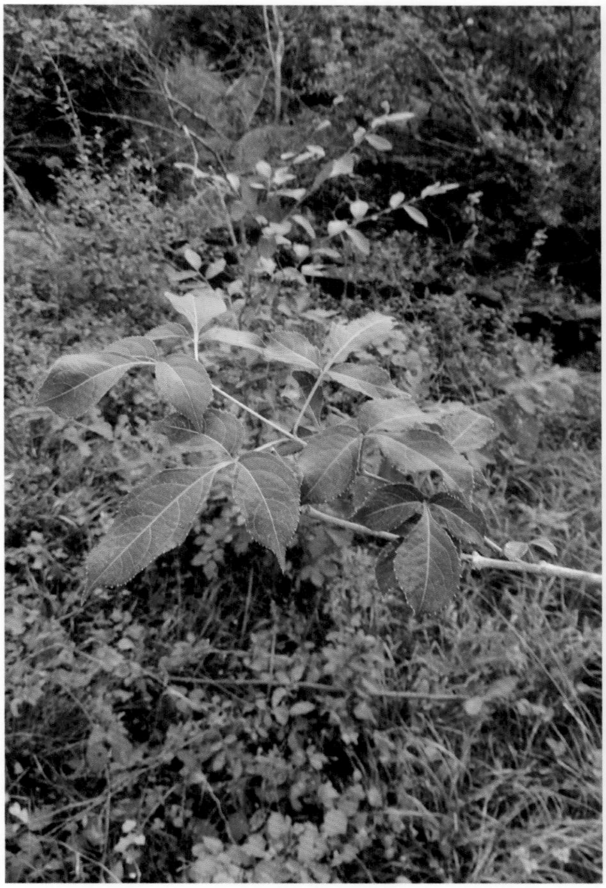

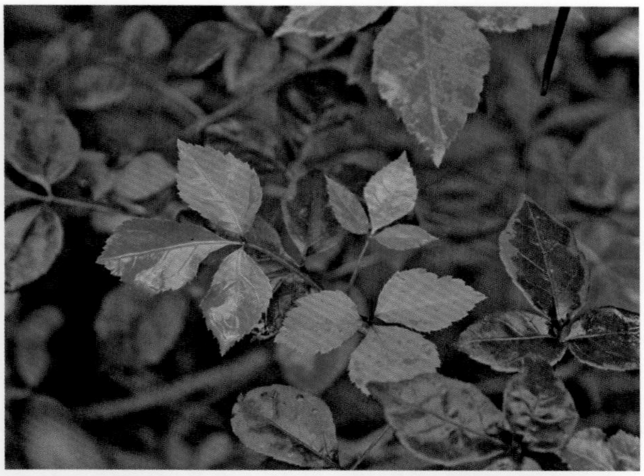

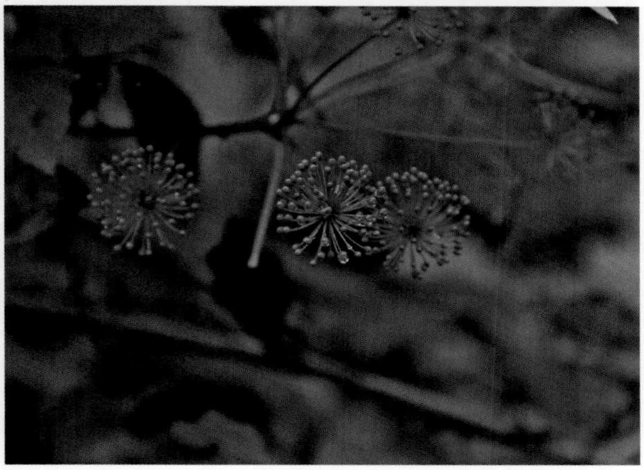

【形态特征】藤状或攀缘灌木，高 1~6m。小枝疏生扁平而向下的钩刺。叶为 3 小叶，稀 4~5 小叶；萼片具 5 齿，无毛。顶生伞形花序组成总状或 3~10 个伞形花序组成复伞状；子房 2 室，柱头合生至中部，花柱 2 裂。果实球形，熟时黑色。花期 8~11 月，果期 9~12 月。

【适宜生境】生于海拔 1500m 以下的灌木丛、沟边、疏林。

【资源状况】分布坝区、低山区、中山区。常见。

【入药部位】根、叶及全株（三加）。

【功能主治】祛风除湿，补肝益骨，活络，强筋壮骨。用于风湿痹痛，阳痿，腰膝酸软，跌打损伤。

浓紫龙眼独活 牛尾独活

Aralia atropurpurea Franch.

【形态特征】多年生草本。一或二回羽状复叶；羽片具小叶 3~7，膜质，两面疏生糙毛；叶柄长 1~4cm，疏生短糙毛。伞形花序组成伞房状，顶生；总花梗长 3~7cm，疏生短糙毛；子房 5 室，花柱 5，分离。果实球形，黑色，有 5 棱。花期 6~7 月，果期 8~9 月。

【适宜生境】生于林下或灌丛中。

【资源状况】分布于高山区。罕见。

【入药部位】根。

【功能主治】散风祛湿。用于风湿腰腿痛，腰肌劳损，跌打损伤。

楤　木 刺龙包

Aralia chinensis Linn.

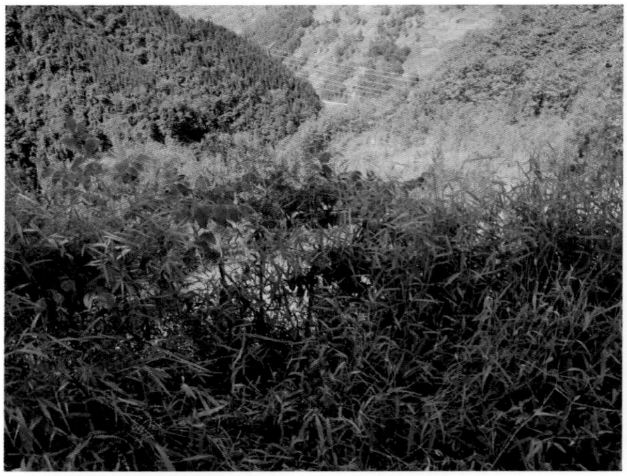
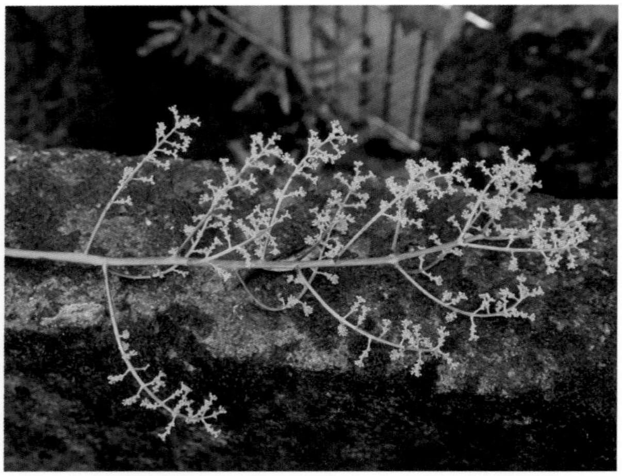
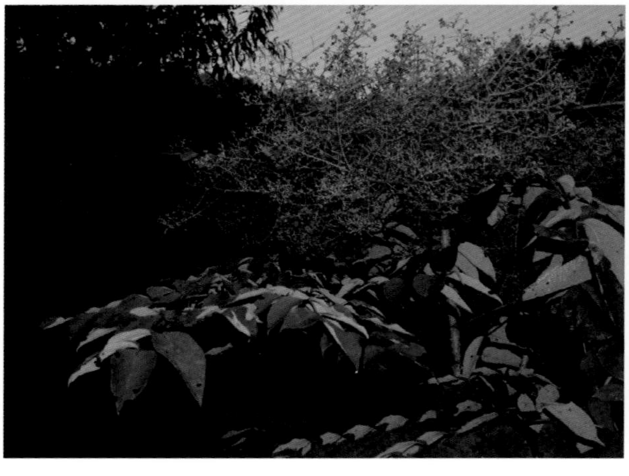
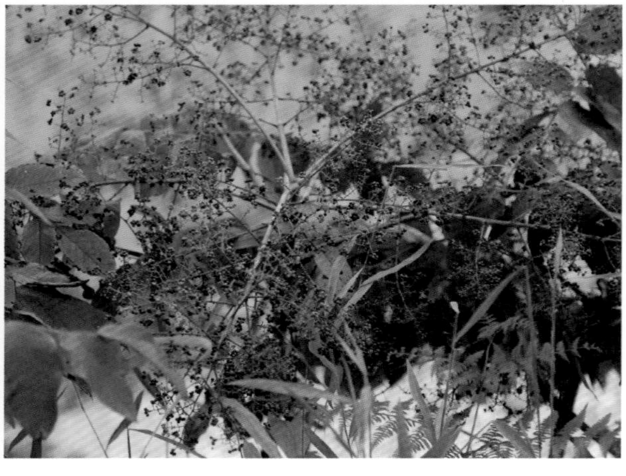

【形态特征】灌木或小乔木，高达 5m。小枝具稀疏刺。二（三）回羽状复叶；羽片具小叶 5~11（~13），下面无毛或具浅黄色或灰色柔毛。伞形花序组成圆锥状，顶生；花序轴密生黄棕色或灰色短柔毛；子房 5 室，花柱 5，分离或联合至中部。果实球形，5 棱，熟时黑色；花柱宿存。花期 7~9 月，果期 9~12 月。

【适宜生境】生于海拔 500~2200m 的林中。

【资源状况】分布于坝区、低山区、中山区。常见。

【入药部位】根皮或茎皮。

【功能主治】祛风除湿，解毒散瘀，消肿，消炎，利水。用于风湿性关节炎，肝炎，肾炎水肿，胃炎，胃溃疡，痔疮，肝硬化腹水，淋巴结肿大，糖尿病，痈肿疮毒，痛风。

龙眼独活

独活

Aralia fargesii Franch.

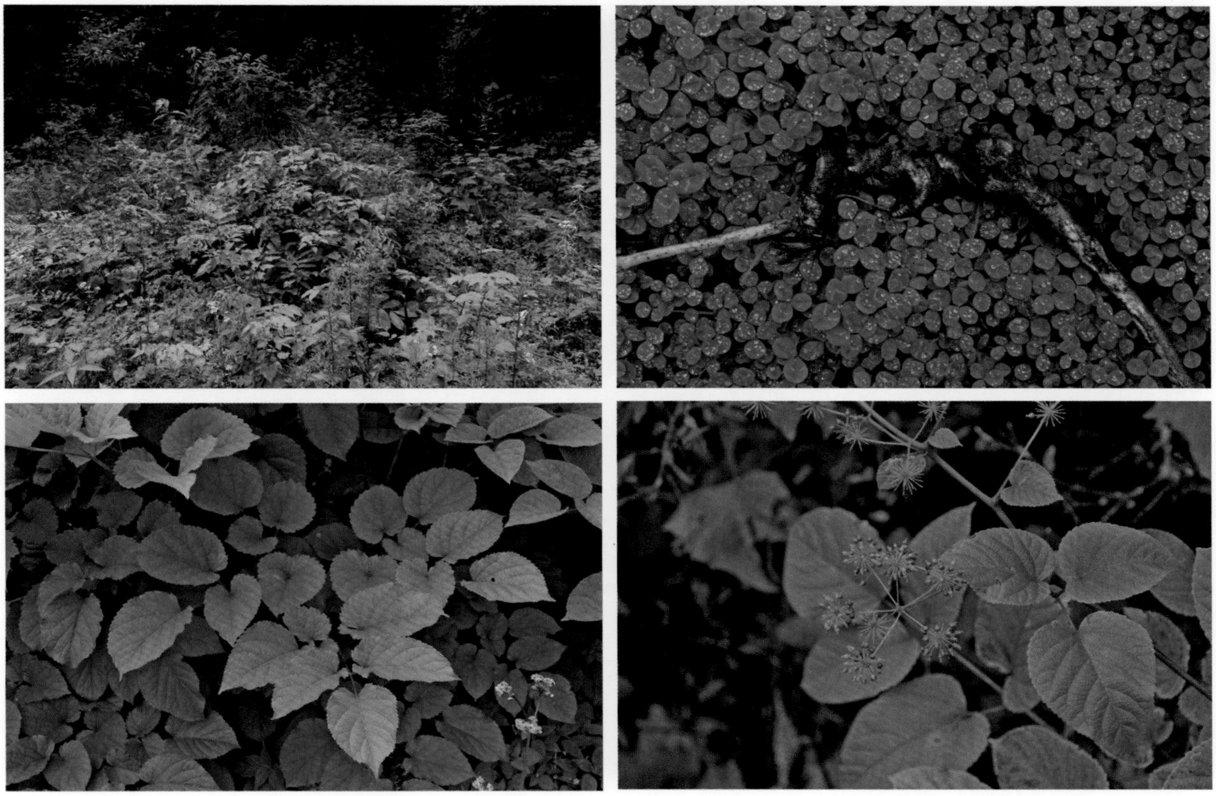

【形态特征】多年生草本。地下茎厚而长，有肉质纺锤根 1~2 条；地上茎高达 1m，有纵纹。叶为一至三回羽状复叶；每羽片具 3~5 小叶，膜质，两面粗糙，叶背脉上具柔毛。花序为少数分枝的伞房状聚伞花序；聚伞花序总状排列，具 10~20 花；花梗长 2~5mm，密生糙毛；柱头宿存，辐射状。果实近球形。花期 7~8 月，果期 10~11 月。

【适宜生境】生于林下或灌丛中。
【资源状况】分布于中山区。常见。
【入药部位】根及根茎。
【功能主治】祛风除湿，舒筋活络。用于风湿痹痛，关节疼痛，跌打损伤。

罗　伞

树五加、五加皮、鸭脚罗伞
Brassaiopsis glomerulata (Bl.) Regel

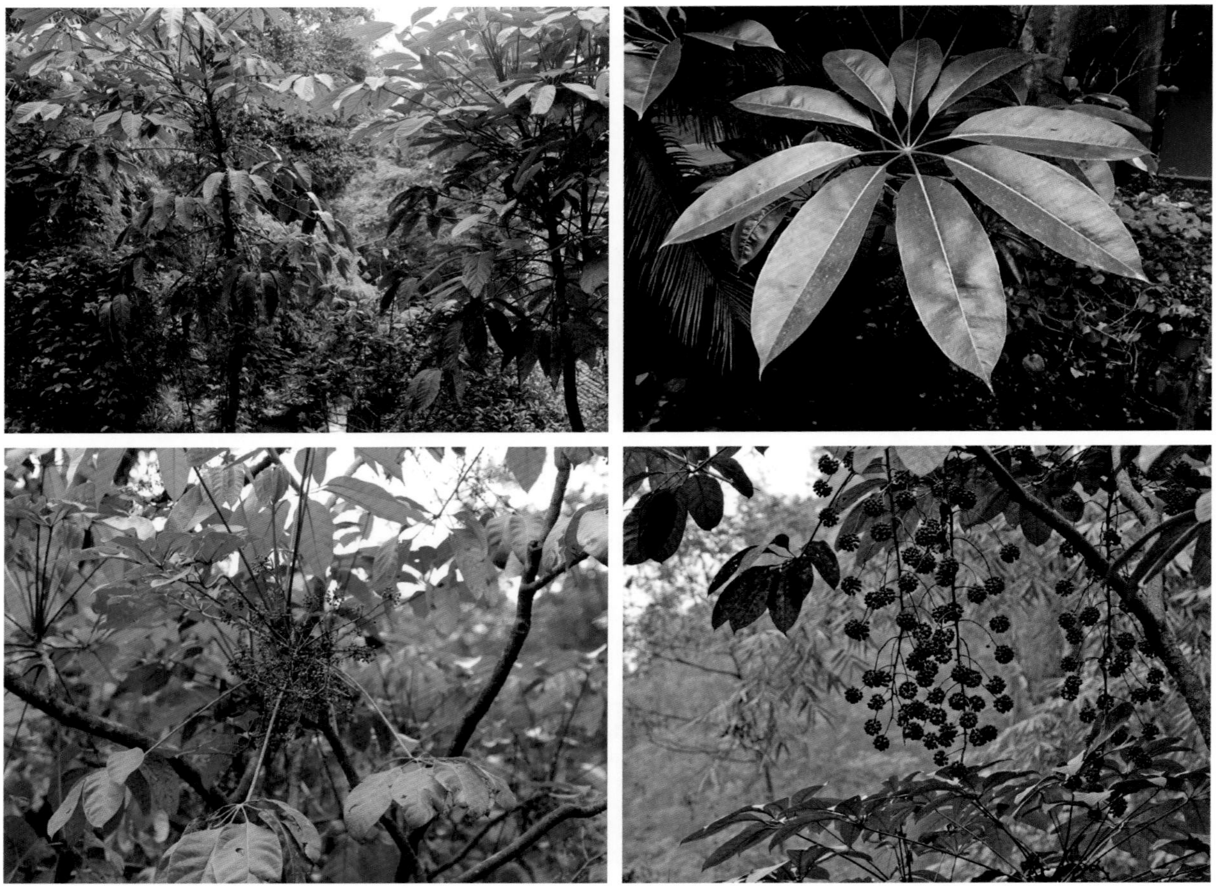

【形态特征】乔木，高 3~20m。枝条被红锈色绒毛。掌状复叶具小叶 5~9；小叶柄长 2~9cm。花序顶生，下垂，无刺；花白色，芳香，密被锈色绒毛。果实球形或扁球形，熟时黑色，花柱宿存。花期 6~8 月，果期翌年 1~2 月。
【适宜生境】生于林下、沟边。
【资源状况】分布于低山区。常见。
【入药部位】根、树皮、叶（刺鸭脚木）。
【功能主治】祛风除湿，消肿止痛。用于风湿痹痛，关节疼痛，跌打损伤。

珠子参 大叶三七、峨三七、芋儿七

Panax japonicus C. A. Mey. var. *major* (Burk.) C. Y. Wu et K. M. Feng

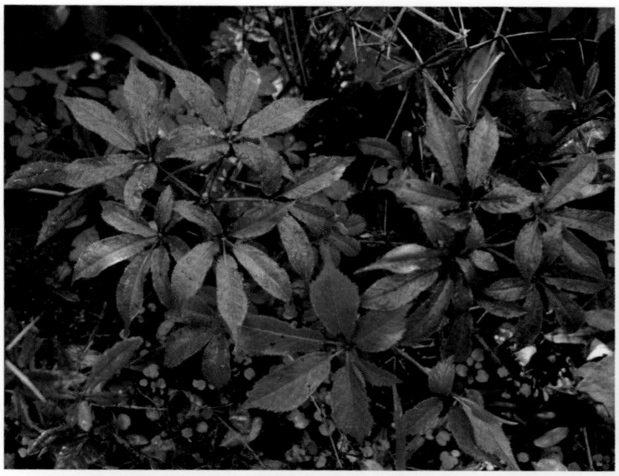
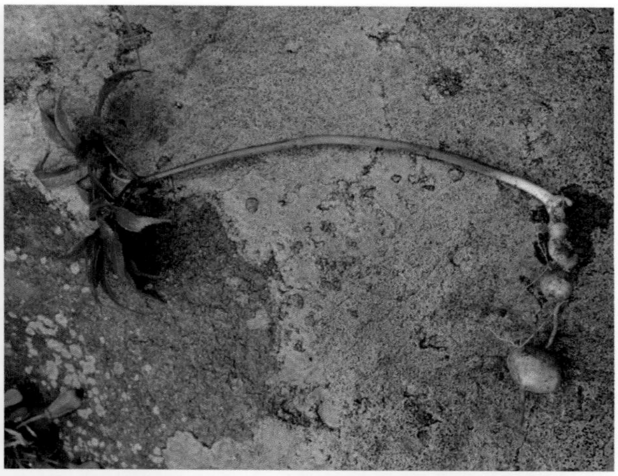
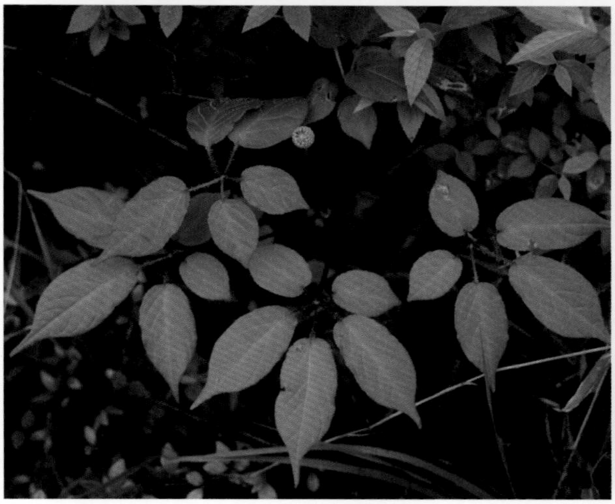
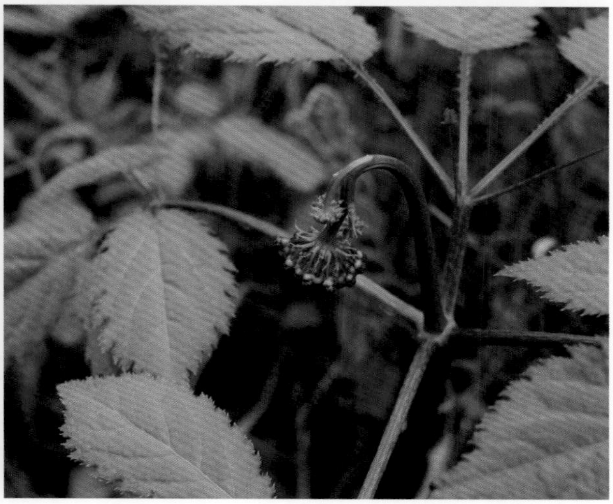

【形态特征】根状茎细长，弯曲横卧，节膨大成珠状或纺锤状，形似纽扣。掌状复叶 3~5 轮生于茎顶；小叶通常 6，小叶柄长 5~15mm，中央小叶片椭圆形或椭圆状卵形，先端长渐尖，边缘有细密锯齿或呈重锯齿状，边缘及两面散生刺毛。伞形花序单一；子房下位，花柱通常 2，分离。核果浆果状，圆球形，熟时鲜红色。花期 7~8 月，果期 8~9 月。

【适宜生境】生于山坡疏林、灌丛中、混交林下。

【资源状况】分布于中山区、高山区。少见，应加以保护，开展野生抚育。

【入药部位】根茎。

【功能主治】补肺养阴，活络止痛，生津止渴，活血祛瘀，舒筋活络，补血止血，滋补强壮，通经，祛风湿，止痛。用于病后虚弱，肺结核咯血，衄血，经闭，产后血瘀腹痛，寒湿痹痛，跌打损伤，外伤出血，腰腿疼痛，月经不调，劳伤吐血，便血。

常春藤 三角枫

Hedera nepalensis K. Koch var. *sinensis* (Tobl.) Rehd.

【标本采集号】511423140416188LY

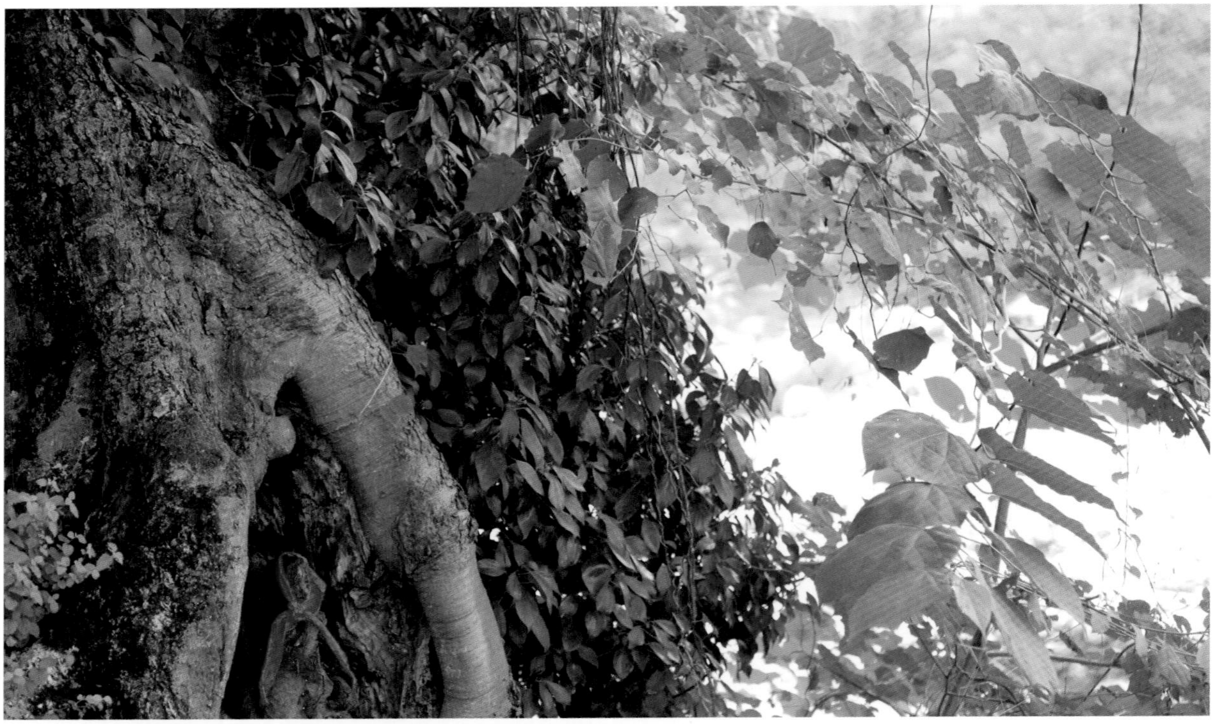

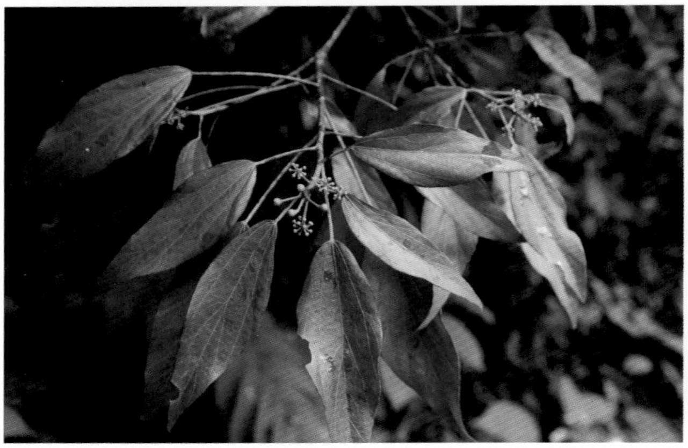

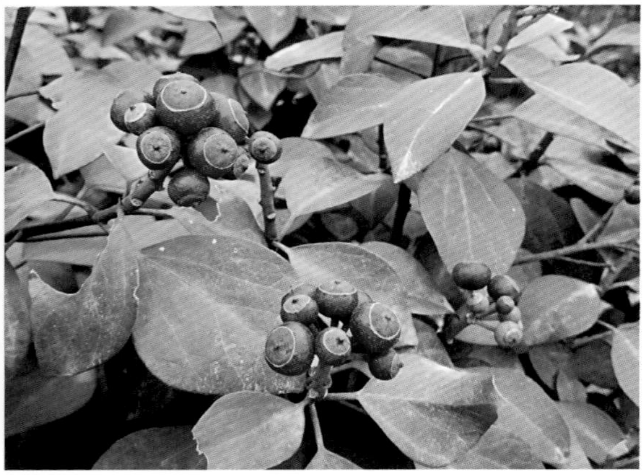

【形态特征】常绿攀缘藤本，有附生气生根。单叶，革质，二型，全缘或 3 浅裂，脉纹在两面明显。花序为顶生伞形或为 1 小总状花序；具锈色鳞片；花小，淡黄白色；花瓣 5；子房 5 室。果实成熟时红色或黄色，球形。花期 9~11 月，果期翌年 3~5 月。

【适宜生境】生于海拔 500~1800m 的树上或岩石上。

【资源状况】分布于低山区、中山区。常见，可以大量开发利用。

【入药部位】全株。

【功能主治】祛风除湿，平肝明目，清热解毒，活血通络，消肿止痛。用于跌打损伤，风湿性关节炎，风湿骨痛，风湿流注，黄疸性肝炎，头晕，口眼㖞斜，衄血，目翳，痈疽肿毒，急性结膜炎，肾炎水肿。

刺 楸 丁桐皮

Kalopanax septemlobus (Thunb.) Koidz.

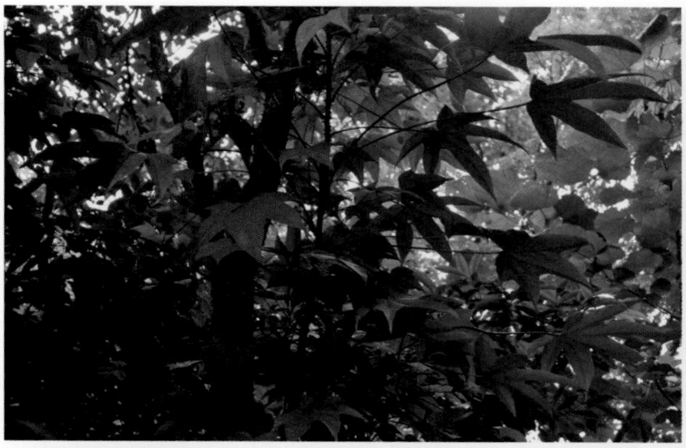
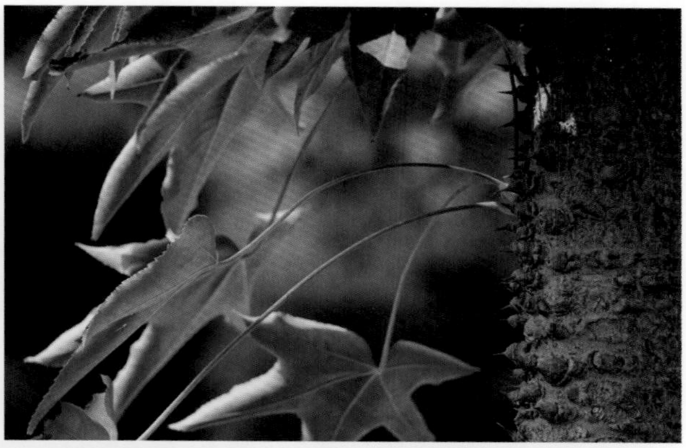
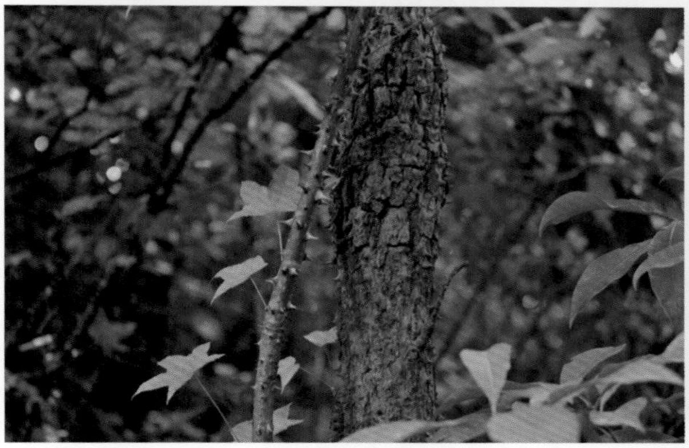
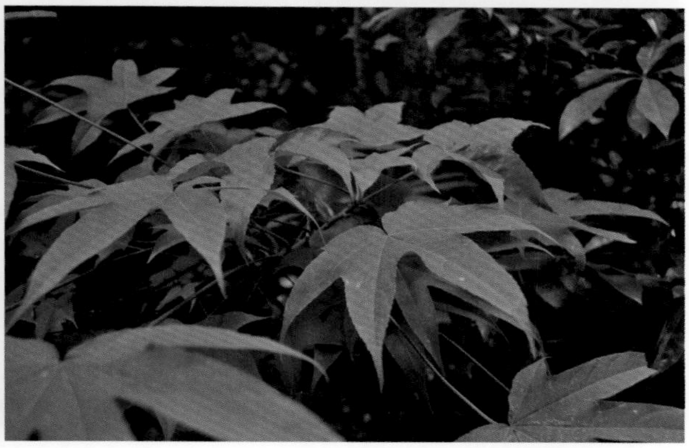

【形态特征】落叶乔木，高 10~30m。小枝劲直，灰色，具多数坚硬粗刺。小叶纸质，在长枝上互生，在短枝上簇生，5~7 裂。伞形花序长 18~25cm，直径 20~30cm，顶端排成圆锥花序；花冠白色或黄绿色；花柱 2，下面联合，顶端分枝反折。果实球形，成熟时蓝黑色。花期 7~8 月，果期 9~10 月。

【适宜生境】生于灌丛、林间、地边。

【资源状况】分布低山区、中山区。常见，可以开发利用。

【入药部位】树皮（刺楸树皮）。

【功能主治】祛风行血，清热除湿，杀虫。用于风湿痹痛，腰膝风湿疼痛，痈疽疥癣，下肢寒湿疼痛，水肿，风火虫牙痛。

短梗大参 七叶莲

Macropanax rosthornii (Harms) C. Y. Wu ex Hoo

【形态特征】常绿灌木或小乔木，高约 8m。小枝暗棕色，具纵棱，无毛。叶互生，掌状，小叶纸质，3~7。花序圆锥状，光滑；花序梗长 1~3cm；花梗长 3~8mm；花萼边缘不明显；花瓣 5，黄白色；花柱顶部分裂。果实卵球形至球形，花柱宿存。花期 7~9 月，果期 10~12 月。

【适宜生境】生于林间或栽培。

【资源状况】分布于低山区。少见。

【入药部位】根和叶（七角枫）。

【功能主治】活血祛瘀。用于风湿性关节炎，骨折。

异叶梁王茶 树五加

Nothopanax davidii (Franch.) Harms ex Diels

【标本采集号】LEM120802037

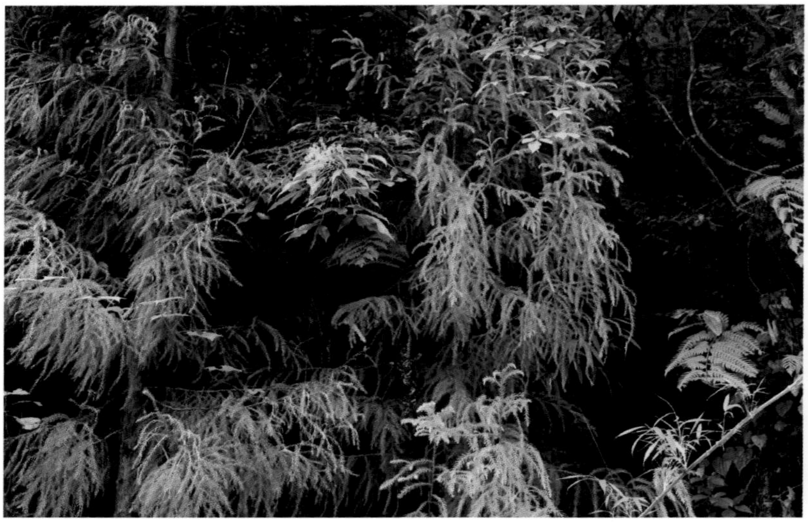

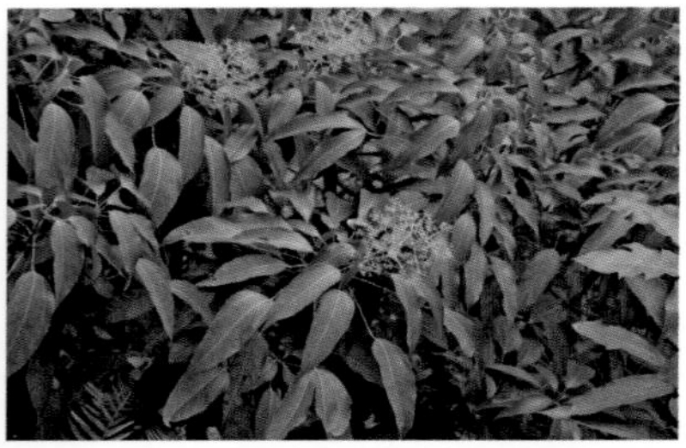

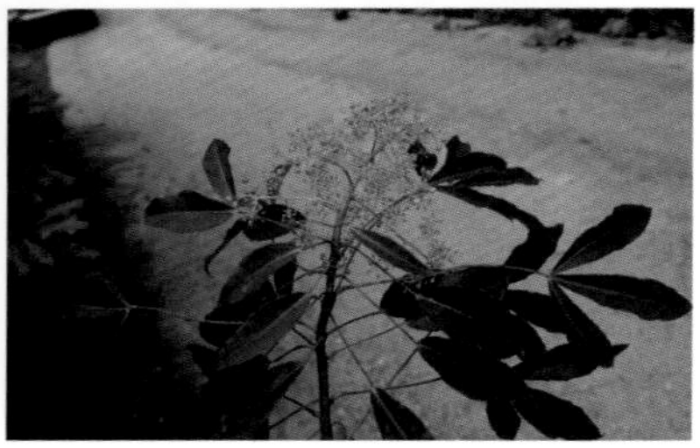

【形态特征】小乔木，高 2~12m。单叶，二型，全缘或 3 裂，长圆状卵形至长圆状披针形，革质，基生三出脉，边缘疏具锯齿。伞房花序组成圆锥状，顶生；花瓣 5，三角状卵形，白色或浅黄色；花柱 2，上部反曲。果实侧扁，球形，直立，黑色。花期 6~8 月，果期 9~10 月。

【适宜生境】生于林中。

【资源状况】分布于低山区、中山区。常见。

【入药部位】干皮、根皮或叶（三叶枫）。

【功能主治】祛风湿，强筋骨，降气，活血通经，消肿散瘀。用于咽喉热痛，消化不良，月经不调，跌打损伤，风湿腰腿痛。

穗序鹅掌柴

万贯钱、格格通、树五加

Schefflera delavayi (Franch.) Harms ex Diels

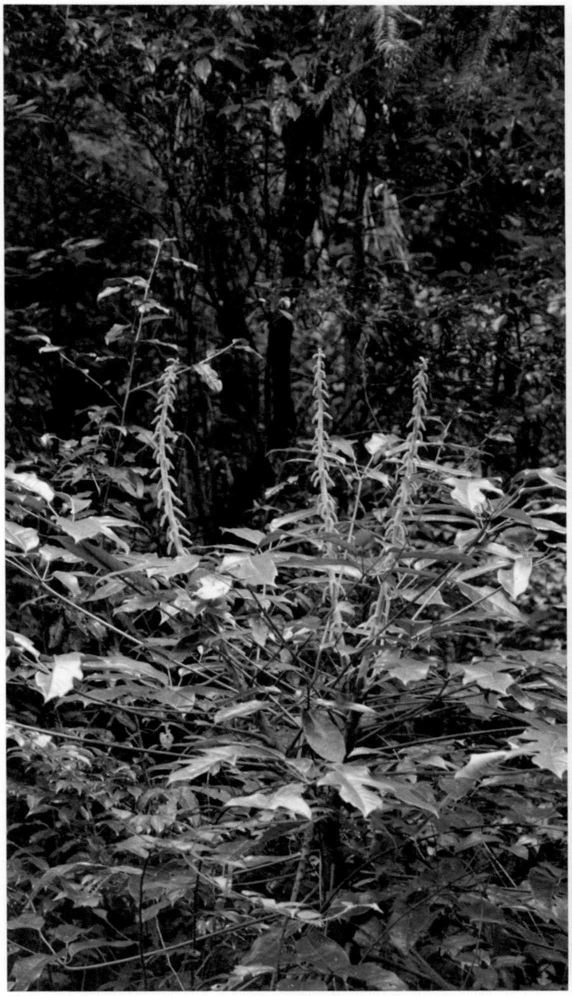
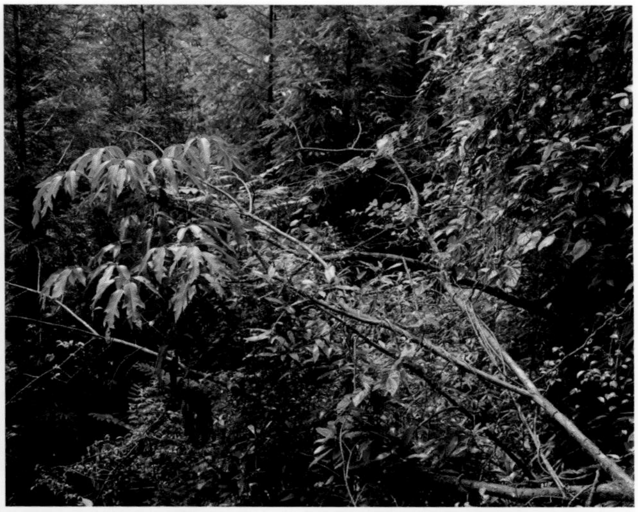
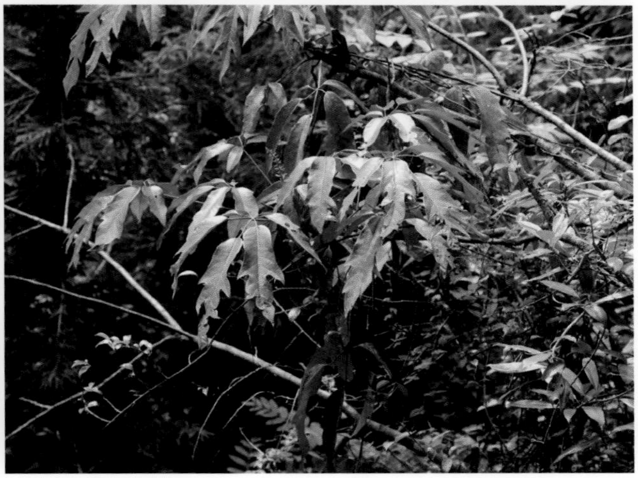

【形态特征】乔木，雌雄同株，高 3~8m。小枝密生黄棕色星状柔毛，后渐脱离，髓白色，薄片状。小叶（4~）5~7，椭圆形至卵状长圆形或卵状披针形，叶背密被灰白色或黄褐色星状绒毛。圆锥花序组成穗状，顶生，具灰白色绒毛；花无柄；花柱合生成筒状。果实球形，干后具 5 棱，熟时紫色或黑色。花期 10~11 月，果期翌年 1 月。

【适宜生境】生于灌丛或林中。

【资源状况】分布于中山区。常见，可以开发利用。

【入药部位】根、根皮、枝条（大加皮）。

【功能主治】祛风湿，强筋骨，降逆气，消饱胀。用于骨折，挫伤，风湿关节痛，腰肌劳损，腰膝疼痛，肾虚腰痛。

狭叶假人参

峨三七、柳叶三七

Panax pseudoginseng Wall. var. *angustifolius* (Burkill) Li

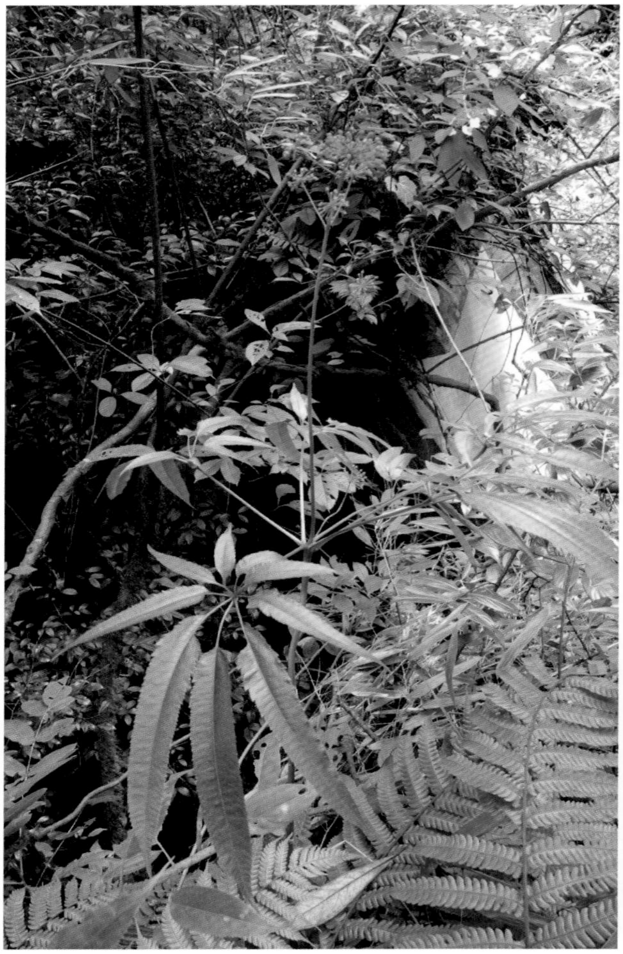

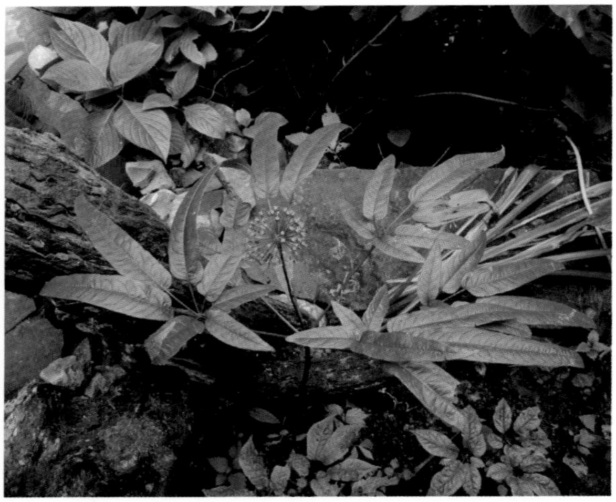

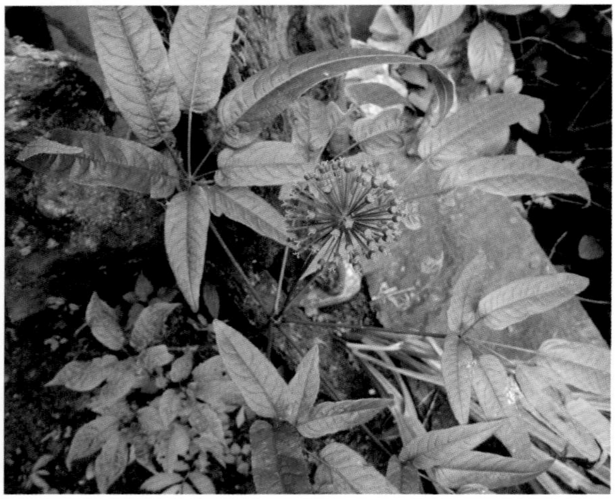

【形态特征】多年生草本，高 50~85cm。根状茎竹鞭状，具凹窝，有萝卜状块根。掌状复叶 3~6 枚，轮生于枝顶，小叶 5~7 枚，条状披针形。伞形花序单生于茎顶，有花 10~50 朵；花黄绿色，花瓣 5；雄蕊 5。果实红色。花期 6~7 月，果期 7~8 月。

【适宜生境】生于灌丛、林下。

【资源状况】分布于中山区、高山区。栽培。少见，应加以保护。

【入药部位】根茎。

【功能主治】补肺养阴，活络，散瘀止痛，止血，祛痰。用于病后虚弱，肺结核咯血，咳嗽痰多，跌打损伤。

通脱木

大通草、通草

Tetrapanax papyrifer (Hook.) K. Koch

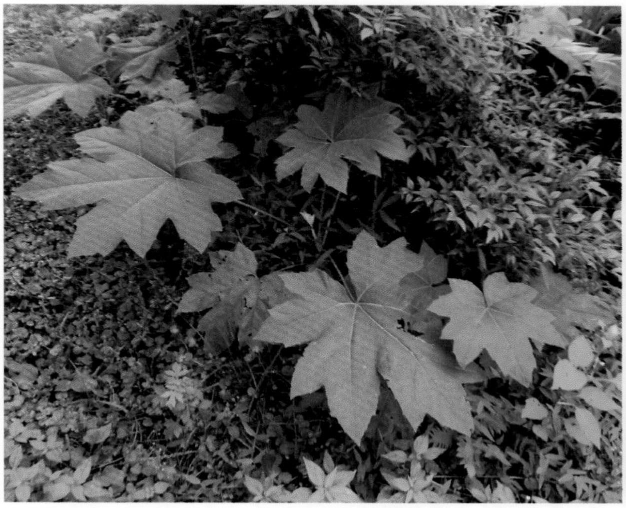

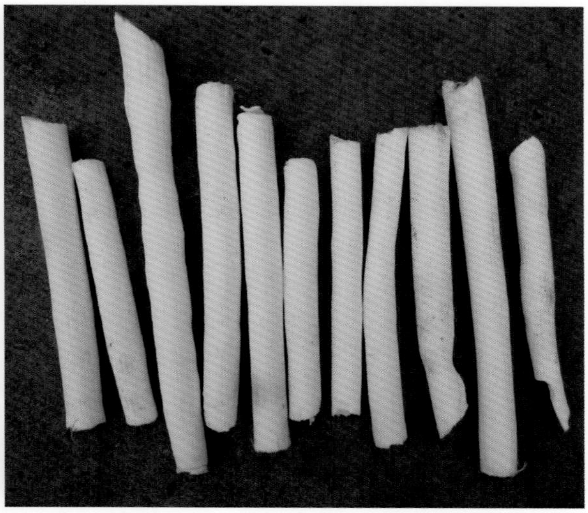

【形态特征】灌木或小乔木，高 1~3.5m。茎幼时，表面密被星状毛或脱落的灰黄色柔毛。木质部松脆，中间有宽大白色纸质的髓。单叶，掌状 5~11 裂，常再 2~3 浅裂，叶面密被白色绒毛。花序顶生，小伞形花序多花；花黄白色；花瓣 4（5）。果实成熟时深紫色，球形。花期 10~12 月，果期翌年 1~2 月。

【适宜生境】生于灌丛、沟边、地边。

【资源状况】分布于坝区、低山区。常见，可以开发利用。

【入药部位】茎髓（通草）。

【功能主治】利水，清湿热，催生下乳。用于小便不利，肾炎浮肿，淋病，水肿，乳汁不通，目昏鼻塞。

评　述　川产道地药材，主产于乐山市（犍为）。

山茱萸科

桃叶珊瑚

大竹叶青

Aucuba chinensis Benth.

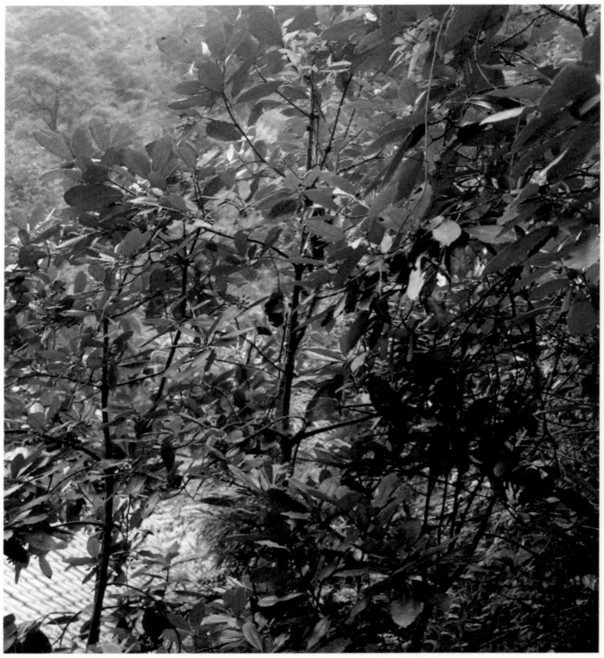
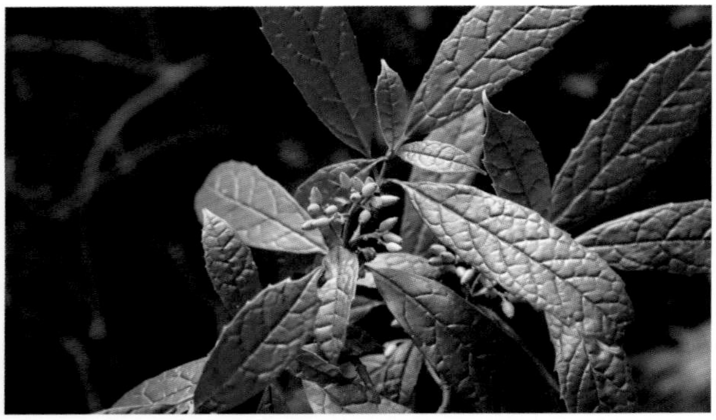
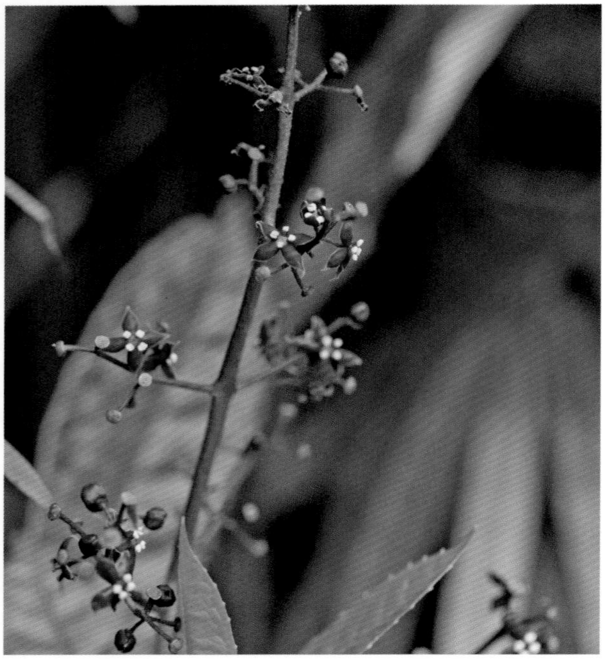
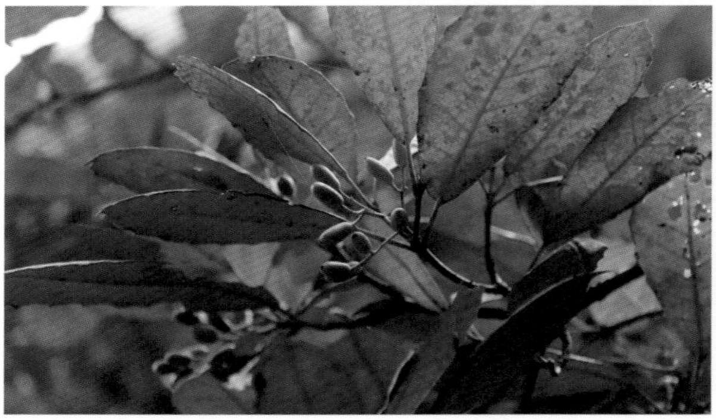
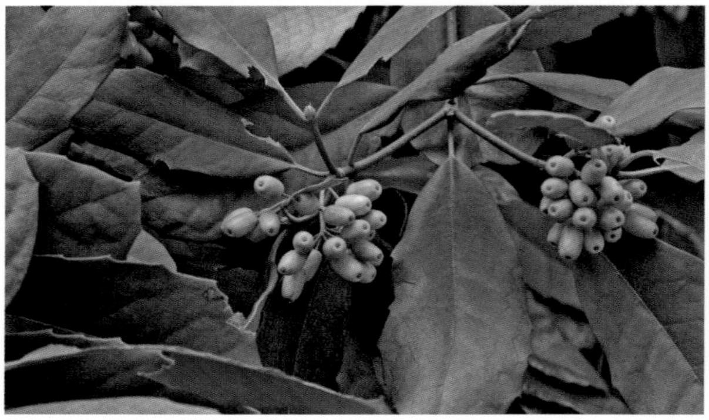
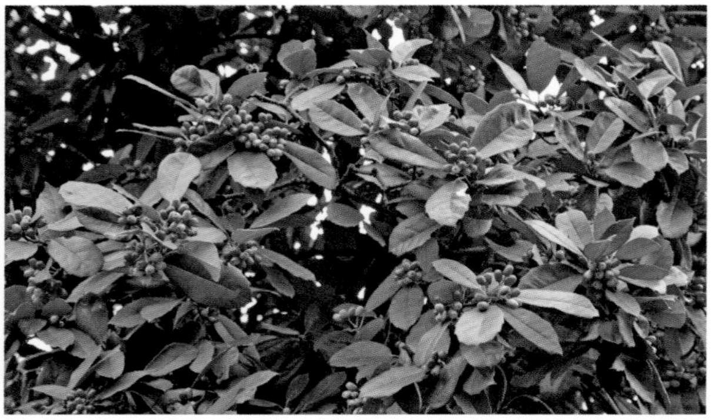

【形态特征】乔木或灌木。小枝绿色，光滑，老枝具白色皮孔。叶对生，椭圆形至宽椭圆形，宽3~8cm，革质；侧脉6~8（~10）对。雄花序与雌花序圆锥状；花序分枝密被柔毛；花萼4齿裂；花瓣4；雄蕊4，花药黄色，2室；花盘肉质，微4棱。果实亮红色或深红色，圆柱状或卵球形。花期1~2月，果期达翌年2月，常与一二年生果序同存于枝上。

【适宜生境】生于灌丛、乔木林中。

【资源状况】分布于中山区。常见。

【入药部位】叶。

【功能主治】解毒。用于火烫伤，痔疮。

峨眉桃叶珊瑚

大青竹标、天脚板

Aucuba chinensis Benth. subsp. *omeiensis* (Fang) Fang et Soong

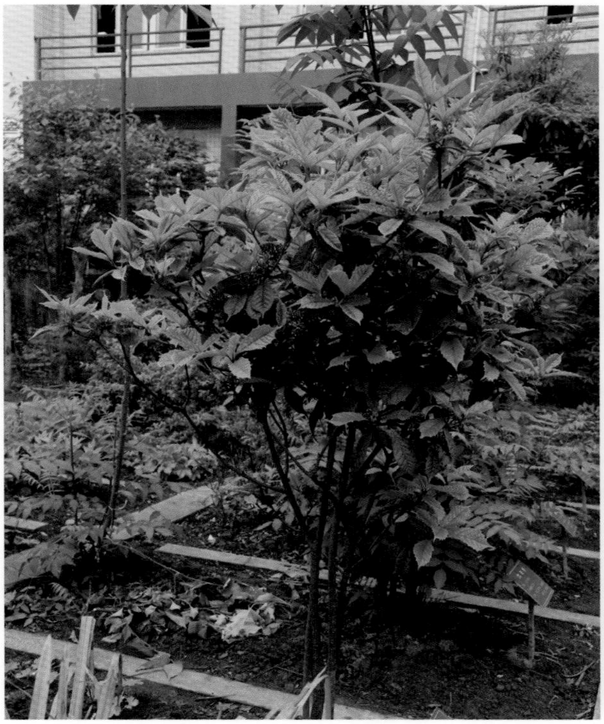

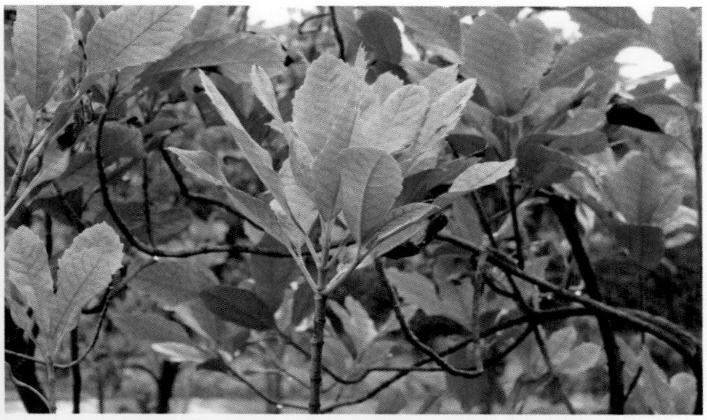

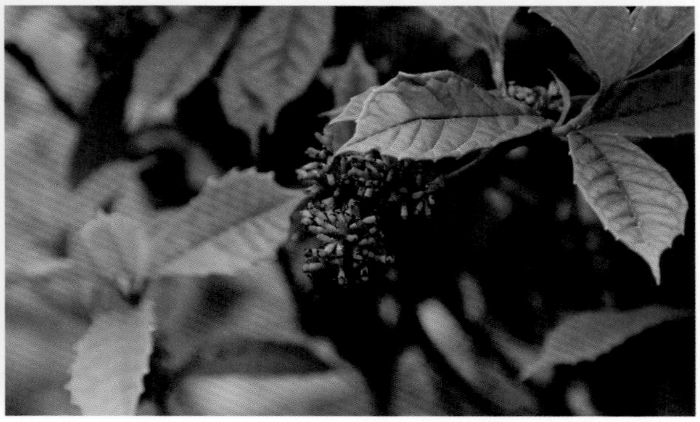

【形态特征】常绿小乔木或灌木。小枝光滑，皮孔稀疏。叶椭圆形至阔椭圆形，厚革质，边缘反卷。圆锥花序顶生；雌雄异株；花瓣4，黄绿色至黄色；雄蕊4。核果肉质，幼时绿色，熟后亮红色或深红色。花期1~3月，果期5~10月。

【适宜生境】生于海拔800~1800m的溪边潮湿处。

【资源状况】分布于低山区、中山区。少见。

【入药部位】根、叶、果实。

【功能主治】清热解毒，凉血消炎，消痈。用于烫伤，痔疮，跌打损伤。

灯台树 瑞木

Bothrocaryum controversum (Hemsl.) Pojark.

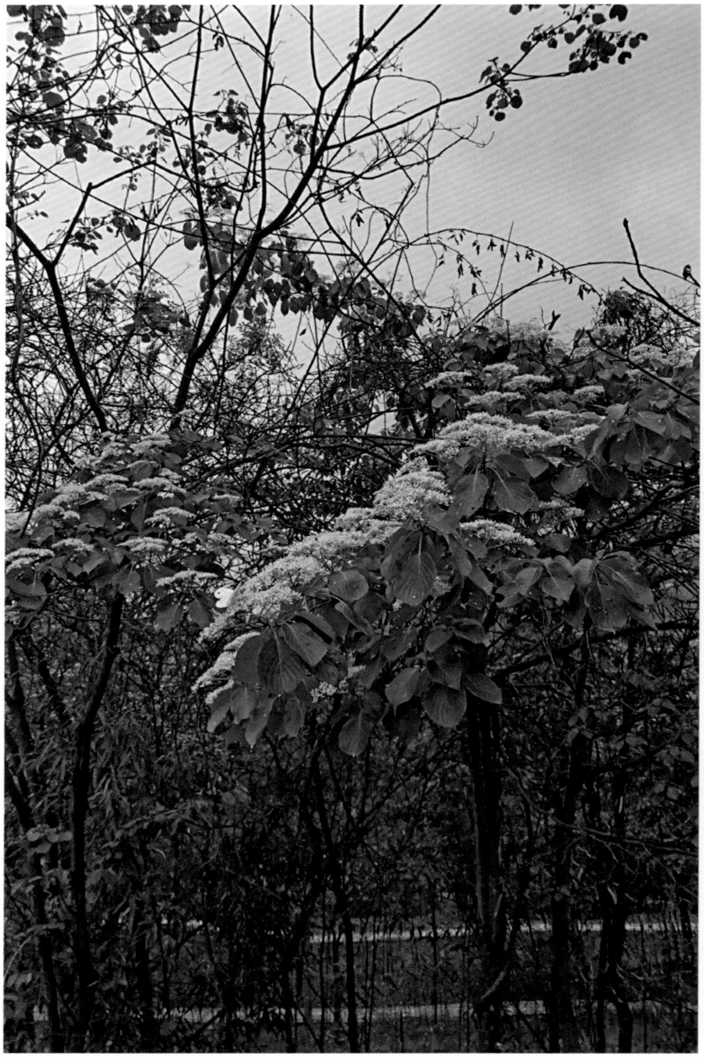

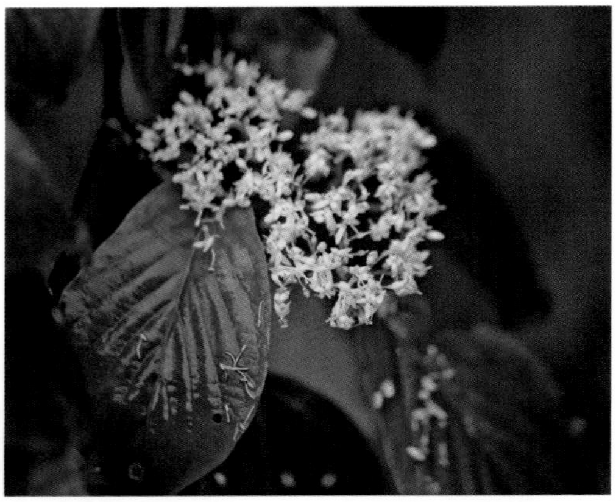

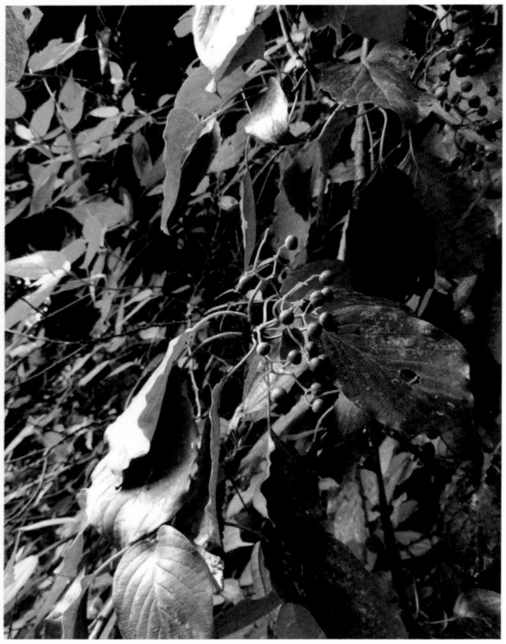

【形态特征】乔木。树皮光滑，暗灰色或带黄灰色；枝开展，圆柱形，无毛或疏生短柔毛，当年生枝紫红绿色，二年生枝淡绿色，有半月形的叶痕和圆形皮孔。叶互生，叶背色浅或浅绿色，疏被平伏柔毛，具乳突，侧脉6~7对，在叶背稍紫色。聚伞状伞房花序，花白色；花瓣4，长圆披针形。核果幼时紫红色，成熟时蓝黑色，球形。花期5~6月，果期7~9月。

【适宜生境】生于林中。

【资源状况】分布于低山区、中山区。常见，可以开发利用。

【入药部位】叶或嫩枝。

【功能主治】润肠通便，消肿止痛，止血，生肌。用于肠燥便秘，烫伤，烧伤。

川鄂山茱萸

野枣皮、绿杞

Cornus chinensis Wanger.

【标本采集号】LEM120727003

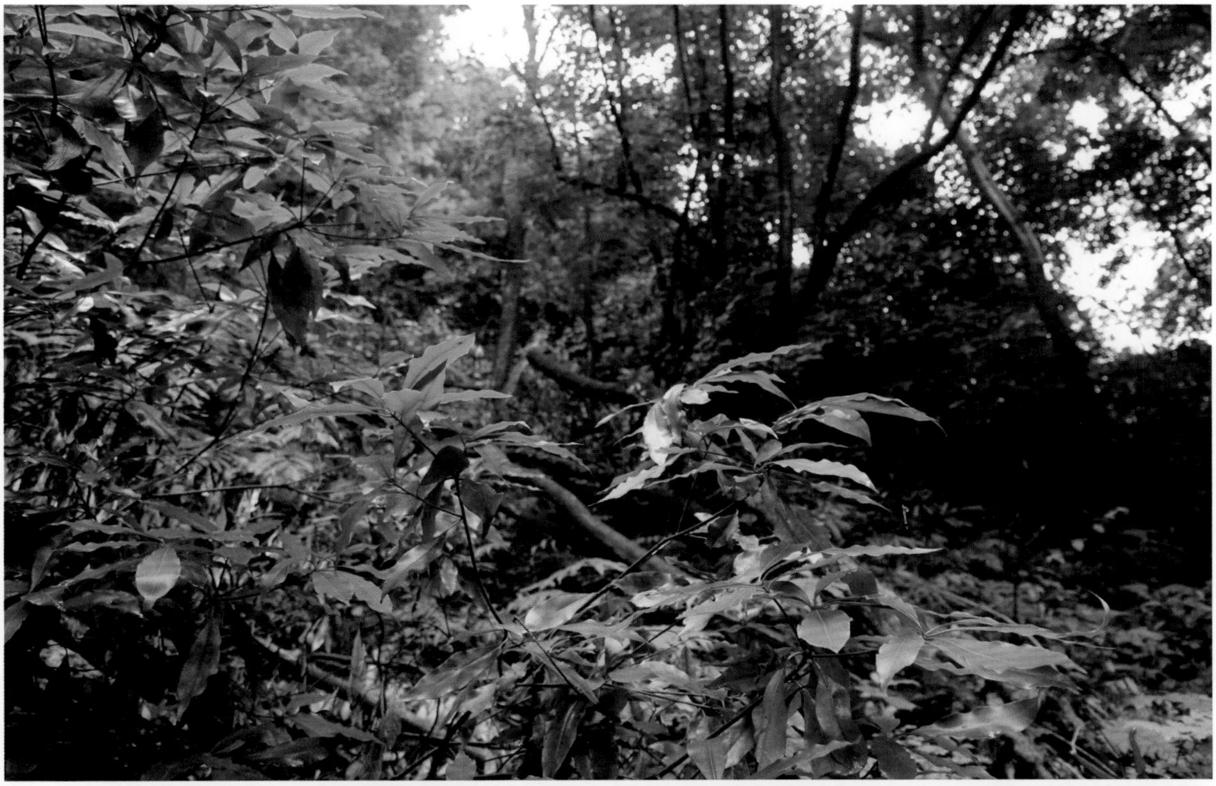

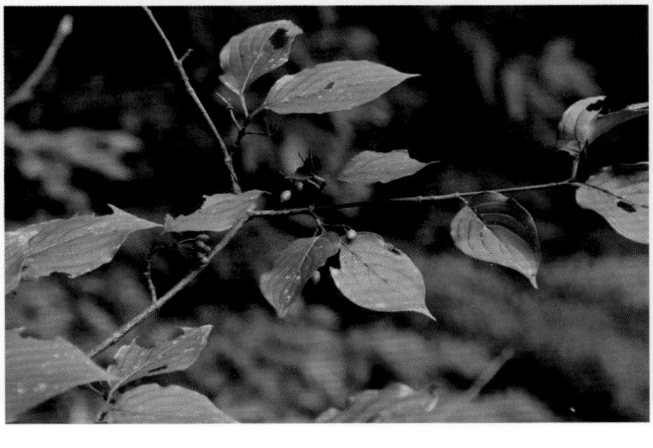

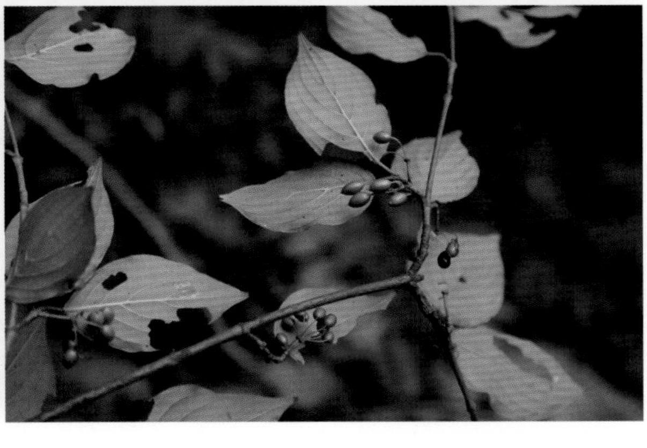

【形态特征】乔木。单轴分枝；树皮黑褐色；枝对生，幼时紫红色，密被贴生灰色短柔毛，老时褐色。叶卵状披针形至狭椭圆形，叶背微被灰白色贴生短柔毛，脉腋有明显的灰色丛毛。伞形花序侧生；总花梗紫褐色，长 5~12mm，微被贴生短柔毛；花两性，先于叶开放，有香味。果实成熟后红色或黑色，长圆形；核狭椭圆体形，具几条肋纹。花期 4 月，果期 9 月。

【适宜生境】生于林中。
【资源状况】分布于中山区。常见。
【入药部位】果皮。
【功能主治】滋阴敛汗，补肾。用于腰膝冷痛，头晕，小便淋沥，肾虚。

山茱萸 枣皮

Cornus officinalis Sieb. et Zucc.

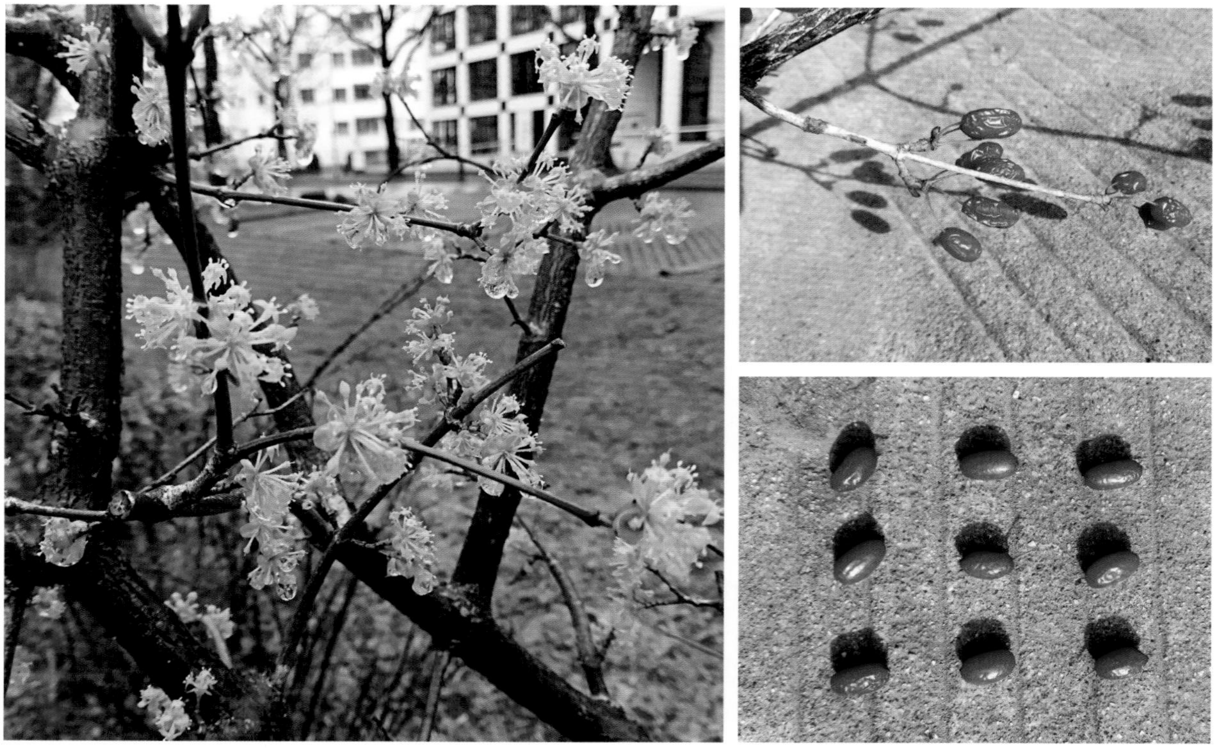

【形态特征】常绿乔木或灌木，高约 4m。合轴分枝。树皮灰褐色。单叶对生，叶背浅绿色，脉腋密生淡褐色丛毛，侧脉 6~7 对。春季先叶开黄色花；伞形花序顶生；花梗粗壮，长约 2mm；花萼裂片 4；花瓣反折。核果红色至紫红色，狭椭圆体形。种子长椭圆形，两端圆钝。花期 3~4 月，果期 9~10 月。
【适宜生境】生于海拔 400~1500m 的山坡，有栽培。
【资源状况】分布于坝区、低山区、中山区。常见，可以开发利用。
【入药部位】果肉。
【功能主治】补益肝肾，滋阴，涩精，止汗。用于肝肾不足，腰膝酸痛，眩晕耳鸣，阳痿遗精，小便频数，月经过多，内热消渴，虚汗不止，大汗亡阳虚脱之证。
评 述 川产道地药材，主产于安州区。

头状四照花

山荔枝

Dendrobenthamia capitata (Wall.) Hutch.

【标本采集号】LEM120726006

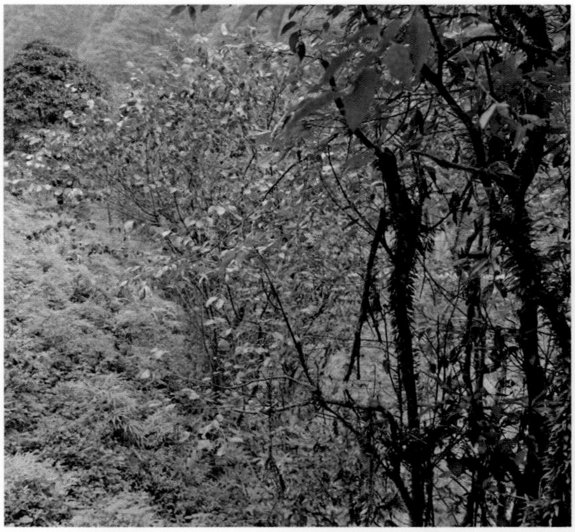
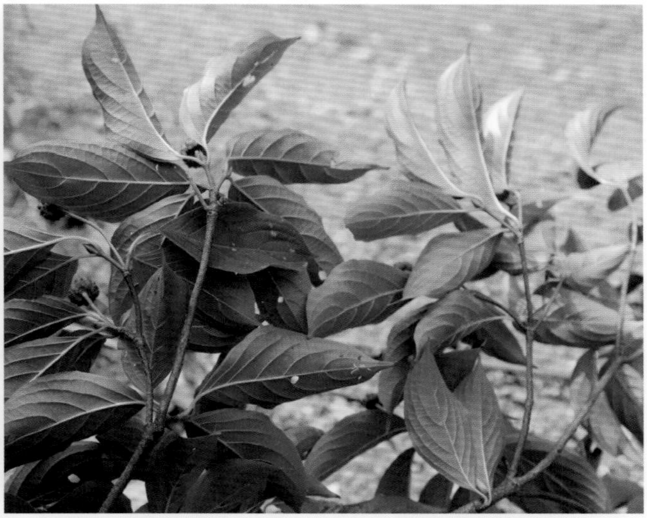
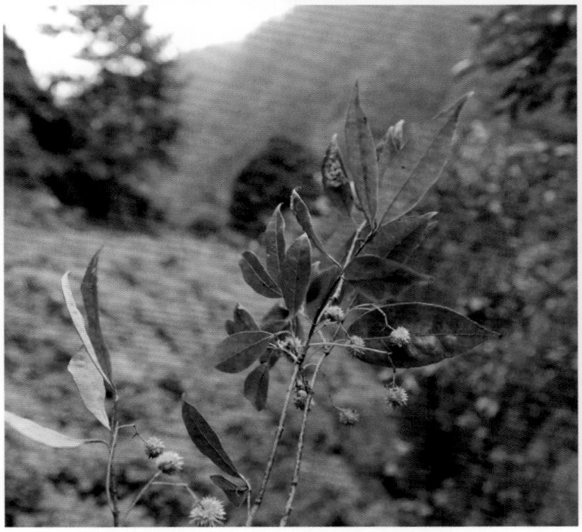
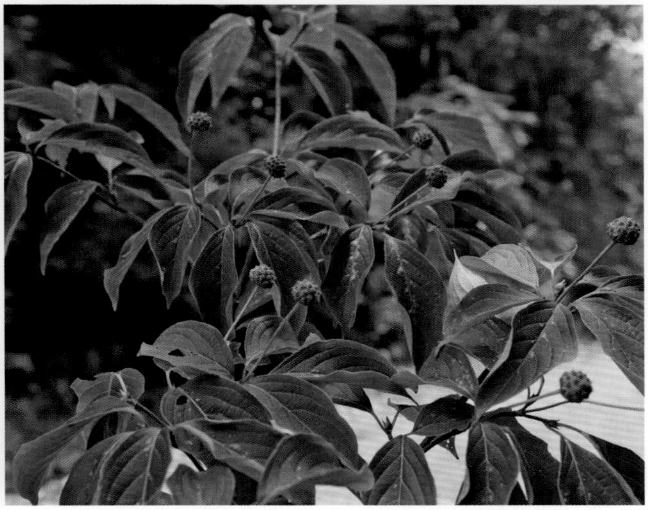

【形态特征】常绿小乔木，高 5~10m。当年生树皮紫绿色，紧贴白色柔毛。单叶对生，侧脉 3 或 4 对，两面均灰绿色，常被柔毛混有短的浅灰色或白色的绒毛，手感粗糙。头状花序，扁球形；总苞片 4，白色；花瓣 4，白色至淡黄色。果序成熟时紫红色，味甜可食。花期 5~7 月，果期 9~11 月。

【适宜生境】生于林中。

【资源状况】分布于中山区。常见。

【入药部位】叶、果实（鸡嗉子果）。

【功能主治】清热解毒，消胀，止痢，杀虫。用于肝炎，腹水，蛔虫病，烧烫伤。

中华青荚叶

叶上珠、叶上花
Helwingia chinensis Batal.

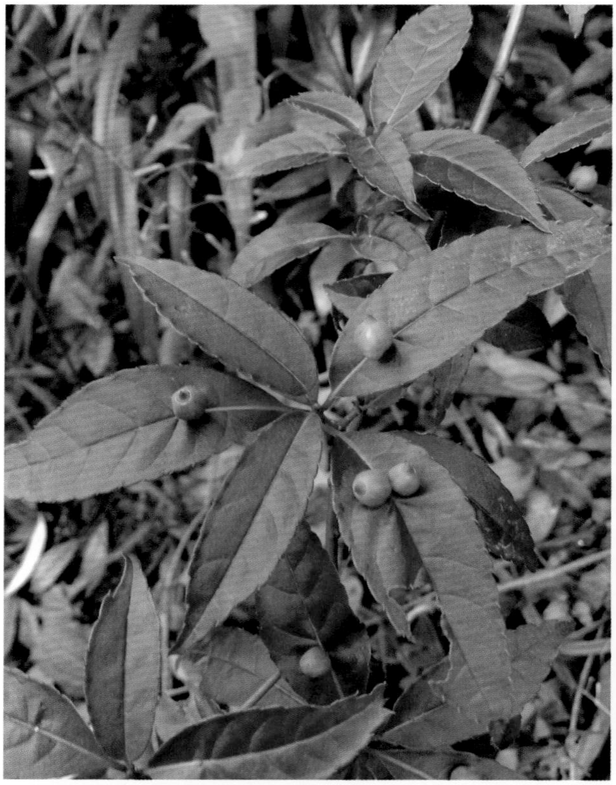

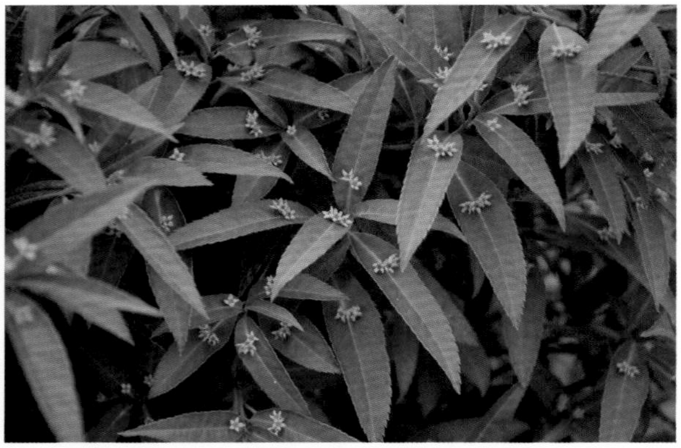

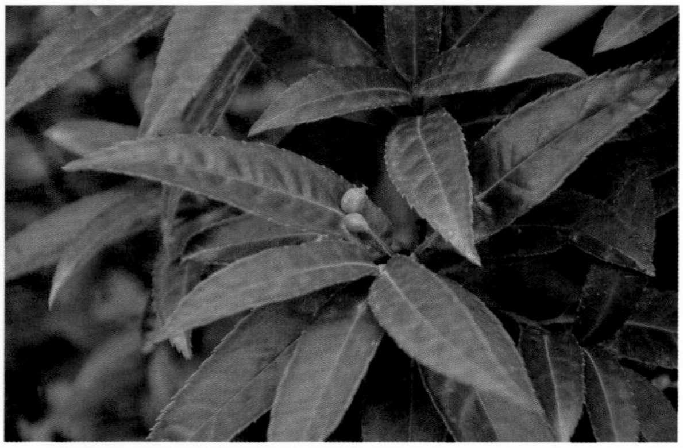

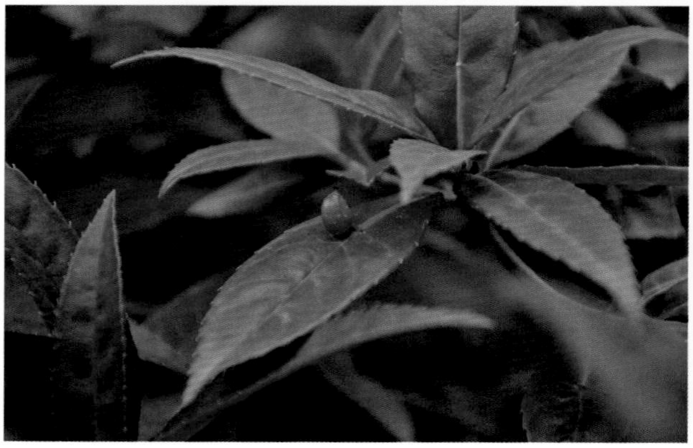

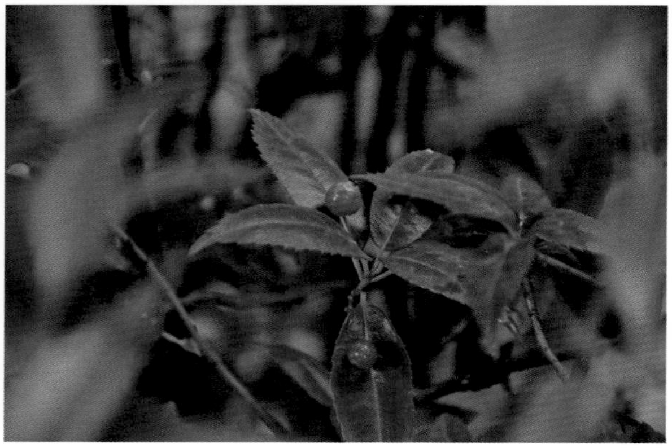

【形态特征】常绿灌木。树皮深灰色或淡灰褐色；幼枝纤细，紫绿色。叶条状披针形或狭披针形，革质，边缘具稀疏腺状锯齿。伞形花序生于叶面中脉近中部或幼枝上端；雄花 4~5 朵排成伞形花序，花 3~5 数；雌花 1~3 朵排成伞形花序，子房卵圆形，柱头 3~5 裂。果实长圆形。种子 3~5。花期 4~5 月，果期 8~10 月。

【适宜生境】生于灌丛、路旁、林缘。

【资源状况】分布于中山区。常见，可以开发利用。

【入药部位】果实与全株。

【功能主治】清热除湿，补虚，止咳，镇痛。用于久痢，久泻，淋病，痢疾，无名肿毒，痈疖痈肿，烫伤，便血，胎动不安，胃痛，月经不调。

西域青荚叶

叶上珠、叶上花、西藏青荚叶

Helwingia himalaica Hook. f. et Thoms. ex C. B. Clarke

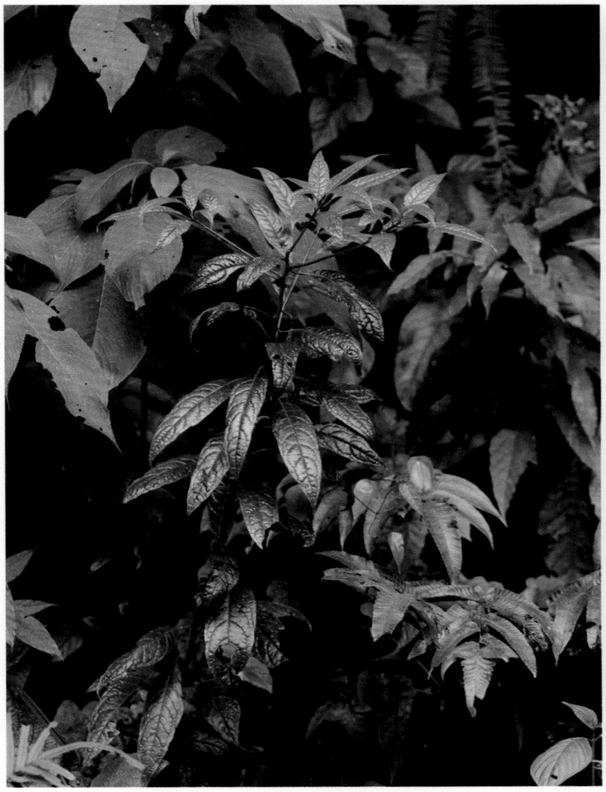

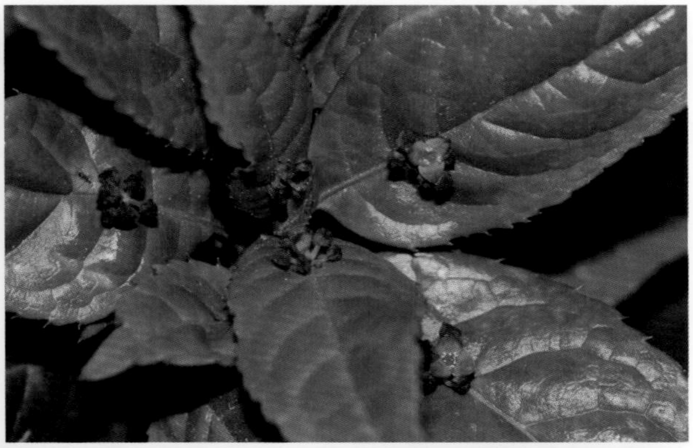

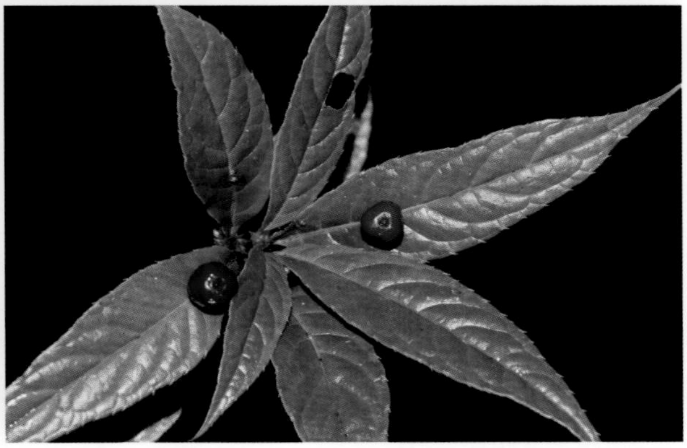

【形态特征】常绿灌木，高 2~3m。茎绿色，髓大而松。嫩枝黄褐色。叶厚纸质，长椭圆形或长椭圆状披针形，边缘具腺状细齿，侧脉 5~9 对，长 5~11（~18）cm，宽 2.5~4（~5）cm；托叶常 2~3 裂，稀不裂。伞形花序位于叶面中脉的中下部 1/3 处。果实近球形至长圆形，红色，具 5 棱。种子 3 或 4 粒。花期 4~5 月，果期 8~10 月。

【适宜生境】生于灌丛、路旁、林缘。

【资源状况】分布于中山区。常见。

【入药部位】全株、果实。

【功能主治】全株清热除湿，补虚，止咳，镇痛。用于跌打损伤，骨折，风湿性关节炎，胃痛，痢疾，月经不调。果实清热解毒，除湿止咳。

青荚叶

叶上珠、叶上花

Helwingia japonica (Thunb.) Dietr.

【标本采集号】511423140620793LY、LEM120701007

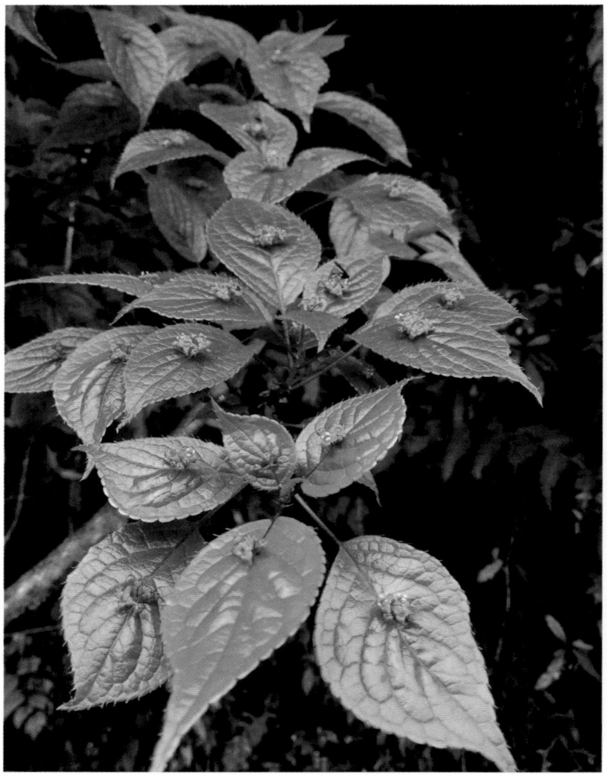

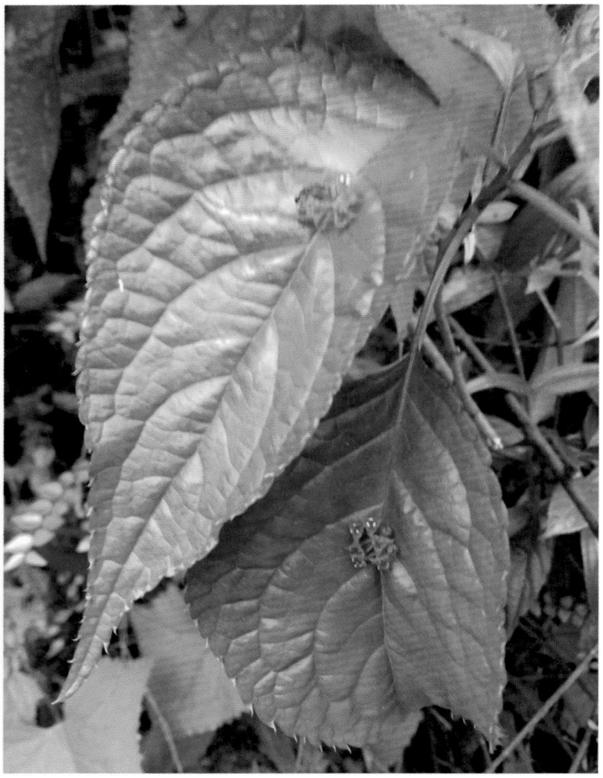

【形态特征】落叶灌木，高 1~2m。嫩枝绿色。叶卵形或卵圆形，叶背浅绿色，纸质，边缘具刺状细齿；托叶条形或线形，分裂。伞形花序着生于叶中脉约 1/2 处；雄花序具 3~12（~18）花；雌花序具 1~3 花。果实近球形或椭圆体形，熟后黑色。种子 3~5 粒。花期 4~5 月，果期 8~10 月。

【适宜生境】生于灌丛、路旁、林缘。

【资源状况】分布于中山区。常见。

【入药部位】茎髓、全株、根。

【功能主治】茎髓清热，利尿，下乳。用于小便不利，淋证，乳汁不下。全株活血化瘀，消肿解毒。用于跌打损伤，骨折，风湿性关节炎，胃痛，痢疾，月经不调。根平喘止咳，活血化瘀。用于咳喘风湿，劳伤，月经不调，跌打损伤。

峨眉青荚叶

叶上珠、叶上花

Helwingia omeiensis (Fang) Hara et Kuros.

【标本采集号】LEM120702007

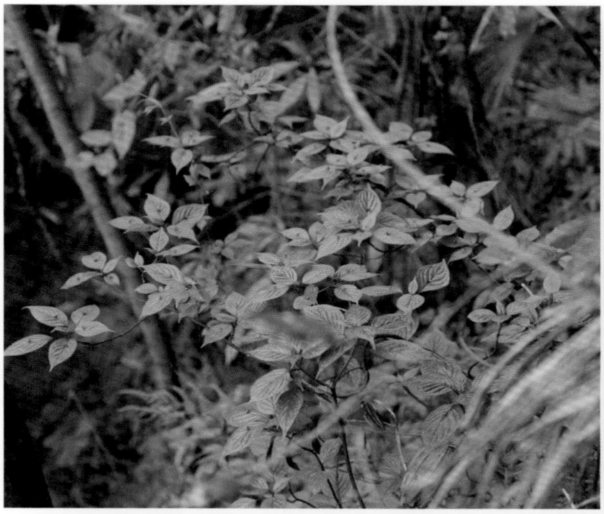

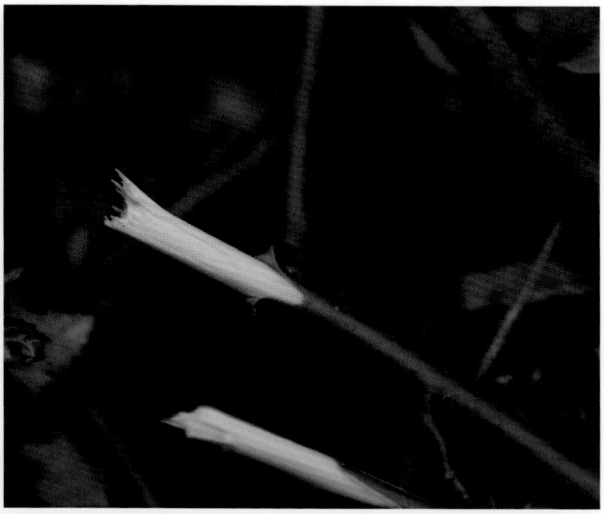

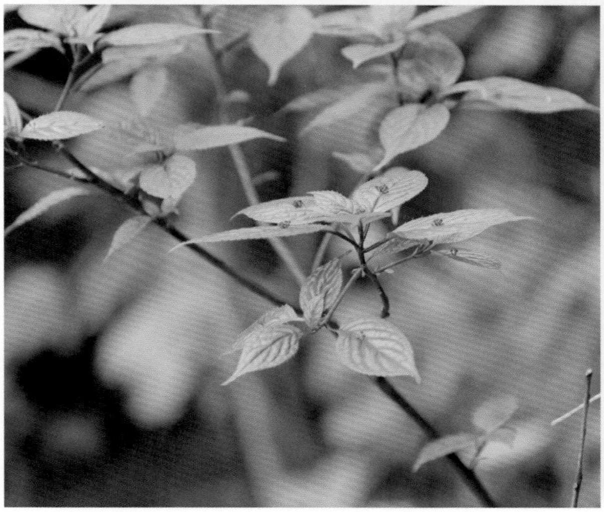

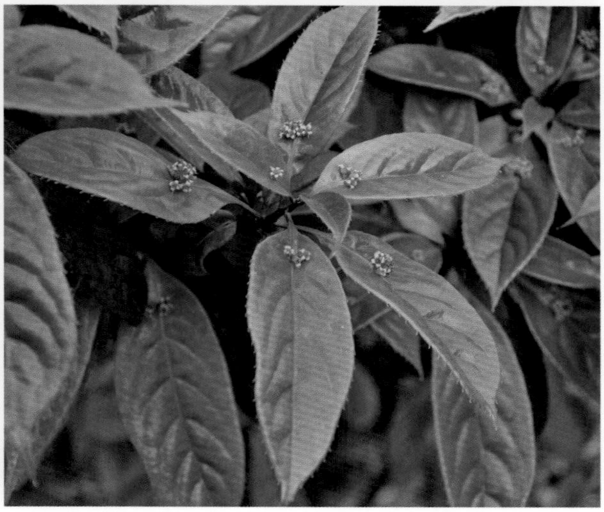

【形态特征】常绿乔木或灌木，高 1.5~4m。叶革质，长圆形或倒卵状长圆形，边缘上部 2/3 具针状腺齿。雄花多朵簇生，常 5~20（~30）朵排成密伞花序或伞形花序；雌花 1~4（~6）朵组成伞形花序；雄花浅紫色；雌花绿色。果实近球形或狭椭圆体形，成熟后黑色。种子 3 或 4（5）。花期 4~5 月，果期 7~8 月。

【适宜生境】生于海拔 650~1300m 的山坡林下、林缘。

【资源状况】分布于低山区、中山区。少见。

【入药部位】全株。

【功能主治】活血化瘀，清热解毒。用于小便淋痛，尿痛便血，乳汁不下，水肿，胃痛。

梾 木 白对节子、棕子

Swida macrophylla (Wall.) Sojak

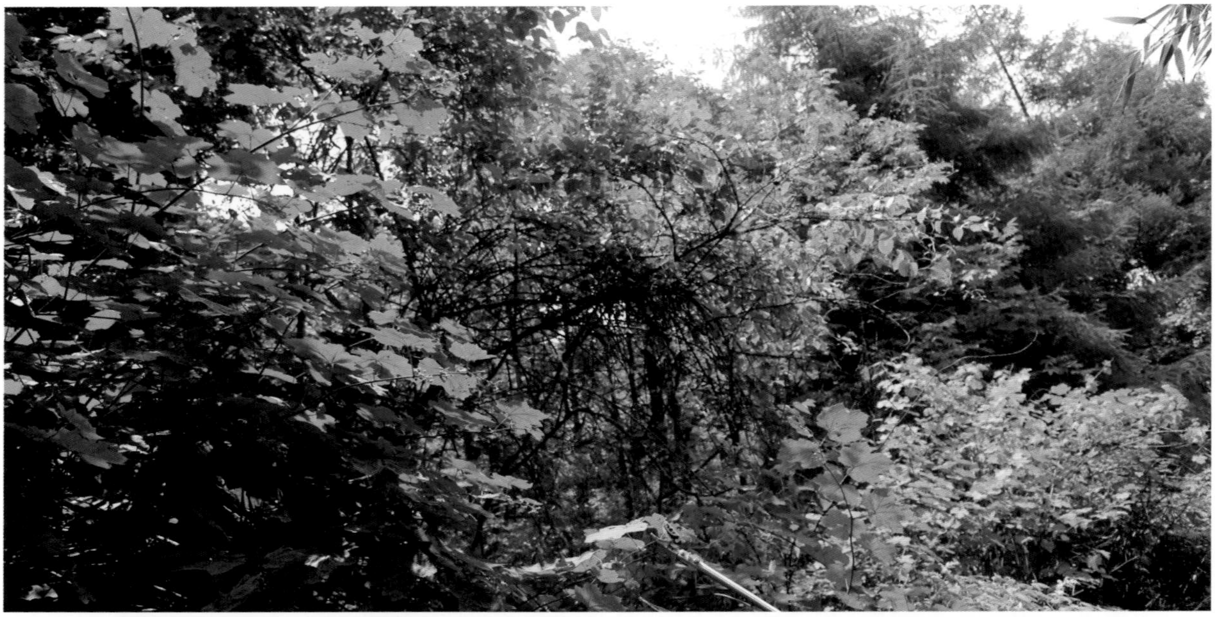

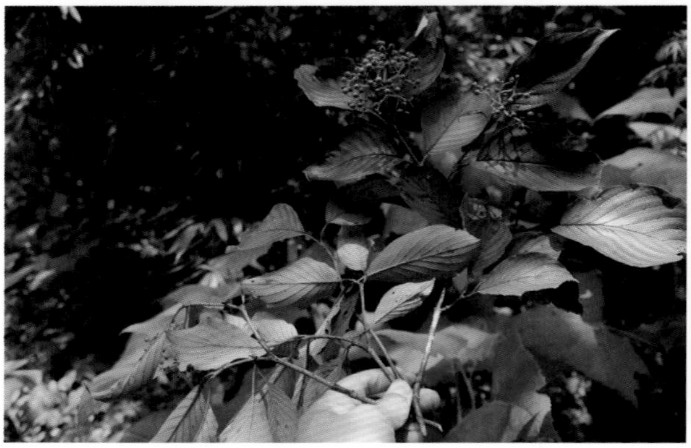

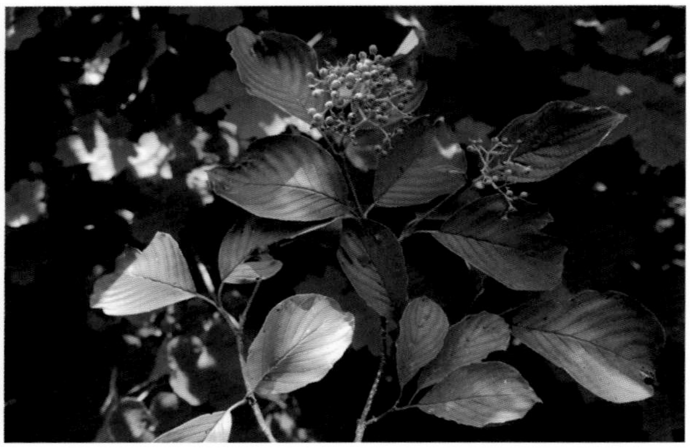

【形态特征】落叶灌木或乔木，高 4~15m。树皮粗糙，黄褐色；幼枝粗壮，有 4 棱。叶对生，叶背被乳突和灰白色或棕色平伏短柔毛，早落。圆锥状二歧聚伞花序；花白色，芳香；萼齿 4；花瓣 4。核果球形，紫黑色或蓝黑色；核扁球形，具 6 或 8 条肋纹。花期 6~7（~8）月，果期 8~9（~10）月。

【适宜生境】生于海拔 600~2700m 的林中。

【资源状况】分布于低山区、中山区、高山区。常见，可以开发利用。

【入药部位】树皮（丁榔皮）、叶。

【功能主治】树皮破血，养血，安胎。用于骨折，胎动不安。叶祛风止痛，通经活络。用于风湿筋骨痛，腰腿痛，肢体瘫痪，风疹。

小梾木 火烫药
Swida paucinervis (Hance) Sojak

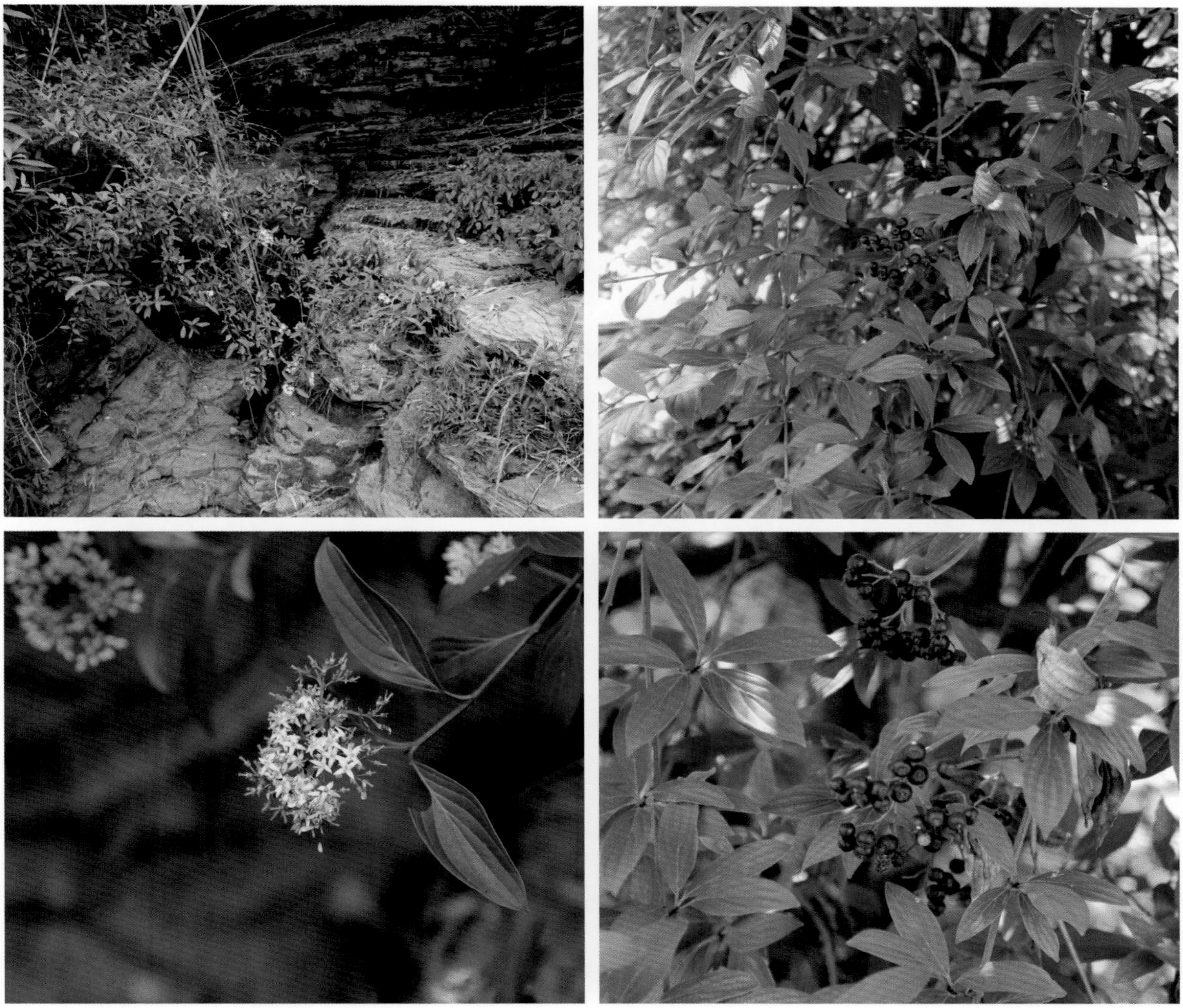

【形态特征】落叶灌木，高 2~4m。树皮灰黑色；幼枝绿色或紫红色，4 棱。叶对生；叶柄长 5~15mm；叶背被较少白色的平贴短柔毛，早落，侧脉（2）3（4）对。伞房状聚伞花序，宽 3.5~8cm；花小，白色或黄白色；花瓣披针形；雄蕊 4。果实成熟时黑色，球形；核近球形，具不明显 6 条肋纹。花期 6~7 月，果期 10~11 月。

【适宜生境】生于灌丛中。

【资源状况】分布于低山区。常见。

【入药部位】全株。

【功能主治】清热解表，止痛。用于火烫伤，热毒疮肿。

毛　梾

灯台树

Swida walteri (Wanger.) Sojak

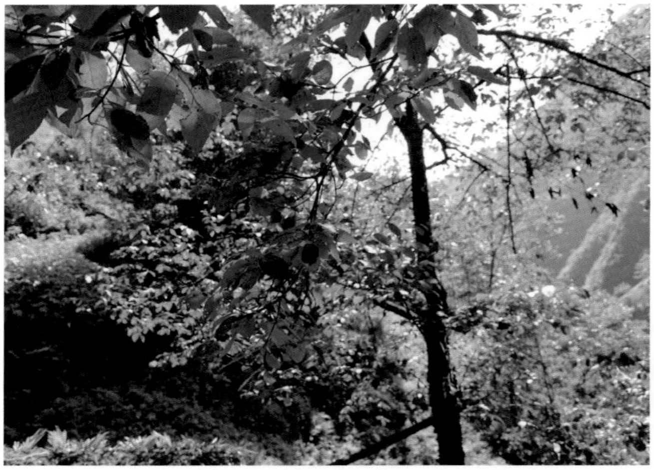
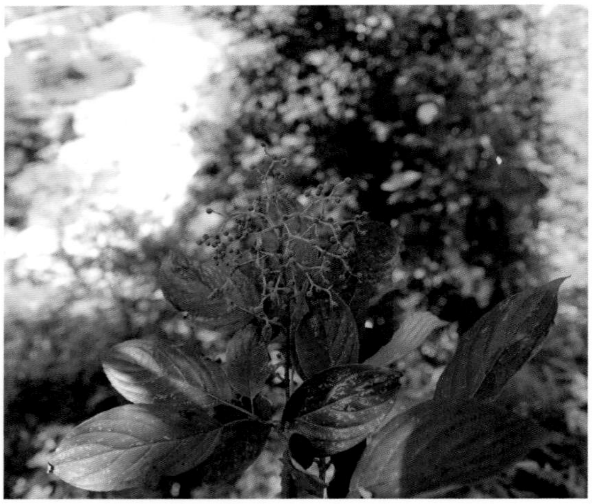
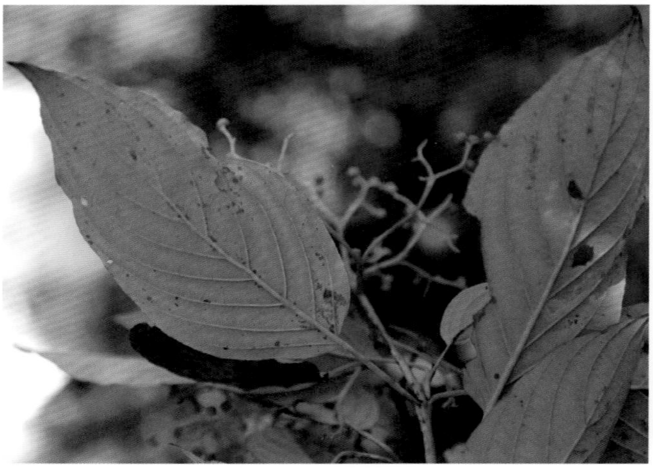
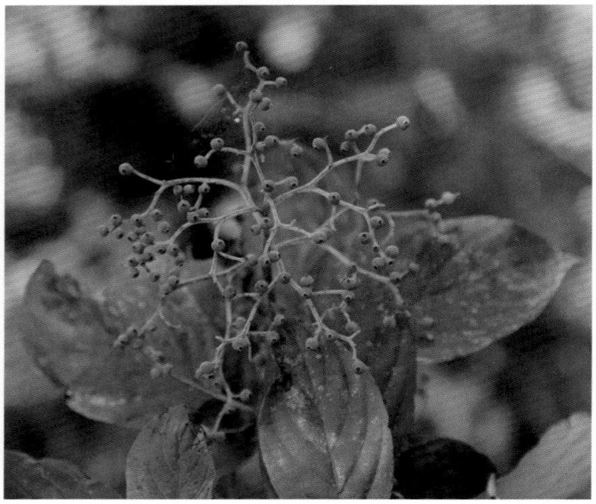

【形态特征】乔木，高 6~14m。树皮厚，深灰色，纵裂成长条。叶对生，叶背浅绿色，纸质，叶背被灰白色短伏毛，侧脉 4（5）对。伞房状聚伞花序花密，紧缩，分枝直；花萼 4，萼齿三角形，与花盘等长。核果球形，成熟时黑色。花期 5~6 月，果期 8~10 月。

【适宜生境】生于杂木林或密林中。

【资源状况】分布于高山区。常见。

【入药部位】枝叶（癞树叶）。

【功能主治】解毒敛疮。用于漆疮。

伞形科

杭白芷　白芷

Angelica dahurica (Fisch. ex Hoffm.) Benth. et Hook. f. ex Franch. et Sav. cv. *Hangbaizhi* Yuan et Shan

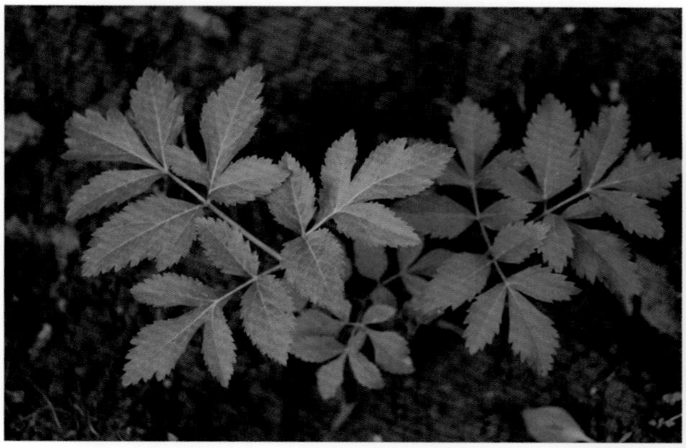

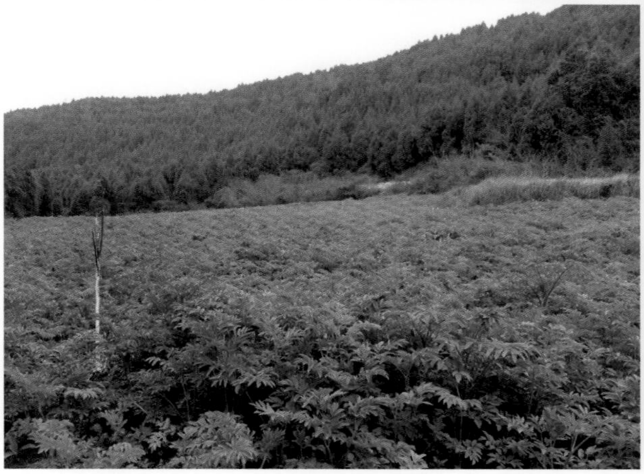

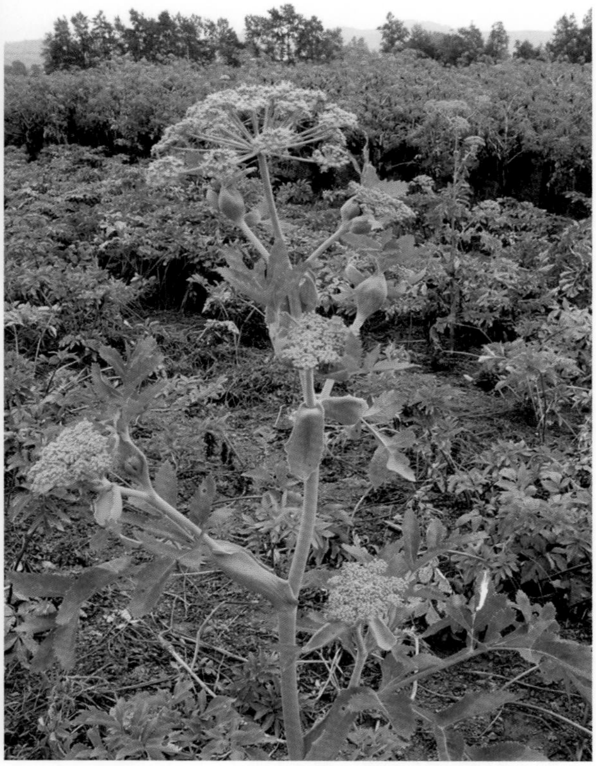

【形态特征】多年生草本。植株较矮小，一般不超过 2m。根长圆锥形，表面灰棕色，有多数较大的皮孔样横向突起。茎及叶鞘多为黄绿色。小叶无柄，长圆状椭圆形至长圆状披针形。伞幅 18~40（~70），具短毛；小苞片多数，线状披针形，干膜质；花白色，花瓣倒卵形且具凹口；子房无毛或少毛。果实近球形。花期 7~8 月，果期 8~9 月。

【适宜生境】生于海拔 1600m 以下的地区，有栽培。

【资源状况】分布于坝区、低山区。常见，应该大量开发利用。

【入药部位】根。

【功能主治】解表散寒，祛风止痛，宣通鼻窍，燥湿止带，消肿排脓。用于感冒头痛，眉棱骨痛，鼻塞流涕，鼻鼽，鼻渊，牙痛，带下病，疮疡肿痛。

评　述　川产道地药材，主产于遂宁市。

紫花前胡

前胡、秦归

Angelica decursiva (Miq.) Franch. et Sav.

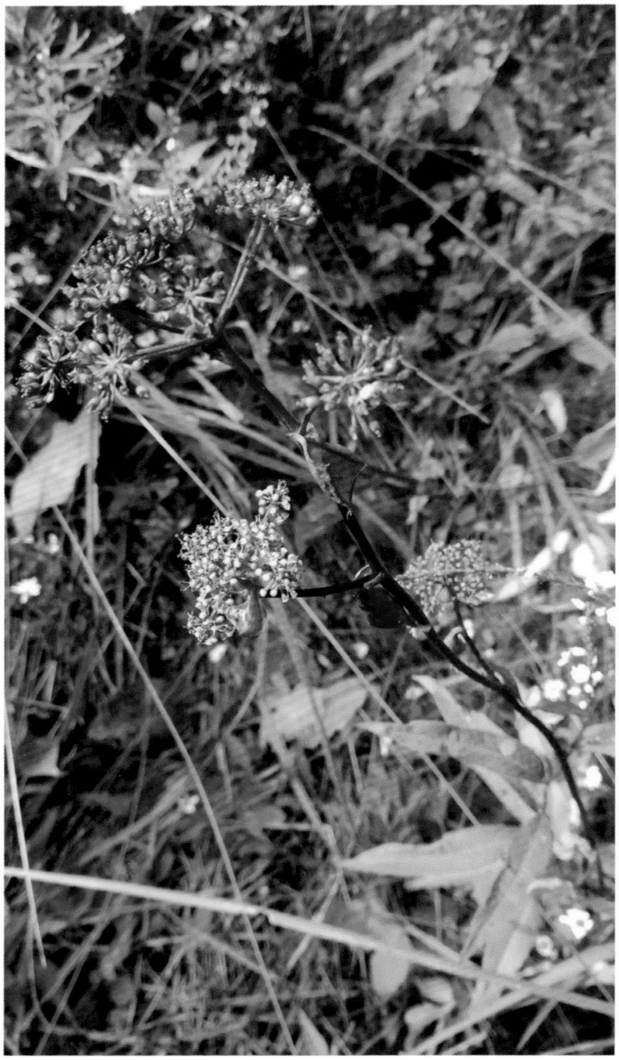

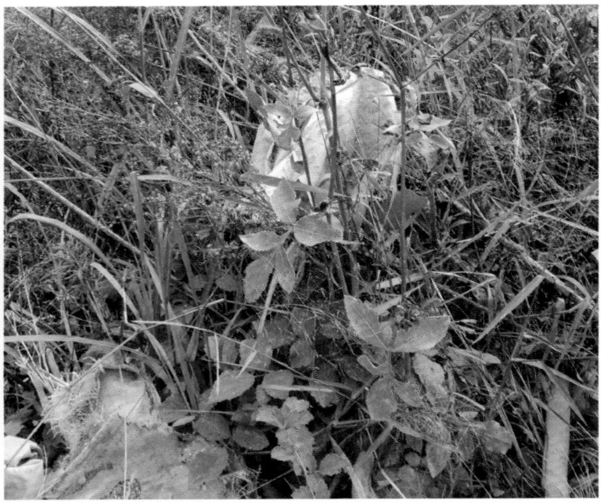

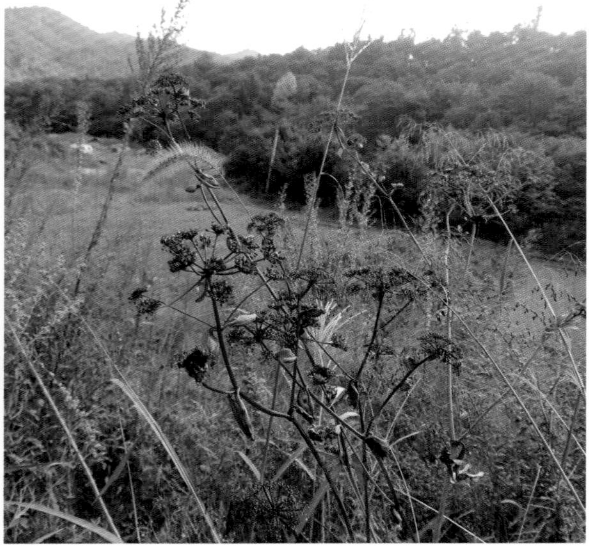

【形态特征】多年生草本。根圆锥状，有少数分枝，直径 1~2cm，外表棕黄色至棕褐色，有强烈气味。茎单生，紫色。伞幅 10~22，具柔毛；小苞片 3~8，条形至披针形，绿色或紫色；花瓣暗紫色，倒卵形或椭圆状披针形，先端内折但不具凹口；花药深紫色。果实椭圆形，扁平，背棱线形且隆起。花期 8~9 月，果期 9~11 月。

【适宜生境】栽培。

【资源状况】分布于低山区。常见，可以开发利用。

【入药部位】根。

【功能主治】发散风热，降气，祛痰止咳。用于外感风热，肺热痰郁，咳喘痰多。

峨　参 *Anthriscus sylvestris* (L.) Hoffm. Gen.

【标本采集号】511423140418293LY、LEM120725016

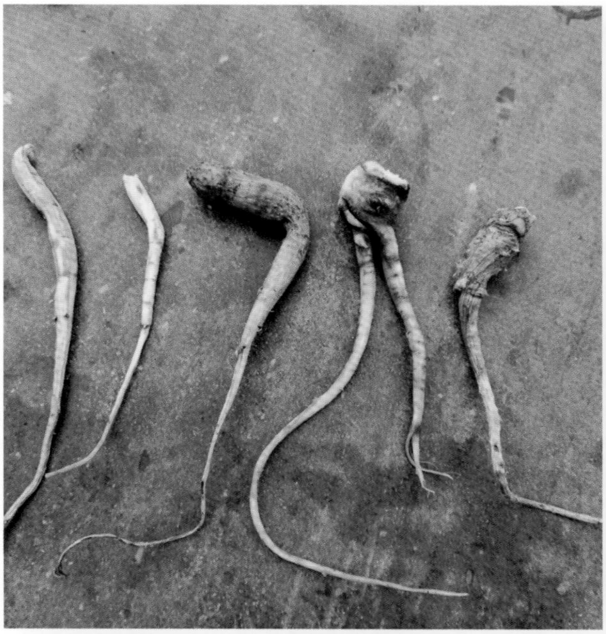
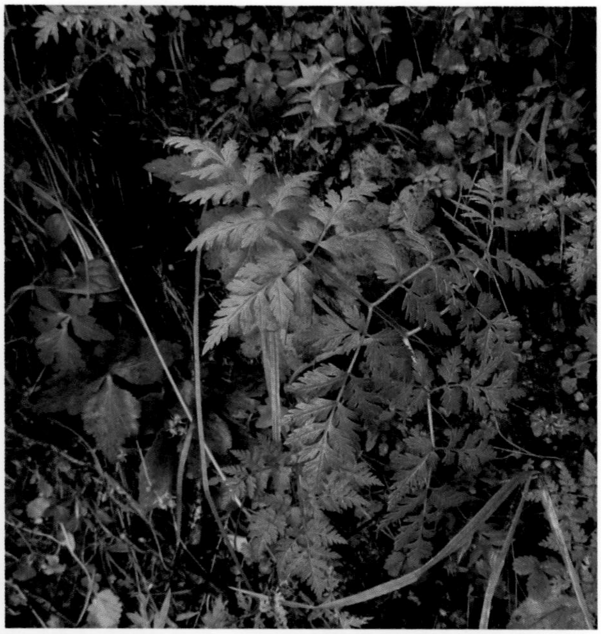
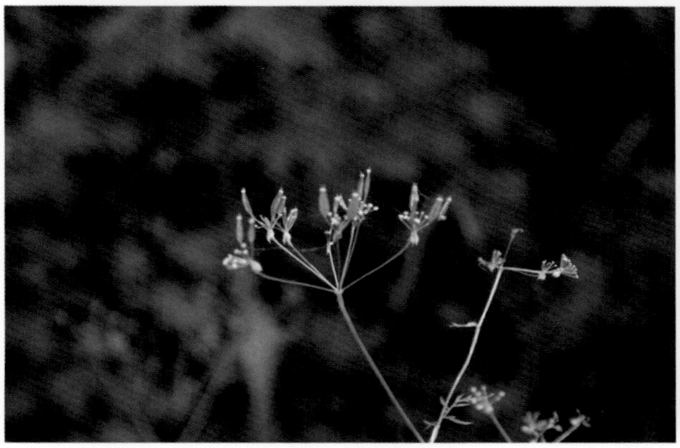
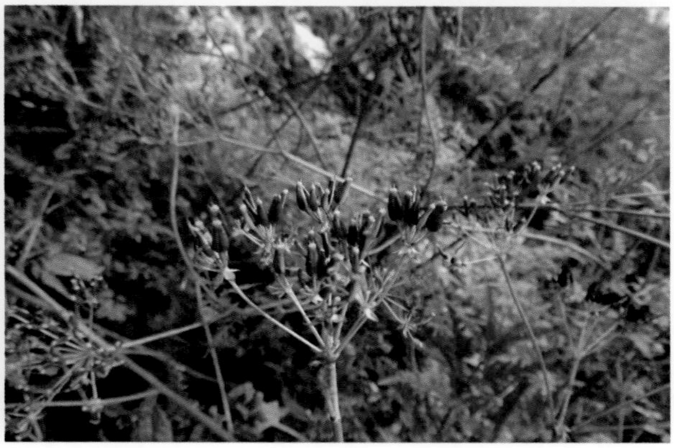

【形态特征】多年生草本，主根粗大。茎圆柱形，中空，多分枝。二回羽状复叶。伞幅 4~15，不等长；小苞片 5~8，卵形至披针形，渐尖；花梗顶端于果期常具白色刚毛。果实线状长圆形，表面光滑或疏生小瘤点，顶端有 2 个宿存柱头；果喙短于果体。花、果期 4~5 月。

【适宜生境】生于海拔 1100~2500m 的灌丛、草坡。

【资源状况】分布于低山区、中山区、高山区。常见，可以大量开发利用。

【入药部位】根及叶。

【功能主治】补中益气，壮腰补肾。用于脾虚食胀，四肢乏力，肺虚咳喘，肺痿，老人夜尿。

评　述　峨眉山知名旅游纪念品之一，对于老人夜尿、尿频有效。

积雪草 马蹄草 *Centella asiatica* (L.) Urban

【标本采集号】LEM120627004

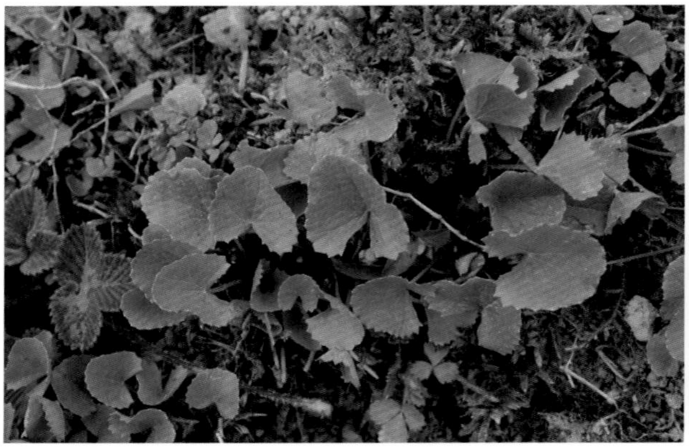
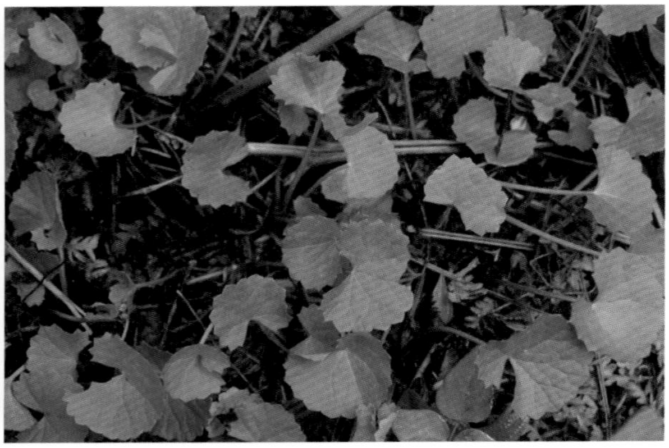

【形态特征】草本。茎匍匐，节上生根。叶簇生，圆形或肾形，掌状脉 5~7，两面无毛或叶背脉上疏被柔毛，基部宽心形，具粗齿。伞形花序头状，具 3~4 花；花瓣乳白色或带玫瑰红色，覆瓦状；苞片宿存。果实两侧压扁，背棱及侧棱明显，圆球形。花、果期 4~10 月。

【适宜生境】生于海拔 1150m 以下的地边、田边、荒地。

【资源状况】分布于坝区、低山区。常见，路边杂草，资源量大，可以开发利用。

【入药部位】全草。

【功能主治】祛风散寒，消积除满，解毒。用于风寒感冒咳嗽，瘿瘤，痧气腹痛，暑热腹泻，痢疾，湿热黄疸，食积饱胀。

蛇　床 *Cnidium monnieri* (L.) Cuss.

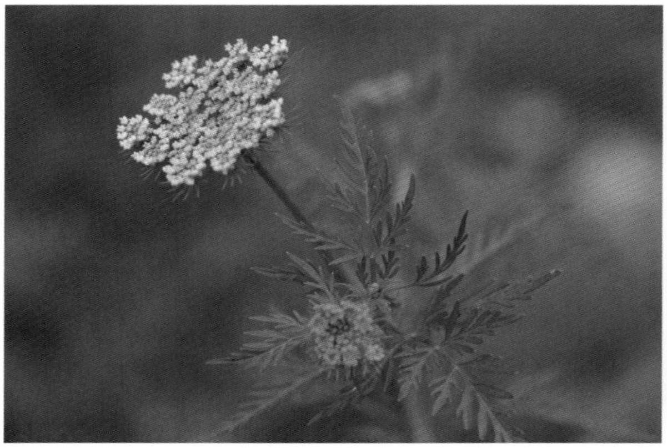
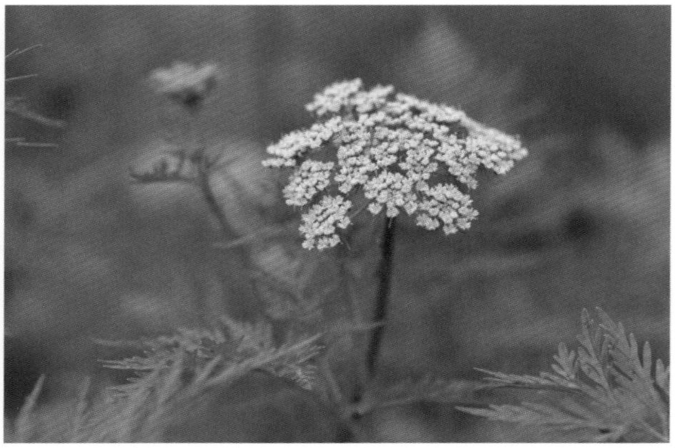

【形态特征】一年生草本，高达 80cm。茎单生，中空，多分枝，表面具棱。苞片宿存；伞幅 8~20（~30），不等长；小苞片 5~9，条形，与花梗近等长；小伞形花序具花 15~20 朵；花萼无齿。果实卵球形，长 1.5~3mm，宽 1~2mm；分果具 5 棱，均扩大成翅。花期 4~7 月，果期 7~10 月。

【适宜生境】生于荒坡、路边。

【资源状况】分布于中山区、高山区。常见。

【入药部位】果实（蛇床子）。

【功能主治】温肾助阳，燥湿杀虫。用于阳痿，疥癣，湿疹，风疹。

芫 荽 盐荽

Coriandrum sativum L.

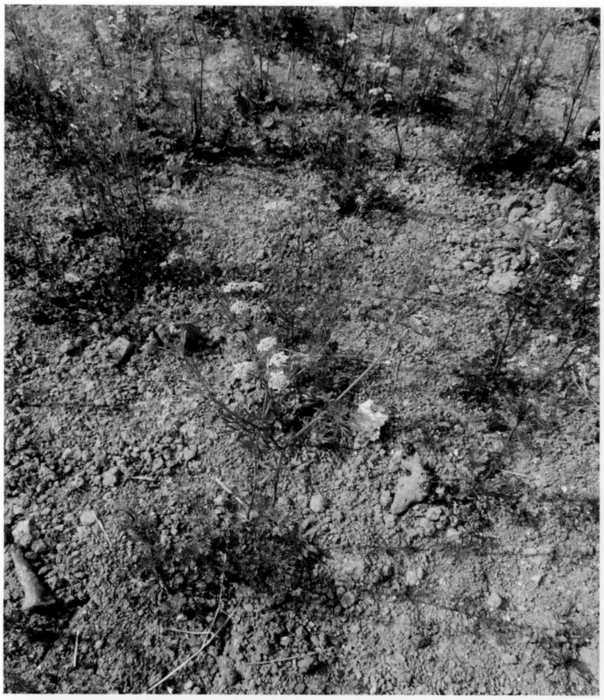

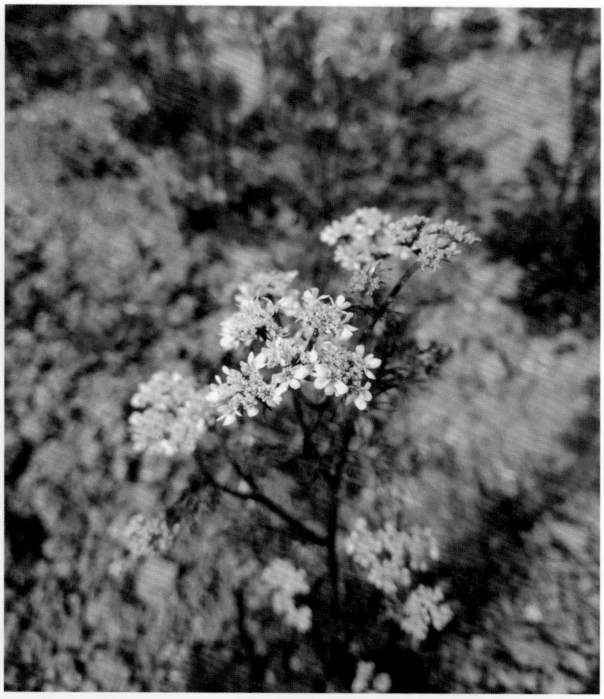

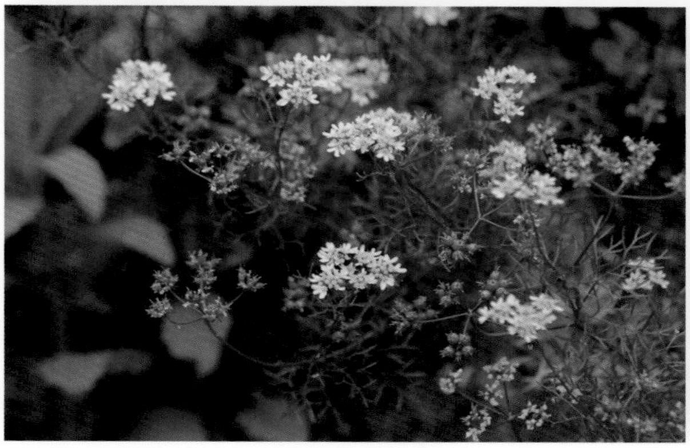

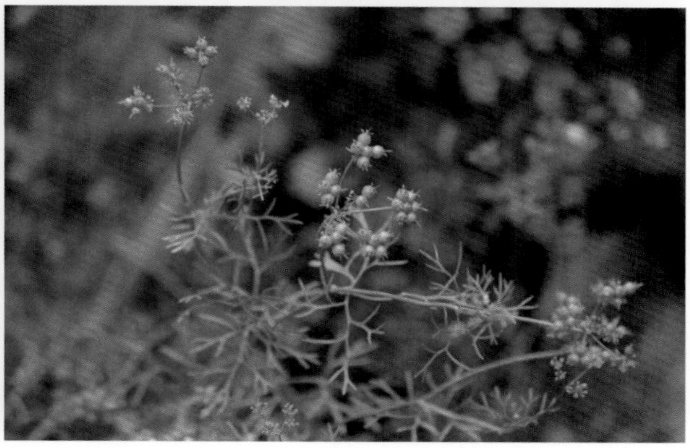

【形态特征】一年生或二年生草本，有强烈香气。茎圆柱形，通常光滑。茎中部和上部叶二至三回羽状全裂；叶有长柄，具鞘，抱茎。伞幅 2~8；小苞片 2~5，线形，全缘；小伞形花序具花 3~9 朵。果实圆球形，外果皮质硬，有棱。花、果期 4~11 月。

【适宜生境】栽培。

【资源状况】分布于坝区、低山区。常见，可以大量开发利用。

【入药部位】全草（胡荽）。

【功能主治】散寒透疹，祛风，健胃消胀。用于风寒咳嗽，麻疹初起，痘疹透发不畅，饮食乏味，痢证，痔疮。

鸭儿芹

鹅脚板

Cryptotaenia japonica Hassk.

【标本采集号】LEM120618004

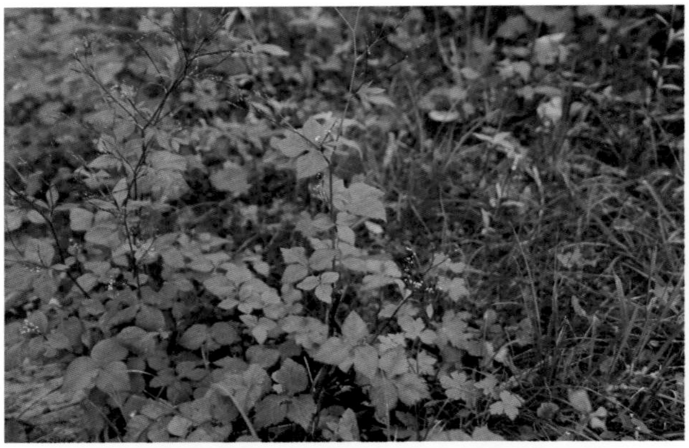
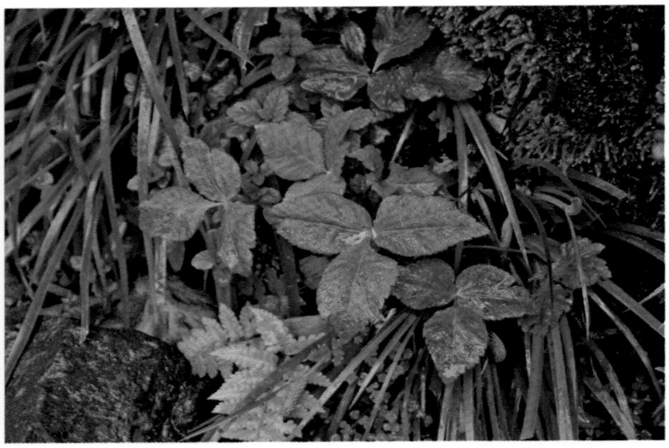
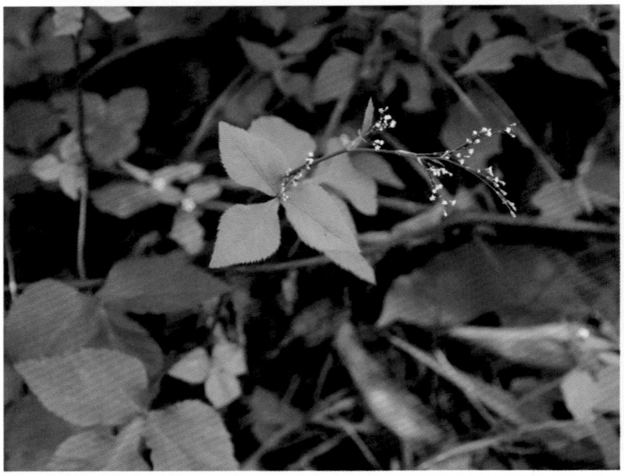
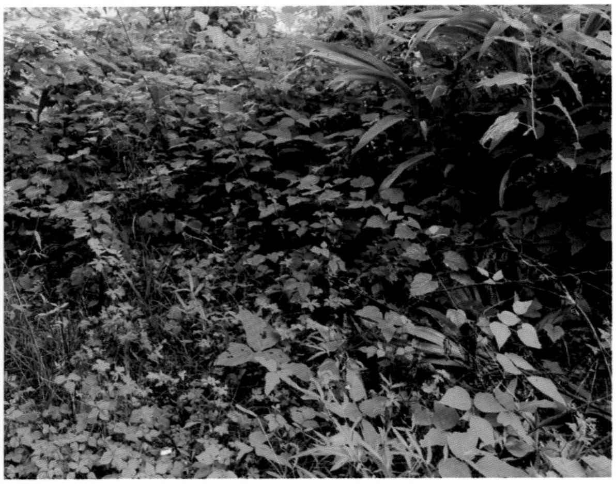

【形态特征】多年生草本，高 20~80cm，全体无毛。主根短，侧根多数。茎光滑，有分枝。基部和下部叶柄具长圆形叶鞘；叶三角形至宽卵形，中部小叶菱状倒卵形或心形。复伞形花序呈圆锥状；伞幅 2~3，极不等长；小苞片 1~3。分生果线状长圆形。花、果期 4~10 月。

【适宜生境】生于海拔 1200m 以下的沟边、田边阴湿处。
【资源状况】分布于坝区、低山区。常见，为阴湿处生的杂草，资源量大，可以大量开发利用。
【入药部位】茎叶。
【功能主治】祛风止咳，利湿解毒，化瘀止痛。用于感冒咳嗽，肺痈，淋痛，疝气，月经不调，风火牙痛，目赤翳障，痈疽疮肿，皮肤瘙痒，跌打肿痛，蛇虫咬伤。

野胡萝卜

鹤虱、野红萝卜
Daucus carota L.

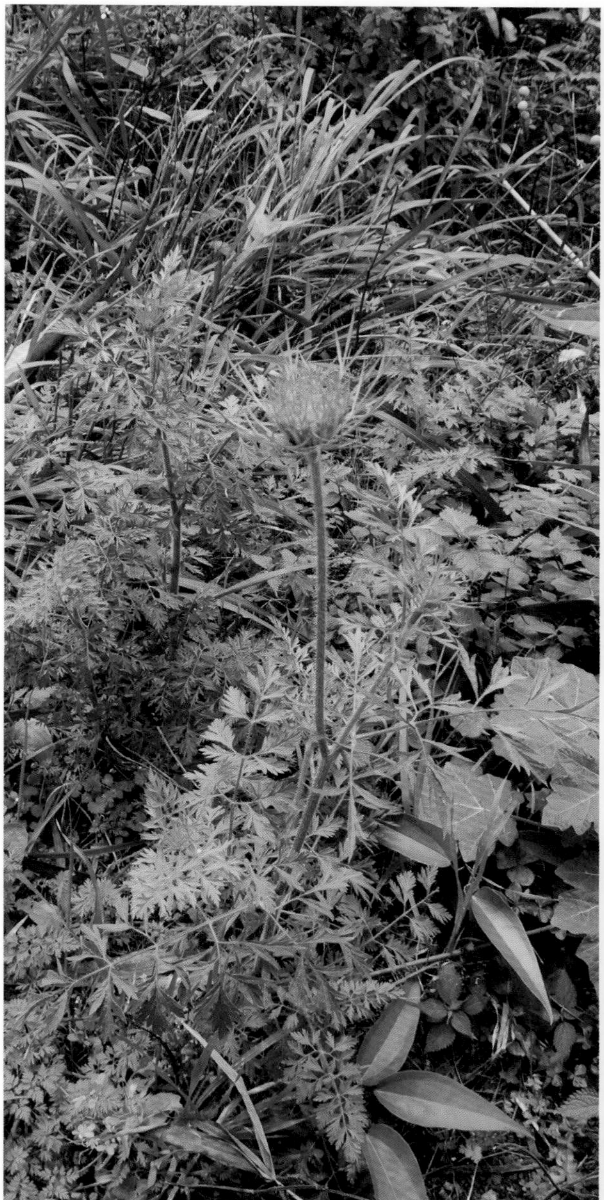
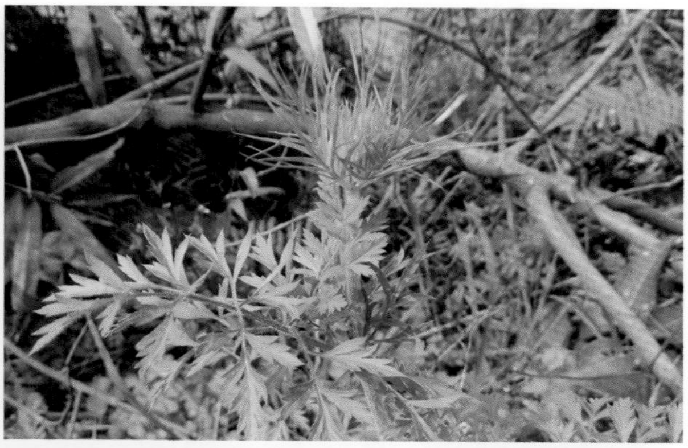
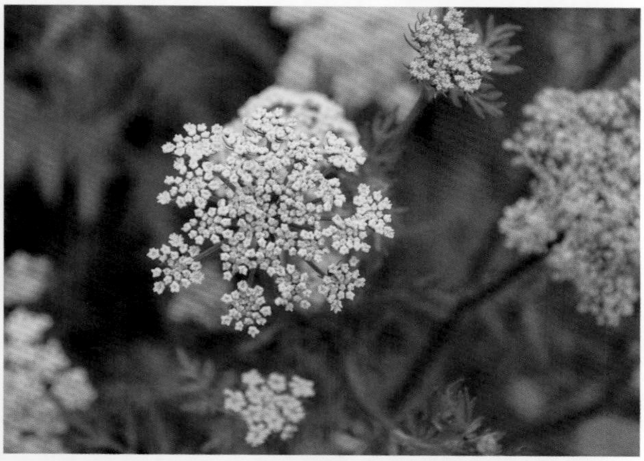
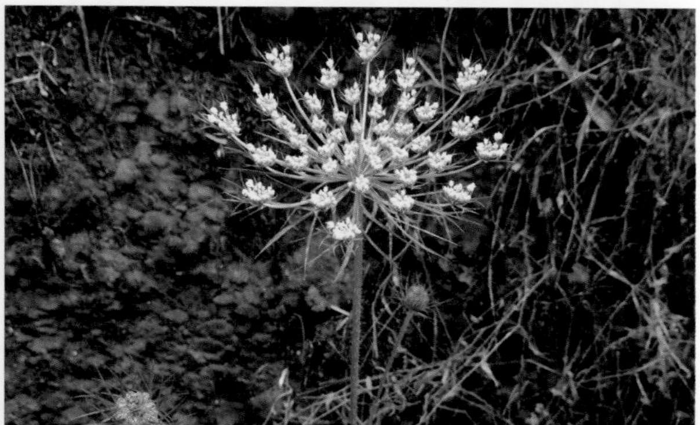

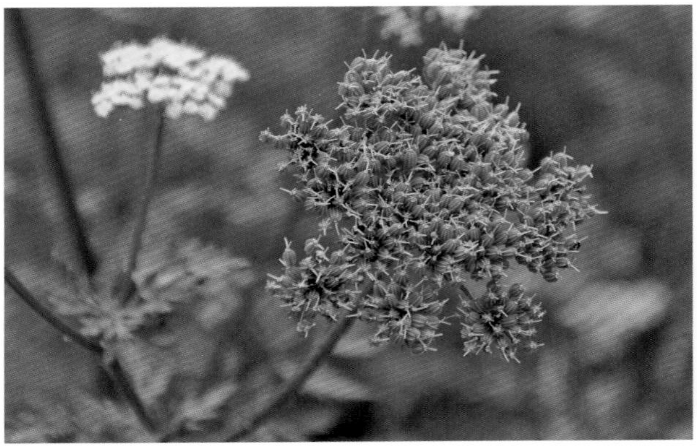
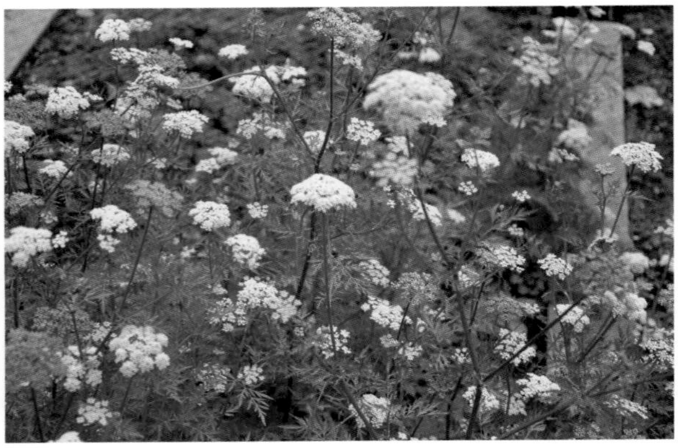

【形态特征】二年生草本，高 20~120cm，全株被白色粗硬毛。根细，肉质，近白色，不分枝。基生叶长圆形，二至三回羽状全裂。复伞形花序顶生；伞幅不等长；小苞片 5~7，线形；花瓣白色，有时黄色或粉红色。果实卵球形，有 5 条主棱、4 条次棱，棱上有白色刺毛。花期 5~7 月。

【适宜生境】生于山坡、田边。

【资源状况】分布于坝区、低山区。常见，可以大量开发利用。

【入药部位】根、果实。

【功能主治】根健脾化滞，凉肝止血，清热解毒。用于脾虚食少，惊风，血淋，咽喉肿痛。果实祛风止痒，消炎杀虫，化痰。用于小儿螬气，腹痛，胆道蛔虫腹痛。

胡萝卜

红萝卜

Daucus carota L. var. *sativa* Hoffm.

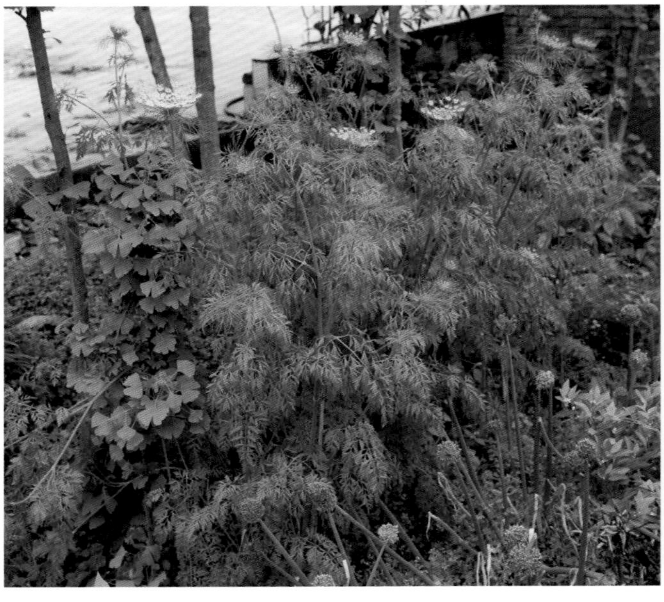
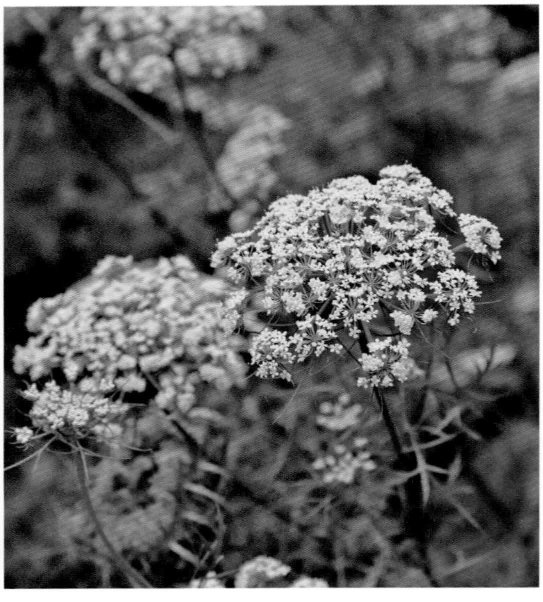

【形态特征】二年生草本。根粗大，长圆柱状或长棍棒状，肉质，浅红色、橙红色或黄色。茎单生，全体有白色粗硬毛。基生叶薄膜质，长圆形；叶柄长 3~12cm。复伞形花序；花序梗长 10~55cm，有糙硬毛；花通常白色。果实圆卵形，长 3~4mm，宽 2mm，棱上有白色刺毛。花期 5~7 月。

【适宜生境】栽培。

【资源状况】分布于坝区、低山区。常见，可以大量开发利用。

【入药部位】根、种子、叶。

【功能主治】根健脾，宽中下气，化滞，清热解毒，利尿。用于消化不良，久痢，脾虚食少，体虚乏力，脘腹痛，泄泻，喘咳，咽喉肿痛，痈肿，烫火伤，痔漏。种子燥湿散寒，利水杀虫。用于哮喘，久痢。叶理气止痛，利水。用于脘腹痛，浮肿，小便不通，淋痛。

马蹄芹　山荷叶、大苞芹

Dickinsia hydrocotyloides Franch.

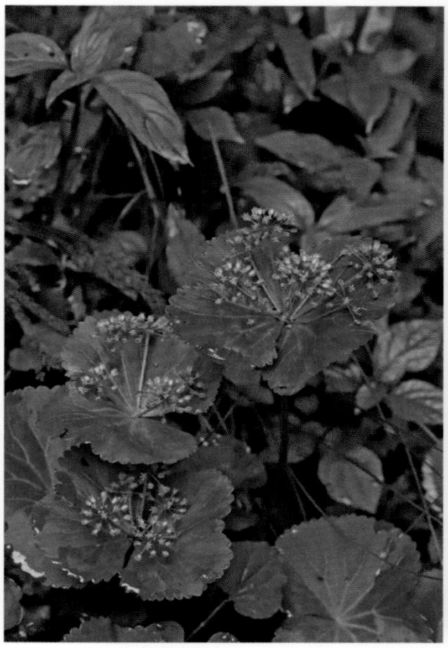

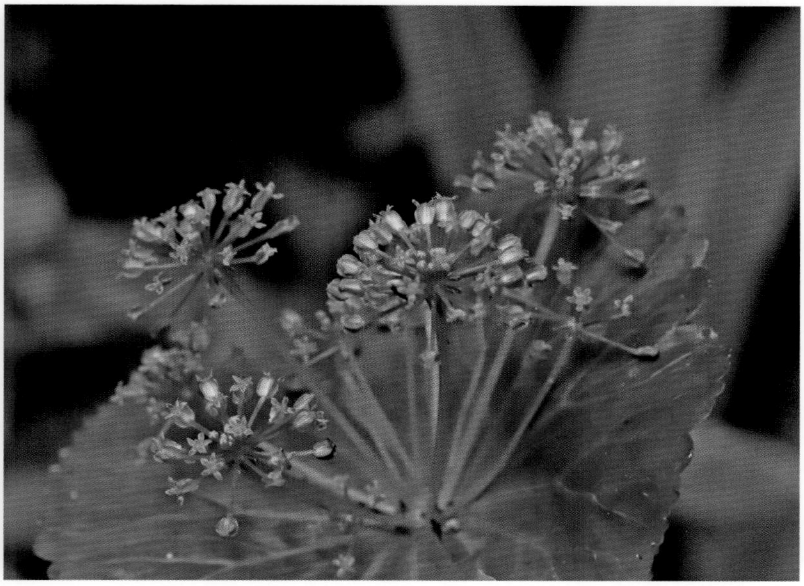

【形态特征】一年生草本，高 15~35cm，全株无毛。单叶数枚，圆形或卵状心形至马蹄形，边缘具钝齿。伞形花序生于总苞片的腋部；花 15~22 朵；花白色，5 瓣。双悬果近圆形，具 5 棱，凸起。花、果期 4~10 月。

【适宜生境】生于阴湿林下、杂草丛中或水沟边。

【资源状况】分布于中山区、高山区。少见。

【入药部位】全草。

【功能主治】清热解毒，祛风，解表。用于头痛，脘腹胀痛，痢疾腹痛。

茴　香

小茴香

Foeniculum vulgare Mill.

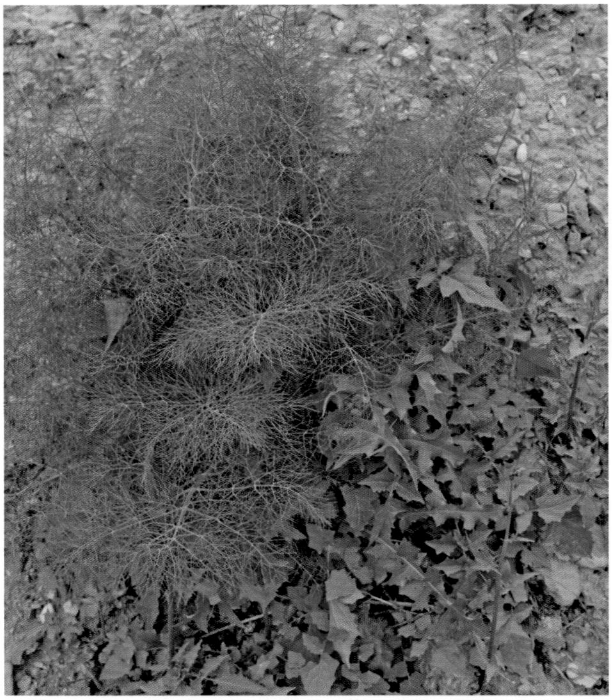
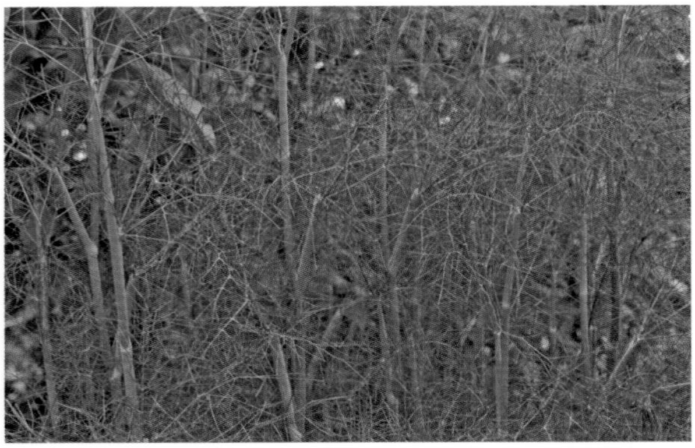
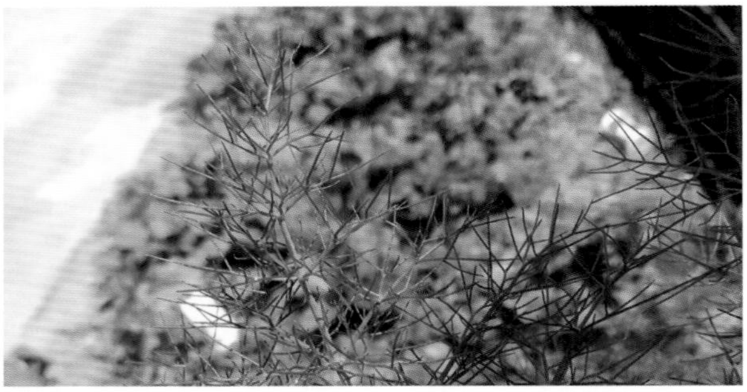
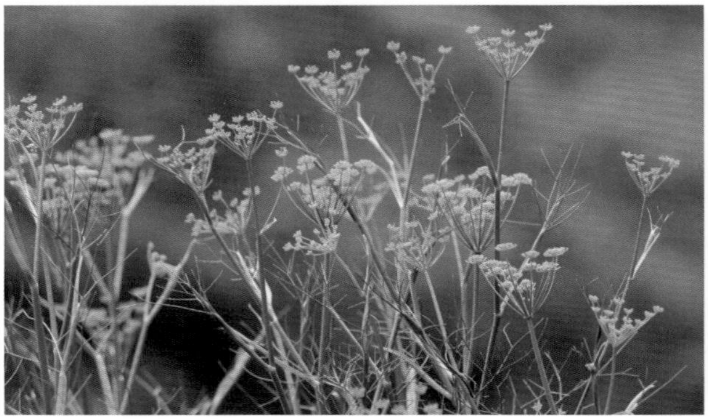
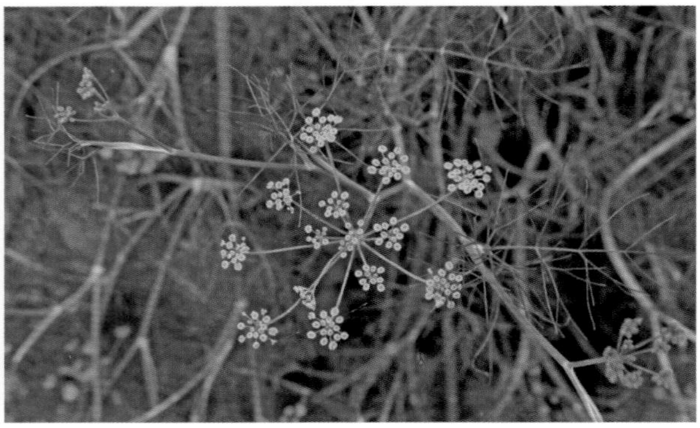

【形态特征】多年生草本，全株具强烈香气，表面有粉霜。基生叶丛生，有长柄；叶片轮廓宽三角形，末回裂片线形，宽不及 1mm。伞幅 6~29（~40），不等长；小伞形花序具 14~39 小花；花梗纤细；萼齿缺；花瓣 5，上部向内反卷；雄蕊 5；子房下位，2 室。果实长圆形；分果稍弯曲，具 5 棱，肋等长。花期 5~6 月，果期 7~9 月。

【适宜生境】栽培于屋侧、地边、田地。

【资源状况】分布于坝区、低山区。常见，可以大量开发利用。

【入药部位】果实（小茴香）。

【功能主治】散寒止痛，理气和痛。用于胃肠虚寒的嗳气、腹胀、腹泻，少腹冷痛，肾虚腰痛，胃痛，反胃呕吐，脚气病，睾丸偏坠，消化不良。

白亮独活 *Heracleum candicans* Wall. ex DC.

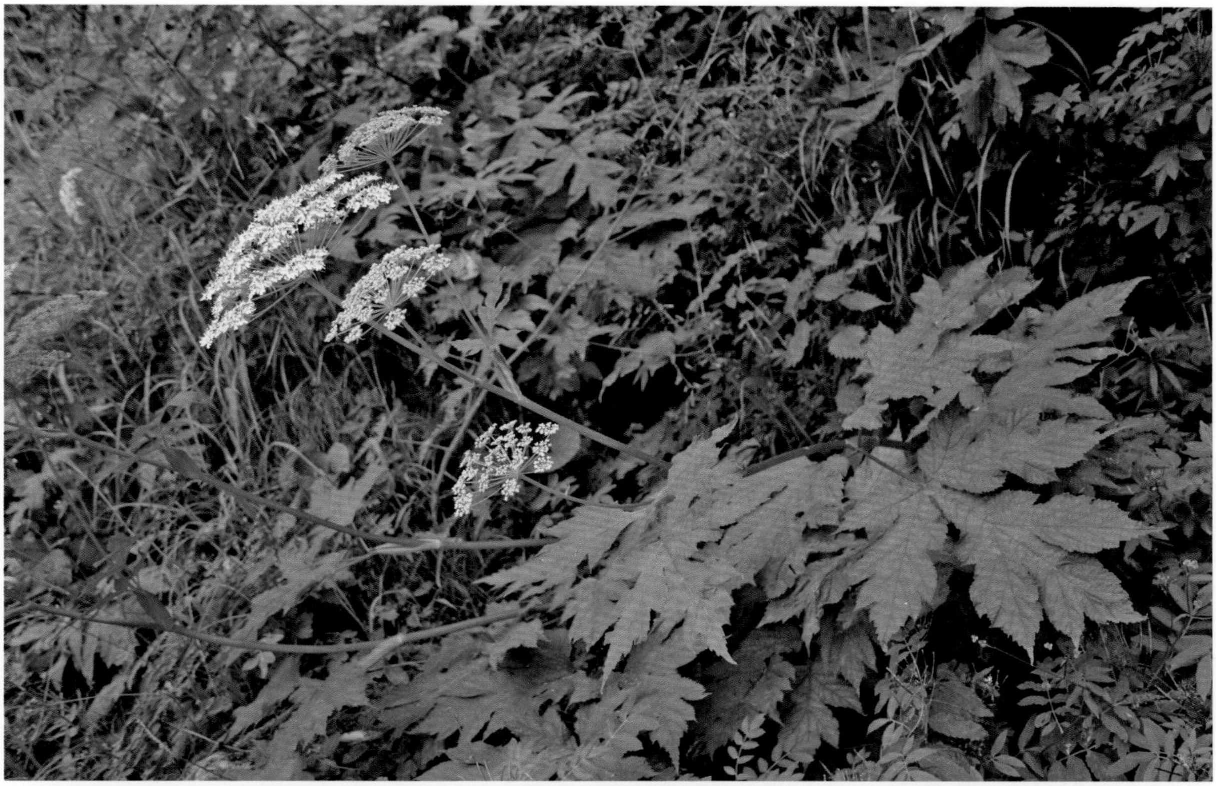

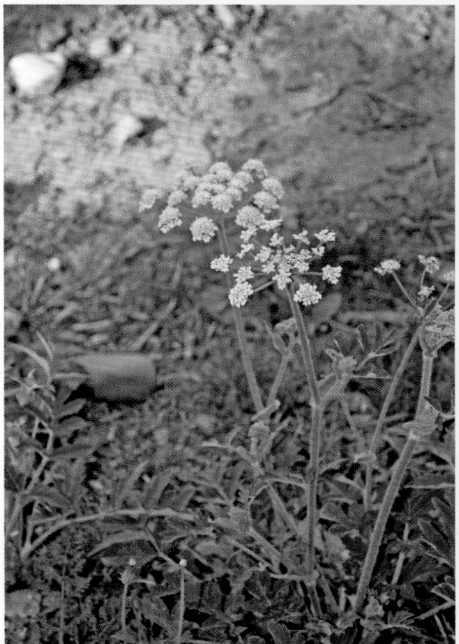

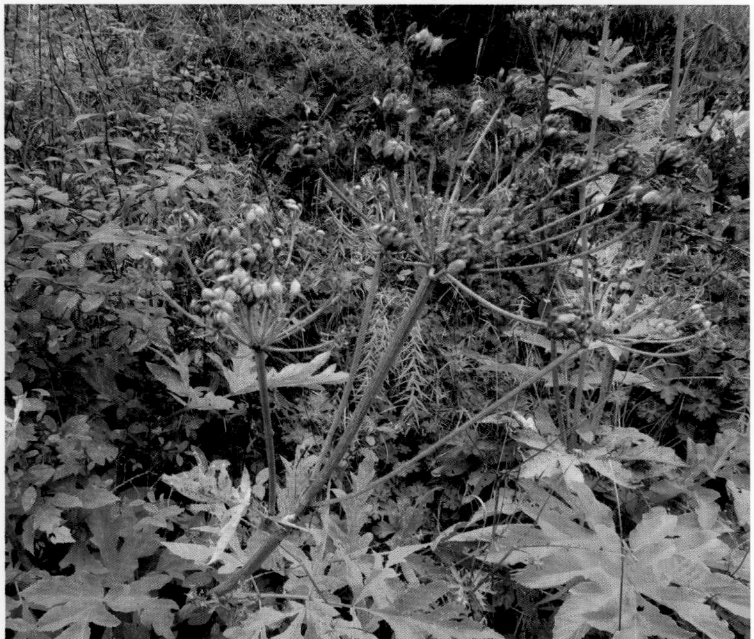

【形态特征】多年生草本。茎直立，圆筒形，中空，有棱槽，上部多分枝，全体被灰白色柔毛或绒毛。复伞形花序顶生或侧生；花序梗长 15~30cm，有柔毛；伞幅 15~25（~35），不等长；小苞片 5~8，条形；小伞形花序具 20~25 花；花瓣白色，2 型。果实倒卵球形，分果的棱槽中各具 1 条油管。花期 5~7 月，果期 8~9 月。

【适宜生境】生于灌木林、草丛。

【资源状况】分布于高山区。常见，可以大量开发利用。

【入药部位】根。

【功能主治】祛风除湿，止痛。用于感冒，咳嗽，头痛，牙痛，风湿痹痛，麻风，风湿疹，酸痛不仁，头项强痛，跌打损伤。

中华天胡荽

大满天星

Hydrocotyle chinensis (Dunn) Craib

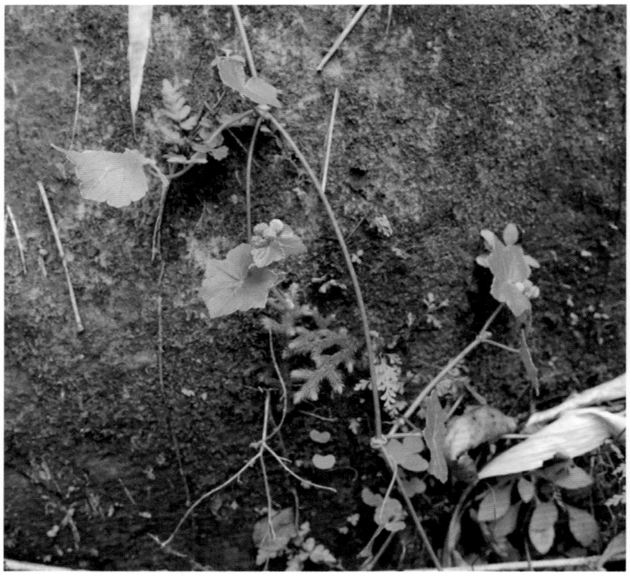

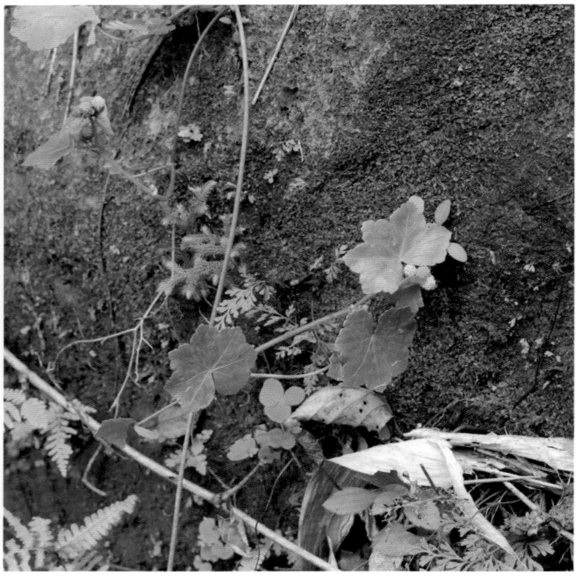

【形态特征】多年生草本。茎匍匐，长达 1.5m，茎节着土后易生须根。叶柄和叶片密被或疏被白色或紫色柔毛；叶片轮廓圆形，边缘 5~7 浅裂，裂片先端钝。伞形花序具花 25~50 朵，具紫褐色柔毛；花序梗通常长过叶柄；花瓣白色。果实具褐色斑点，近球形，基部浅心形或截形。花、果期 5~11 月。

【适宜生境】生于边沟、地坎阴湿草丛中。

【资源状况】分布于低山区。常见，可以开发利用。

【入药部位】全草。

【功能主治】清热利湿，化瘀止血，解毒。用于感冒，咳嗽，痰中带血，痢疾，泄泻，月经不调，痛经，跌打损伤，外伤出血，痈肿疮毒。

红马蹄草

大马蹄草

Hydrocotyle nepalensis Hook.

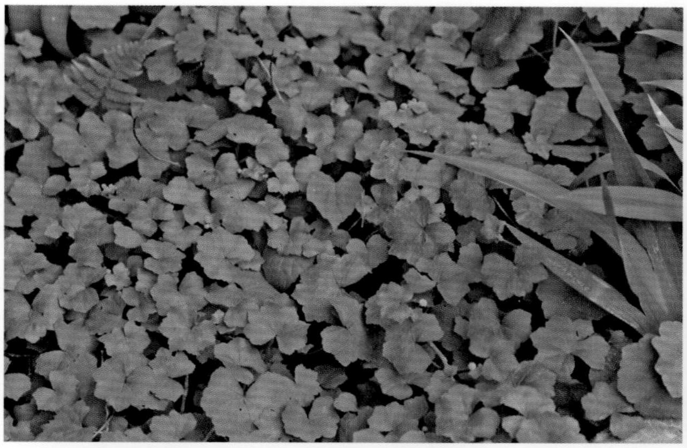

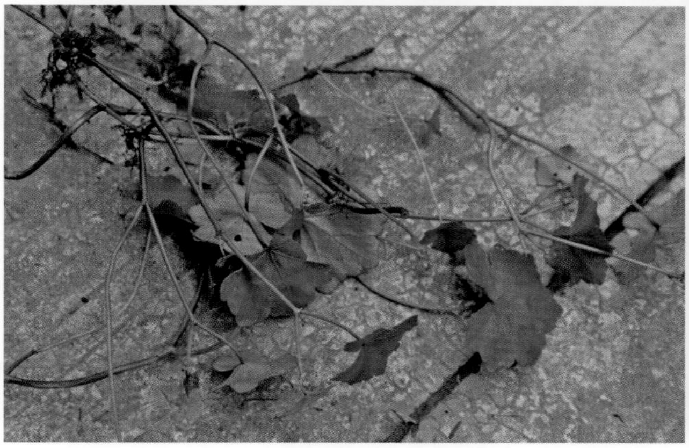

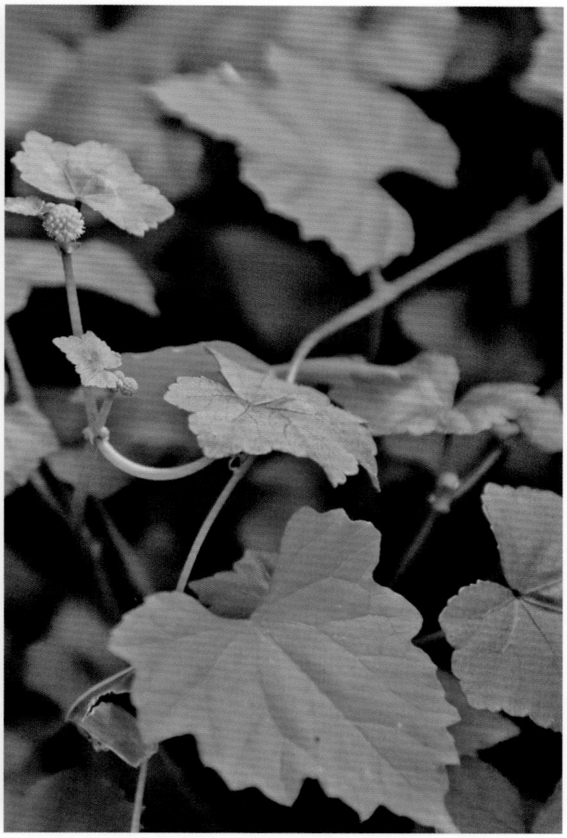

【形态特征】多年生草本，高 15~30cm。茎柔软匍匐，有斜上分枝，节上生根。叶圆形或肾形。伞形花序数个簇生于茎枝顶端叶腋，密被柔毛；每个小伞形花序均密集成球形头状花序，具花 20~60 朵；花瓣白色或具紫红色斑点。双悬果近球形，黄褐色或紫黑色，常有紫红色斑点。花、果期 5~11 月。

【适宜生境】生于边沟、地坎阴湿草丛中。

【资源状况】分布于低山区。常见，可以开发利用。

【入药部位】全草。

【功能主治】清肺热，化瘀止血。用于风热感冒咳嗽，肺热吐衄，痰中带血，吐血，痢疾，泄泻，痛经，月经不调，跌打伤肿。

天胡荽

满天星、镜面草

Hydrocotyle sibthorpioides Lam.

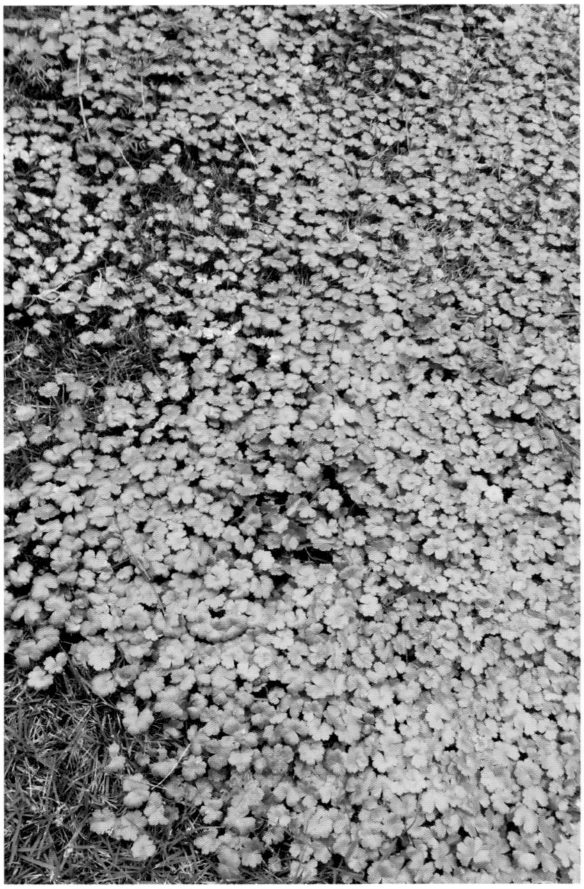

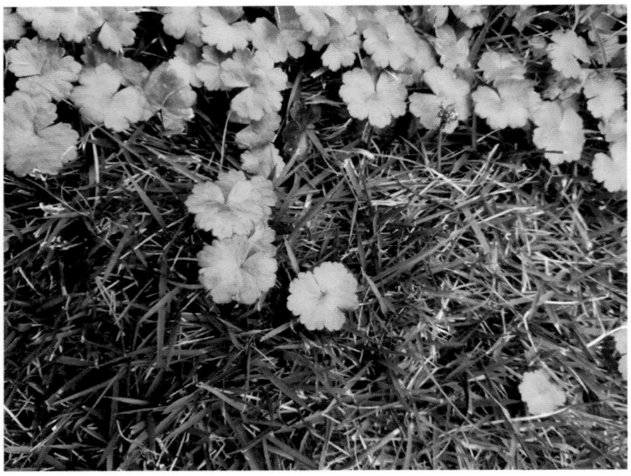

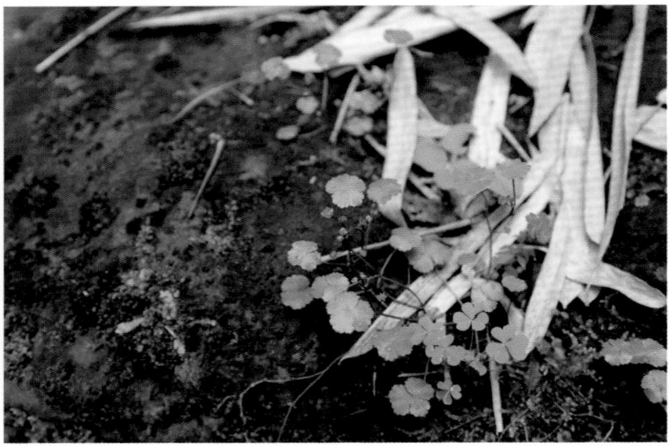

【形态特征】小草本。茎软，细丝状，匍匐叶肾状圆形，膜质。花序梗短于叶柄，单生，无毛或上部有毛；伞形花序单生于叶腋，具花 5~18 朵；小总苞片卵形至卵状披针形，膜质，有黄色透明腺点，背部有 1 条不明显的脉；花瓣绿白色，卵形，有腺点。双悬果扁平，呈心形，有时具红色小斑点，有 3 棱。花、果期 4~9 月。

【适宜生境】生于阴湿沟边、地坎。

【资源状况】分布于低山区。常见，可以开发利用。

【入药部位】全草。

【功能主治】清热解毒，利尿。用于急性黄疸性肝炎，肝硬化腹水，小儿发热，胆结石，痢疾，黄疸。

肾叶天胡荽

落得打、满天星

Hydrocotyle wilfordi Maxim.

【标本采集号】LEM120626007

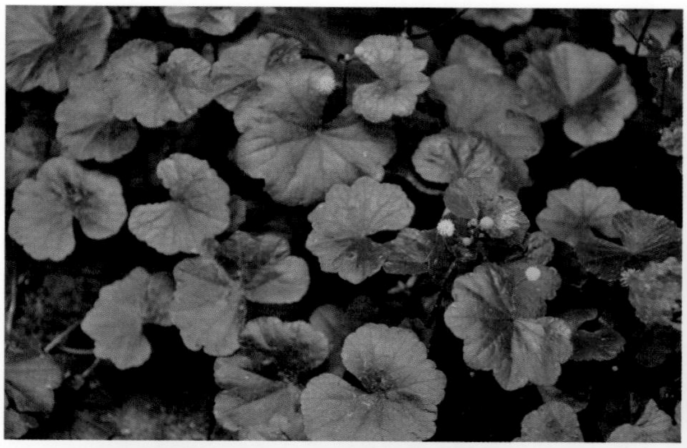

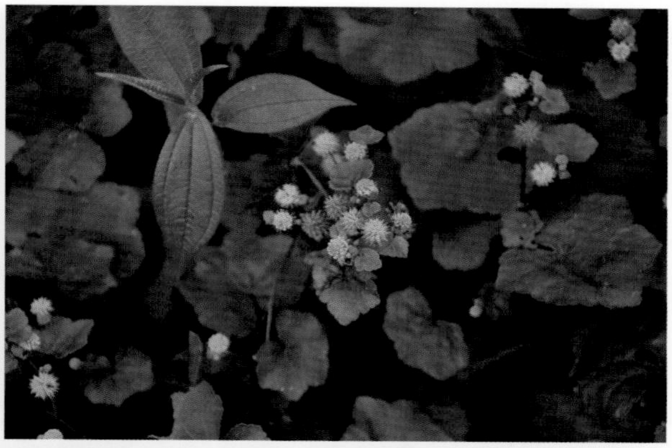

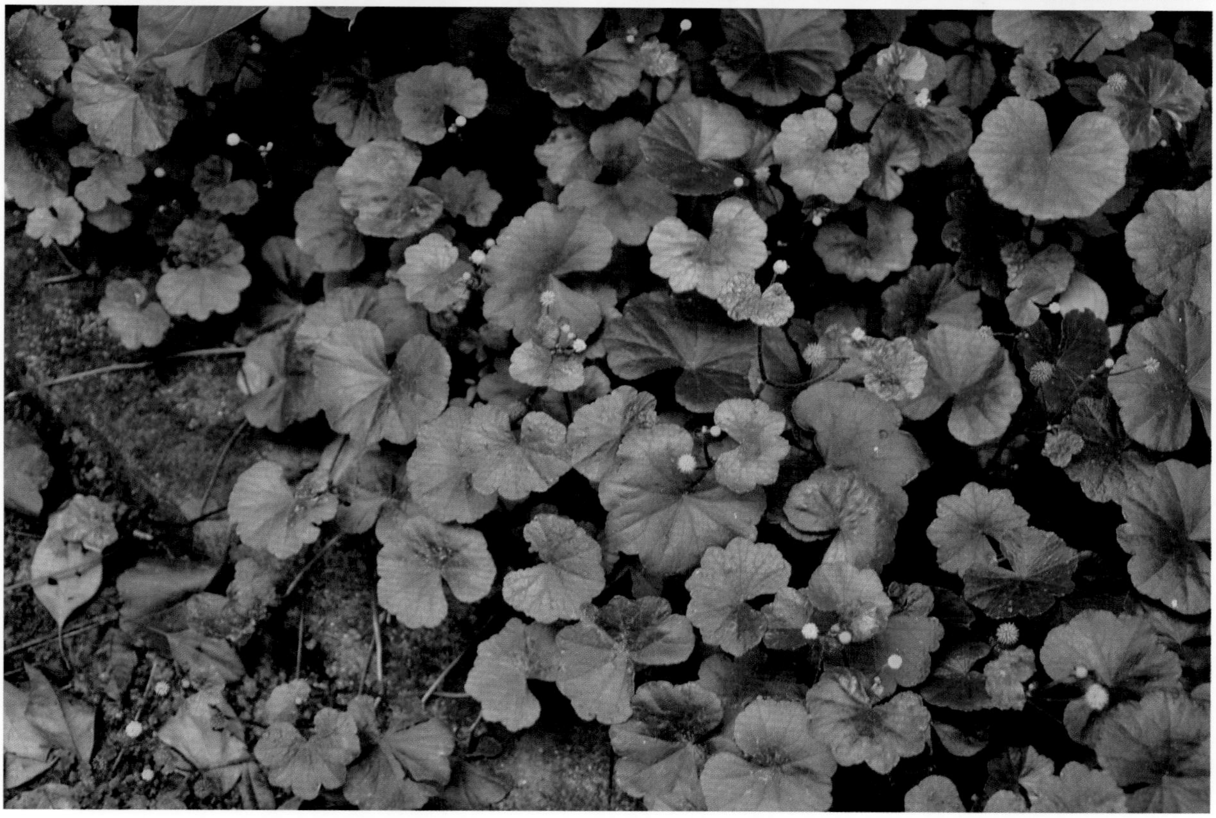

【形态特征】草本。茎直立或匍匐，高 15~45cm，有分枝，节上生根。叶圆形或肾圆形，基部心形，两面无毛或下面沿脉疏具粗毛。伞形花序多花；总花梗纤细，单生，长于叶柄或近等长；小总苞片膜质，细小，具紫色斑点；花白色至浅黄色。果实浅棕色而略带紫斑。花、果期 5~9 月。

【适宜生境】生于阴湿山沟、林下。
【资源状况】分布于低山区、中山区。常见，可以开发利用。
【入药部位】全草。
【功能主治】清热解毒，止咳，利尿。用于湿热黄疸，血淋，石淋，血痢，结石，小便不利，肝炎腹水。

水　芹 水芹菜
Oenanthe javanica (Bl.) DC.

【标本采集号】LEM120812003

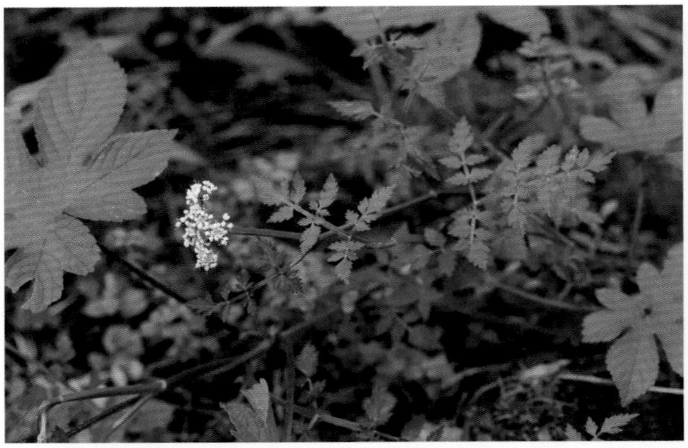
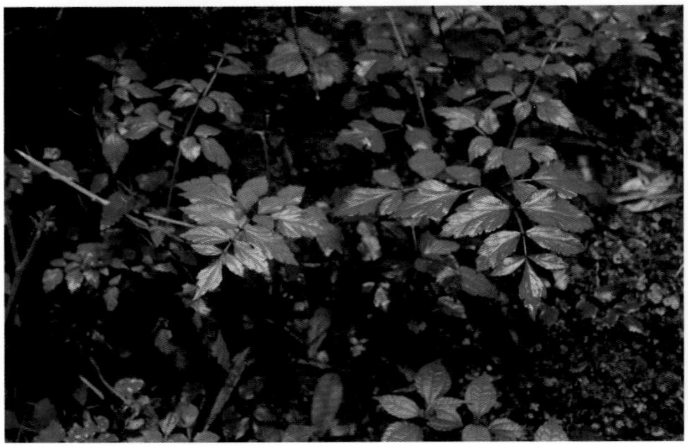
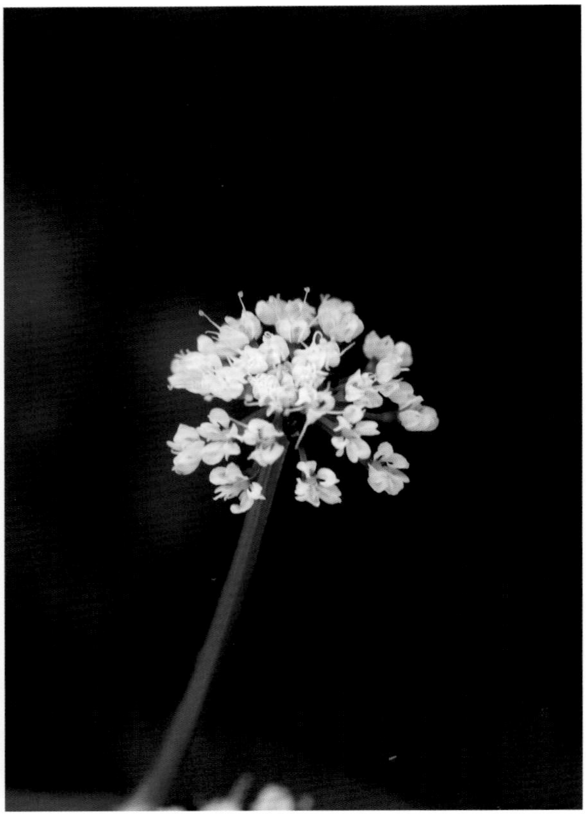

【形态特征】多年生草本，高 15~80cm。茎基部匍匐，下部节上生须根，上部中空，具棱。基生叶丛生；叶片轮廓三角形，一至二回羽状分裂，裂片长 2~5cm。复伞形花序顶生；伞幅 6~16（~30），小苞片 2~8，条形；小伞形花序约具 20 花。果实近球形或卵球形，果棱稍木质加厚。花期 6~7 月，果期 8~9 月。
【适宜生境】生于沟边、田边、林下潮湿处。
【资源状况】分布于坝区、低山区。常见，可以开发利用。
【入药部位】全草。
【功能主治】清热解毒，利尿，止血。用于烦渴，小便不利，尿血，浮肿，便血，吐血，高血压。

卵叶水芹 *Oenanthe rosthornii* Diels

【形态特征】茎下部匍匐，上部直立，有棱，被柔毛。叶片轮廓为广三角形或卵形，长 7~15cm，宽 8~12cm，末回裂片菱状卵形或长圆形。复伞形花序顶生和侧生；花序梗长 16~20cm；无总苞；伞幅不等长，长 2~6cm；小苞片披针形。果实卵球形。花期 8~9 月，果期 10~11 月。

【适宜生境】生于灌丛下。

【资源状况】分布于低山区。少见。

【入药部位】全草。

【功能主治】补益气血，止血，利尿。用于气虚血亏，头目眩晕，水肿，外伤出血。

异叶茴芹 山当归、骚牯羊 *Pimpinella diversifolia* DC.

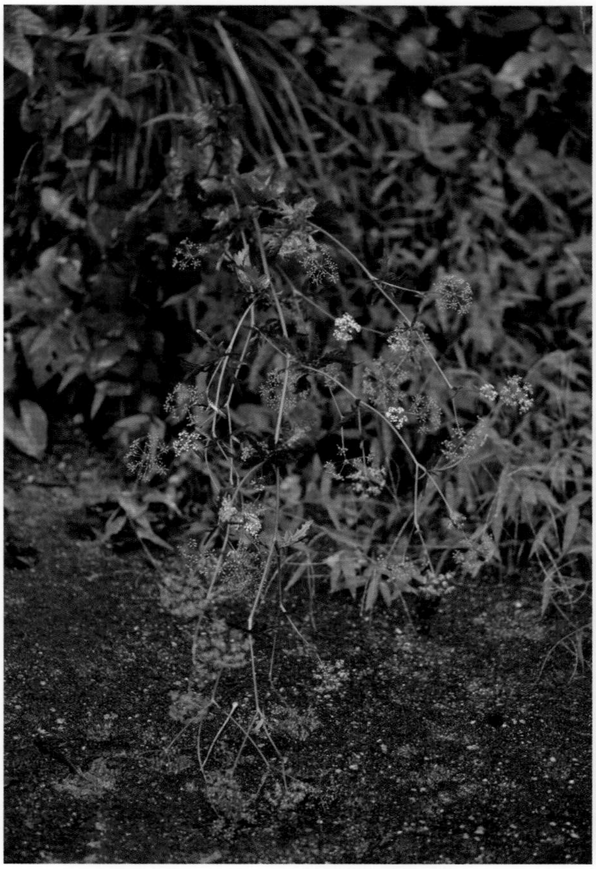

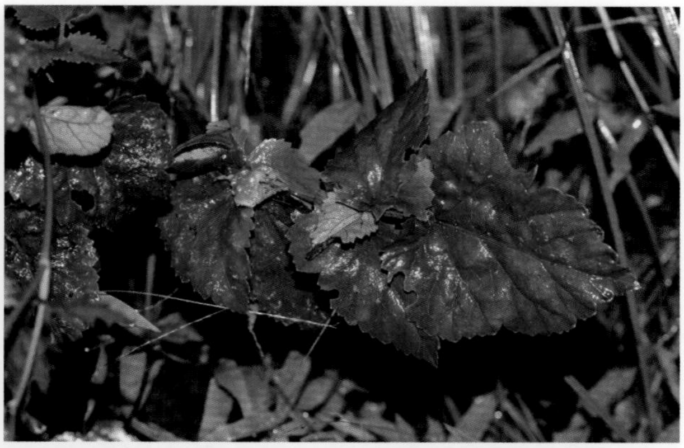

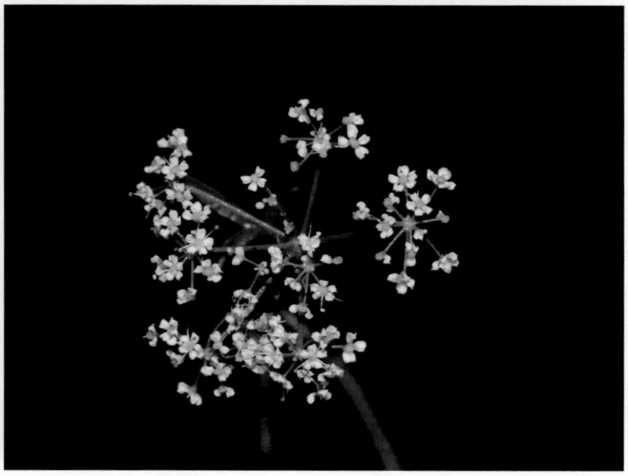

【形态特征】多年生草本，高 0.3~2m，全株被短柔毛。茎直立。叶片三出式分裂，小叶卵状心形；茎生叶向上退化，羽状分裂或 3 浅裂，披针形，经常撕裂。小伞形花序具 6~20 花；花瓣白色，倒卵形，先端缺刻，具弯曲的小裂片。果实卵球形，基部心形，表面具小乳突状的短柔毛，果棱显著。种子表面平。花、果期 5~11 月。

【适宜生境】生于地坎、草坡。

【资源状况】分布于低山区、中山区。常见。

【入药部位】全草（鹅脚板）。

【功能主治】消食理气，散寒和血，祛瘀。用于小儿脾虚，食积腹胀，风火牙痛，风寒感冒，百日咳，肺结核，腮腺炎，胃脘疼痛。

川鄂囊瓣芹 *Pternopetalum rosthornii* (Diels) Hand. -Mazz.

【标本采集号】LEM120814001

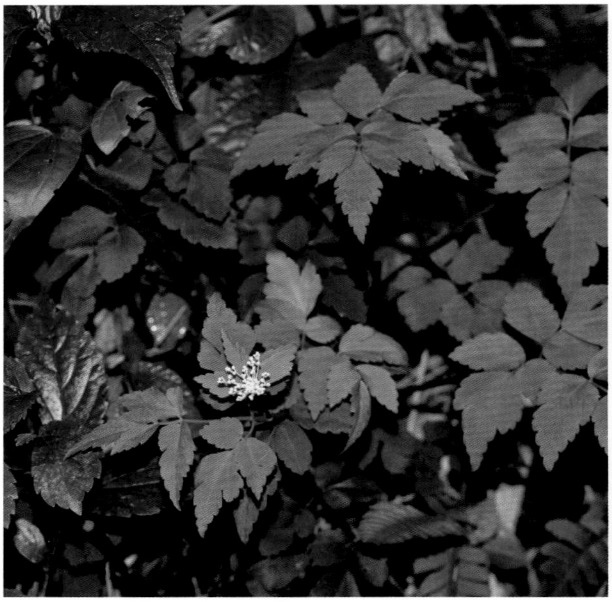

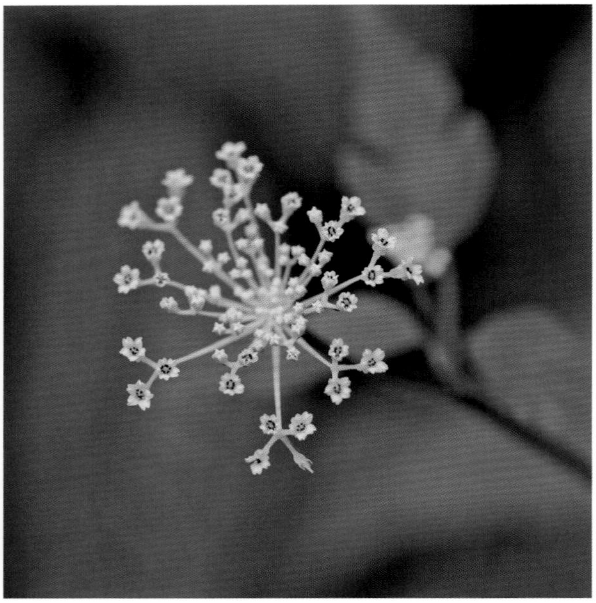

【形态特征】多年生草本。根棕褐色，长 10~15cm。基生叶，有长柄，为一至二回三出复叶。复伞形花序花期宽 1.5~3cm；伞幅（7~）15~30（~40）；小伞形花序具 2~3 花；花瓣白色，倒卵形，基部狭窄，顶端凹缺，有内折小舌片。果实卵球形，果棱线形，每棱槽具油管 1~3，合生面具油管 2~4。花期 4~6 月，果期 7~8 月。

【适宜生境】生于海拔 1300~2170m 的山坡沟谷、潮湿岩石上、河岸和竹林下。

【资源状况】分布于中山区。少见。

【入药部位】全草。

【功能主治】解毒，祛风，除湿，散寒止痛。

膜蕨囊瓣芹 *Pternopetalum trichomanifolium* (Franch.) Hand. -Mazz.

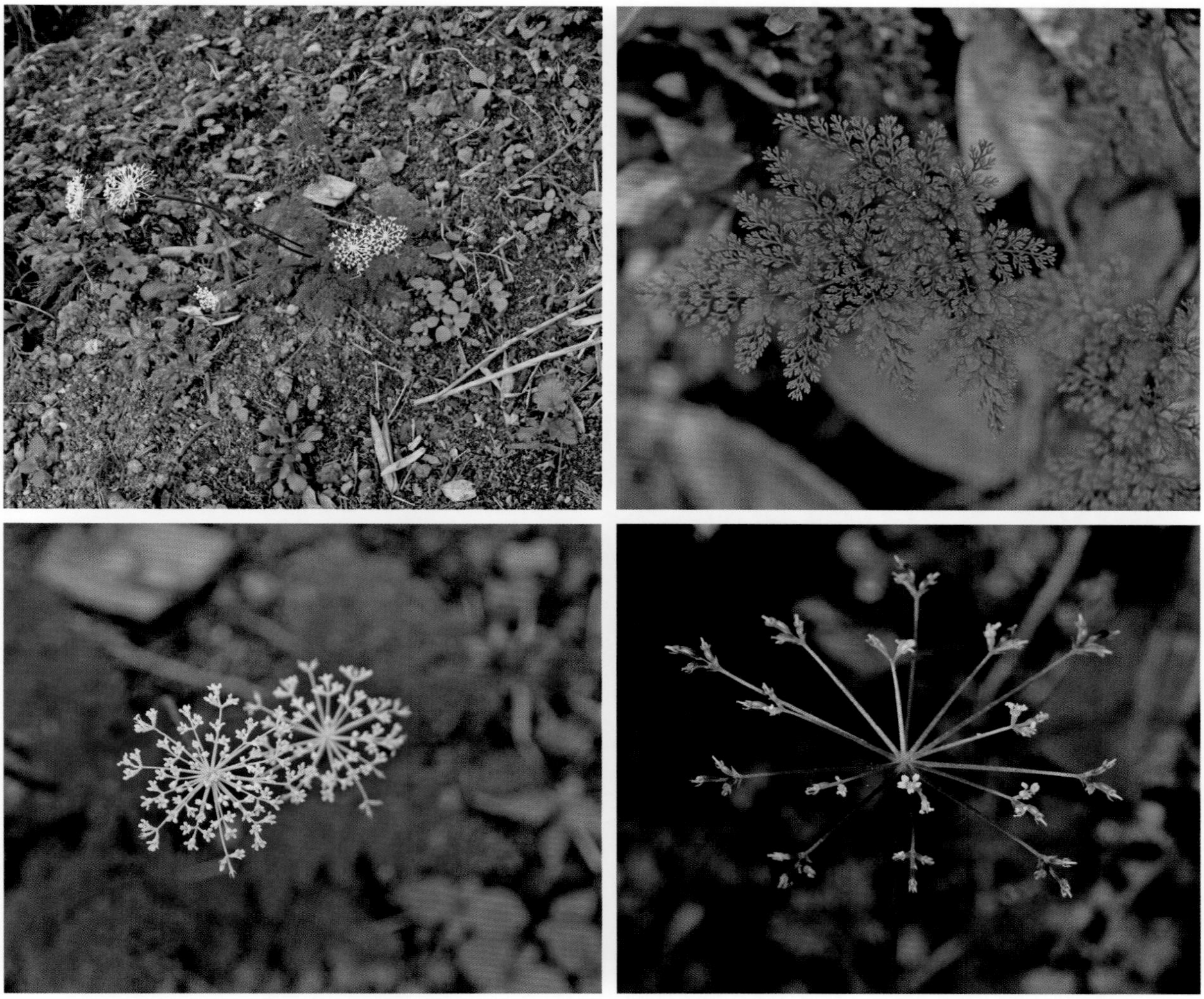

【形态特征】多年生草本，高约40cm。叶几乎全部基生，叶片三角状卵形，末回裂片条形。伞幅（6~）15~30（~40）；小苞片 2~4；小伞形花序具 2~4 花；花瓣白色，倒卵形，大小不等，基部狭长，顶端微凹，有内折的小舌片；花柱基圆锥形，花柱伸长，直立。果实狭长卵球形。花期 3~5 月，果期 6~8 月。

【适宜生境】生于灌丛下。

【资源状况】分布于中山区。常见。

【入药部位】全草。

【功能主治】清热解毒，祛风除湿，活血止血。用于胃痛，头痛，咳嗽，风湿痹痛，跌打损伤，外伤出血，蛇咬伤。

五匹青 *Pternopetalum vulgare* (Dunn) Hand. -Mazz.

【标本采集号】511423140620905LY

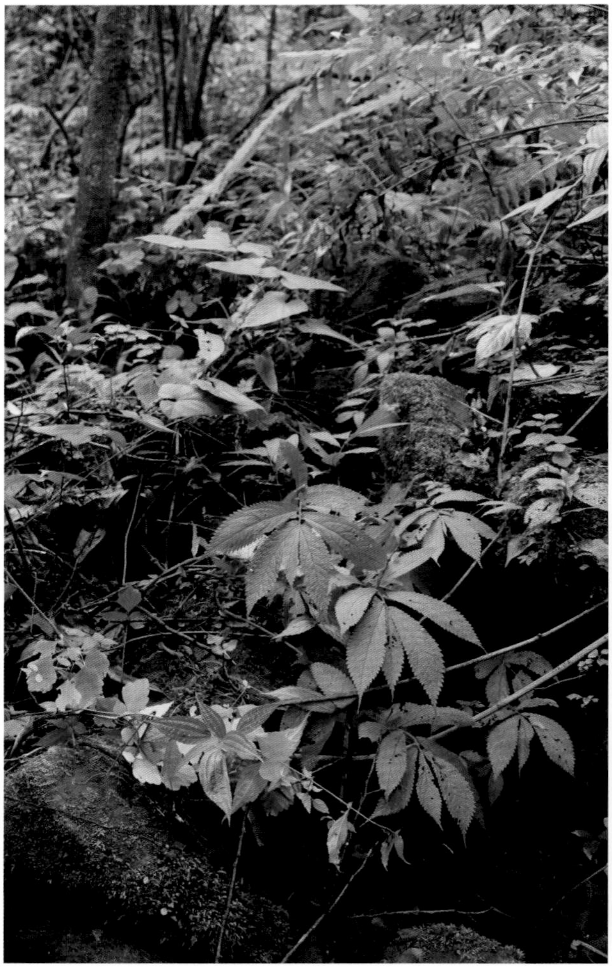

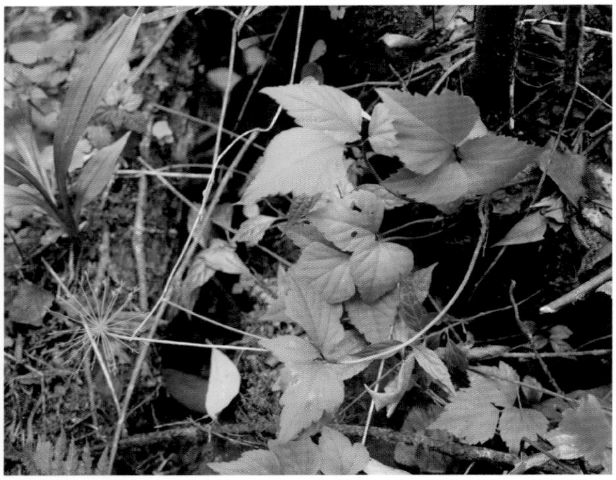

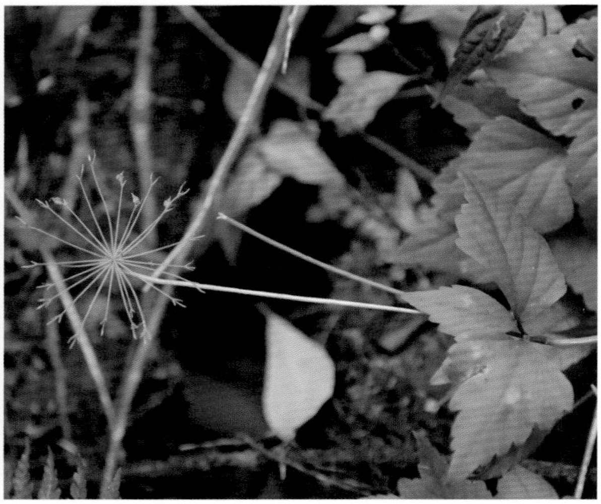

【形态特征】多年生草本，高 25~30cm。茎单生或具 2~3 分枝。基生叶有长柄；叶片三角状卵形，三出式分裂。小伞形花序具 2~5 花；花瓣白色或紫色。果实长椭圆形，果棱具小齿。花、果期 4~9 月。

【适宜生境】生于灌丛下。

【资源状况】分布于中山区。常见。

【入药部位】根。

【功能主治】利湿，散寒解表。用于瘰疬，淋巴结结核，咽喉肿痛。

变豆菜

鸭脚板

Sanicula chinensis Bunge

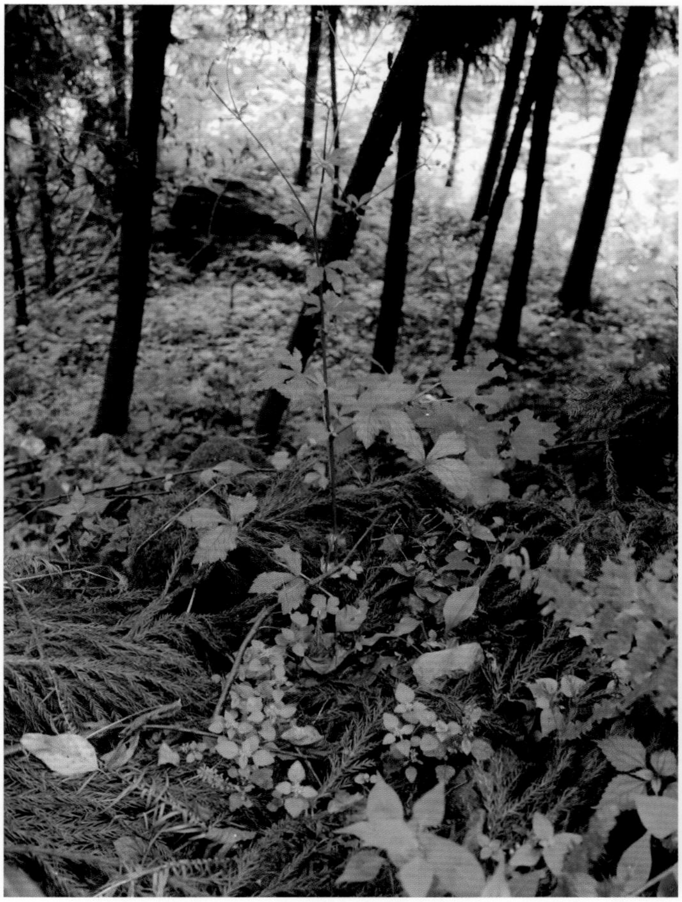

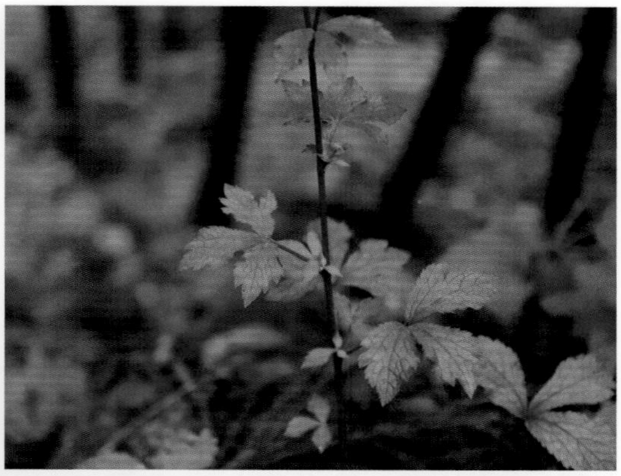

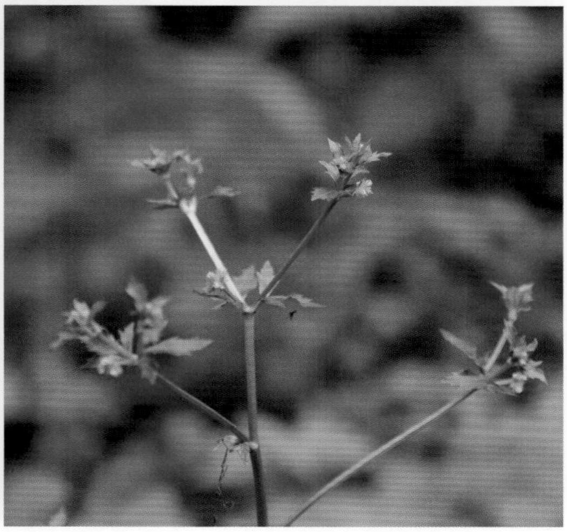

【形态特征】多年生草本。根状茎粗而短；茎粗壮或细弱，直立，无毛，有纵沟纹，下部不分枝，上部重复叉式分枝。基生叶极少，3~5 裂；茎生叶 3 裂。花序常二至三回叉状分枝；小伞形花序具 6~10 花；每个小伞形花序具雄花 3~7 朵，稍短于两性花，雌花 3 或 4 朵；萼齿窄线形；花瓣白色或绿白色。果实卵球形；油管 5，合生面油管 2，稍大。花、果期 4~10 月。

【适宜生境】生于竹林或灌丛中。

【资源状况】分布于中山区。常见，可以开发利用。

【入药部位】全草。

【功能主治】祛风除湿，止痛。用于风寒感冒头痛，咳嗽。

薄片变豆菜

散血草、肺筋草

Sanicula lamelligera Hance

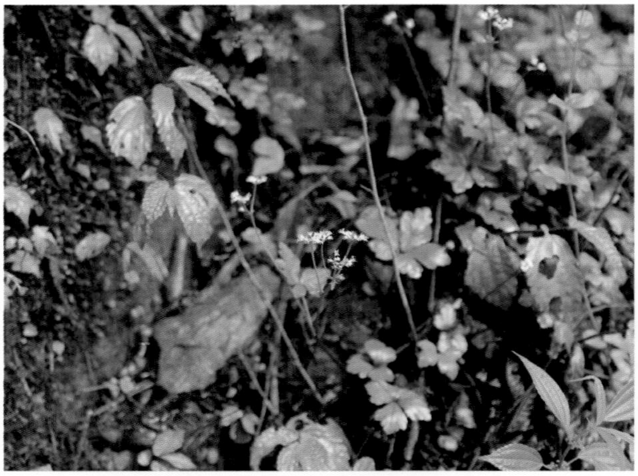
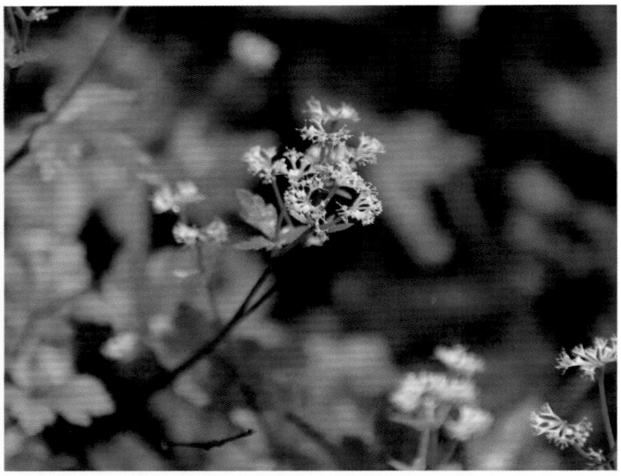
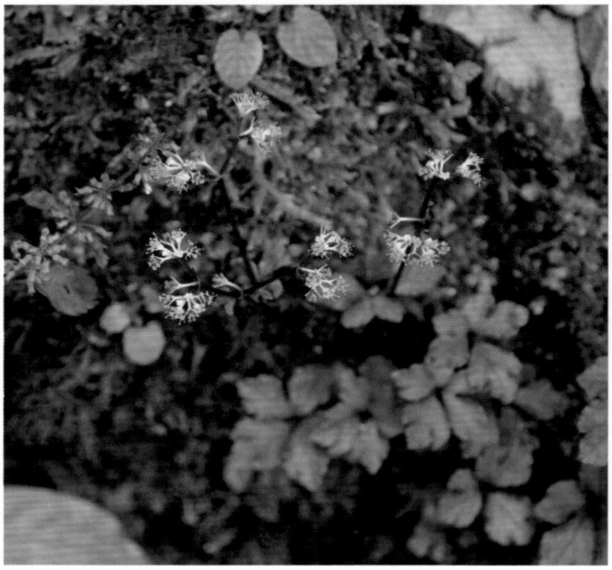
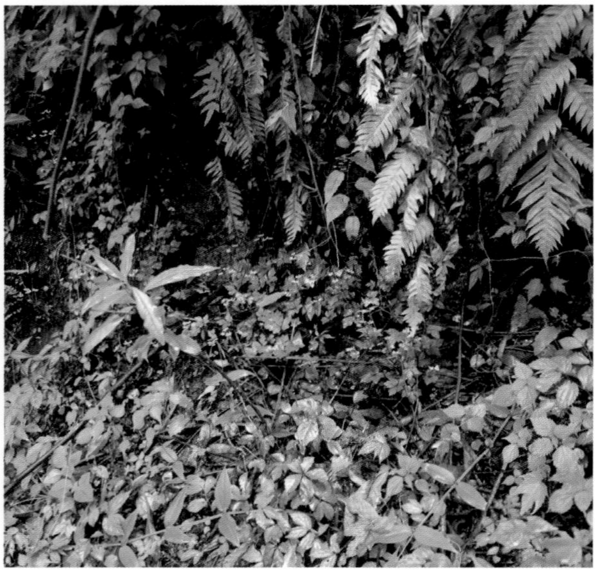

【形态特征】多年生草本，高 10~35cm，全株无毛。基生叶多数，圆心形或五角形，下面紫红色，掌状 3 全裂；叶柄紫红色。花序常二至四回二歧分枝或 2~3 叉状；花白色或淡紫红色。双悬果卵形或长圆形，有皮刺。花、果期 4~11 月。

【适宜生境】生于海拔 500~2000m 的林下、沟谷、溪边及湿润的砂质土壤。

【资源状况】分布于低山区、中山区。常见，可以开发利用。

【入药部位】全草（大肺经草）。

【功能主治】散寒止咳，行血通经。用于风寒咳嗽，百日咳，闭经，月经不调，腰痛。

小窃衣 破子草、鹤虱、粘粘草

Torilis japonica (Houtt.) DC.

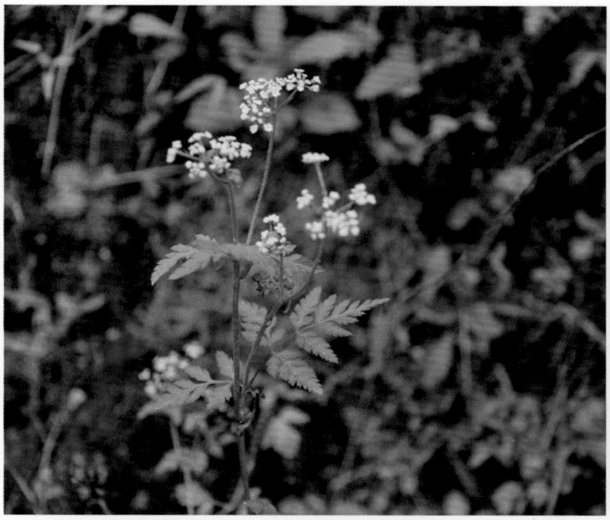
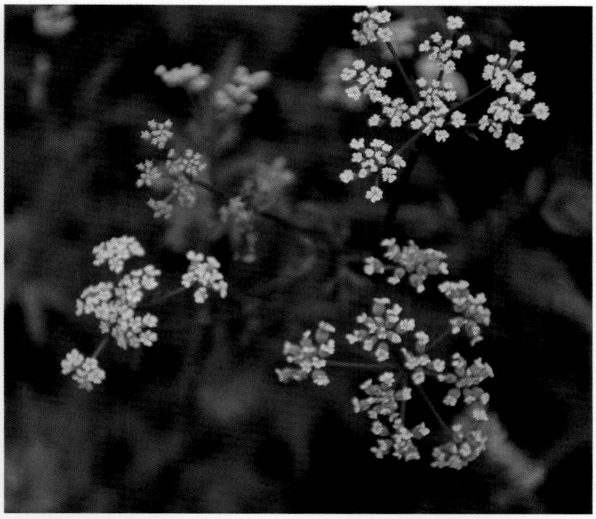
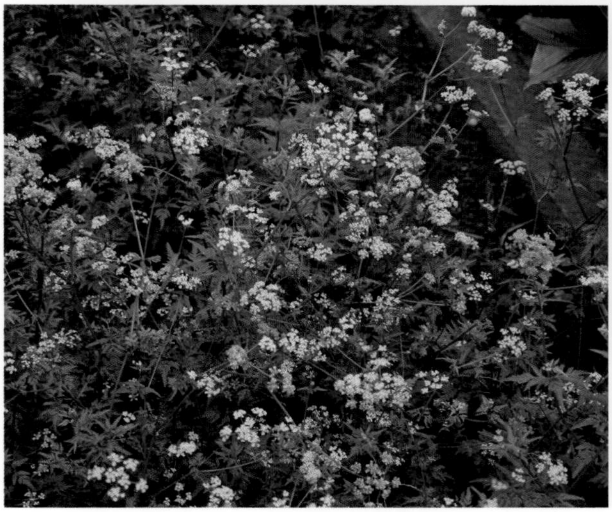
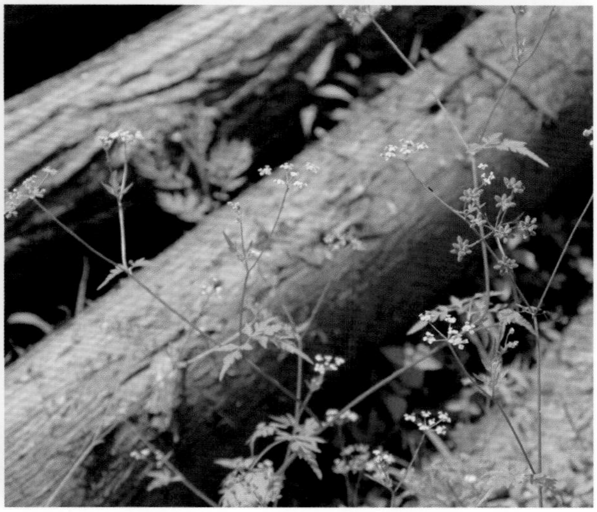

【形态特征】一年生或多年生草本。茎有纵条纹及刺毛。叶片轮廓三角卵形。复伞形花序顶生或腋生；总苞片 3~6，长 0.5~2cm，通常线形，极少叶状；伞幅 4~12；小总苞片 5~8；小伞形花序具 4~12 花；花瓣白色、紫红色或紫蓝色。果实圆卵形，长 1.5~4mm，宽 1.5~2.5mm。花、果期 4~10 月。

【适宜生境】生于草坡、路旁。

【资源状况】分布于坝区、低山区。常见，可以开发利用。

【入药部位】果实（小窃衣子）。

【功能主治】杀虫，收湿止痒。用于蛔虫病，蛲虫病，绦虫病，虫积腹痛，滴虫阴道炎。

窃 衣

粘粘草、鹤虱

Torilis scabra (Thunb.) DC.

【标本采集号】LEM120615004

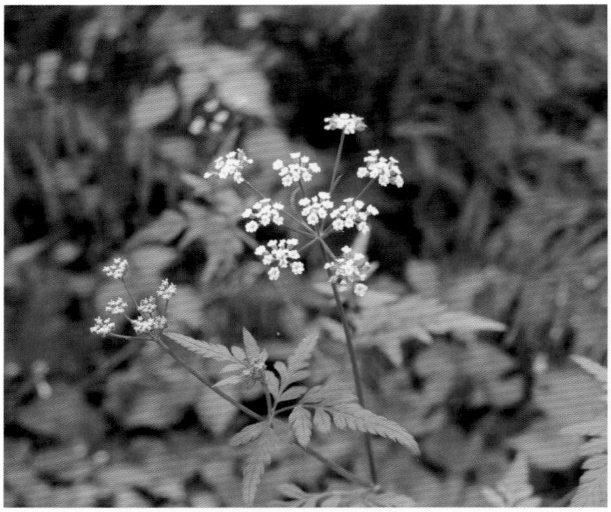

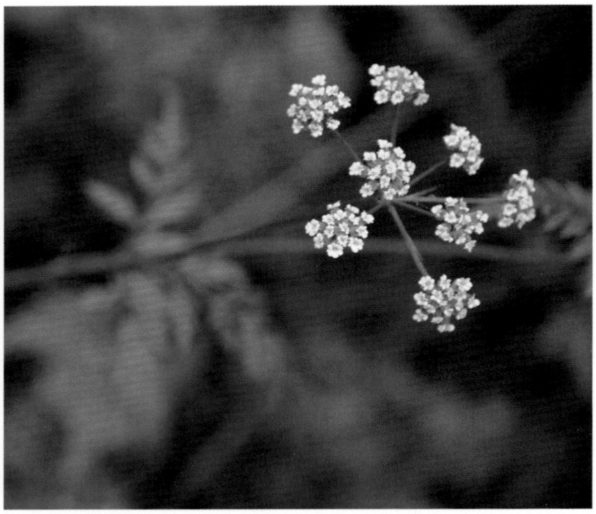

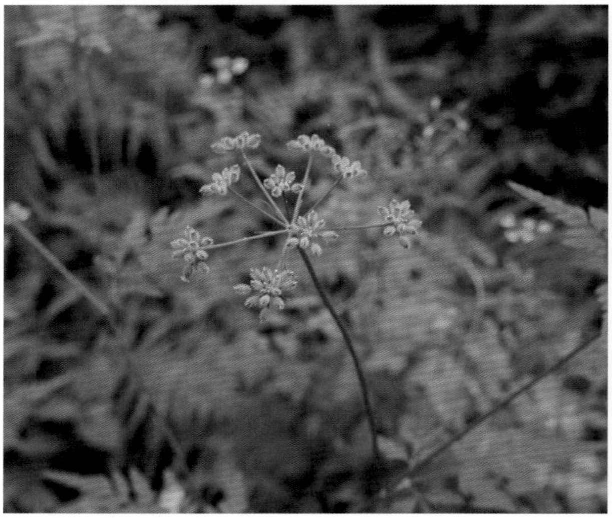

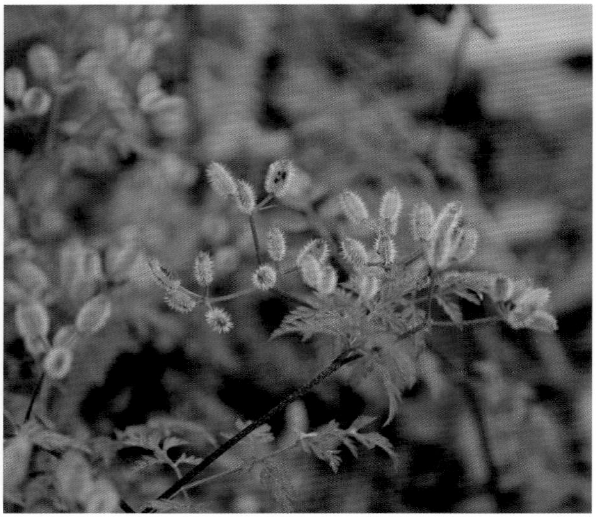

【形态特征】一年生或多年生草本，高 10~70cm，全株有贴生短硬毛。叶片轮廓卵形，羽片披针形至狭卵形。伞形花序顶生和腋生；花序梗长 2~8cm；总苞片常无；苞片常无，稀 1；伞幅 2~4；小苞片 2~6；小伞形花序具 2~6 花。果实常深绿色，偶尔浅紫色，长圆形，长 4~7cm，宽 2~3mm。花、果期 4~11 月。

【适宜生境】生于草坡、路旁。

【资源状况】分布于坝区、低山区。常见，可以开发利用。

【入药部位】果实。

【功能主治】杀虫，收湿止痒。用于虫积腹痛，痈肿疮毒，泻痢，疮疡溃烂，阴痒带下，滴虫阴道炎。

岩梅科

岩 匙

白奴花、铁灼花

Berneuxia thibetica Decne.

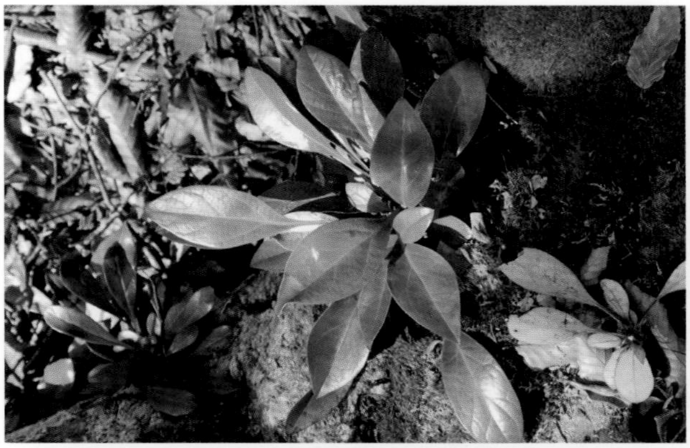
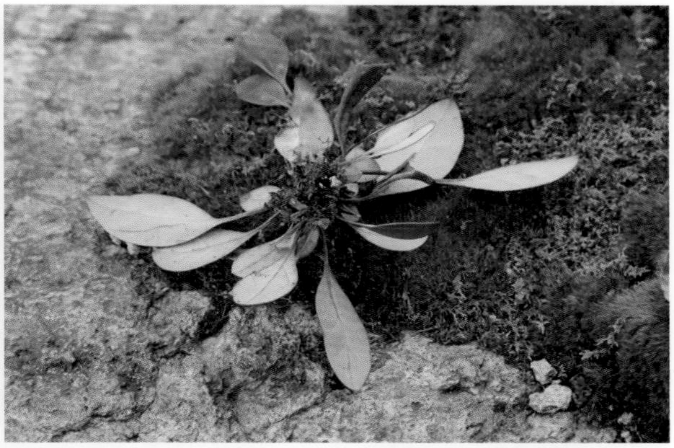
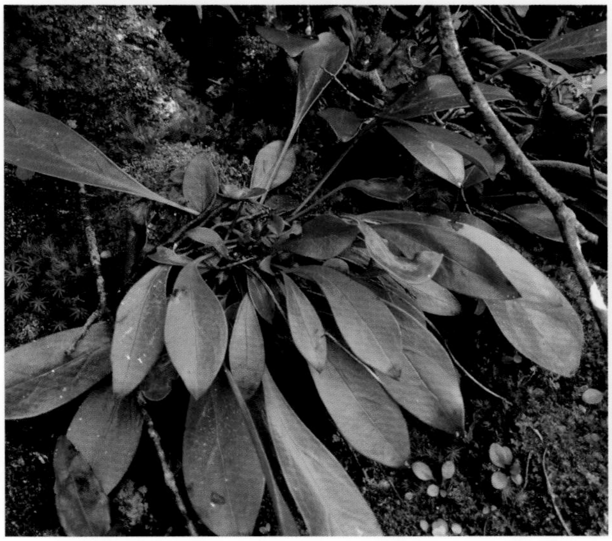
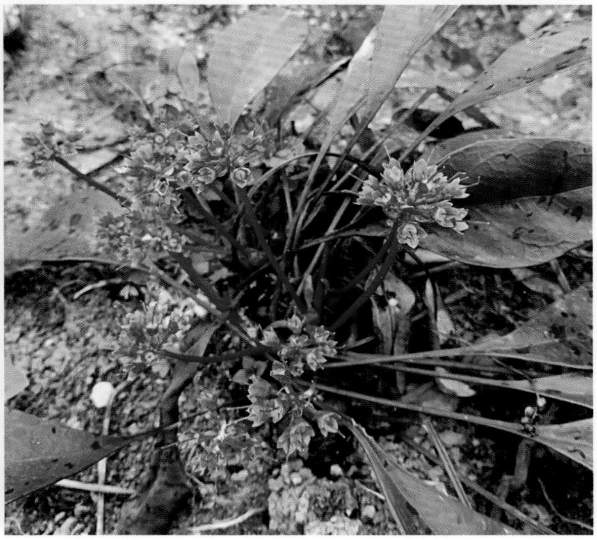

【形态特征】 多年生草本，高 10~25cm。根状茎扭曲，茎被宽卵形鳞片。叶基生，革质，倒卵状匙形或椭圆状匙形，长 3~10cm。伞形总状花序，具 5~12 花；总花梗有时在花后伸长至 23cm；花梗常红色；花冠钟状，白色，先端淡红色；退化雄蕊 5，合生成 1 环。蒴果球形，由宿存萼片所包被。花期 4~6 月，果期 8~9 月。

【适宜生境】 生于乔木、灌木林下阴湿处。

【资源状况】 分布于中山区、高山区。常见。

【入药部位】 全草（岩筋菜）。

【功能主治】 祛风散寒。用于四肢麻木，咳嗽。

红花岩梅 *Diapensia purpurea* Diels

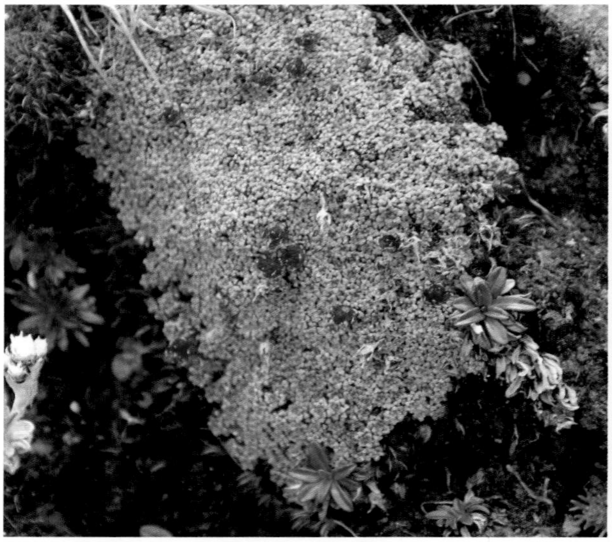
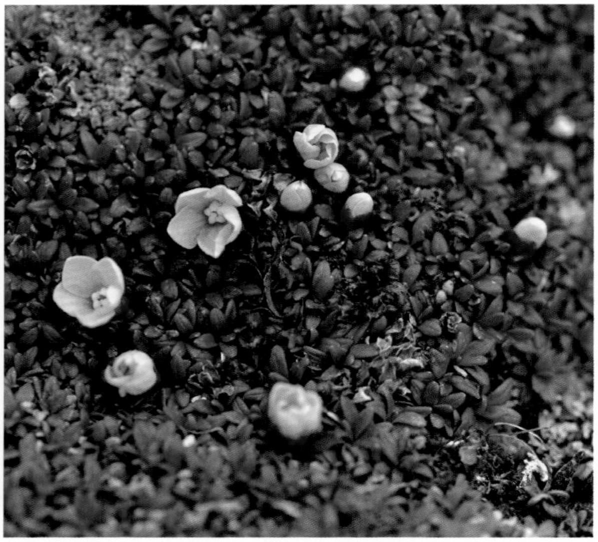
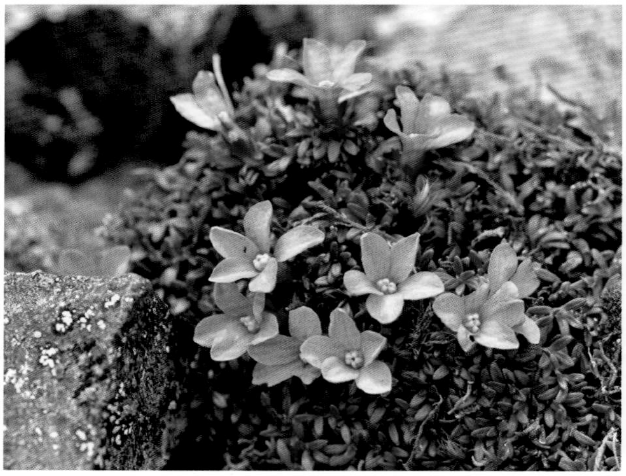
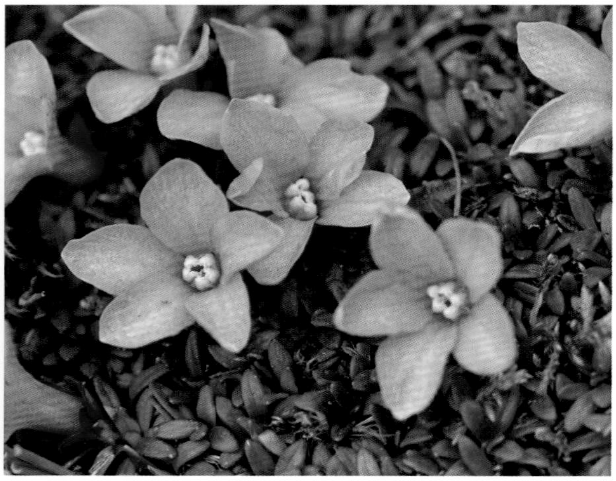

【形态特征】常绿平卧半灌木，高 3~6cm。叶革质，匙状椭圆形或匙状长圆形，长 3~4（~5）mm，先端圆形；叶柄半抱茎，宿存。花单生于枝顶；花冠蔷薇紫色或粉红色，筒部管状，5 裂，先端急尖。蒴果圆球形；宿存萼片纸质或革质，绿色，裂片匙形。花期 5~6 月，果期 6~9 月。

【适宜生境】生于 2000~3000m 灌林、岩坡下。

【资源状况】分布于中山区、高山区。少见。

【入药部位】全草。

【功能主治】祛风除湿，活血行瘀。用于风寒湿痹，跌打损伤。

鹿蹄草科

水晶兰

梦兰花

Monotropa uniflora Linn.

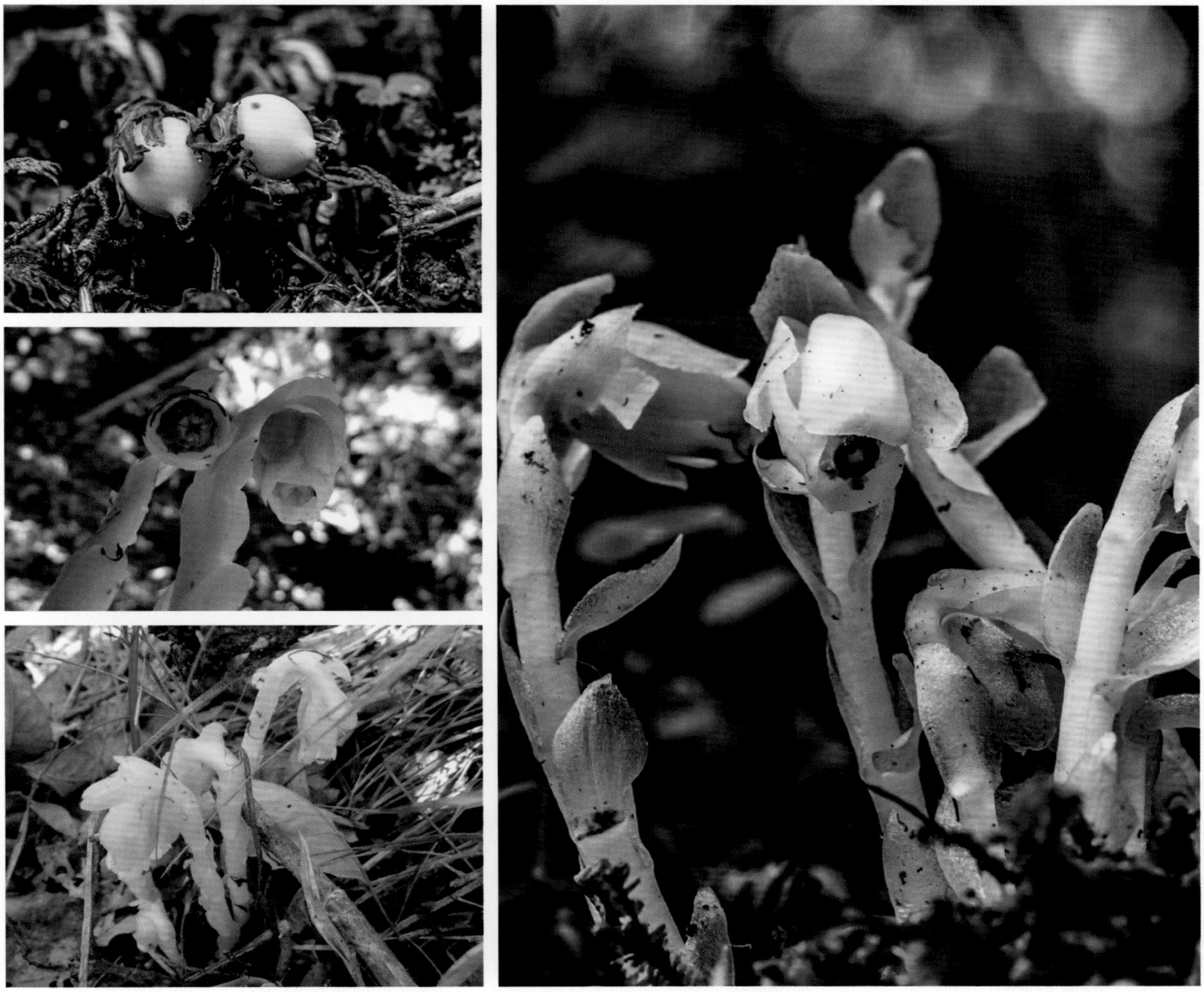

【形态特征】多年生腐生草本，高约 12cm。通体透明无色，干后黑色。叶鳞片状，长圆形、狭长圆形或宽披针形。花葶直立，顶端具单花；花下垂，白色，花冠管状钟形；子房 5 室；花丝有粗毛。蒴果椭圆状球形，室裂为 5 个果瓣。花期 8~9 月，果期（9~）10~11 月。

【适宜生境】生于冷竹林下阴湿处。

【资源状况】分布于高山区。罕见，应加以保护。

【入药部位】全草。

【功能主治】养阴润肺，补虚，止咳。用于久咳不愈，身体虚弱，肺虚咳嗽。

鹿蹄草 *Pyrola calliantha* H. Andr.

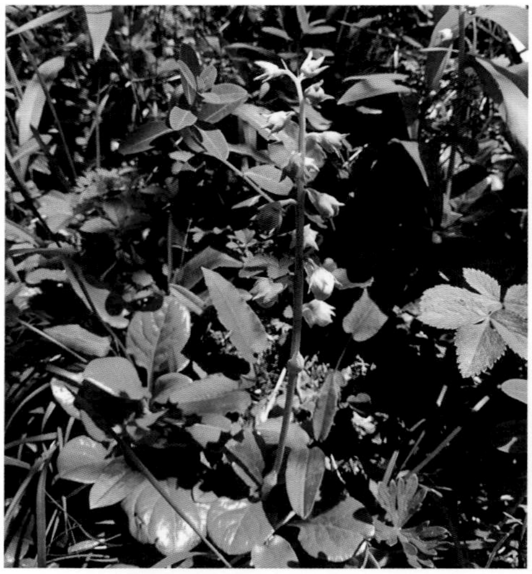

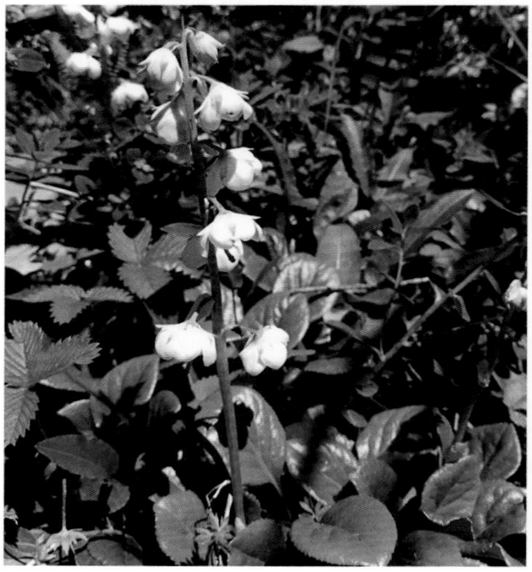

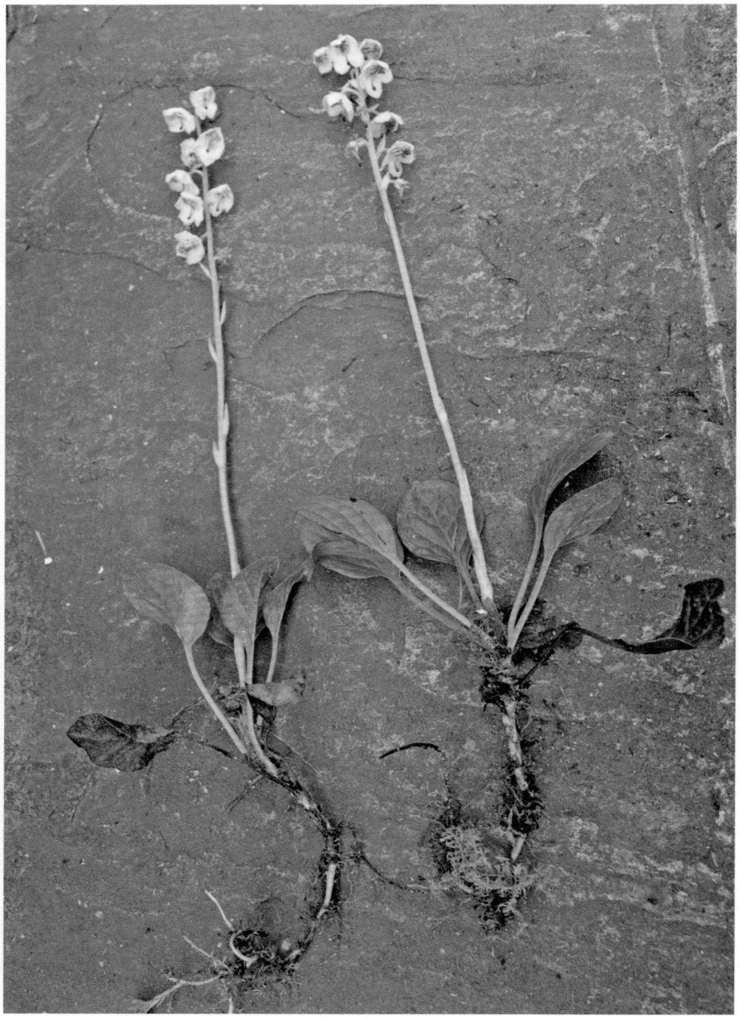

【形态特征】多年生常绿草本，高 15~30cm。叶基部丛生，革质，椭圆形或卵圆形，稀近圆形，边缘近全缘，下面淡紫色且常具白粉。总状花序具 9~13 花；萼片舌状，全缘，先端急尖；花冠白色，有时淡红色，辐状，直径 1.5~2cm；雄蕊 10；花柱稍外露，淡红色。蒴果扁球形。花期 6~8 月，果期 8~9 月。

【适宜生境】生于海拔 1300~3000m 的灌木林或箭竹林下。

【资源状况】分布于中山区、高山区。常见，不能大量开发利用。

【入药部位】全草（鹿衔草）。

【功能主治】祛风除湿，活血调经，强筋骨，止痛，止血。用于风湿痹痛，腰膝无力，月经过多，虚劳咳嗽，劳伤吐血，崩漏。

普通鹿蹄草

鹿衔草

Pyrola decorata H. Andr.

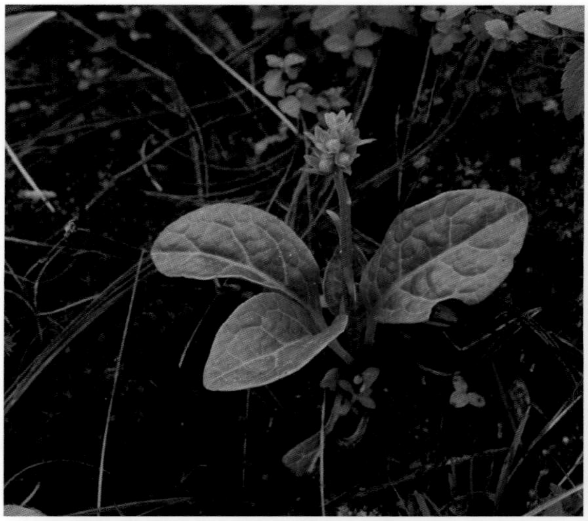

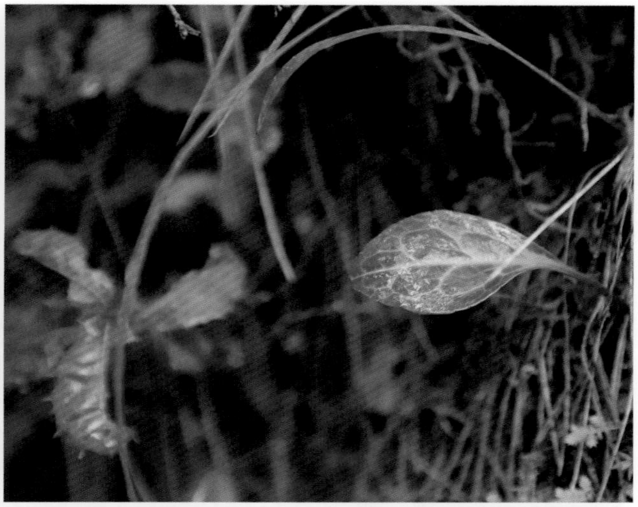

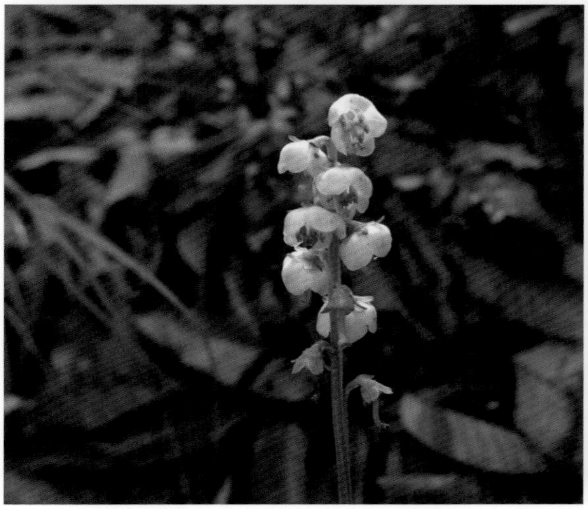

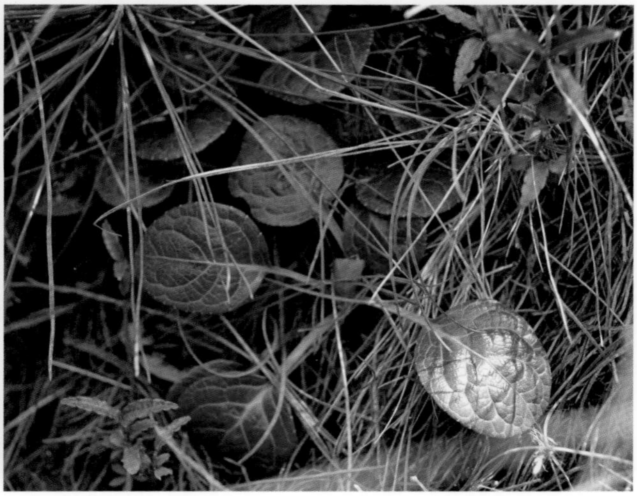

【形态特征】草本，高 15~35cm。根状茎细长，有分枝。叶 3~6，近基生，薄革质，长圆形、倒卵状长圆形或匙形，下面浅绿色和淡紫色。总状花序具 4~10 花；萼片卵状长圆形；花稍下垂，花冠碗形，淡绿色、黄绿色或近白色，直径 1~1.5cm；花柱外露，长 6~10mm，弯曲，先端有环状突起，柱头 5 圆裂。蒴果扁球形。花期 6~7 月，果期 7~8 月。

【适宜生境】生于栎属植物的灌丛下。

【资源状况】分布于中山区。少见。

【入药部位】全草（鹿衔草）。

【功能主治】祛风除湿，活血调经，强筋骨，止痛，止血。用于虚劳咳嗽，劳伤吐血，崩漏，风湿痹痛，腰膝无力，月经过多。

圆叶鹿蹄草

高山鹿蹄草、耳叶鹿蹄草

Pyrola rotundifolia Linn.

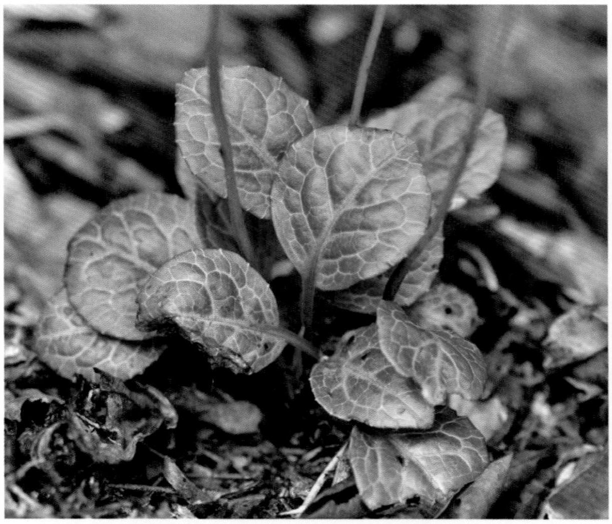

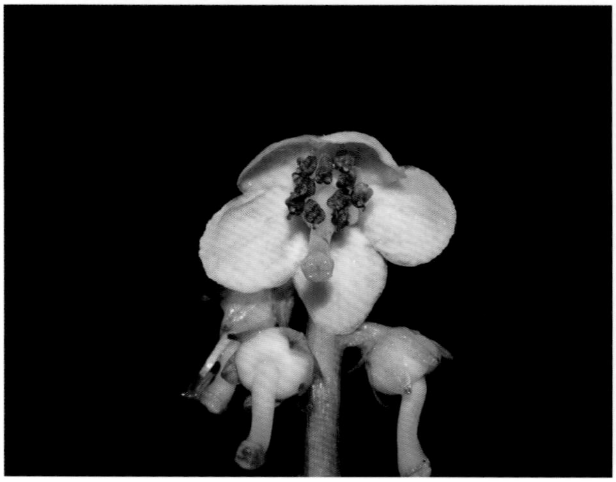

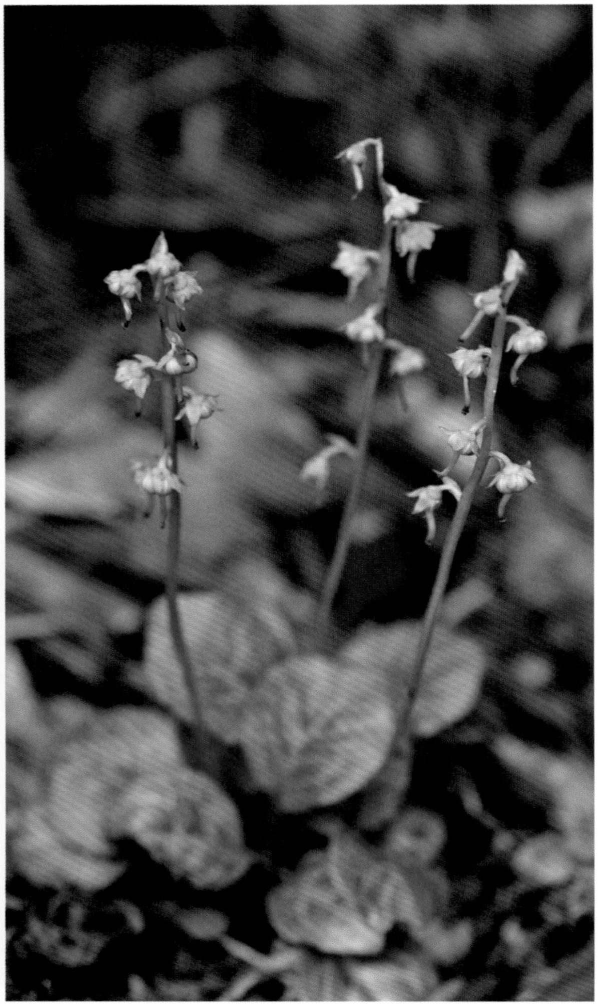

【形态特征】常绿草本。根状茎细长，横生，斜升，有分枝。叶 4~7，基生，革质，圆形或圆卵形，下面淡绿色。总状花序具 8~15 花；萼片卵状披针形至狭披针形，长 3.5~5.5mm；花冠白色，广开；雄蕊 10，花丝无毛，花药具小角，黄色；花柱先端膨大，呈环状。蒴果扁球形。花期 6~7 月，果期 8~9 月。

【适宜生境】生于阴湿的林下或灌丛中。

【资源状况】分布于峨眉山各地。常见。

【入药部位】全草。

【功能主治】补肾壮阳，强筋骨，祛风除湿，活血调经，止咳。用于虚劳咳喘，风湿腰痛，腰膝酸软，劳伤咳嗽吐血，过敏性皮炎。

杜鹃花科

岩 须 草灵芝、捆仙绳

Cassiope selaginoides Hook. f. et Thoms.

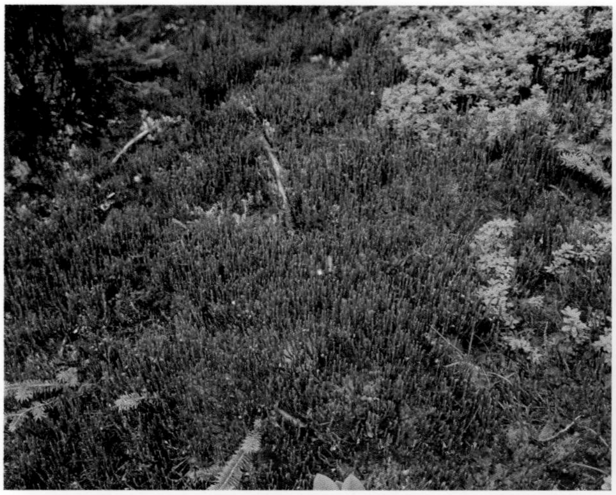
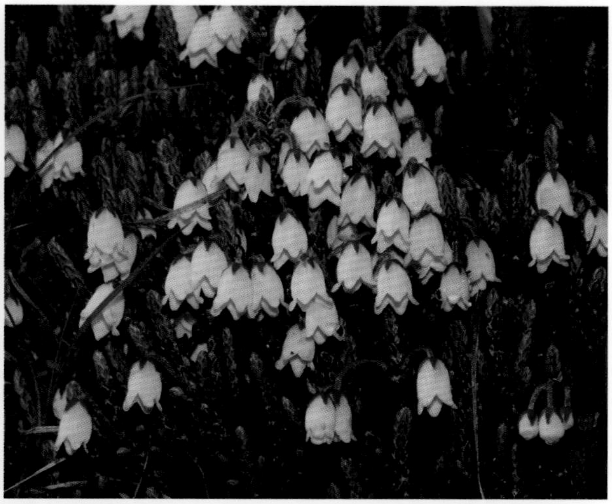
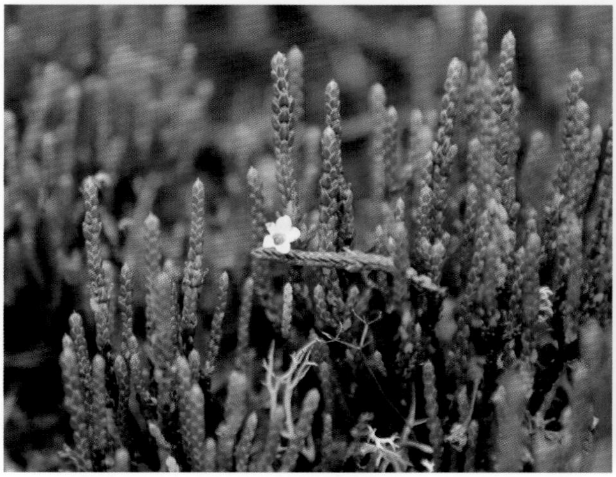
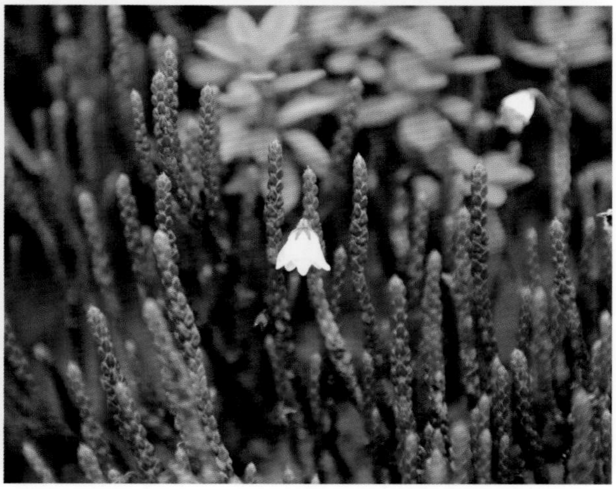

【形态特征】常绿矮小半灌木，高 5~20cm。枝条多而密，小枝无毛，有相互对生的密叶。叶硬革质，鳞状披针形，幼时具紫红色芒刺。单花腋生，下垂；花萼 5，紫红色；花冠乳白色；雄蕊 10。蒴果球形。花期 4~5 月，果期 6~7 月。

【适宜生境】生于悬崖石壁、灌丛中或垫状灌丛草地。

【资源状况】分布于高山区。常见。

【入药部位】全株。

【功能主治】行气止痛，安神镇静。用于肝胃气痛，食欲不振，肾虚，神经衰弱。

灯笼树 灯笼花、少女灯笼 *Enkianthus chinensis* Franch.

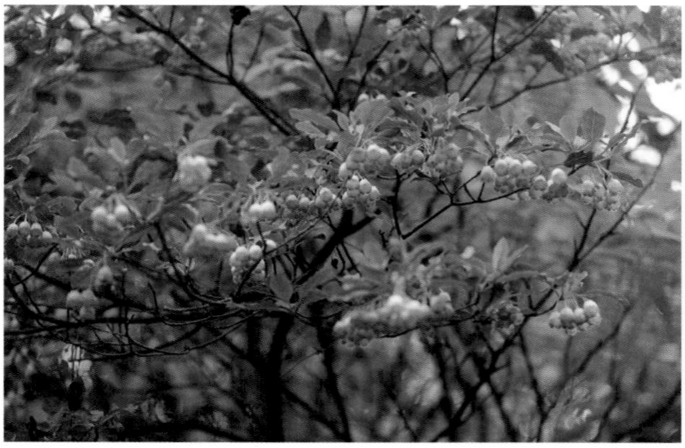
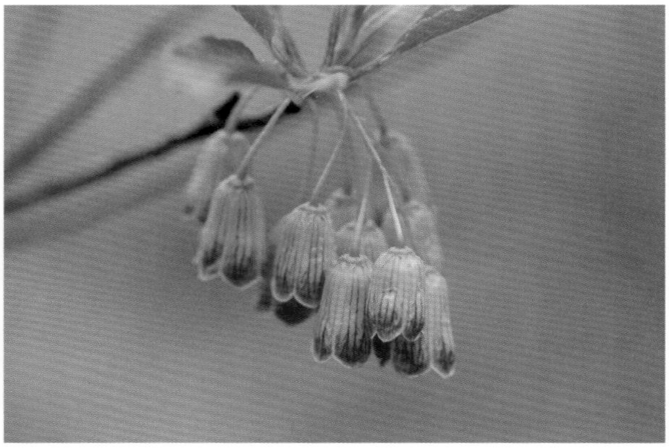

【形态特征】落叶灌木或小乔木。幼枝灰绿色，无毛；老枝深灰色。叶纸质，无毛。伞房状总状花序或伞形花序，具 10~20 花；花冠具橙黄色和红色条纹，阔钟形，裂片稍弯曲，常深红色；雄蕊 10，着生于花冠基部，花丝长 4.5mm，中部以下膨大。蒴果下垂，果梗弯曲。花期 5 月，果期 6~10 月。

【适宜生境】生于 2600m 左右的高山灌木林。

【资源状况】分布于高山区。常见。

【入药部位】花。

【功能主治】清热凉血，止血调经。用于慢性支气管炎，月经不调。

齿缘吊钟花 *Enkianthus serrulatus* (Wils.) Schneid.

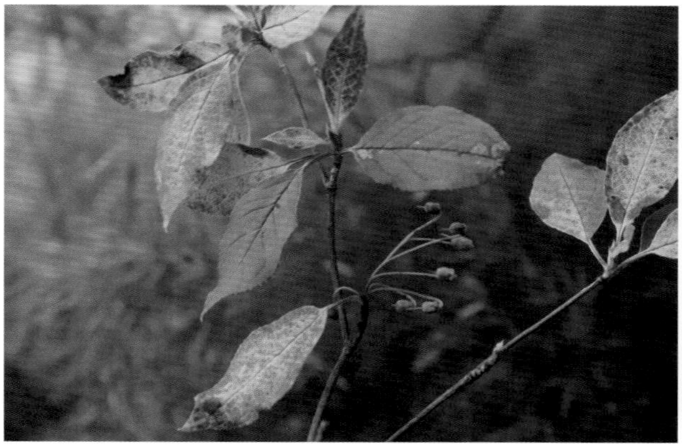
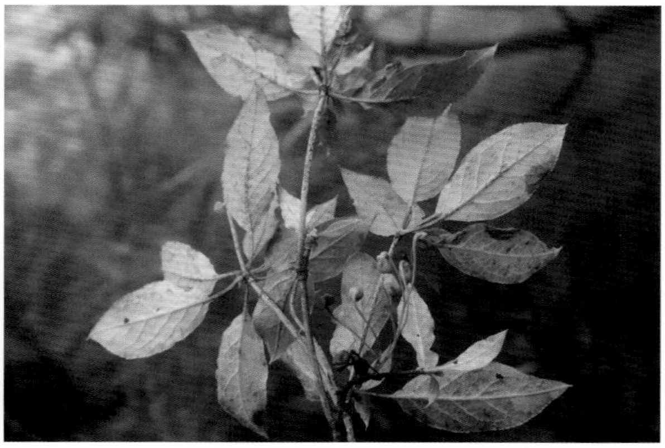

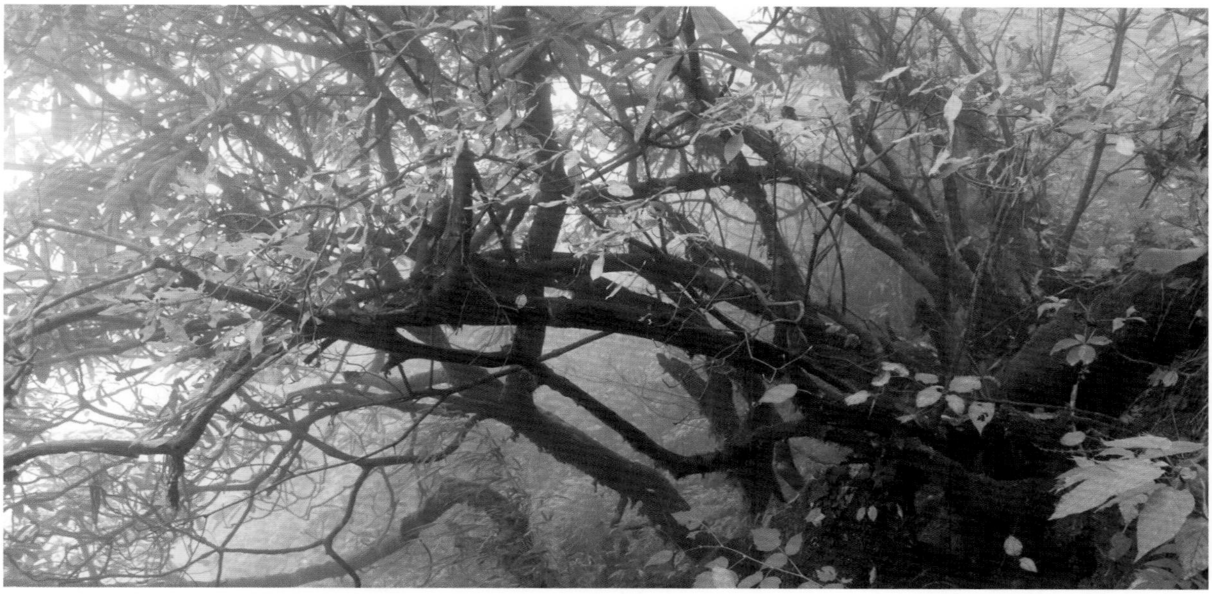

【形态特征】落叶灌木或小乔木。芽鳞 12~15 枚，宿存。叶厚纸质，边缘具齿，背面中脉明显凸起，上面平坦至略凸起。伞形花序，具 2~6 花；萼片三角形；花白绿色，下垂；花冠钟形；雄蕊 10，花丝白色，长约 5mm，下部宽扁并具白色柔毛，花药具 2 枚反折的芒。蒴果具 5 棱；果梗直立。花期 4 月，果期 5~10 月。

【适宜生境】生于高山灌木林。

【资源状况】分布于高山区。常见。

【入药部位】根。

【功能主治】祛风除湿，活血。用于风湿痹痛，冻疮。

滇白珠

满山香、搜山虎

Gaultheria leucocarpa Bl. var. *crenulata* (Kurz) T. Z. Hsu

【标本采集号】LEM120807006

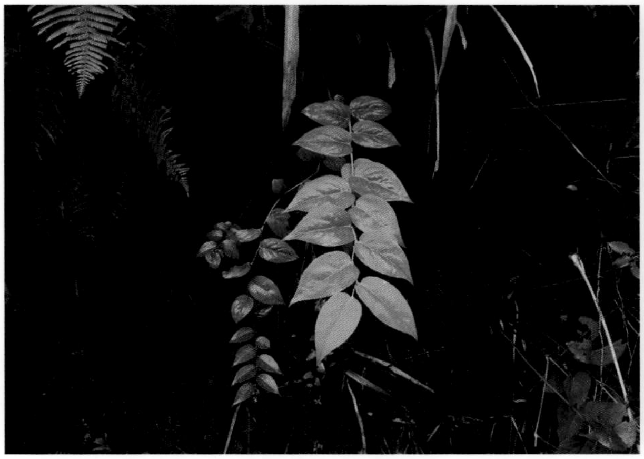

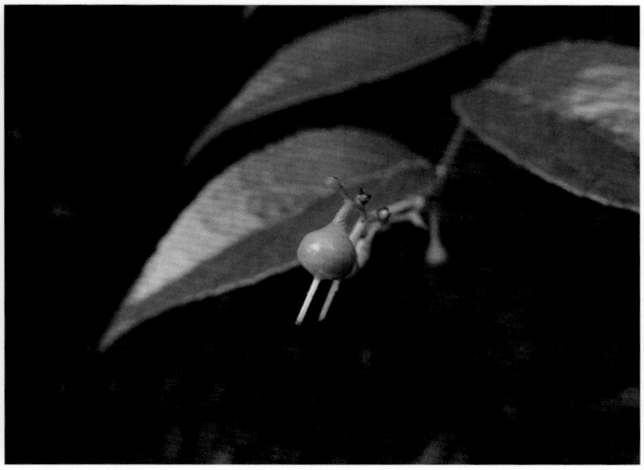

【形态特征】常绿直立灌木，无毛，高 1~3m。枝条左右曲折，小枝圆柱状。叶卵形、椭圆形或长圆状披针形，革质，有香味，下面乳突不明显，侧脉 3 或 4 对，基部钝至圆或近心形。总状花序腋生，（1~）4~12 花；花萼裂片 5，具缘毛；花冠白色，钟形；花丝具各种毛；子房具绢毛。蒴果球形至扁球形。种子多数。花期 5~9 月，果期 6~12 月。

【适宜生境】生于海拔 650~1750m 的灌木丛中阴湿处。

【资源状况】分布于低山区、中山区。常见，可以开发利用。

【入药部位】全株（白珠树）。

【功能主治】祛风除湿，活血祛瘀。用于风湿性关节炎，腹臌，跌打损伤，牙痛，湿疹。

铜钱叶白珠 *Gaultheria nummularioides* D. Don

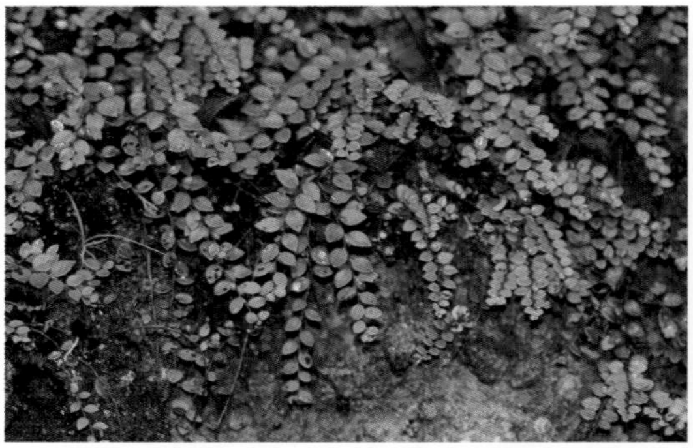

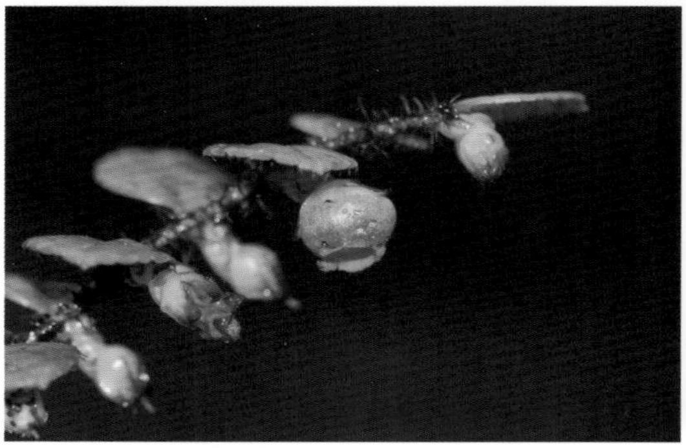

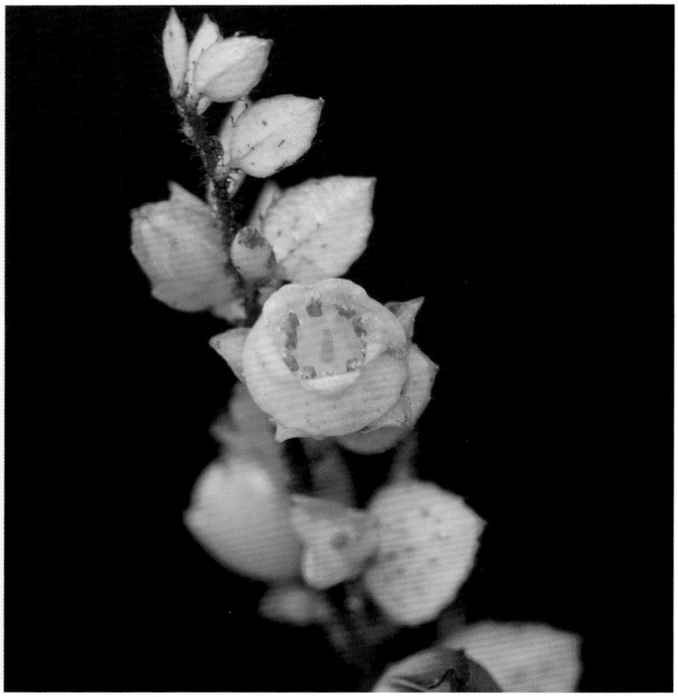

【形态特征】匍匐状小灌木，多分枝。茎细长如铁丝状，多分枝，有棕黄色糙伏毛。叶革质，密生，宽卵形或近圆形。花单生于叶腋，下垂；花萼无毛，果期呈蓝紫色或黑色；花冠白色、粉红色或深红色，钟形；花丝纺锤形。蒴果球形，无毛。花期 7~10 月，果期 3~12 月。

【适宜生境】生于高山灌木林。

【资源状况】分布于高山区。少见。

【入药部位】全株。

【功能主治】祛风除湿，活血通经。用于风湿关节痛，跌打损伤。

珍珠花

狭叶南烛、长叶南烛

Lyonia ovalifolia (Wall.) Drude

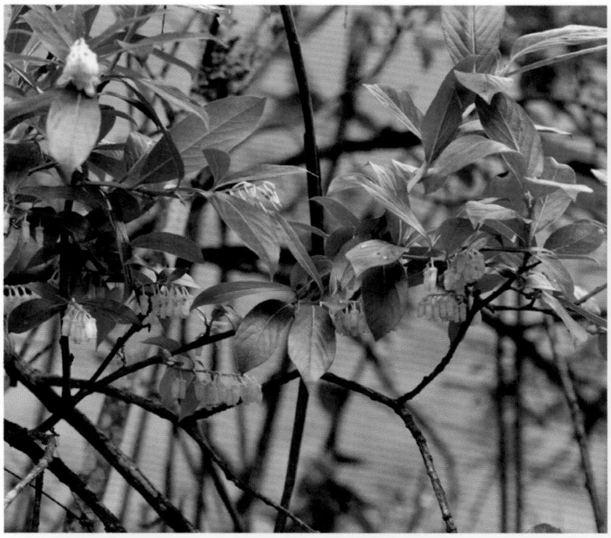
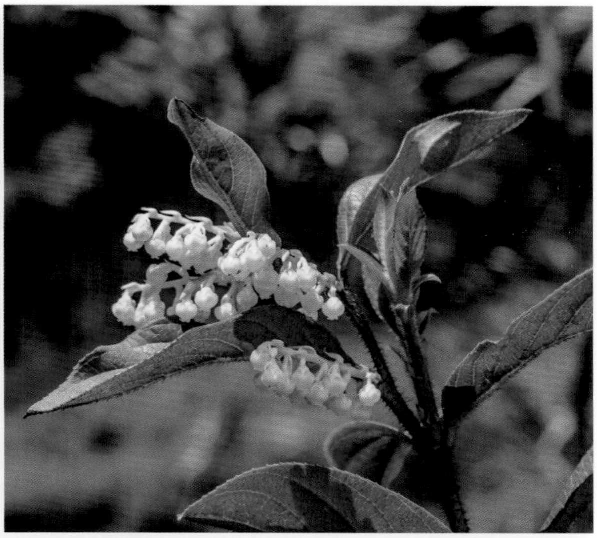
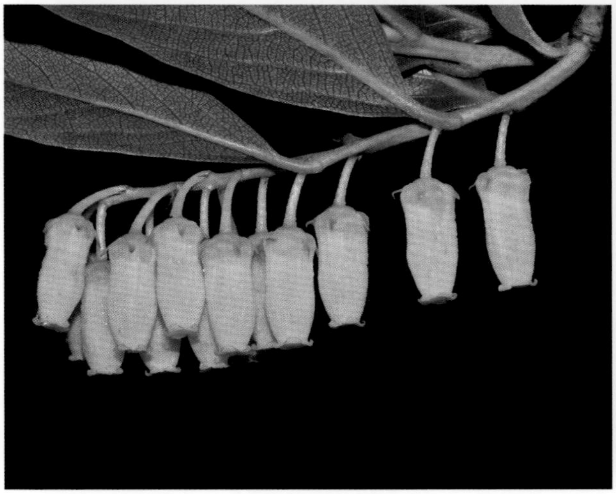
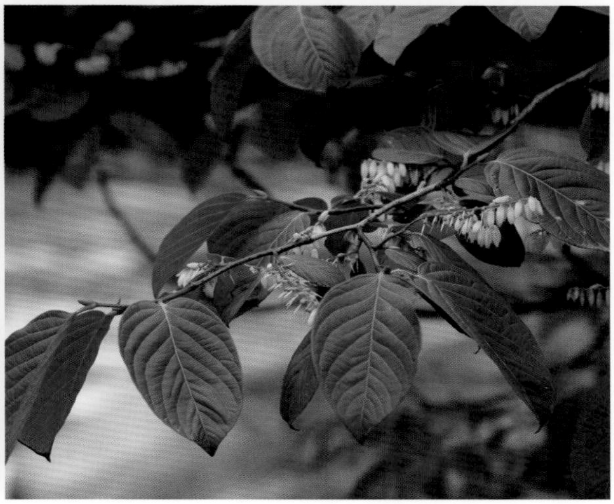

【形态特征】灌木或小乔木。幼枝被短柔毛或无毛，老枝紫褐色。叶革质，卵形或椭圆形，下面侧脉上多少被毛，先端渐尖。总状花序具叶状苞片；花萼裂片三角形；花冠白色，筒状，有时略呈坛状，长约 8mm，外面密被短柔毛。蒴果球形，缝线增厚。花期 5~6 月，果期 7~9 月。

【适宜生境】生于海拔 1000m 左右的灌木林。

【资源状况】分布于低山区。常见，可以大量开发利用。

【入药部位】叶（碎米花叶）。

【功能主治】活血祛瘀，止痛。用于跌打损伤，闭合性骨折。

小果珍珠花

戾木、小果南烛

Lyonia ovalifolia (Wall.) Drude var. *elliptica* (Sieb. et Zucc.) Hand.-Mazz.

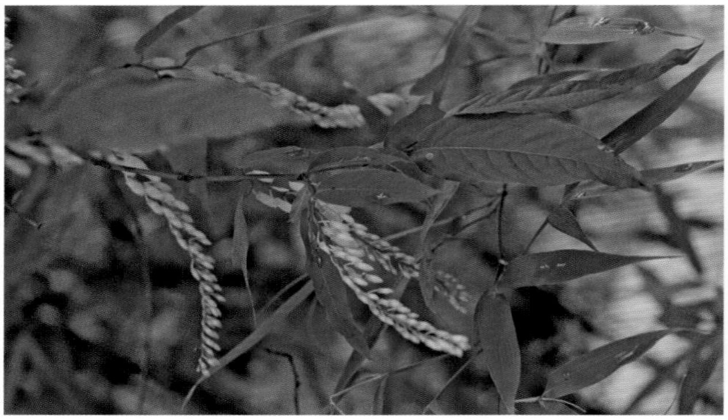
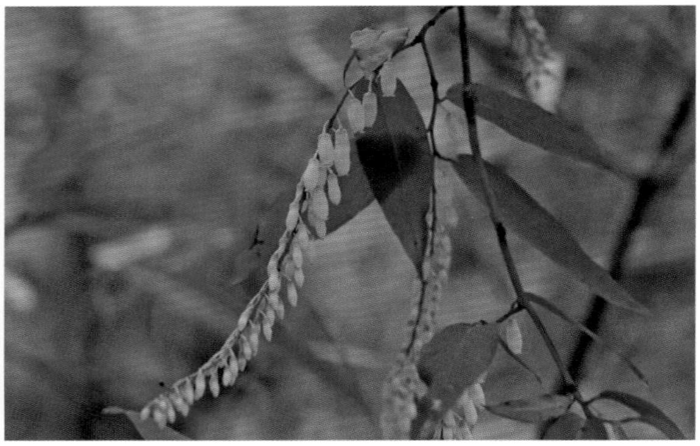

【形态特征】灌木或小乔木，高达 7m。枝幼时有毛。单叶互生，叶纸质，椭圆形或卵形，下面具白色柔毛，毛沿中脉较密，先端渐尖至长渐尖，基部圆形至心形。总状花序具叶状苞片；花冠白色，椭圆状坛形，外面有微柔毛，5 浅裂。蒴果近于球形，较小，直径约 3mm。花期 5~6 月，果期 7~9 月。

【适宜生境】生于海拔 1500m 左右的灌木林。

【资源状况】分布于中山区。常见，可以开发利用。

【入药部位】根、叶、果实（小果米饭花）。

【功能主治】根、叶活血，祛瘀，止痛。外用于跌打损伤，闭合性骨折。果实祛风解毒，杀虫。外用于癣疮。

狭叶珍珠花

乌饭树、长叶南烛

Lyonia ovalifolia (Wall.) Drude var. *lanceolata* (Wall.) Hand. -Mazz.

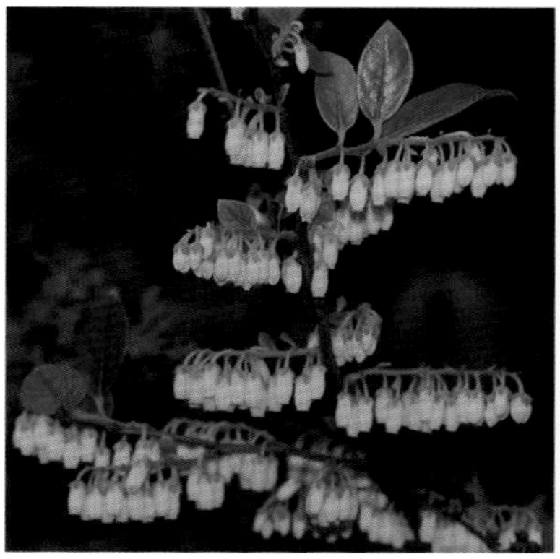
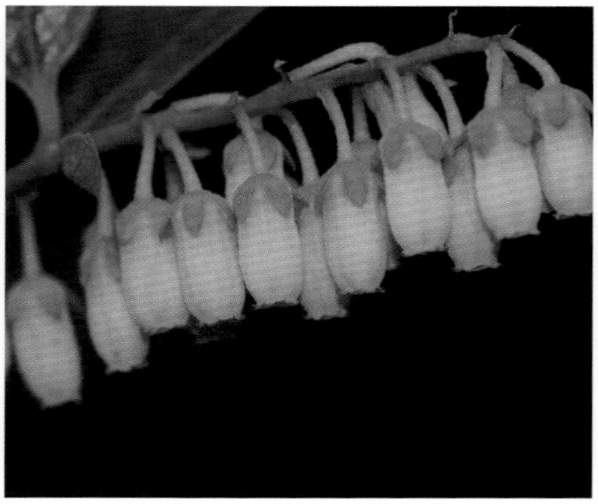
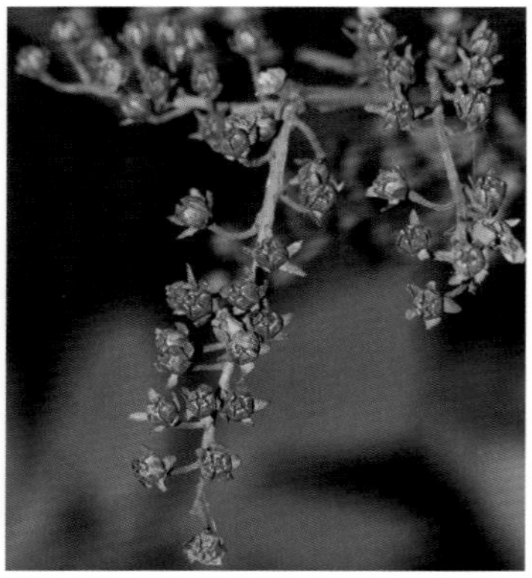

【形态特征】落叶灌木或小乔木，高达 6m。叶革质，椭圆状披针形，先端钝尖或渐尖，基部狭窄，下面脉略具柔毛。总状花序腋生，具微毛；花萼 5 深裂，萼片较狭，披针形；花冠椭圆筒状坛形，白色，外面疏被柔毛，5 浅裂，反折；雄蕊 10。蒴果球形。花期 5~6 月，果期 7~9 月。

【适宜生境】生于海拔 1200~2300m 的山坡灌丛或林缘。

【资源状况】分布于中山区。少见。

【入药部位】根、叶。

【功能主治】活血祛瘀，行气止痛，强筋益气。用于风湿痹痛，胃脘胀痛，疖癣瘙痒，骨鲠喉，腹泻。

毛叶珍珠花

西域南烛、毛叶南烛

Lyonia villosa (Wall. ex C. B. Clarke) Hand. -Mazz.

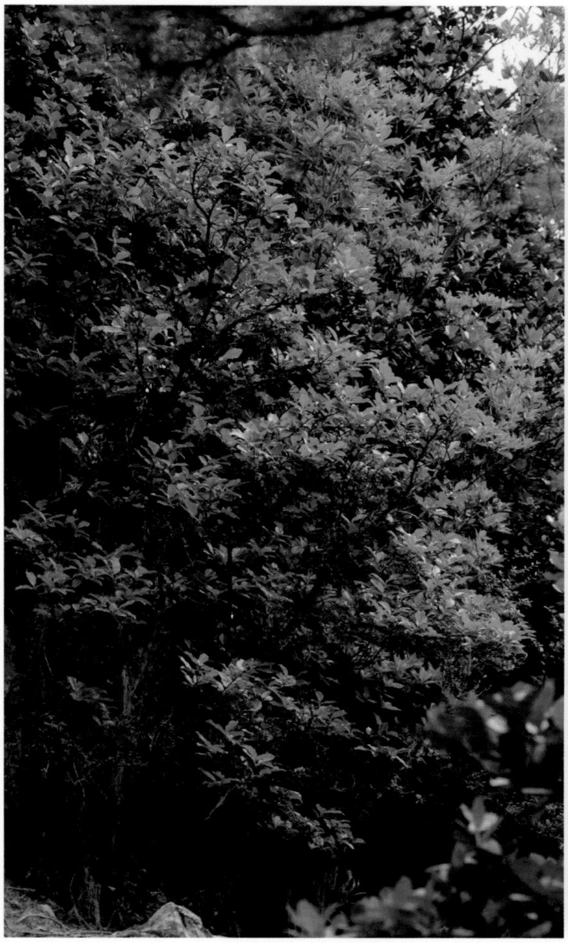

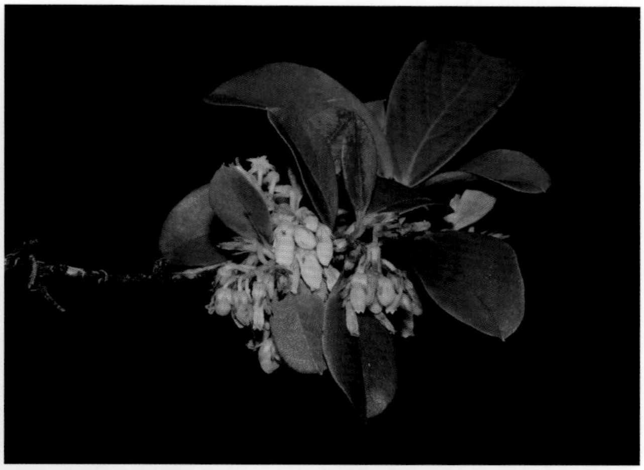

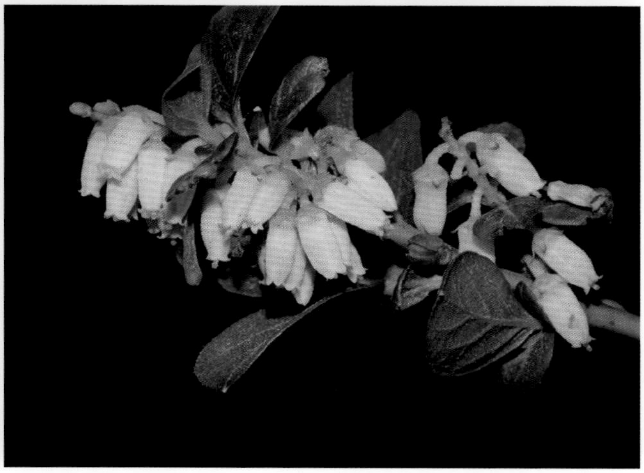

【形态特征】落叶灌木或小乔木。树皮灰色或灰褐色，常成薄片脱落；小枝纤细，当年生枝条被淡灰色短柔毛。叶纸质或近革质，卵形、倒卵形或长圆状倒卵形，下面被灰褐色长柔毛，脉上通常较多，先端钝，稀短渐尖。总状花序密具茶色柔毛；花序轴密被黄褐色柔毛；花梗长约 4mm，密被柔毛；花冠坛状至管状。蒴果近球形。花期 5~8 月，果期 9~10 月。

【适宜生境】生于海拔 3000m 左右的高山灌丛。

【资源状况】分布于高山区。常见，可以开发利用。

【入药部位】枝叶。

【功能主治】活血祛瘀，补虚，健脾消食。用于身体虚弱，风湿痹痛，脘腹胀痛。

腺果杜鹃

杜鹃花

Rhododendron davidii Franch.

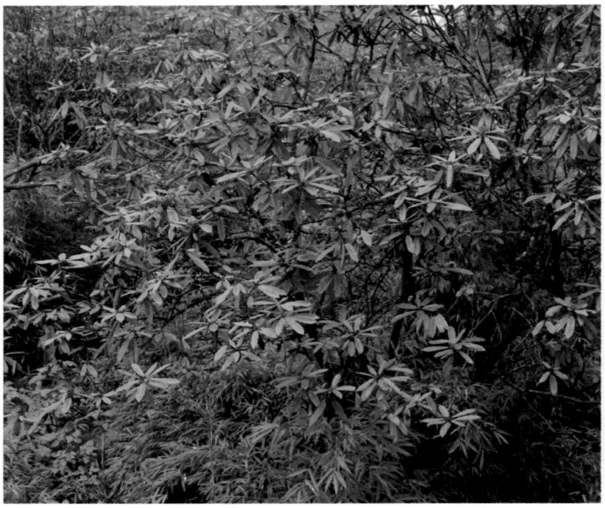

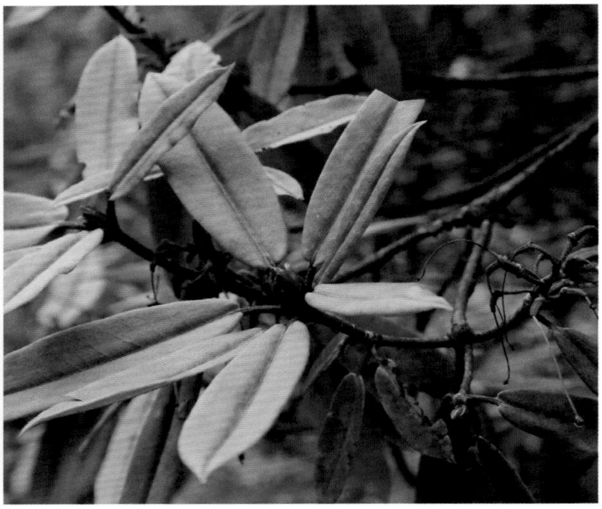

【形态特征】常绿灌木或小乔木。树皮黄褐色。叶厚革质，长圆状倒披针形或倒披针形。伸长的总状花序顶生，具 6~12 花；花萼裂片 6，外面具腺状毛；花冠阔钟形，玫瑰红色或紫红色；子房圆锥形，绿色，长 4~5mm，密被短柄腺体；花柱白色或带红色。蒴果短圆柱形。花期 4~5 月，果期 7~8 月。

【适宜生境】生于灌木林中。

【资源状况】分布于中山区。罕见。

【入药部位】花。

【功能主治】清热解毒，止血，调经。用于血热吐衄，月经不调。

马缨杜鹃　*Rhododendron delavayi* Franch.

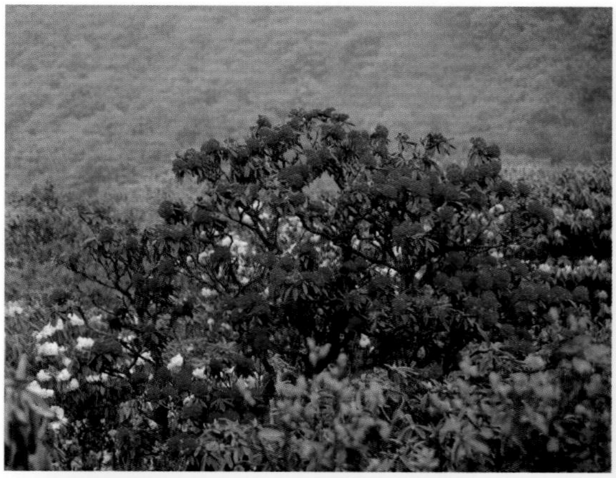
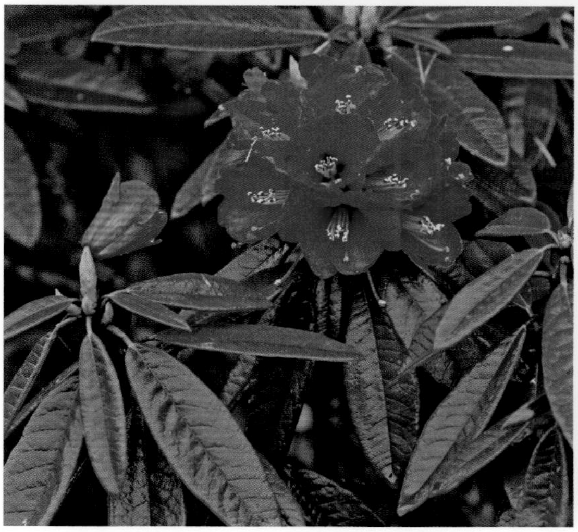
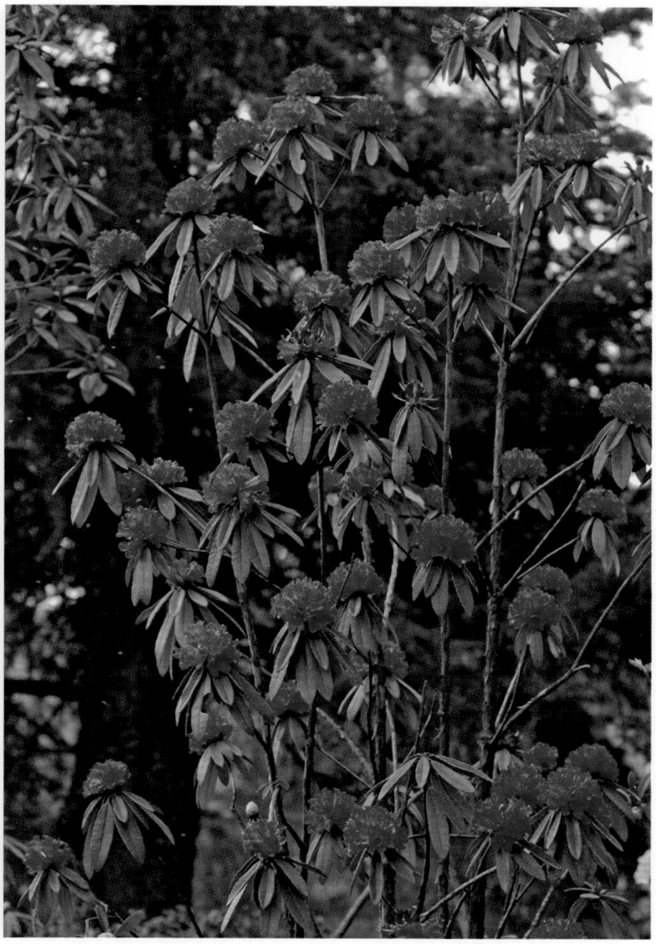

【形态特征】灌木或小乔木，高达 12m。幼枝粗壮，被白色绒毛。叶革质，长圆状披针形，下面具 1 层毛被，海绵状或稍黏，白色至褐色，渐无毛。花序球形、伞形，有花 10~20 朵；总轴长约 1cm，密被红棕色绒毛；花梗长 0.8~1cm，密被淡褐色绒毛；花冠深红色，钟形。蒴果长圆球形，有黑色且粗糙的锈色绒毛。花期 5 月，果期 12 月。

【适宜生境】生于海拔 1000~3000m 的高山灌木林中。

【资源状况】分布于低山区、中山区、高山区。常见。

【入药部位】花。

【功能主治】清热，凉血，止血，调经止带。用于月经不调，血热吐衄。

黄花杜鹃 *Rhododendron lutescens* Franch.

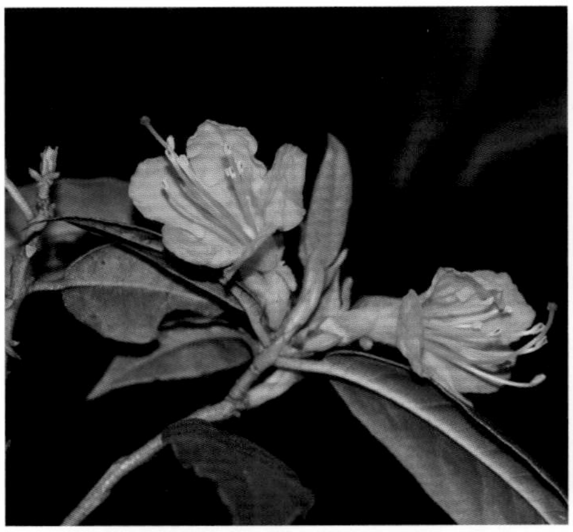
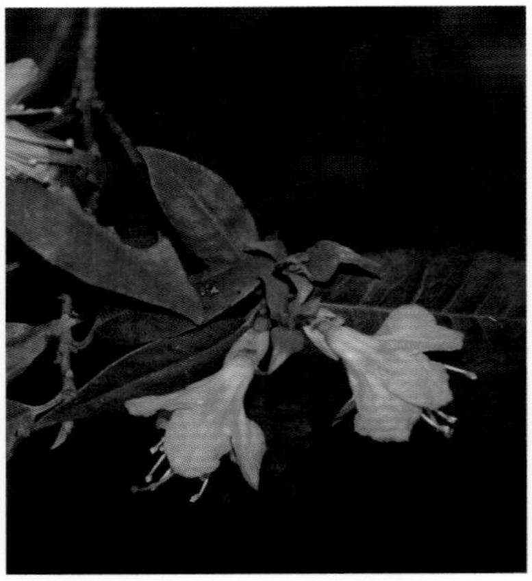
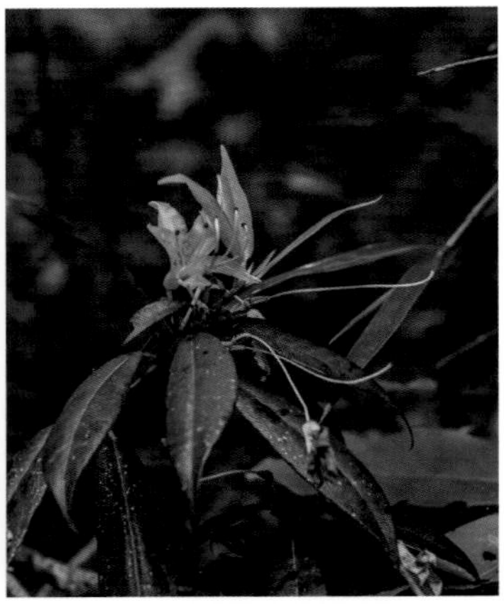
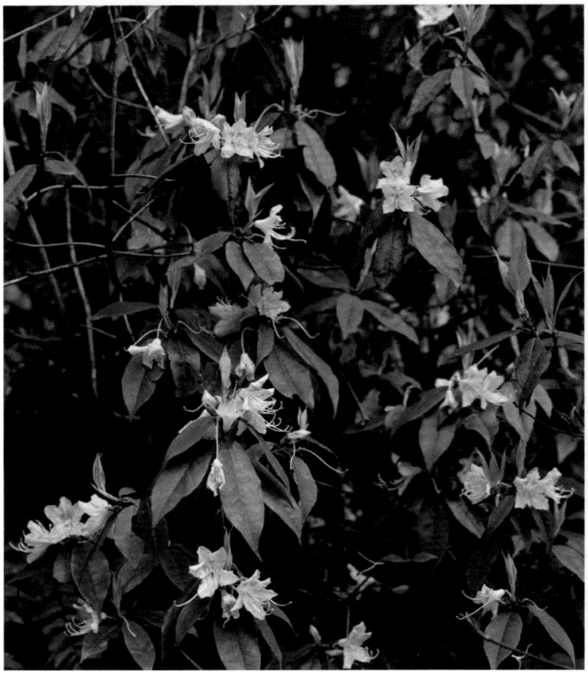
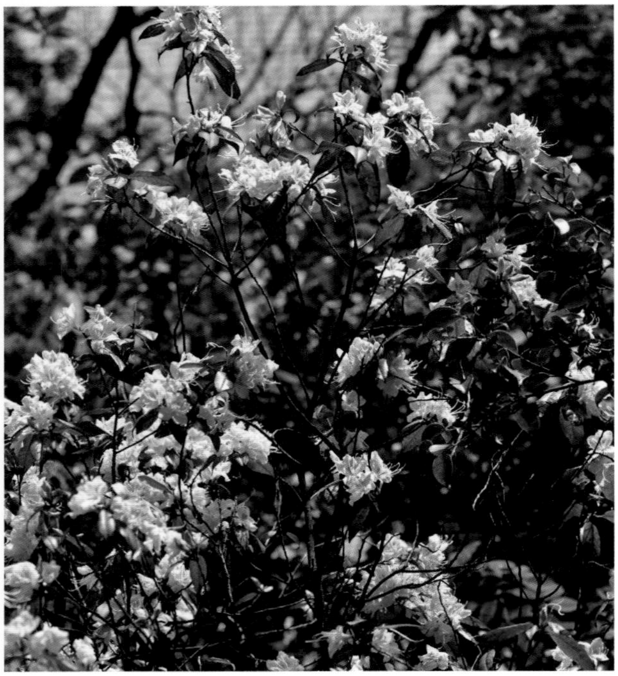

【形态特征】灌木，高 1~3m。幼枝细长，疏生鳞片。叶纸质，披针形、长圆状披针形或卵状披针形，下面鳞片黄色或褐色。花 1~3 朵顶生或腋生；宿存的花芽鳞覆瓦状排列；花萼不发育；花冠宽漏斗状，淡黄色，外面疏具鳞片且密被柔毛。蒴果圆柱形。花期 3~4 月。

【适宜生境】生于海拔 2000~2800m 的高山灌木林中。

【资源状况】分布于中山区、高山区。常见。

【入药部位】叶。

【功能主治】清热，凉血，止血，调经。用于月经不调，血热吐衄。

杜 鹃

映山红

Rhododendron simsii Planch.

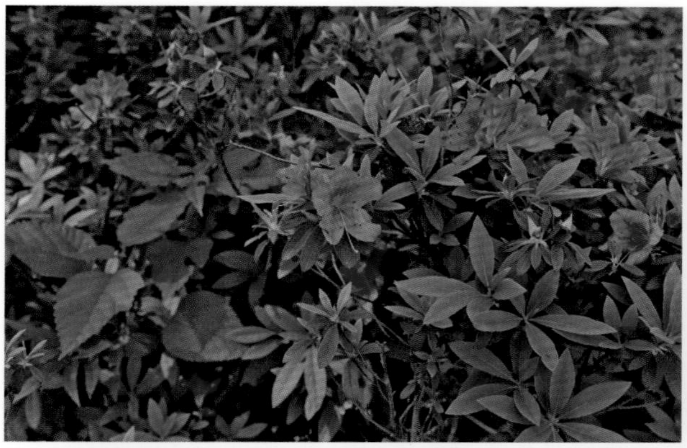

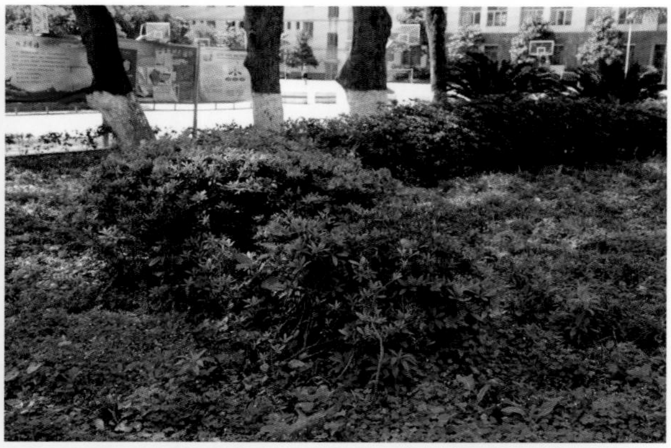

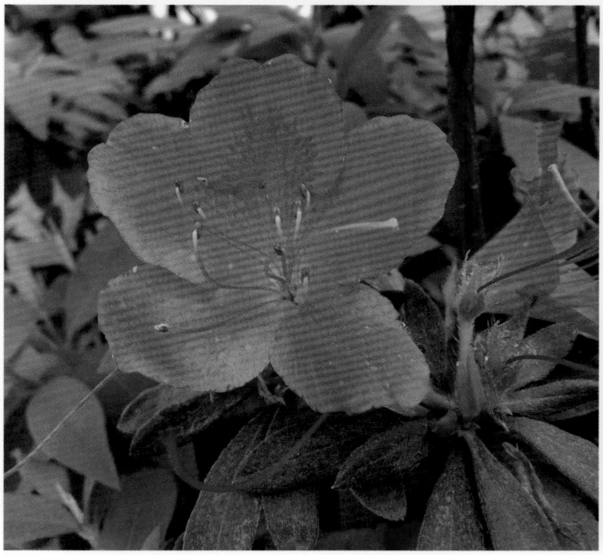

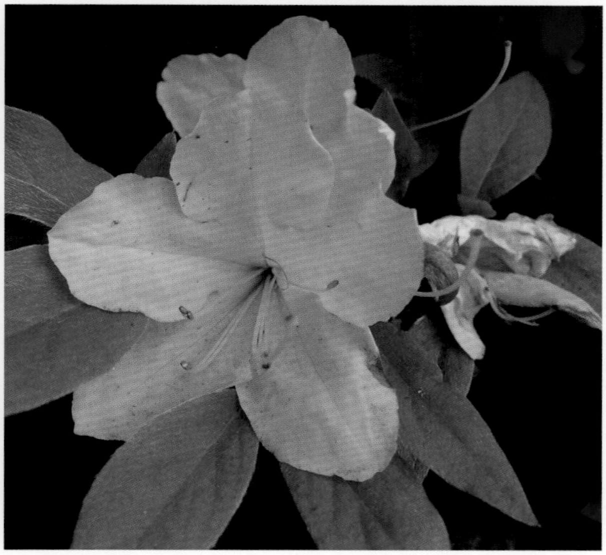

【形态特征】常绿或半常绿灌木，高 1~3m。茎分枝多，密被黄褐色平伏硬毛。叶革质，卵形、椭圆状卵形、倒卵形至倒披针形，边缘稍反卷，具细齿。花 2~3（~6）朵簇生枝顶；花冠阔漏斗形，红色或深红色。蒴果卵球形，密被硬毛，有宿存花萼。花期 4~5 月，果期 6~8 月。

【适宜生境】生于灌木林中。

【资源状况】分布于坝区、低山区。常见，可以开发利用。

【入药部位】花、果实。

【功能主治】花活血，调经，祛风湿，解疮毒。用于月经不调，吐血，衄血，崩漏，咳嗽，风湿痹痛，痈疖疮毒。果实活血，止痛。用于跌打肿痛。

云南杜鹃

矛头杜鹃

Rhododendron yunnanense Franch.

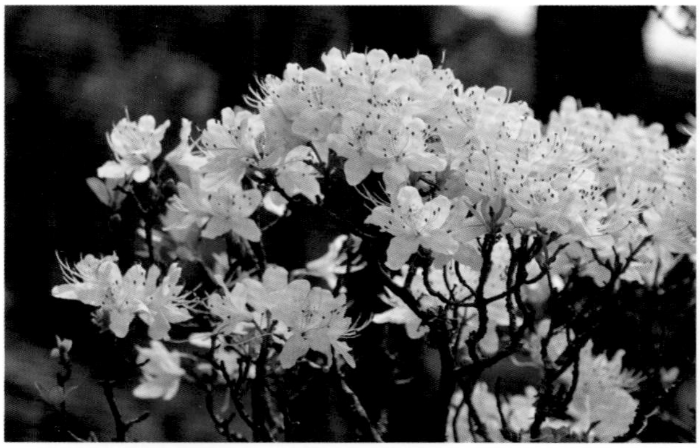

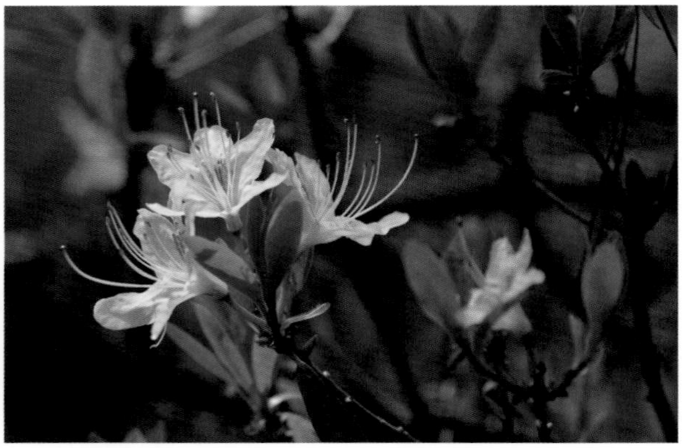

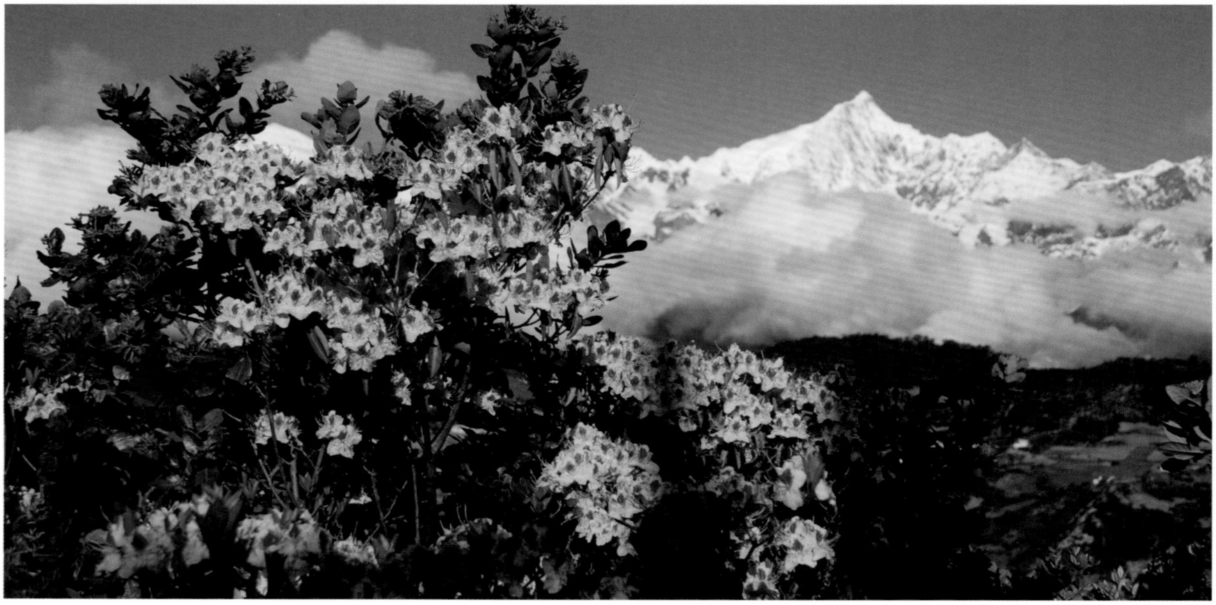

【形态特征】半落叶或常绿灌木，偶成小乔木，高 1~2（~4）m。幼枝疏生鳞片，无毛或有微柔毛；老枝深灰色。叶长圆形、披针形、长圆状披针形或倒卵形，下面鳞片间距为其直径的 2~6 倍。伞形或短总状花序具 3~6 花；花萼环状或 5 裂，裂片长 0.5~1mm，疏生鳞片或无鳞片，无缘毛或疏生缘毛；花冠宽漏斗形，白色、淡红色或淡紫色。蒴果长圆形。花期 4~6 月。

【适宜生境】生于海拔 2800~3000m 的松林中、岩石上。

【资源状况】分布于高山区。常见。

【入药部位】花。

【功能主治】止血，清热，调经。

南 烛

乌饭树

Vaccinium bracteatum Thunb.

【标本采集号】LEM120730015

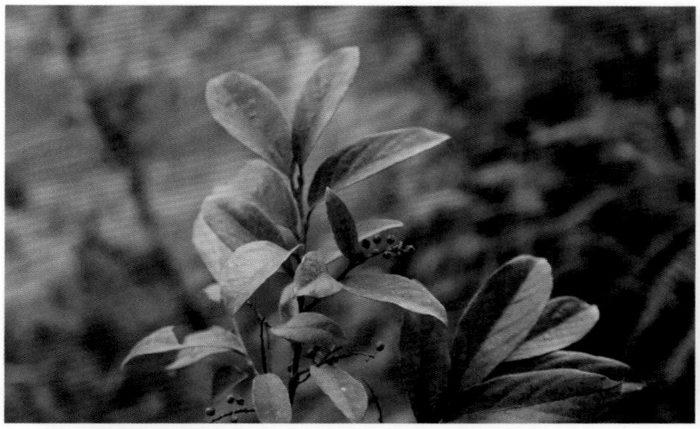

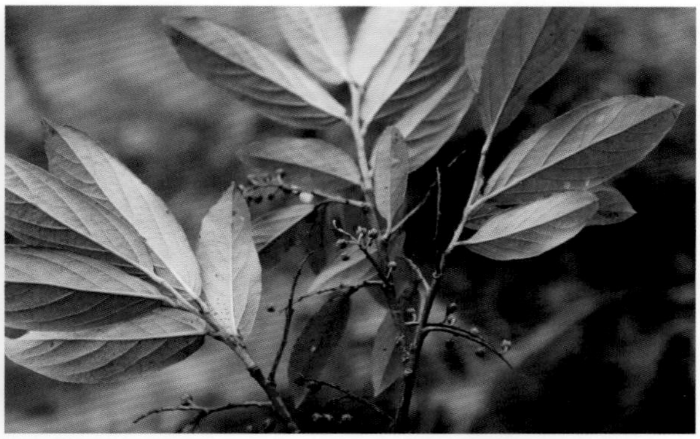

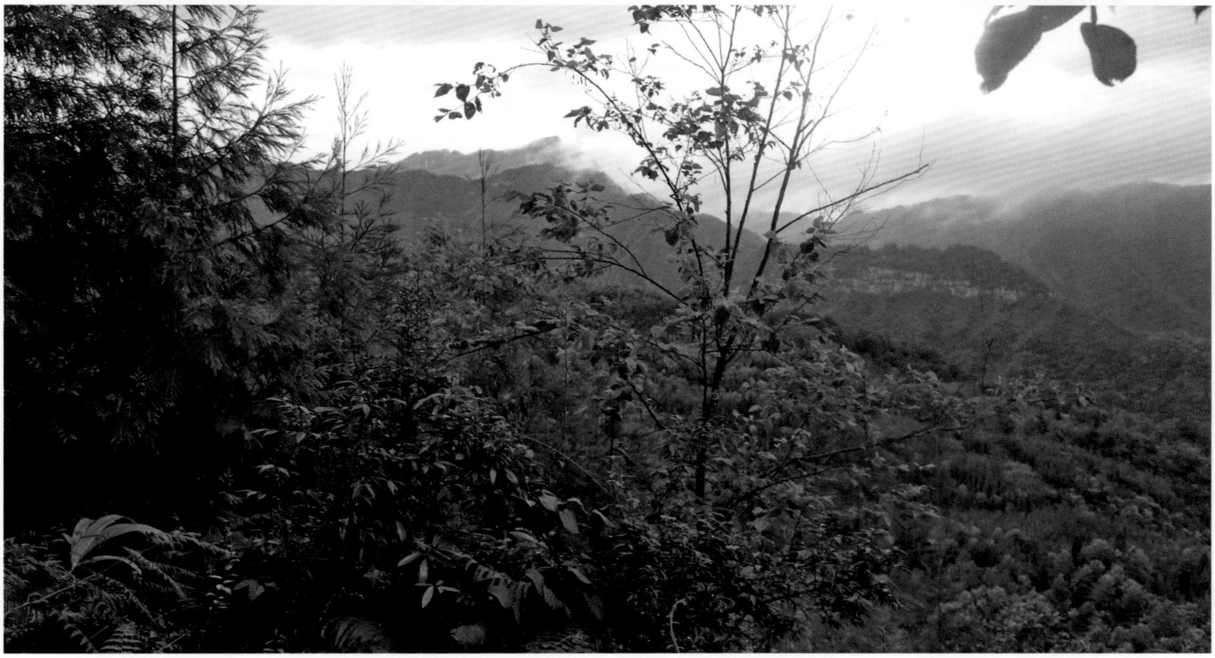

【形态特征】常绿灌木或小乔木，高 2~6（~9）m。多分枝，幼枝有灰褐色柔毛。叶薄革质，椭圆形、菱状椭圆形、披针状椭圆形至披针形，长（1.1~）4~9cm。总状花序，花多数；花萼檐部具三角形齿；花冠筒状，白色。浆果球形，熟时紫黑色，稍被白粉，味甜。花期 6~7 月，果期 8~10 月。

【适宜生境】生于灌木林中。

【资源状况】分布于低山区。常见。

【入药部位】根、叶、果实。

【功能主治】根散瘀，止痛。用于牙痛，跌打肿痛。叶、果实强筋骨，益气固精。用于腰膝酸软，神疲乏力，梦遗早泄。

紫金牛科

九管血
血党、矮茎朱砂根
Ardisia brevicaulis Diels

【形态特征】矮小灌木，高 10~15cm。根肉质，淡紫棕色。叶坚纸质，狭卵形、卵状披针形、椭圆形至长圆形，近全缘，反曲。伞形花序顶生，单生；花瓣粉红色，卵形。果实红色，球形，具腺点，花萼宿存。花期 6~7 月，果期 10~12 月。

【适宜生境】生于荒坡、灌丛林下。

【资源状况】分布于低山区。常见。

【入药部位】根（矮茎朱砂根）。

【功能主治】清热解毒，祛风除湿，止痛。用于咽喉肿痛，风火牙痛，风湿筋骨疼痛，腰腿疼痛，跌打损伤，瘿瘤肿毒，蛇咬伤。

硃砂根
八爪金龙、朱砂根
Ardisia crenata Sims

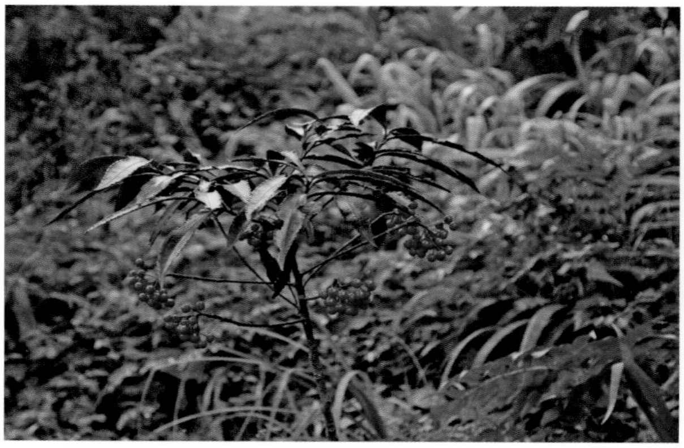
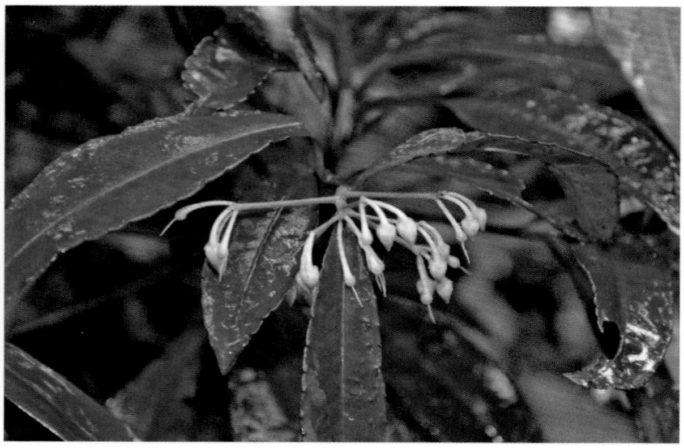
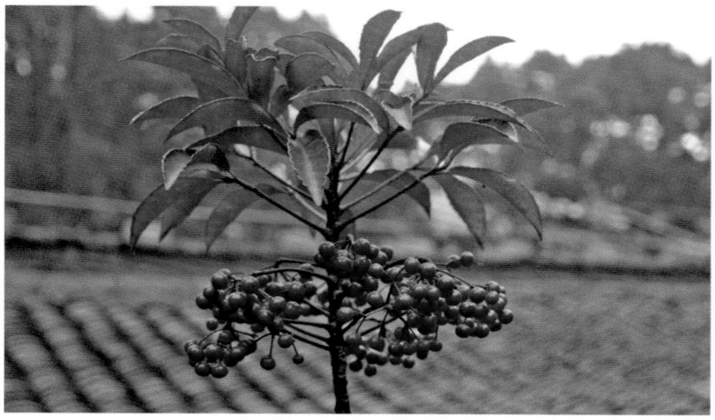
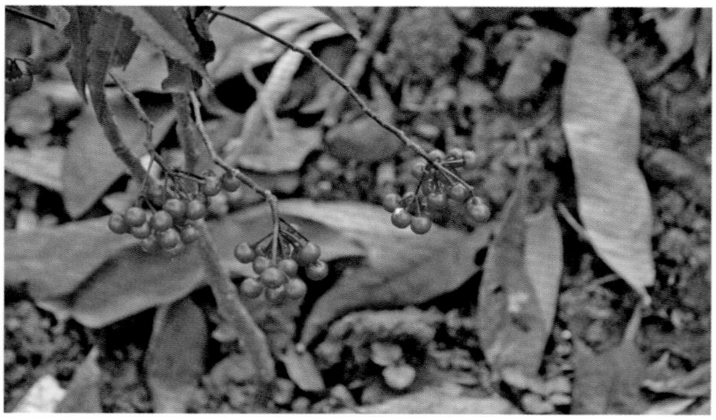

【形态特征】常绿灌木，高 1~2m。根柔软，肉质，表面微红色。叶革质或坚纸质，椭圆形、椭圆状披针形至倒披针形，具明显的边缘腺点，边缘具皱波状或波状。伞形花序或聚伞花序；花瓣卵形，白色，稀略带粉红色，反卷。核果球形，红色。花期 5~6 月，果期 10~12 月。

【适宜生境】生于海拔 600~1000m 的乔木或灌木林下。

【资源状况】分布于低山区。常见，可以适度开发利用。

【入药部位】根。

【功能主治】清热解毒，消肿止痛。用于扁桃体炎，上呼吸道感染，急性咽喉炎，白喉，扁桃体炎，丹毒，淋巴结炎。

百两金 开喉箭、高八爪

Ardisia crispa (Thunb.) A. DC.

【标本采集号】LEM120530004

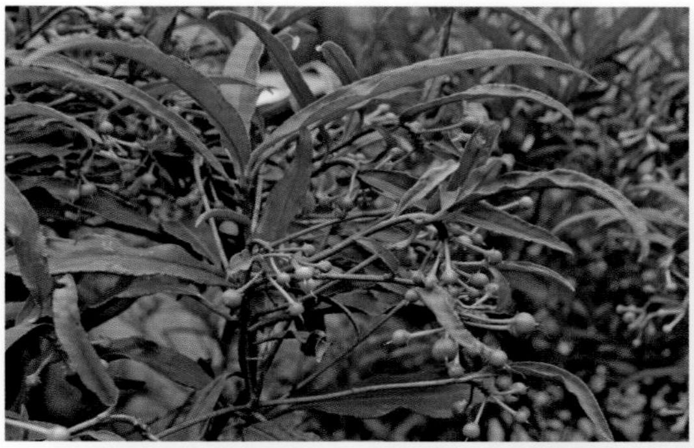

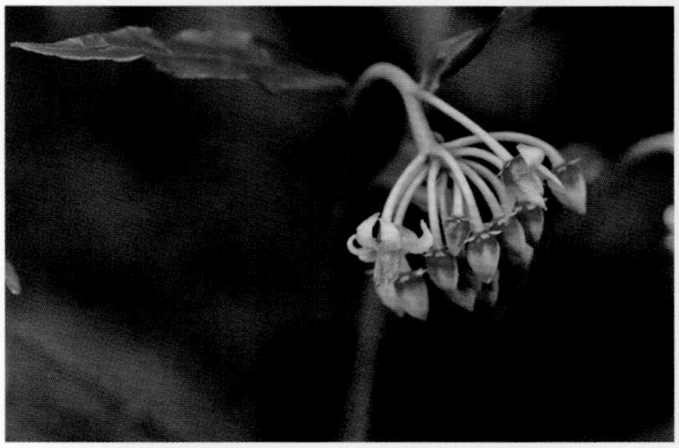

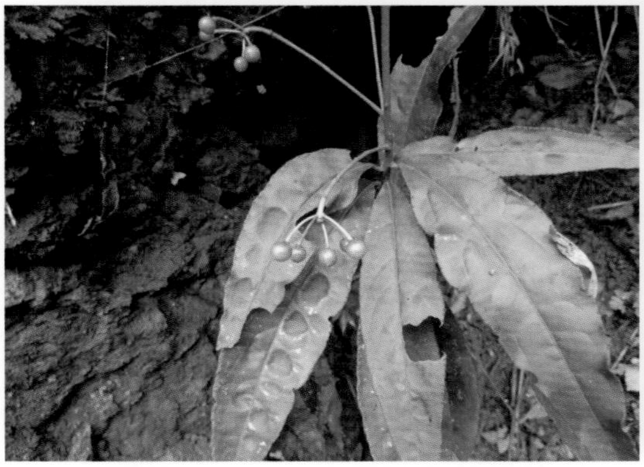

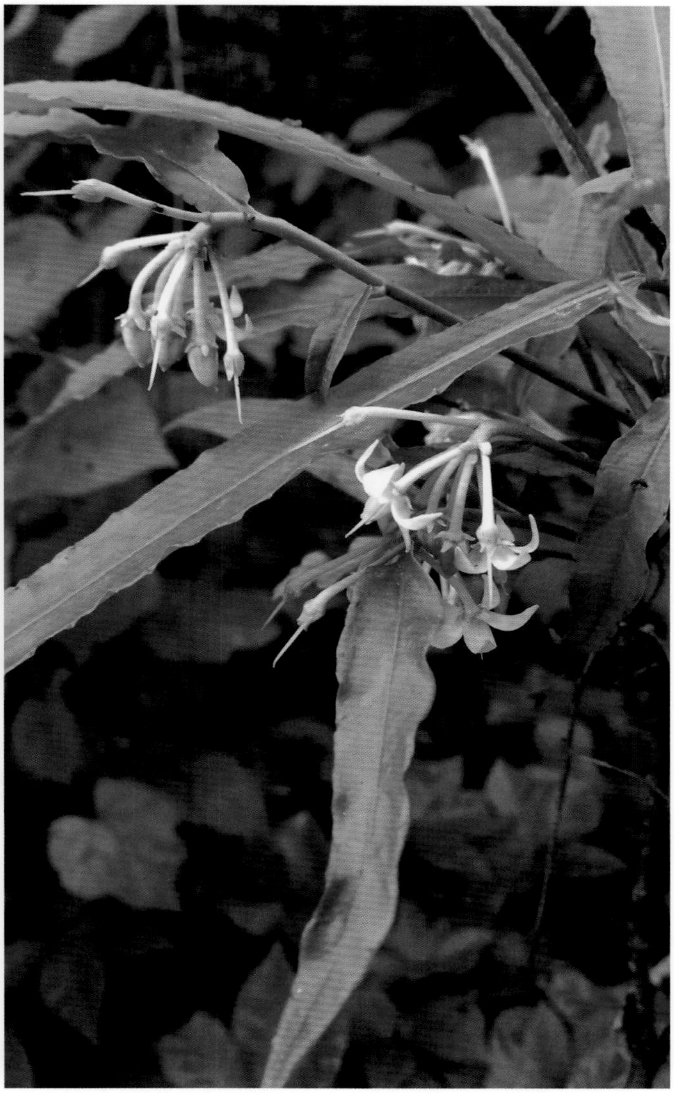

【形态特征】灌木，高 0.6~1m。根木质，有分枝，断面淡红色，有褐色小点。叶膜质或近坚纸质，椭圆状披针形或狭长圆状披针形，全缘或略波状。亚伞形花序着生于侧生特殊花枝顶端；花瓣卵形，白色或粉红色；雄蕊 5，着生于花冠基部。核果淡红色，球形，有赤褐色斑点。花期 4~6 月，果期 10 月至翌年 1 月。

【适宜生境】生于海拔 450~2400m 的潮湿杂木林下与灌丛中。

【资源状况】分布于坝区、低山区、中山区。常见，可以大量开发利用。

【入药部位】根及根茎（百两金）。

【功能主治】清热利湿，祛痰利湿，活血解毒。用于咽喉肿痛，咳痰不畅，湿热黄疸，小便淋痛，风湿痹痛，跌打损伤，疔疮，无名肿毒，蛇咬伤。

月月红 江南紫金牛 *Ardisia faberi* Hemsl.

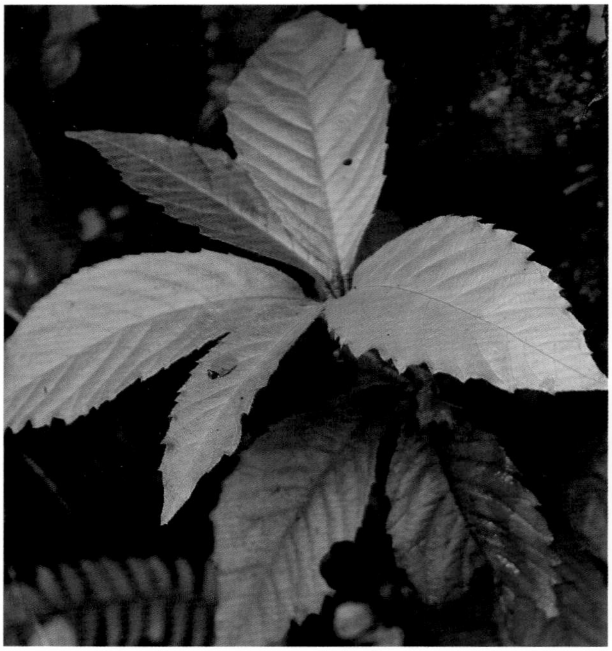

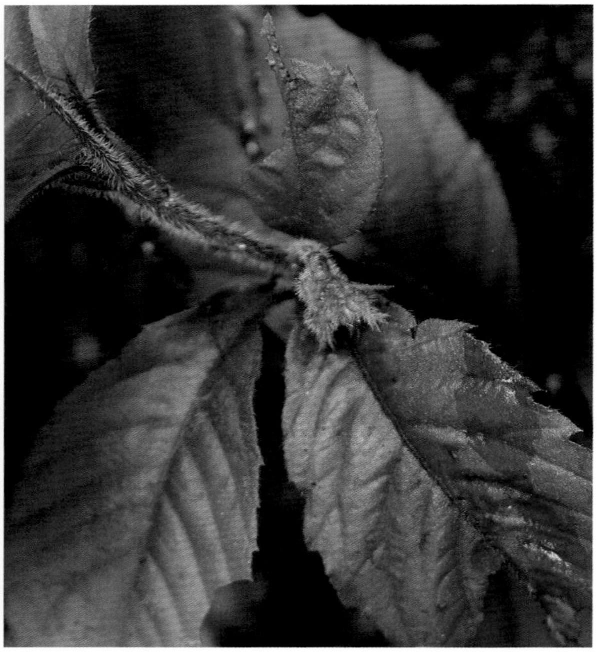

【形态特征】小灌木或亚灌木，高 15~30cm。具匍匐生根的根状茎；茎密具锈色卷曲长柔毛。叶厚膜质或坚纸质，卵状椭圆形或披针状椭圆形，边缘具粗锯齿。近伞形花序；花瓣宽卵形，白色或粉红色；雄蕊长为花瓣的 2/3。核果红色，球形。花期 5~7 月，果期 5 月或 11 月。

【适宜生境】生于 800~1300m 的灌木林下阴湿处。

【资源状况】分布于低山区、中山区。常见，可以开发利用。

【入药部位】根及叶（毛青杠）。

【功能主治】散风，解毒利咽。用于感冒风热咳嗽，咽喉肿痛。

紫金牛

矮茶风、平地木

Ardisia japonica (Thunb.) Blume

【标本采集号】LEM120618007

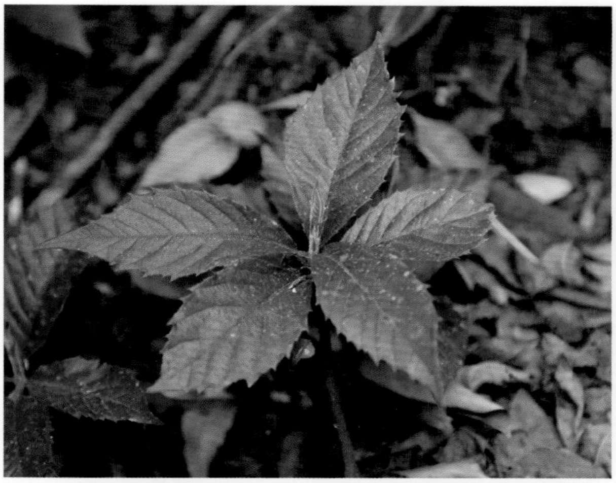
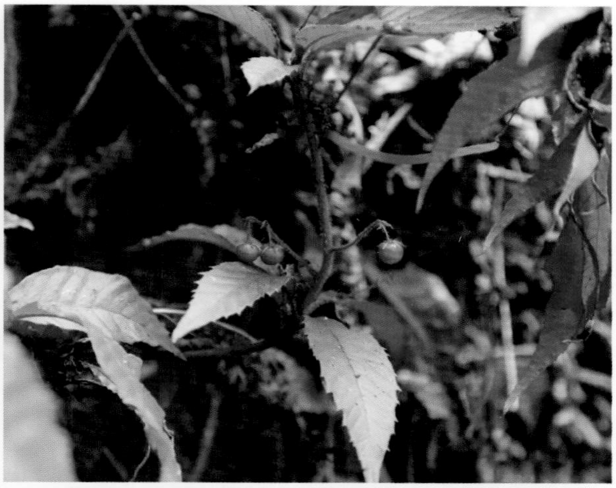
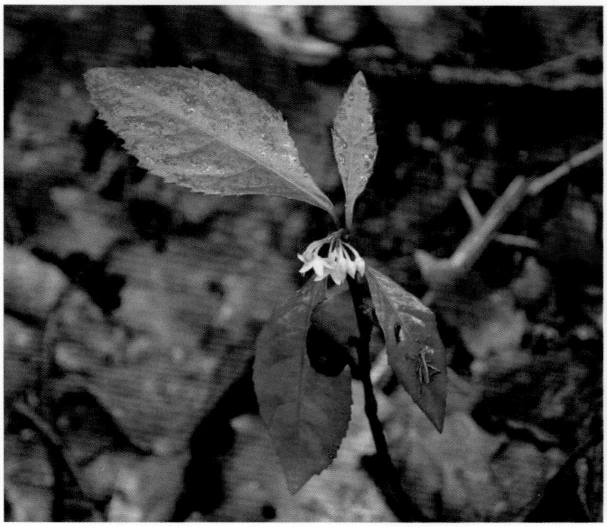
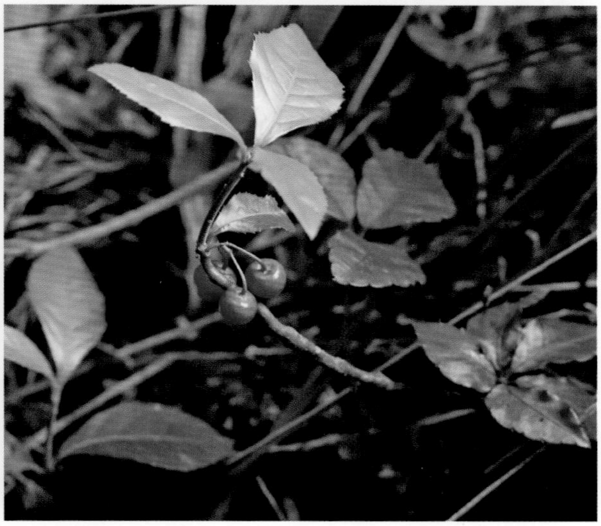

【形态特征】 小灌木或亚灌木，高约 0.3m。叶对生或近轮生，坚纸质或近革质，椭圆形至椭圆状倒卵形，边缘具细齿。亚伞形花序腋生，具 3~5 花；花瓣宽卵形，粉红色或白色。核果红色，后变黑色，球形。花期 5~6 月，果期 11~12 月。

【适宜生境】 生于灌木林下阴湿处。

【资源状况】 分布于低山区。常见。

【入药部位】 全草（矮地茶）。

【功能主治】 活血散瘀，解毒，平喘。用于肺结核，风寒感冒引起的咳嗽气喘，肺痨咳嗽，吐血，咯血，妇女月家痨，慢性支气管炎。

虎舌红 红毛走马胎

Ardisia mamillata Hance

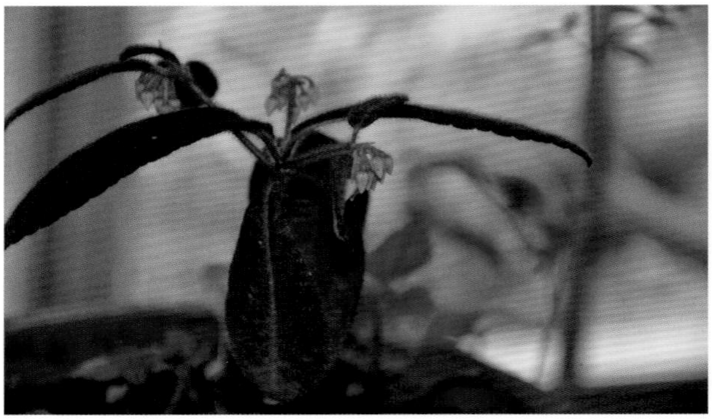

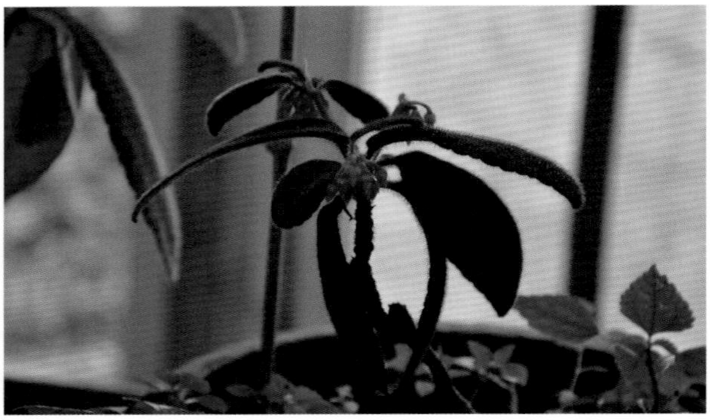

【形态特征】矮小灌木。直立茎高不超过高 15cm；幼时密被锈色卷曲长柔毛，以后无毛或几无毛，根状茎外皮红褐色。叶坚纸质，倒卵形至长圆状倒披针形，边缘具不明显的圆齿，上面具锈色硬毛和乳头状毛。伞形花序约具 10 花；花瓣卵形，粉红色，稀白色。核果淡红色，球形，几无毛或被柔毛，花萼与花柱宿存。花期 6~7 月，果期 11 月至翌年 1 月。

【适宜生境】生于灌木林下阴湿处。

【资源状况】分布于低山区。常见。

【入药部位】全草（红毛走马胎）。

【功能主治】祛风利湿，清热解毒，活血止血。用于风湿痹痛，痈疽，痢疾，咳血，吐血，便血，经闭，产后恶露不净，跌打损伤，乳痈，疔疮。

山血丹 *Ardisia punctata* Lindl.

【标本采集号】LEM120623004

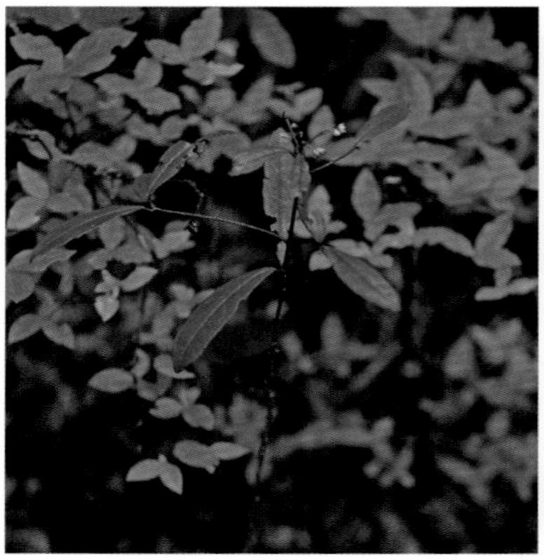

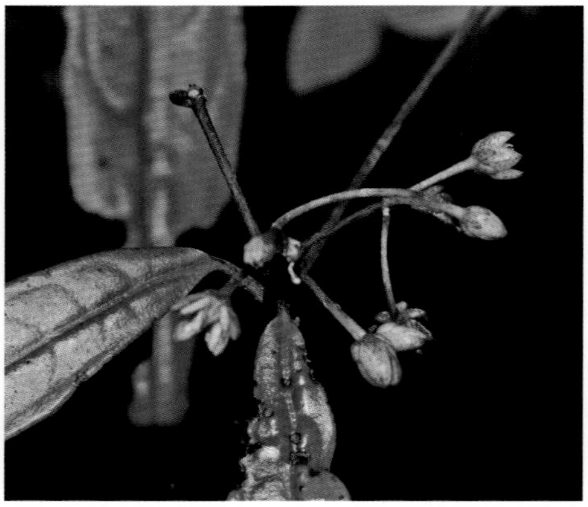

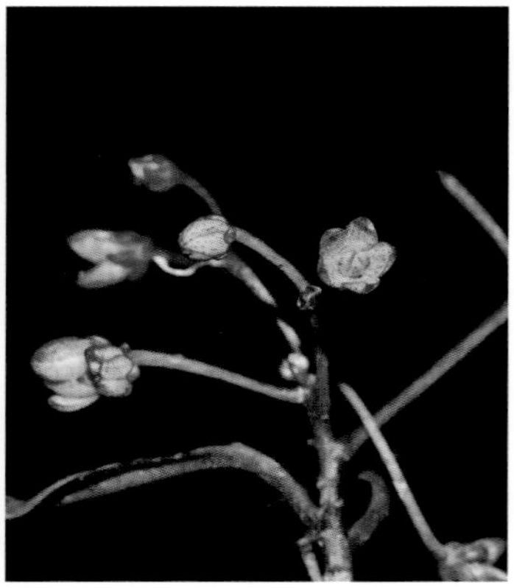

【形态特征】灌木，高 1~2m。茎幼时被细微柔毛，无皱纹。叶革质或坚纸质，长圆形至椭圆状披针形，有显著斑点，近全缘或具浅圆状齿。近伞形花序或稀为复伞形花序；花纸质，白色，花瓣椭圆状卵形，顶端圆形，具明显的腺点，里面被微柔毛。核果深红色，球形。花期 5~7 月，果期 10~12 月。

【适宜生境】生于海拔 400~1150m 的山谷、山坡密林下，水旁和阴湿处。

【资源状况】分布于坝区、低山区。罕见。

【入药部位】根。

【功能主治】清热解毒，祛风除湿，止痛。用于跌打损伤，筋骨疼痛，腰痛。

铁 仔

碎米子、爆疙蚤

Myrsine africana Linn.

【标本采集号】LEM120629008

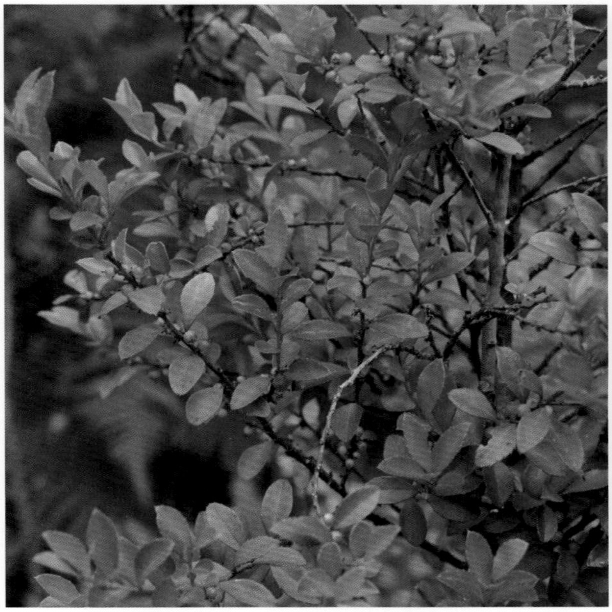

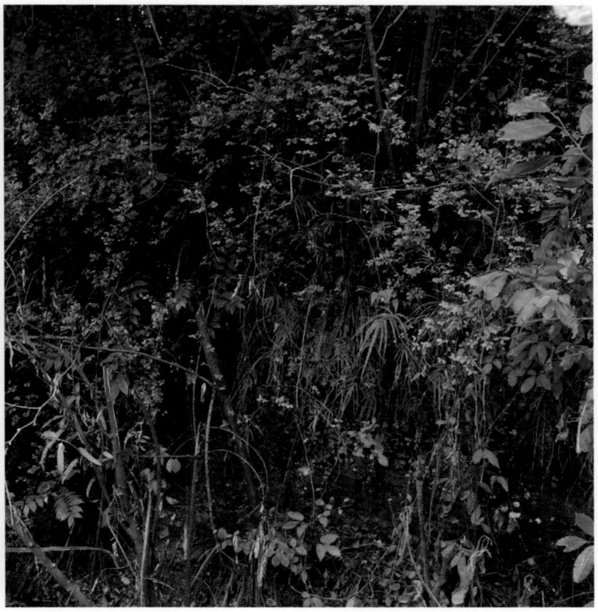

【形态特征】灌木，高 0.5~1m。树皮灰棕色，有多数凸起的皮孔，枝被棕色糙毛。叶革质或坚纸质，椭圆状倒卵形，有时近圆形、倒卵形、长圆形或披针形，叶缘有细齿。花 3~5 朵簇生或呈伞形花序；花 4 数。浆果红色或紫黑色，球形。种子 1 枚。花期 2~3 月，有时 5~6 月，果期 10~11 月，有时翌年 2~6 月。

【适宜生境】生于灌木林下阴湿处。

【资源状况】分布于低山区。常见，可以大量开发利用。

【入药部位】根或全株、叶。

【功能主治】根或全株清热利湿，收敛止血。用于肠炎，痢疾，血崩，便血，肺结核咯血，牙痛。叶外用于烧烫伤。

报春花科

点地梅

佛顶珠

Androsace umbellata (Lour.) Merr.

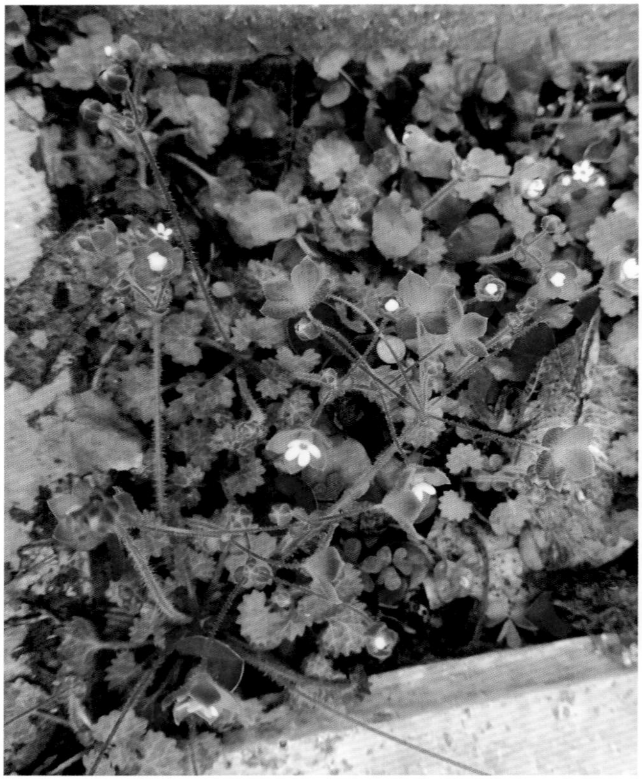

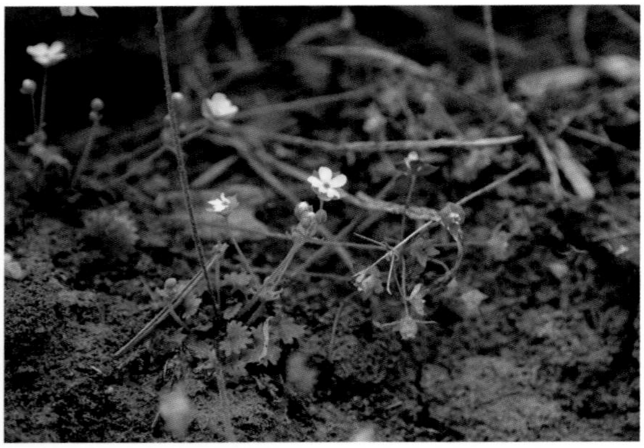

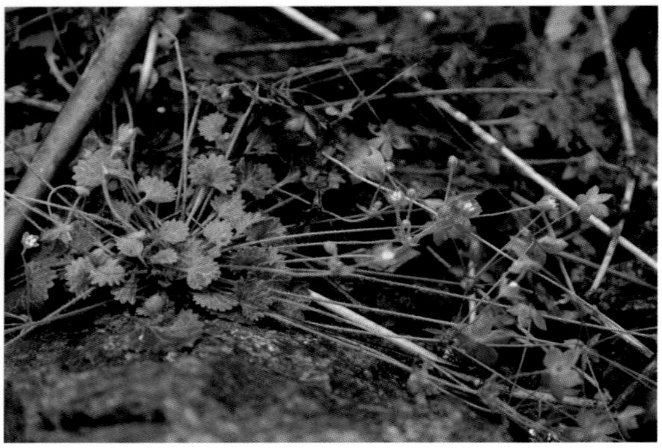

【形态特征】一年生或二年生草本，高 4~17cm，具多数纤维状根，全株被白色细柔毛。叶基生，10~30 片成丛，近圆形至卵形，具平伏柔毛，基部浅心形至近圆形，边缘具锯齿。花葶通常多数；伞形花序具 4~15 花；花冠白色，喉部黄色。蒴果近球形，外果皮白色，下部有增大宿存萼。花期 2~4 月，果期 5~6 月。

【适宜生境】生于荒坡、地坎边、熟地内。

【资源状况】分布于低山区。常见，可以开发利用。

【入药部位】全草或果实（喉咙草）。

【功能主治】清热解毒，消肿止痛，祛风除湿。用于肺热咳嗽，咽喉肿痛，扁桃体炎，胃痛，口疮，牙痛，头痛，赤眼，目翳，风湿痹痛，遗精。

虎尾草

狼尾花、血经草、垂穗珍珠菜

Lysimachia barystachys Bunge

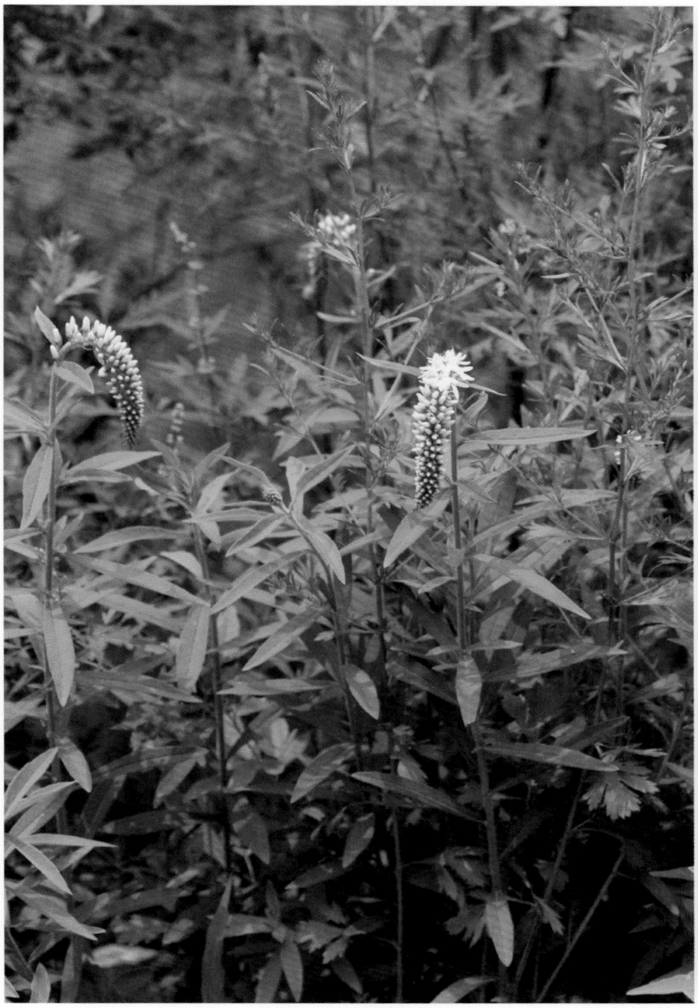

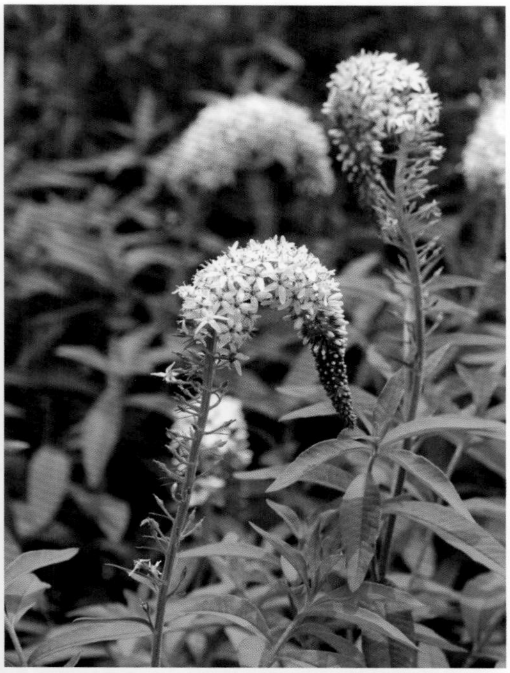

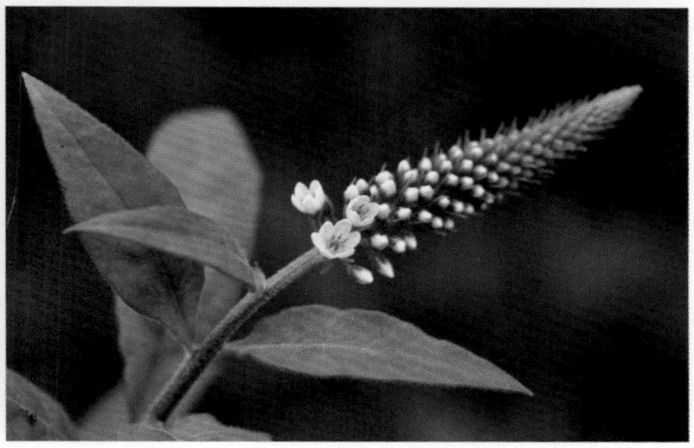

【形态特征】多年生草本，具匍匐茎。茎直立，高 50~100cm，全株被透明柔毛。叶互生或近对生。总状花序长 4~6cm，果时长可达 30cm，密具花；花常偏生；花冠白色，常具深紫色腺状条纹；雄蕊内藏，长为花冠的一半，花药背着；子房无毛。蒴果近球形。花期 5~8 月，果期 8~10 月。

【适宜生境】生于灌木丛中。

【资源状况】分布于中山区。常见。

【入药部位】全草或根茎（狼尾巴花）。

【功能主治】活血调经，散瘀消肿。用于月经不调，痛经，血崩，感冒发热，咽喉肿痛。

泽珍珠菜

星宿草

Lysimachia candida Lindl.

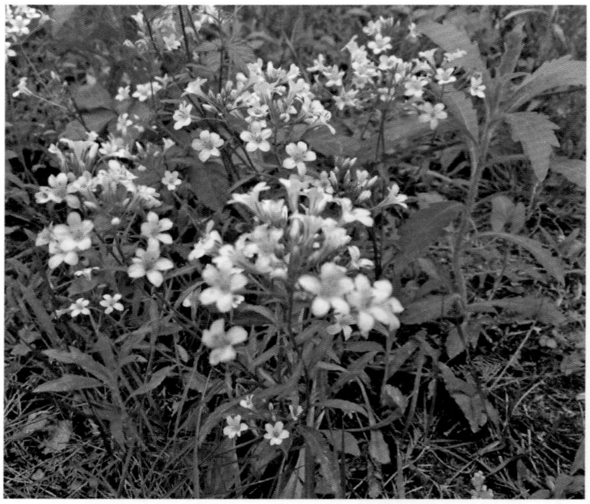

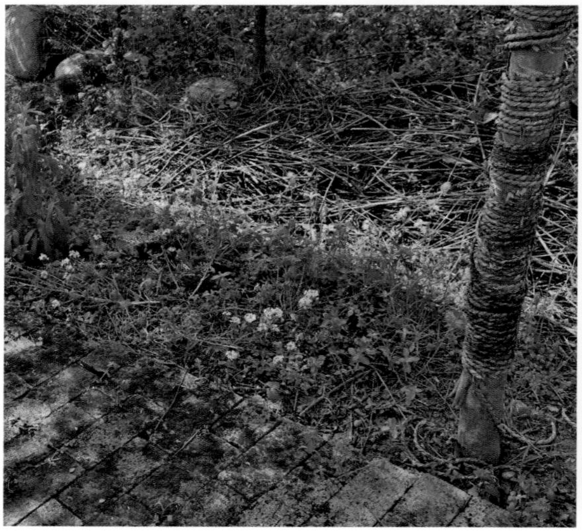

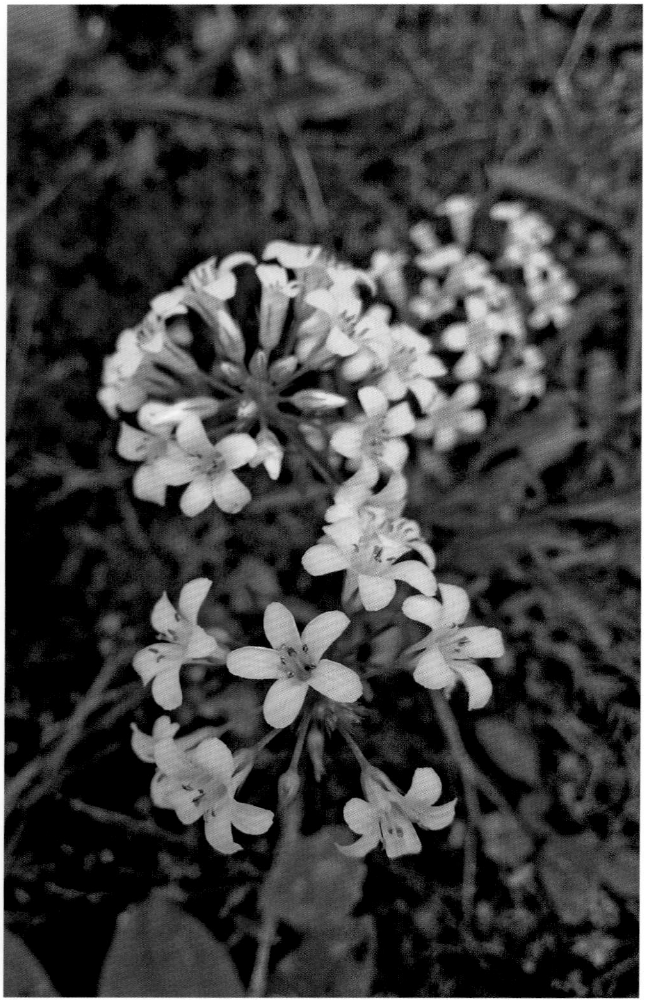

【形态特征】一年生或二年生草本。茎单生或数条簇生，直立，高 10~30cm。叶疏具黑色或浅红色腺点。总状花序顶生，最初花较密而呈圆锥形；苞片线形，长 4~6mm；花梗长约为苞片的 2 倍；花萼裂片外部具黑色腺纹，边缘透明；花冠白色，狭钟形，裂至中部；雄蕊稍短于花冠裂片。蒴果近球形。花期 3~6 月，果期 4~7 月。

【适宜生境】生于灌木丛中或沟边。

【资源状况】分布于低山区。少见。

【入药部位】全草。

【功能主治】清热凉血，活血通络，调经止痛。用于痈疮肿毒，无名肿毒，跌打损伤，月经不调。

细梗香草 排香草

Lysimachia capillipes Hemsl.

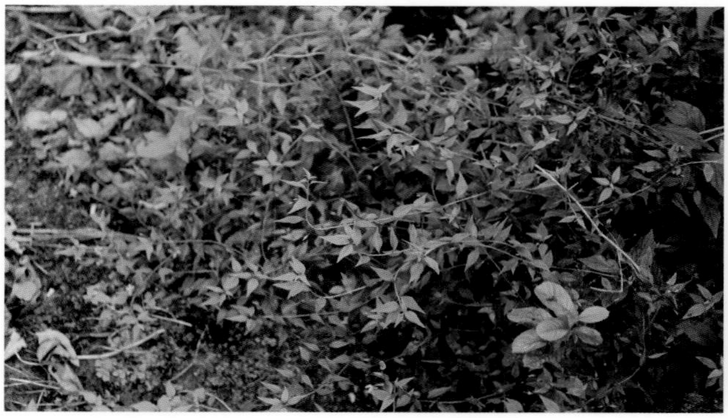

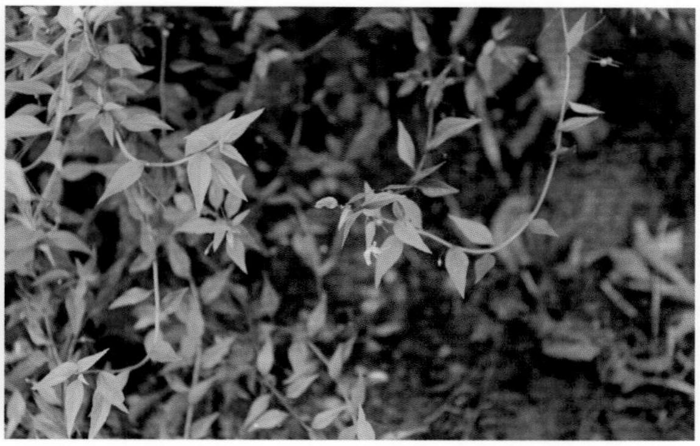

【形态特征】多年生草本，干后具浓郁香气。茎 2 至多数，具角棱或翅，中部以上分枝。叶互生，两侧常稍不对称，网脉不明显。单花腋生；花梗纤细，丝状；花冠黄色，深裂；花丝基部结合成环，与花冠合生。蒴果球形。花期 6~7 月，果期 8~10 月。

【适宜生境】生于海拔 2000m 以下的灌木丛中或沟边。

【资源状况】分布于坝区、低山区、中山区。常见，可以开发利用。

【入药部位】全草（排草香）。

【功能主治】祛风湿，理气，止痛。用于胃脘胀痛，胃气痛，感冒，肺热咳嗽，风湿痛，月经不调。

过路黄 金钱草

Lysimachia christinae Hance

【标本采集号】LEM120607001

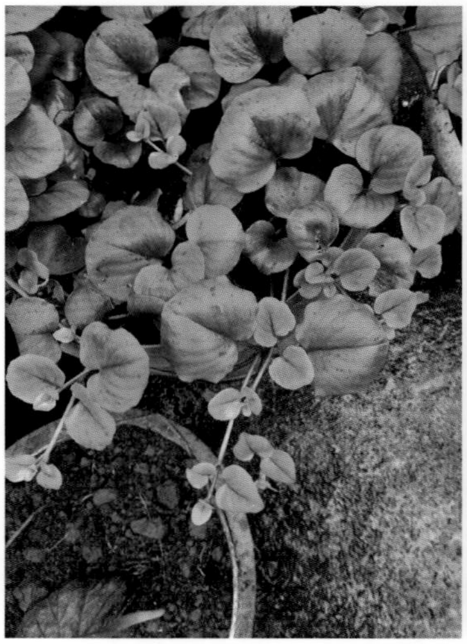

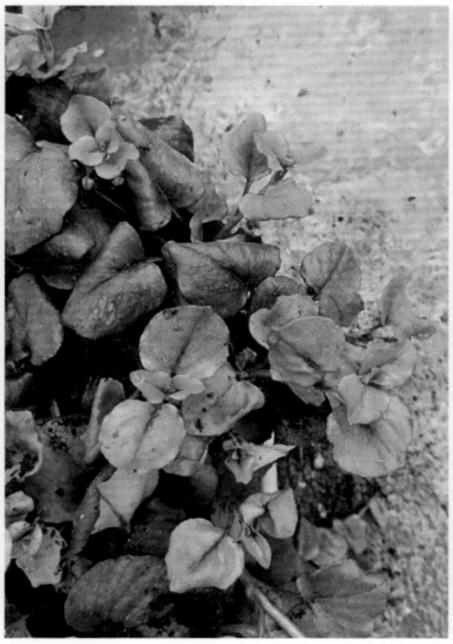

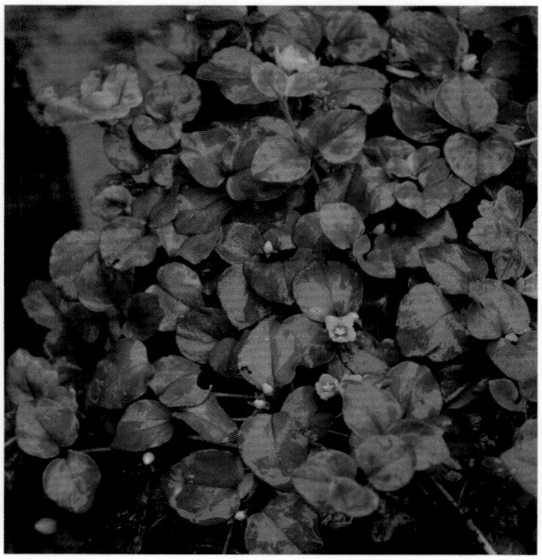

【形态特征】多年生草本，茎平卧延伸。茎上常生不定根，无毛至具锈色柔毛。叶对生，卵形至近圆形或肾形，具透明腺纹。单花腋生；花萼 5 深裂，裂片披针形；花冠黄色，5 裂，基部相连，具黑色长腺条。蒴果近球形，疏具黑色腺纹。花期 5~7 月，果期 7~10 月。

【适宜生境】生于海拔 1000m 以下的沟边或灌木林下阴湿处。

【资源状况】分布于坝区、低山区。常见，可以大量开发利用。

【入药部位】全草（金钱草）。

【功能主治】利湿退黄，利尿通淋，解毒消肿。用于湿热黄疸，胆胀胁痛，石淋，热淋，小便涩痛，痈肿疔疮，蛇虫咬伤。

评　述　川产道地药材，洪雅为道地产区，排结石效果好。

点腺过路黄 *Lysimachia hemsleyana* Maxim.

【标本采集号】LEM120726003

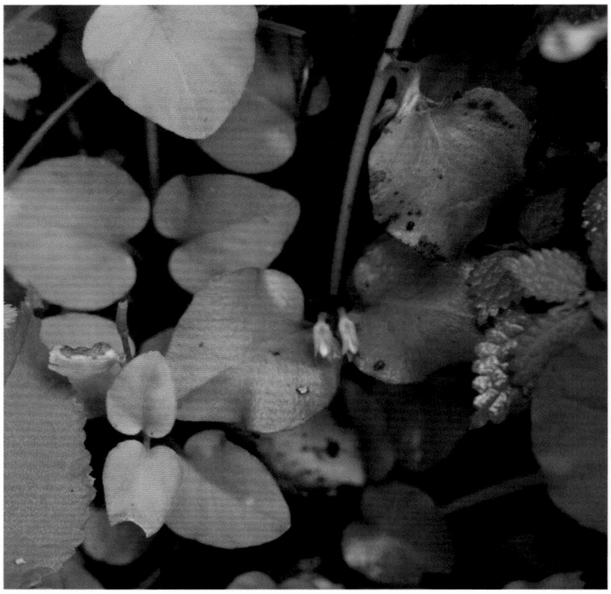

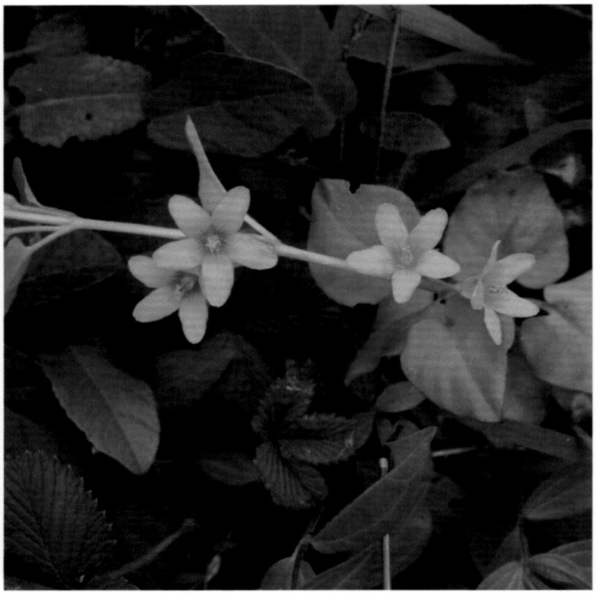

【形态特征】多年生草本。茎匍匐，常分枝，具多节毛，先端伸长成鞭状，长可达 90cm，圆柱形，密被多细胞柔毛。叶对生，下面散生多数褐色的腺点，上面密被硬毛；网脉不明显。花单生于中部叶叶腋；花萼分裂近达基部，裂片狭披针形；花冠黄色，疏被暗红色或褐色腺斑；花丝基部合生成筒状。蒴果近球形。花期 4~6 月，果期 5~7 月。

【适宜生境】生于荒坡、田边、路边草丛。

【资源状况】分布于低山区。常见。

【入药部位】全草。

【功能主治】清热利湿，消肿，通淋。用于湿热黄疸，石淋，肾结石。

临时救

风寒草、聚花过路黄

Lysimachia congestiflora Hemsl.

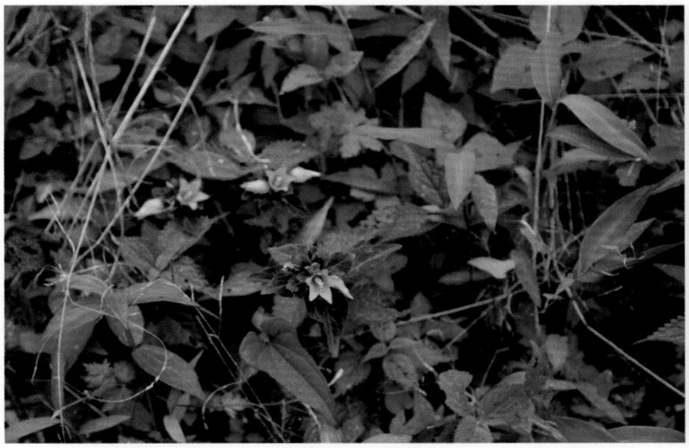

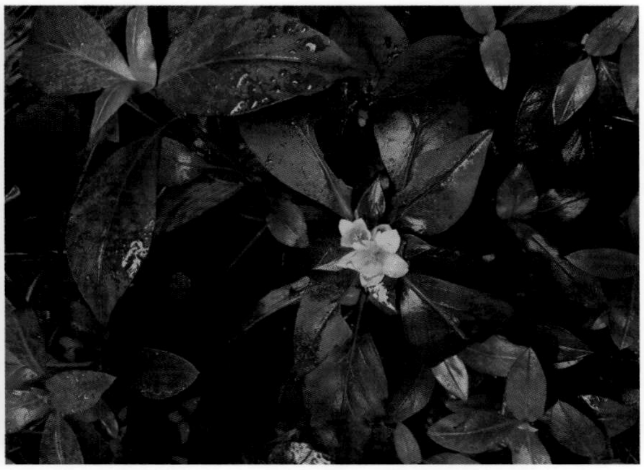

【形态特征】多年生草本。茎匍匐，节间生根，密被多细胞卷曲柔毛；枝条仅在顶部具叶。叶对生，上部 2 对叶簇生；叶柄具狭翅；叶卵形至宽卵形或近圆形，近边缘具浅红色或黑色腺点。总状花序顶生，多少呈头状；花冠黄色，内面基部紫红色，裂片散生腺点。蒴果近球形。花期 5~6 月，果期 7~10 月。

【适宜生境】生于沟边、路旁、荒坡。

【资源状况】分布于低山区。常见，可以大量开发利用。

【入药部位】全草（小过路黄）。

【功能主治】祛风散寒，消积解毒，止咳化痰。用于感冒风寒咳嗽，头痛，身痛，腹泻，牙痛，湿热黄疸，衄血，吐血，咽喉肿痛，蛇咬伤。

峨眉过路黄

奴花草、排草

Lysimachia omeiensis Hemsl.

【形态特征】多年生草本。茎棕红色，常单生，通常带红褐色，被多细胞柔毛。叶对生，下部叶小，卵形至鳞片状，中部与上部叶卵状披针形至披针形。花单生于叶腋，花冠金黄色，辐状，疏具红色或棕色腺点。蒴果近球形。花期 6 月，果期 10 月。

【适宜生境】生于沟边、路旁、荒坡。

【资源状况】分布于低山区。少见。

【入药部位】全草。

【功能主治】清热解毒，利湿，排石。用于跌打损伤，血淋，石淋，黄疸。

落地梅

四块瓦、重楼排草

Lysimachia paridiformis Franch.

【标本采集号】511423140514593LY、LEM120530010

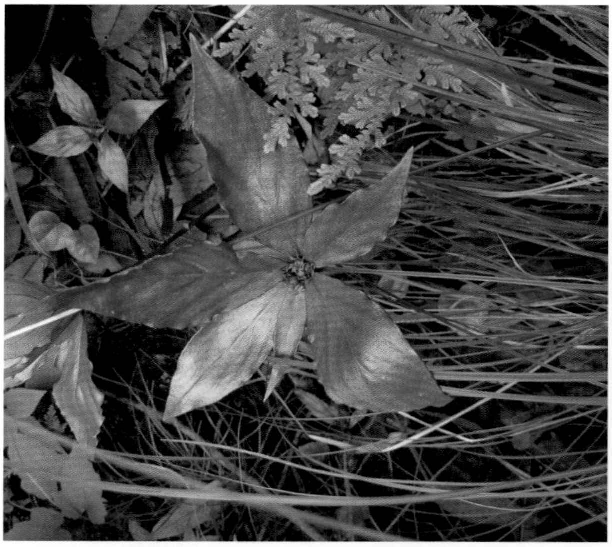
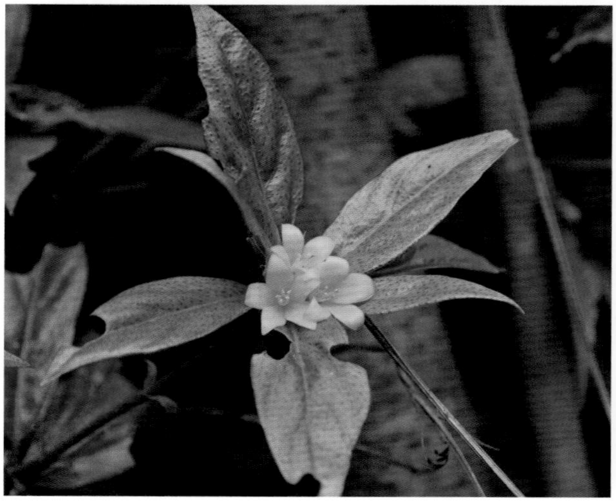
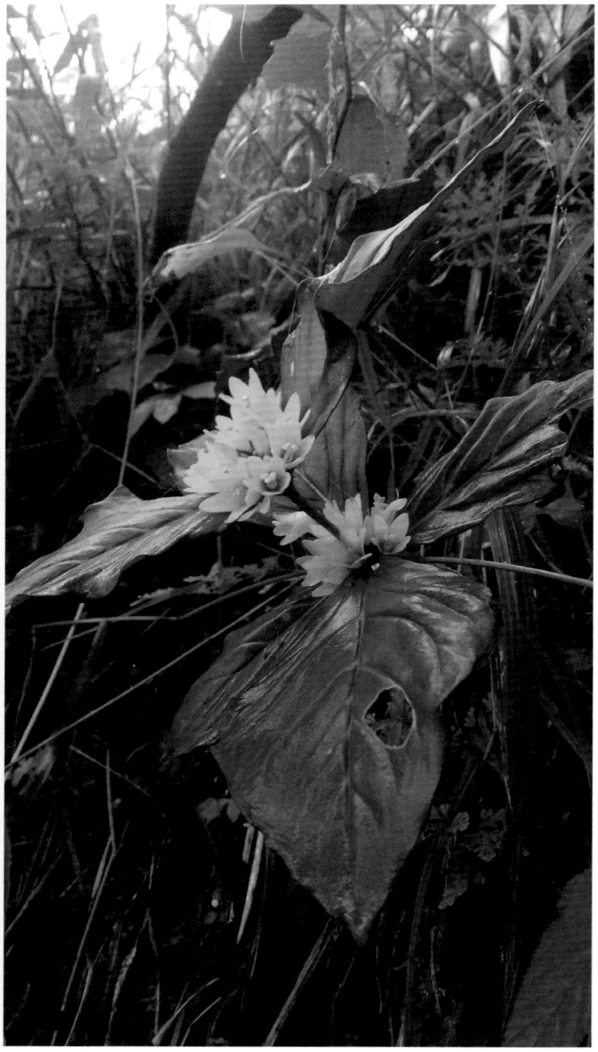

【形态特征】多年生草本，高 10~45cm。根状茎粗短，簇生，具多数纤维状根。茎直立，单生，无毛。下部叶鳞片状；上部叶 4~18 枚轮生于顶部，无毛。伞形花序顶生，无柄，具 6 至多花；花冠黄色；雄蕊 5，花丝基部合生成筒状；子房无毛。蒴果球形，包被于宿存花被内。花期 5~6 月，果期 7~9 月。

【适宜生境】生于灌丛林下阴湿处。

【资源状况】分布于中山区。常见，可以开发利用。

【入药部位】全草或根及根茎（红四块瓦）。

【功能主治】祛风除湿，活血，止痛。用于风寒感冒，咳嗽气喘，小儿久咳，胃痛，风湿麻木，风湿关节疼痛，月经不调，血淋，黄疸。

峨眉报春 峨山雪莲花、假雪莲花

Primula faberi Oliv.

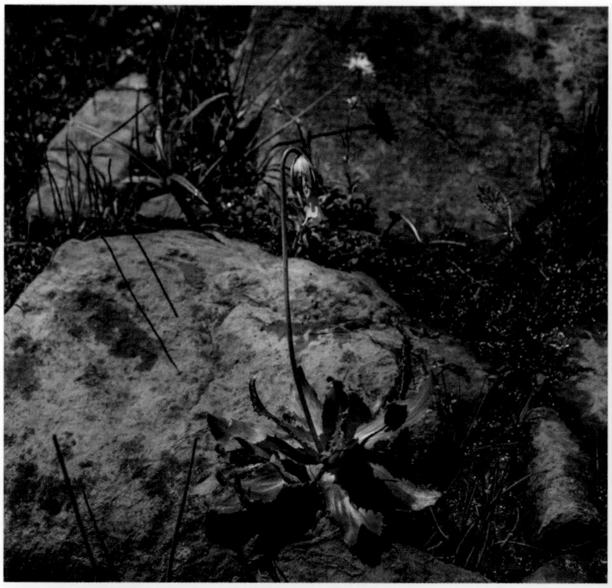

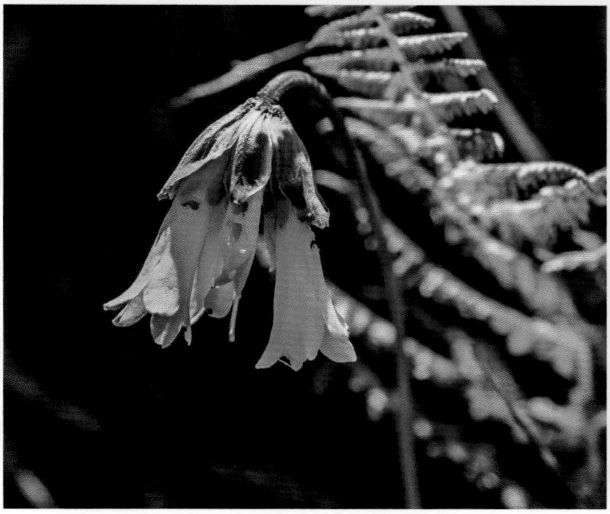

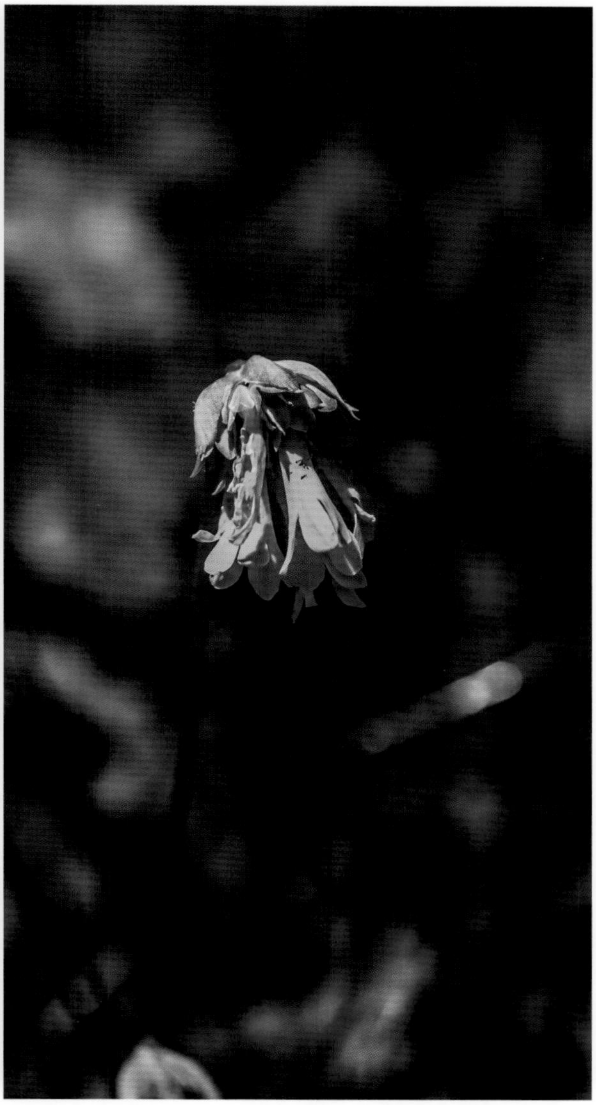

【形态特征】多年生草本，无毛，无白粉。须根多数。叶丛莲座状；叶边缘具不整齐的尖齿，疏具微小棕色腺点。苞片叶状，长于花梗；伞形花序紧缩，具 3~10 花；花冠黄色，窄钟形，先端 5 裂。蒴果长圆形，稍短于花萼。花期 6~7 月，果期 7~8 月。

【适宜生境】生于高山灌丛。

【资源状况】分布于高山区。少见。

【入药部位】全草（峨山雪莲花）。

【功能主治】清热利湿。用于风湿麻木，骨痛，淋浊白带。

苣叶报春

峨眉雪莲花

Primula sonchifolia Franch.

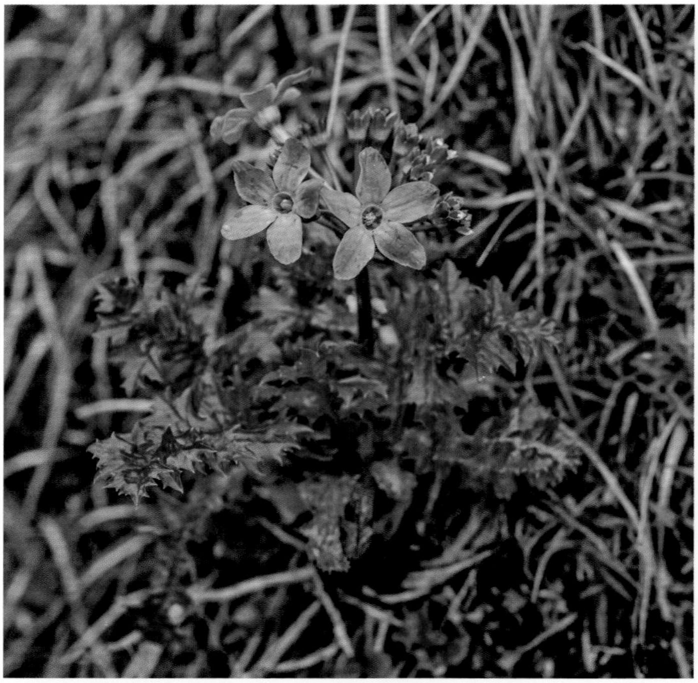

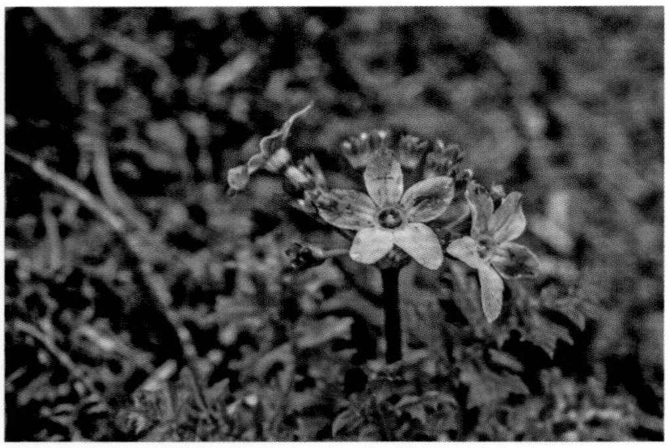

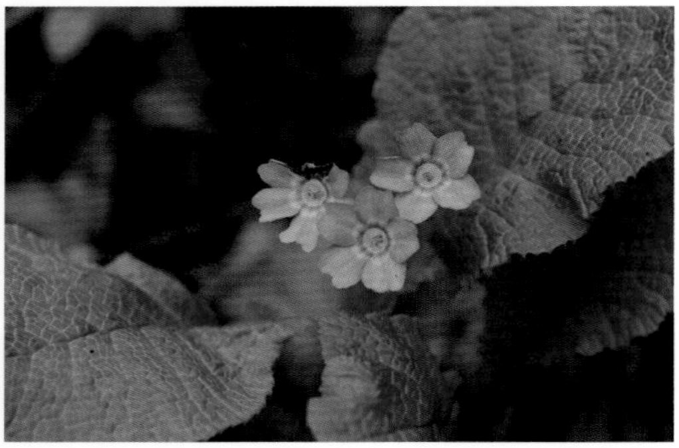

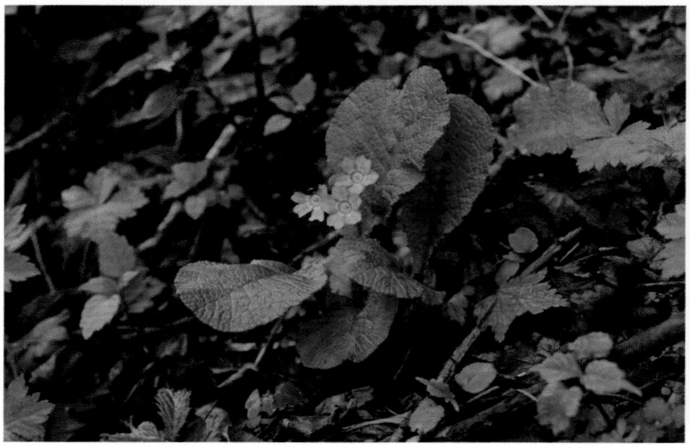

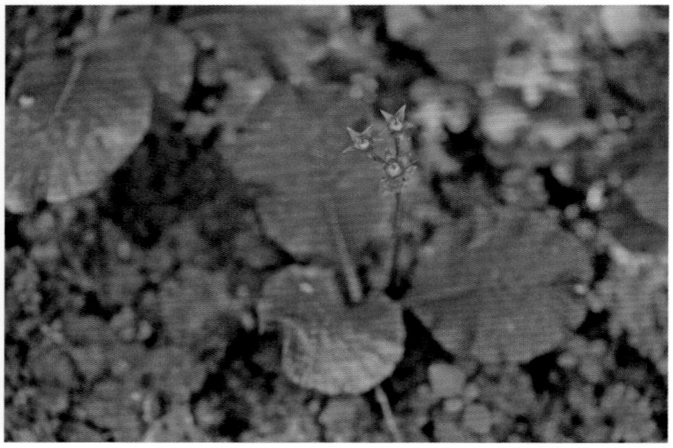

【形态特征】多年生草本。叶丛基部有形似鳞茎的重叠的具粉芽鳞片；叶边缘不规则开裂至羽状半裂，常无粉。花葶与叶片等长，布满白粉；伞形花序具 3 至多花；花萼钟形，果时杯状；花冠蓝色至红色，稀白色；小花梗细长，超出苞片许多。蒴果球形。花期 3~5 月，果期 6~7 月。

【适宜生境】生于灌丛林下阴湿处。

【资源状况】分布于高山区。少见。

【入药部位】全草（峨山雪莲花）。

【功能主治】清热利湿。用于小便淋痛，淋浊白带。

白花丹科

小蓝雪花

紫金标、小蓝雪、小角柱花

Ceratostigma minus Stapf ex Prain

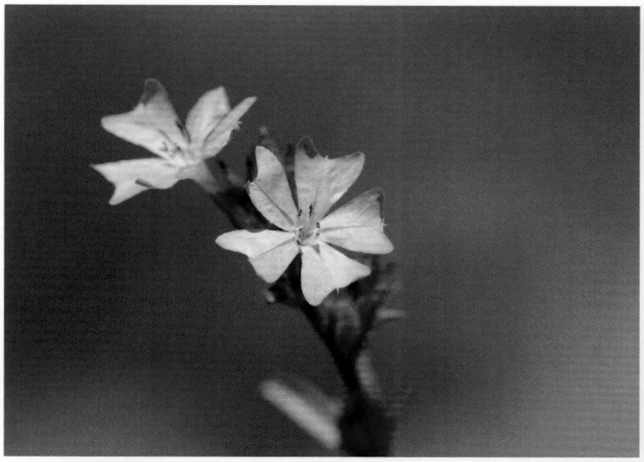

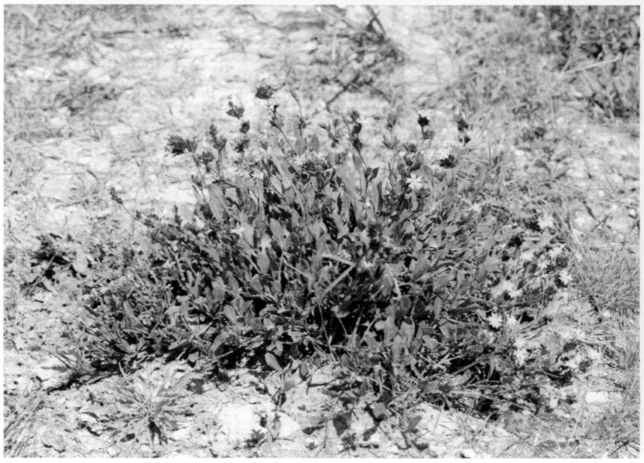

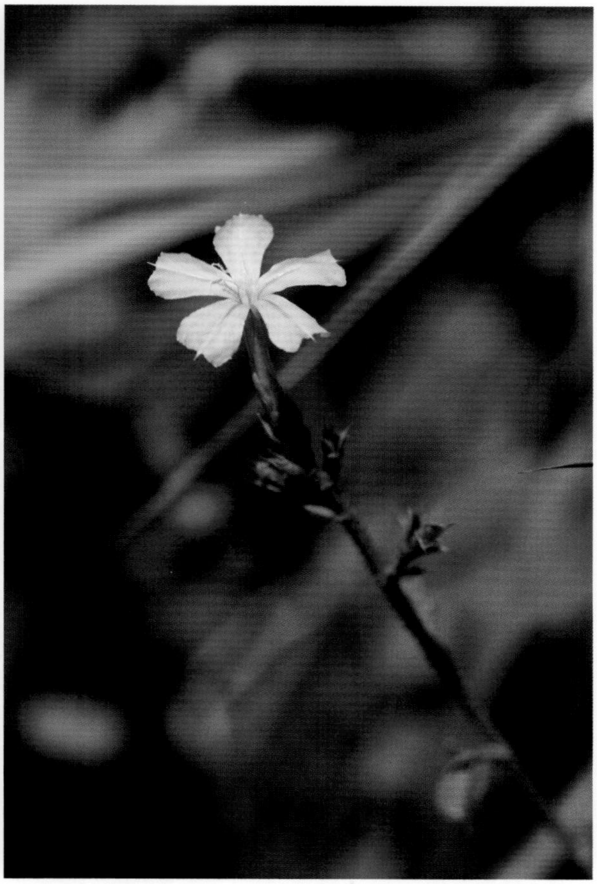

【形态特征】落叶灌木，高 0.3~1.5m。茎具棱槽，有稀疏小刺；新枝密被白色或黄白色长硬毛，有时混生星状毛。叶倒卵形、匙形或近菱形，长 2~3cm，先端钝或圆，偶急尖或具短尖，基部抱茎，上面无毛至被伏生毛，下面常被较密的长硬毛。花序顶生或腋生，含 1~13（~16）花；花萼长 6.5~9mm；花冠长 15~17（~19）mm，筒部紫色，裂片倒三角形，蓝色。蒴果，近基部环状开裂。花期 6~10 月，果期 6~11 月。

【适宜生境】生于荒坡、河边灌丛中。

【资源状况】分布于低山区。常见。

【入药部位】全草（鸡娃草）。

【功能主治】杀虫止痒，腐蚀疣痣。用于头癣，体癣，手癣，足癣，神经性皮炎，疣痣。

柿 科

乌 柿 *Diospyros cathayensis* Steward

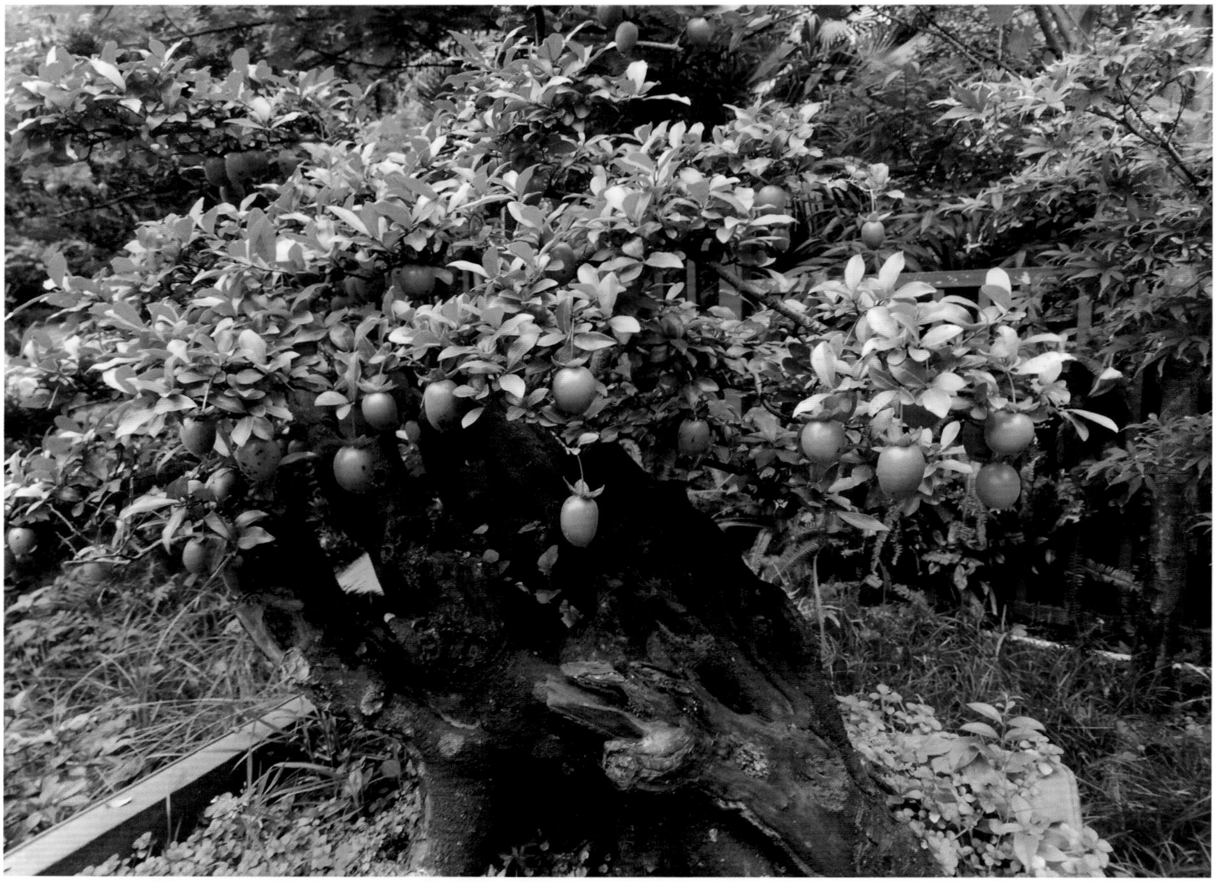

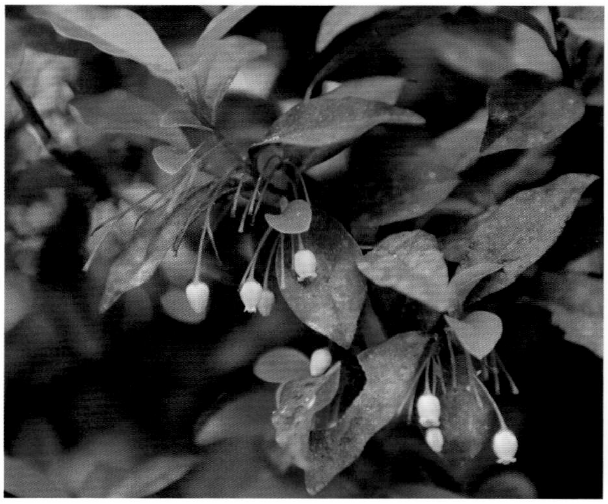

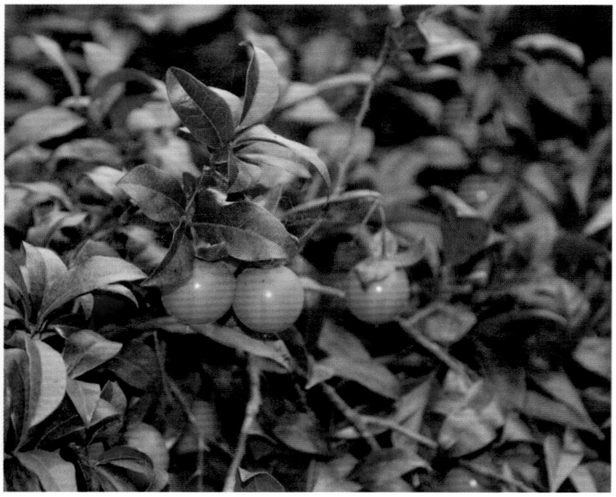

【形态特征】常绿或半常绿乔木，高约10m。叶柄短，长2~4mm，有微柔毛。叶薄革质，长圆状披针形。雄花排成聚伞花序，稀单生，花冠壶状，浅黄色；雌花单生，花冠白色。浆果球形至卵球形，直径1.5~3cm，疏具毛，果梗长2.4~4（~6）cm。种子褐色，长椭圆形；宿存花萼在果轴上经冬不落。花期4~5月，果期8~10月。

【适宜生境】生于路边灌木林中。

【资源状况】分布于中山区。少见。

【入药部位】根（黑塔子根）、叶（黑塔子叶）。

【功能主治】根清肺热，凉血止血，行气利水。用于肺热咳嗽，吐血，肠风，水臌腹胀，疮疖，烧伤。叶解毒散结。用于疮疖，汤火烫伤。

柿　*Diospyros kaki* Thunb.

【标本采集号】LEM120811006

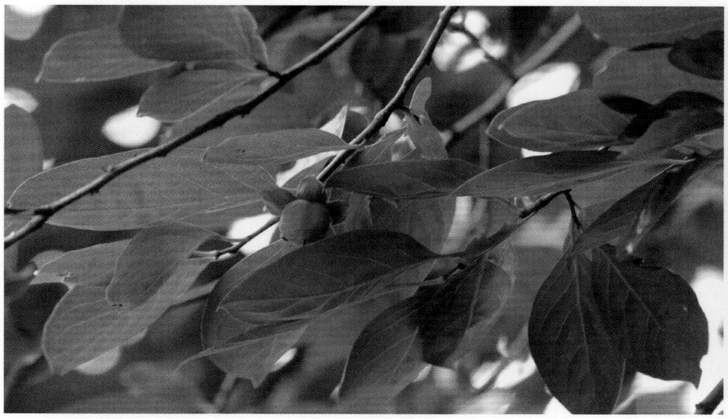

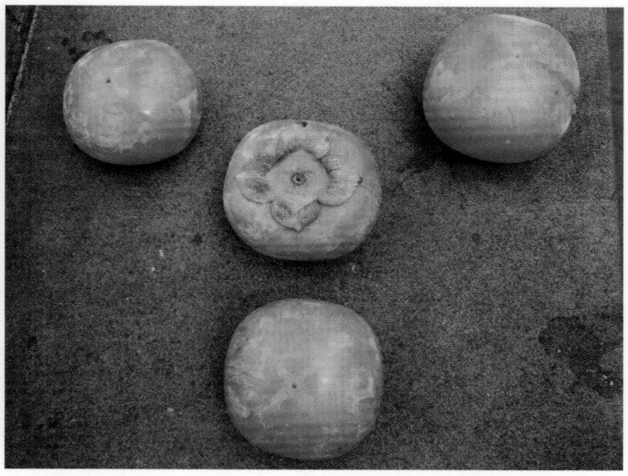

【形态特征】落叶乔木，高10~27m。树皮暗灰色，鳞片状开裂。单叶互生，叶纸质，卵状椭圆形、倒卵形或近圆形。雌雄异株，但间或有雄株中含少量雌花，有雌株中含有少数雄花；雄花排成聚伞花序，具花3~5朵，花冠钟状，黄白色；雌花单生于叶腋，花冠壶形或钟形，黄白色或黄白色带紫红色。浆果球形、扁球形或卵球形，直径3.5~8.5cm，成熟时橙黄色或鲜黄色。花期5~6月，果期9~10月。

【适宜生境】栽培。

【资源状况】分布于坝区、低山区。常见。

【入药部位】果实（柿）、果实制成柿饼时析出的白色粉霜（柿霜）、宿存花萼（柿蒂）、叶（柿叶）。

【功能主治】果实清热，润肺，生津，止咳，降血压，止血。用于热渴，肺燥咳嗽，胃肠出血，高血压，咽喉干痛，吐血，口疮。果实制成柿饼时析出的白色粉霜清热生津，润燥止咳，化痰。用于肺热咳嗽，咽干喉痛，口舌生疮，吐血，咯血，消渴。宿存花萼降逆止呃。用于呃逆。叶清肺止咳，止血，降血压。用于咳喘，肺气胀，各种内出血，高血压。

君迁子 山柿子 *Diospyros lotus* Linn.

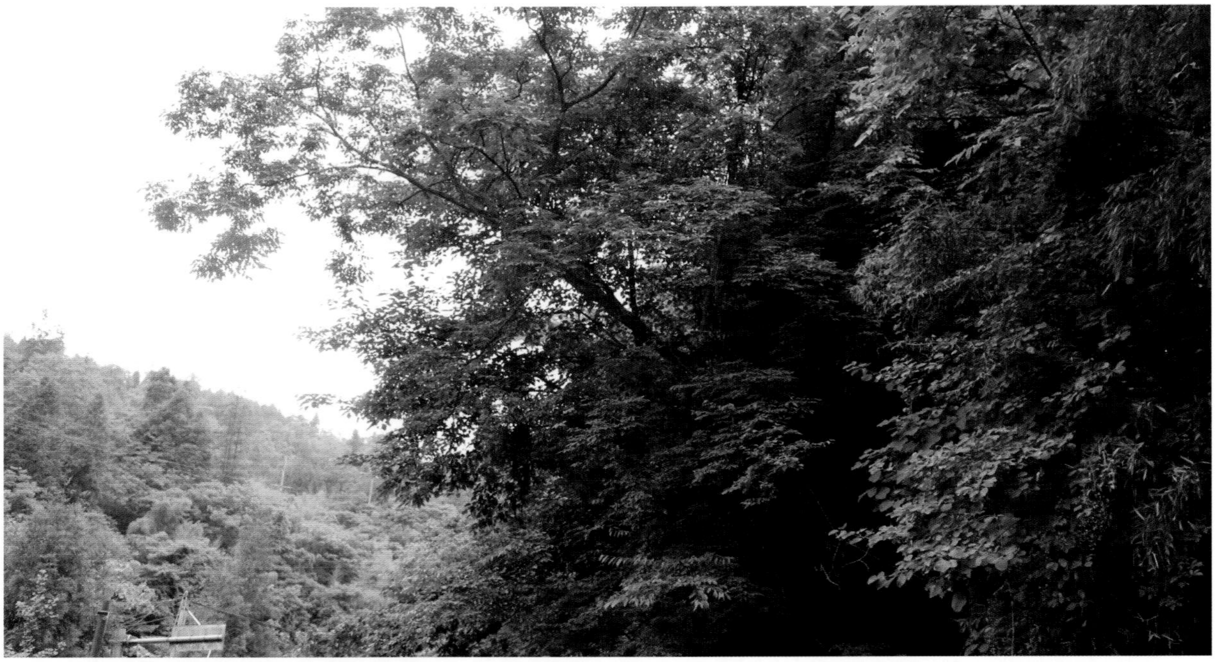

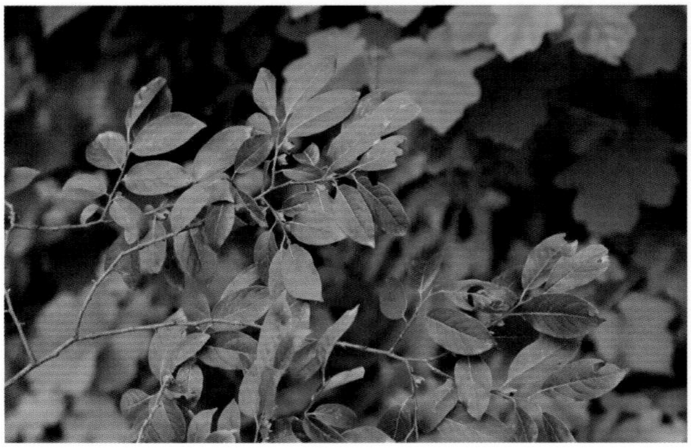

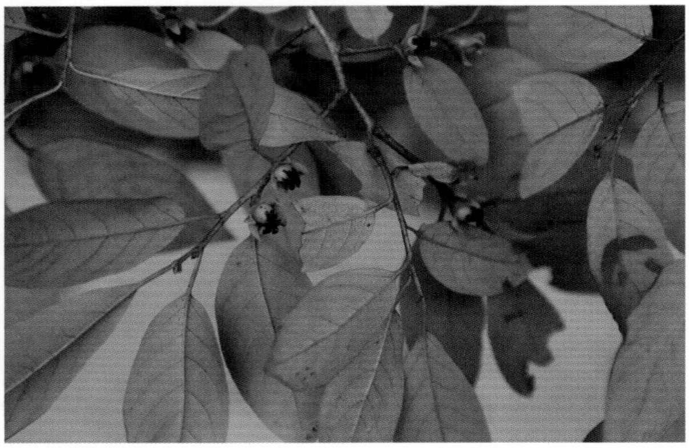

【形态特征】落叶乔木，高达 30m。树皮灰黑色或灰褐色；幼枝灰绿色，有短柔毛。叶片近膜质，椭圆形至长圆形。雄花 1~3 朵腋生，花冠壶形，带红色或淡黄色；雌花单生，花冠壶形，淡绿色或带红色。果实近球形或椭圆体形，直径 1~2cm，熟时淡黄色，后变蓝黑色，被白蜡质。花期 5~6 月，果期 10~11 月。

【适宜生境】生于灌木林中。

【资源状况】分布于低山区。常见。

【入药部位】果实。

【功能主治】生津止渴，健胃，温中行气。用于消渴，烦闷，咳嗽。

安息香科

陀螺果

冬瓜木、木瓜红、鸦头梨

Melliodendron xylocarpum Hand.-Mazz.

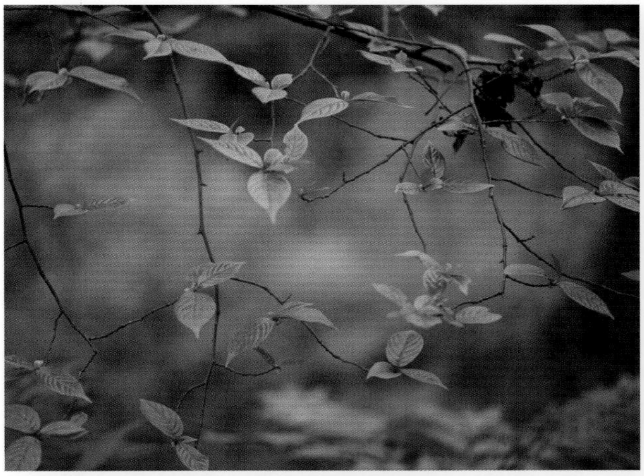

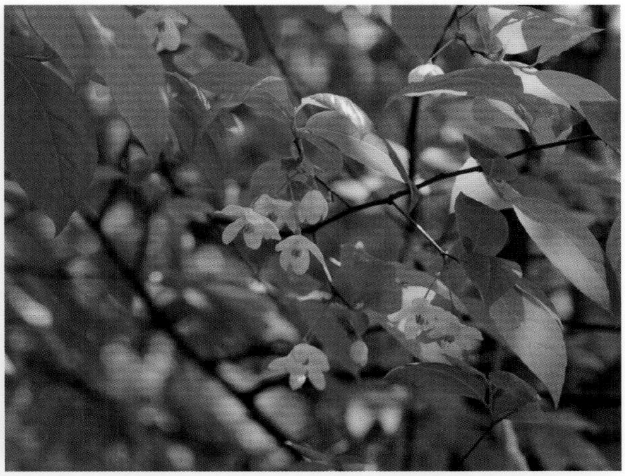

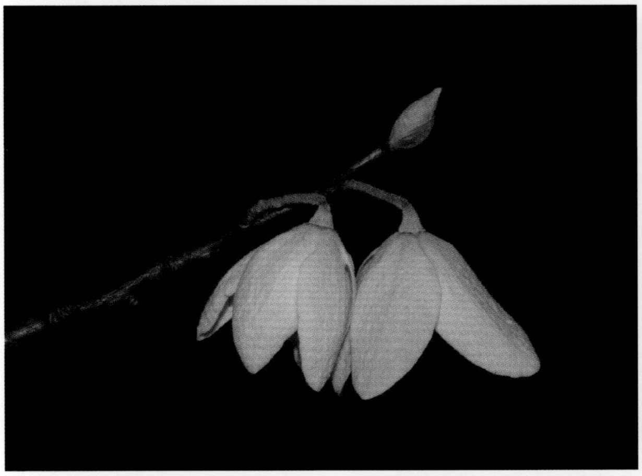

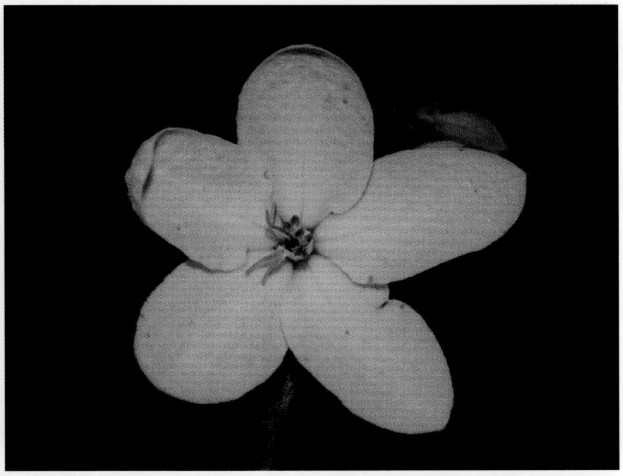

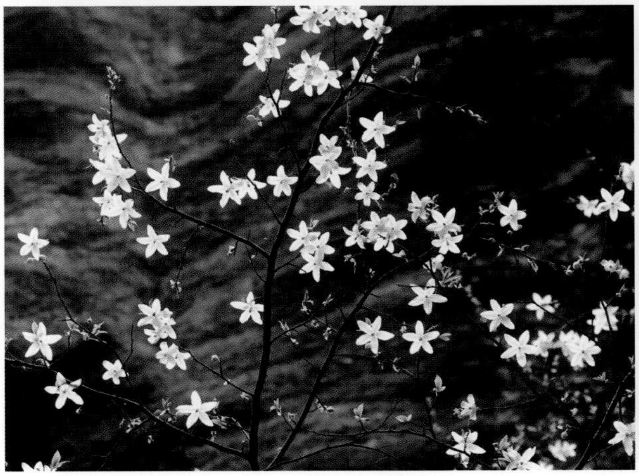

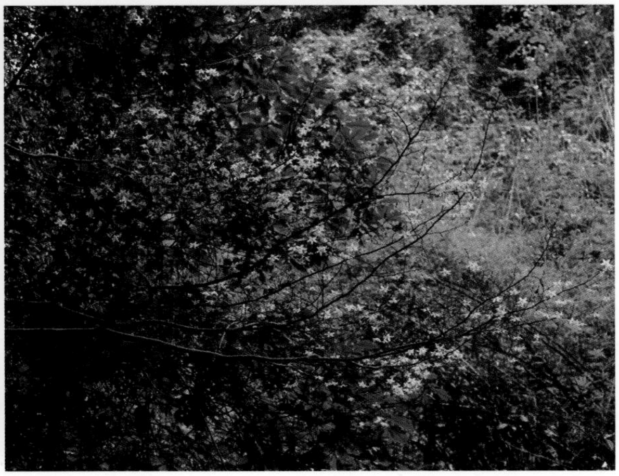

【形态特征】落叶乔木，高 6~20m。叶纸质，倒披针形或卵状披针形、长圆状椭圆形，幼时密具星状柔毛，尤以下面被毛较密，成长后除叶脉外无毛。花腋生；花萼高 3~4mm，萼齿长约 2mm；花冠白色。果实倒卵球形、倒圆锥形、倒卵状梨形，具 5~10 棱。花期 3~5 月，果期 7~10 月。

【适宜生境】生于海拔 800m 以下的山谷林中。

【资源状况】分布于坝区、低山区。常见，可以开发利用。

【入药部位】根、叶。

【功能主治】收敛，解毒。用于子宫脱垂，疝气，滑肠，小儿头疮，无名肿毒，痢疾。

野茉莉 木香柴

Styrax japonicus Sieb. et Zucc.

【标本采集号】511423140513549LY

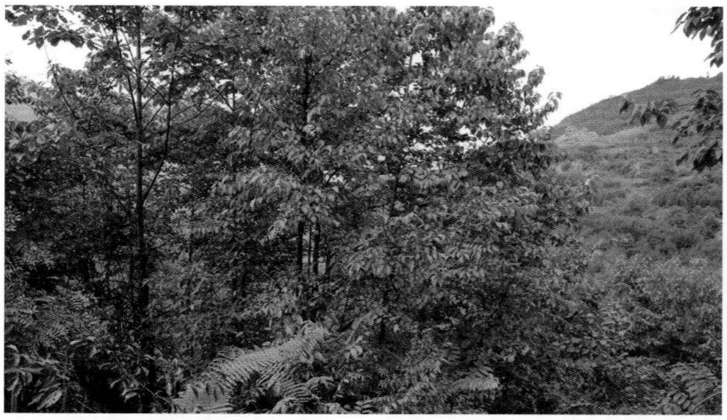

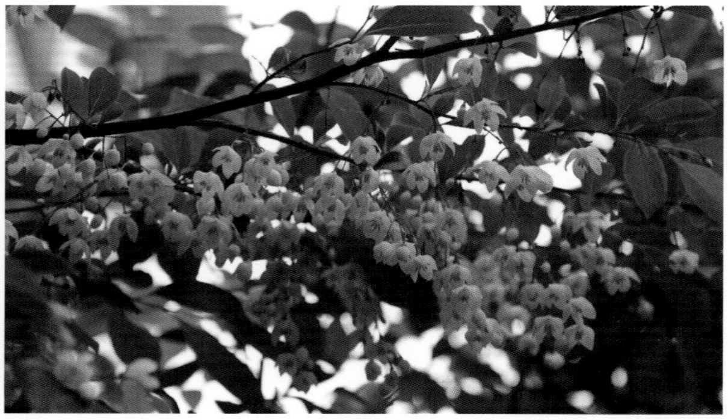

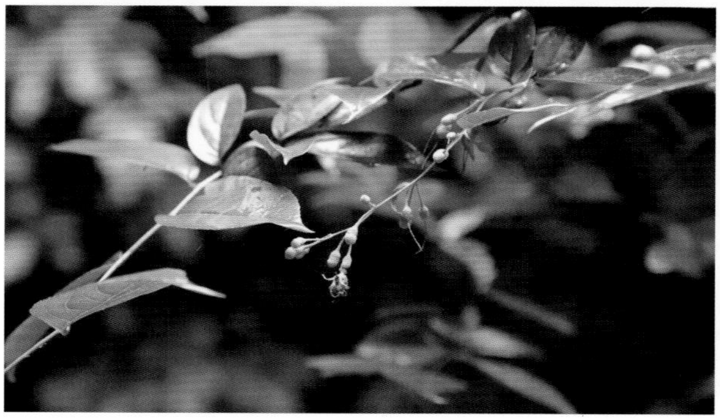

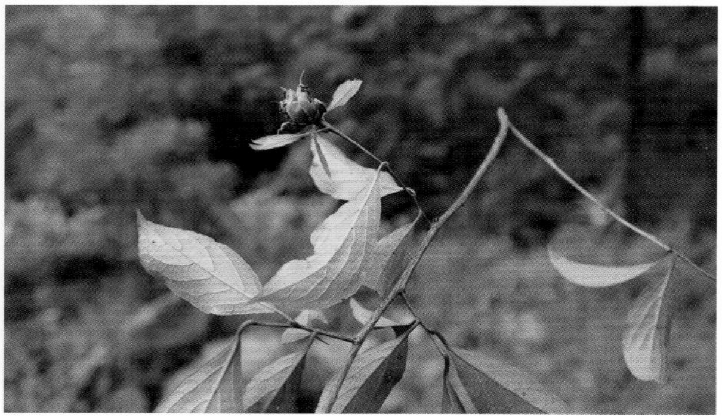

【形态特征】灌木或小乔木，高 4~8（~10）m。嫩枝幼时被淡黄色星状毛，后变无毛。叶互生，纸质或近革质，椭圆形或长圆状椭圆形至卵状椭圆形，除脉或脉腋外无毛。总状花序顶生，具 5~8 花；花萼膜质，常无毛；花冠白色。蒴果卵球形。种子褐色，表面具深皱纹。花期 4~7 月，果期 9~11 月。

【适宜生境】生于灌木或乔木林中。

【资源状况】分布于低山区、中山区。常见。

【入药部位】花、虫瘿内白粉、叶、果实。

【功能主治】花清热解毒。用于咽喉肿痛，牙痛。虫瘿内白粉外用于疮。叶、果实清热解毒，祛风除湿，润肺止咳。用于风湿性关节炎，瘫痪，目赤痢疾，肠风下血。

栓叶安息香　红皮树
Styrax suberifolius Hook. et Arn.

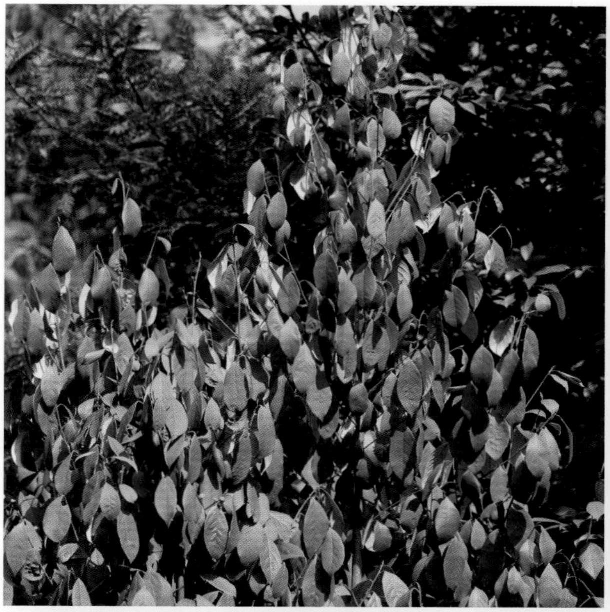
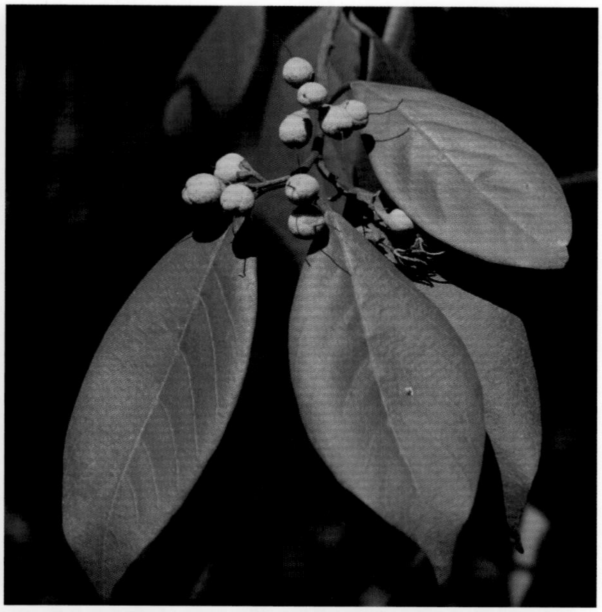
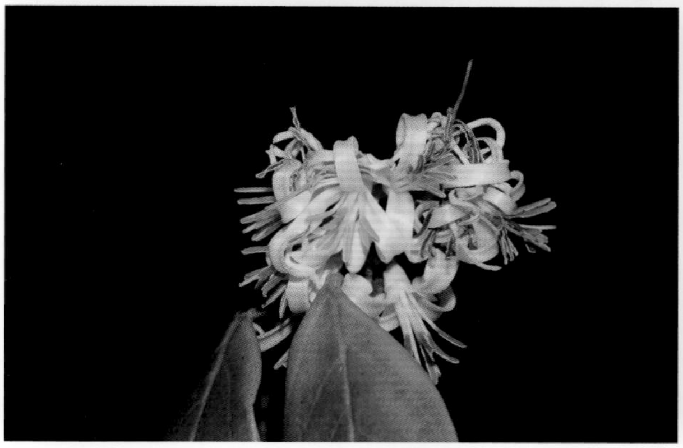
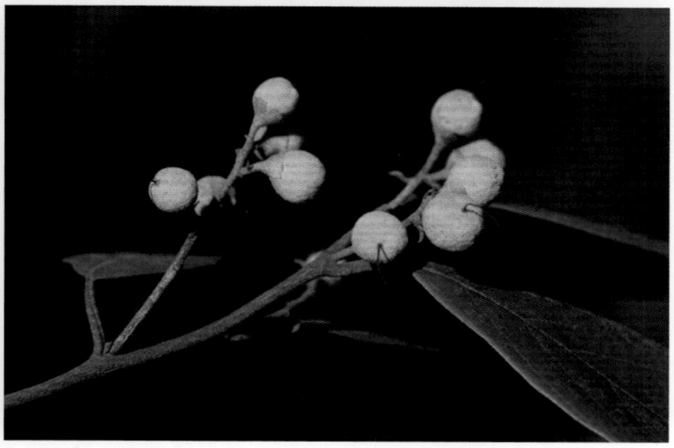

【形态特征】乔木，高 4~20m。树皮红褐色或灰褐色，粗糙；嫩枝稍扁，具槽纹，被锈褐色星状绒毛；老枝渐变无毛，圆柱形，紫褐色或灰褐色。叶互生，革质，椭圆形、长圆状椭圆形或椭圆状披针形，下面密具褐色星状绒毛。总状花序或圆锥花序顶生或腋生，多花；花冠白色。蒴果卵状球形，3 瓣开裂，密被灰色至褐色星状绒毛，宿存花萼包被至中部。花期 3~5 月，果期 9~11 月。

【适宜生境】生于灌木或乔木林中。

【资源状况】分布于中山区。常见。

【入药部位】根、叶。

【功能主治】祛风除湿，理气止痛。用于风湿关节痛，胃气痛，胁肋胀痛。

木瓜红 *Rehderodendron macrocarpum* Hu

【标本采集号】LEM120726017

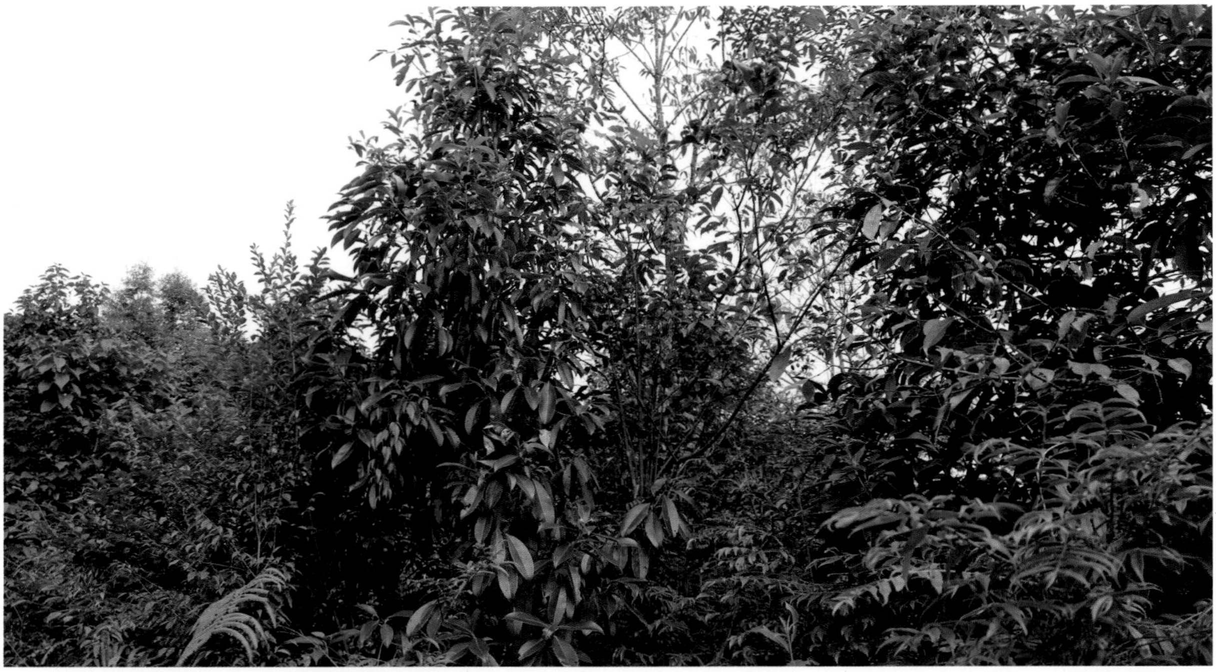

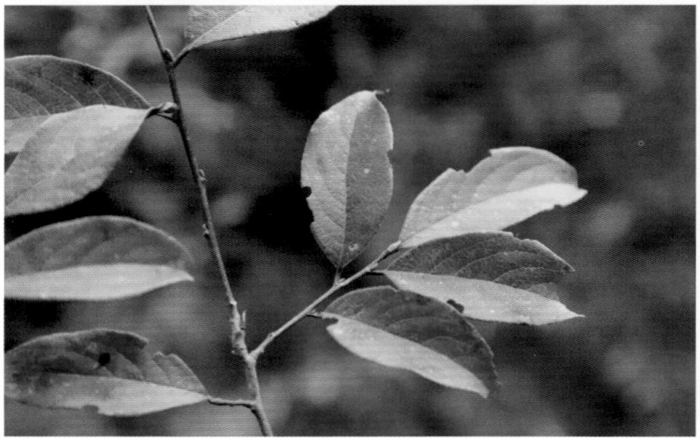

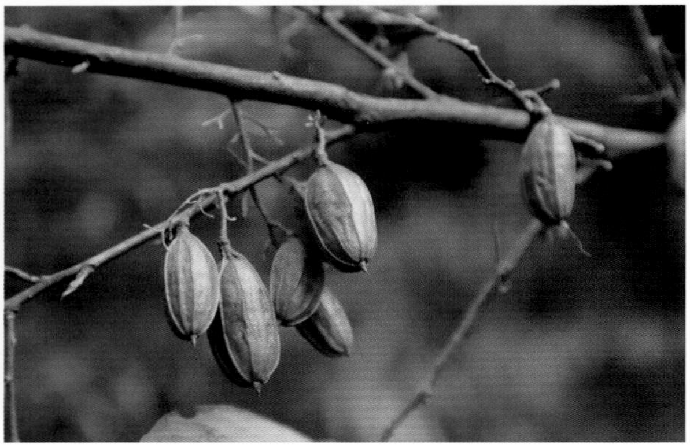

【形态特征】乔木。树皮灰黑色；小枝紫红色，被毛；老枝灰黄色或灰褐色，无毛。叶纸质至薄革质，长圆状卵形、椭圆形或长圆状椭圆形，下面灰绿色，叶脉常呈紫红色。总状花序具花6~8朵；花与叶同期；花冠白色。果实红褐色，长圆形或长卵形，稍弯曲，具8~10棱。种子长圆状线形，栗棕色。花期3~4月，果期7~9月。

【适宜生境】生于灌木或乔木林中。

【资源状况】分布于中山区。少见。

【入药部位】花序。

【功能主治】清热解毒，杀虫。用于肺热咳嗽，疮疡肿毒。

山矾科

黄牛奶树

水冬瓜、尖叶灰木
Symplocos laurina (Retz.) Wall.

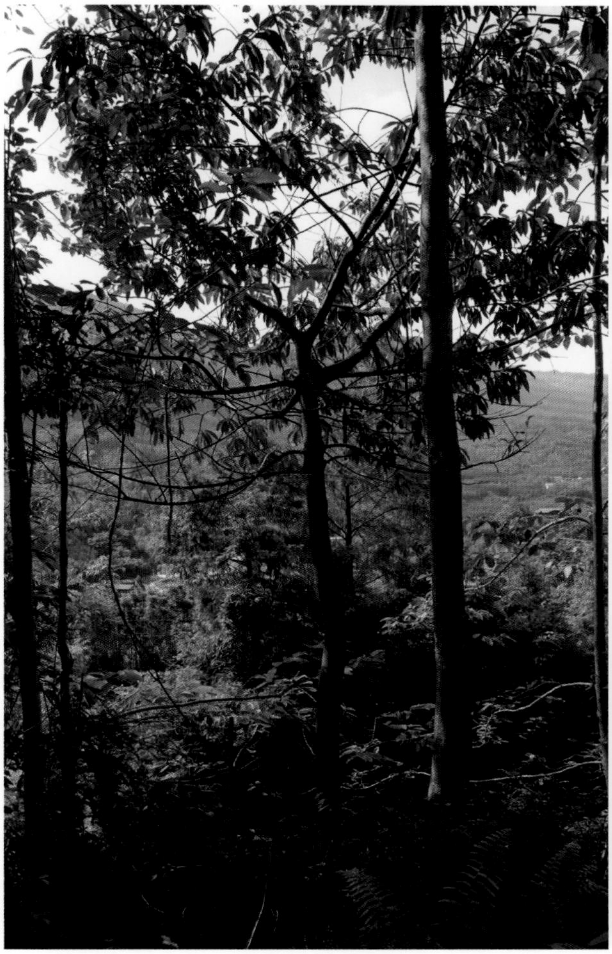

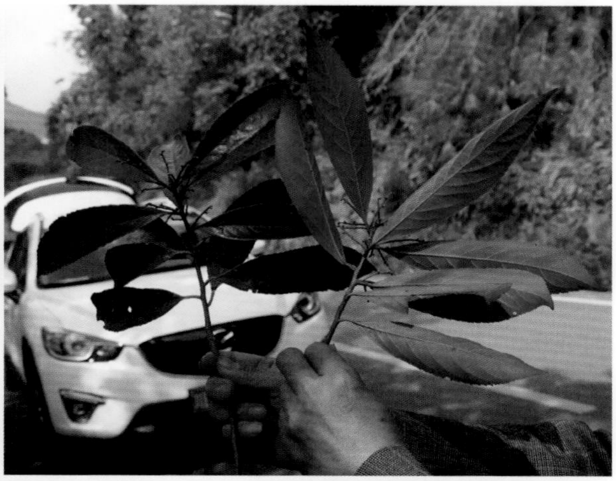

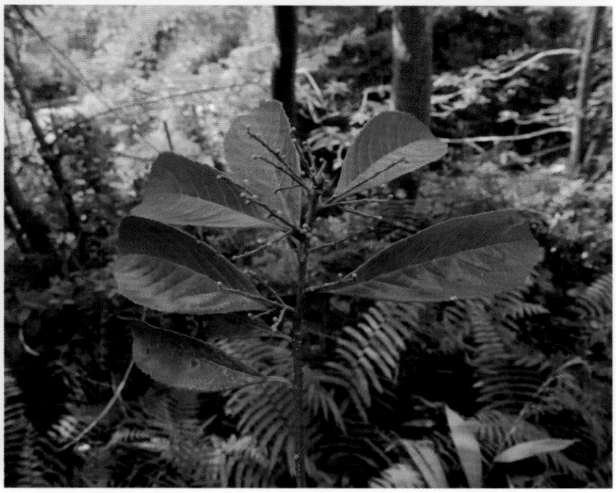

【形态特征】乔木。小枝无毛，芽及幼枝均被灰褐色短柔毛。叶卵状椭圆形至倒卵状椭圆形，革质，无毛，边缘具锯齿。穗状花序常自基部分枝，花序轴常具柔毛，果期渐无毛；苞片和小苞片宿存；雄蕊约 30。核果球形，宿存萼裂片直立。花期 8~12 月，果期翌年 3~6 月。

【适宜生境】生于林中。

【资源状况】分布于低山区。常见，可以开发利用。

【入药部位】树皮（泡花子）。

【功能主治】清热，祛风散寒，止痛。用于伤寒头痛，热邪口燥。

白　檀 *Symplocos paniculata* (Thunb.) Miq.

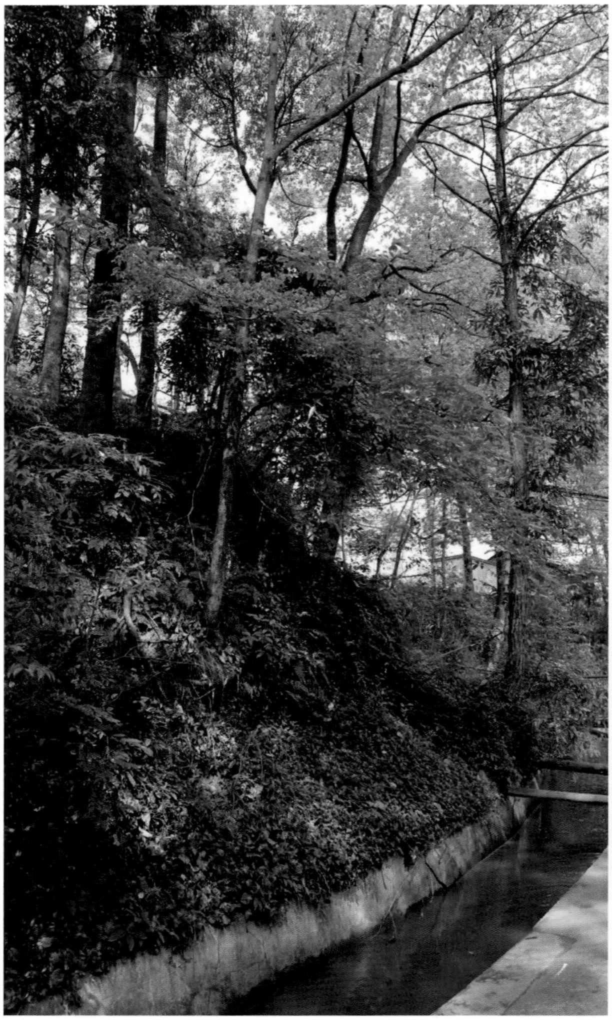
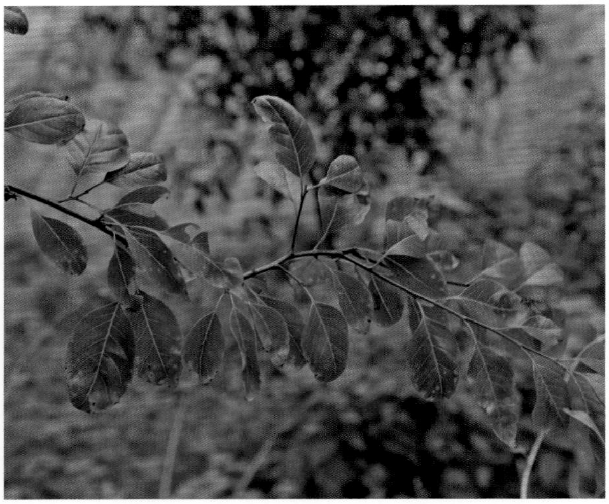
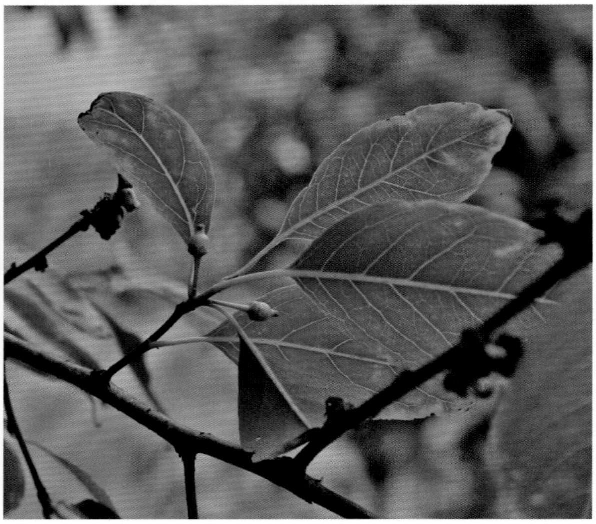

【形态特征】落叶灌木或小乔木。嫩枝常被稀疏白色柔毛。叶膜质或薄纸质，阔倒卵形、椭圆状倒卵形或卵形，叶背疏具柔毛或无毛。圆锥花序开展；花冠白色；子房倒圆锥形，无毛或具毛，2 室，每室具 4 胚珠。核果蓝黑色，卵状球形，顶端 5 萼齿宿存直立。花期 4~6 月，果期 9~11 月。

【适宜生境】生于灌木林中。

【资源状况】分布于低山区。常见。

【入药部位】全株。

【功能主治】清热解毒，杀虫。用于乳痈，瘰疬，疝气，肠痈，胃癌，疮疖，乳腺炎。

山矾 山桂花

Symplocos sumuntia Buch.-Ham. ex D. Don

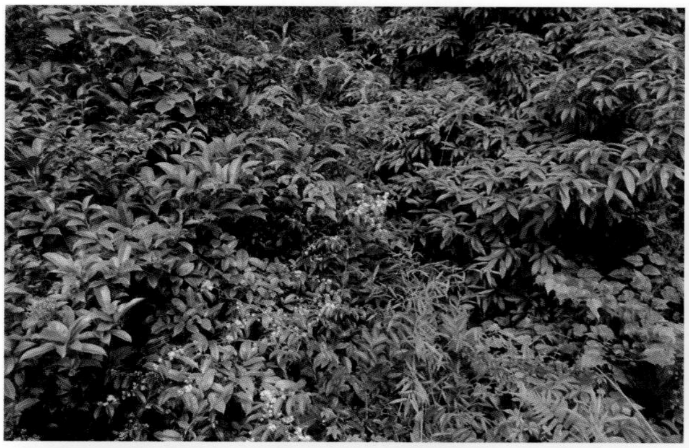

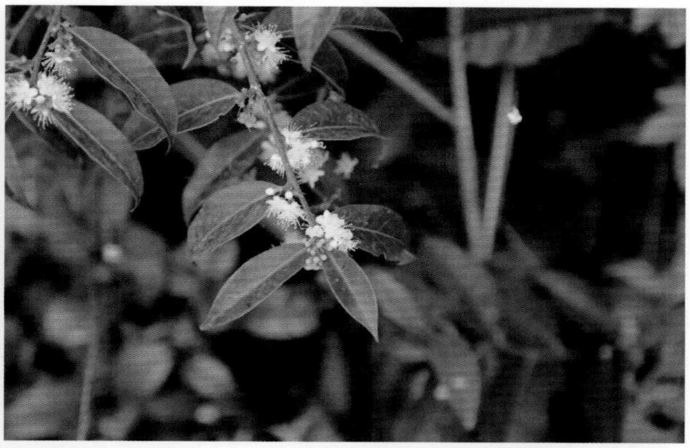

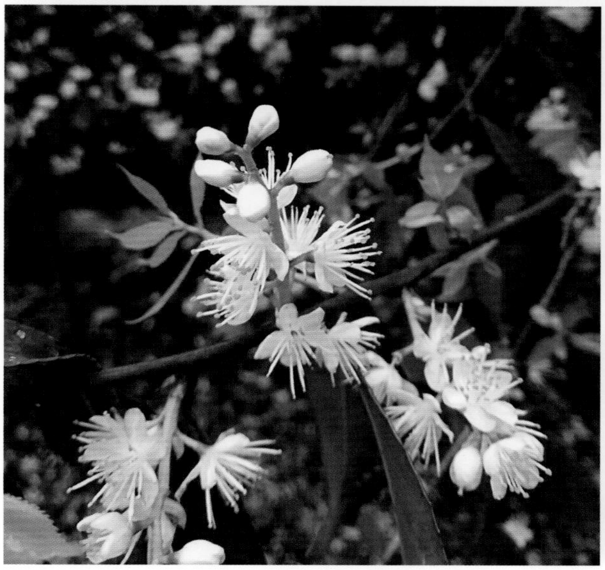

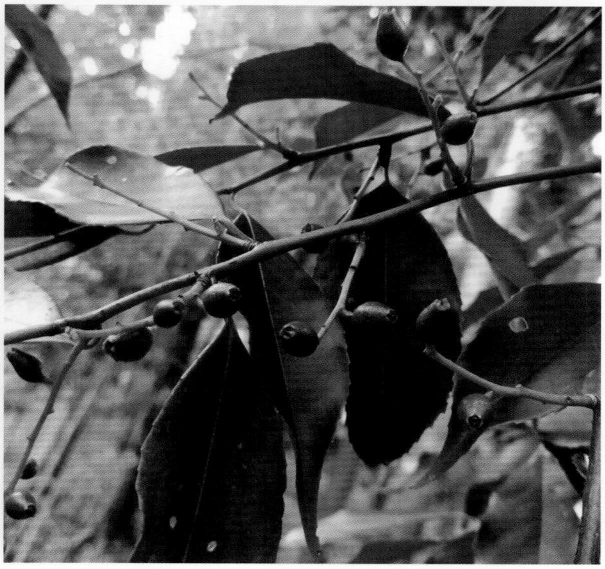

【形态特征】常绿乔木。嫩枝褐色，不具棱，无毛。叶薄革质，两面无毛，边缘具锯齿，中脉在叶面凹下，侧脉和网脉在两面均凸起，侧脉每边 4~6 条；叶柄长 0.5~1cm。总状花序多毛；苞片和小苞片早落，密被柔毛；花冠白色或黄色；雄蕊 23~40；花盘无毛，环状。核果卵状坛形，外果皮薄而脆，顶部具宿存直立花萼。花期 2~3 月，果期 6~7 月。

【适宜生境】生于灌木林中。

【资源状况】分布于低山区、中山区。常见。

【入药部位】根、叶、花。

【功能主治】根清湿热，解毒，祛风，止痛，凉血止血。用于黄疸，痢疾，肺结核，咳嗽，关节炎，风火牙痛。叶清热解毒，收敛止血。用于肺结核，咯血，便血，急性扁桃体炎，急性中耳炎，烂弦风眼，久痢。花理气化痰。用于咳嗽，胸闷。

木犀科

连 翘 *Forsythia suspensa* (Thunb.) Vahl

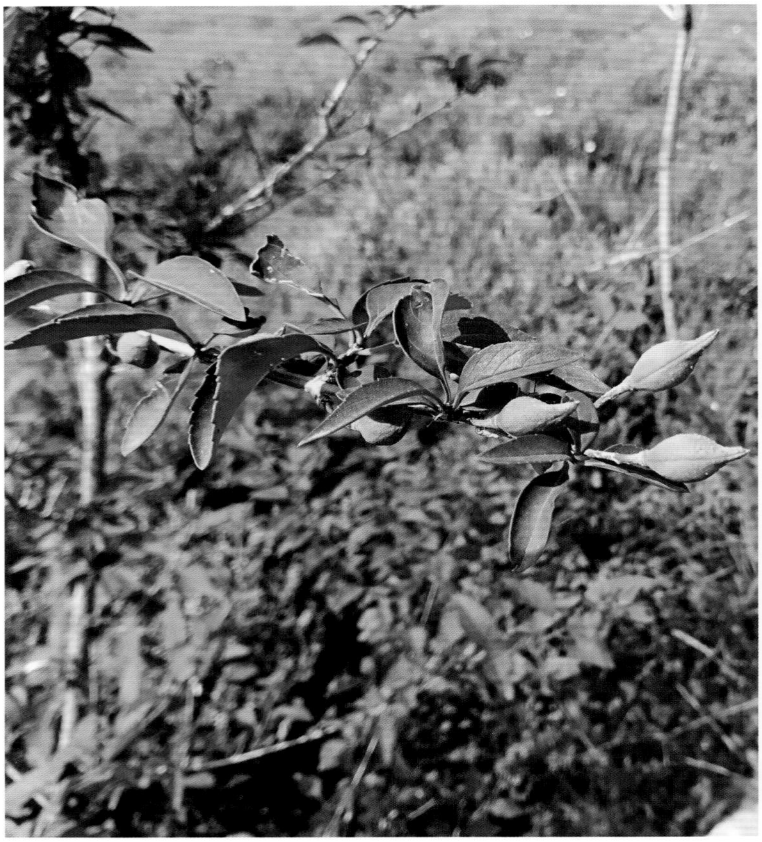
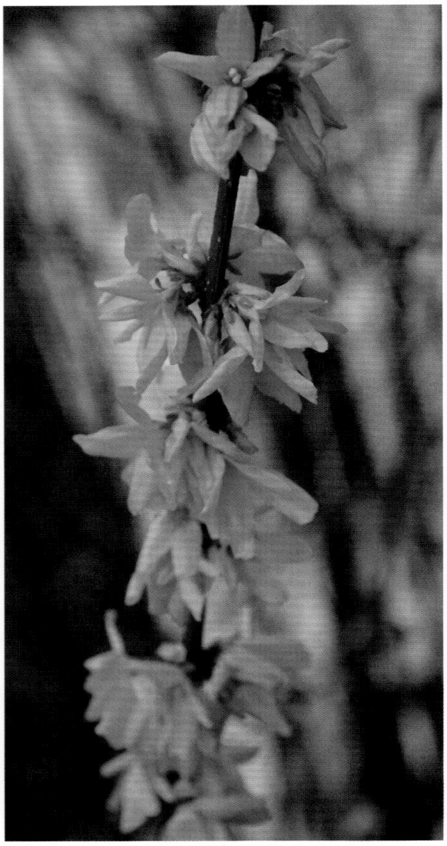

【形态特征】落叶灌木，高 2~3m。枝节间中空，无髓；节部具实心髓。单叶，有时 3 深裂至具 3 小叶；叶卵形、宽卵形、椭圆状卵形至椭圆形。花单生或 2 至数朵生于叶腋，先叶开花；花萼与花冠管近等长，裂片长（5~）6~7mm；花冠黄色。果梗长 0.7~1.5cm；蒴果木质，卵球形、卵状椭圆体形或长椭圆体形，有明显的皮孔。种子有翅。花期 3~4 月，果期 7~9 月。

【适宜生境】栽培。

【资源状况】分布于坝区。少见，可以栽培。

【入药部位】果实。

【功能主治】清热解毒，消肿散结，疏散风热。用于痈疽，瘰疬，乳痈，丹毒，温病初起，温热入营，风热感冒，咽喉肿痛，斑疹，热淋涩痛。

金钟花

单叶连翘

Forsythia viridissima Lindl.

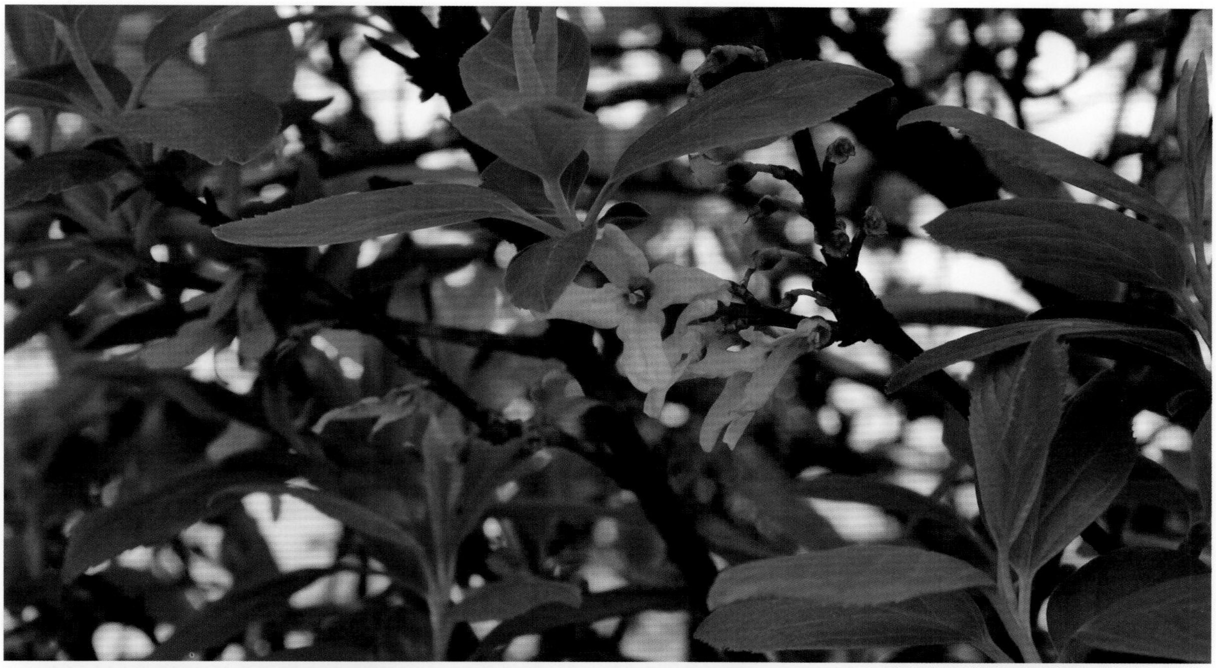

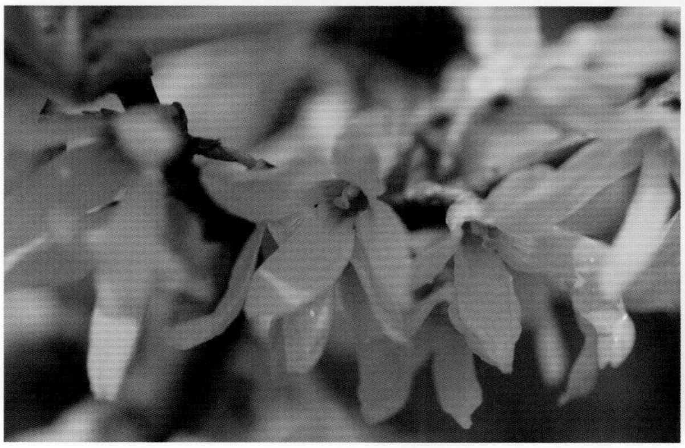

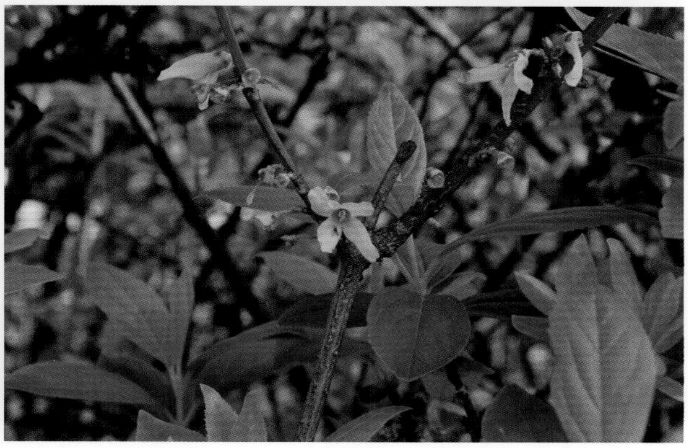

【形态特征】落叶灌木，高达 3m。枝节间具片状髓。单叶；叶长椭圆形至披针形或倒卵状长椭圆形。花 1~3（4）朵生于叶腋；花萼明显短于花冠管，裂片长 2~4mm，边缘具睫毛；花冠外部深黄色，内部带橘黄色的条纹。果实卵球形或阔卵球形，基部稍圆，先端喙状渐尖，具皮孔。花期 3~4 月，果期 8~11 月。

【适宜生境】栽培。

【资源状况】分布于坝区。少见。

【入药部位】果实。

【功能主治】清热解毒，散结排脓。用于温热丹毒，斑疹。

白蜡树

秦皮

Fraxinus chinensis Roxb.

【标本采集号】LEM120626018

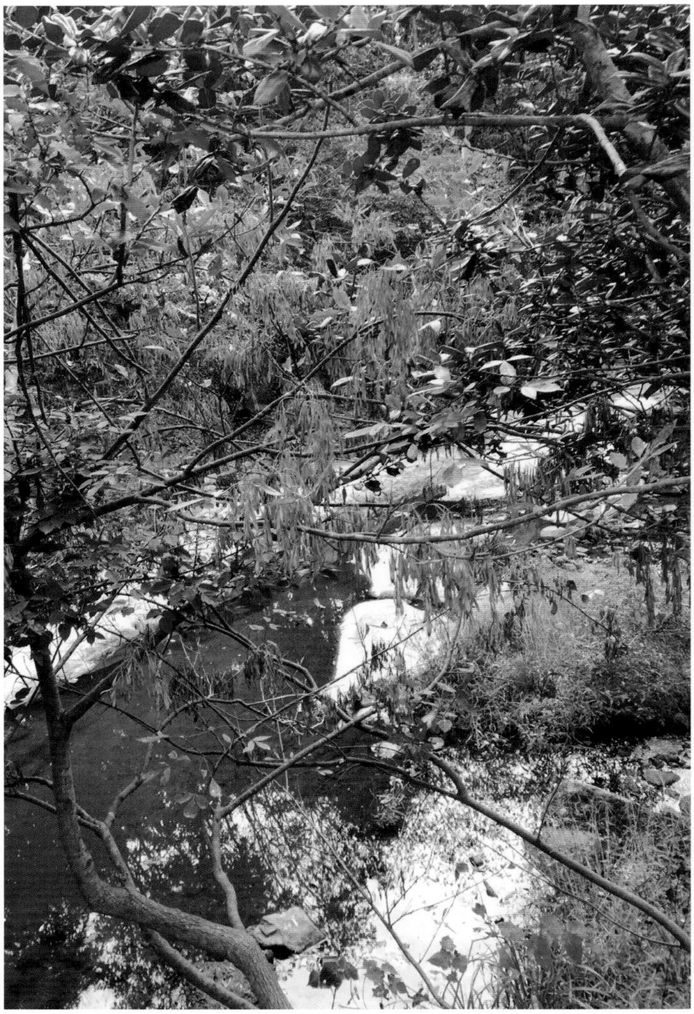

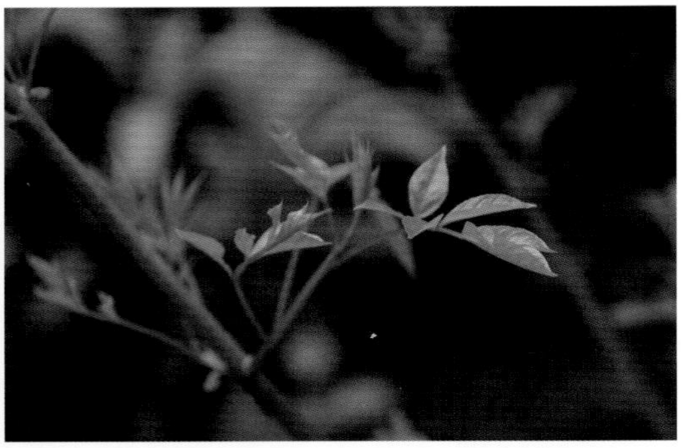

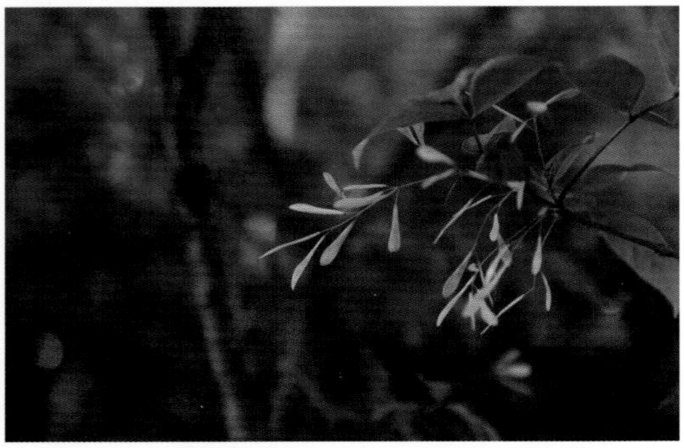

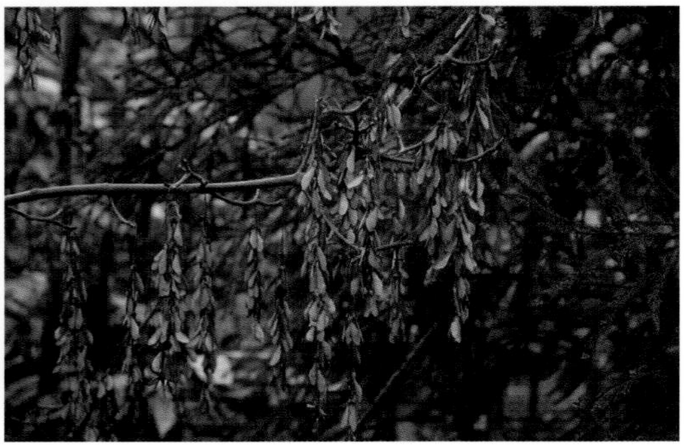

【形态特征】落叶乔木。树皮灰褐色，纵裂。羽状复叶，小叶 5~7 枚，硬纸质，卵形、倒卵状长圆形至披针形，下面或有时沿中脉两侧被白色长柔毛，边缘明显具细锯齿。圆锥花序顶生或腋生；花雌雄异株；雄花密集，花萼小，钟状；雌花疏离，花萼大，筒状，长 2~3mm；无花冠。翅果匙形至狭匙形。花期 4~5 月，果期 7~9 月。

【适宜生境】栽培于海拔 800m 以下的田坎边或荒坡。

【资源状况】分布于坝区、低山区。常见，可以开发利用。

【入药部位】枝皮或干皮（秦皮）。

【功能主治】清热燥湿，收涩止痢，止带，明目。用于湿热泻痢，赤白带下，目赤肿痛，目生翳膜。

评　述　川产道地药材，峨眉山为道地产区。历史上栽培量大，产量高。

川素馨 *Jasminum urophyllum* Hemsl.

【标本采集号】LEM120802027

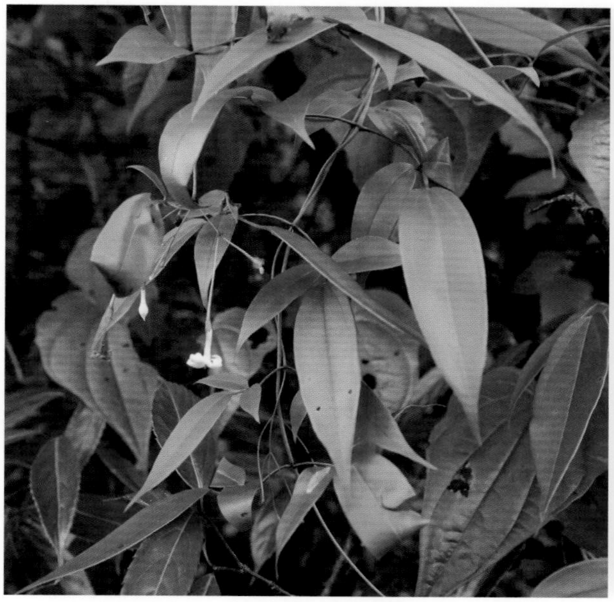
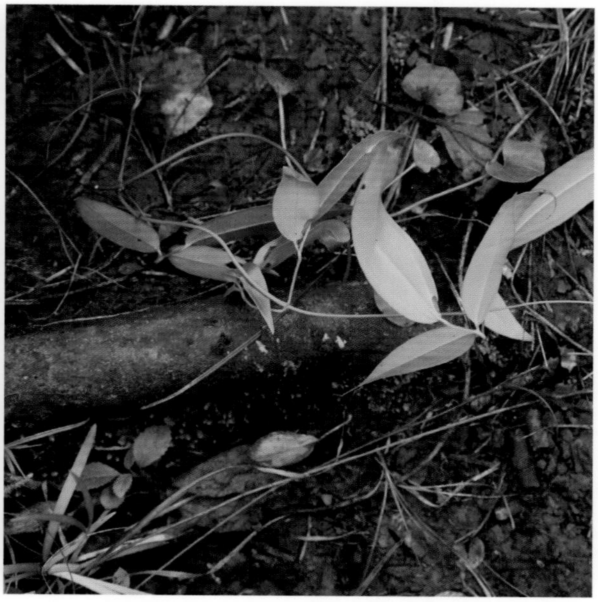

【形态特征】攀缘灌木。小枝纤细，具条纹。叶对生，3 小叶复叶或有时单生，革质，无毛或下面具柔毛，3 出脉。伞房花序或伞房状聚伞花序顶生或腋生，具 3~13 花；花萼一般无毛，萼齿小，钝三角形或尖三角形；花冠白色。浆果成熟时紫黑色，椭圆体形或近球形。花期 5~10 月，果期 8~12 月。

【适宜生境】生于山地灌丛中。

【资源状况】分布于低山区。少见。

【入药部位】全株。

【功能主治】祛风除湿。用于风湿关节痛，风寒头痛。

清香藤 破骨风、北清香藤
Jasminum lanceolarium Roxb.

【形态特征】攀缘灌木，高 1~15m。茎具深槽，缠绕，节处稍压扁。三出复叶，小叶椭圆形、长圆形、卵圆形、卵形或披针形。复聚伞花序顶生或腋生；花萼管状，果期增大，裂片三角形或近截形；花冠高脚碟状，白色。浆果黑色，干后橘黄色，球形或椭圆体形，果梗粗壮，上端肥大。花期 4~10 月，果期 6 月至翌年 3 月。

【适宜生境】生于灌木林中。
【资源状况】分布于低山区。常见。
【入药部位】根及茎叶（破骨风）。
【功能主治】祛风除湿，舒筋和血。用于风湿腰腿骨节疼痛，跌打损伤，疮毒，痈疽。

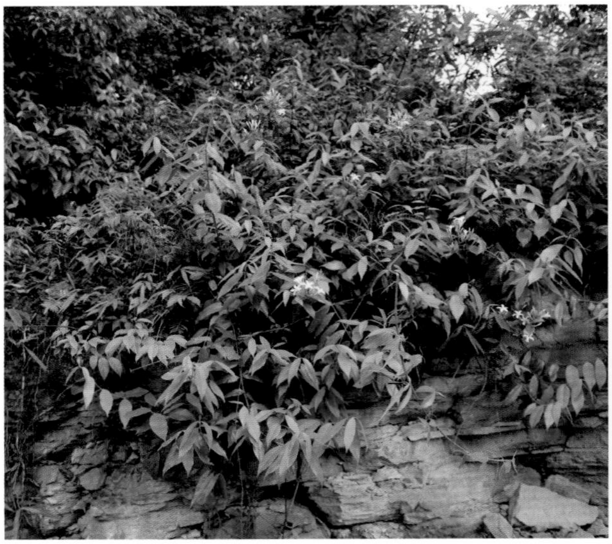
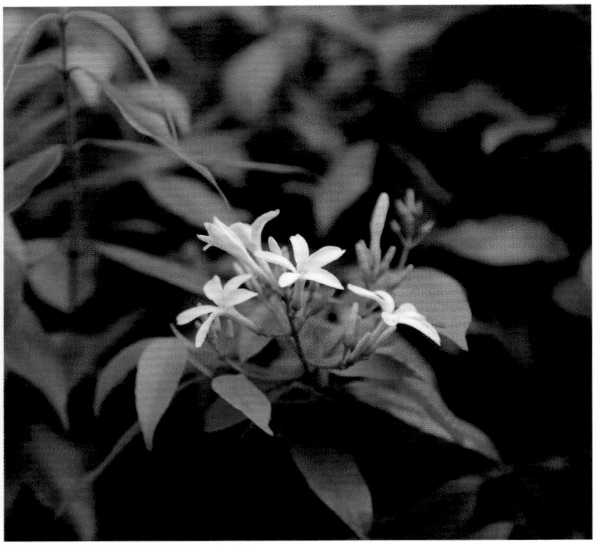

迎春花

小黄花
Jasminum nudiflorum Lindl.

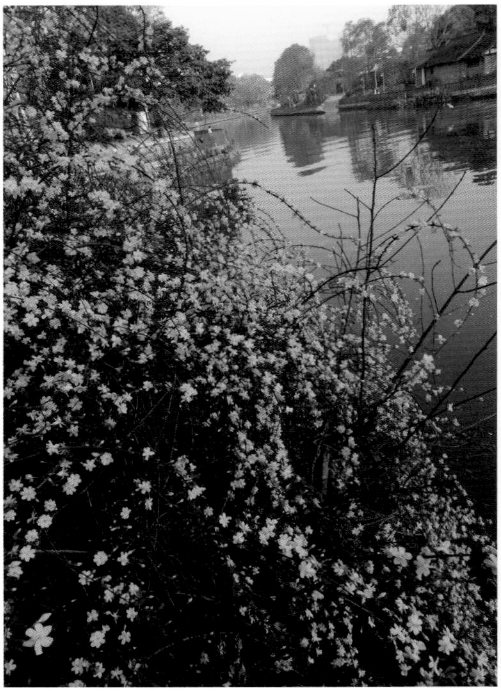
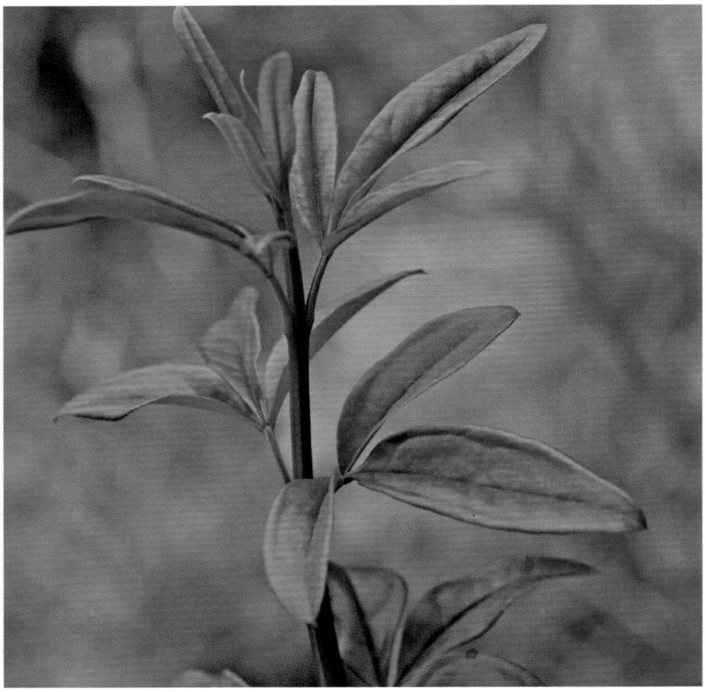

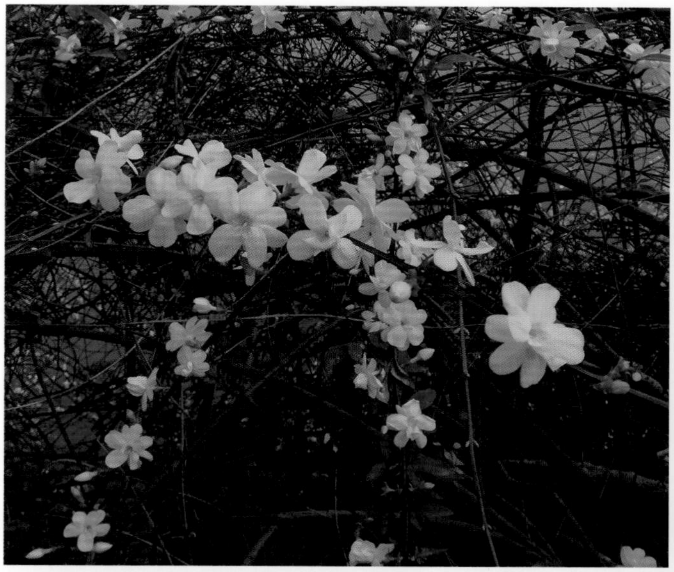
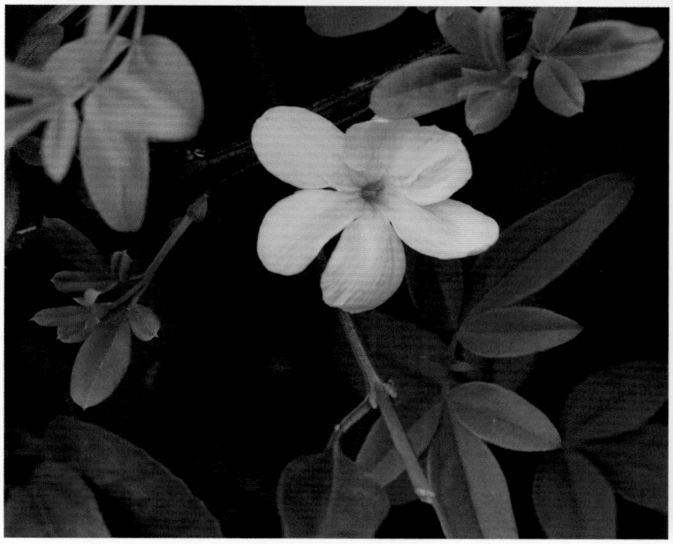
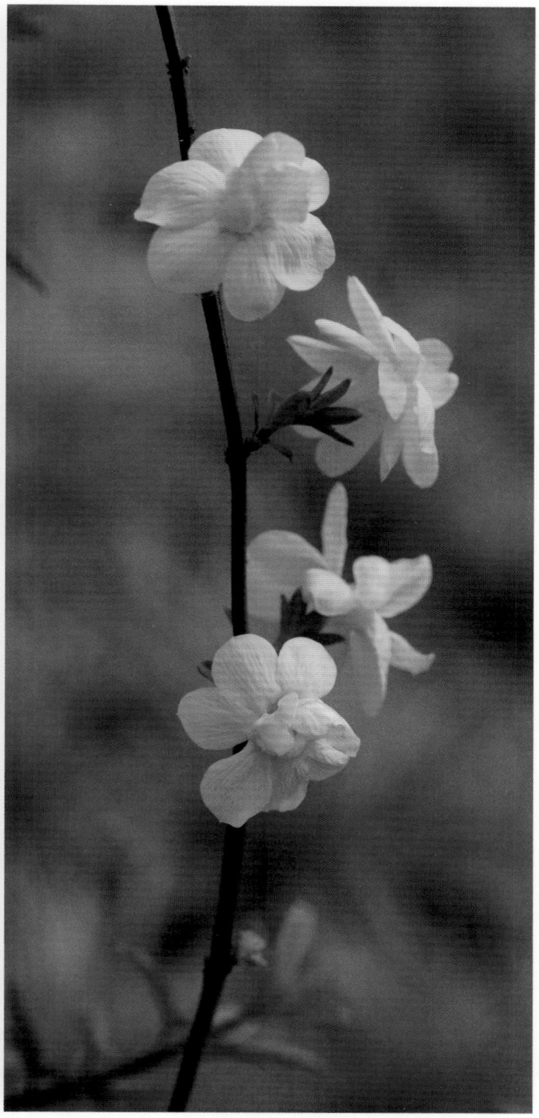

【形态特征】落叶灌木，高 0.3~5m。小枝四棱形，棱上多少具狭翼。三出复叶，小枝基部常具单叶。花单生于去年生小枝的叶腋；苞片小叶状，披针形、卵形或椭圆形；花萼绿色，裂片 5 或 6，狭披针形，稍叶状；花冠黄色，裂片 5 或 6。浆果卵球形或椭圆体形。花期 2~3 月。

【适宜生境】栽培。

【资源状况】分布于低山区。常见，可以大量开发利用。

【入药部位】叶、花。

【功能主治】清热利湿，解毒。用于头痛发热，风热感冒，热淋，肾炎水肿，疮痈肿毒，小便涩痛，跌打损伤。

茉莉花 *Jasminum sambac* (L.) Ait.

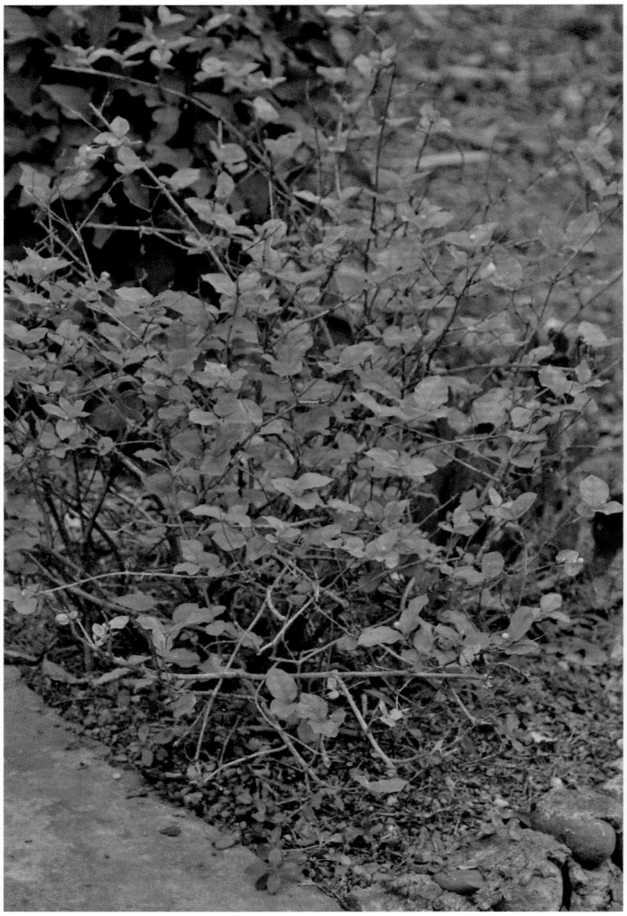

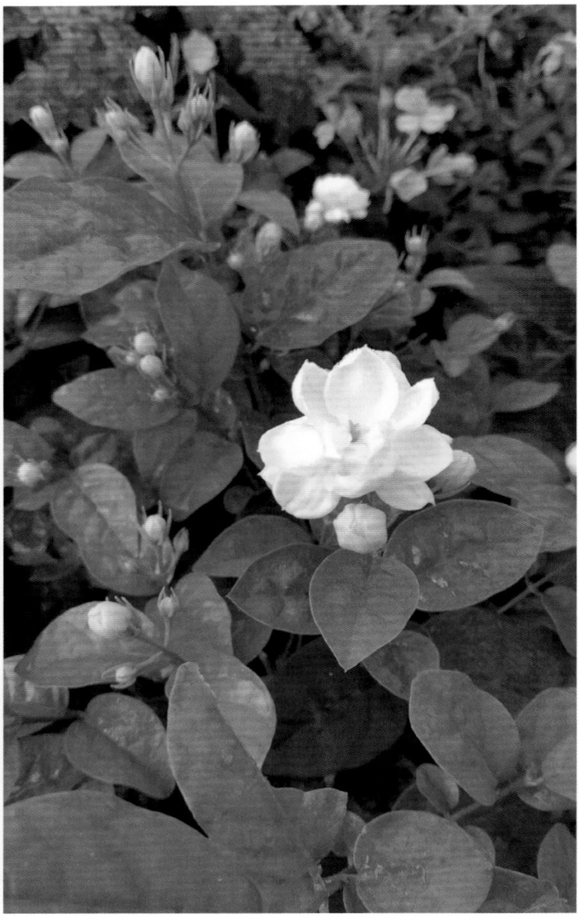

【形态特征】直立或攀缘灌木，高达 3m。单叶对生，纸质，圆形、椭圆形、卵状椭圆形或倒卵形。聚伞花序顶生，具（1~）3（~5）花；花极芳香，花冠高脚碟状，白色；花萼裂片 8~9，线形。浆果紫黑色，球形。花期 5~8 月，果期 7~9 月。

【适宜生境】栽培。

【资源状况】分布于坝区、低山区。常见，可以大量开发利用。

【入药部位】花（茉莉）、叶、根。

【功能主治】花理气，开郁，辟秽，和中。用于精神疲乏，胸闷不舒，下痢腹痛，结膜炎，目赤红肿，痈肿疮毒。叶清热解毒，解表。用于外感发热，腹胀，腹泻，目赤肿痛，白带异常。根接骨，止痛，活血。用于跌打损伤，筋骨疼痛，龋齿疼痛，头顶痛，失眠。

女 贞

女贞子

Ligustrum lucidum Ait.

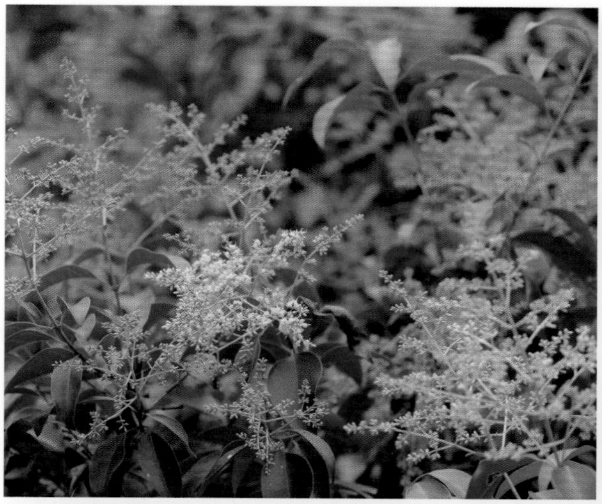

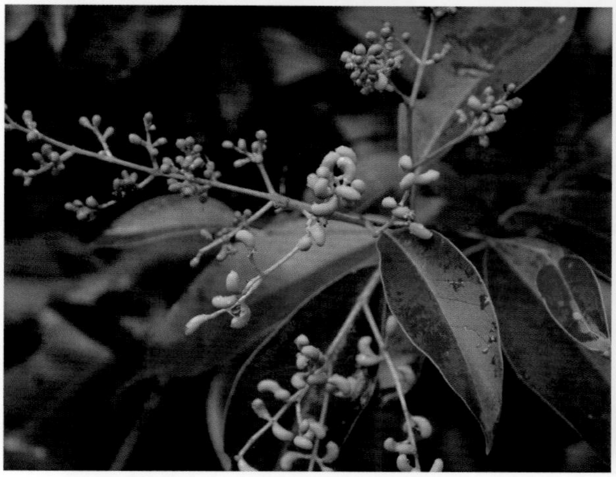

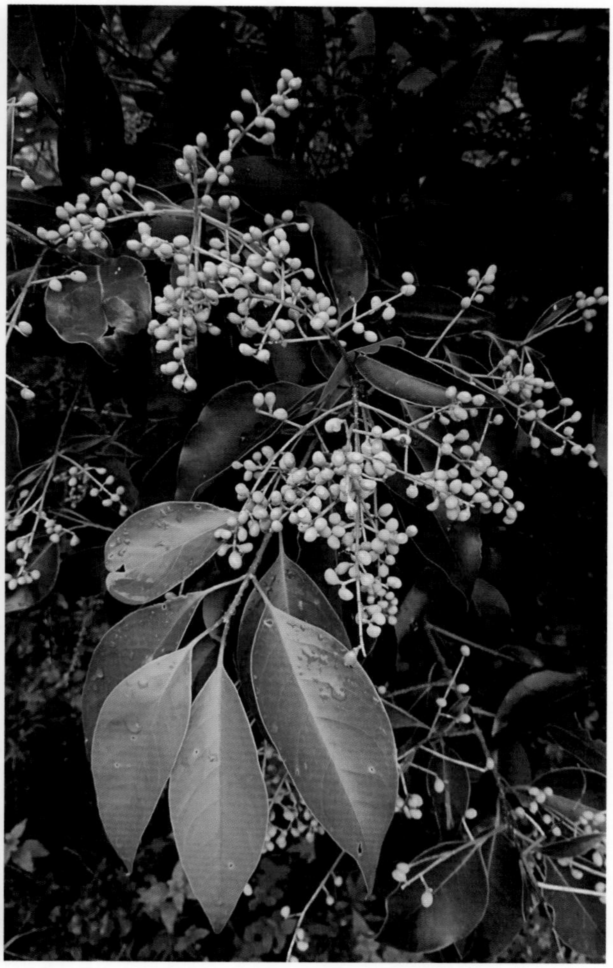

【形态特征】常绿灌木或乔木，高达 15m，无毛。枝疏生皮孔。单叶对生，叶革质或纸质，卵形、长卵形或椭圆形至宽椭圆形。圆锥花序顶生，花冠白色。核果状浆果，深蓝黑色，成熟后黑红色，肾形或近肾形。花期 5~7 月，果期 7 月至翌年 5 月。

【适宜生境】栽培或生于海拔 1200m 以下的灌木林中。

【资源状况】分布于坝区、低山区。常见，可以大量开发利用。

【入药部位】果实（女贞）。

【功能主治】滋补肝肾，明目乌发。用于阴虚内热，肝肾虚弱之头昏，眼花，耳鸣，腰膝酸软无力，须发早白，目暗不明。

评　述　常绿植物，主要作为行道树。果实产量大，未得到充分开发利用。

总梗女贞

水白蜡

Ligustrum pricei Hayata

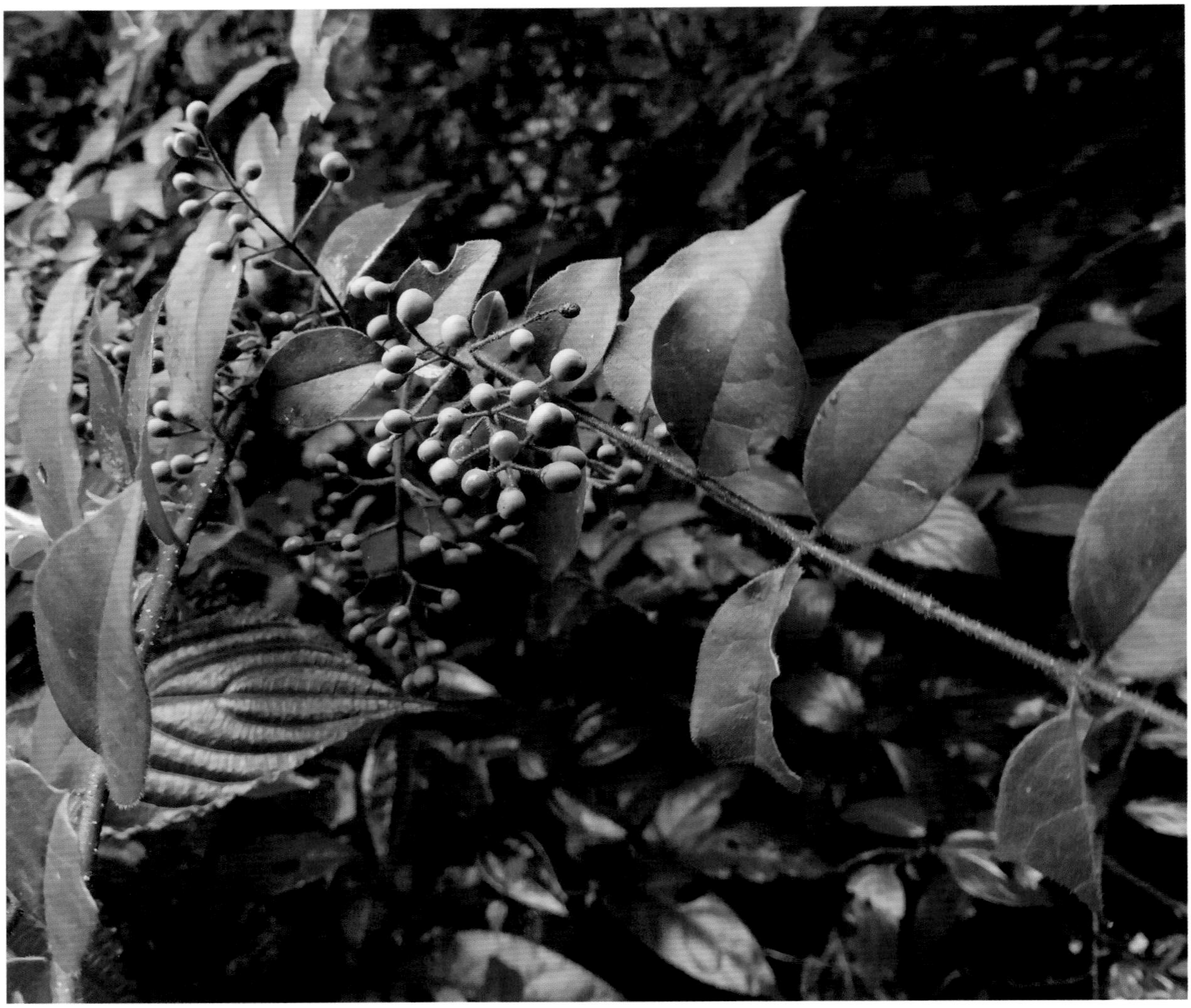

【形态特征】常绿灌木或小乔木，高 1~7m。树皮灰褐色，密被圆形皮孔与短柔毛；小枝圆柱形，密被短柔毛。叶披针形、椭圆形或狭椭圆形至稍倒披针形，长 3~9cm，两面无毛。圆锥花序顶生，长 2~7cm；花序轴果时具棱，密被短柔毛；花无毛；花冠长 5~6mm，花冠管长为裂片的 2~3 倍；花柱长达花冠管的 1/2。果实黑色，椭圆体形。花期 5~7 月，果期 8~12 月。

【适宜生境】生于灌木林中或沟边。

【资源状况】分布于低山区、中山区。常见。

【入药部位】叶（四川苦丁茶）。

【功能主治】散风热，清头目，除烦渴。用于头痛，齿痛，咽痛，唇疮，耳鸣，目赤，咯血，暑热烦渴。

小　蜡

水白蜡
Ligustrum sinense Lour.

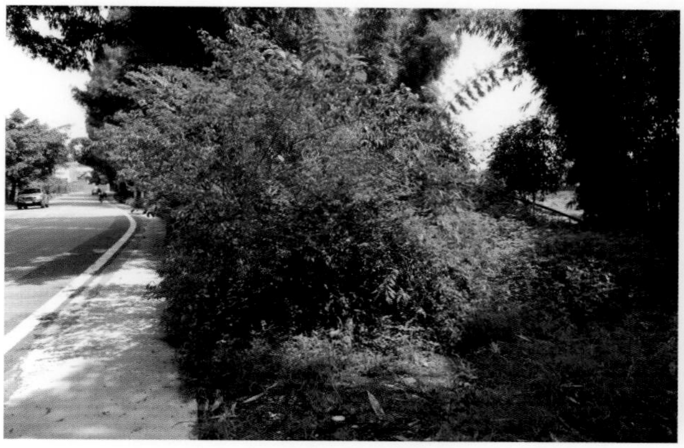

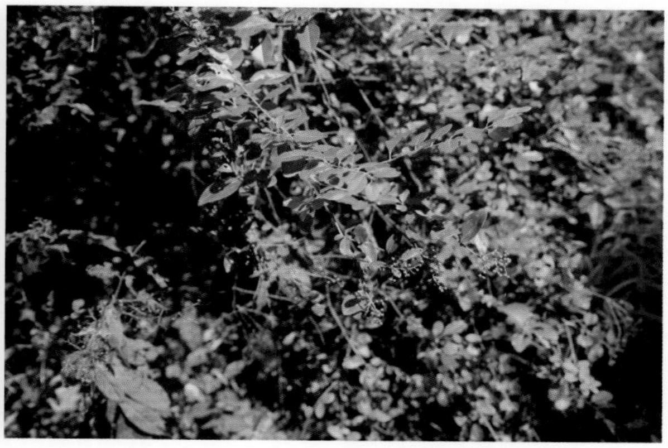

【形态特征】落叶灌木或小乔木，高 2~4（~7）m。小枝幼时密生黄色短柔毛。单叶对生，叶纸质或薄革质，卵形、椭圆状卵形、长圆形、长圆状椭圆形至披针形或近圆形。圆锥花序顶生或腋生；雄蕊 2，伸出花冠外。核果近球形。花期 3~6 月，果期 9~12 月。

【适宜生境】生于灌木林中或沟边。

【资源状况】分布于低山区、中山区。常见，可以开发利用。

【入药部位】叶（小蜡树）。

【功能主治】清热利湿，解毒消肿。用于感冒发热，肺热咳嗽，咽喉肿痛，口舌生疮，湿热黄疸，痢疾，痈肿疮毒，湿疹，皮炎，跌打损伤，烫伤。

木　犀

桂花、木樨
Osmanthus fragrans (Thunb.) Lour.

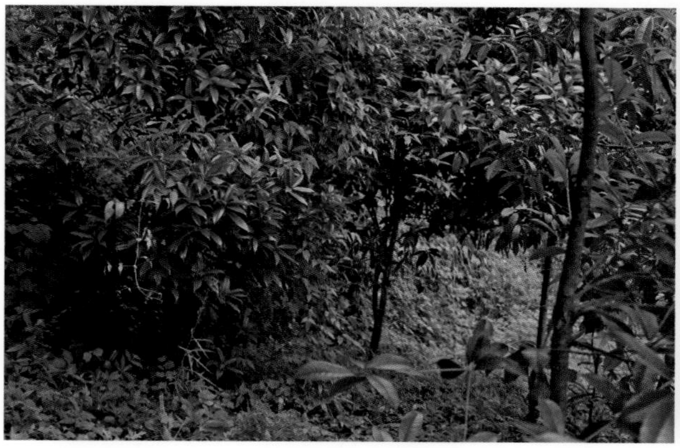

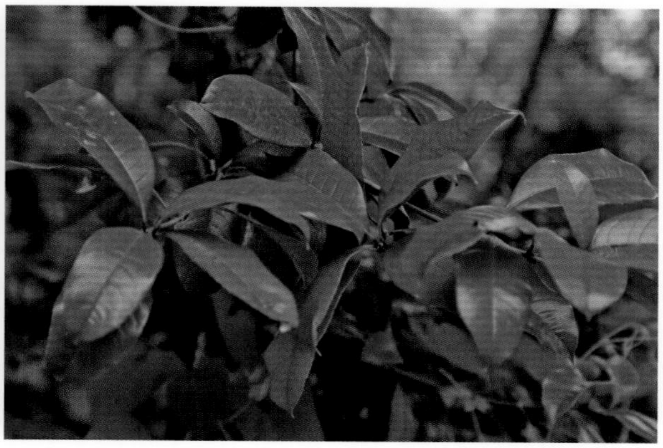

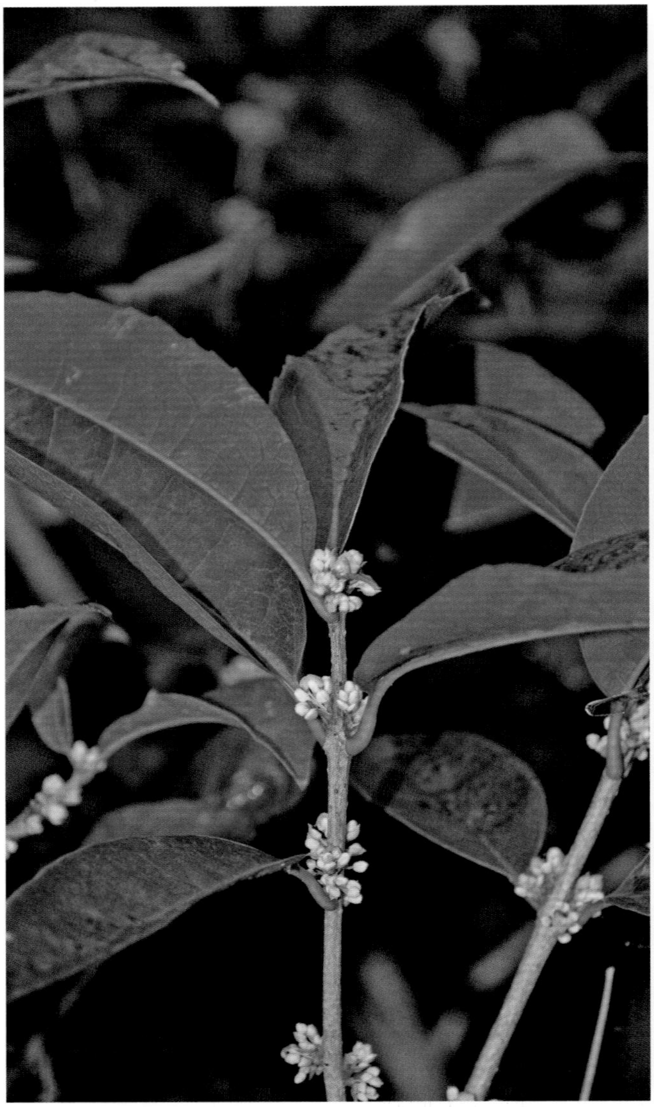

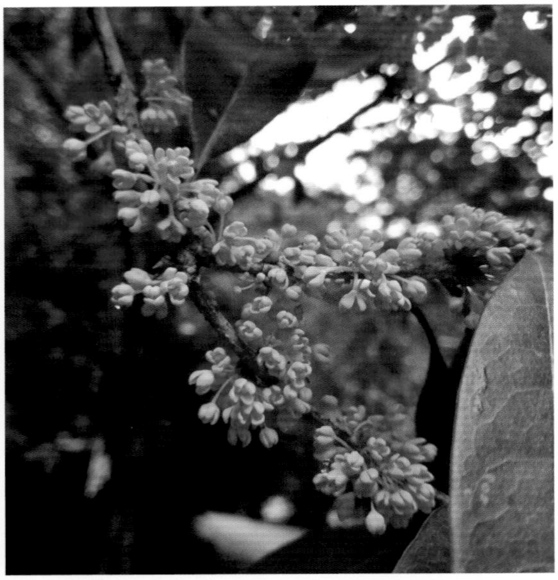

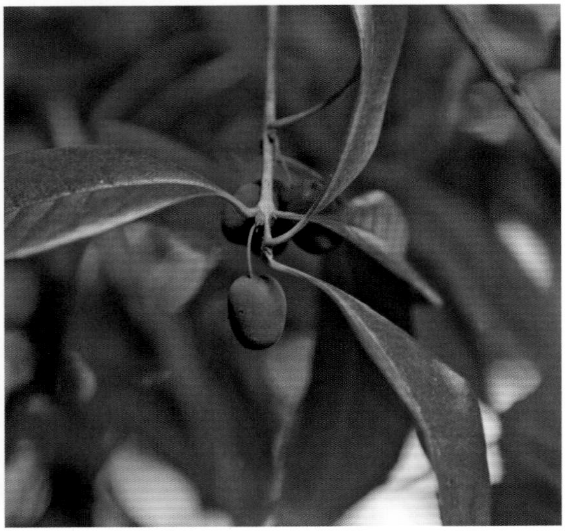

【形态特征】常绿乔木或灌木，高 3~5（~18）m。小枝黄褐色，无毛。叶对生，革质，椭圆形、长椭圆形或椭圆状披针形，边缘全缘或常上半部有细锯齿。聚伞花序腋生，多花，芳香；花冠黄白色、淡黄色、黄色或橘红色。核果紫黑色，椭圆体形。花期 9~10 月，果期翌年 3 月。

【适宜生境】栽培。

【资源状况】分布于坝区、低山区。常见，可以开发利用。

【入药部位】花（桂花）、果实（桂花子）、根。

【功能主治】花化痰，散瘀，散寒破结。用于痰饮，喘咳，经闭，脘腹冷痛，肠风血痢，疝瘕，牙痛，口臭。果实暖胃，平肝，益肾，散寒止痛。用于胃寒气痛。根祛风除湿，止咳平喘，散寒止痛。用于咳嗽气喘，虚火牙痛，风湿麻木，筋骨疼痛，腰痛。

西蜀丁香　*Syringa komarowii* Schneid.

【标本采集号】LEM120725012

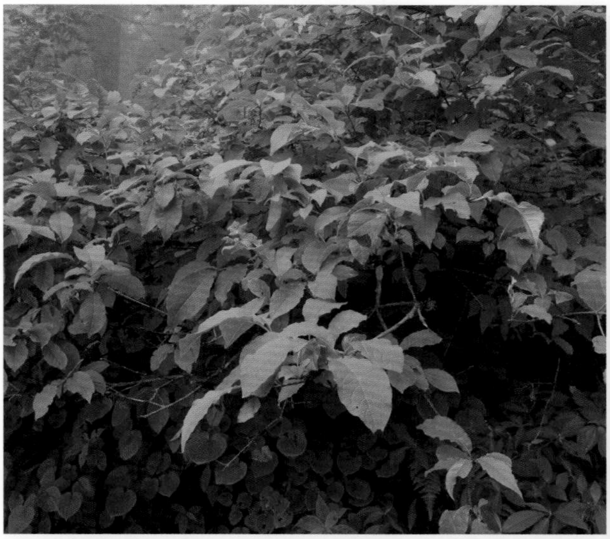
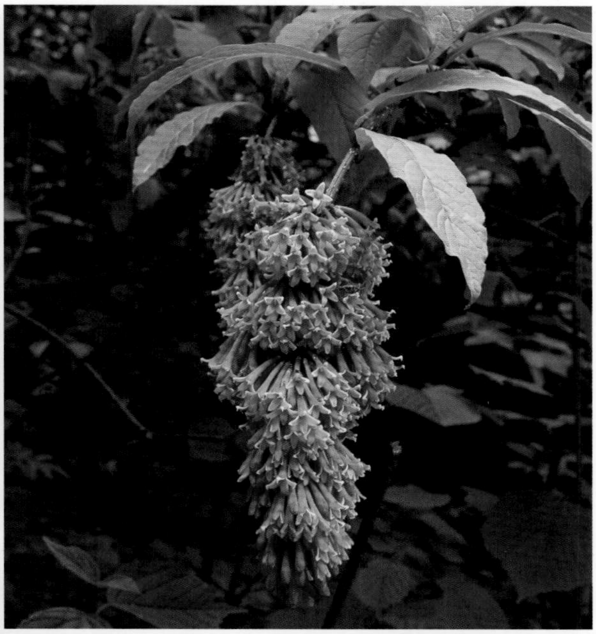
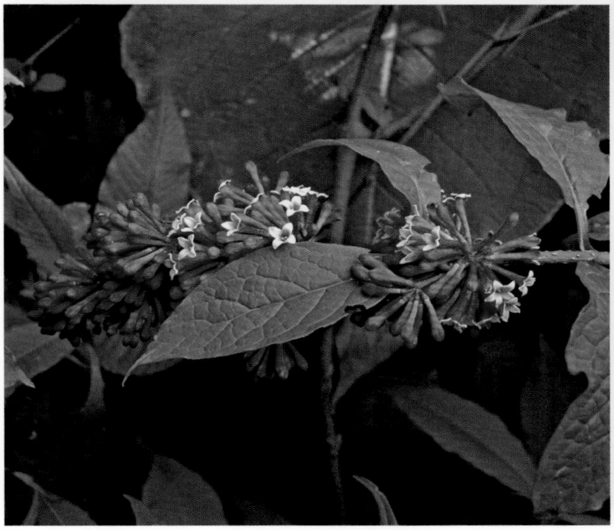
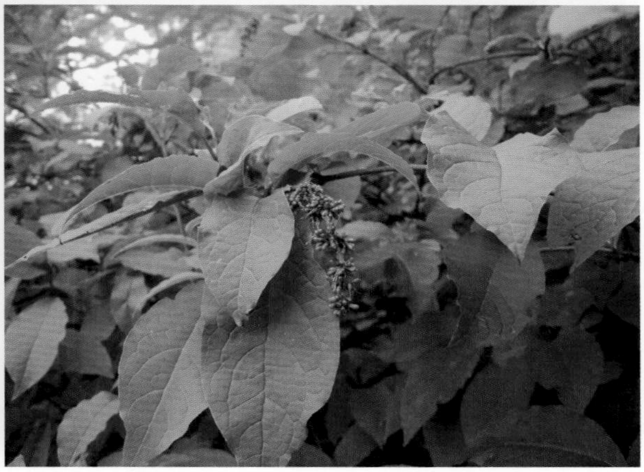

【形态特征】灌木，高 1.5~6m。枝粗壮，直立，具皮孔；小枝淡棕色或棕褐色。叶卵状长圆形、长圆状披针形、椭圆形、宽椭圆形至椭圆状倒卵形。圆锥花序顶生；花冠漏斗状，外面紫红色、红色或淡紫色，内面白色，裂片近直立；花药黄色，长约 3mm，位于距花冠管喉部 0~2mm 处或略凸出。蒴果长椭圆体形，熟时反折。花期 5~7 月，果期 7~10 月。

【适宜生境】生于山坡丛林、山沟溪边、山谷路旁及滩地水边。

【资源状况】分布于低山区。少见。

【入药部位】叶。

【功能主治】清热燥湿。

马钱科

酒药花醉鱼草 *Buddleja myriantha* Diels

【标本采集号】511423140707903LY

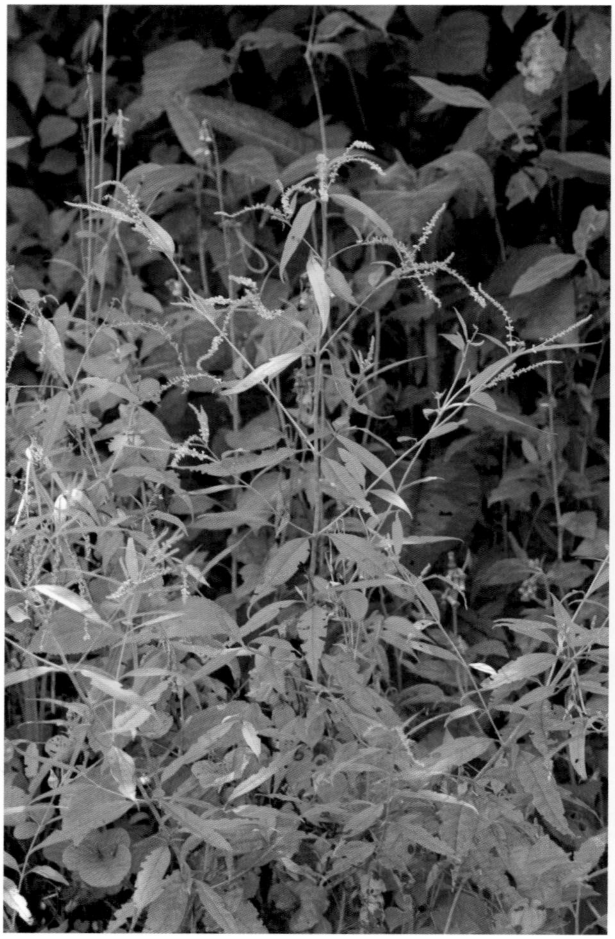

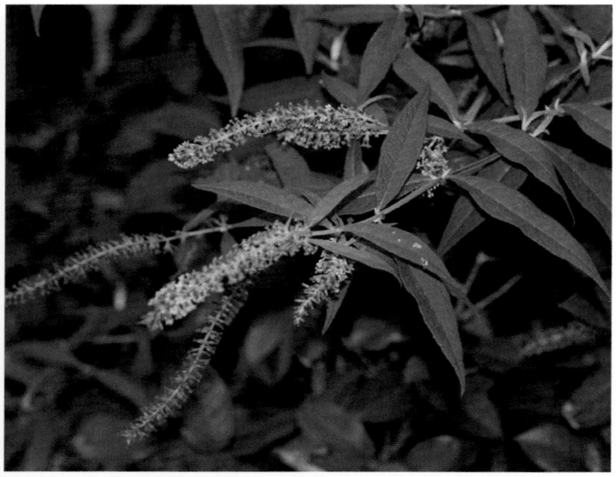

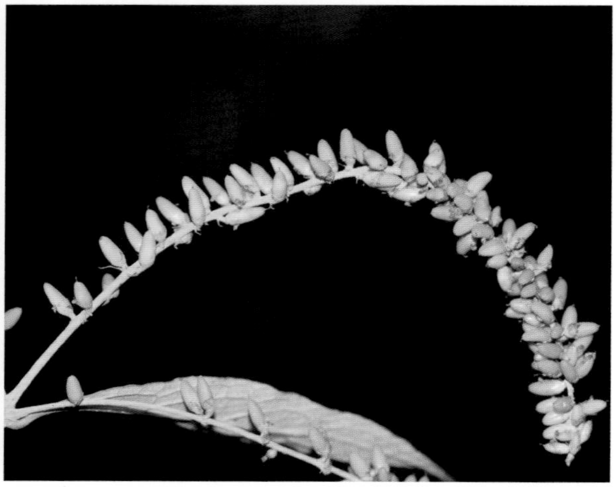

【形态特征】灌木，高 1~3m。枝条四棱形，棱上有翅；幼枝被星状短绒毛。叶纸质或薄纸质，披针形或长圆状披针形，下面具星状绒毛。花序顶生，近圆柱状，有时由 3 个细弱的穗状或聚伞圆锥状花序组成；花萼钟状，长 3~4mm，外面被黄色星状短绒毛；花冠紫色，外面被星状短绒毛和腺毛。蒴果椭圆体形。花期 4~10 月，果期 6~12 月。

【适宜生境】生于山地疏林中或山坡、山谷灌木丛中。

【资源状况】分布于峨眉山各地。少见。

【入药部位】花。

【功能主治】清肝明目。

大叶醉鱼草

钓鱼竿
Buddleja davidii Franch.

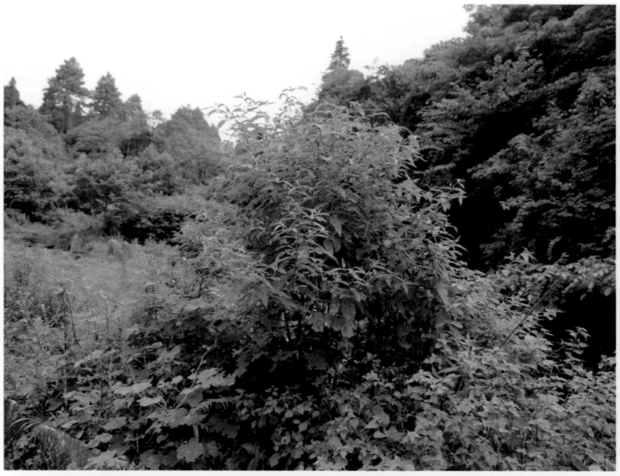

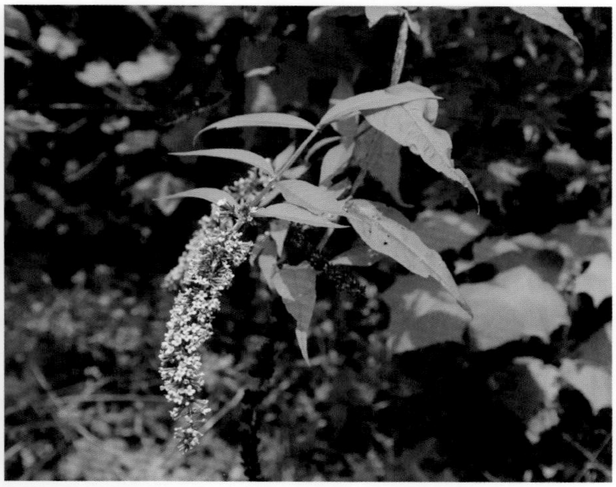

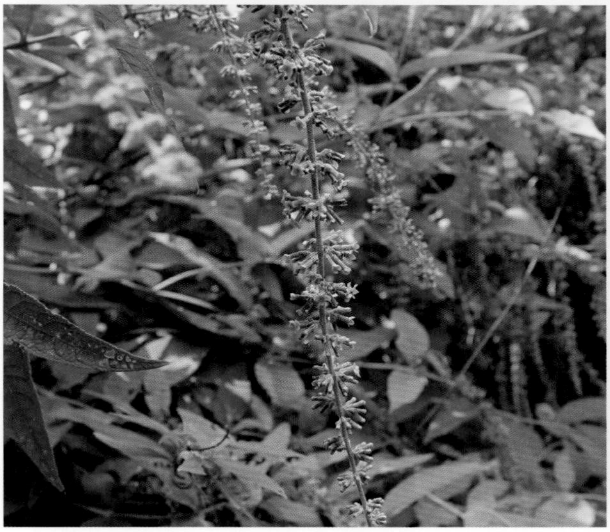

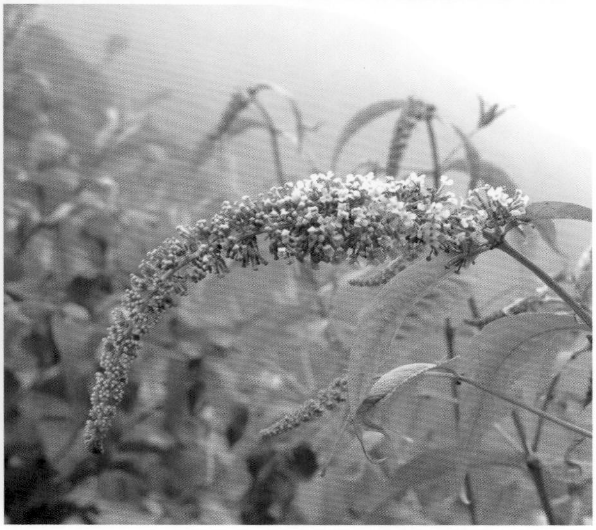

【形态特征】灌木，高 1~5m。枝四棱状，小枝、叶背、叶柄和花序具白色绒毛或星状柔毛。叶狭卵形、狭椭圆形或极狭卵形，长 1~20cm。总状或聚伞圆锥状伞形花序顶生，长 4~30cm；花萼具柔毛，4 裂，膜质；花冠紫色至深紫色，有时白色，喉部深黄色。种子椭圆形，两端具长翅。花期 5~10 月，果期 9~12 月。

【适宜生境】生于沟边、路旁、灌木丛中。

【资源状况】分布于低山区。常见，可以大量开发利用。

【入药部位】枝叶、根皮。

【功能主治】有毒。活血，止痛，祛风散寒。用于风湿关节痛，跌打损伤，骨折；外用于脚癣。

醉鱼草 钓鱼竿

Buddleja lindleyana Fortune

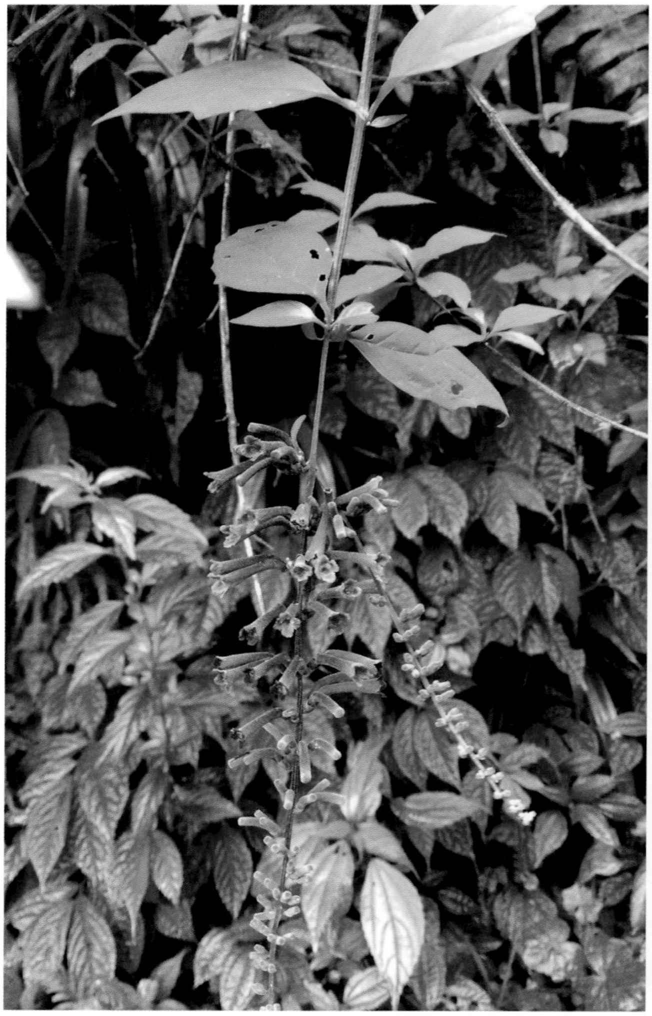

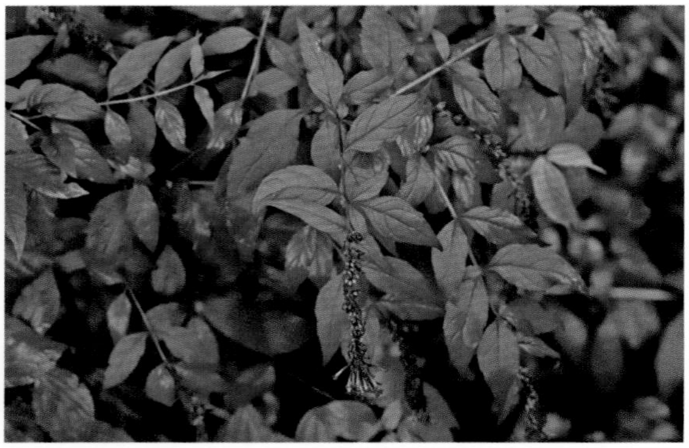

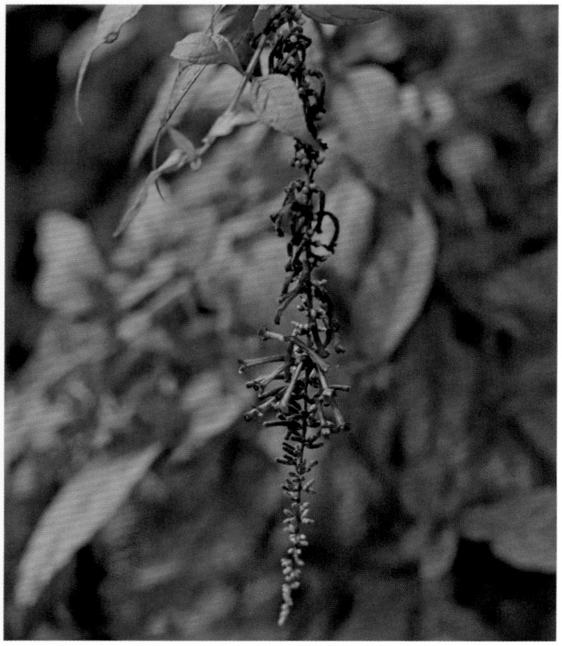

【形态特征】灌木，高 1~3m。小枝 4 棱而稍有翅，幼枝、叶背、叶柄、花序苞片及小苞片均密被星状短绒毛、腺毛。叶膜质，卵形、椭圆形至长圆状披针形。穗状聚伞花序顶生；花萼裂片三角形；花冠紫色。蒴果长圆形或椭圆体形。种子多而细小。花期 4~8 月，果期 8 月至翌年 4 月。

【适宜生境】生于海拔 600~1700m 的沟边、路旁、灌木丛中。

【资源状况】分布于低山区、中山区。常见，可以大量开发利用。

【入药部位】全草。

【功能主治】有毒。祛风解毒，驱虫，化骨鲠。用于痄腮，痈肿，瘰病，蛔虫病，钩虫病，鱼骨鲠喉。

密蒙花

鸡骨头

Buddleja officinalis Maxim.

【标本采集号】LEM120629005

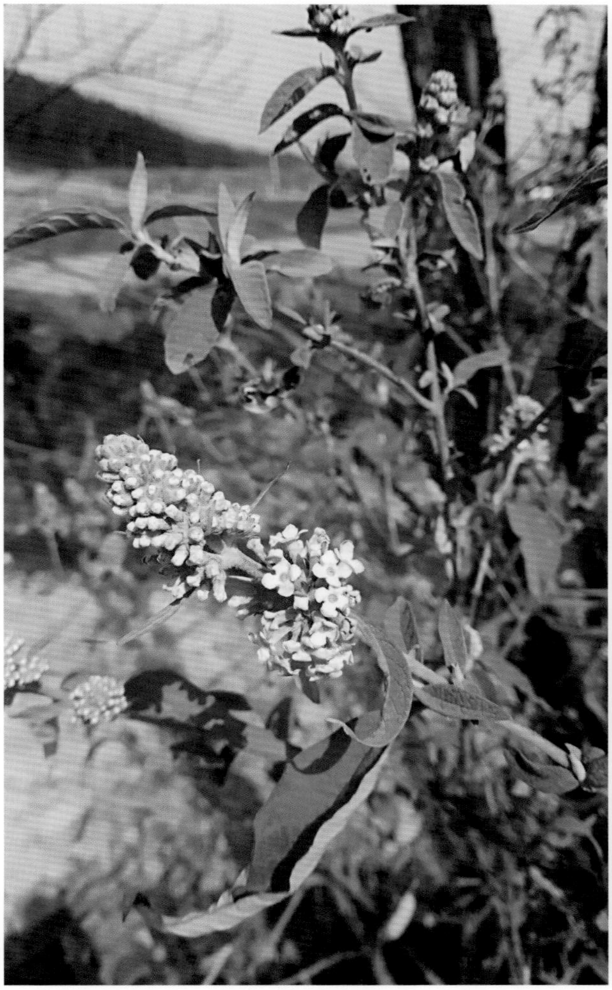
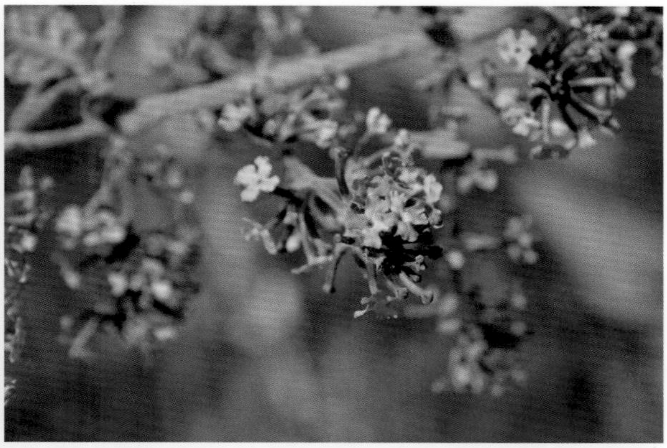
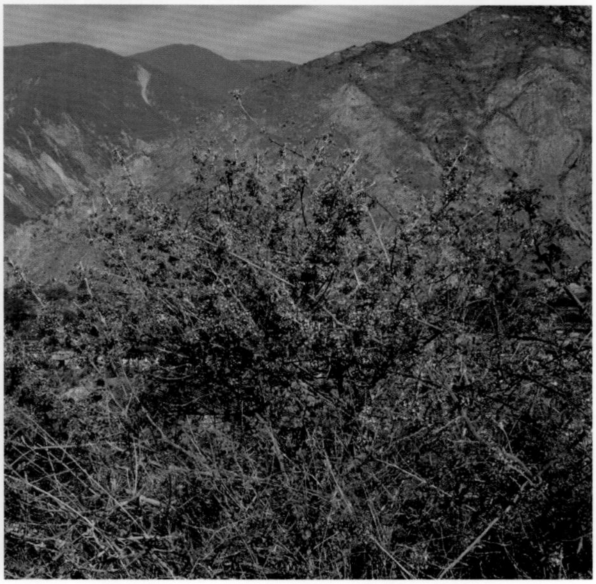

【形态特征】灌木，高达4m。茎微4棱，小枝、叶背、叶柄和花序密生星状绒毛。叶对生，纸质，狭椭圆形、卵状披针形或长圆状披针形。聚伞圆锥花序顶生；花冠淡紫色，后变白色或淡黄白色。蒴果椭圆形，基部具有宿存的花萼和花冠。种子细小。花期3~4月，果期5~8月。

【适宜生境】生于荒坡、地坎。

【资源状况】分布于坝区、低山区。常见，可以大量开发利用。

【入药部位】花蕾和花序（密蒙花）。

【功能主治】清热泻火，养肝明目，退翳。用于目赤肿痛，多泪羞明，目生翳膜，肝虚目暗，视物昏花。

蓬莱葛 小血光藤

Gardneria multiflora Makino

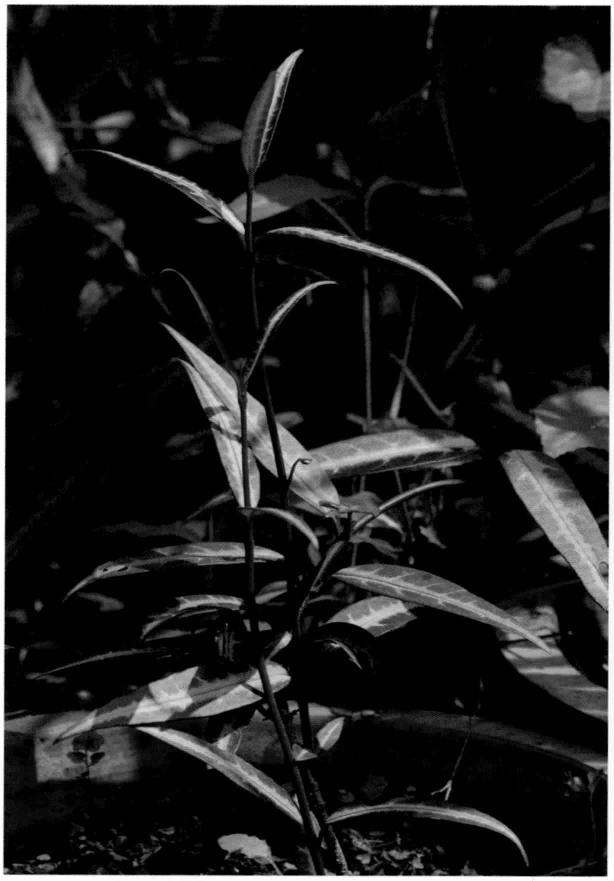

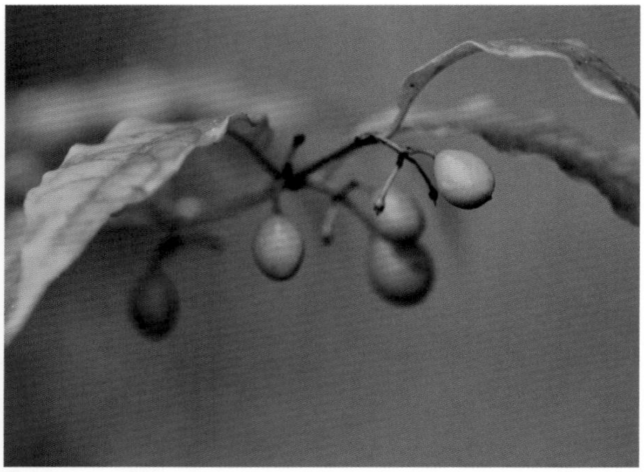

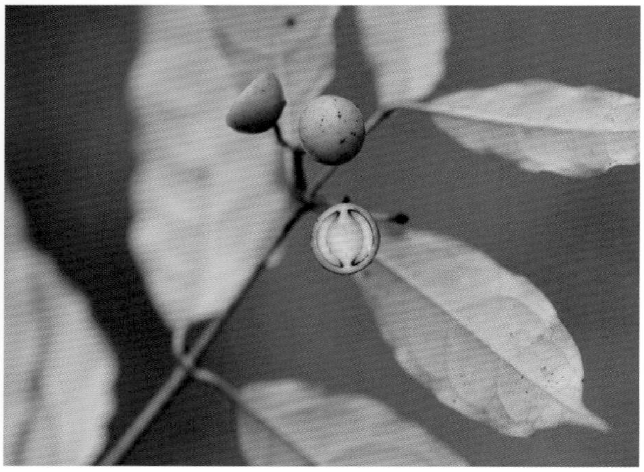

【形态特征】常绿木质藤本，长达 8m。小枝圆柱形，具明显叶痕。叶对生，纸质至薄革质，椭圆形、长椭圆形或卵形。二至三歧聚伞花序腋生，多花；花 5 数；小苞片每花 2 枚；花冠黄色或黄白色。浆果圆球形，直径约 7mm。种子黑色。花期 3~7 月，果期 7~11 月。

【适宜生境】生于沟边、路旁、灌木丛中。

【资源状况】分布于中山区。常见。

【入药部位】根、种子。

【功能主治】祛风通络，止血。用于风湿痹痛，关节痛，创伤出血。

龙胆科

高山龙胆

龙胆

Gentiana algida Pall.

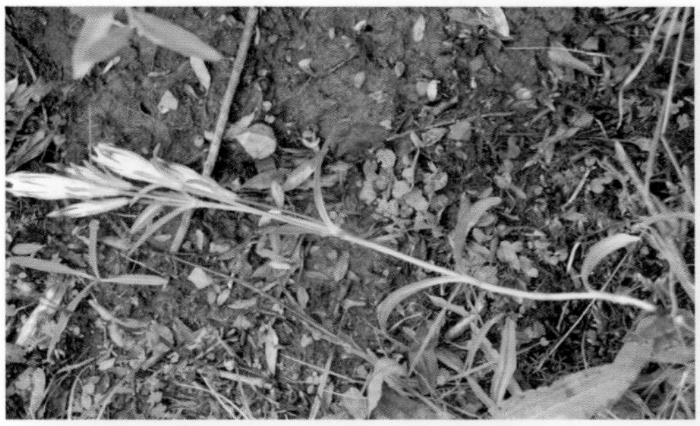

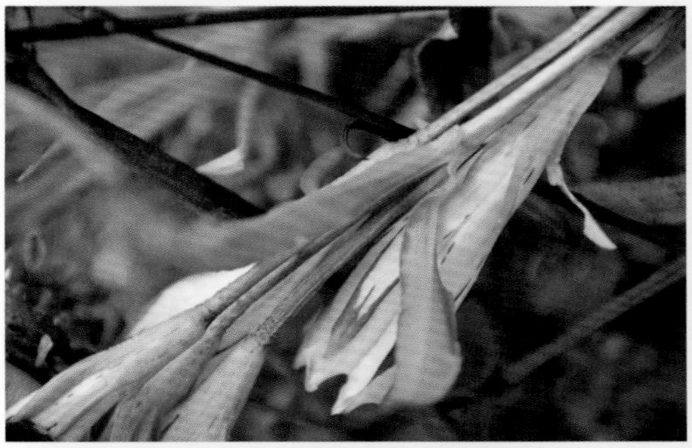

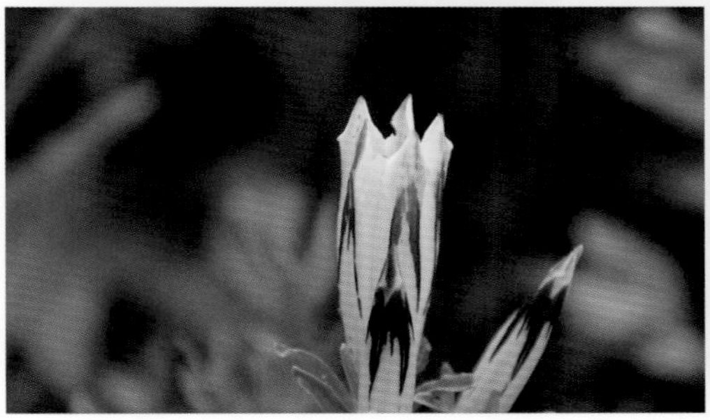

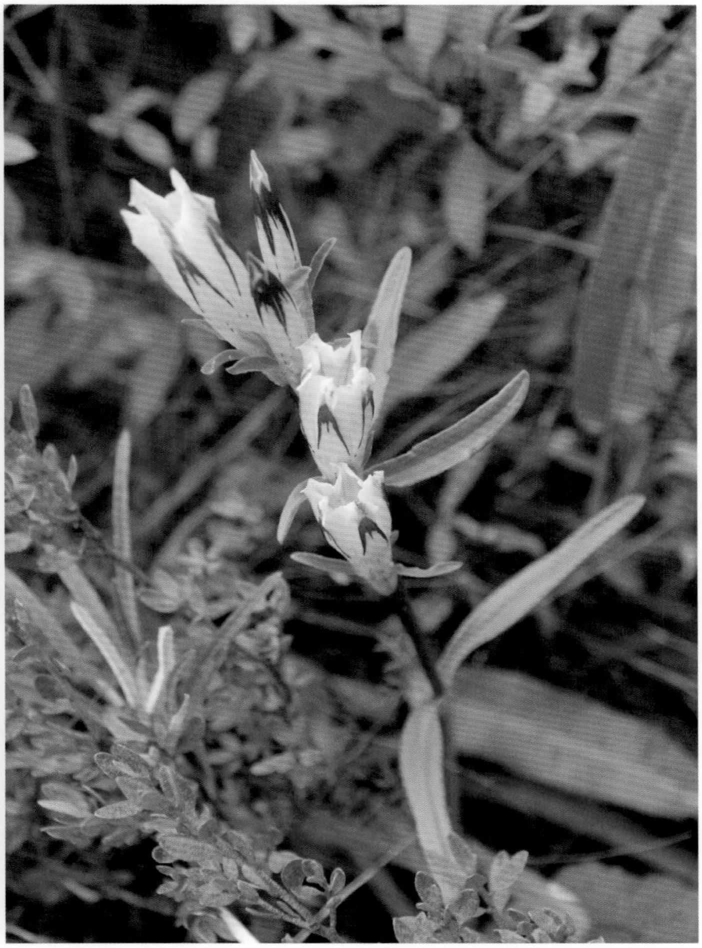

【形态特征】多年生草本，高 5~25cm。叶对生，茎生叶狭椭圆形至卵状披针形。花单生，多无柄或近无柄，仅基部腋生花偶有花梗；花冠浅黄色至浅黄绿色，具蓝色条纹，有时檐部具蓝色斑点，管状钟形至漏斗形，长 4~5cm。蒴果卵球状椭圆体形，表面有多数海绵状翅。花、果期 7~9 月。

【适宜生境】生于灌木丛中阴湿处。

【资源状况】分布于高山区。常见。

【入药部位】全草。

【功能主治】解毒，健脾，祛湿。用于感冒发热，流行性脑脊髓膜炎，目赤，咽痛，肺热咳嗽，胃炎。

红花龙胆

草龙胆、过年花

Gentiana rhodantha Franch. ex Hemsl.

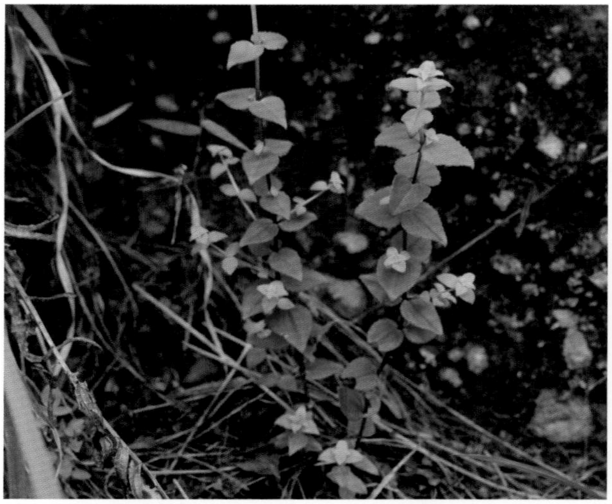
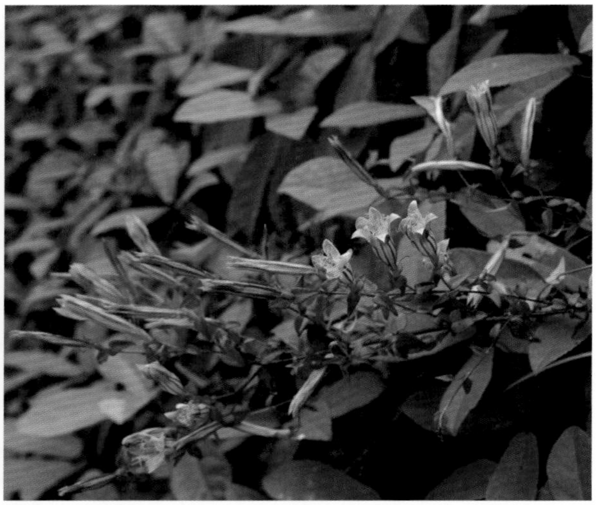
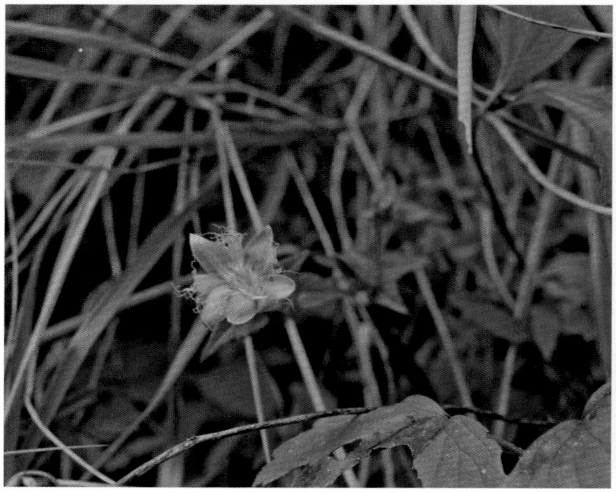
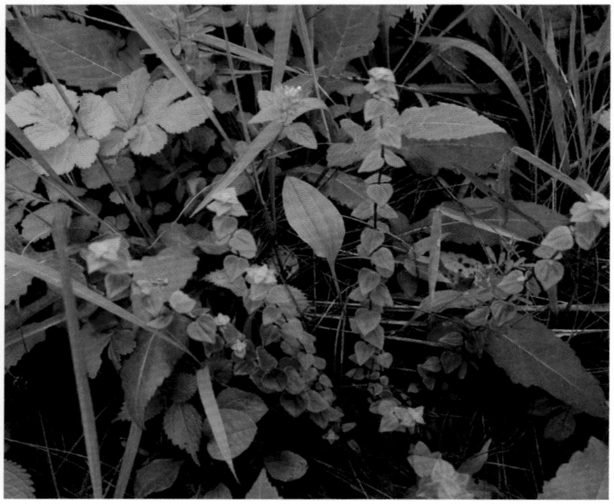

【形态特征】多年生草本，高 20~50cm。茎直立，多分枝。茎生叶卵状三角形、阔卵形或心形。单花顶生；萼筒带紫色，具狭翅，裂片条状披针形；花冠淡红色，上部有紫色纵纹，筒状，先端具细长流苏。蒴果椭圆体形。种子具翅。花、果期 10 月至翌年 2 月。

【适宜生境】生于沟边、路旁、荒坡。

【资源状况】分布于低山区。常见，可以适度开发利用。

【入药部位】全草（小龙胆草）。

【功能主治】清热解毒，健胃除湿，止痛。用于热咳，劳咳，痰中带血，黄疸，痢疾，胃痛，便血，产褥热，小儿惊风，肝经湿热。

深红龙胆 紫花地丁、龙胆地丁

Gentiana rubicunda Franch.

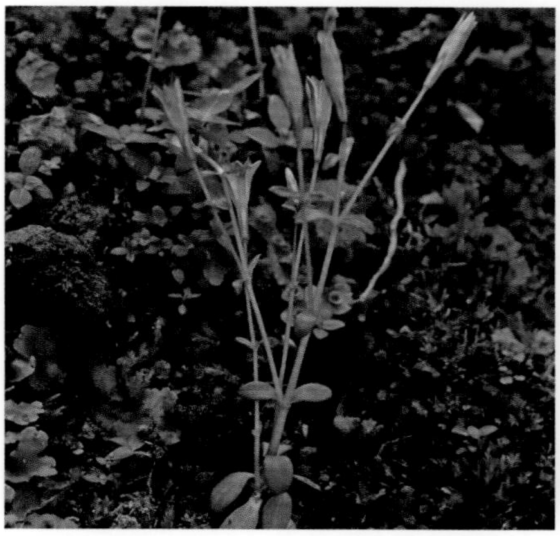

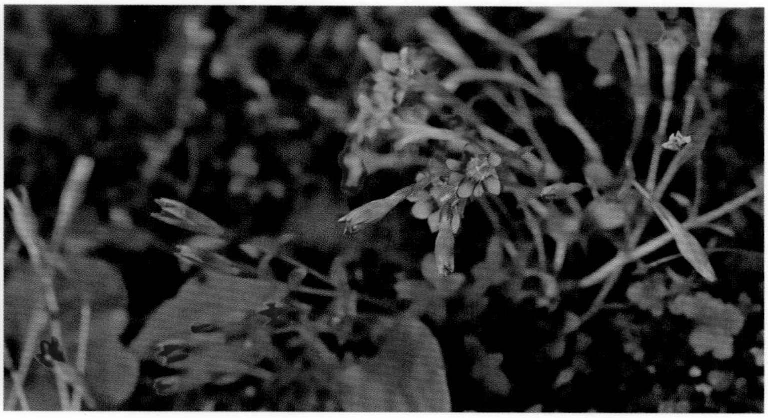

【形态特征】一年生草本高达 15cm，全体被灰黄色短毛。茎生叶披针形、卵状椭圆形、卵形或倒卵状圆形，边缘具乳突，上面具极细乳突。花 1 至数个；花萼狭倒圆锥形，裂片线形至线状钻形；花冠紫色，冠筒外部常具浅黑色短条和斑点。蒴果狭倒卵球形。种子褐色，椭圆形，表面具细网纹。花、果期 5~10 月。

【适宜生境】生于田野路边及山坡草丛。

【资源状况】分布于低山区。常见。

【入药部位】全草。

【功能主治】辛凉解表，清热解毒，降血压。用于跌打损伤，消化不良。

湿生扁蕾 *Gentianopsis paludosa* (Hook. f.) Ma

【标本采集号】LEM120723034

【形态特征】一年生草本。茎单生，直立或斜升，近圆形。茎生叶无柄，披针形至长圆形，边缘粗糙。花萼筒形，长为花冠之半，裂片近等长，背面中脉明显，并向萼筒下延成翅；花冠蓝色或黄白色至黄色，有时下部浅黄色，阔管状，边缘具细条裂齿。蒴果狭椭圆体形。种子黑褐色，矩圆形至近圆形。花、果期 7~10 月。

【适宜生境】生于林下、河滩、草地等潮湿处。

【资源状况】分布于中山区、高山区。常见，可以开发利用。

【入药部位】全草。

【功能主治】清热解毒，泻肝胆实火，除下焦湿热，健胃。用于肝经热盛，肝炎，胆囊炎，肺结核，淋巴结结核，支气管炎，湿热喘咳，惊痫抽搐，狂躁，湿热疮毒，湿疹。

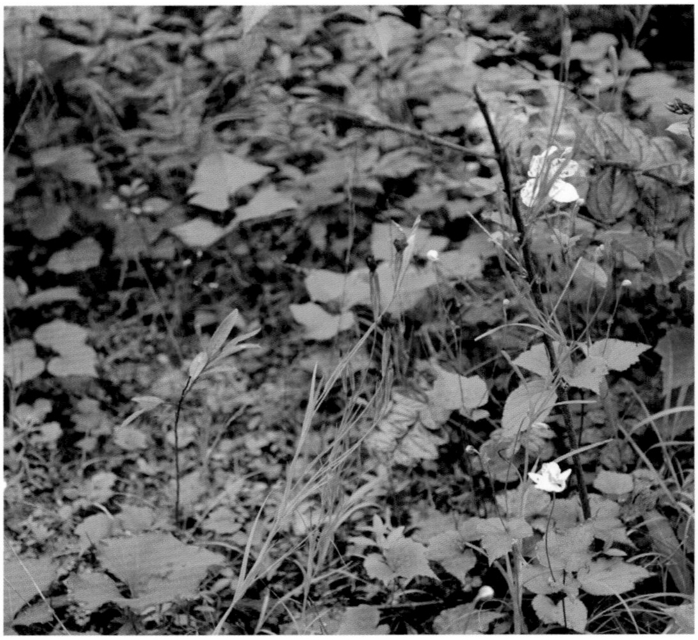

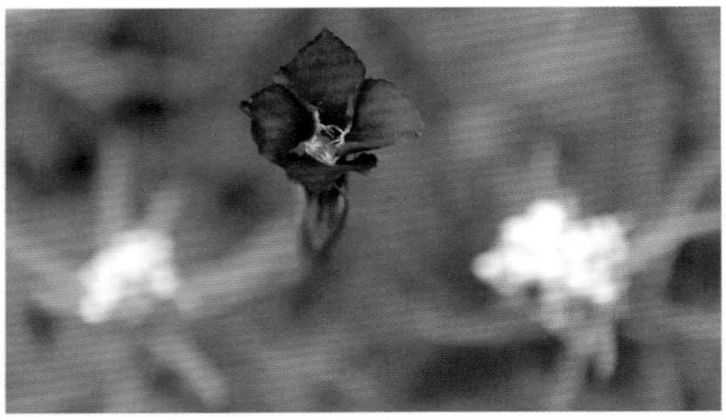

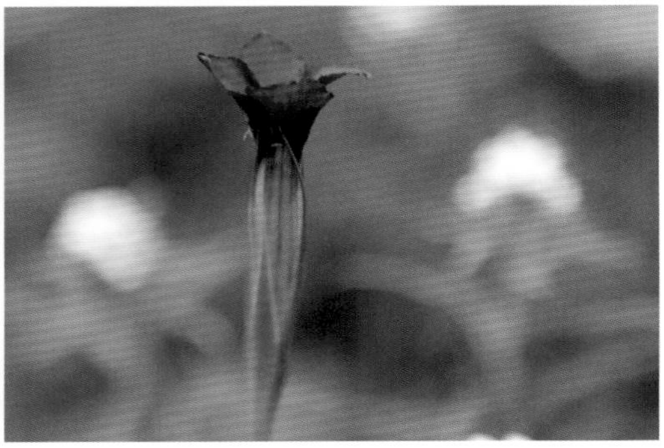

椭圆叶花锚

花锚

Halenia elliptica D. Don

【标本采集号】LEM120723020

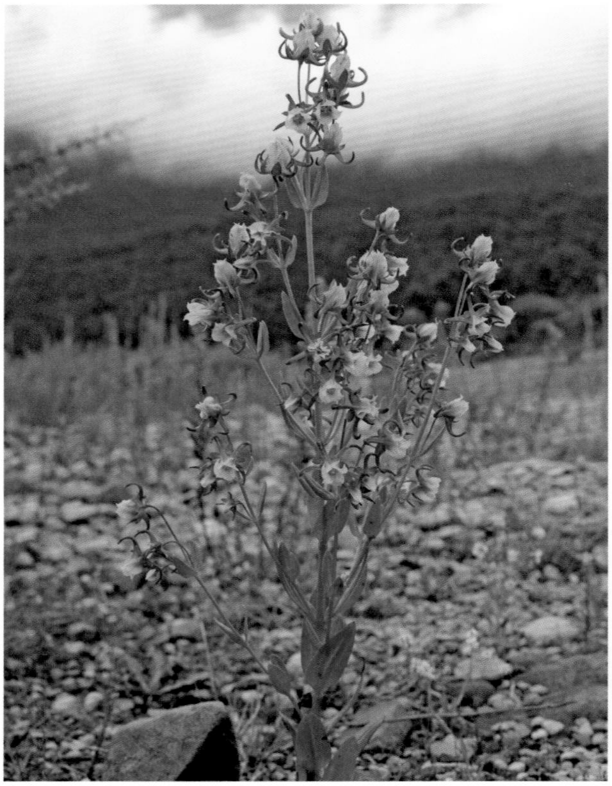

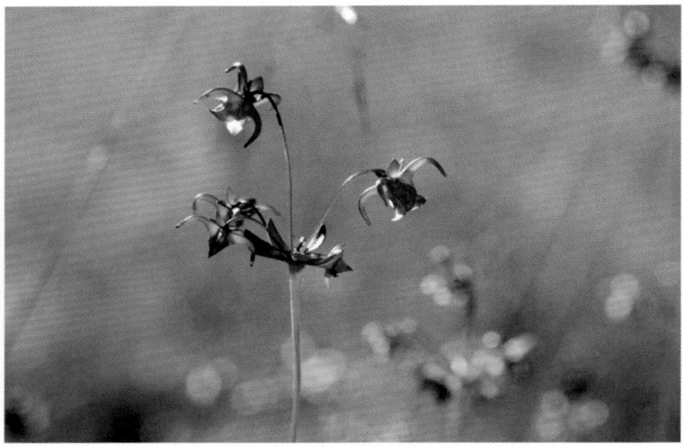

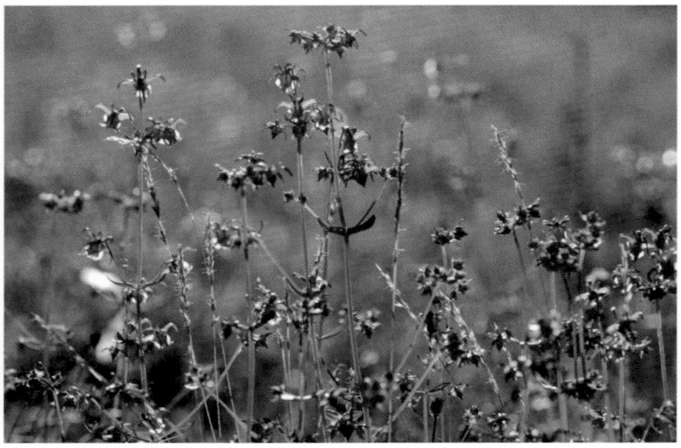

【形态特征】一年生草本，高 20~60cm。茎四棱形，分枝。基部叶具宽扁的柄，柄长 1~1.5cm；茎生叶对生，长圆形、椭圆形、卵状披针形或卵形，全缘，叶脉 5 条。花萼裂片椭圆形至卵形；花冠蓝色至紫色，钟形，长 1~2.5cm。蒴果宽卵形。种子浅褐色。花、果期 7~9 月。

【适宜生境】生于海拔 2000~3000m 的路旁灌丛中。

【资源状况】分布于中山区、高山区。常见。

【入药部位】全草（黑及草）。

【功能主治】清热解毒，疏肝利胆，疏风止痛。用于急、慢性肝炎，胆囊炎，胃肠炎，流行性感冒，牙痛，脉管炎，中暑腹痛，外伤出血。

评　述 高原地区主要的植物之一，资源量大，可以大量开发利用。

獐牙菜

疝气草

Swertia bimaculata (Sieb. et Zucc.) Hook. f. et Thoms. ex C. B. Clarke

【标本采集号】LEM120824001

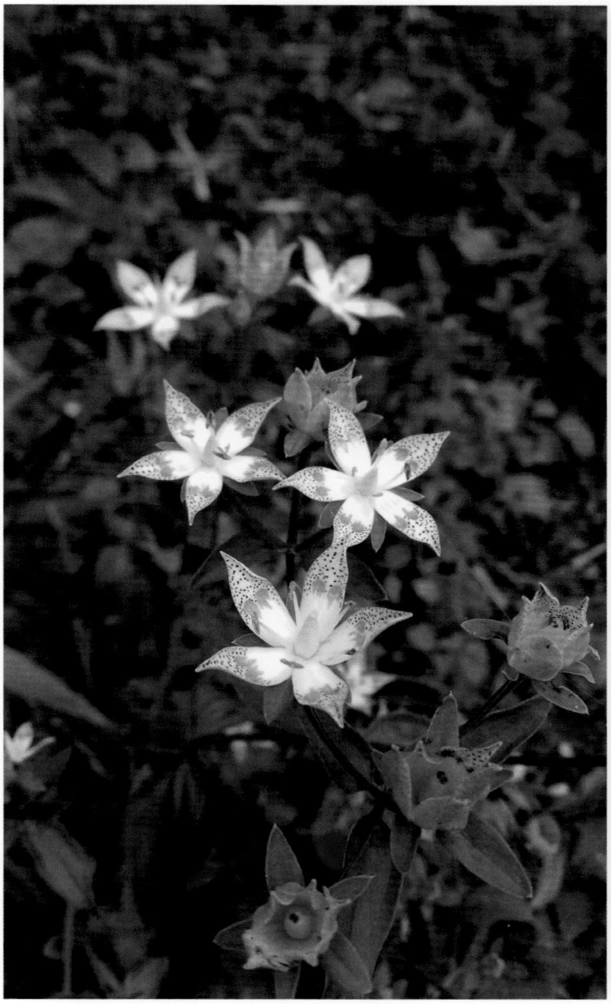

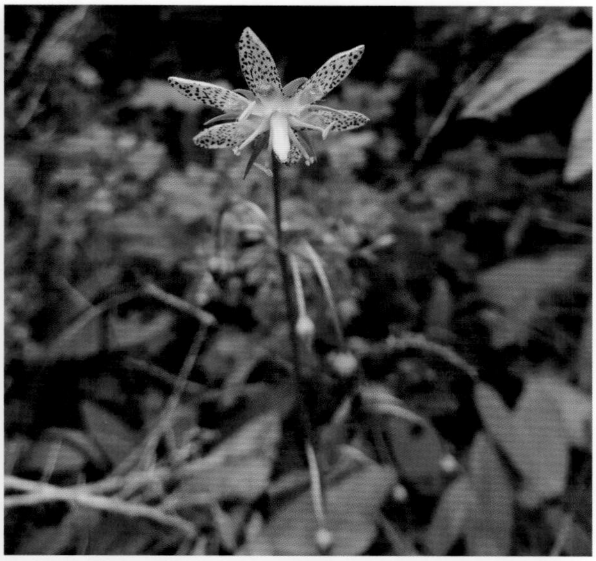

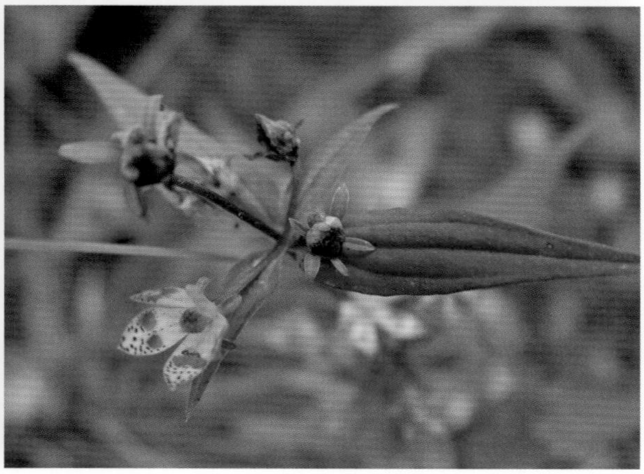

【形态特征】一年生或二年生草本，高 30~100cm。茎中空，中部以上有分枝。叶对生，茎生叶阔椭圆形至卵状披针形。花序为聚伞圆锥花序，疏松，分枝开展，具多花，长达 50cm；花梗长 0.6~4cm；花萼裂片狭倒披针形至狭椭圆形；花冠黄色或白色，上部具多数紫斑，直径达 2.5cm，每花冠裂片具 2 腺窝，黄绿色，圆形。蒴果卵圆形，2 裂。花、果期 6~11 月。

【适宜生境】生于海拔 700~3000m 的路旁灌木林中。

【资源状况】分布于低山区、中山区、高山区。常见，可以开发利用。

【入药部位】全草（大苦草）。

【功能主治】清热解毒，疏肝利胆，活血祛瘀，健胃，止血，止痛。用于急、慢性肝炎，胆囊炎，淋证，胃肠痛，感冒发热，耳鸣，耳聋，疝气。

红直獐牙菜

响铃草

Swertia erythrosticta Maxim.

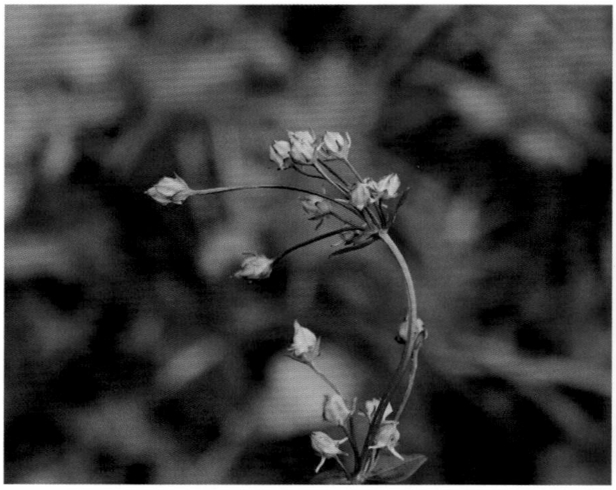

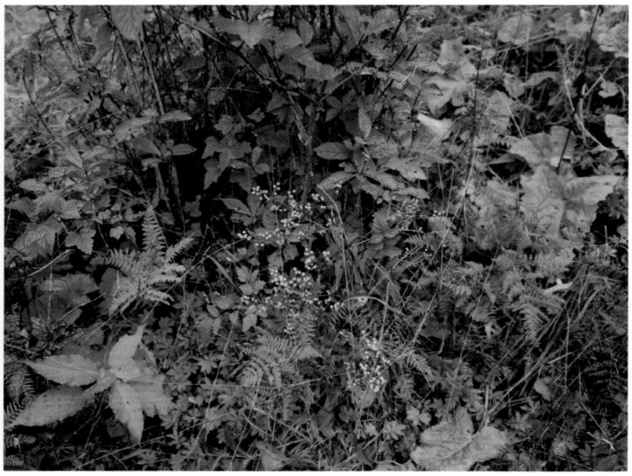

【形态特征】多年生草本。茎近圆形，常带紫色，中空，具明显的条棱。叶长圆形、卵状椭圆形至卵形。花序为聚伞花序组成圆锥状，较狭，多花；花萼裂片披针形；花冠绿色或黄绿色，具红褐色斑点；每花冠裂片基部具 1 腺窝，腺窝褐色，圆形，边缘具流苏状柔毛。蒴果卵状椭圆形。花、果期 8~10 月。

【适宜生境】生于路旁灌木林中。

【资源状况】分布于中山区。常见，可以开发利用。

【入药部位】全草（红直当药）。

【功能主治】清热解毒，凉血止血，健胃杀虫。用于肺炎，黄疸性肝炎，瘰疬，梅毒，疮肿，咽喉肿痛，耳鸣，耳聋，疝气。

显脉獐牙菜

疝气草、翼茎草

Swertia nervosa (G. Don) Wall. ex C. B. Clarke

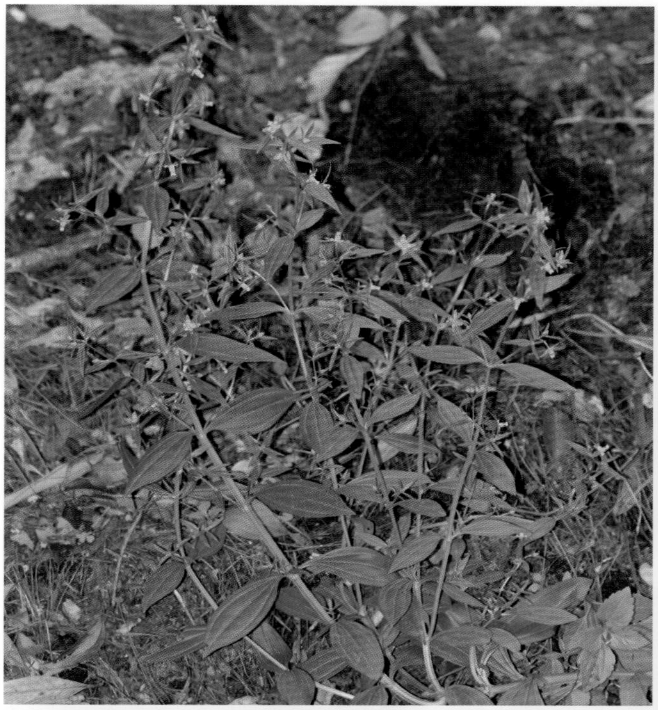
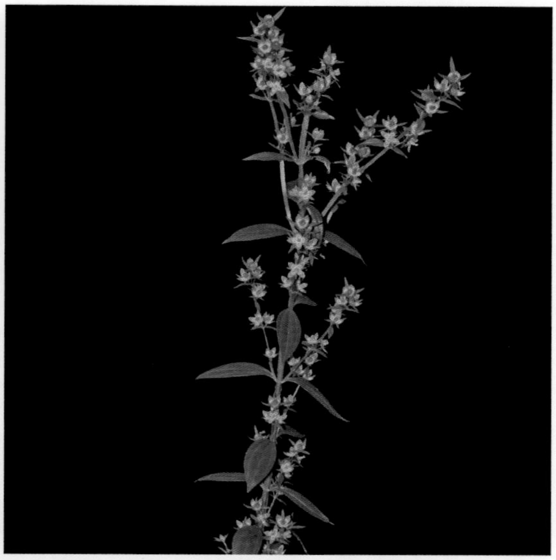
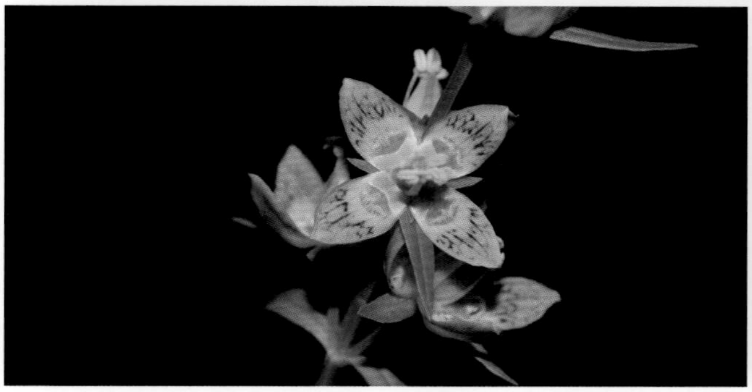
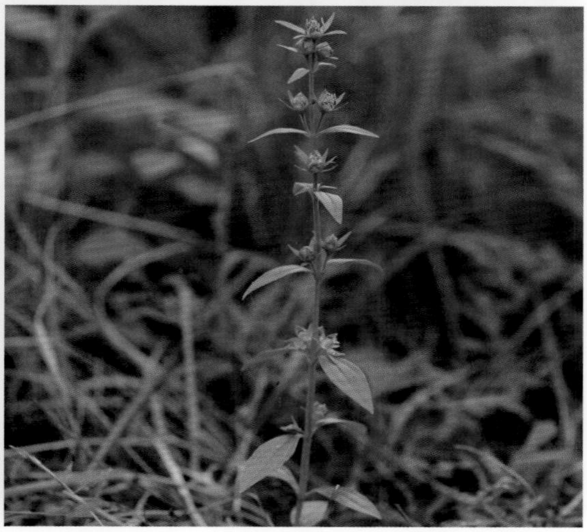

【形态特征】 一年生草本。茎直立，四棱形，棱上有宽翅。叶披针形、狭披针形或椭圆形，叶脉1~3条，在下面明显凸起。花序为聚伞圆锥状，分枝开展，具多花；花4数；花萼裂片离生，条状披针形；花冠浅黄绿色，中部以上具紫红色网脉，裂片椭圆形，下部具1半圆形深陷腺窝。蒴果卵球形。种子深褐色，椭圆形，长约0.5mm，表面泡沫状。花、果期9~12月。

【适宜生境】 生于海拔460~2700m的河滩、山坡、疏林下、灌丛中。

【资源状况】 分布于峨眉山各地。少见。

【入药部位】 全草。

【功能主治】 清热解毒，活血调经。用于黄疸，潮热，泄泻，月经不调。

峨眉獐牙菜

一匹瓦、疝气草

Swertia emeiensis Ma ex T. N. Ho et S. W. Liu

【形态特征】多年生草本，高 20~30cm，具短根状茎。茎基部被多数黑褐色枯老叶柄。基生叶在花期凋落；茎生叶互生，下部叶具长柄。聚伞花序常有花 3~7 朵，稀具单花；花 4 数，稀 5 数，直径 2.5~4cm；花萼长为花冠的 2/3；花冠黄绿色，具褐色纵脉纹，裂片矩圆形，长 2.8~3.2cm，先端有长尾尖，基部有 2 个腺窝，周缘具少数长 3~3.5mm 的粗毛状流苏；花丝线形，基部背面具流苏状短毛。花期 8~9 月。

【适宜生境】生于海拔 650~2500m 的山坡、林下。

【资源状况】分布于低山区、中山区、高山区。少见。

【入药部位】全草。

【功能主治】清肝利胆，除湿清热。用于肝炎，疝气，耳聋，耳鸣，疮毒，胆囊炎。

紫红獐牙菜

山瓢儿菜

Swertia punicea Hemsl.

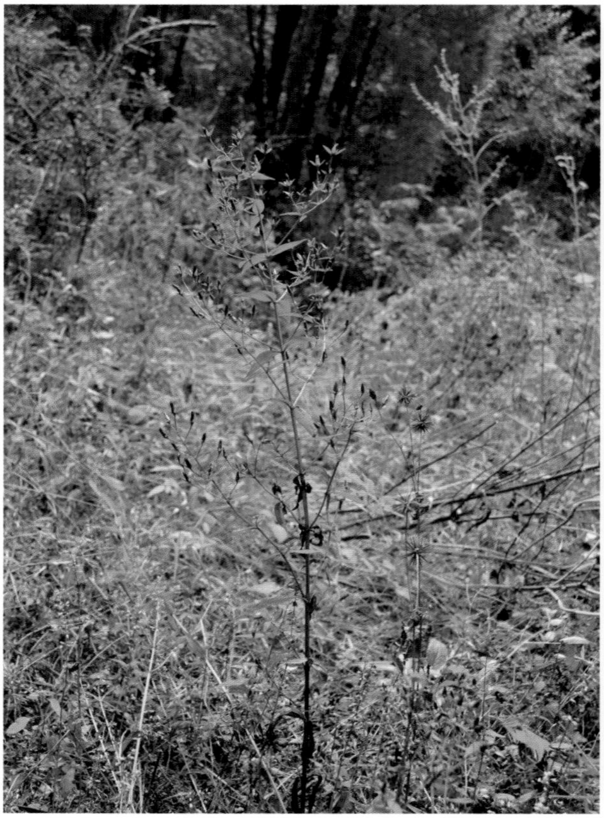
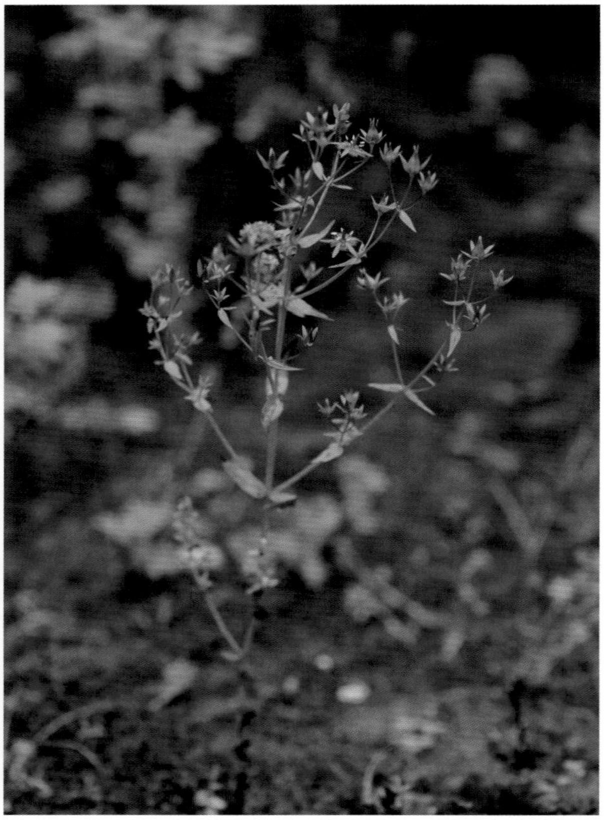

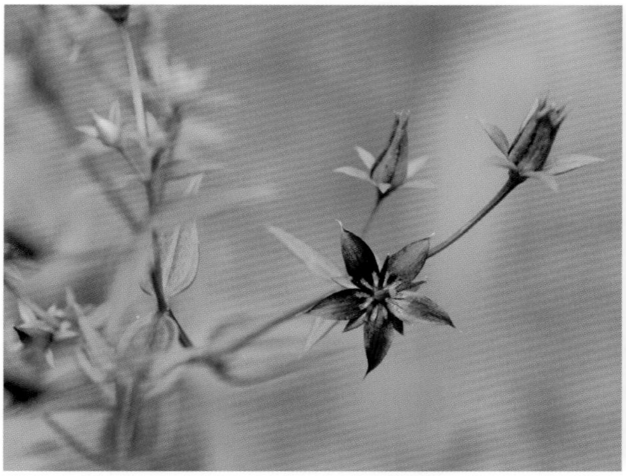
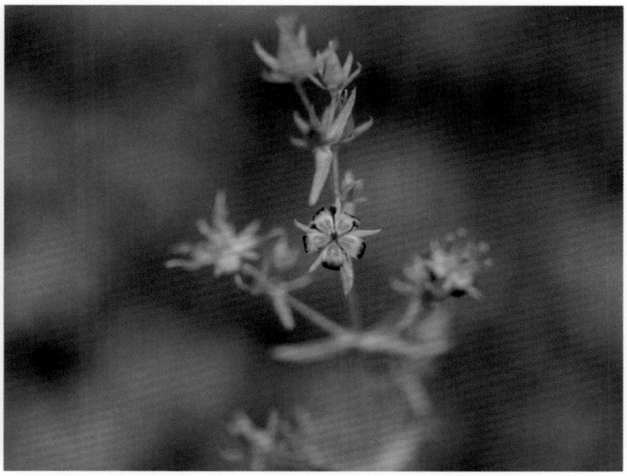

【形态特征】一年生草本。茎直立，四棱形，棱上具窄翅，中部以上分枝。茎生叶条状披针形、披针形或狭椭圆形。花序为聚伞圆锥花序，多花；花萼裂片条状披针形至披针形；花冠暗紫红色，裂片披针形，裂片基部具 2 个腺窝，腺窝矩圆形，深陷，沟状，边缘具长柔毛状流苏。蒴果卵球状椭圆体形。种子矩圆形，黄褐色，直径 0.5~0.6mm，表面具小疣状突起。花、果期 8~10 月。

【适宜生境】生于路旁灌木林中。

【资源状况】分布于低山区、中山区。少见。

【入药部位】全草。

【功能主治】清热解毒，凉血，除湿，清肝利胆。用于耳鸣，耳聋，疝气，肝炎，咽喉肿痛，黄疸，瘰疬，胆囊炎。

峨眉双蝴蝶

缠竹黄

Tripterospermum cordatum (Marq.) H. Smith

【标本采集号】LEM120813001

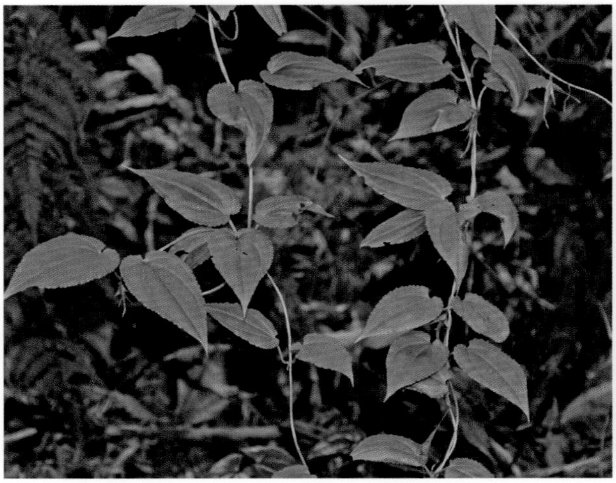
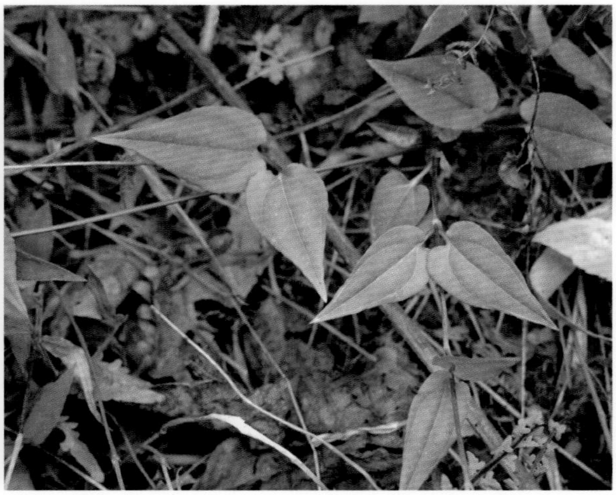

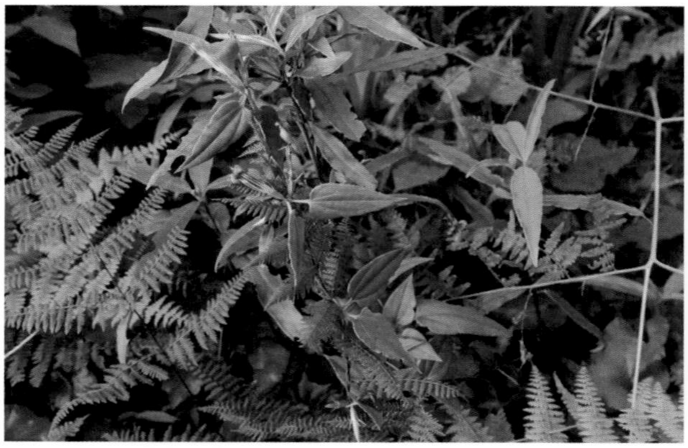
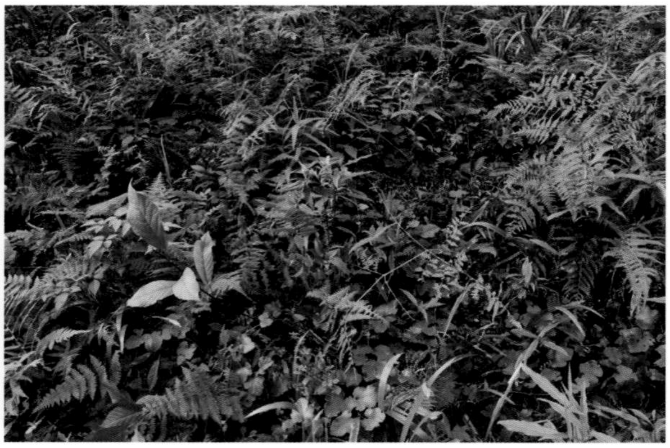

【形态特征】多年生缠绕草本。茎通常黄绿色，稀为紫色或带紫纹，螺旋状扭转。叶卵状披针形、卵形或心形，革质。花单生或成对着生于叶腋，有时2~6朵排成聚伞花序；苞片1~4对，叶状，披针形；花萼钟形，萼筒具翅；花冠紫色，钟形。浆果深紫色，狭椭圆体形。种子暗紫色，椭圆形或卵形、三棱状。花、果期8~12月。

【适宜生境】生于山坡、林下、灌丛、草丛中。

【资源状况】分布于峨眉山各地。少见。

【入药部位】全草。

【功能主治】疏风清热，健脾利湿，杀虫。用于风热咳嗽，黄疸，风湿痹痛，蛔虫病。

夹竹桃科

长春花

日日新

Catharanthus roseus (L.) G. Don

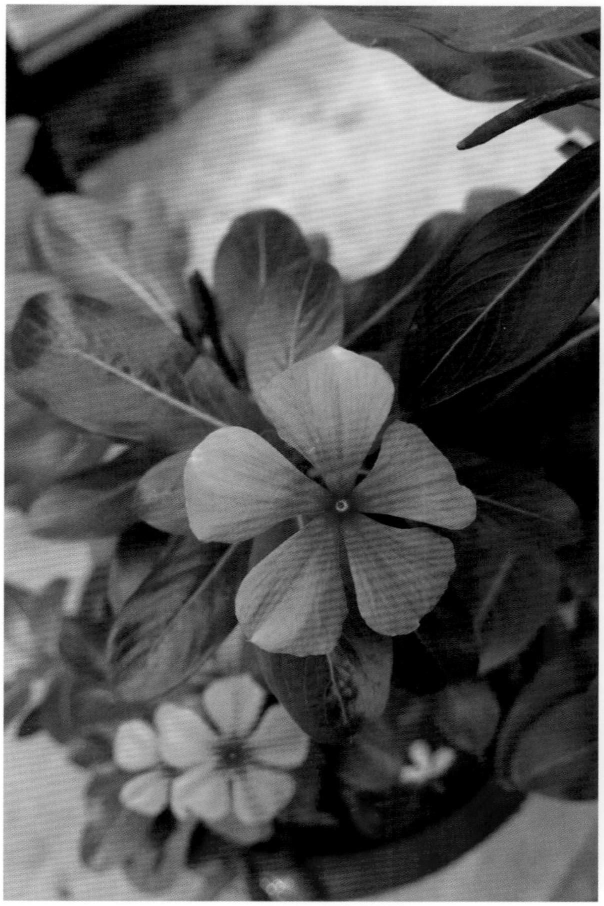

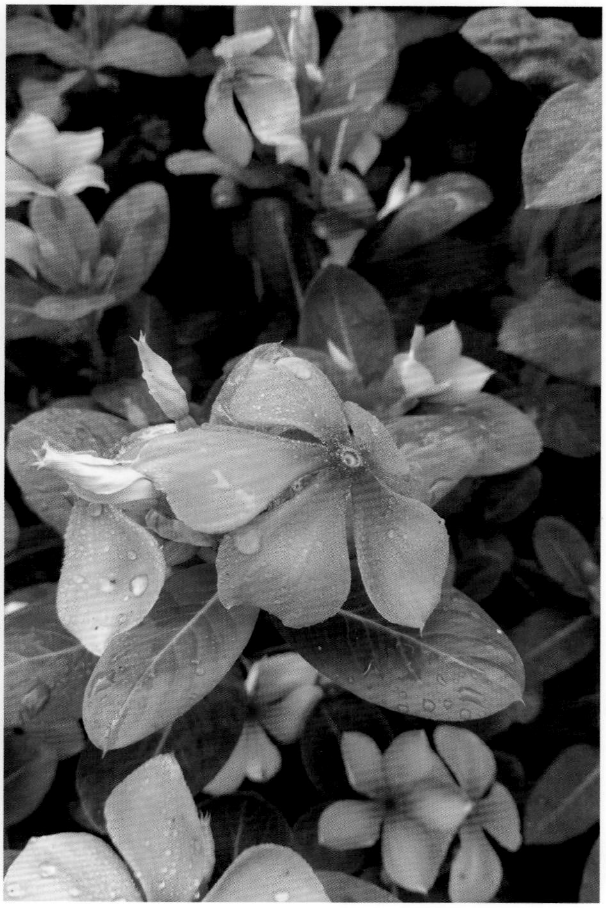

【形态特征】半灌木或多年生草本，高达 60cm。茎方形，有条纹。叶对生，倒卵形或椭圆形，草质，侧脉 7~11 对。花冠高脚碟状，红色、粉红色、白色或黄色，裂片宽倒卵形。蓇葖果圆柱状，直立。种子黑色，两端截形，具有颗粒状小瘤突起。花、果期春季至秋季。

【适宜生境】栽培。

【资源状况】分布于坝区、低山区。常见。

【入药部位】全草。

【功能主治】清热解毒。用于高血压。

川山橙 蔷薇根

Melodinus hemsleyanus Diels

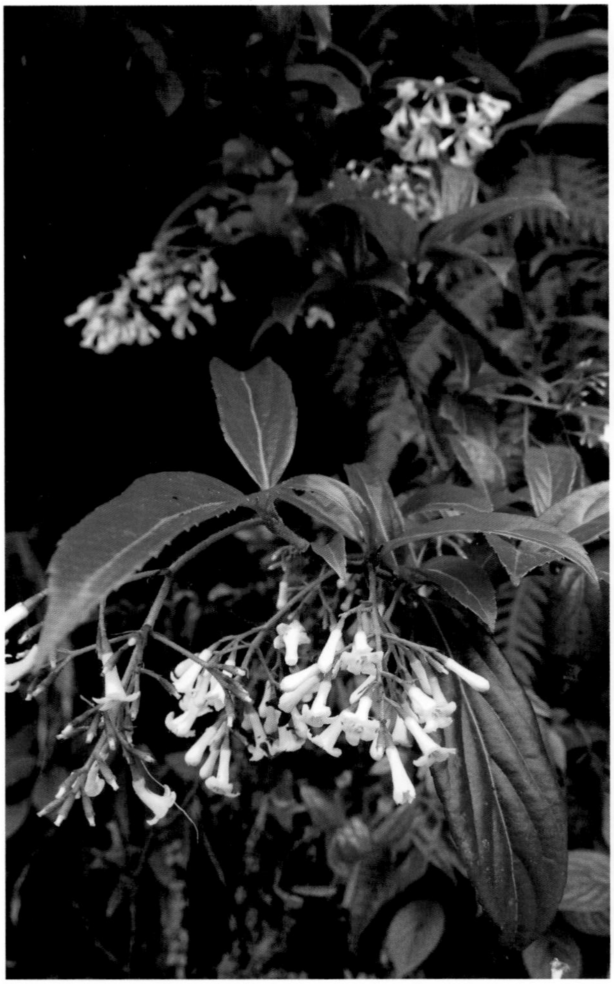
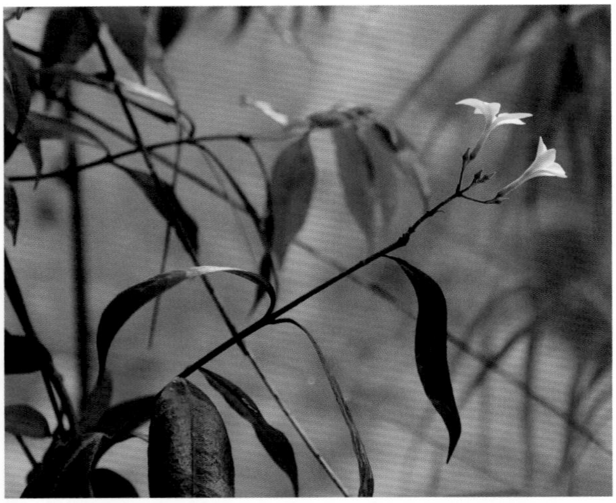
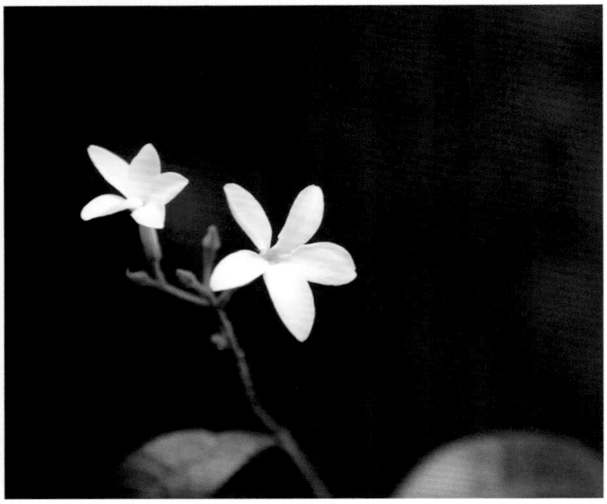

【形态特征】粗壮木质藤本，具乳汁。茎皮黄绿色，幼嫩部分及花序密被细绒毛。叶椭圆形、长圆形或稍狭，稍革质。聚伞花序顶生；花冠白色，裂片狭椭圆形，两面被微柔毛；副花冠小，鳞片状，不等大。浆果椭圆体形，成熟时橙黄色或橘红色。种子狭椭圆形。花期 5~8 月，果期 7~12 月。

【适宜生境】生于海拔 700~1450m 的灌木林中。

【资源状况】分布于低山区、中山区。常见，可以开发利用。

【入药部位】果实、根。

【功能主治】果实解热镇痛，活血散瘀，凉血止血，通经下乳。用于痈肿疮毒，蛇咬伤，痔疮，肠风下血，月经不调，乳汁不通。根清热，健脾补血。用于脾胃虚弱，血虚乳少，口舌生疮。

夹竹桃 红花夹竹桃

Nerium indicum Mill.

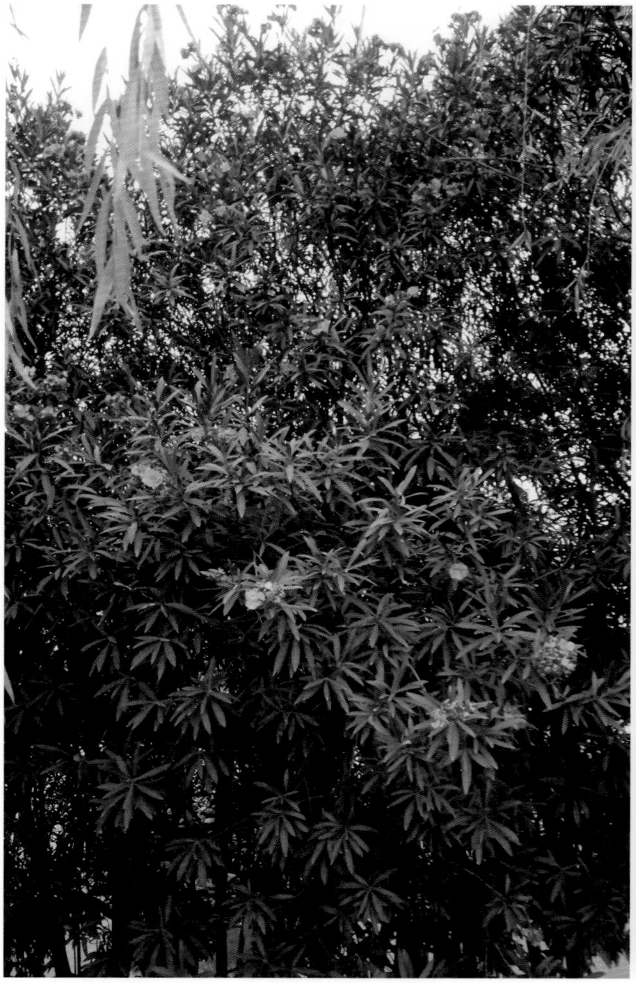

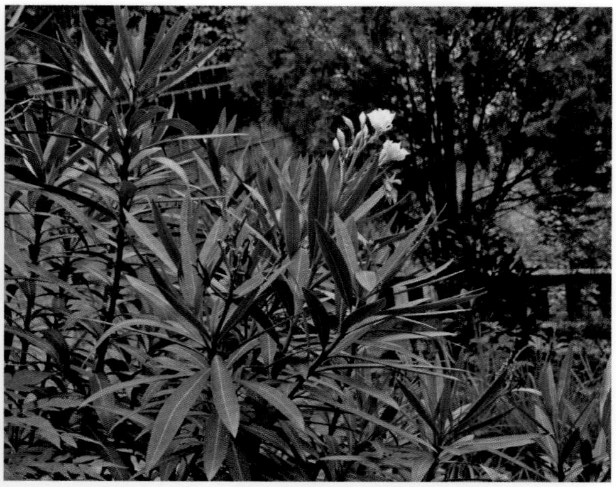

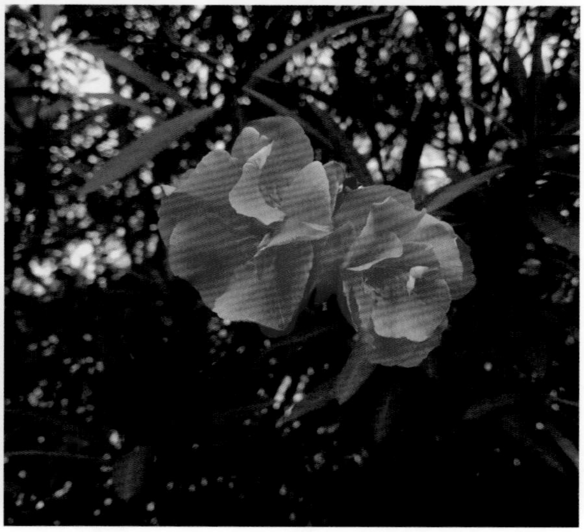

【形态特征】常绿灌木或小乔木，高达 6m。3 叶轮生，叶片窄椭圆形或披针形，革质。花序伞房状，顶生；花鲜艳，芳香；花冠漏斗状，紫红色、粉红色、白色、橙红色或黄色，花冠单瓣时 5 裂，或更多呈重瓣；花柱丝状，柱头近球形，顶端凸尖。蓇葖果长圆柱形，长 15~18cm。花期春、秋二季，果期冬季至翌年春季。

【适宜生境】栽培。

【资源状况】分布于坝区、低山区。常见，可以开发利用。

【入药部位】叶。

【功能主治】有毒。强心利尿，祛痰，发汗。用于喘息咳嗽，癫痫，心脏病，心力衰竭，跌打肿痛，经闭。

萝芙木

山辣椒、红果萝芙木

Rauvolfia verticillata (Lour.) Baill.

【标本采集号】LEM120821012

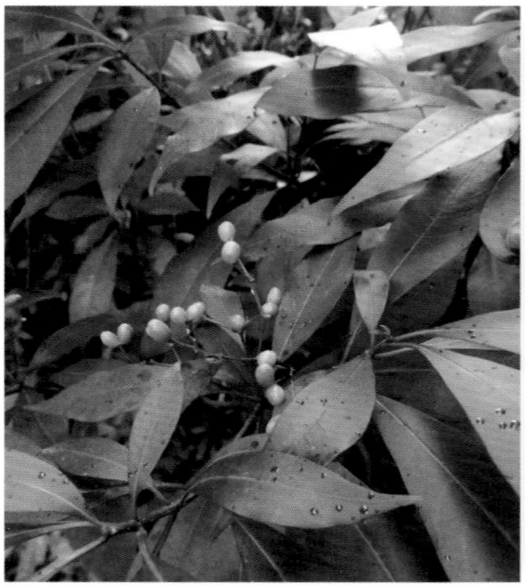

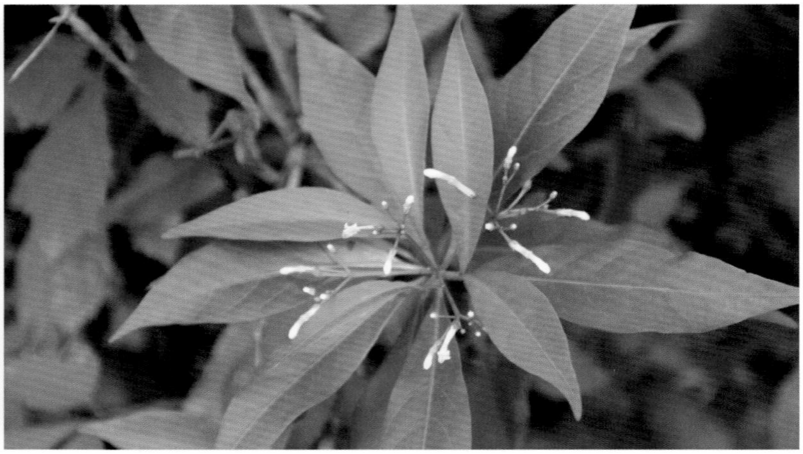

【形态特征】灌木，无毛，高 1~3m。枝条折断有乳汁流出。小枝下部叶对生，上部叶 3~4 片轮生，卵形或长圆形。聚伞花序较疏松，花序梗长 2~15cm；花冠白色，冠筒圆筒形，裂片宽椭圆形至卵形；雄蕊着生于花冠筒中部；花盘杯状；花柱细长。核果椭圆体形或卵球形，果核分离，初红色，后变紫色。花期 2~10 月，果期 4~12 月。

【适宜生境】栽培。

【资源状况】分布于坝区、低山区。少见。

【入药部位】根。

【功能主治】清热，降血压，宁神。用于感冒发热，头身疼痛，咽喉肿痛，高血压，眩晕，失眠。

紫花络石

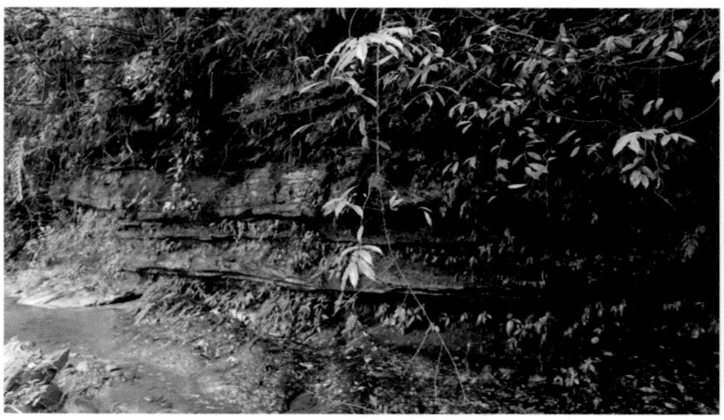

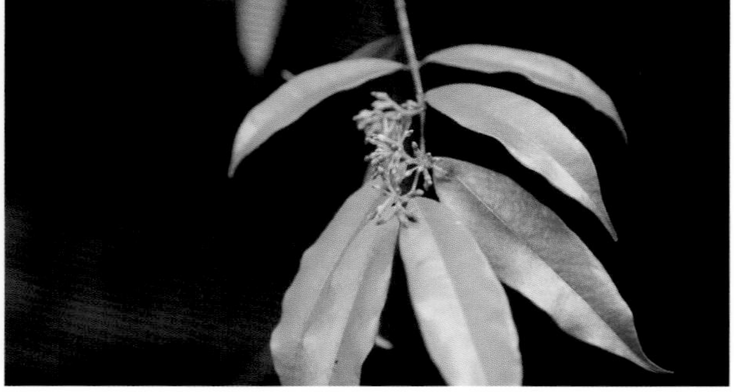

【形态特征】粗壮木质藤本，长达 10m。叶对生，厚纸质，倒披针形、倒卵形或长椭圆形，侧脉多数。聚伞花序近伞形状，腋生；萼片紧贴花冠筒，卵形，钝尖；花冠淡紫色，裂片窄倒卵形。蓇葖果 2，合生，圆柱形至纺锤形，无毛。种子暗紫色，种毛细丝状。花期 5~7 月，果期 8~10 月。

【适宜生境】生于沟边、岩坎上。

【资源状况】分布于低山区。常见。

【入药部位】茎藤、茎皮。

【功能主治】祛风散寒，凉血通经。用于感冒，支气管炎，肺结核，风湿痹痛，筋脉拘挛。

络　石

络石藤、白花络石

Trachelospermum jasminoides (Lindl.) Lem.

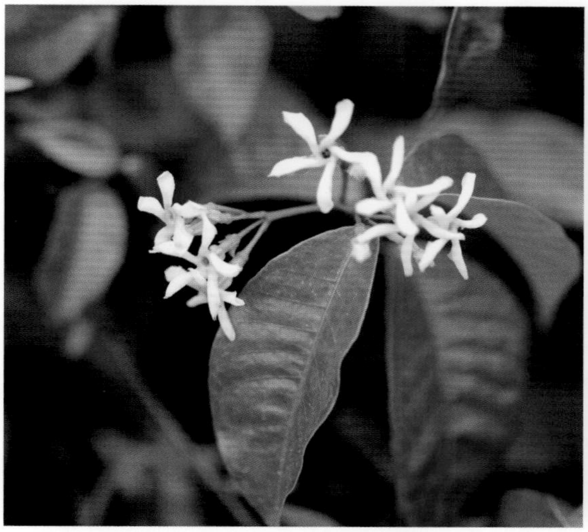

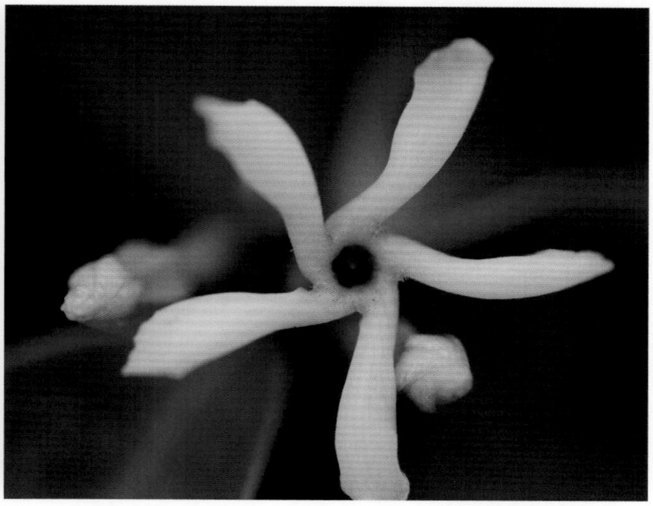

【形态特征】木质藤本，长达 10m。茎多分枝，赤褐色，圆柱形，有皮孔。小枝细长，被短柔毛。叶对生，卵形至窄椭圆形，革质。二歧聚伞花序圆锥状，顶生或腋生，花序梗长 2~6cm；花萼 5 深裂，裂片线状披针形，开展或反折；花冠白色，裂片倒卵形。蓇葖果条形，无毛。种子有多数白色种毛。花期 3~8 月，果期 6~12 月。

【适宜生境】生于湿润的树上或石头上。

【资源状况】分布于峨眉山各地。常见，可以开发利用。

【入药部位】带叶藤茎（络石藤）。

【功能主治】祛风通络，凉血消肿。用于风湿热痹，筋脉拘挛，腰膝酸痛，喉痹，痈肿，跌扑损伤。

萝藦科

马利筋 洋棉花

Asclepias curassavica Linn.

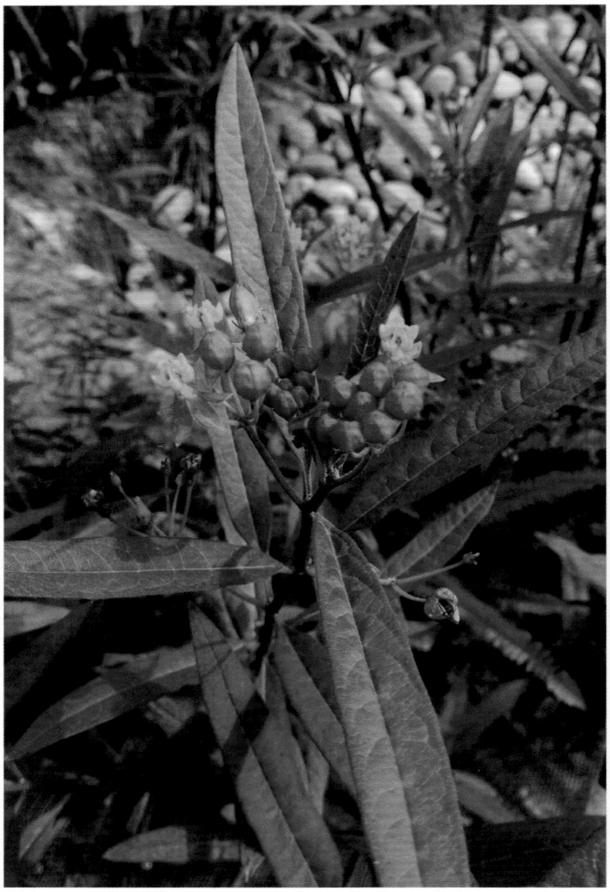

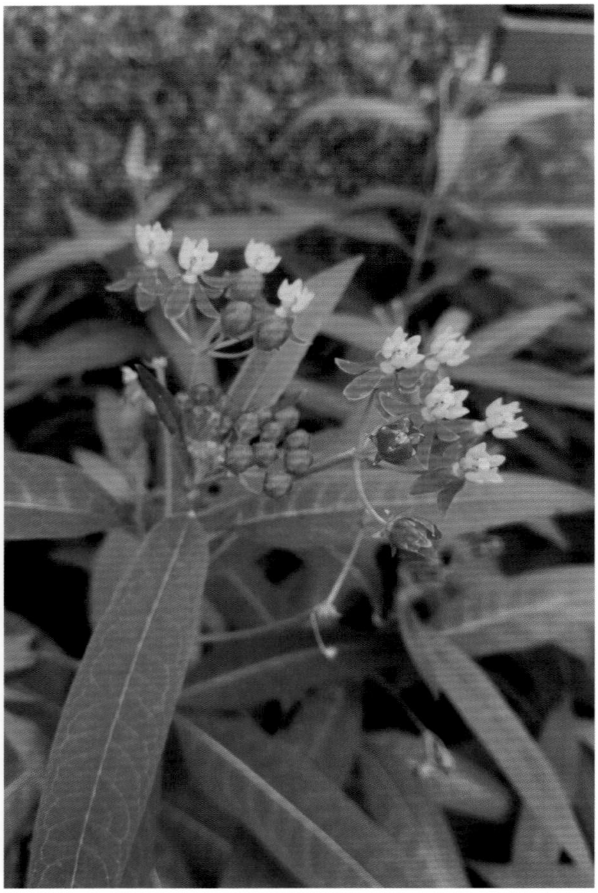

【形态特征】草本，基部常木质化，有乳汁，高 40~60cm。叶对生，披针形或长圆状披针形，无毛或下面沿脉具柔毛，基部下延至叶柄。聚伞花序与叶等长，具花 10~20 朵；花冠紫红色，裂片长圆形，反折；副花冠裂片黄色或橙色。蓇葖果纺锤形，两端均窄，长 6~10cm。花期全年，果期 8~12 月。

【适宜生境】栽培。

【资源状况】分布于坝区、低山区。少见。

【入药部位】全草（莲生桂子花）。

【功能主治】有毒。解表，散寒，生肌，止血。用于乳蛾，乳腺炎，肺热咳嗽，痰喘，扁桃体炎，肺炎，支气管炎，尿路炎症，月经不调，崩漏带下，创伤出血。

白 薇 老君须
Cynanchum atratum Bunge

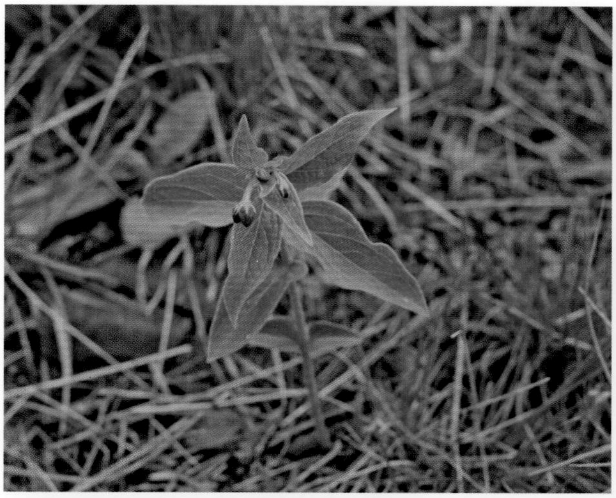
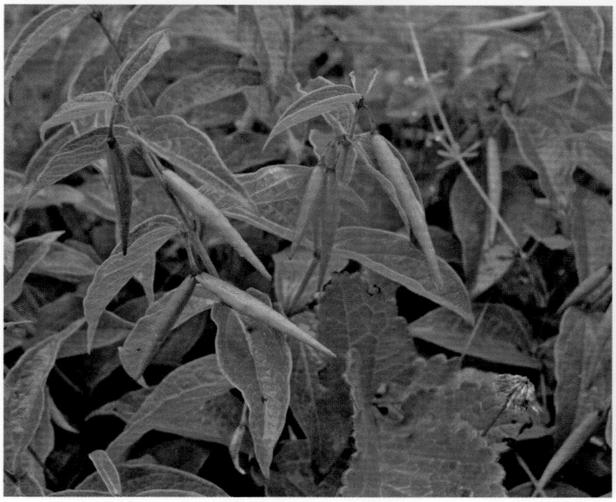
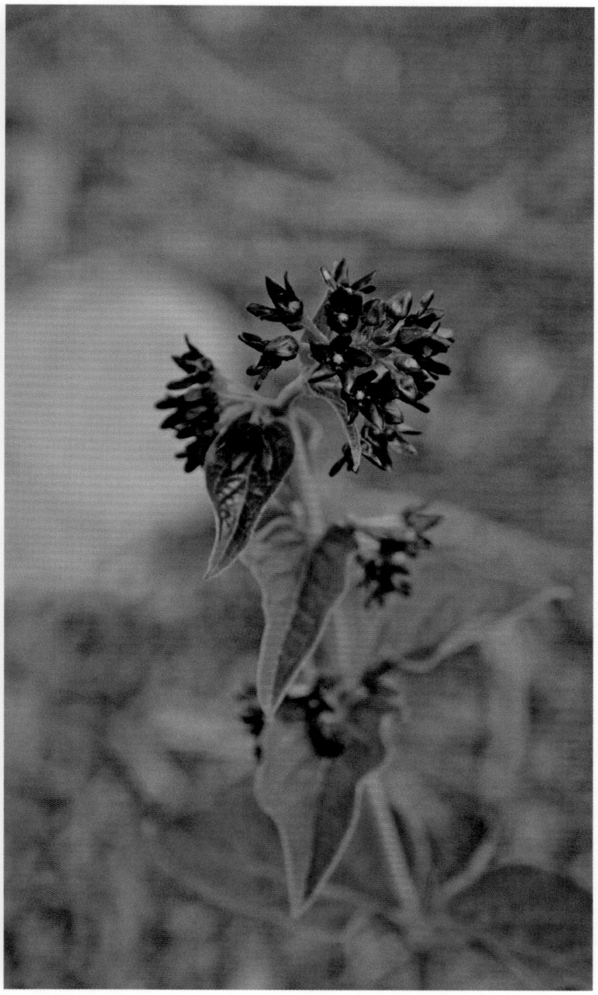

【形态特征】直立草本，高达 50cm。根须状，有香气。叶卵形或卵状长圆形。聚伞花序伞形状，无总花梗，具花 8~10 朵；萼片披针形；花冠深紫色，辐状，裂片卵状三角形；副花冠 5 深裂。蓇葖果纺锤状至披针形。种毛白色，长约 3cm。花期 4~8 月，果期 6~10 月。

【适宜生境】生于草坡、灌丛下阴处。

【资源状况】分布于低山区。常见，可以开发利用。

【入药部位】根及根茎。

【功能主治】清热凉血，利尿通淋，解毒疗疮。用于温热伤营发热，阴虚发热，骨蒸劳热，产后血虚发热，热淋，血淋，痈疽肿毒。

牛皮消

隔山撬、耳叶牛皮消

Cynanchum auriculatum Royle ex Wight

【标本采集号】LEM120626009

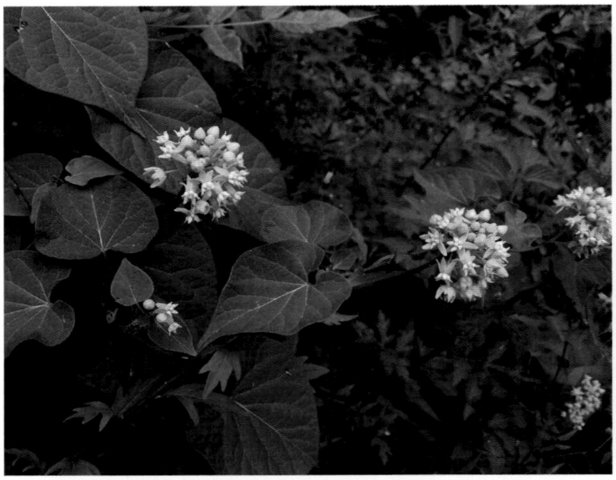

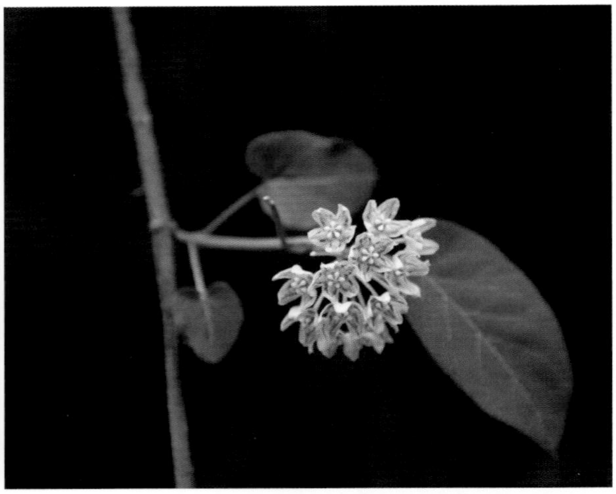

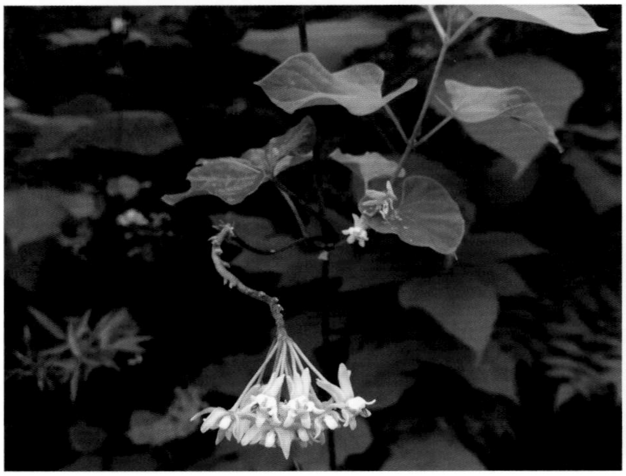

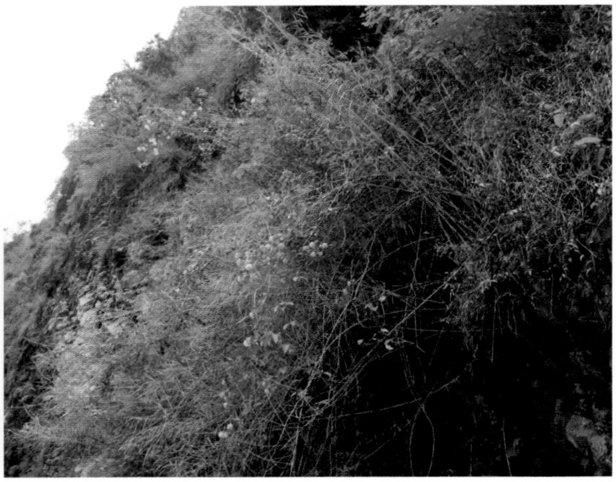

【形态特征】 缠绕藤本，长 50~100cm，具乳汁。茎被微柔毛。叶对生，卵形。花序总状，多花；花萼裂片卵状长圆形；花冠白色、淡黄色、粉红色或紫色，辐状，裂片披针形至披针状长圆形；副花冠 5 深裂，白色。蓇葖果双生，长圆状披针形。花期 6~8 月，果期 8~12 月。

【适宜生境】 生于海拔 750~1600m 的灌木林边或路旁。

【资源状况】 分布于低山区、中山区。常见，资源量大，容易栽培，可以大量开发利用。

【入药部位】 全草（飞来鹤）、块根（白首乌）。

【功能主治】 消积健胃，解毒。用于慢性胃炎，肝炎，消化不良，虚损劳伤，痢疾，小儿疳积，胃痛饱胀，白带异常，疮疹，产后腹痛，神经衰弱。

豹药藤　*Cynanchum decipiens* Schneid.

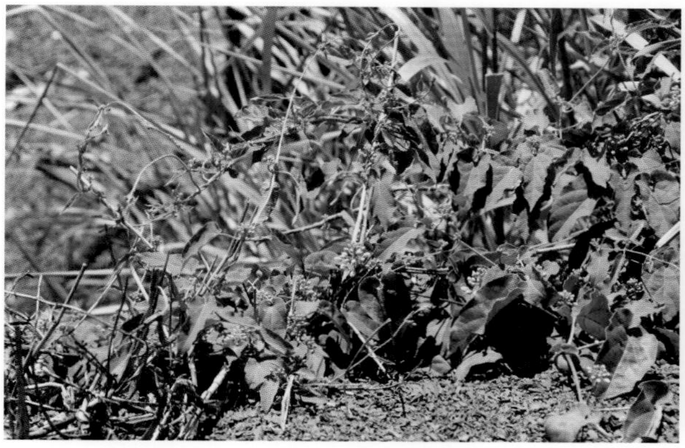
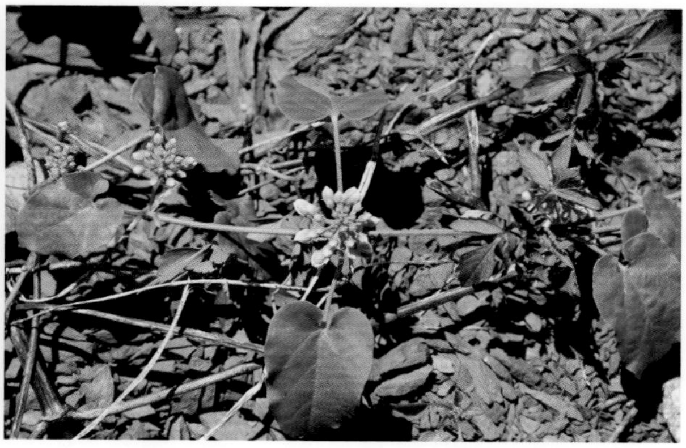

【形态特征】攀缘藤本，长达 3m。茎灰白色，被单列微毛。叶卵形或卵状披针形，膜质。花序伞形状，花多达 25 朵；基部苞片条状披针形；花萼裂片被微毛；花冠白色或红色，辐状，裂片长圆形；副花冠杯状。蓇葖果披针形。种子长圆状匙形；种毛白色绢质，长 2cm。花期 5~7 月，果期 7~10 月。

【适宜生境】生于灌木林边或路旁。

【资源状况】分布于低山区。少见。

【入药部位】根。

【功能主治】有毒。清热解毒，杀虫。用于风疹，湿疹，疥癣。

青羊参　隔山撬
Cynanchum otophyllum Schneid.

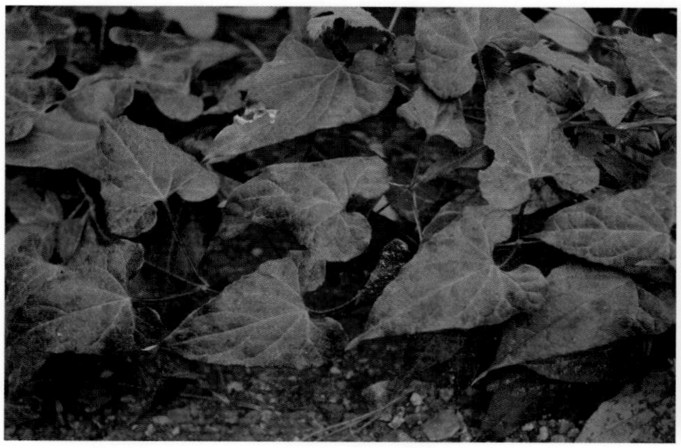
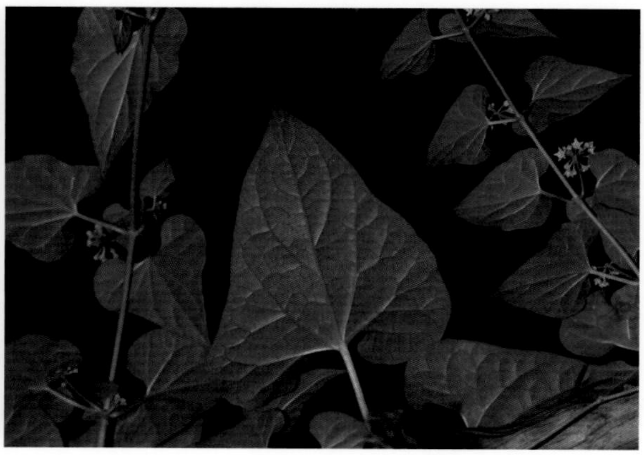

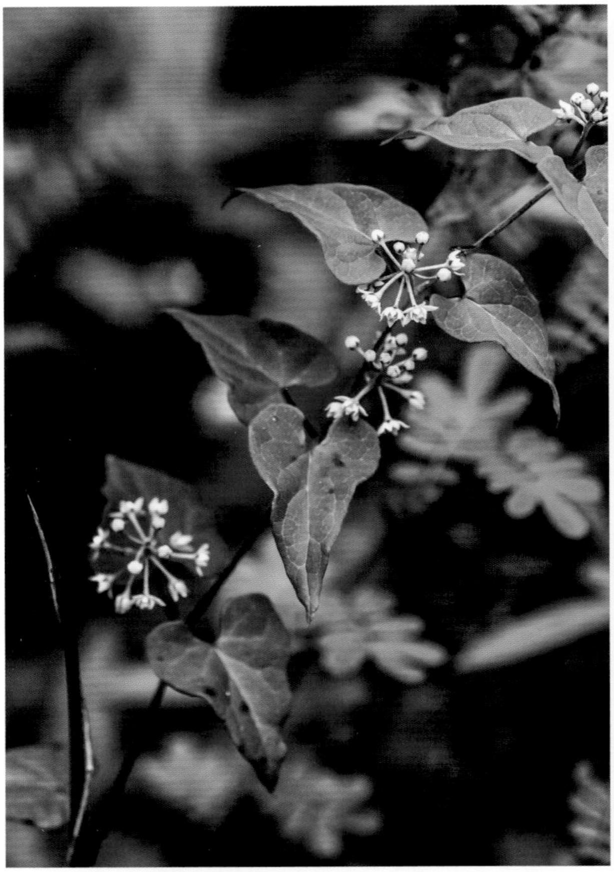

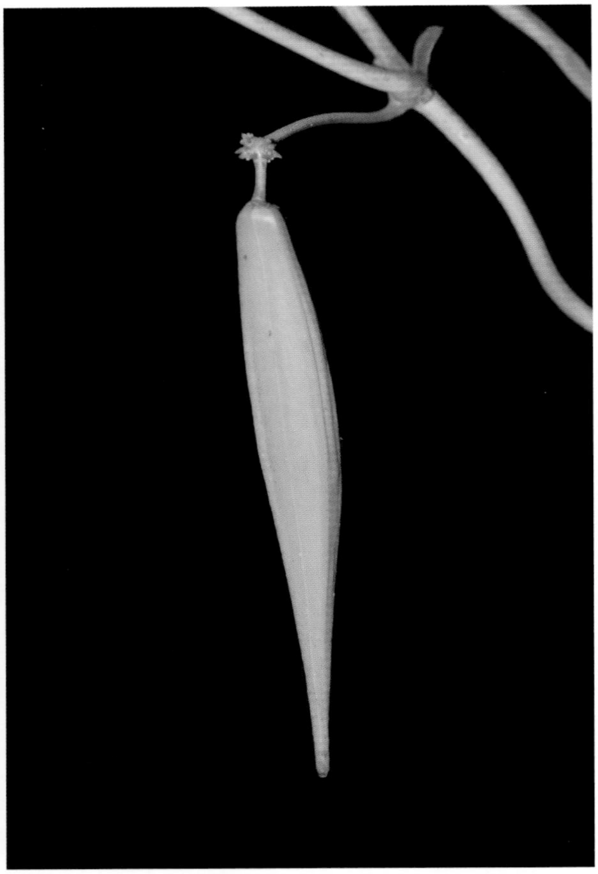

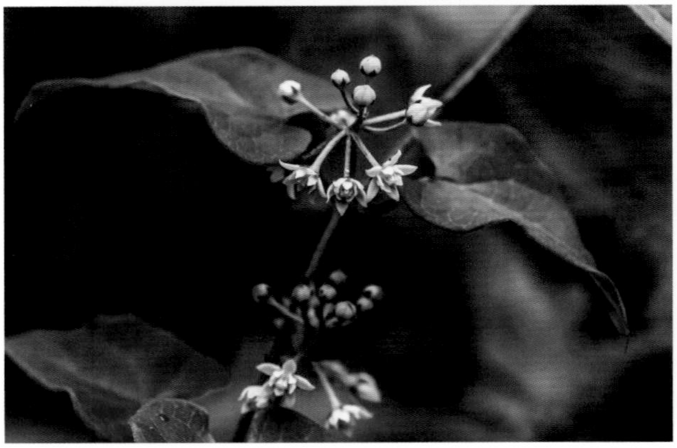

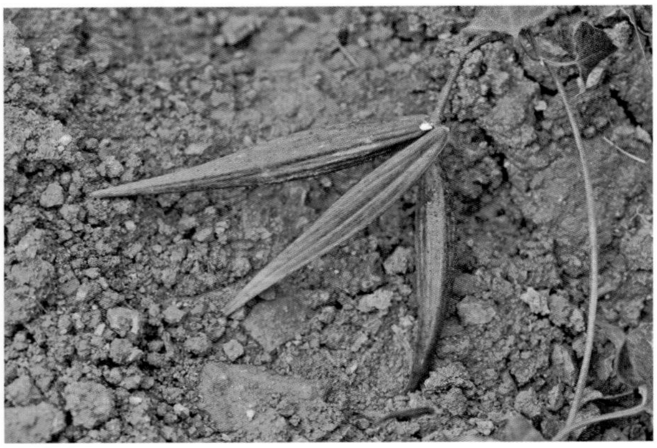

【形态特征】草质藤本，长 2~5m。根圆柱状，灰黑色，折断有乳汁。茎纤细坚韧，攀缘。叶对生，卵状披针形，膜质，基部深耳状心形，先端长渐尖。伞形聚伞花序腋生；总花梗长 2~4cm；小聚伞花序多达 20 花；花冠白色，辐状；副花序稍短于花冠，5 深裂。蓇葖果披针形。种子一端有长毛。花期 6~10 月，果期 8~12 月。

【适宜生境】生于草坡、坎边。

【资源状况】分布于低山区、中山区。常见。

【入药部位】根。

【功能主治】杀虫，止痛。用于风湿骨痛，风疹瘙痒，癫痫，狂犬咬伤，毒蛇咬伤。

柳叶白前 鹅管白前

Cynanchum stauntonii (Decne.) Schltr. ex Lévl.

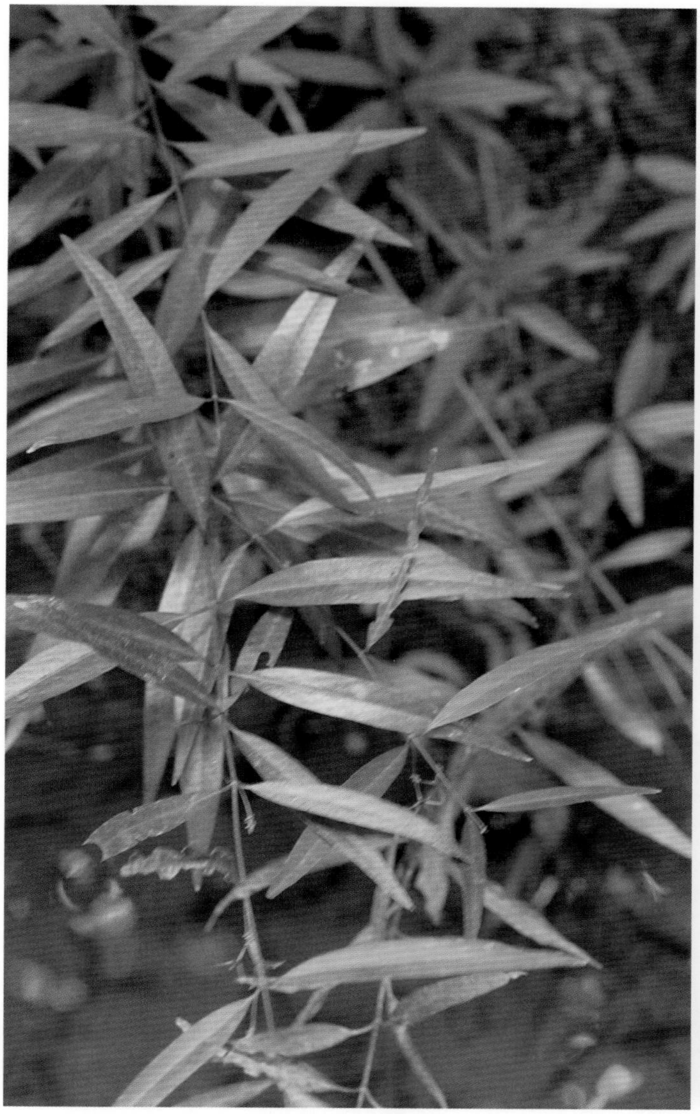

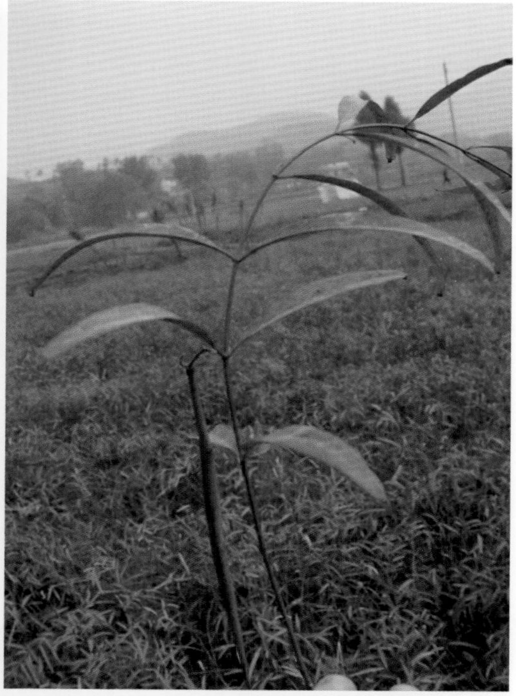

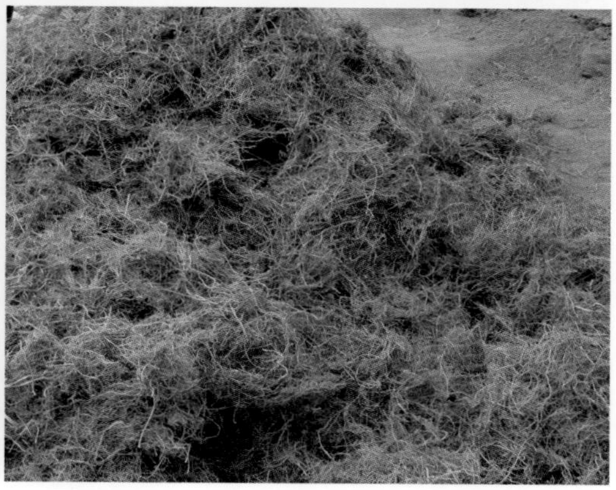

【形态特征】直立半灌木。茎直立。叶狭披针形。花序细弱，呈总状；花萼基部腺体极少；花冠紫色，稀黄绿色，辐状；副花冠裂片 5。蓇葖果轮廓条状披针形，光滑，无毛。种毛长约 2.5cm。花期 5~8 月，果期 9~12 月。

【适宜生境】生于海拔 500~1000m 的山坡，有栽培。

【资源状况】分布于低山区 。少见，应加以保护。

【入药部位】根茎和根、全草（白前）。

【功能主治】清肺热，降肺气，化痰，止咳。用于肺病，小儿疳积，感冒咳嗽，慢性支气管炎。

变色白前 白薇、蔓生白薇

Cynanchum versicolor Bunge

【形态特征】半灌木，长达 2m，全株被绒毛或短柔毛。茎上部蔓生。叶宽卵形或椭圆形。花序伞形状，着花多达 12 朵；萼片条状披针形；花冠黄白色至暗紫色，辐状至钟状，裂片卵状三角形；副花冠裂片三角形，肉质。蓇葖果宽披针形。种子多数，卵圆形，先端有白色长绵毛。花期 5~8 月，果期 7~11 月。

【适宜生境】生于海拔 1200m 以下的灌木林中或草坡。

【资源状况】分布于坝区、低山区。少见。

【入药部位】根和根茎。

【功能主治】清热解毒，凉血，解表散寒，生肌，止血。用于骨蒸劳热，肺热咳嗽。

苦　绳

Dregea sinensis Hemsl.

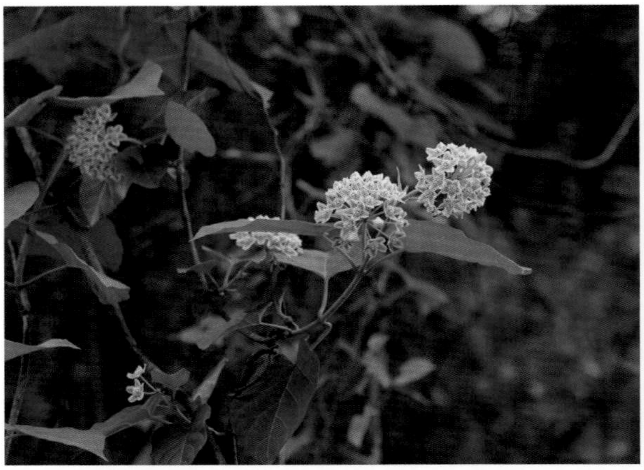

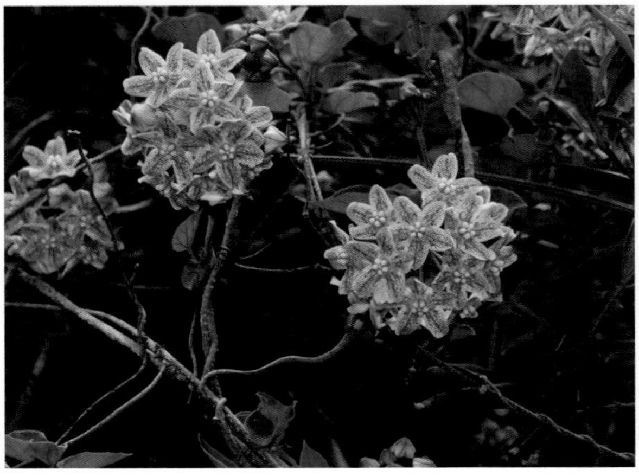

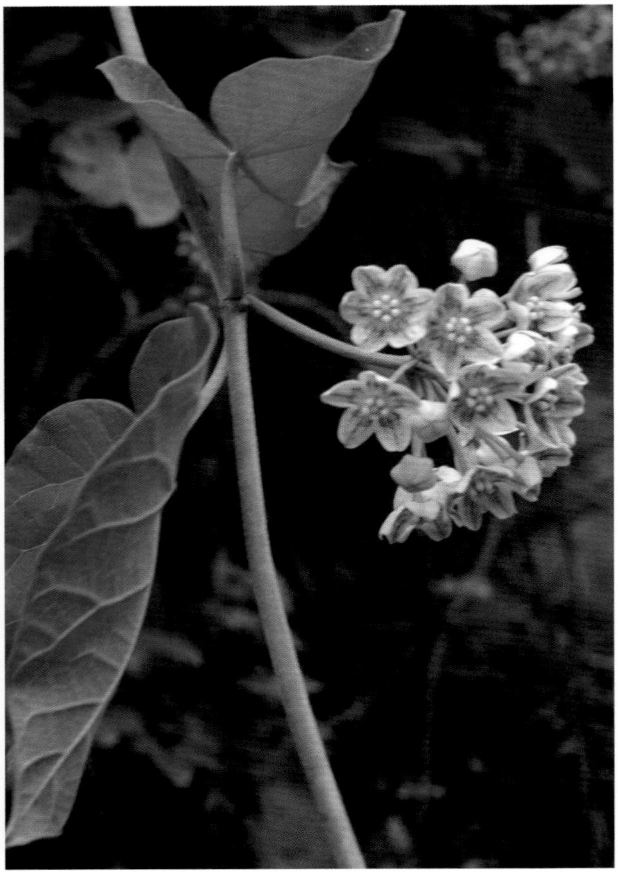

【形态特征】藤本，长达 8m，密被绒毛。茎具皮孔。叶对生，卵状心形至近圆形，纸质。花序伞形状，着花多达 20 朵；萼片卵状长圆形；花冠外面白色，内面紫色，裂片卵状长圆形；副花冠裂片卵状，肉质，肿胀。蓇葖果披针形，顶端弯曲。种子顶端具种毛，长 2cm。花期 4~8 月，果期 7~12 月。

【适宜生境】生于灌木林中或草坡。

【资源状况】分布于低山区。少见。

【入药部位】全株。

【功能主治】行气活血，通经下乳。用于乳汁不通，小便不利，虚咳，胃痛，风湿痛，痈疮疖肿。

醉魂藤

野豇豆

Heterostemma alatum Wight

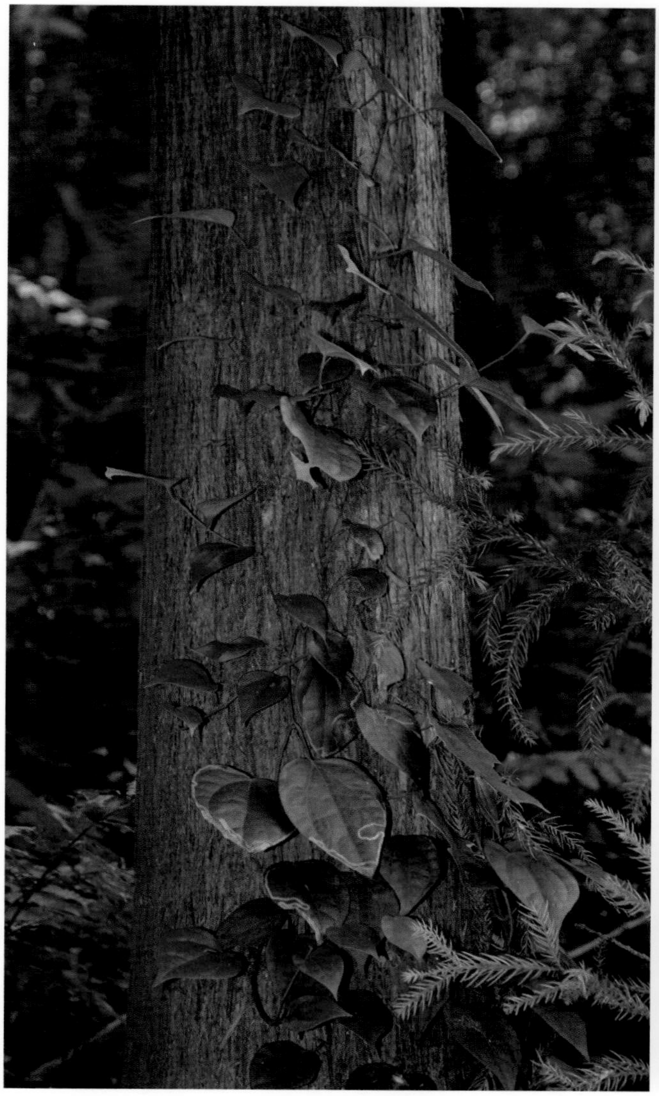

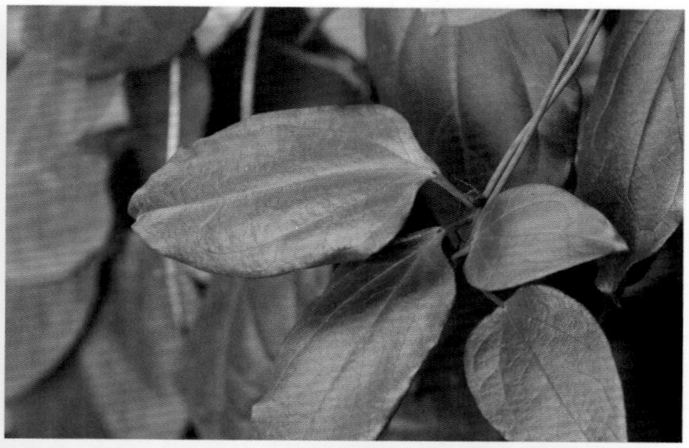

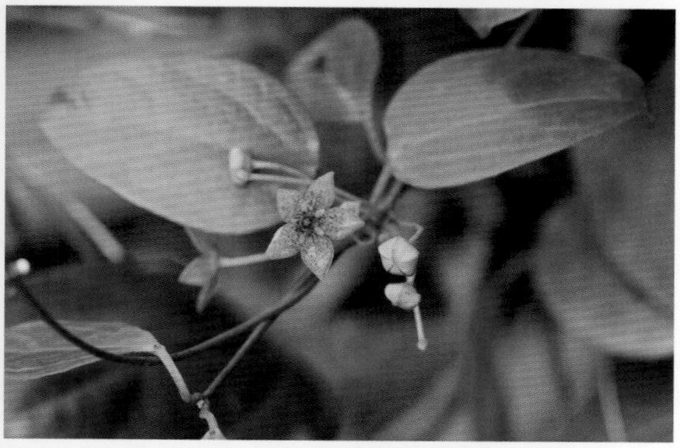

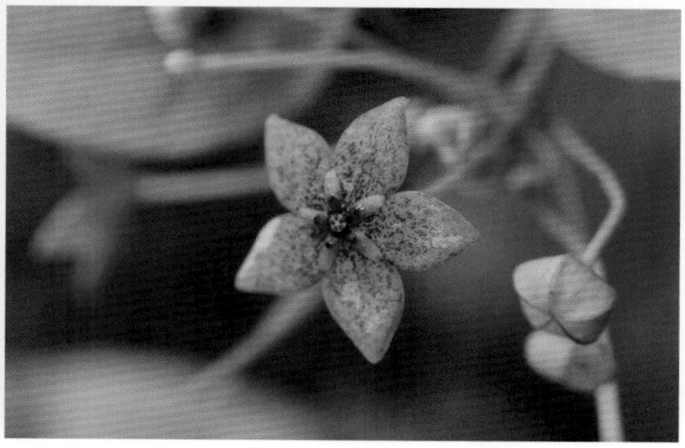

【形态特征】攀缘木质藤本，具乳汁。叶对生，纸质，基脉三出。伞形状聚伞花序腋生，具花10~15朵；花萼5深裂；花冠黄色，辐状，5裂；副花冠5片，星状开展。蓇葖果双生，线状披针形，具纵条纹。花期4~9月，果期6月至翌年2月。

【适宜生境】生于海拔400~1500m的林中、山谷阴湿处、林缘及荒坡灌丛中。

【资源状况】分布于坝区、低山区、中山区。常见。

【入药部位】全株、根。

【功能主治】祛风除湿，活血通络，解毒，散瘀止痛，截疟。用于风湿关节痛，跌打损伤，风湿脚气，疟疾。

香花球兰 草鞋板
Hoya lyi Lévl.

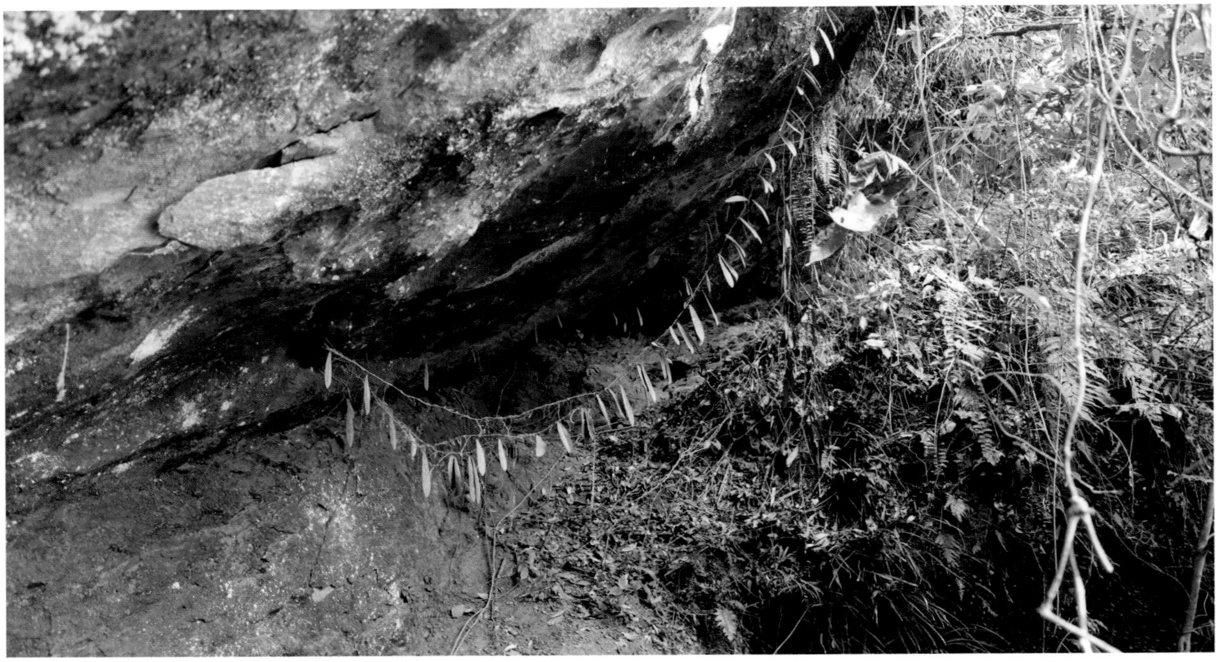

【形态特征】攀缘灌木，长达1.5m，密被短柔毛，疏生气生根。叶对生，椭圆形、长圆形或椭圆状披针形，薄革质。伞形聚伞花序腋生，球形，具多花，下垂；花白色，芳香，花冠外面无毛，5裂，裂片三角形；副花冠裂片星状开展。蓇葖果披针状圆柱形。种子一端有白色束毛。花期9~12月。

【适宜生境】生于海拔700~1100m的灌木林中，攀附岩石上。

【资源状况】分布于低山区。少见。

【入药部位】茎、叶（石草鞋）。

【功能主治】祛风除湿，消食化积，活血散瘀。用于脚强痛，胸前饱胀，跌打损伤。

蓝叶藤 *Marsdenia tinctoria* R. Br.

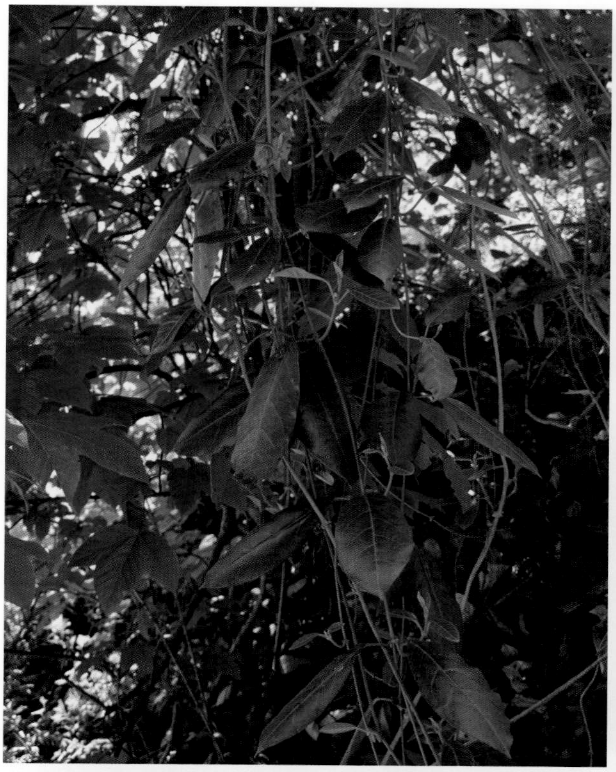
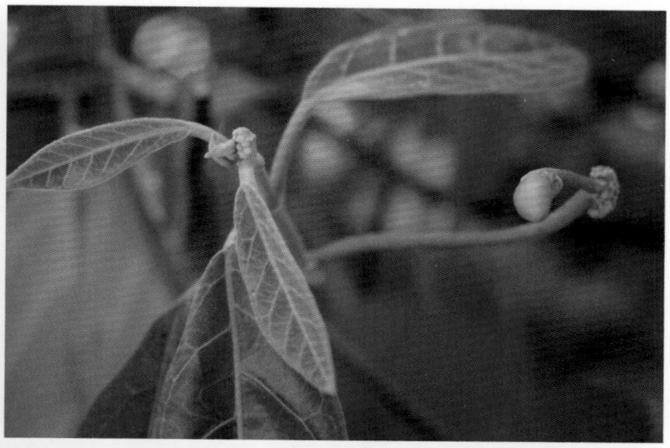
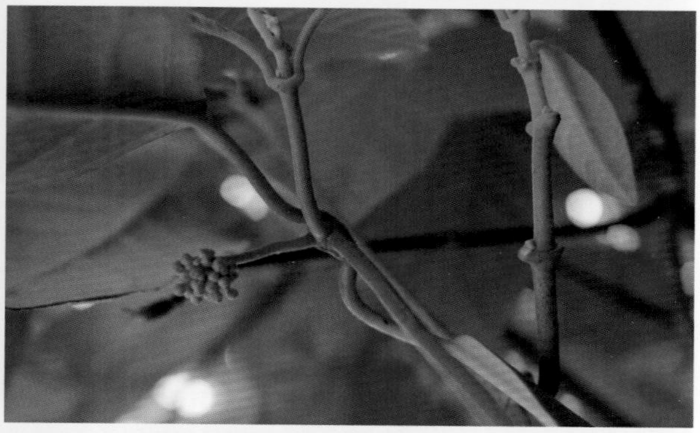
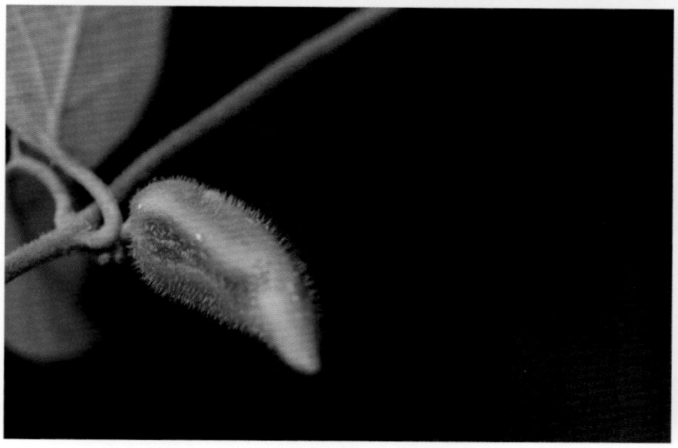
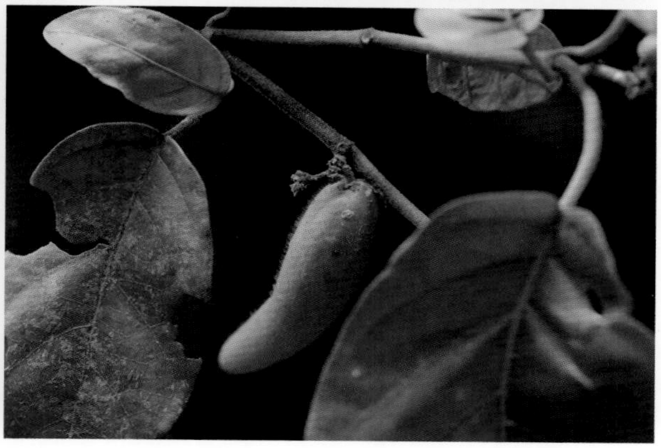

【形态特征】木质藤本，长达 5m，几无毛。叶长圆形至宽卵形，纸质，干后蓝绿色，侧脉 5~7 对。聚伞圆锥花序近腋生，球状至长总状；萼片近圆形；花冠淡黄白色，干后蓝黑色，圆筒状钟形，裂片卵形，花冠喉部里面有刷毛；副花冠裂片披针形。蓇葖果长圆状披针形。种毛长 1cm，黄色绢质。花期 3~5 月，果期 8~12 月。

【适宜生境】生于灌木林中。

【资源状况】分布于低山区。少见。

【入药部位】果实。

【功能主治】理气止痛，温中散寒。用于胃脘痛，风湿痹痛，跌打损伤。

青蛇藤

乌骚风

Periploca calophylla (Wight) Falc.

【标本采集号】511423140416223LY

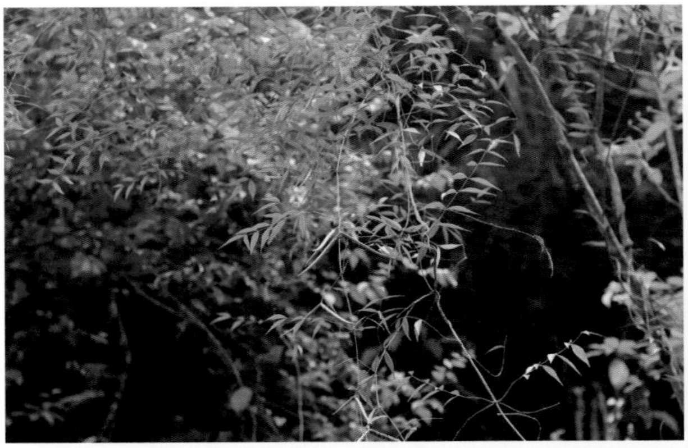

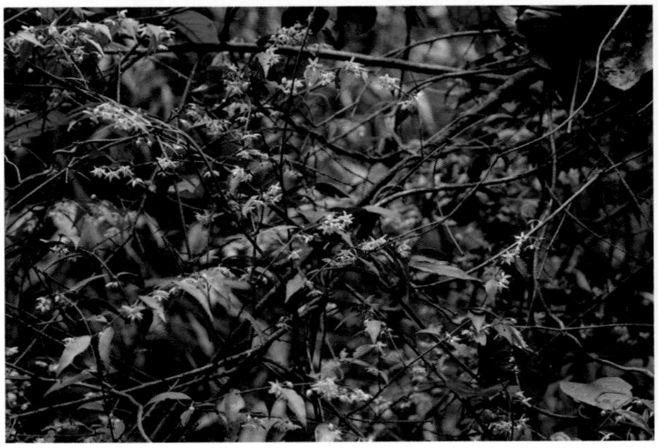

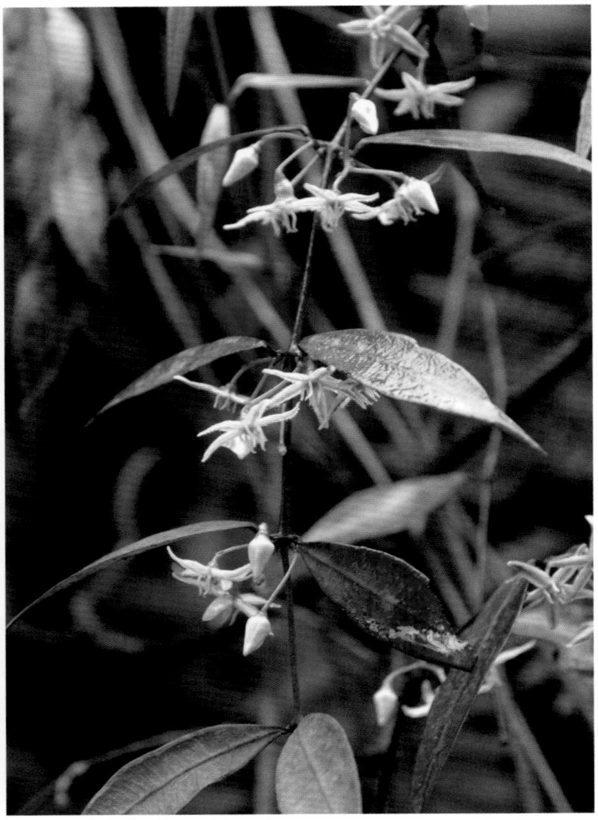

【形态特征】藤状灌木，长达 10m，具乳汁。幼枝灰白色，干时具纵条纹；老枝黄褐色，密被皮孔。叶椭圆状披针形至长圆状椭圆形，革质，顶端渐尖。聚伞花序腋生，多达 10 花，无梗或具短花序梗；萼片卵形；花冠紫色，裂片长圆形；副花冠裂片被长毛。蓇葖果双生，长箸状。花期 4~5 月，果期 8~9 月。

【适宜生境】生于灌木林中。

【资源状况】分布于低山区、中山区。常见，可以开发利用。

【入药部位】茎（乌骚风）。

【功能主治】发表散寒，祛风，止痛。用于风湿关节疼痛，毒蛇咬伤，腰痛，胃痛，牙痛，跌打损伤，骨折，风湿麻木。

旋花科

打碗花 面根藤

Calystegia hederacea Wall.

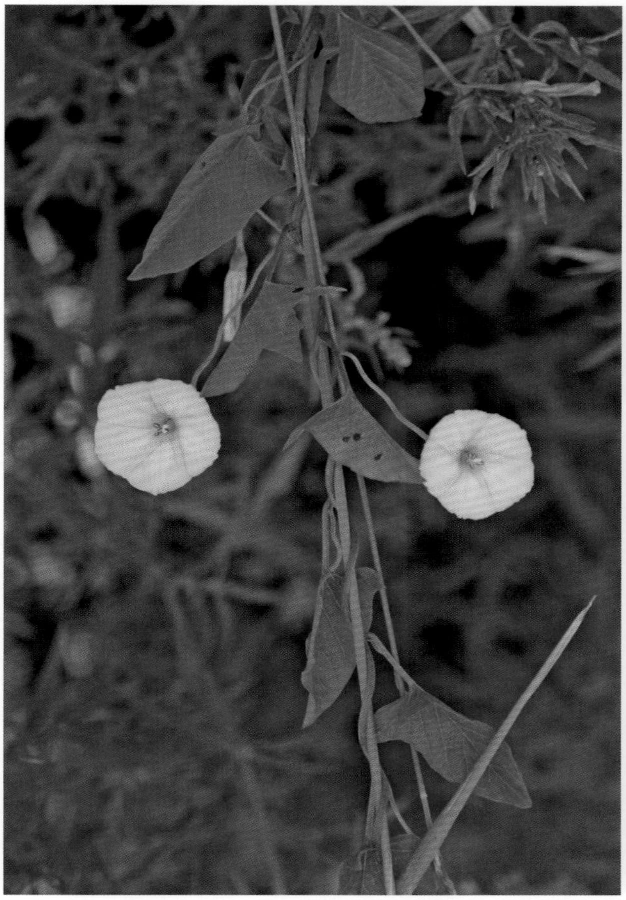

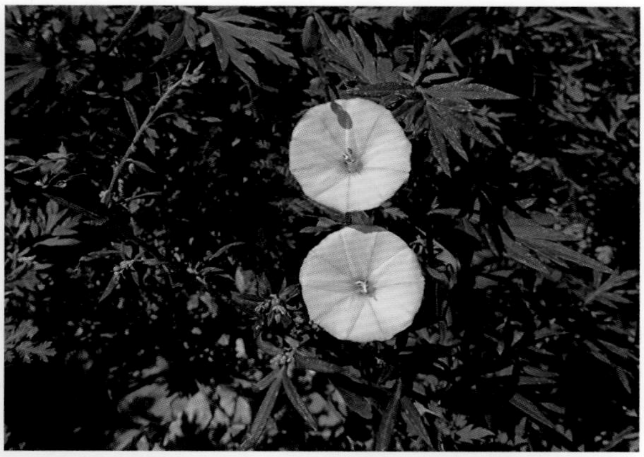

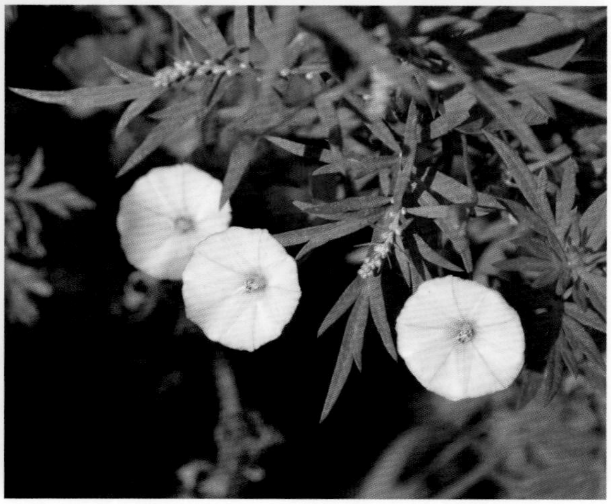

【形态特征】一年生缠绕或平卧草本，植株无毛。茎具细棱。基部叶近椭圆形，上部 3 裂，中裂片长圆形或长圆状披针形，侧裂片近三角形，全缘或 2~3 裂。花单生于叶腋；苞片宽卵形；花冠淡紫色或淡红色，钟状，长 2~3.5cm；雄蕊 5，内藏。蒴果卵球形。种子黑褐色，表面有小疣。花期 5~9 月，果期 6~9 月。

【适宜生境】生于海拔 1100m 以下的路旁、荒坡。

【资源状况】分布于坝区、低山区。常见，田埂、路边杂草，可以大量开发利用。

【入药部位】根茎、花。

【功能主治】根茎健脾消食，补虚下乳，止带。用于脾胃虚弱，消化不良，小儿疳积，月经不调，白带异常，乳汁稀少。花止痛。外用于牙痛。

菟丝子 没娘藤

Cuscuta chinensis Lam.

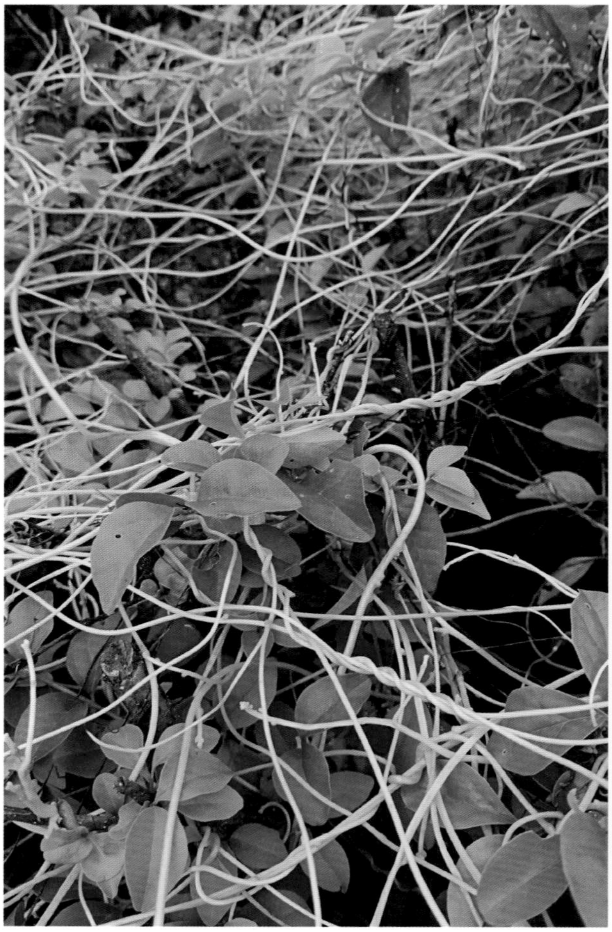

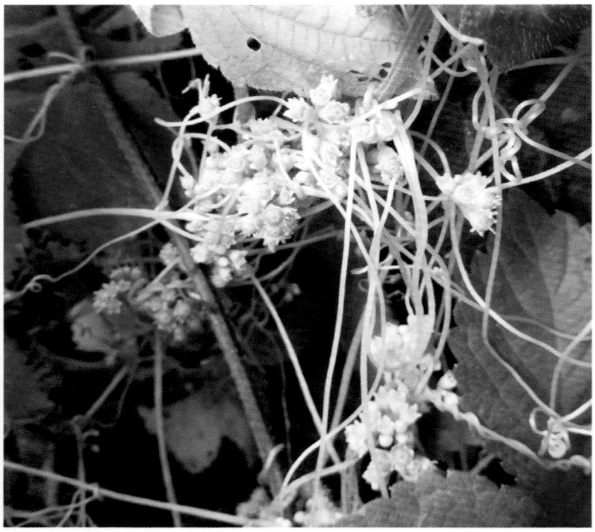

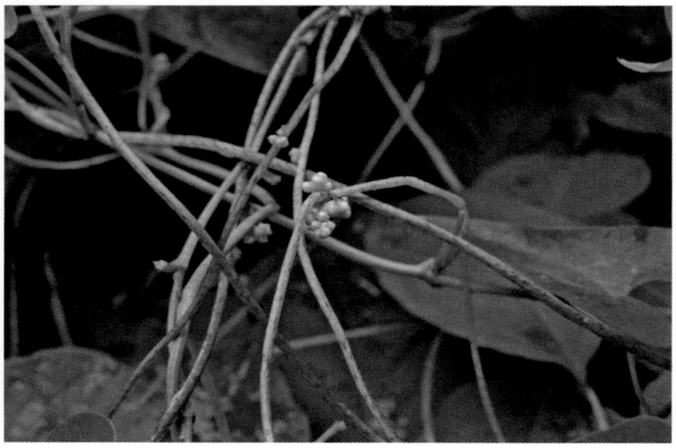

【形态特征】一年生寄生草本，长达1m。茎缠绕，左旋，黄色，直径约1mm。花序侧生，为紧密的聚伞状团伞花序，具少数至多数花，近无柄；花萼杯形；花冠白色，壶形，长约3mm，裂片三角状卵形，反折；柱头球形。蒴果包被于凋谢的花冠中，球形。种子淡褐色，表面粗糙。

【适宜生境】生于灌木林或路旁。

【资源状况】分布于低山区。常见，可以开发利用。

【入药部位】种子（菟丝子）、全草（菟丝）。

【功能主治】种子补肾，益精，明目。用于腰膝筋骨酸痛，腿脚软弱无力，阳痿遗精，小便频数，尿有余沥，白浊，头晕眼花，视物不清，耳鸣耳聋，带下病，习惯性流产。全草清热解毒，凉血止血，健脾利湿。用于痢疾，黄疸，吐血，衄血，便血，血崩，淋浊，带下病，目赤肿痛，咽喉肿痛，痈疽肿毒，痱子。

金灯藤

没娘藤、日本菟丝子
Cuscuta japonica Choisy

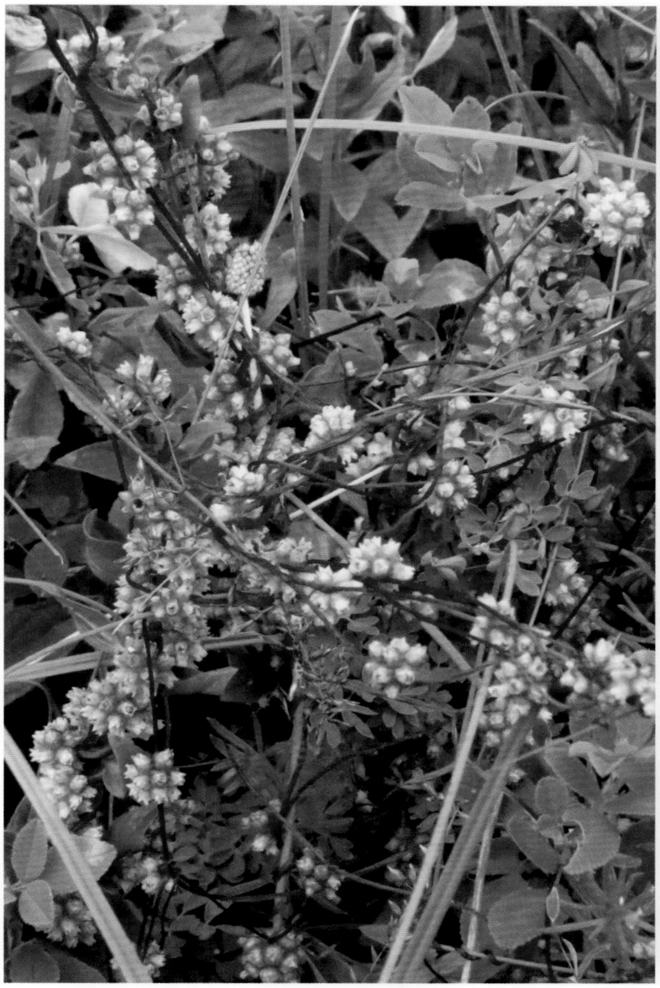

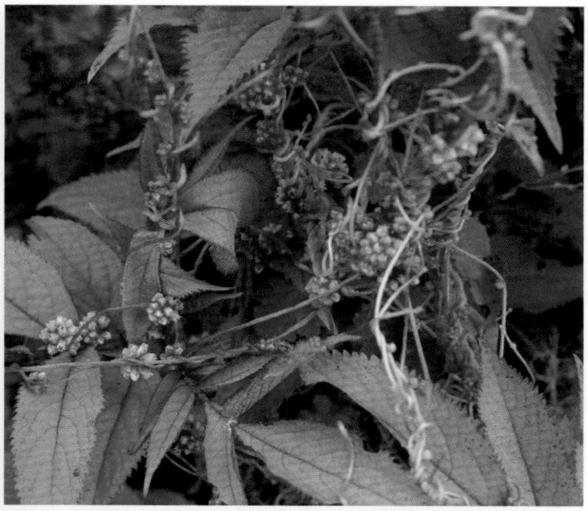

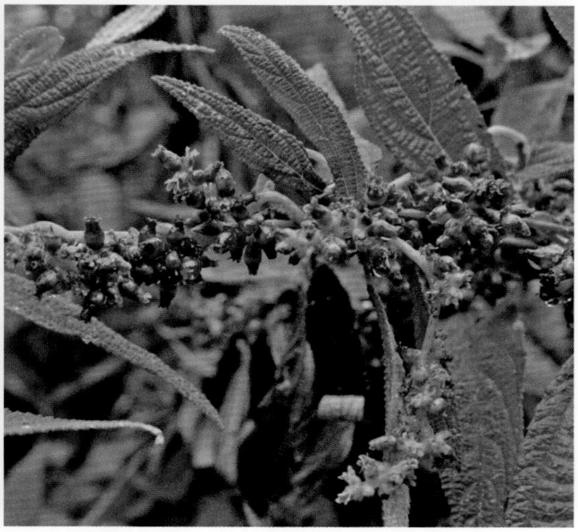

【形态特征】一年生寄生草本。茎缠绕，较粗壮，直径 1~2mm，黄色至黄绿色，常具紫红色瘤状斑点。花序穗状；花无柄或近无柄；花萼碗状；花冠粉红色或绿白色，钟状至管状，长 3~7mm，5 浅裂；雄蕊 5；花柱 1，柱头 2 裂，裂片延长。蒴果卵圆形，近基部盖裂。种子较大，直径 2~3mm。花期 8 月，果期 9 月。

【适宜生境】生于灌木林或路旁。

【资源状况】分布于低山区。常见，可以开发利用。

【入药部位】种子。

【功能主治】补肾益精，养肝明目，固胎止泻。用于肾虚阳痿，肾虚腰痛膝冷，遗精白浊，头痛头昏，视力减退，久泻，久痢，先兆流产，不孕症。

马蹄金

小金钱草、金马蹄

Dichondra repens Forst.

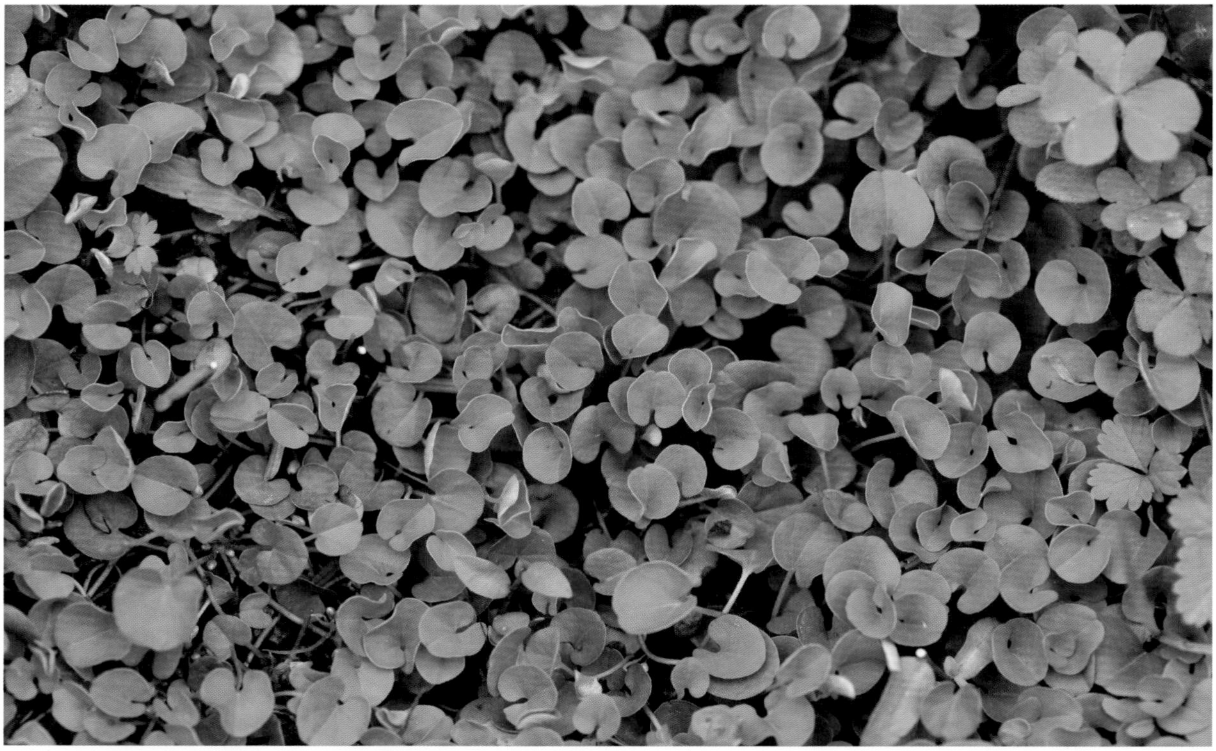

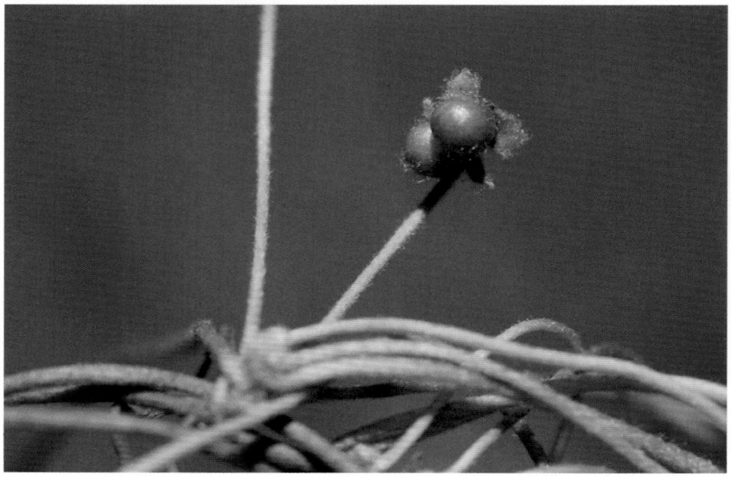

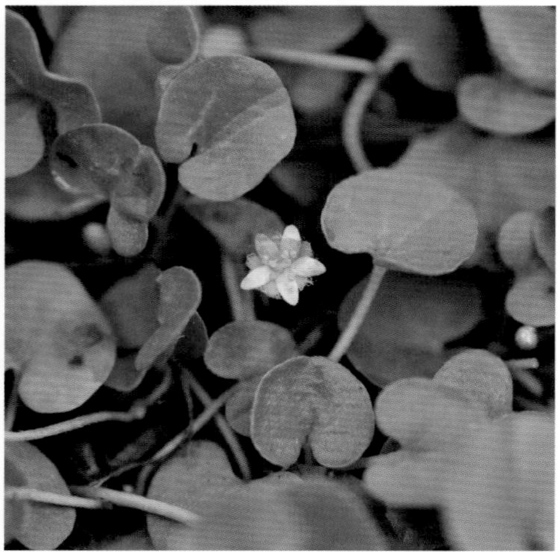

【形态特征】多年生草本。茎匍匐，多分枝，疏被短柔毛，节上生根。叶肾形至近圆形，直径 1.8~2.5cm。花单生于叶腋；花萼裂片于花后增大；花冠黄色，长约 2mm。蒴果近球形，膜质，疏被毛。种子黄色至褐色，被毛。花期 3~9 月，果期 6~10 月。

【适宜生境】生于沟边灌木林下阴湿处。

【资源状况】分布于低山区。常见，可以开发利用。

【入药部位】全草。

【功能主治】清热消肿，健脾利湿。用于肺热咳嗽，咯血，肝炎，胆囊炎，胆结石，膀胱结石，黄疸性肝炎，乳痈，急性中耳炎，口腔炎，咽喉肿痛，疮痈肿毒。

蕹　菜

空心菜

Ipomoeaa quatica Forsk.

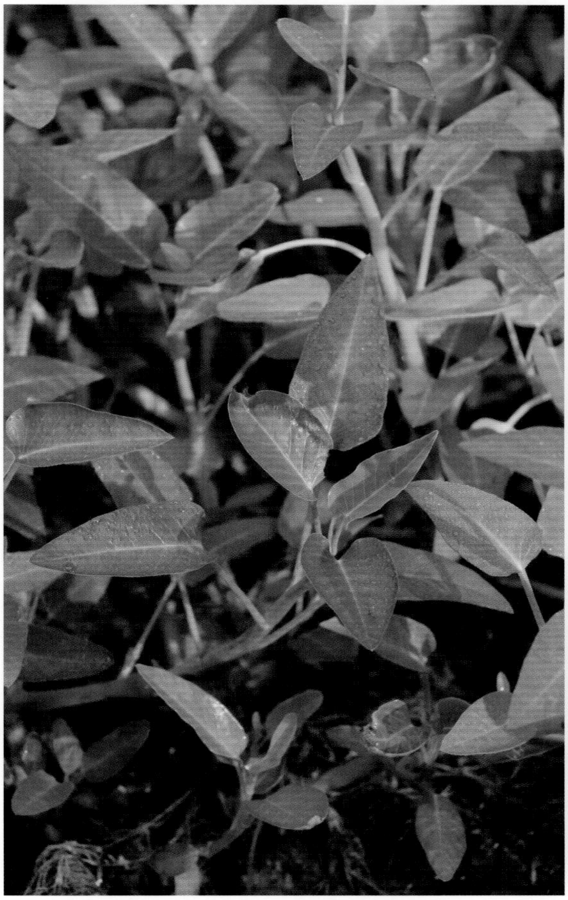

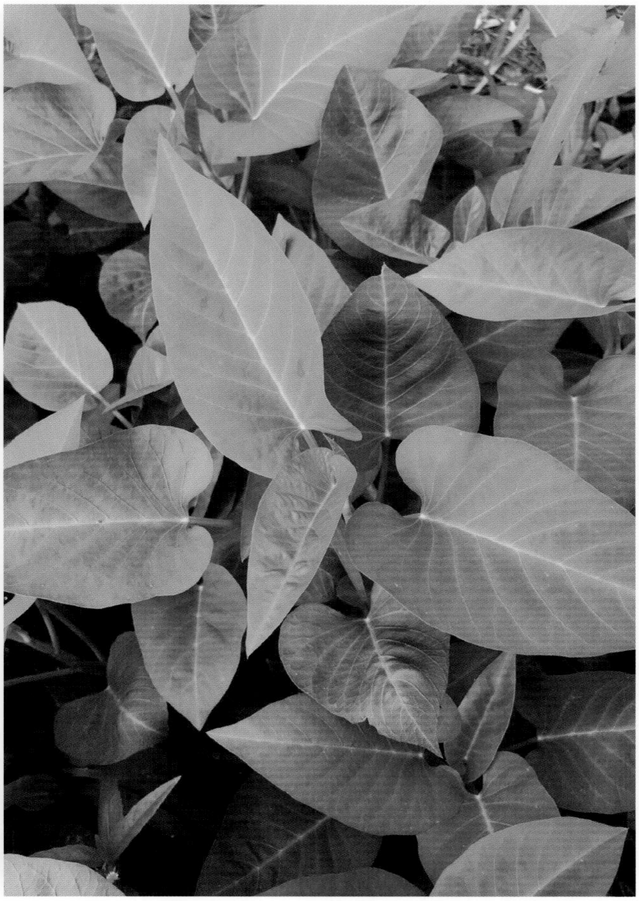

【形态特征】一年生水生草本，长 30~80cm。茎圆柱形，质厚，中空，节上生根。叶形多变，先端急尖，具小短尖，边缘全缘或波状。花冠白色，粉红色或紫罗兰色，中央色深，漏斗形；柱头头状，有 2 枚裂片。蒴果卵球形至球形。花期夏、秋二季，果期秋、冬二季。

【适宜生境】栽培于水田或湿地。

【资源状况】分布于坝区、低山区。常见，常作为食用茎叶蔬菜栽培，可以大量开发利用。

【入药部位】茎叶。

【功能主治】清热散风。用于肺痨呕血。

牵　牛

丑牛、裂叶牵牛

Pharbitis nil (Linn.) Choisy

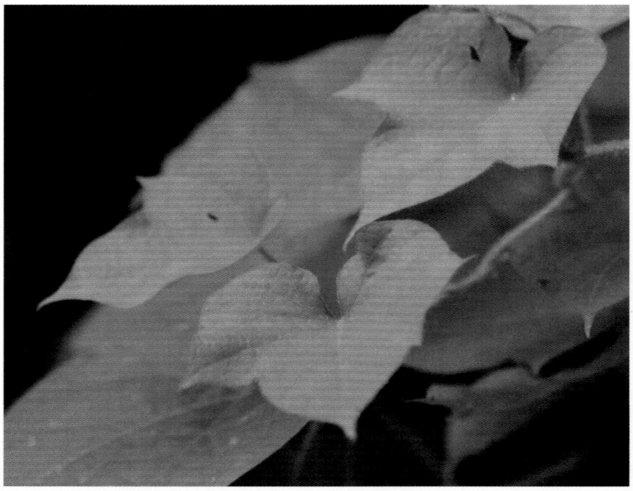

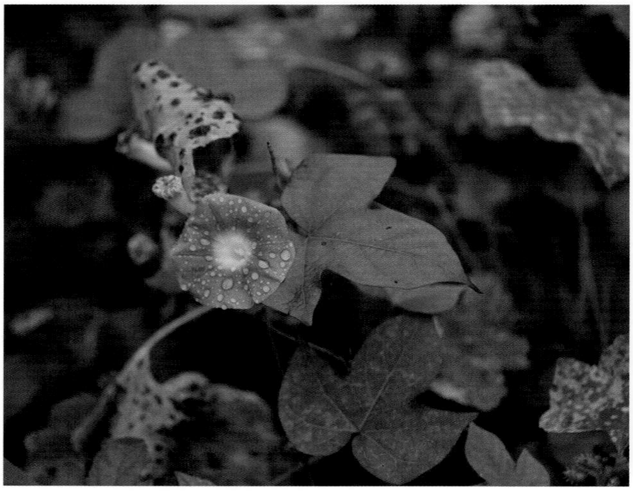

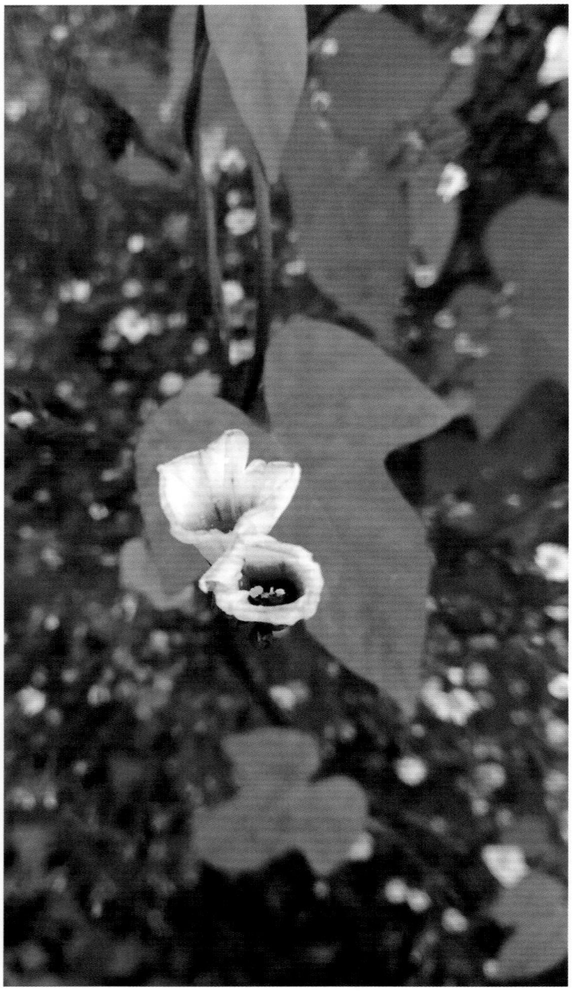

【形态特征】一年生缠绕草本。茎缠绕，长约2m，上被倒向柔毛或展开的长硬毛。叶宽卵形或近圆形，边缘3（5）裂，中裂片基部平行。花腋生；萼片5，近等长，狭披针形，外面有毛；花冠蓝紫色或紫红色，漏斗形，长5~8cm。蒴果近球形。种子5~6颗，卵状三棱形，黑褐色或米黄色。花期5~10月，果期11月。

【适宜生境】生于海拔1500m以下的田边、篱笆、屋边等地。

【资源状况】分布于坝区、低山区、中山区。常见，可以大量开发利用。

【入药部位】种子（牵牛子）。

【功能主治】泻水通便，消痰涤饮，杀虫攻积。用于水肿胀满，二便不通，痰饮积聚，气逆喘咳，虫积腹痛。

圆叶牵牛

园叶牵牛、丑牛子

Pharbitis purpurea (Linn.) Voisgt

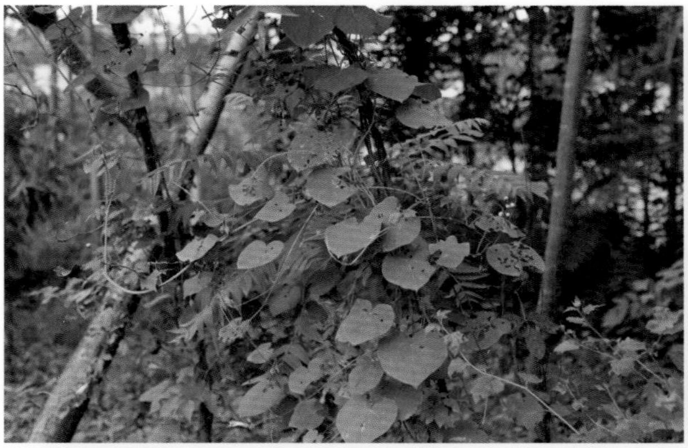

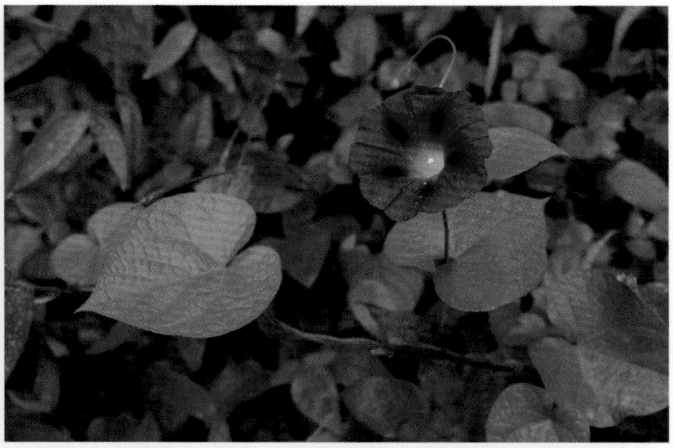

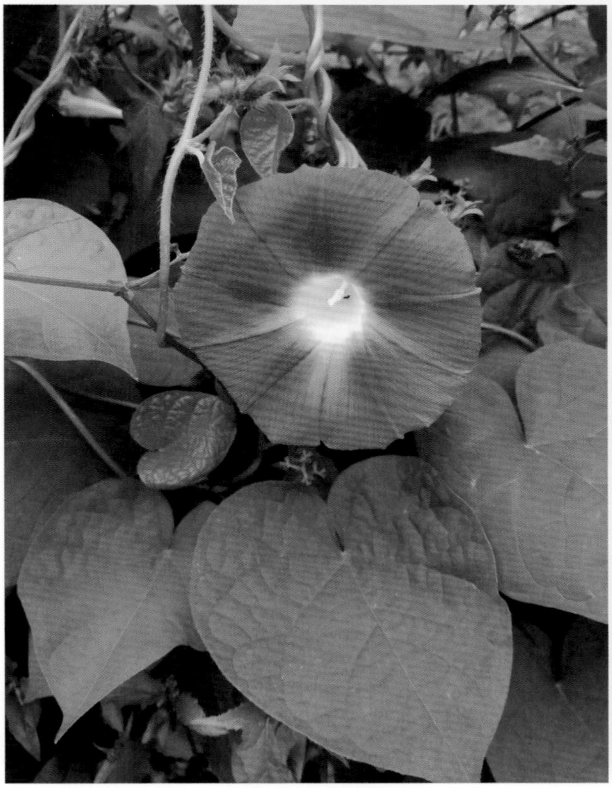

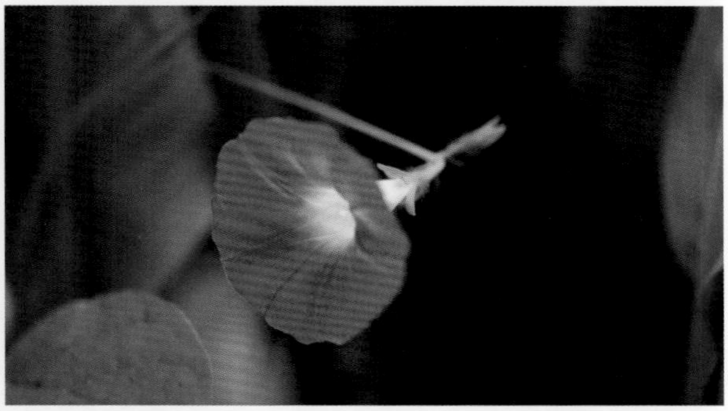

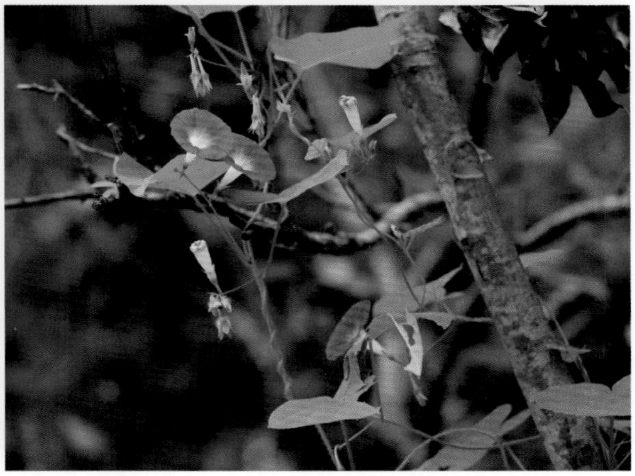

【形态特征】一年生缠绕草本。茎上被短微柔毛和长倒向硬毛。叶圆心形或宽卵状心形，通常全缘，基部圆，心形。花腋生，单一或 2~5 朵组成伞形聚伞花序；萼片近等长，2 枚内萼片外面被开展硬毛；花冠紫红色或蓝紫色或白色，具白色的中心，漏斗形。蒴果近球形。

【适宜生境】生于海拔 2400m 以下的田边、篱笆、屋边等地。

【资源状况】分布于坝区、低山区、中山区。常见，可以大量开发利用。

【入药部位】种子（牵牛子）。

【功能主治】泻水逐饮，消痰涤饮，杀虫攻积。用于水肿胀满，二便不通，痰饮积聚，气逆喘咳，虫积腹痛。

飞蛾藤

翼萼藤

Porana racemosa Roxb.

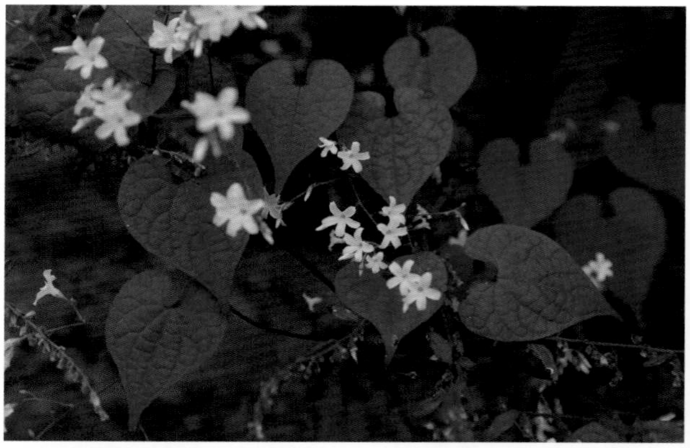

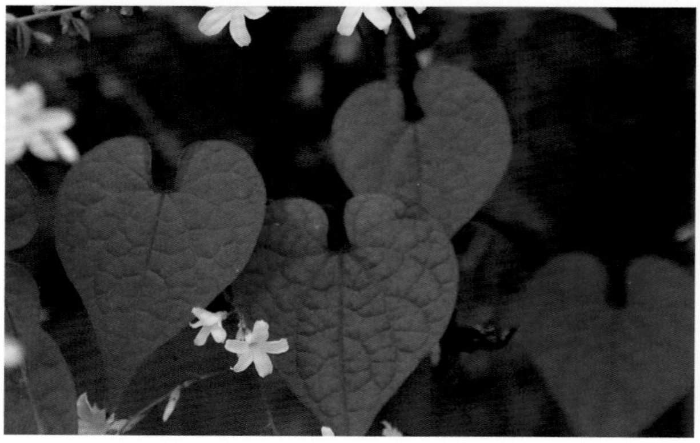

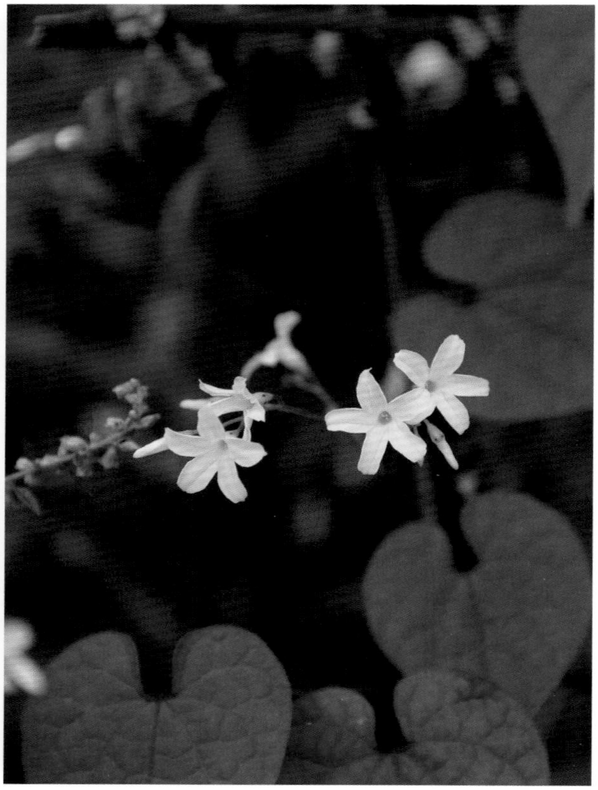

【形态特征】一年生藤本，被淡黄色至银色毛。叶深心形。圆锥花序长 13~45cm；花冠白色，管部带黄色，漏斗形。果实紫褐色，有时具紫褐色条纹，细椭圆体状倒卵球形，5 个萼片果时全增大，长圆状匙形，长 12~18mm。种子黑褐色。花期夏、秋二季，果期秋、冬二季。

【适宜生境】生于灌木林边或路旁荒坡。

【资源状况】分布于低山区。常见，可以开发利用。

【入药部位】全草。

【功能主治】行气，破血，消肿，发表散寒，消食积。用于疮疖肿毒，跌打损伤。

近无毛三翅藤　青藤

Tridynamia sinensis Hemsl. var. *delavayi* (Gagn. et Courch.) Rehd.

【形态特征】木质藤本。茎与叶近无毛。叶宽卵形，纸质，叶柄腹面具槽。花淡蓝色或紫色，2~3朵沿序轴簇生组成腋生单一的总状花序；无苞片；花柄短，密被黄色柔毛；萼片极不相等；花冠宽漏斗形。蒴果球形，成熟时两个外萼片增大。花期4~10月，果期6~12月。

【适宜生境】生于海拔950~1500m的灌木林边或林缘。

【资源状况】分布于低山区、中山区。少见。

【入药部位】全草（青藤）。

【功能主治】行气破血，解毒消肿。用于感冒，食积不化，跌打损伤。

紫草科

倒提壶

蓝布裙、狗屎花

Cynoglossum amabile Stapf et Drumm.

【标本采集号】511423140414039LY

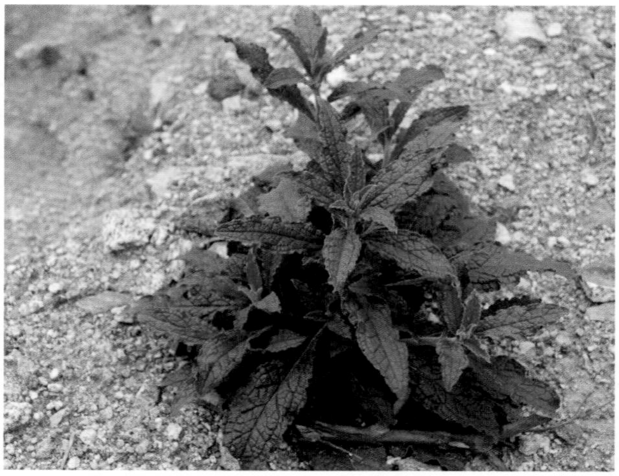

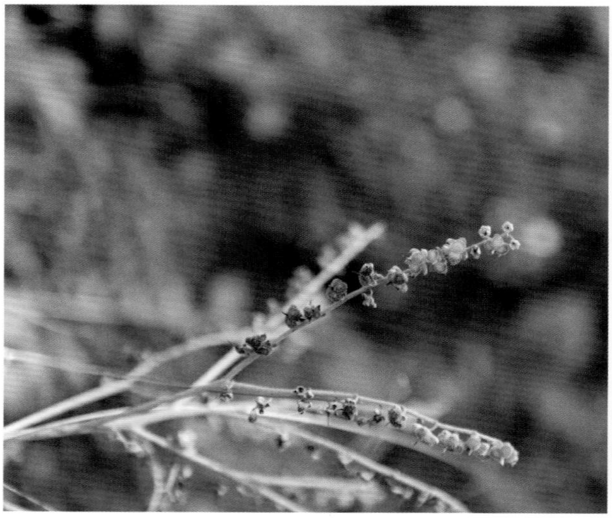

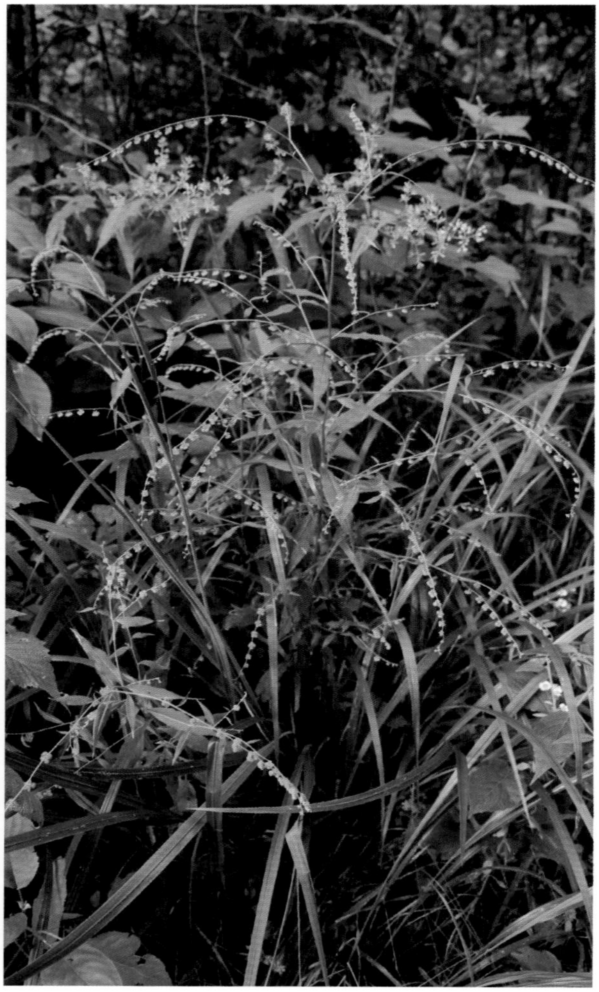

【形态特征】多年生草本，高 15~60cm。茎密被灰白色短柔毛。基生叶丛生；茎生叶无柄，浅绿色，长圆形至披针形。花序圆锥状；无苞片；花萼外面密生长柔毛；花冠通常蓝色，稀白色，喉部附属物梯形。小坚果 4 枚，密生锚状钩刺。花、果期 5~9 月。

【适宜生境】生于荒坡、路旁。

【资源状况】分布于低山区、中山区。常见，可以开发利用。

【入药部位】地上部分（狗屎花）。

【功能主治】清热，止咳，生肌，活血。用于肺痨咳嗽，失音，吐血，瘰疬，刀伤。

小花琉璃草 *Cynoglossum lanceolatum* Forsk.

【标本采集号】LEM120701003

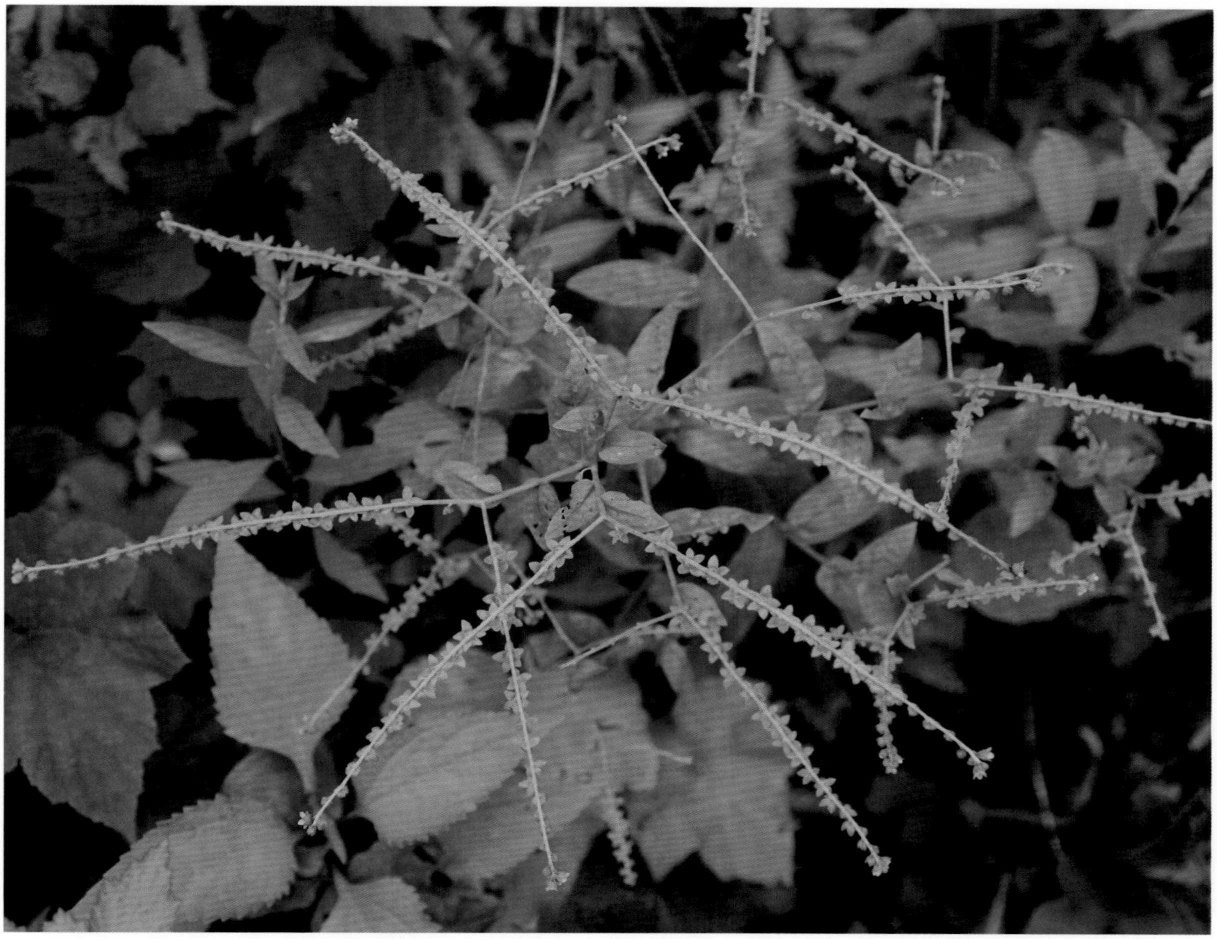

【形态特征】多年生草本，高 45~70cm。茎密生基部具基盘的硬毛。基生叶和下部茎叶具叶柄，长圆状披针形，长 8~14cm，两面密被短柔毛，且上面具硬毛；上部茎叶无柄或具短柄，披针形，较小。花序顶生及腋生，分枝开展成钝角；无苞片；花萼外面密生短伏毛；花冠淡蓝色，钟形，1.5~2.5mm，喉部附属物半月形。小坚果 4，卵球形，密生锚状刺。花、果期 4~9 月。

【适宜生境】生于山地荒草坡。

【资源状况】分布于低山区。常见。

【入药部位】全草或根。

【功能主治】清热解毒，利尿消肿。用于肾炎水肿，牙周炎，牙周脓肿。

琉璃草

粘粘草

Cynoglossum zeylanicum (Vahl) Thunb. ex Lehm.

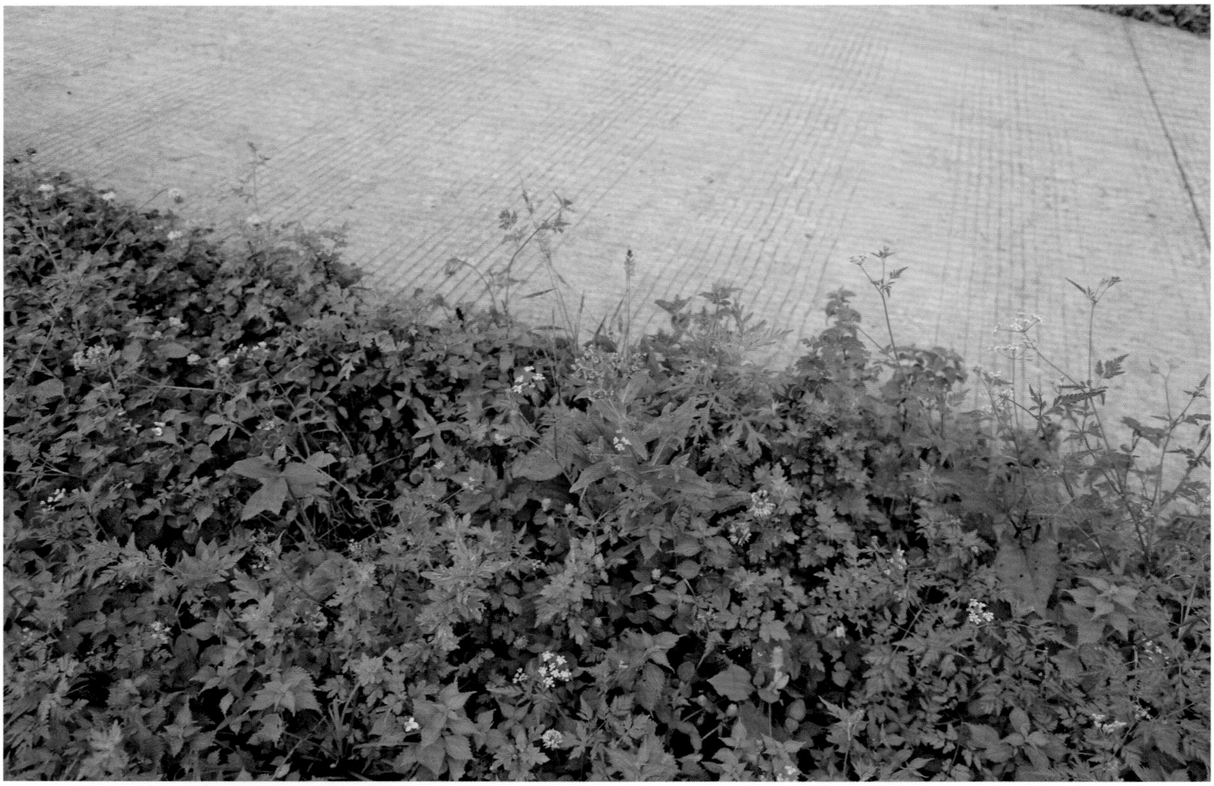

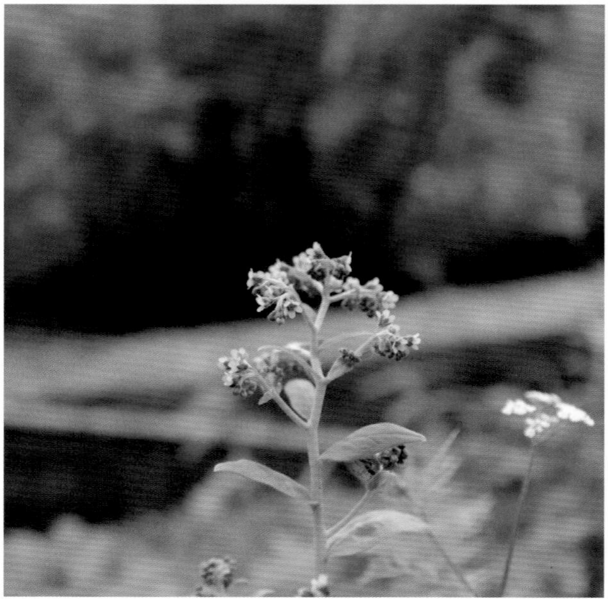

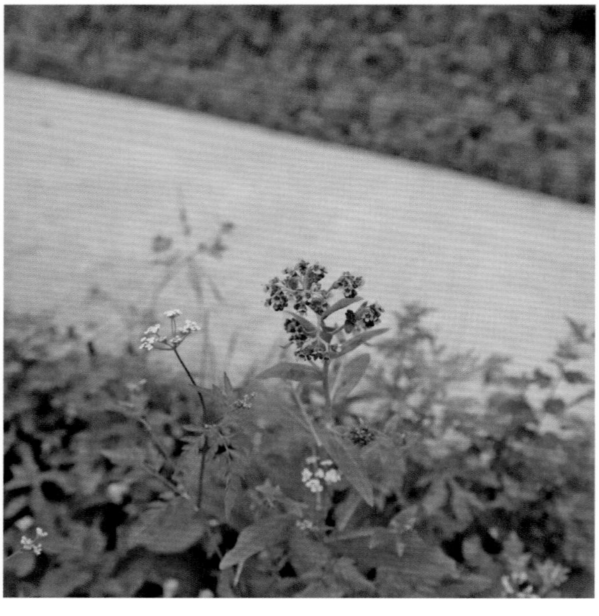

【形态特征】直立草本，高 30~90cm。茎密生糙毛。基生叶及下部叶具长柄，长圆形至长圆状披针形，两面贴生粗毛。蝎尾状聚伞花序顶生及腋生，近 2 叉分枝，分枝开展，呈钝角；无苞片；花萼外面密具硬毛；花冠蓝色，漏斗状，喉部附属物梯形。小坚果 4，卵球形，密生锚状刺。花、果期 5~10 月。

【适宜生境】生于海拔 700~1500m 的荒坡、路旁。

【资源状况】分布于低山区、中山区。常见。

【入药部位】根和叶（贴骨散）。

【功能主治】清热利湿，活血调经。用于肝炎，月经不调，白带异常，水肿；外用于疮疖痈肿，毒蛇咬伤，跌打损伤，骨折。

盾果草 *Thyrocarpus sampsonii* Hance

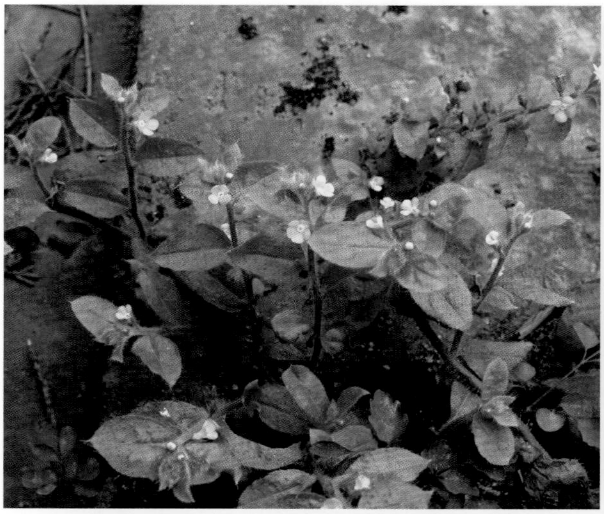

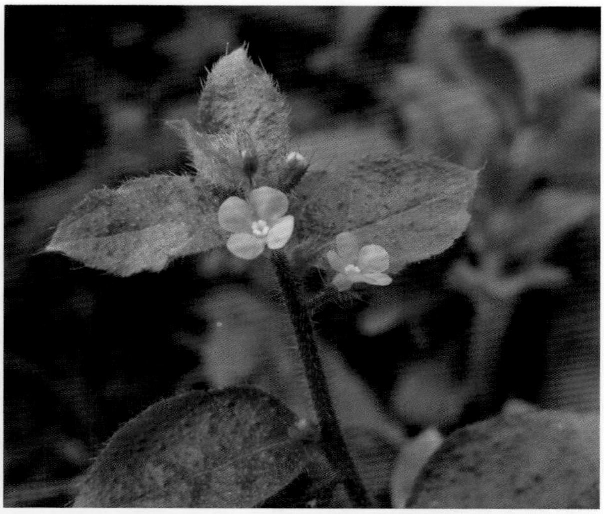

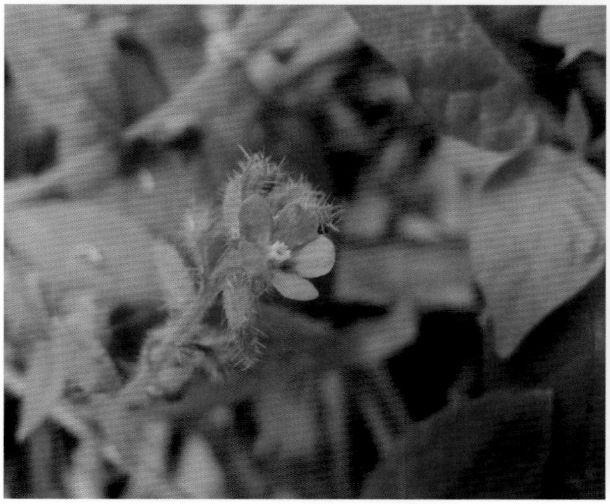

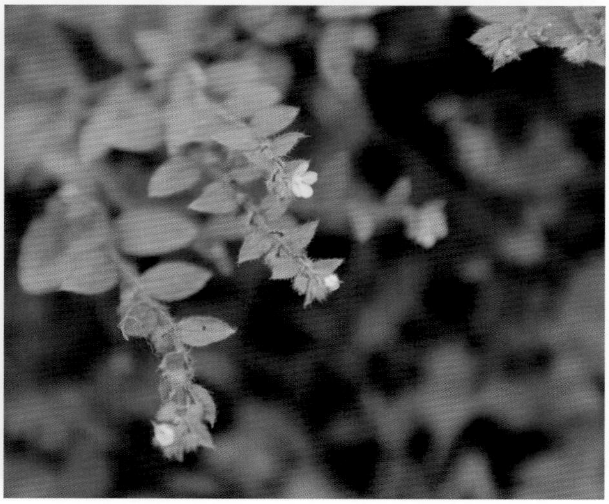

【形态特征】一年生草本，高 15~50cm。茎 1 条至数条，直立或斜升，常自下部分枝，有开展的长硬毛和短糙毛。基生叶匙形，具短柄，多毛。聚伞花序腋生或腋外生；花冠浅蓝色或白色，喉部附属物条形，肉质，具乳突。小坚果 4，黑褐色，具瘤状突起，外边缘有 1 轮长齿，先端不膨大，内层碗状突起不向内收缩。花、果期 5~7 月。

【适宜生境】生于荒坡或农耕地内。

【资源状况】分布于坝区、低山区。常见。

【入药部位】地上部分。

【功能主治】清热，散风，解毒。用于疮毒。

附地菜

地胡椒、鸡肠菜

Trigonotis peduncularis (Trev.) Benth. ex Baker et Moore

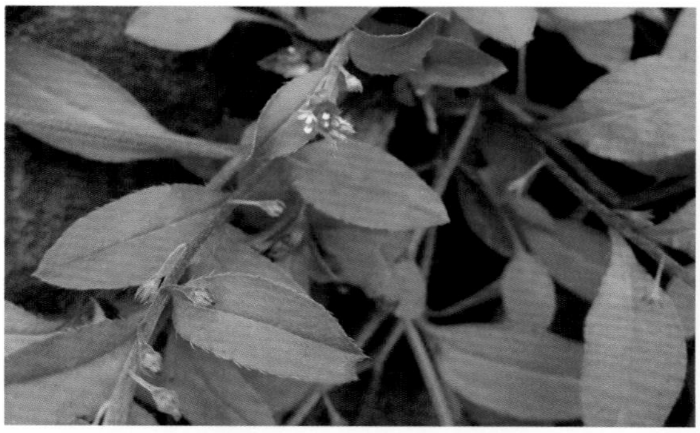

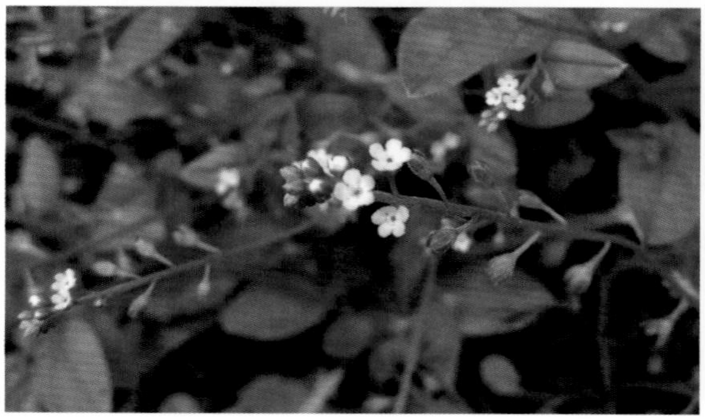

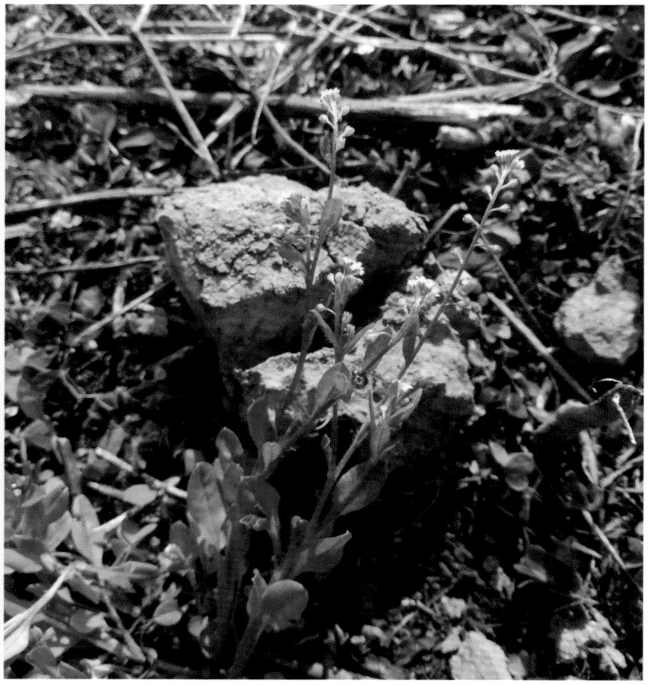

【形态特征】一年生或二年生草本，高 5~30cm。茎自基部分枝，具平伏细毛。叶片匙形、椭圆形或披针形。花序顶生，幼时卷曲，后渐次伸长；花冠淡蓝色或粉红色，花冠檐部直径 1.5~2.5mm，筒部甚短，檐部裂片平展，倒卵形，先端圆钝，喉部附属物 5，白色或淡黄色。小坚果三棱锥状四面体形，具细毛。早春开花，花期甚长。

【适宜生境】生于平坝田、地坎边。

【资源状况】分布于坝区、低山区。常见，可以大量开发利用。

【入药部位】全草。

【功能主治】祛风，镇痛。用于手脚麻木。

马鞭草科

紫　珠

珍珠枫、漆大白

Callicarpa bodinieri Lévl.

【标本采集号】LEM120702006

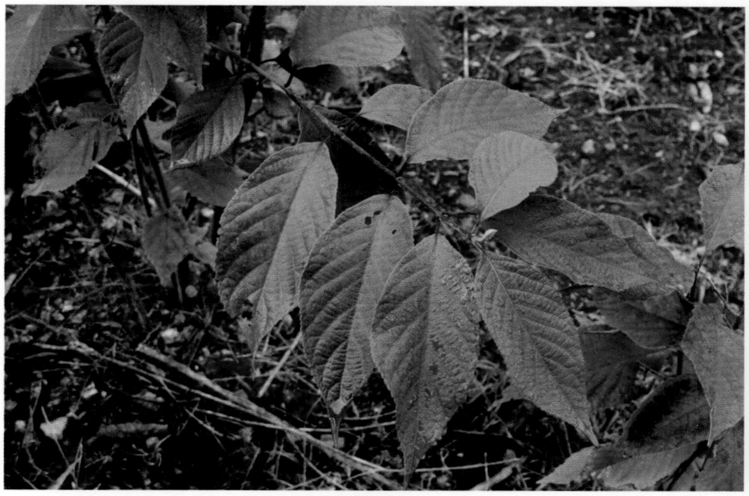
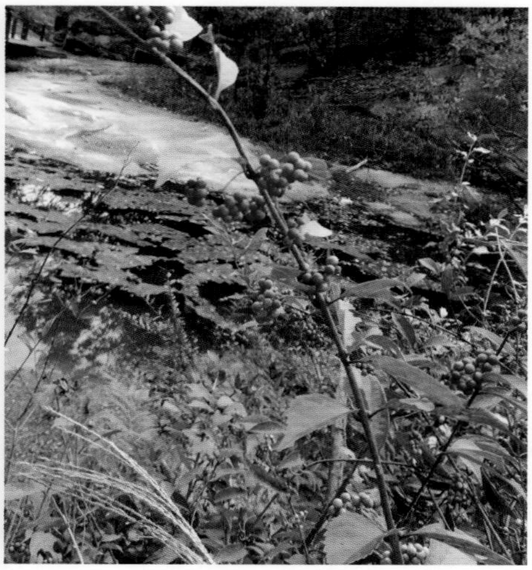

【形态特征】灌木，小枝、叶柄和花序密具星状毛。叶片卵状椭圆形至椭圆形，长 7~18cm，先端渐尖或尾尖，具红色至深红色腺点，边缘具细锯齿，下面具星状绒毛。聚伞花序，4~5 次分歧，花序梗长不超过 1cm；苞片细小，线形；花萼外部具深红色腺点；花冠紫色，具深红色腺点。果实紫色，球形。花期 6~7 月，果期 8~11 月。

【适宜生境】生于灌木林边、地坎边。

【资源状况】分布于低山区。常见，可以开发利用。

【入药部位】地上部分（紫珠）。

【功能主治】止血散瘀，除热解毒。用于衄血，咯血，胃肠出血，子宫出血，上呼吸道感染，扁桃体炎，肺炎；外用于外伤出血，烧伤。

枇杷叶紫珠

山枇杷、野枇杷、黄毛紫珠

Callicarpa kochiana Makino

【形态特征】灌木，小枝、叶柄和花序密被黄褐色星状绒毛。叶片卵状椭圆形至椭圆状披针形，长 12~22cm，下面密被黄褐色星状绒毛，边缘有锯齿。聚伞花序宽 3~6cm；花近无柄，密集于分枝顶端；花萼管状，4 深裂；花冠粉色至紫色；花柱长于雄蕊，柱头膨大。

果实球形，白色，几乎为花萼所包藏。花期 7~8 月，果期 9~12 月。

【适宜生境】生于海拔 850m 以下的山坡或谷地溪旁林中和灌丛中。

【资源状况】分布于坝区、低山区。少见。

【入药部位】根、叶。

【功能主治】根用于慢性风湿性关节炎，肌肉风湿症。叶用于外伤出血，风寒咳嗽、头痛。

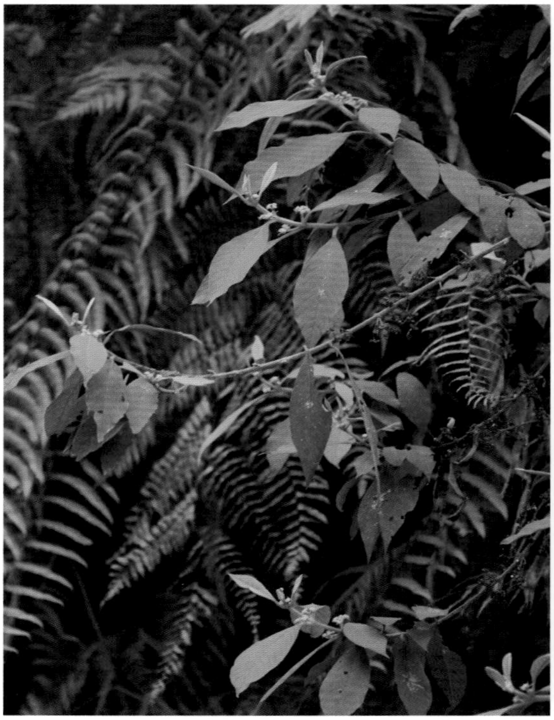

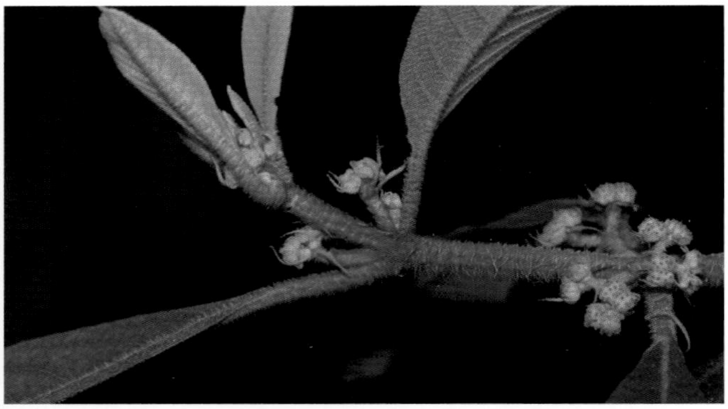

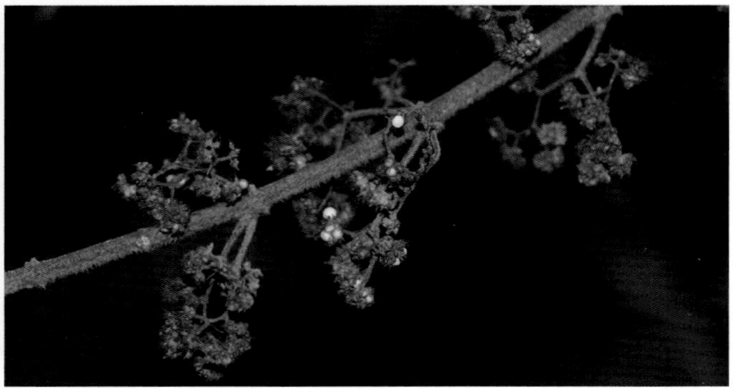

红紫珠 *Callicarpa rubella* Lindl.

【标本采集号】LEM120809004

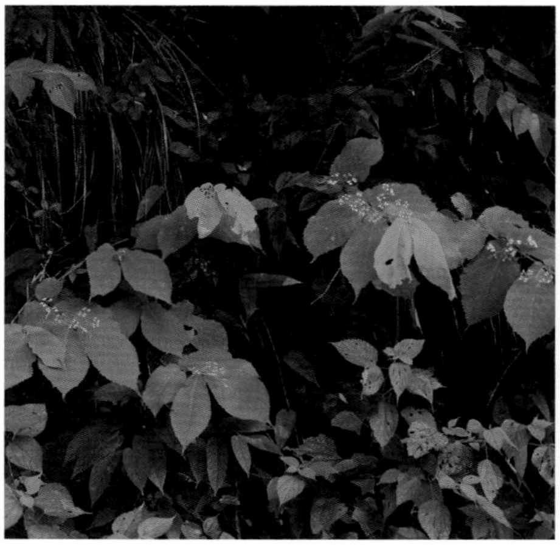

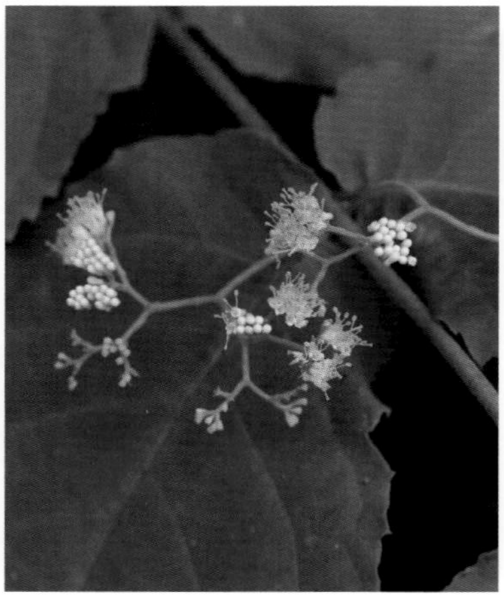

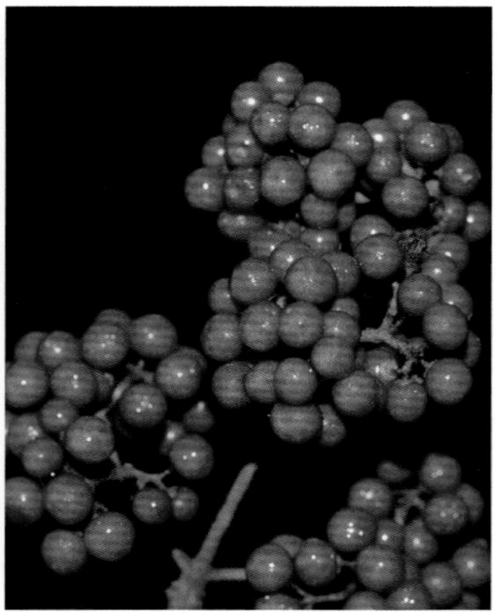

【形态特征】灌木。小枝具褐色星状毛和腺毛。叶柄极短至叶几无柄；叶倒卵形或倒卵状椭圆形，长 10~14（~21）cm，先端尾尖或渐尖，基部心形，边缘具锯齿，表面稍被多细胞的单毛，背面被星状毛并杂有单毛和腺毛，有黄色腺点。花序宽 2~4cm；花萼近截形至具三角状钝齿，短于 0.6mm，具黄色腺点；花冠紫色、浅绿色或白色。果实紫色。花期 5~7 月，果期 7~11 月。

【适宜生境】生于灌木林中。

【资源状况】分布于低山区。常见，可以开发利用。

【入药部位】根、叶、嫩芽。

【功能主治】根清热，止血，调经。用于月经不调，吐血，崩漏，白带异常，尿血，痔疮出血，外伤出血。叶清热，凉血，止血。用于各种出血症，妇女红白带。嫩芽用于癣。

三花莸 六月寒

Caryopteris terniflora Maxim.

【标本采集号】LEM120809009

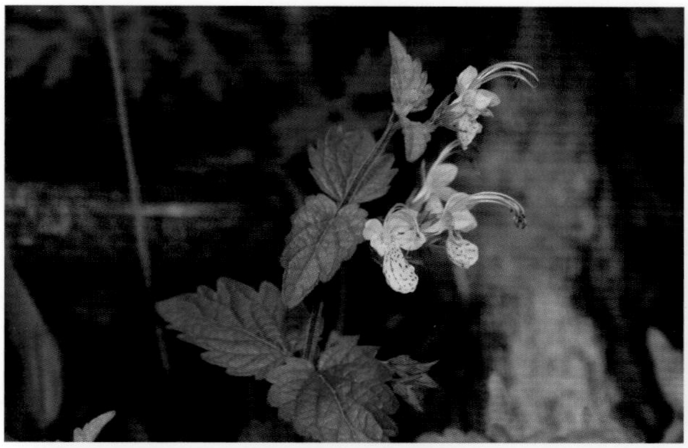

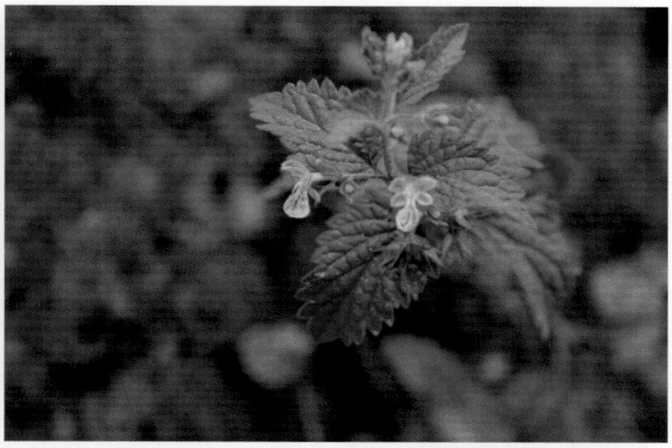

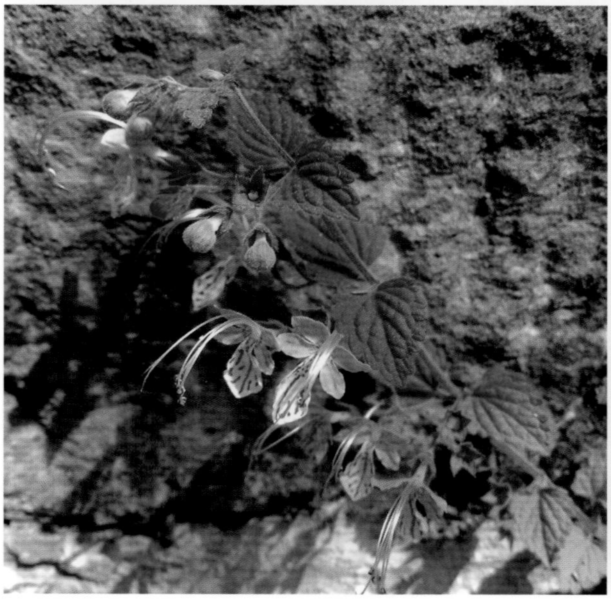

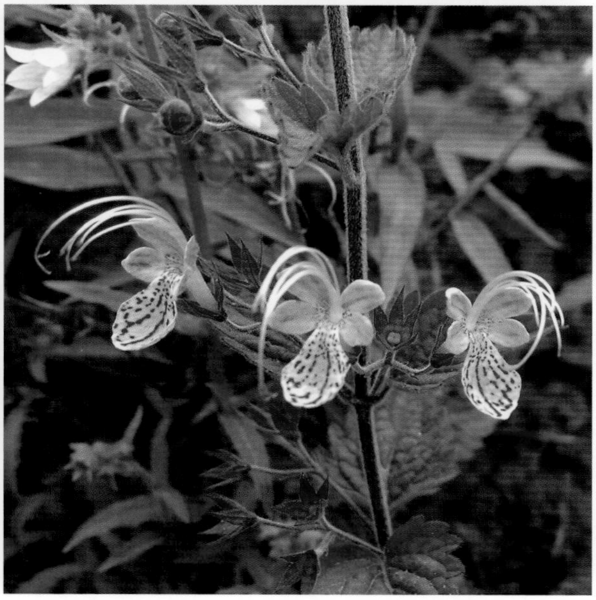

【形态特征】亚灌木。分枝具 4 棱，被下弯的短柔毛。叶卵形至狭卵形，长 1.5~4cm，先端急尖，基部宽楔形至圆形，边缘具锯齿。花序为腋生聚伞状，花序梗长 1~3cm，具（1~）3（~5）花；花冠粉红色至紫色，二唇形，裂片全缘，下唇中裂片较大，圆形。小坚果卵球形，密被硬毛，具明显网状脉。花、果期 6~9 月。

【适宜生境】生于路旁或荒坡。

【资源状况】分布于坝区、低山区。常见，可以开发利用。

【入药部位】全株（六月寒）。

【功能主治】发表散寒，宣肺止咳。用于风寒感冒咳嗽，慢性支气管炎，目赤云翳，烫伤，痛经，小儿百日咳，淋巴结结核。

臭牡丹 矮桐子

Clerodendrum bungei Steud.

【标本采集号】LEM120706001

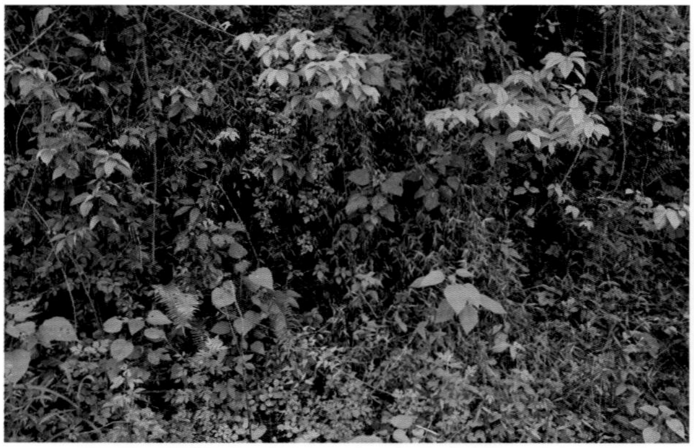

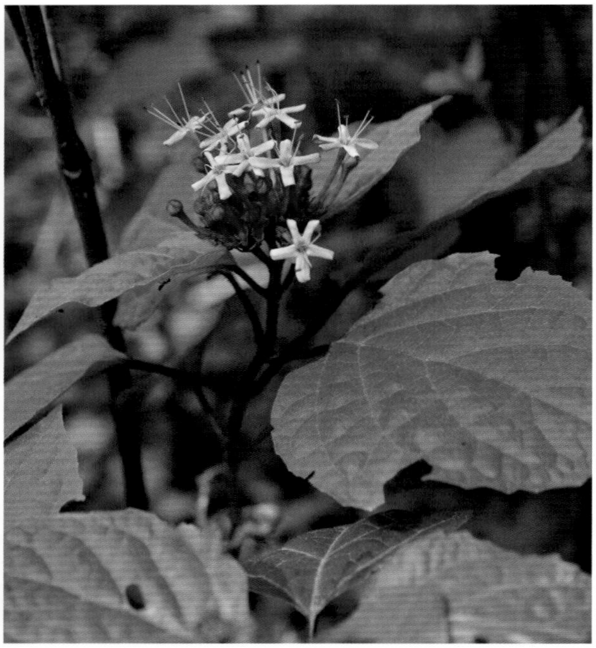

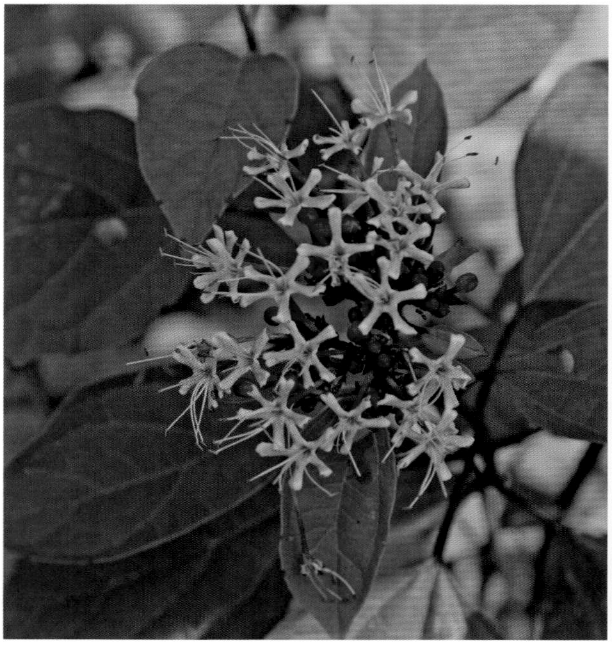

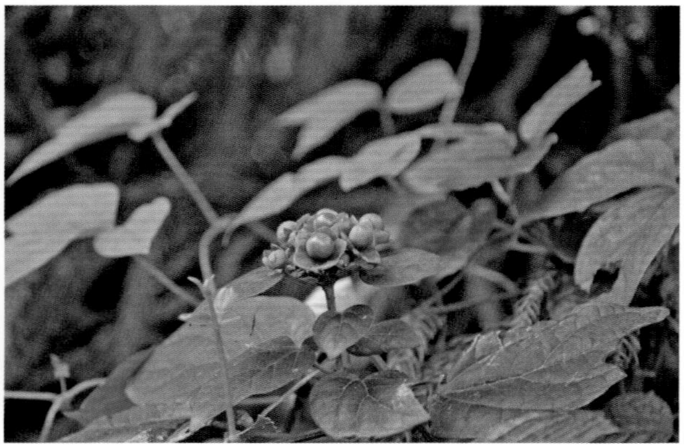

【形态特征】灌木，高达 2m，具臭味。根肉质，断面黄白色。叶卵形至宽卵形，长 8~20cm，先端急尖至渐尖，基部宽楔形至心形，边缘具不规则锯齿，下面近基部具数个盾状腺点。伞房状聚伞花序密集成头状；花冠红色、粉红色或紫色。核果蓝黑色，近球形，具宿存花萼。花、果期 5~11 月。

【适宜生境】生于灌木林边或沟边阴湿处。

【资源状况】分布于坝区、低山区。常见，可以大量开发利用。

【入药部位】根、茎叶。

【功能主治】根行气健脾，补益中气，燥湿，祛风平肝，利水，消肿解毒。用于脾虚水肿，虚咳，气虚脱肛，小儿疳积，虚弱咳嗽。茎叶活血散瘀，消肿，解毒。用于痈疽，疔疮，乳腺炎，关节炎，湿疹，牙痛，痔疮，脱肛。

赪　桐

贞桐、荷包花

Clerodendrum japonicum (Thunb.) Sweet

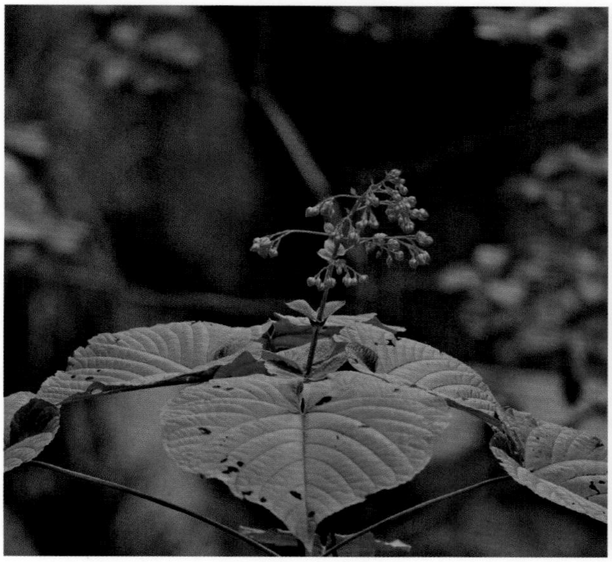

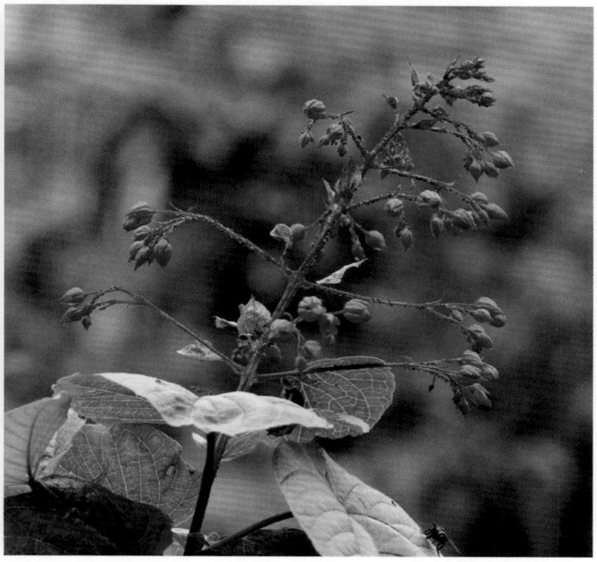

【形态特征】灌木，高达 4m，全株有特殊臭气。幼枝具 4 棱。叶宽卵形或心形，长 8~35cm，先端急尖或渐尖，基部心形，边缘有细锯齿，背面密被黄色盾形腺体。聚伞圆锥花序红色；苞片与小苞片常浅红色；花萼红色，5 深裂；花冠红色，稀白色，外面具微毛。核果蓝黑色，近球形；宿存萼增大，初包被果实，后向外反折，呈星状。花、果期 5~11 月。

【适宜生境】栽培。

【资源状况】分布于低山区。常见，可以开发利用。

【入药部位】根、叶。

【功能主治】祛风湿，清肺热，排脓解毒。用于肺热咳嗽，痔疮出血，痢疾，风湿骨痛，痈肿疮毒。

海州常山

臭梧桐

Clerodendrum trichotomum Thunb.

【标本采集号】LEM120726013

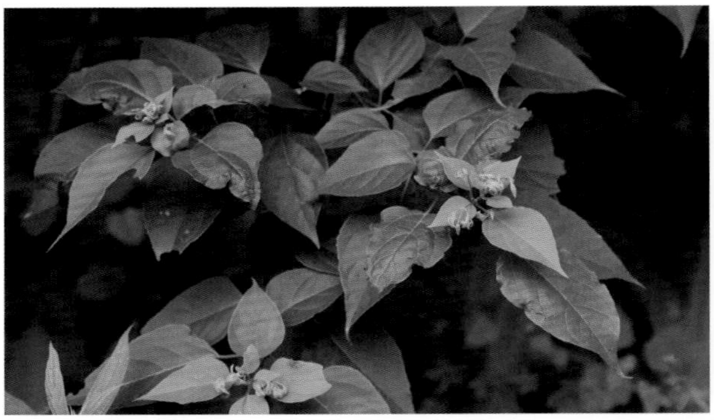

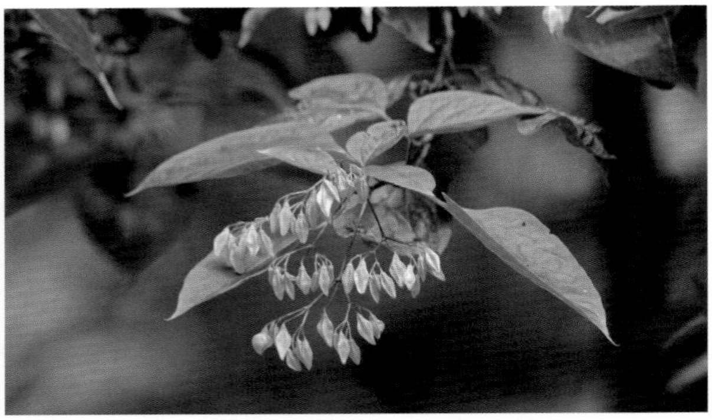

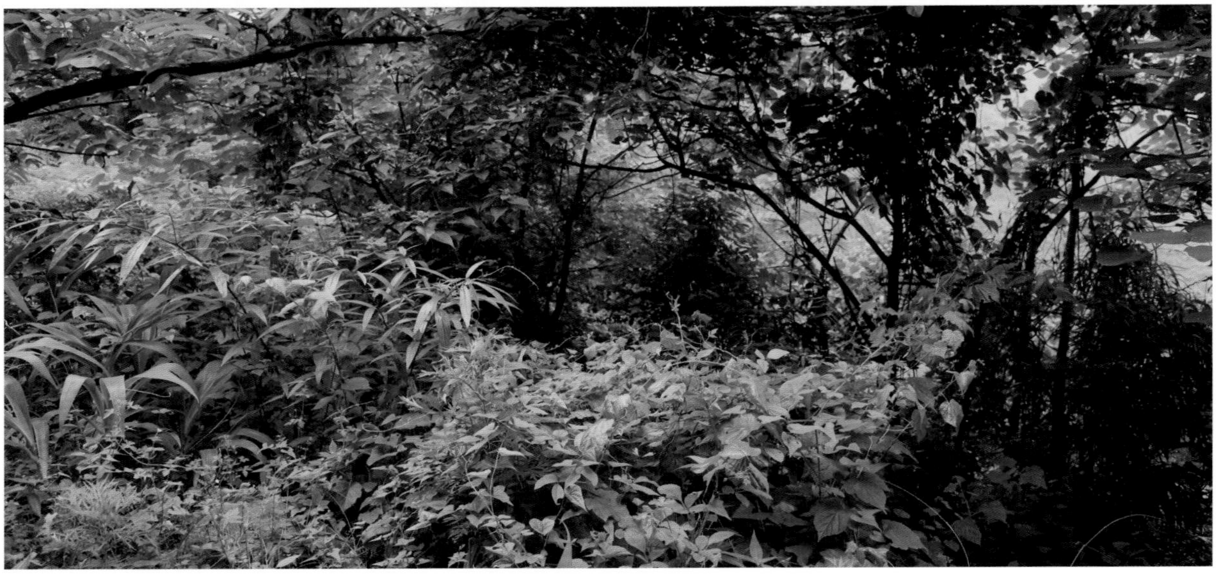

【形态特征】灌木或小乔木，高达 10m，有臭气。幼枝四棱形，被褐色短毛。叶宽卵形至卵状椭圆形，长 5~16cm，先端渐尖，基部宽楔形至截形，偶有心形，边缘全缘或具浅波状锯齿。伞房状聚伞花序疏松；花萼浅绿色，后为紫色；花冠白色或粉红色。核果蓝紫色，近球形。花、果期 6~11 月。

【适宜生境】生于乔木、灌木林中。

【资源状况】分布于中山区。

【入药部位】根（臭梧桐根）、叶或带叶嫩枝（臭梧桐叶）、果实（臭梧桐子）。

【功能主治】根祛风除湿，降血压，活血散瘀，调经止带。用于疟疾，风湿痹痛，高血压，食积饱胀，小儿疳积，跌打损伤，月经不调。叶或带叶嫩枝祛风湿，降血压。用于风湿痹痛，半身不遂，高血压，偏头痛，疟疾，痢疾，痔疮，痈疽疮癣。果实祛风湿，平喘。用于风湿痹痛，牙痛，气喘。

过江藤

大二郎箭

Phyla nodiflora (Linn.) Greene

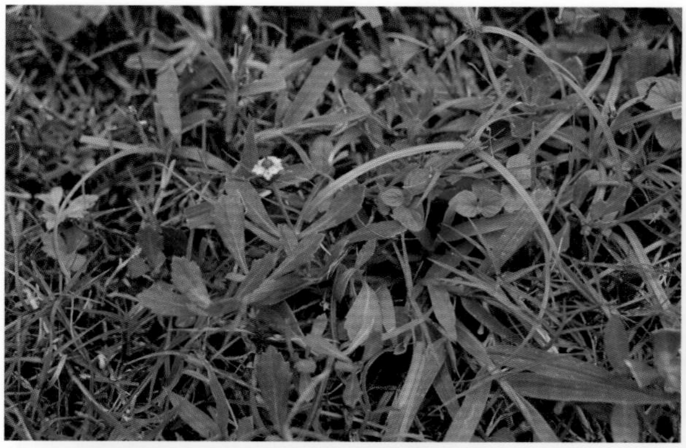

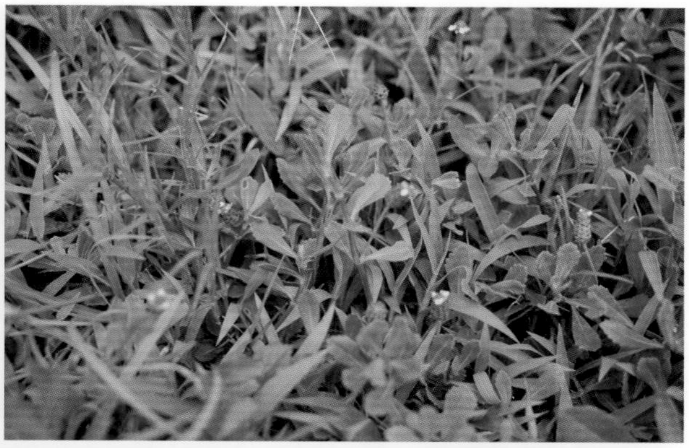

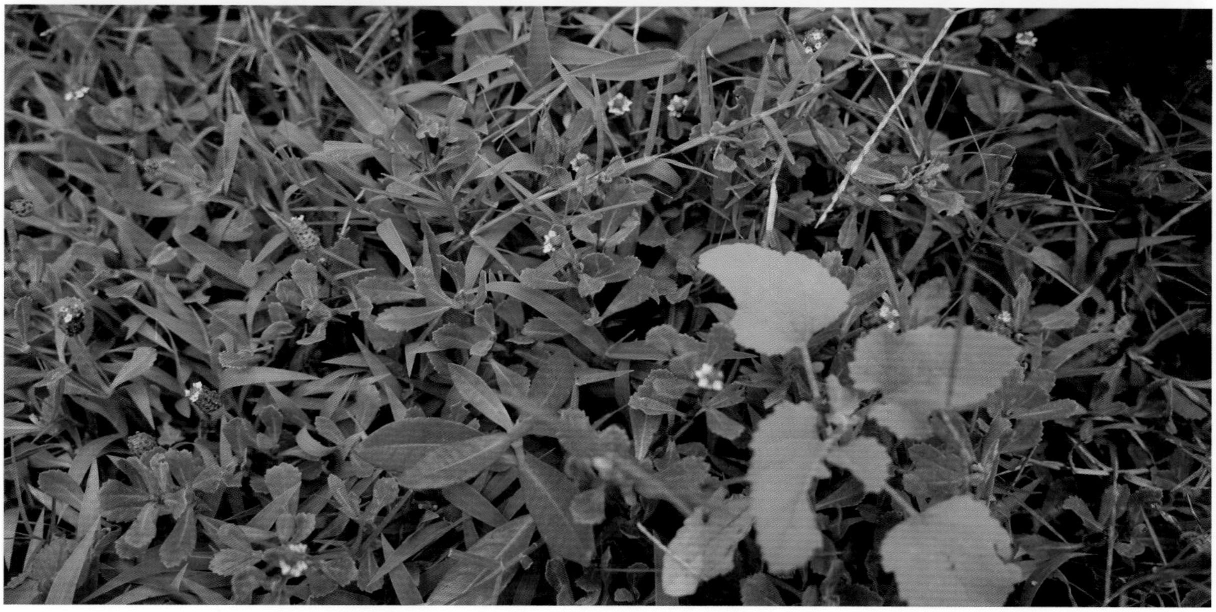

【形态特征】多年生草本，全体密被贴伏的丁字毛。茎多分枝，匍匐，节上生根。叶近无柄，叶匙形至倒披针形，长 1~3cm，上部边缘具锐锯齿。穗状花序腋生，卵形或圆柱形；长 0.3~3cm；花序梗长 1~7cm；花萼近二唇形；花冠白色、粉红色至紫红色，二唇形。果实淡黄色，内藏于膜质的花萼内。花、果期 6~10 月。

【适宜生境】生于沟边、田坎旁。

【资源状况】分布于坝区。常见，可以开发利用。

【入药部位】全草。

【功能主治】破瘀生新，通利小便。用于咽痛，痢疾，乳蛾，痈疽，肿毒，热痢，淋病，牙疳，带状疱疹，缠腰火丹。

豆腐柴

腐婢

Premna microphylla Turcz.

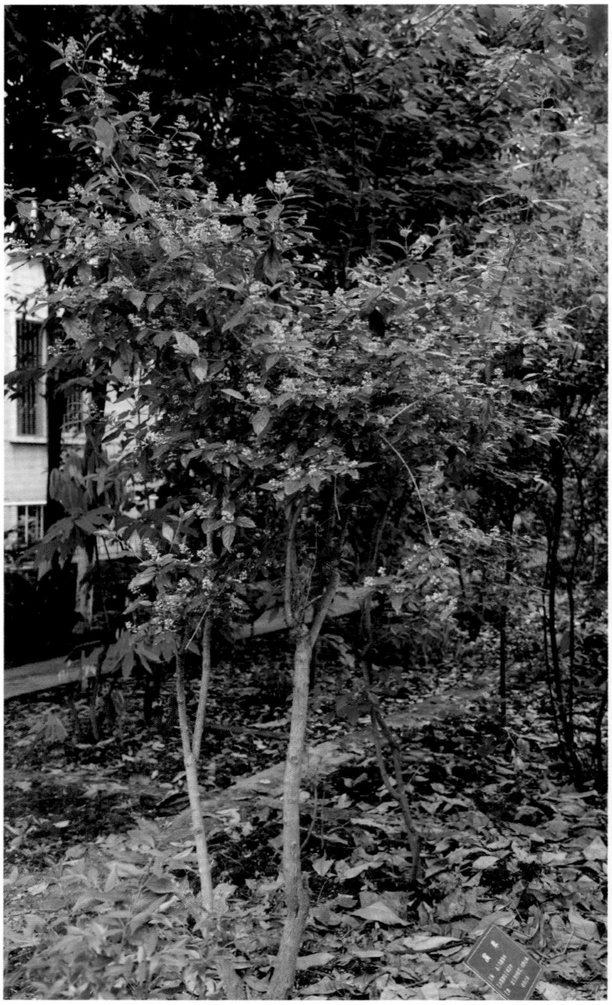

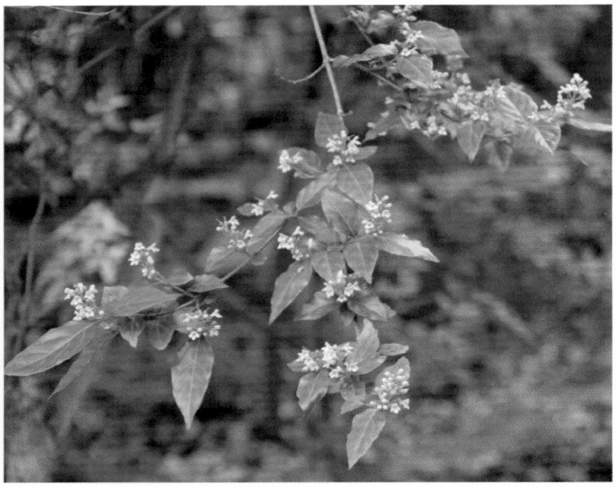

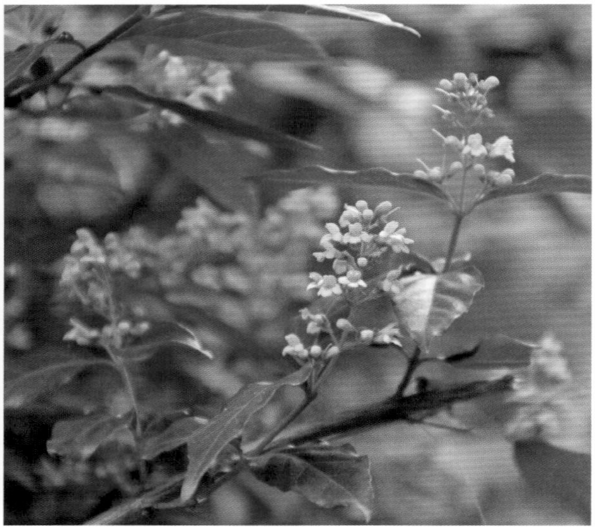

【形态特征】落叶灌木，高 2~6m。茎多分枝；枝和叶幼时被短柔毛，有臭气。叶卵状披针形至倒卵形，长 3~13cm，先端急尖至尾尖，基部楔形或下延，边缘全缘或具不规则粗锯齿。圆锥花序顶生，最下部分枝长超过 1cm；花萼杯状，近整齐 5 浅裂；花冠淡黄色，长约 7mm。核果球形至倒卵球形，紫色。花、果期 5~10 月。

【适宜生境】生于沟边、路旁灌丛中。

【资源状况】分布于中山区。常见，可以开发利用。

【入药部位】根及叶（腐婢）。

【功能主治】清热解毒，消肿止痛。用于肺热咳嗽，疟疾，阑尾炎，泻痢，痈疔，无名肿毒，创伤出血。

评　述　叶可以做凉粉，为绿色食材。

马鞭草

马鞭梢、铁马鞭

Verbena officinalis Linn.

【标本采集号】LEM120629003

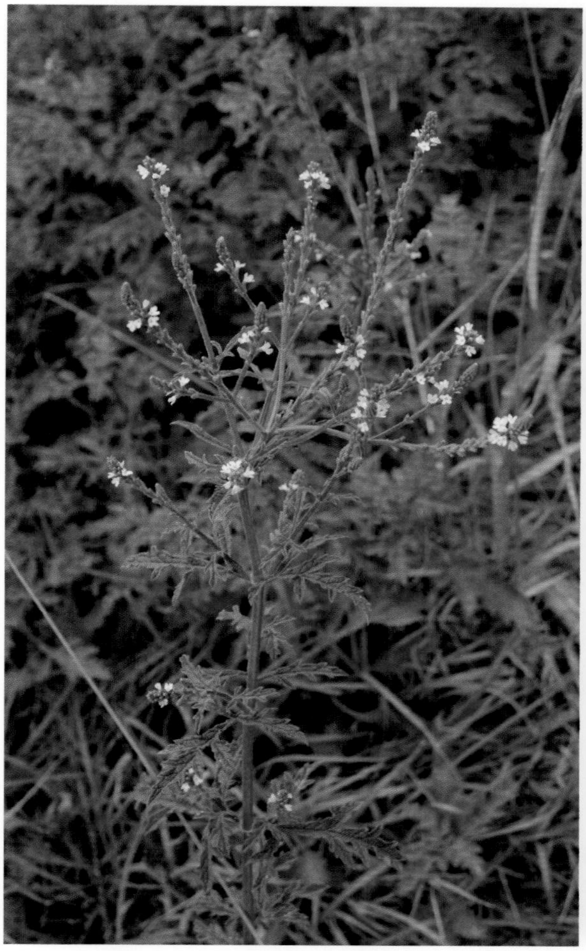

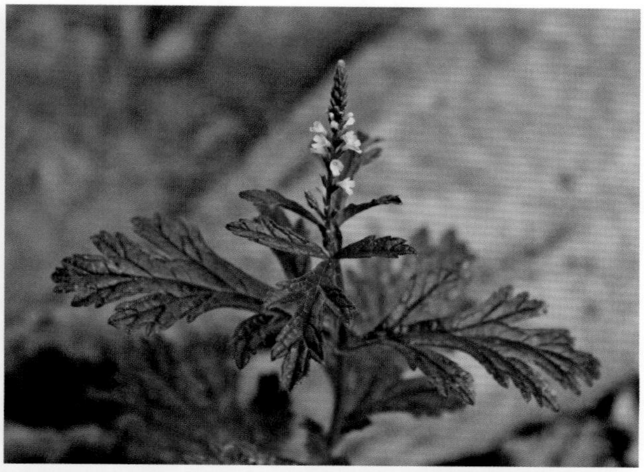

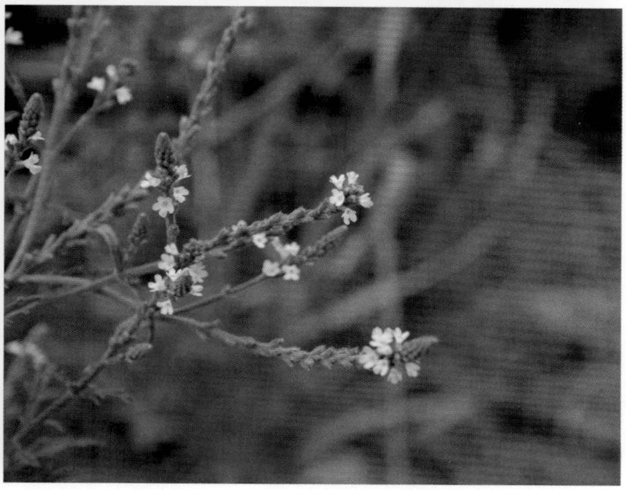

【形态特征】一年生或多年生草本，高 30~85cm。茎四方形。叶对生，纸质，卵圆形至长圆状披针形，长 2~8cm，基生叶边缘通常有粗锯齿和缺刻，茎生叶多数 3 深裂，裂片边缘有不整齐锯齿，两面有硬毛。穗状花序长，纤细；苞片与花等长；花萼有 5 脉，具硬毛和腺点；花冠蓝色至淡紫色，长 4~8mm，外面有微毛，裂片 5。小坚果 4，长圆形，成熟时 4 瓣裂。花期 6~8 月，果期 7~10 月。

【适宜生境】生于海拔 2000m 以下的路旁荒坡。

【资源状况】分布于坝区、低山区、中山区。常见，可以大量开发利用。

【入药部位】全草。

【功能主治】清血热，通月经，破癥瘕。用于肺热咳嗽，外感发热，湿热黄疸，湿热痢疾，疟疾，白喉，喉痹，淋病，经闭，月经不调，癥瘕，痈肿，疮毒，牙疳，肝硬化腹水。

黄 荆

黄荆子

Vitex negundo Linn.

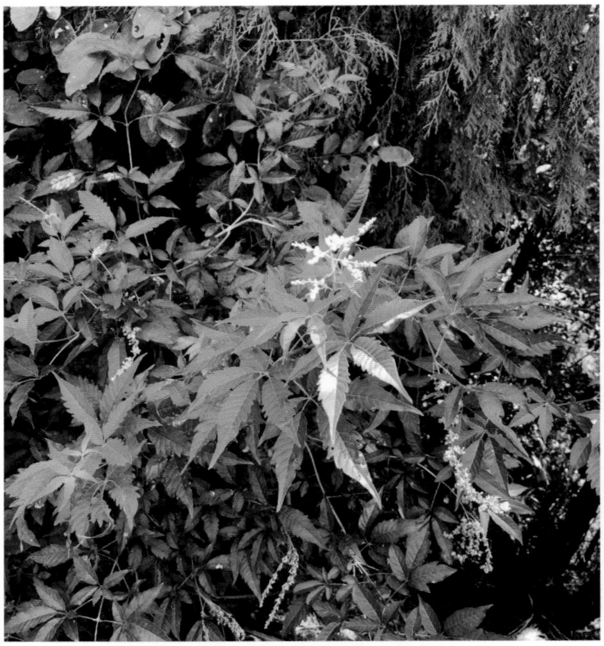
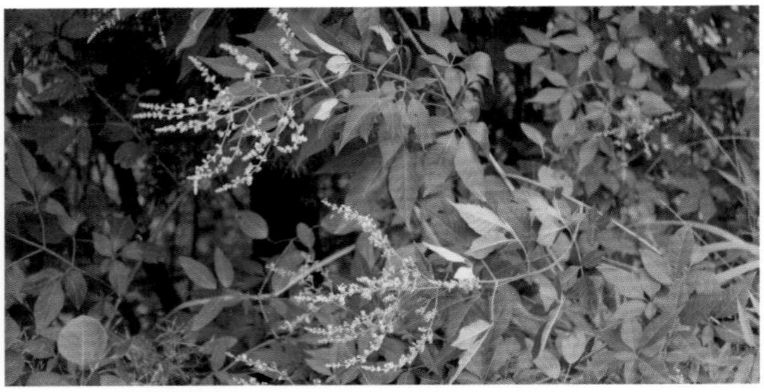
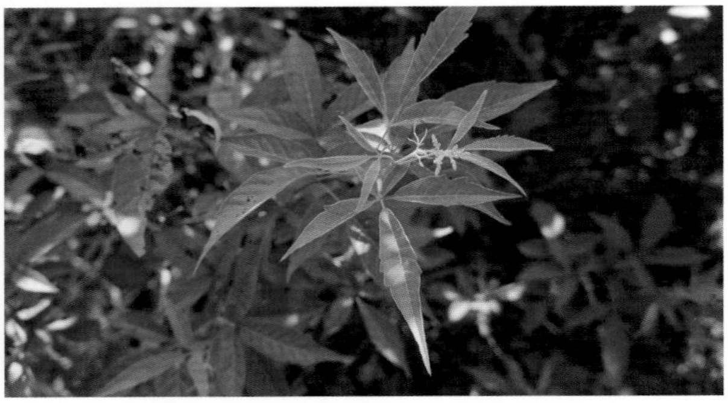
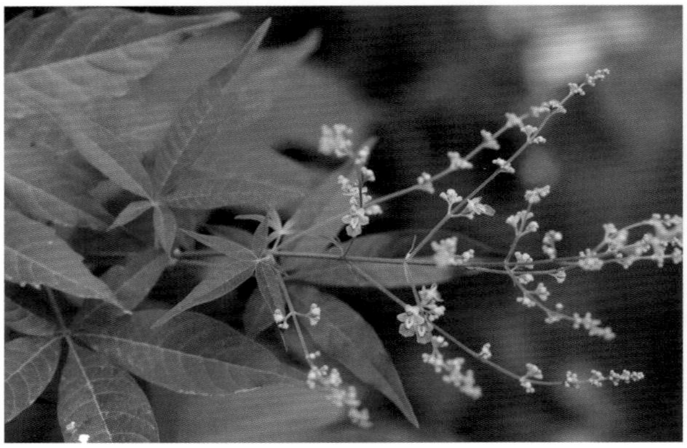
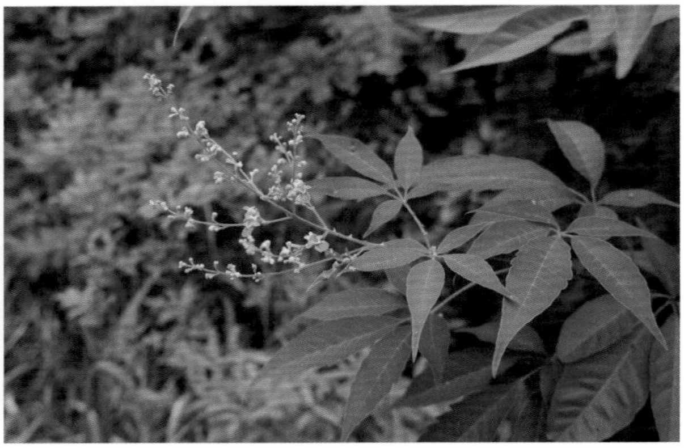

【形态特征】灌木或小乔木，有香气，高 2~5m。小枝四棱形，密被柔毛。叶具（3~）5 枚小叶；小叶狭椭圆形至披针形，中间小叶长 4~13cm，边缘全缘或具疏锯齿，下面密被灰白色绒毛。聚伞花序排成圆锥花序式，长 10~27cm；花序梗密被灰白色绒毛；花萼钟形，具 5 齿，被灰色绒毛；花冠淡紫色。果实近球形，基部有宿存萼。花期 4~6 月，果期 7~10 月。

【适宜生境】生于灌木林中。

【资源状况】分布于低山区。常见，可以大量开发利用。

【入药部位】根（黄荆根）、枝（黄荆枝）、叶（黄荆叶）、果实（黄荆子）。

【功能主治】根解表止咳，祛风除湿，理气止痛。用于感冒，慢性支气管炎，风湿痹痛，胃痛，痧气腹痛。枝祛风解表，消肿止痛。用于感冒发热，咽喉肿痛，风湿骨痛，牙痛，烫伤。叶解表散热，化湿和中，杀虫止痒。用于感冒发热，中暑，吐泻，痢疾，疥癣，湿疹，蛇虫咬伤。果实祛风解表，止咳平喘，理气止痛，消食。用于伤风感冒，咳喘，胃痛吞酸，食积，泻痢，疝气。

牡　荆

黄荆条

Vitex negundo Linn. var. *cannabifolia* (Sieb. et Zucc.) Hand.-Mazz.

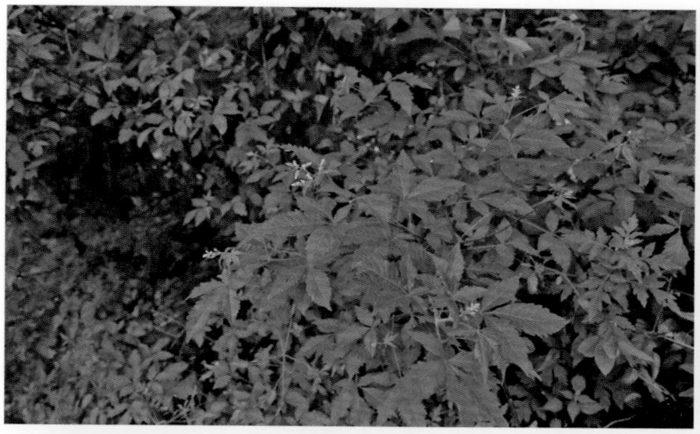

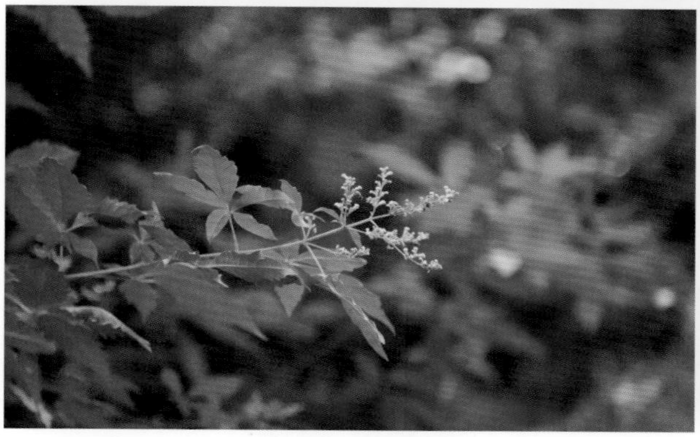

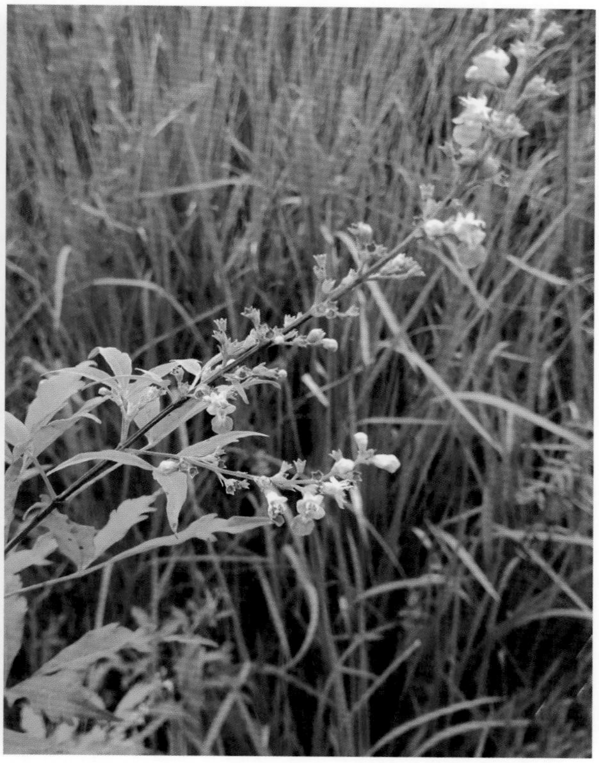

【形态特征】灌木或小乔木，高 1~5m。多分枝，小枝四棱形，具香味。叶具（3~）5 枚小叶；小叶披针形至椭圆状披针形，先端渐尖，基部楔形，边缘具规则粗锯齿，下面浅绿色，具柔毛，上面绿色。圆锥花序长 10~20cm；花冠淡紫色，先端 5 裂，二唇形。果实黑色，近球形。花期 6~7 月，果期 8~11 月。

【适宜生境】生于海拔 2500m 以下的山坡灌丛中。

【资源状况】分布于峨眉山各地。常见，可以大量开发利用。

【入药部位】果实、全株。

【功能主治】果实祛风除湿，行气止痛，平肝息风。用于胃脘胀痛，疝气腹痛，哮喘。全株祛风化痰，下气，止痛。用于咳嗽哮喘，中暑发痧，胃痛，疝气，带下病，风湿关节痛。

唇形科

藿　香

川藿香、土藿香

Agastache rugosa (Fisch. et Mey.) O. Ktze.

【标本采集号】LEM120802039

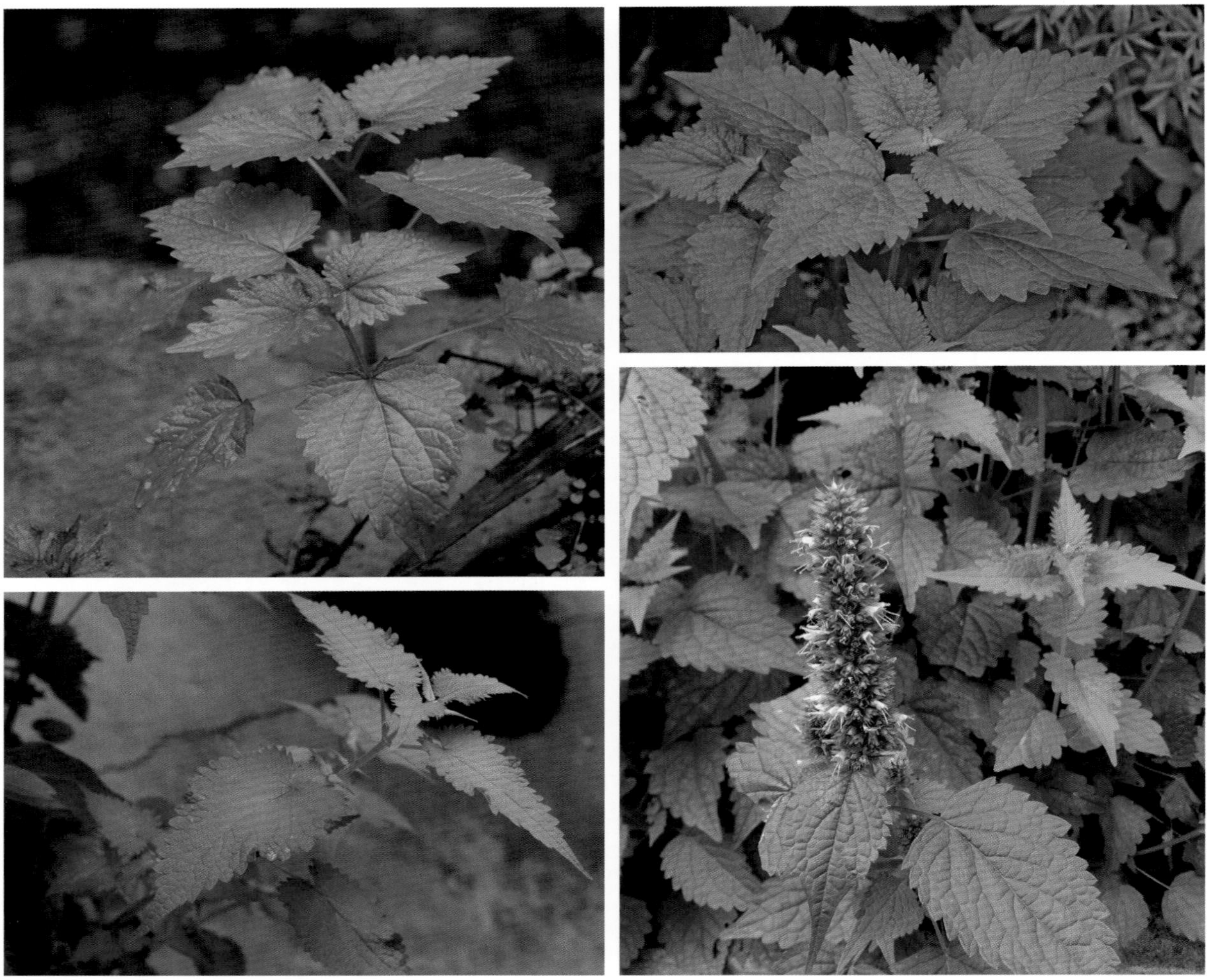

【形态特征】多年生直立草本，高 0.5~1.5m。茎四棱形，带红色，上部被极短的细毛。叶对生，向上渐变小，上面近无毛，下面具微柔毛和腺点，边缘具粗齿。穗状花序紧密，圆筒状；花冠淡紫蓝色，外被微柔毛，冠檐二唇形，上唇直伸，先端微缺，下唇 3 裂，中裂片较宽大。小坚果卵球状长圆形，腹面具棱，褐色，顶端有短毛。花期 6~9 月，果期 9~11 月。

【适宜生境】栽培。

【资源状况】分布于坝区。常见，可以大量开发利用。

【入药部位】地上部分（土藿香）。

【功能主治】芳香化湿，和胃止呕。用于感冒暑湿，寒热，头痛，胸脘痞闷，发热呕吐，泄泻，疟疾，痢疾，口臭，中暑发热。

金疮小草

地龙胆、散血草

Ajuga decumbens Thunb.

【标本采集号】511423140420349LY

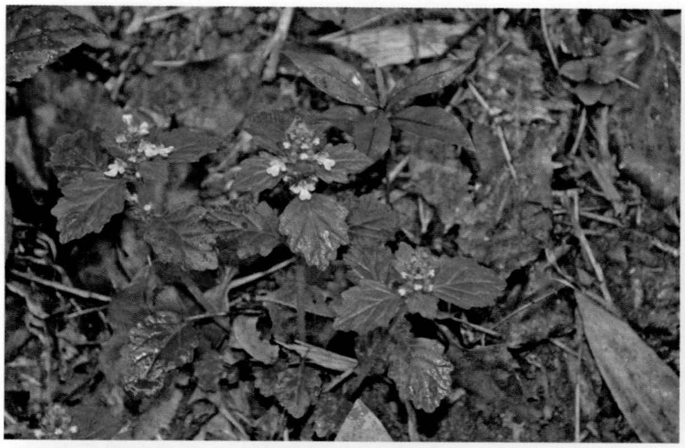

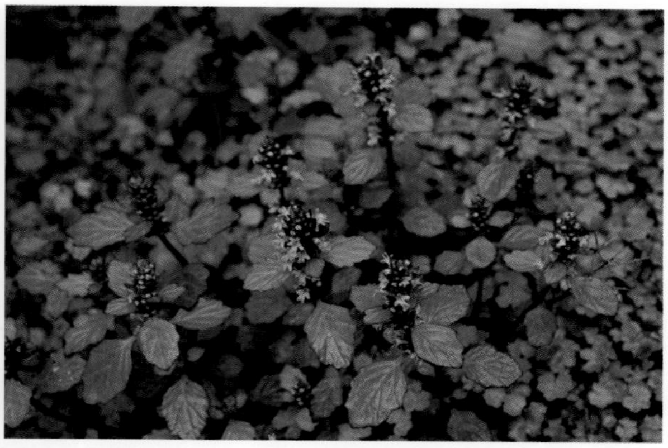

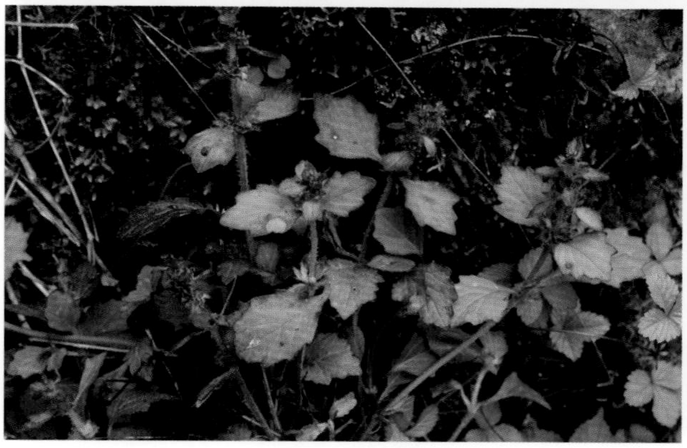

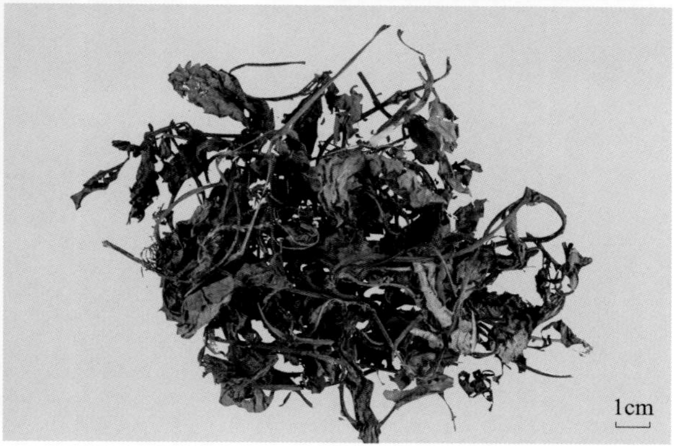

【形态特征】一年生或二年生草本，高 10~30cm，全株密被白色长柔毛或绵状长柔毛，幼嫩部分尤多。茎基部倾斜或匍匐，上部直立，多分枝，四棱形。叶匙形或倒卵状披针形，边缘具不规则锯齿。轮伞花序多花，基部较宽，排成间断长 7~12cm 的穗状花序；下部苞叶与茎叶同形，呈匙形，上部苞叶呈苞片状，披针形；花冠淡蓝色或淡红紫色，稀白色。坚果灰黄色，背部具网状皱纹。花期 3~7 月，果期 5~11 月。

【适宜生境】生于荒坡、路旁。

【资源状况】分布于坝区、低山区。常见，可以开发利用。

【入药部位】全草。

【功能主治】排脓生肌，散血消肿。用于肺热咯血，扁桃体炎，目赤肿痛，上呼吸道感染，跌打损伤，扭伤死血不散。

灯笼草 *Clinopodium polycephalum* (Vaniot) C. Y. Wu et Hsuan ex Hsu

【标本采集号】LEM120720005

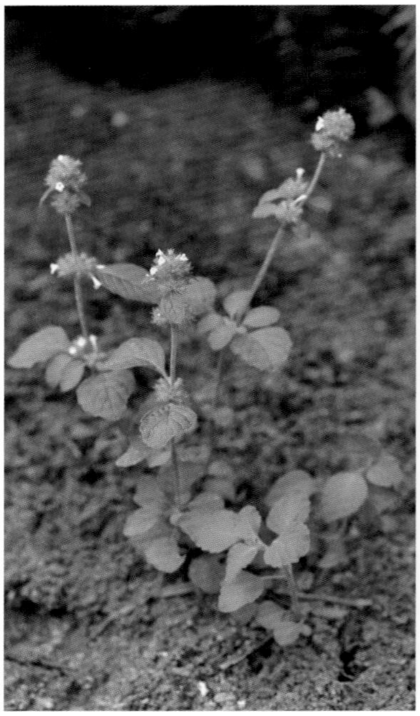
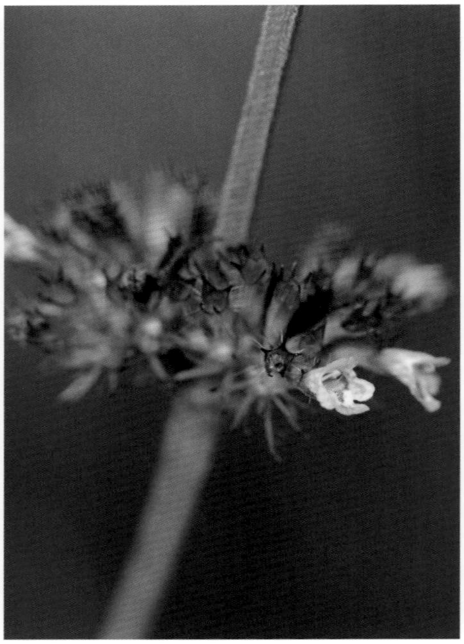
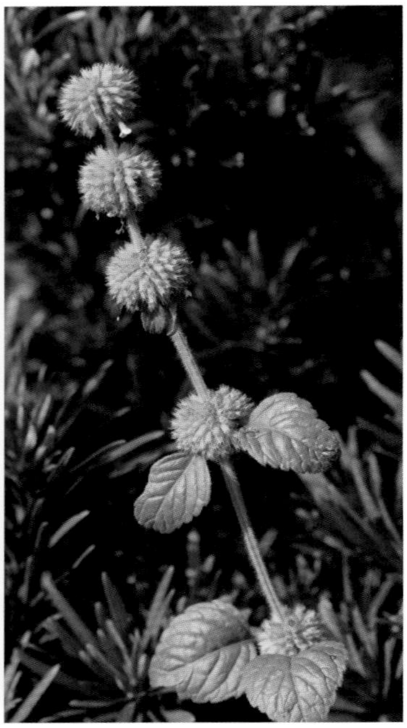

【形态特征】多年生草本。茎直立，基部有时蔓生，四棱形，具槽，被平展糙硬毛及腺毛。叶卵形，上部叶苞片状。轮伞花序具多花，球形；花梗长 2~5mm，密被腺柔毛；苞片针状；花萼圆筒形，果时基部一侧膨大；花冠紫红色。小坚果棕色，卵球形。花期 7~8 月，果期 9 月。

【适宜生境】生于荒地。

【资源状况】分布于低山区。常见，可以开发利用。

【入药部位】全草。

【功能主治】清热解毒，凉血。用于急性胆囊炎，黄疸性肝炎，肠炎，痢疾，颈淋巴结结核，各种出血，白喉，黄疸。

紫花香薷 *Elsholtzia argyi* Lévl.

【形态特征】草本，高 50~100cm。茎四棱形，紫色，具槽，槽中具白色柔毛。叶卵形至宽卵形。穗状花序长 2~7cm，生一侧，轮伞花序具花 8 朵；苞片圆形，先端骤然短尖，尖头刺芒状，外面被白色柔毛及黄色透明腺点，常带紫色，边缘具缘毛；花冠玫瑰紫色，长约 6mm，外面有白色长柔毛。小坚果长圆形，深棕色。花、果期 9~11 月。

【适宜生境】生于田边、路旁、石堆中。

【资源状况】分布于高山区。少见。

【入药部位】全草。

【功能主治】发汗解暑，利尿，止吐泻，散寒湿。用于感冒，发热无汗，黄疸，淋证，带下病，咳嗽，暑热口臭。

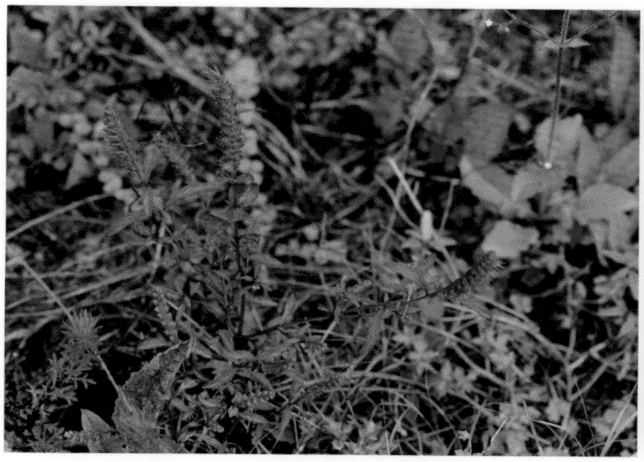

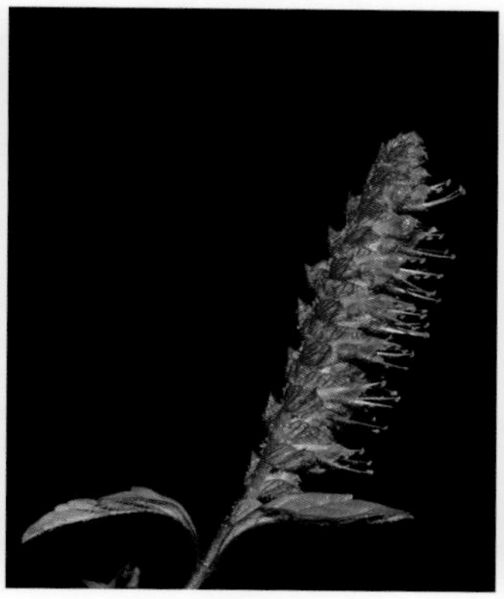

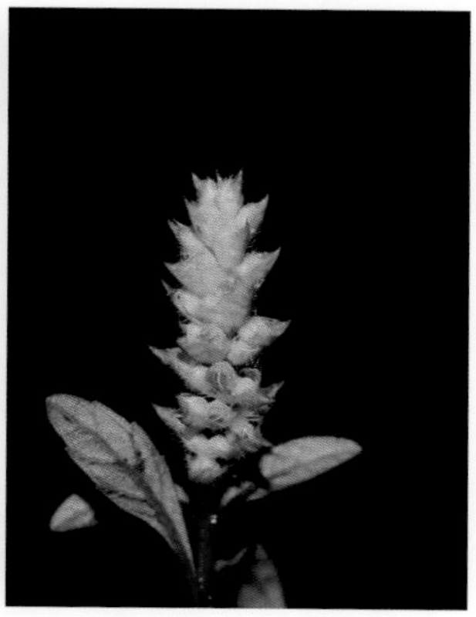

香　薷

牙刷草、土香薷

Elsholtzia ciliata (Thunb.) Hyland.

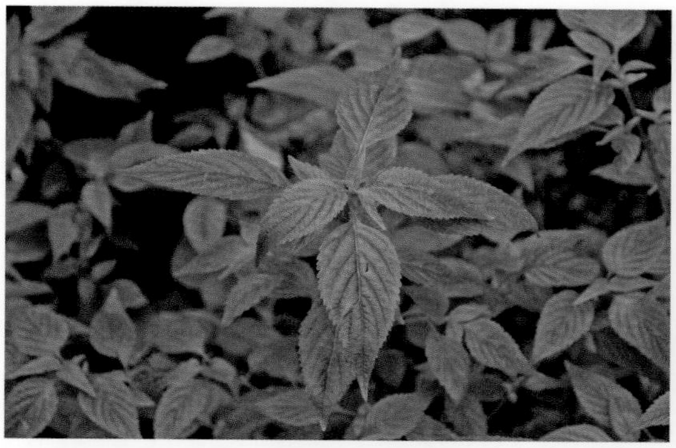

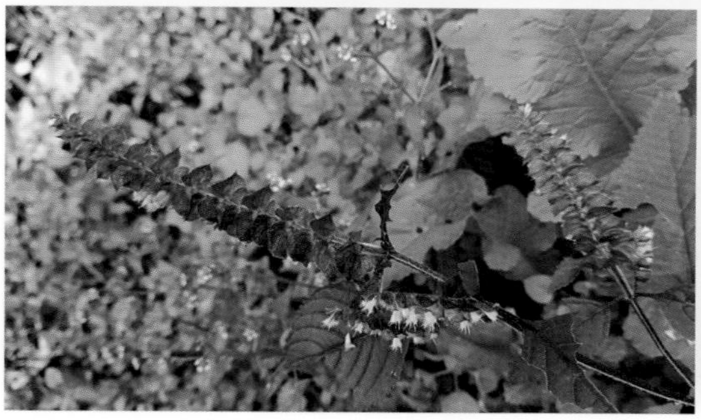

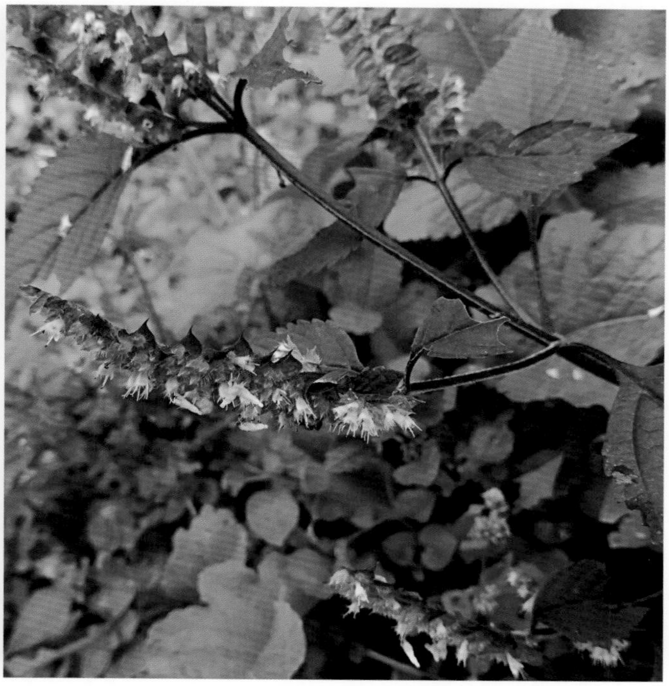

【形态特征】直立草本，高达 30~50cm，全株芳香。茎四棱形，老后紫褐色。叶柄具狭翅；叶卵形至椭圆状披针形，上面疏被小硬毛，下面沿主脉上疏被小硬毛，余部散布松脂状腺体。穗状花序长 2~7cm，宽达 1.3cm，偏向一侧，轮伞花序多花；花萼钟形，萼齿 5 枚，三角形；花冠淡紫色；花药紫黑色。小坚果黄褐色。花期 7~10 月，果期 10 月至翌年 1 月。

【适宜生境】生于沟边、路旁。

【资源状况】分布于低山区、中山区、高山区。常见，可以大量开发利用。

【入药部位】全草（土香薷）。

【功能主治】祛风发汗，利湿解表，清热祛暑，利水消肿，杀虫，理气止痛。用于暑热感冒，水湿浮肿，小便不利，烂脚丫，疮疖，皮肤瘙痒，瘫痪，劳伤吐血，感冒，月子病，疮毒。

鸡骨柴 *Elsholtzia fruticosa* (D. Don) Rehd.

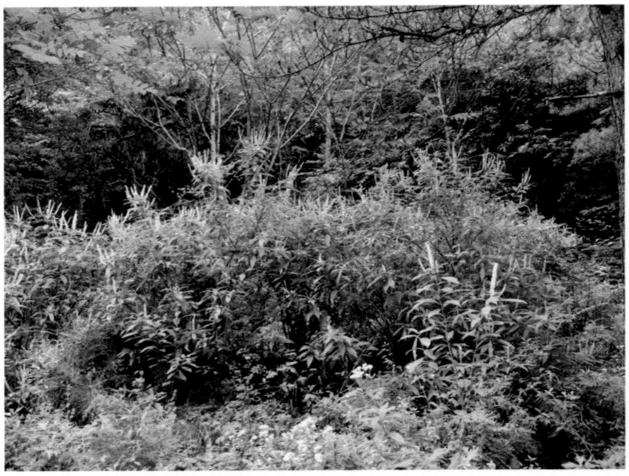

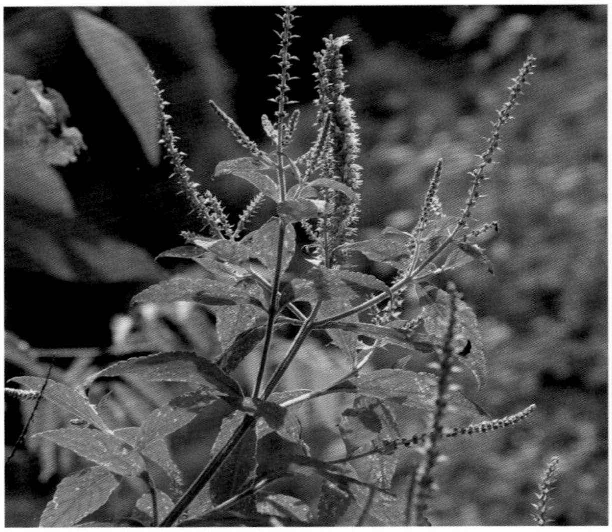

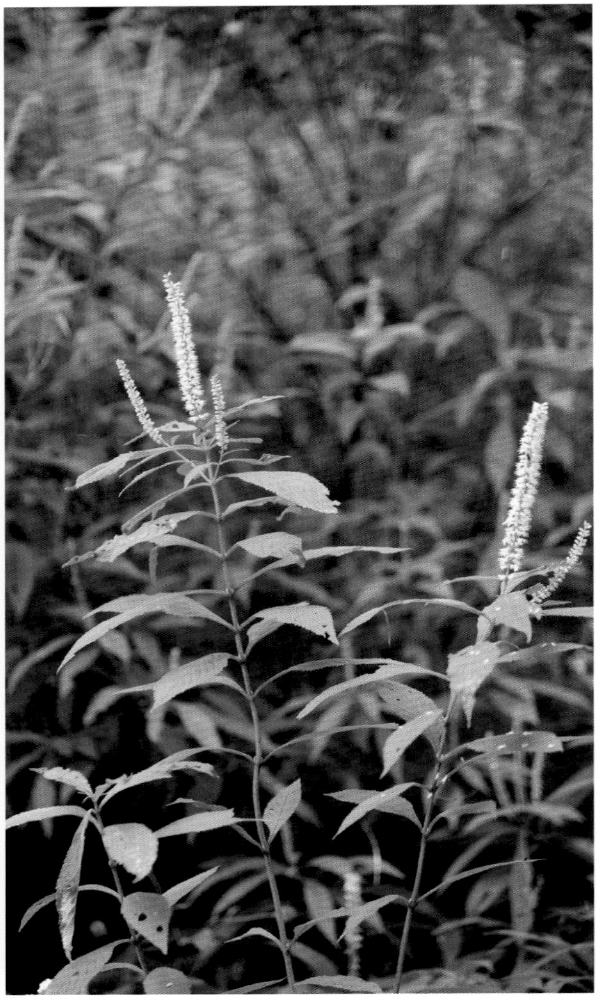

【形态特征】直立灌木，高可达 2m。茎、枝钝四棱形，黄色或紫褐色，幼时被白色卷曲柔毛，老时皮层脱落，变无毛。穗状花序圆柱状，下部间断，密被短柔毛；花萼钟形；花冠白色至淡黄色，外部具卷曲柔毛和金色腺点，内部具毛环。小坚果腹面具棱，褐色。花期 7~9 月，果期 10~11 月。

【适宜生境】生于荒坡、耕地内。

【资源状况】分布于坝区、低山区。常见，可以大量开发利用。

【入药部位】根（双翎草）。

【功能主治】温经通络，祛风除湿。用于风湿关节疼痛。

野拔子 臭香薷、瞌睡草

Elsholtzia rugulosa Hemsl.

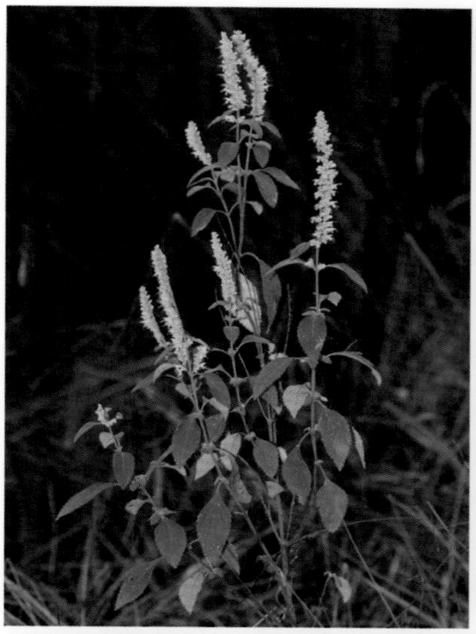

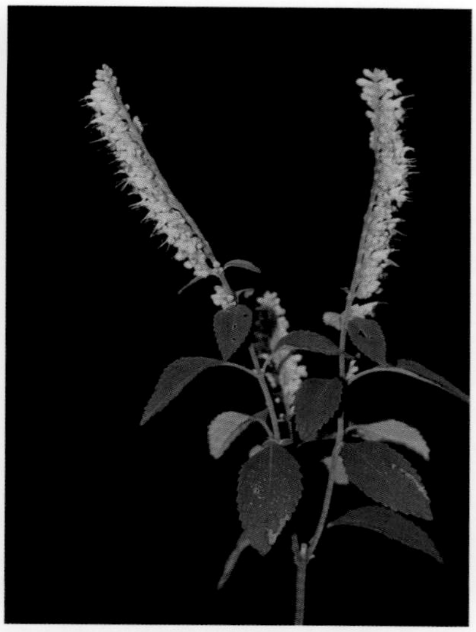

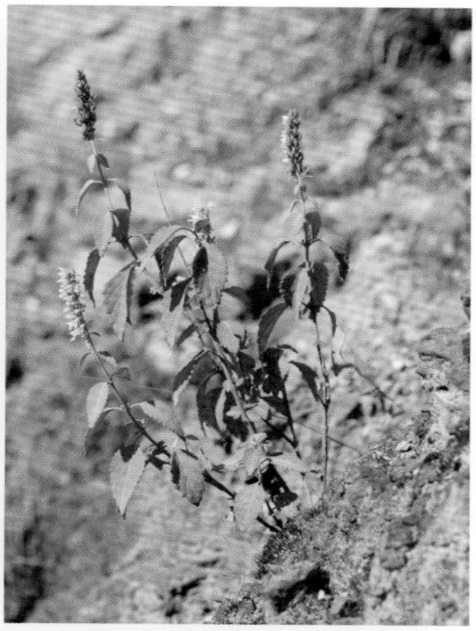

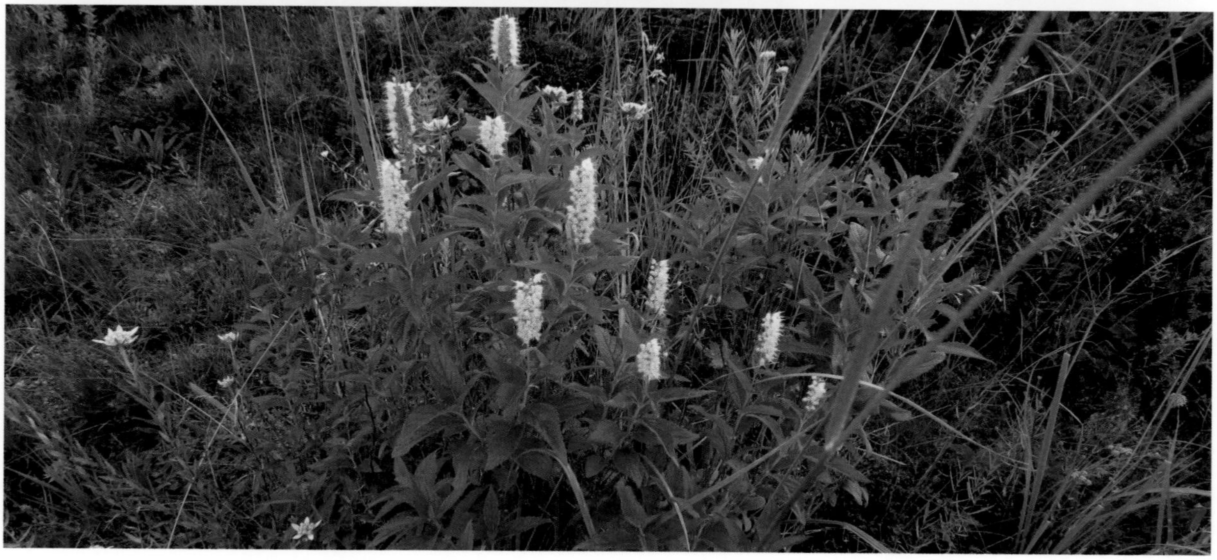

【形态特征】草本至半灌木，高约1m。茎四棱形，粗壮，多分枝，髓白色。叶椭圆形至菱状卵形，纸质，上面具硬毛，皱，下面具灰色绒毛。穗状花序顶生，长3~12cm或更长，由具梗的轮伞花序所组成，位于穗状花序下部的轮伞花序疏散；花萼钟形，外面被白色粗硬毛；花冠白色，有时紫色或淡黄色。小坚果淡黄色，包于宿存萼内。花、果期10~12月。

【适宜生境】生于海拔1200m左右的荒地。

【资源状况】分布于低山区、中山区。常见，可以大量开发利用。

【入药部位】全草。

【功能主治】解表退热，化湿和中。用于感冒发热，头痛，呕吐泄泻，痢疾，烂疮，鼻衄，咳血，外伤出血。

活血丹

连钱草、透骨消

Glechoma longituba (Nakai) Kupr.

【标本采集号】511423140419345LY

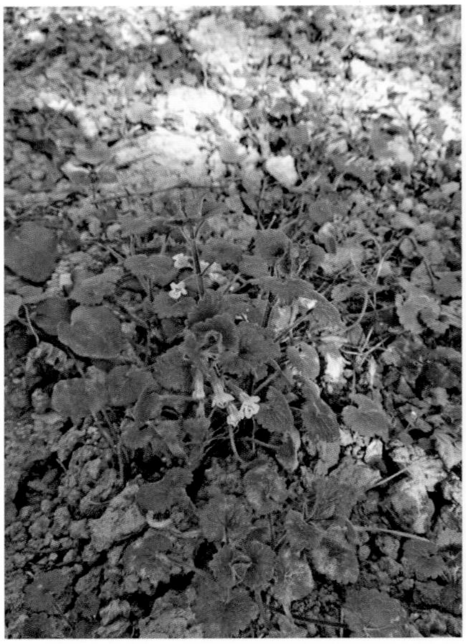

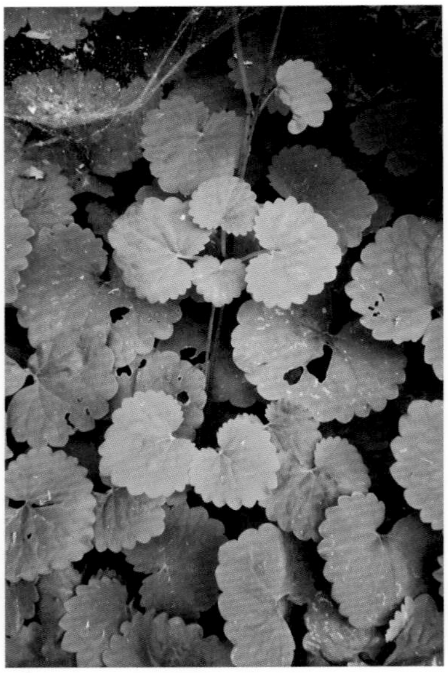

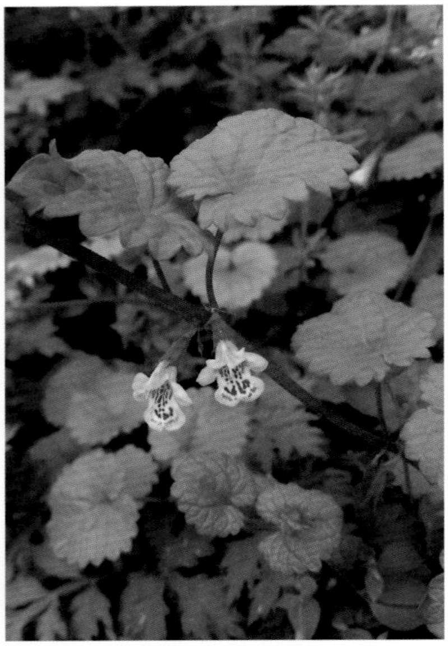

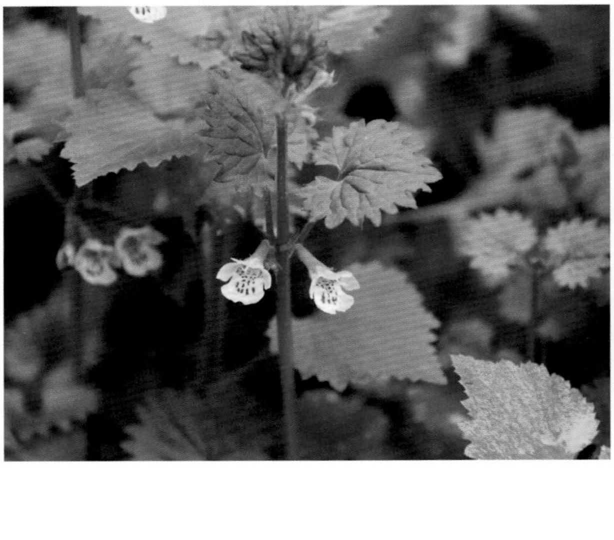

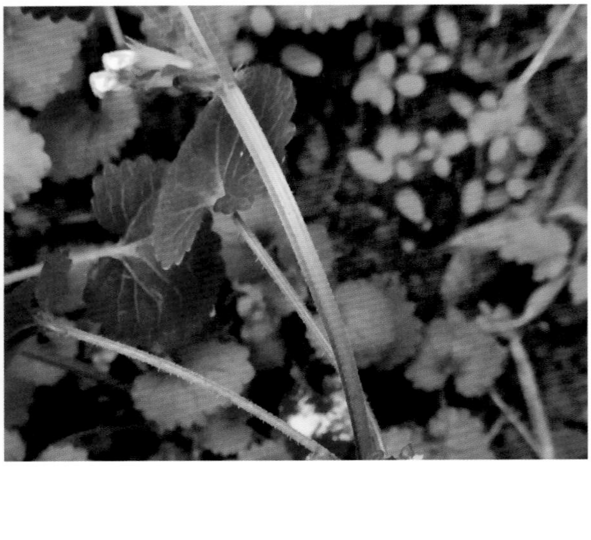

【形态特征】多年生草本，高 10~25cm。茎四棱形，斜升，基部紫红色，幼嫩部分被疏柔毛。基部叶小，心形至近肾形，上部叶心形，叶柄长为叶片的 1~2 倍。轮伞花序具花 2（~6）朵；花冠二唇形，上唇 2 裂，下唇中裂片肾形，具深红色斑点。小坚果基部略呈三棱形。花期 4~5 月，果期 5~6 月。

【适宜生境】生于海拔 900m 以下的竹林下或灌丛下阴湿处。

【资源状况】分布于坝区、低山区。常见，可以大量开发利用。

【入药部位】地上部分（连钱草）。

【功能主治】利湿通淋，清热解表，散瘀消肿。用于热淋，石淋，湿热黄疸，疮痈肿痛，跌打损伤。

四轮香 史汉草

Hanceola sinensis (Hemsl.) Kudo

【标本采集号】LEM120726002

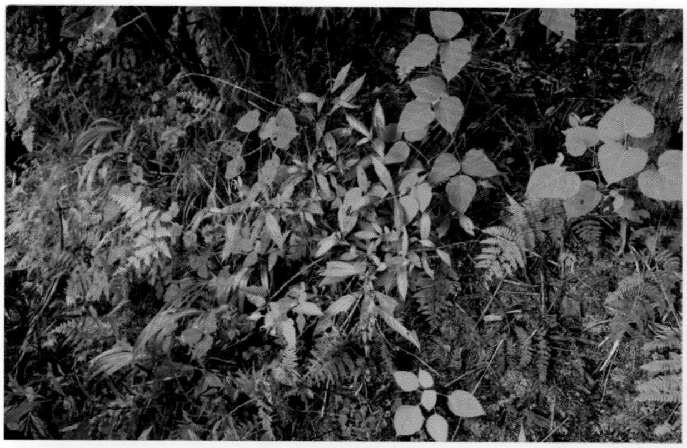

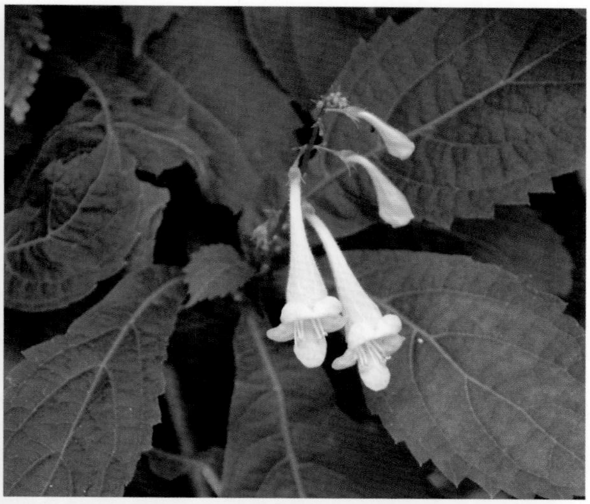

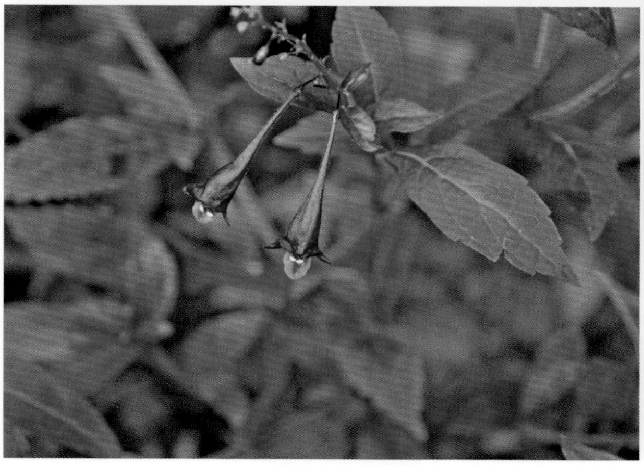

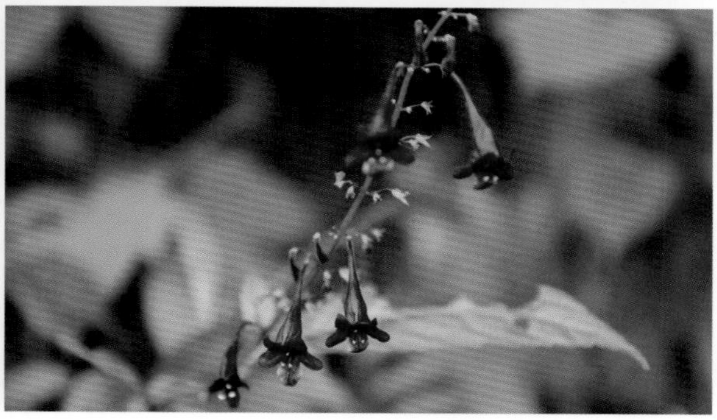

【形态特征】多年生草本。根状茎肥大而横走，木质；茎四棱形，具槽，被微柔毛，通常在茎上部腋内具短花枝。叶披针形至倒卵状披针形。轮伞花序具 2~6 花，排成腋生及顶生的总状圆锥花序，长达 13cm；花萼近钟形，小，外面被微毛，果时花萼极为增大；花冠白色、黄色至紫色，长 3.5cm。小坚果基部有一白痕，褐色，具数条纹。花期 7~8 月，果期 9 月。
【适宜生境】生于路旁、林下阴处。
【资源状况】分布于中山区。常见。
【入药部位】全草。
【功能主治】清热，消肿，止痛。用于痢疾，疮肿，跌打肿痛。

动蕊花 *Kinostemon ornatum* (Hemsl.) Kudo

【标本采集号】LEM120727008

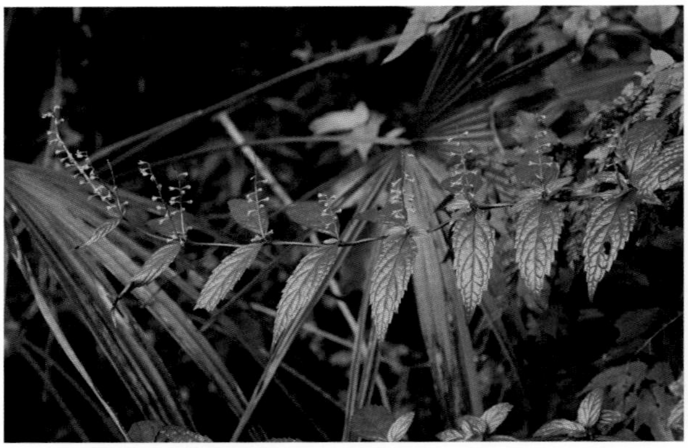
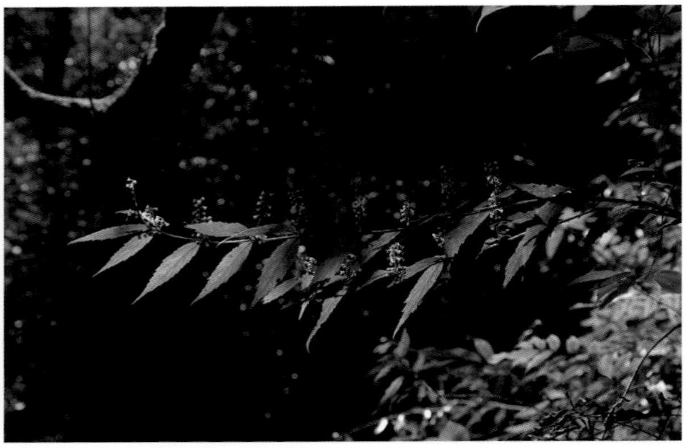
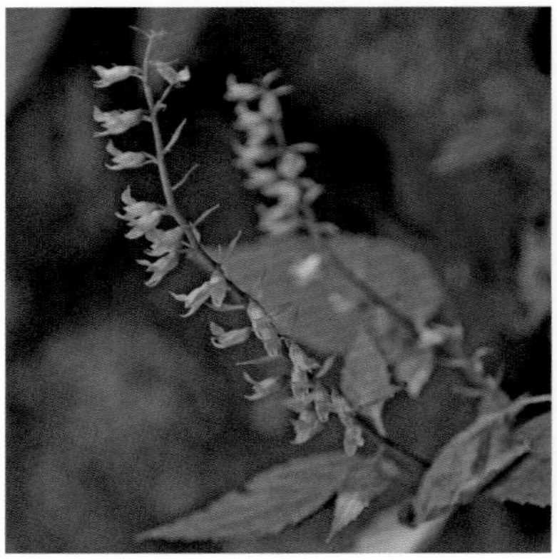
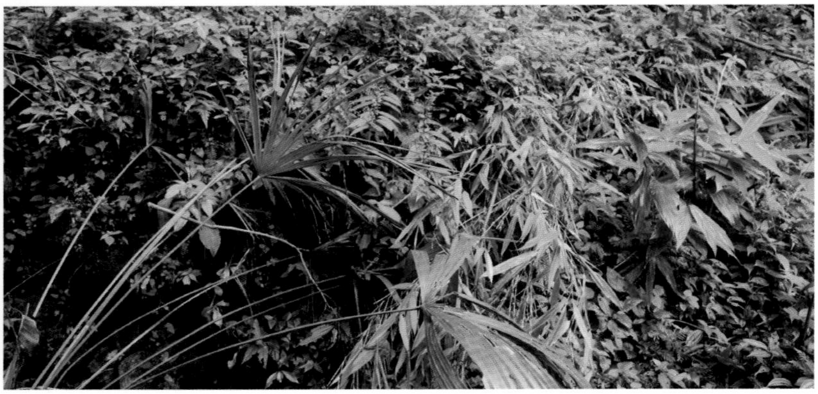

【形态特征】多年生草本。茎四棱形，直立，无毛，自基部分枝，高 50~80cm。轮伞花序 2 花，远隔，生一侧，为顶生或腋生的疏松总状花序，腋生者稍短于叶；苞片早落；花萼具 5 齿，呈二唇式开张，上唇 3 齿，下唇 2 齿；花冠紫红色，具黄色腺点，冠筒长达 8mm，下部狭细，宽 1.2mm，中部以上宽展；雄蕊 4。小坚果长约 1mm。花期 6~8 月，果期 8~11 月。
【适宜生境】生于 700~1300m 的灌木丛中。
【资源状况】分布于低山区、中山区。少见。
【入药部位】全草。
【功能主治】清热凉血，杀虫。用于头痛，发热，肿瘤，肠痈，肝炎，肺痈咳嗽，咯血，衄血。

夏至草　小益母草

Lagopsis supina (Steph.) Ik.-Gal. ex Knorr.

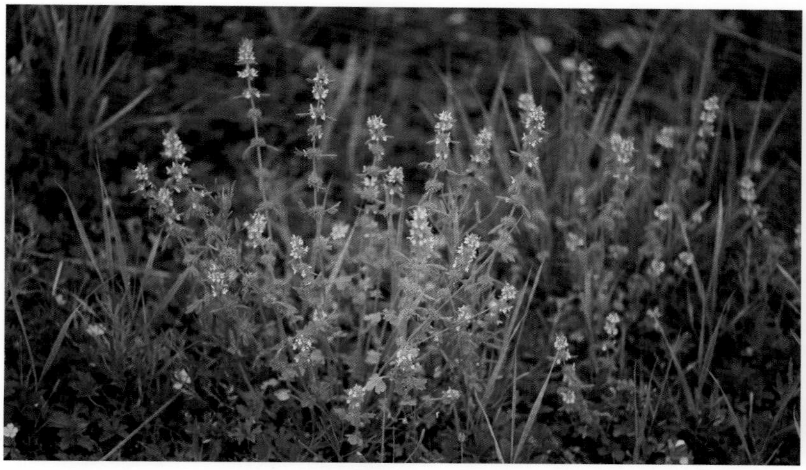
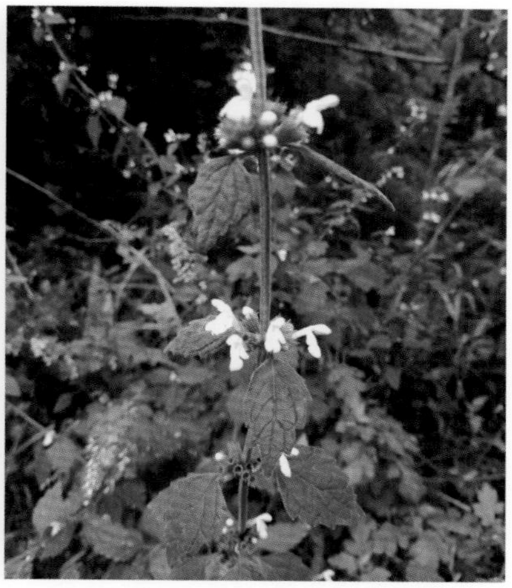

【形态特征】多年生草本，高达 35cm。茎浅紫色，少数，密具柔毛。叶圆形，3 浅裂或深裂。轮伞花序宽大，具少量花，下部疏松，上部紧密；花萼管状钟形，萼齿三角形；花冠白色。小坚果褐色，有鳞秕。花期 3~4 月，果期 5~6 月。

【适宜生境】生于草坡或乱石堆里。

【资源状况】分布于中山区。常见。

【入药部位】全草。

【功能主治】养血，调经。用于产后子宫收缩痛，子宫出血，高血压，月经不调，失血头晕。

宝盖草　佛座

Lamium amplexicaule Linn.

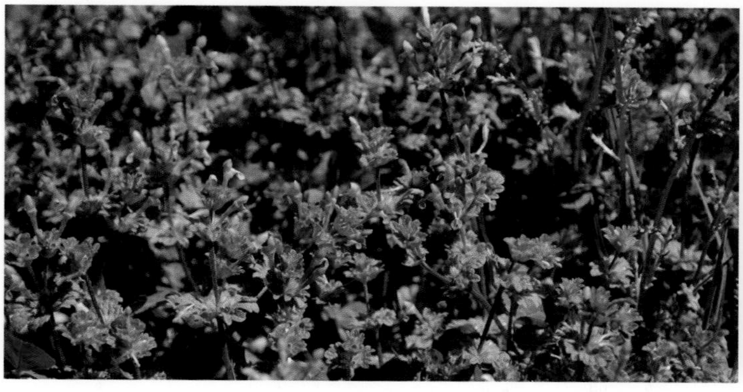
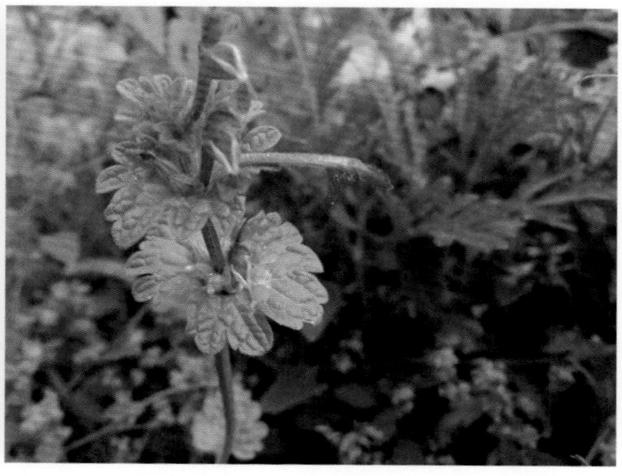

【形态特征】一年生或二年生草本，高 10~30cm。茎丛生，四棱形，常为深蓝色。叶对生，上部叶无柄，圆形或肾形，半抱茎，边缘具深圆齿至几掌状分裂。轮伞花序具花 6~10 朵；花萼管状钟形；花冠紫红色或浅红色；花药被硬毛。小坚果具 3 棱，褐黑色，有白色大疣状突起。花期 3~5 月，果期 7~8 月。

【适宜生境】生于荒坡、草坡。

【资源状况】分布于低山区。常见，可以大量开发利用。

【入药部位】全草。

【功能主治】清热利湿，祛风，解毒，镇痛。用于黄疸性肝炎，淋巴结结核，高血压，面神经麻痹，半身不遂，筋骨疼痛，四肢麻木，跌打损伤。

野芝麻

野油麻

Lamium barbatum Sieb. et Zucc.

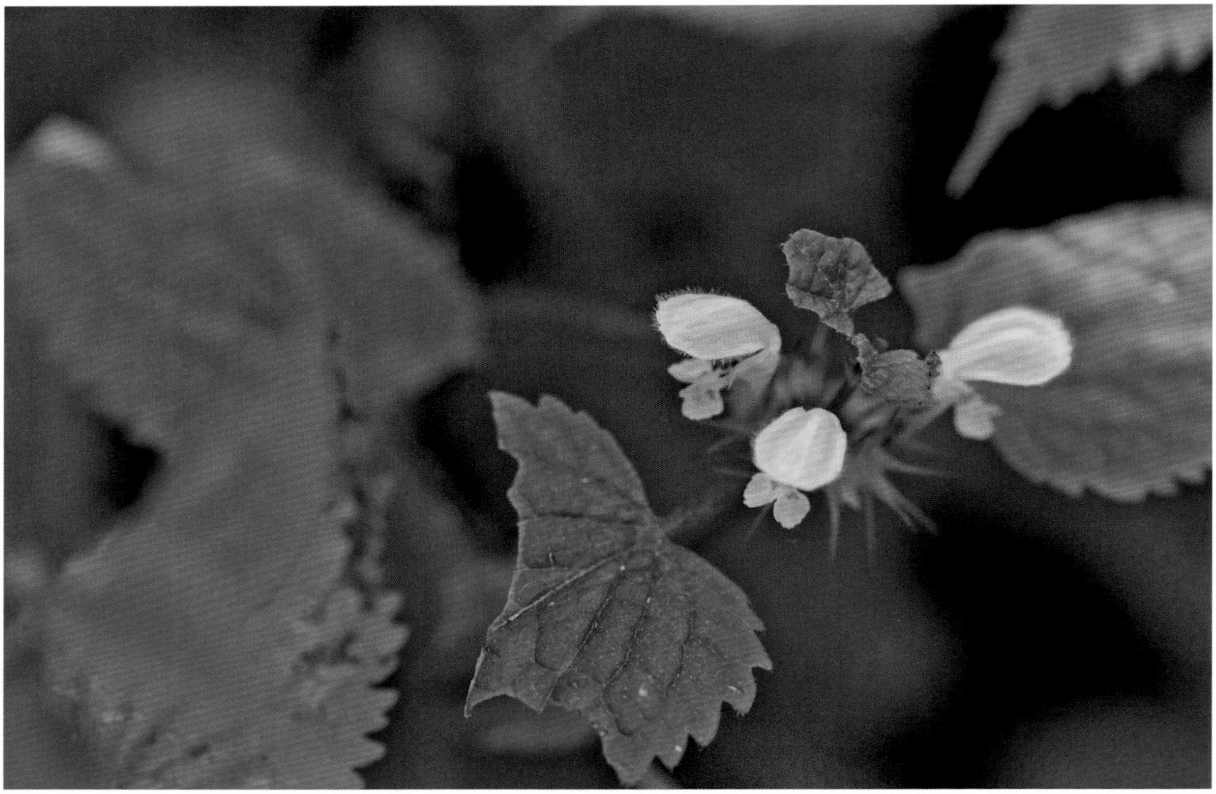

【形态特征】多年生草本，高达 1.5m。茎四棱形，几无毛，不分枝；茎上部叶草质，对生，边缘具内弯牙齿状锯齿。轮伞花序具花 4~14 朵，生于上部叶腋；花萼钟形；花冠白色或浅黄色，花冠筒囊状；花药深紫红色。小坚果倒卵球形。种子多数，有 3 棱，截头，黑色。花期 4~6 月，果期 7~8 月。

【适宜生境】生于荒坡、草坡。

【资源状况】分布于低山区。常见，可以开发利用。

【入药部位】全草、根。

【功能主治】全草清热解毒，凉血，散瘀，活血消肿，调经。用于肺热咳嗽，血淋，石淋。根清肝利湿，活血消肿。用于眩晕，肝炎，肺痨，水肿，带下病。

益母草　茺蔚子

Leonurus artemisia (Lour.) S. Y. Hu

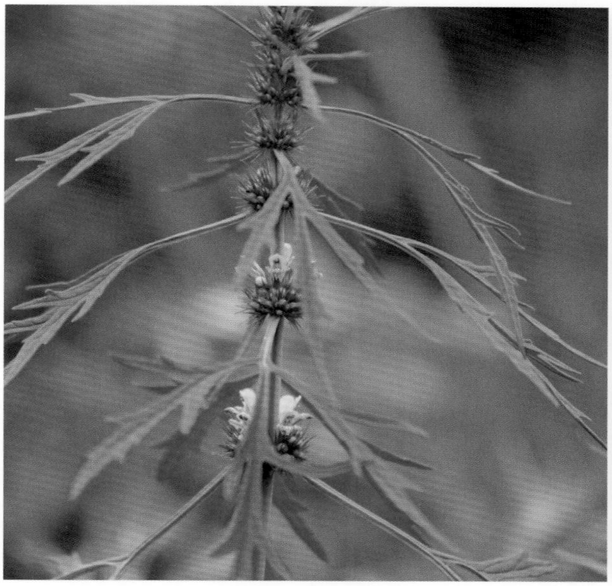

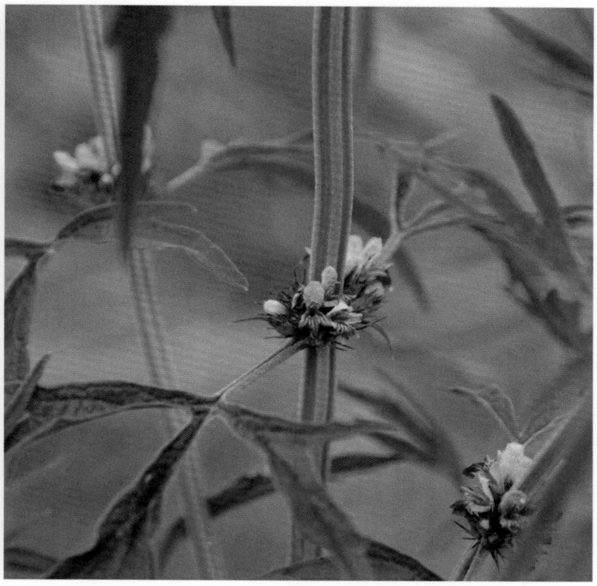

【形态特征】一年生或二年生草本，高 30~120cm。茎四棱形。叶对生，基生叶开花时枯萎，叶掌状深裂。轮伞花序具花 8~15 朵；苞叶近无柄，线形或线状披针形，全缘或具稀少牙齿；小苞片刺状；花梗无；花萼管状钟形，具平伏柔毛；花冠白色或淡红色至紫红色，被柔毛。小坚果长圆状三棱形，顶端截平而略宽大，基部楔形，淡褐色。花期 6~9 月，果期 9~10 月。

【适宜生境】生于山坡、草丛及溪边林湿润处。

【资源状况】分布于峨眉山各地。常见，可以开发利用。

【入药部位】地上部分（益母草）、果实（茺蔚子）。

【功能主治】地上部分活血调经，利尿消肿，清热解毒。用于月经不调，痛经经闭，恶露不净，水肿尿少，疮疡肿毒。果实活血调经，清肝明目。用于肝热目赤肿痛，血灌瞳神，目生云翳，高血压，月经不调，产后瘀血腹痛。

评　述　川产道地药材，主产于凉山彝族自治州（普格、会理、会东）。

錾菜 *Leonurus pseudomacranthus* Kitagawa

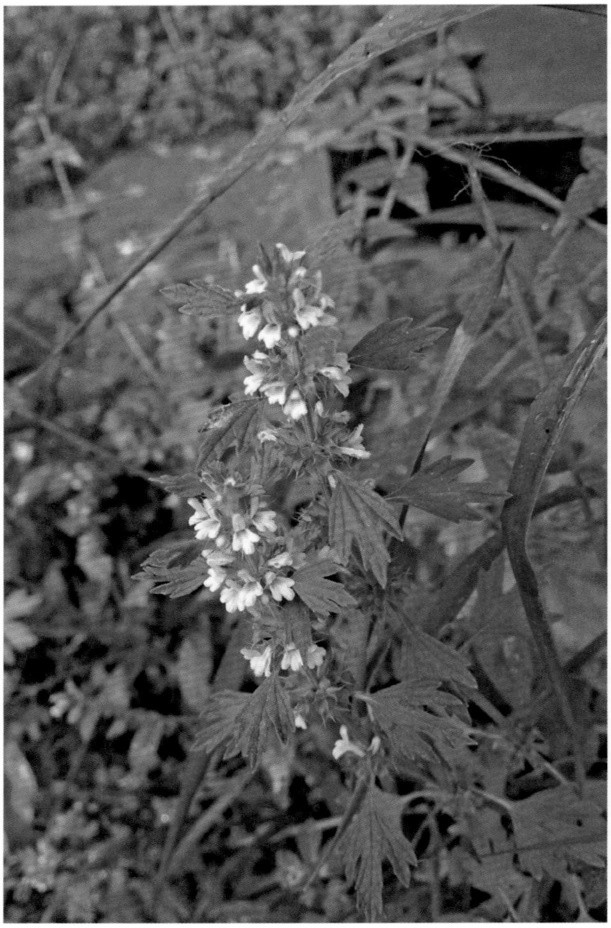

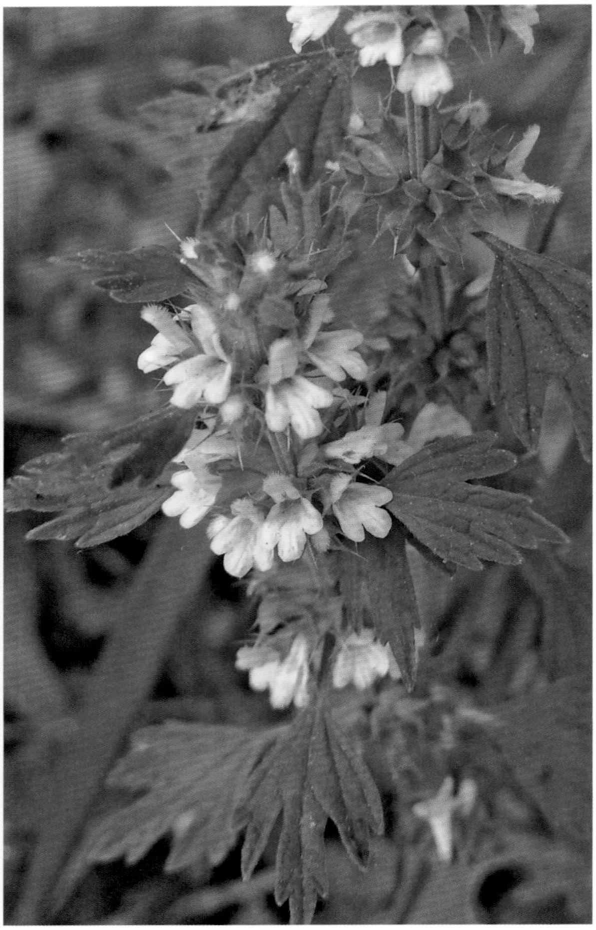

【形态特征】多年生草本。茎及分枝钝四棱形，明显具槽，密被贴生倒向的微柔毛，在节间上尤为密集。近茎基部叶轮廓为卵圆形，茎中部叶轮廓长圆形，长6~7cm，宽4~5cm，近3等裂，多少革质，上面密具糙硬毛，粗糙，具皱，下面具平伏硬毛，淡黄色腺点，茎中部叶边缘具粗锯齿状牙齿。轮伞花序具多花；花冠白色或具紫斑。小坚果长圆状三棱形，黑褐色。花期8~9月，果期9~10月。

【适宜生境】生于荒坡、草坡。

【资源状况】分布于低山区。常见。

【入药部位】地上部分。

【功能主治】补血，活血，行气，利尿。用于产后腹痛，难产，痛经，月经不调。

龙头草 *Meehania henryi* (Hemsl.) Sun ex C. Y. Wu

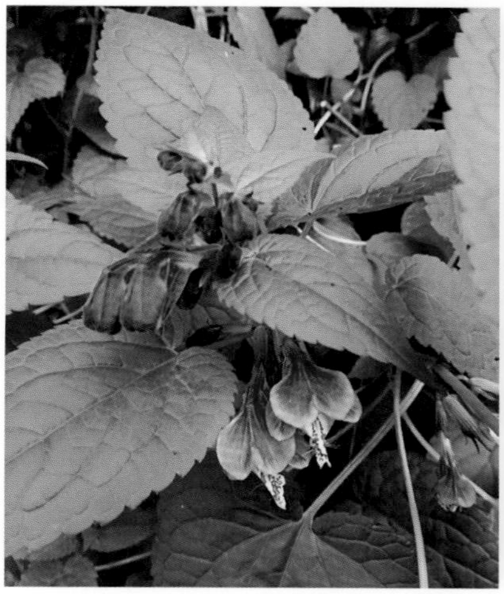
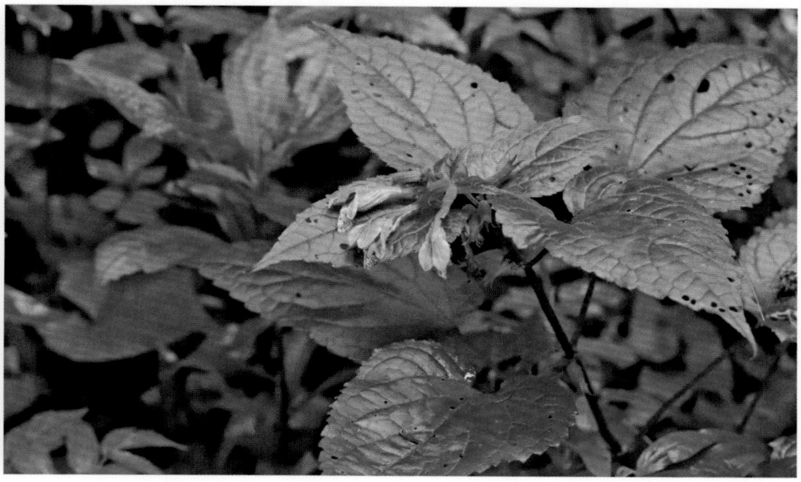

【形态特征】多年生草本。幼嫩部分被疏柔毛及节上被柔毛。叶纸质或稍膜质。花序腋生和顶生，为聚伞花序组成的假总状花序；小苞片钻形；花萼狭管状，果时萼筒基部膨大成囊状；花冠紫红色至浅紫色，长 2.3~3.7cm，冠筒直，细管状，先端渐膨大。小坚果球状长圆形。花期 9 月，果期 10 月。

【适宜生境】生于灌木林下阴处。

【资源状况】分布于中山区。罕见。

【入药部位】全草。

【功能主治】补气。用于气虚，蛇咬伤。

蜜蜂花 鼻血草 *Melissa axillaris* (Benth.) Bakh. f.

【标本采集号】LEM120629001

【形态特征】多年生草本。茎带紫色，四棱形，多少直立，有分枝，高 60~100cm，被短柔毛。叶对生，卵形，草质，沿中脉具浅紫色。轮伞花序开展；花冠白色或淡红色，长约 1cm。小坚果腹面具棱，包于宿存萼中。花、果期 6~11 月。

【适宜生境】生于灌木林下阴处。

【资源状况】分布于低山区、中山区。常见，可以开发利用。

【入药部位】全草（鼻血草）。

【功能主治】凉血止血，解毒。用于鼻衄，麻风，吐血，皮肤瘙痒。

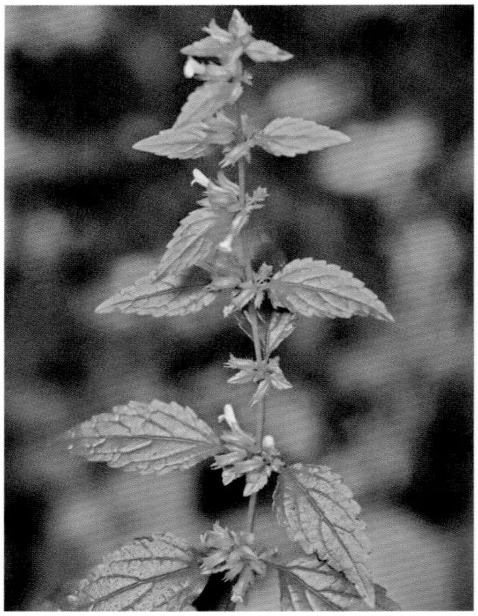

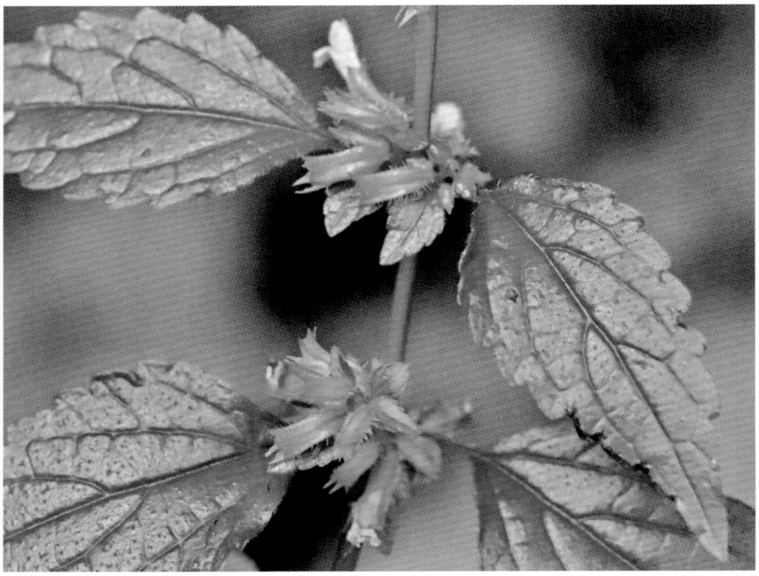

薄　荷

野薄荷

Mentha haplocalyx Briq.

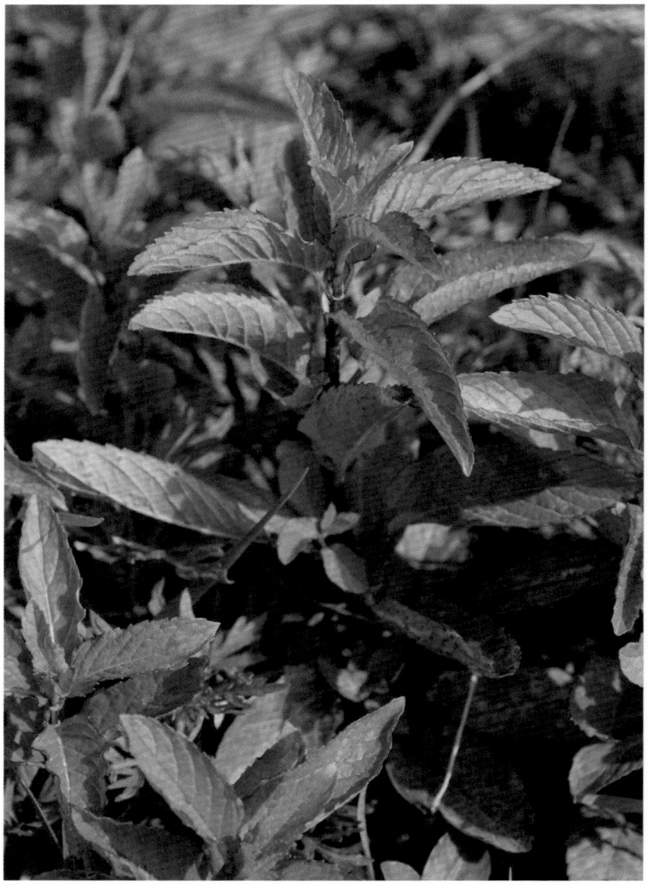

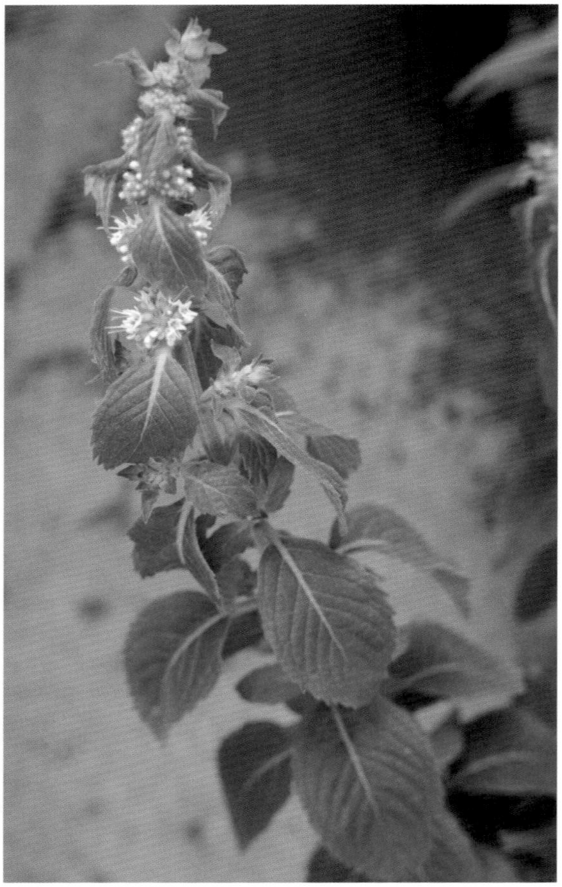

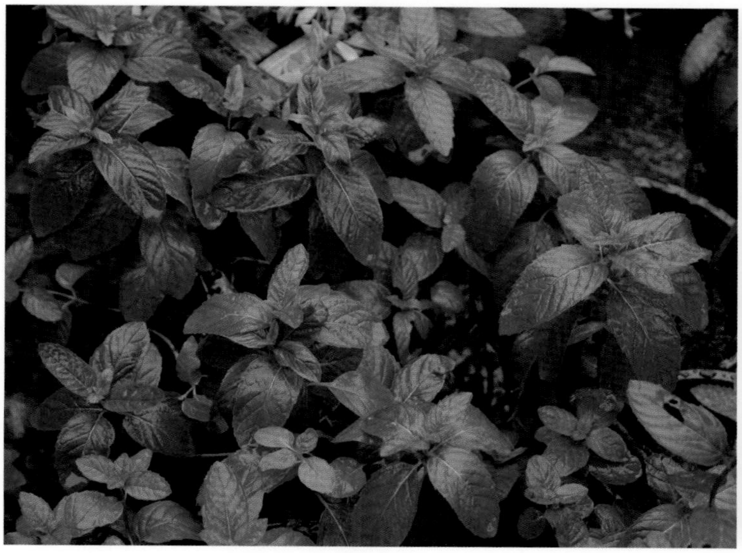
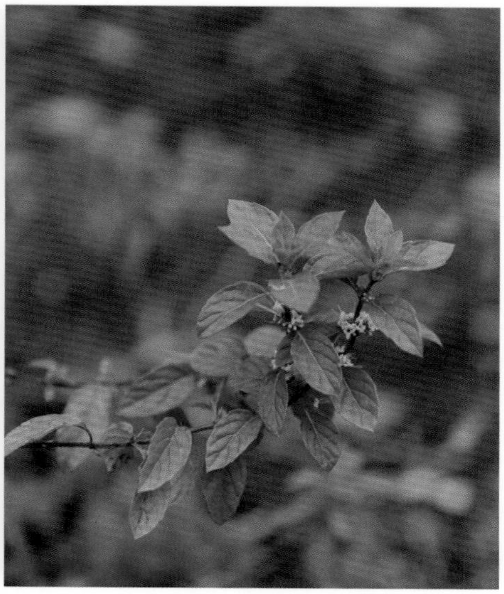

【形态特征】多年生草本，高 30~80cm，芳香。茎具柔毛，四棱形，多分枝，散生鳞腺。叶卵状披针形至长圆形，具柔毛。轮伞花序腋生，球形；花萼管状钟形，具柔毛及腺点；花冠淡紫色或白色，具柔毛，上部裂片最大，2 裂，其他裂片近等大。小坚果褐色，具小腺窝，包藏于宿存萼内。花期 7~9 月，果期 10 月。

【适宜生境】生于潮湿的沟边、荒坡。

【资源状况】分布于坝区、低山区。常见，可以开发利用。

【入药部位】地上部分。

【功能主治】疏风发表，解热镇痛，利咽喉。用于外感风热，目赤头痛，咽喉肿痛，食滞气胀，口疮，牙痛。

冠唇花 野藿香

Microtoena insuavis (Hance) Prain ex Dunn

【形态特征】草本或亚灌木，高 1~2m。茎四棱形，被贴生短柔毛。叶对生，卵形至宽卵形，纸质，被柔毛，叶缘具锯齿状圆齿。聚伞花序二歧分枝，组成顶生圆锥花序；花冠红色，具紫色的盔，下唇中裂片舌状，侧裂片三角状。小坚果微皱，腹部有棱，暗褐色。花期 10~12 月，果期 12 月至翌年 1 月。

【适宜生境】生于海拔 650~2000m 的路旁、灌木林中。

【资源状况】分布于低山区、中山区。常见。

【入药部位】全草。

【功能主治】发表，散寒。用于风寒感冒，咳喘气急，头痛，齿痛，消化不良。

峨眉冠唇花 四轮香

Microtoena omeiensis C. Y. Wu. et Hsuan

【形态特征】粗壮草本。茎高 1~2m，锐四棱形，具槽，被疏生具节柔毛或微柔毛。叶长圆状卵圆形或三角状卵圆形，先端长尾状渐尖，基部截形、截状楔形至心形，边缘为具细突尖的粗圆齿，膜质；叶柄扁平，长达 13cm，具条纹。花序为腋生二歧聚伞花序，连总梗在内长约 3cm；花萼花时钟形，外面被尘状腺毛，沿肋及齿缘被小刺毛，萼齿三角状披针形，果时花萼囊状增大，网脉十分清晰；花冠淡黄色，长约 3cm，外面被微柔毛，冠檐二唇形，上唇盔状，长约 8mm，直立，基部截形，两侧有爪，下唇长约 1cm，先端 3 裂，中裂片较长，长圆形；花盘杯状。小坚果平凸状倒卵圆形，深褐色。花期 8 月，果期 8~9 月。

【适宜生境】生于海拔 1500~1700m 的草地、灌木林中。

【资源状况】分布于中山区。常见。

【入药部位】全草（冠唇花）。

【功能主治】芳香化浊，理气止痛。用于风寒感冒，咳嗽，痰多，头痛，齿痛。

石荠苎 痱子草

Mosla scabra (Thunb.) C. Y. Wu et H. W. Li

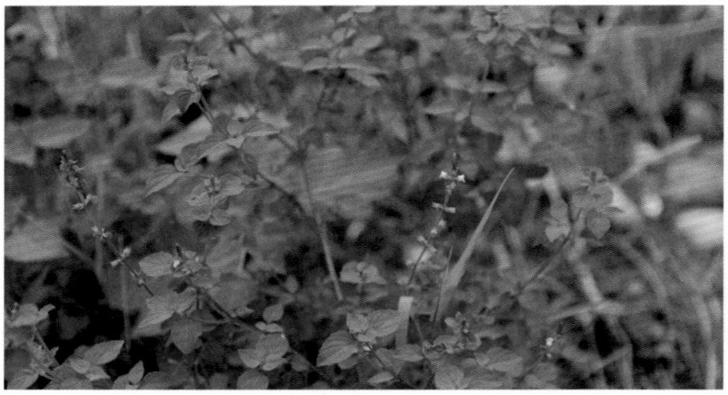

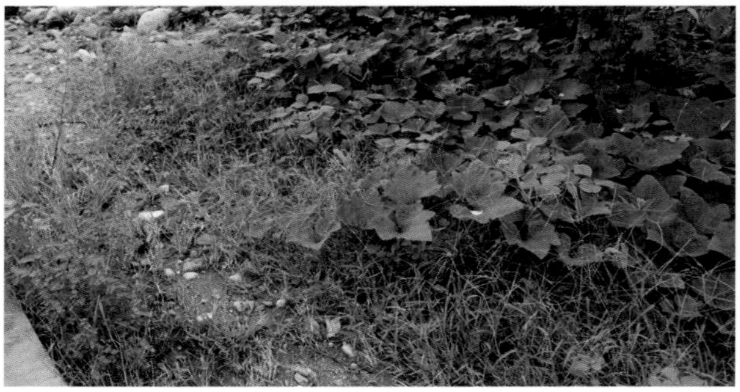

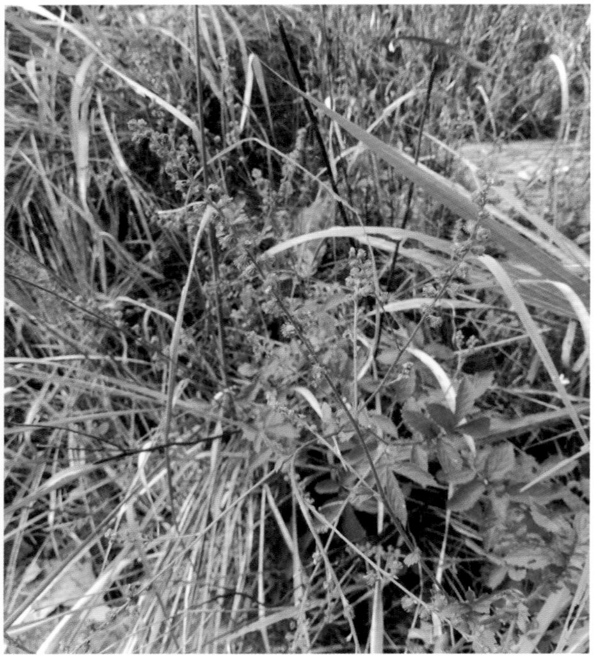

【形态特征】一年生直立草本。茎高 20~100cm，多分枝，密被短柔毛。叶卵形至卵状披针形。总状花序长 2.5~15cm；花冠淡红色；雄蕊 4，后对能育，前对退化。小坚果黄褐色，球形，直径约 1mm。花期 5~11 月，果期 9~11 月。

【适宜生境】生于荒坡或耕地内。

【资源状况】分布于坝区、低山区。常见，可以大量开发利用。

【入药部位】全草。

【功能主治】发表，解暑，行气，利湿。用于暑热痧证，暑日感冒，中暑，感冒头痛，咽喉肿痛，急性胃肠炎，湿疹，衄血，血痢，感冒咳嗽，慢性支气管炎。

假糙苏

糙苏

Paraphlomis javanica (Bl.) Prain

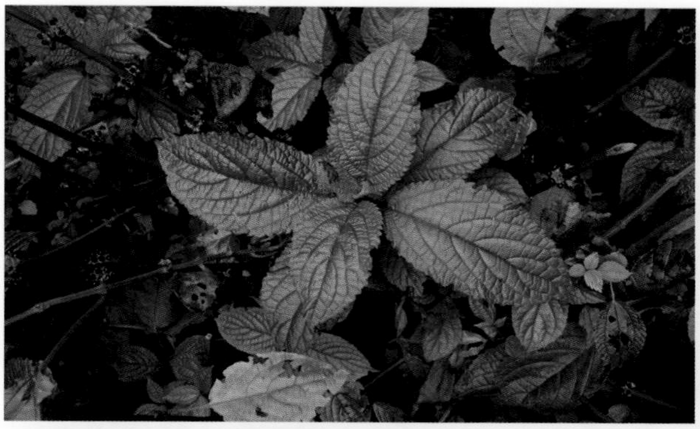

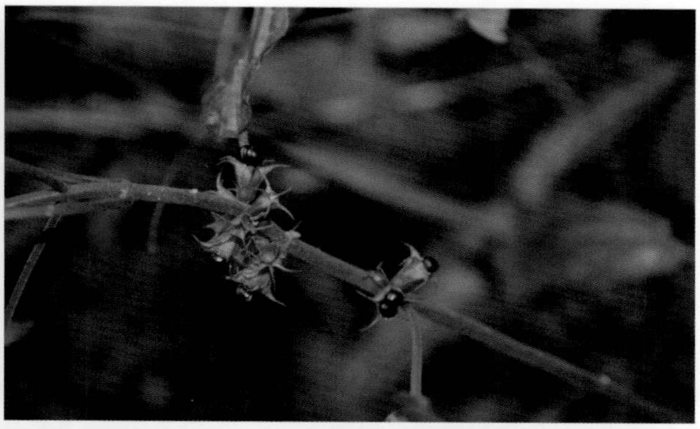

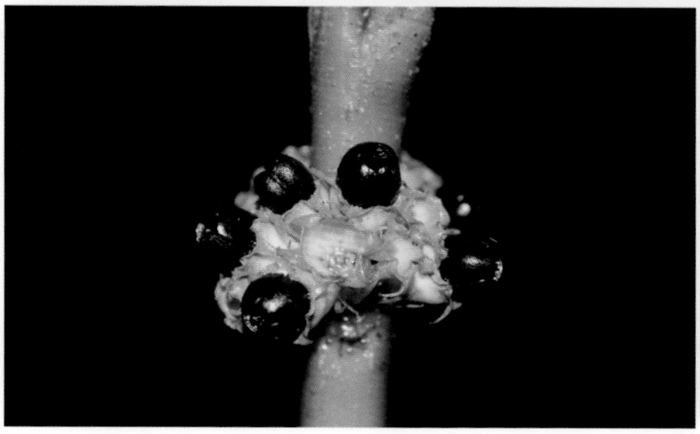

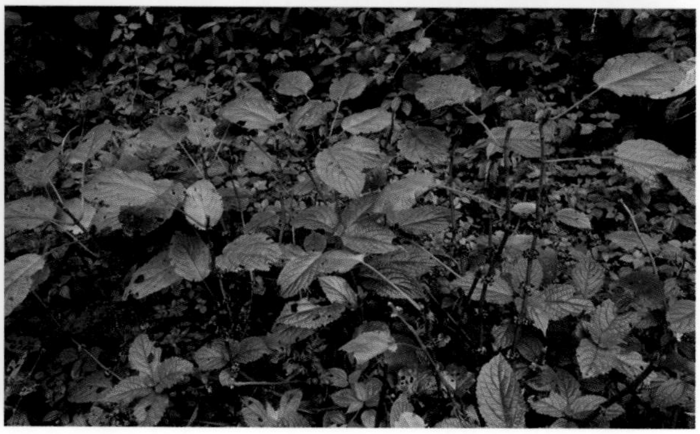

【形态特征】直立草本。茎钝四棱形，被倒向糙伏毛，曲折，基部无叶。叶椭圆形、椭圆状卵形或长圆状卵形，膜质或纸质，边缘具圆齿状锯齿。轮伞花序具多花，球形，由基部少量小苞片所包被；花萼花时明显管状，革质，口部骤然开张，果时膨大；花冠黄色或淡黄色。小坚果倒卵状三棱形。花期 6~8 月，果期 8~12 月。

【适宜生境】生于路旁、灌木丛中。

【资源状况】分布于中山区。罕见。

【入药部位】全草。

【功能主治】润肺止咳，补血，调经。用于咳嗽，月经不调。

紫　苏　红苏麻、苏子

Perilla frutescens (Linn.) Britt.

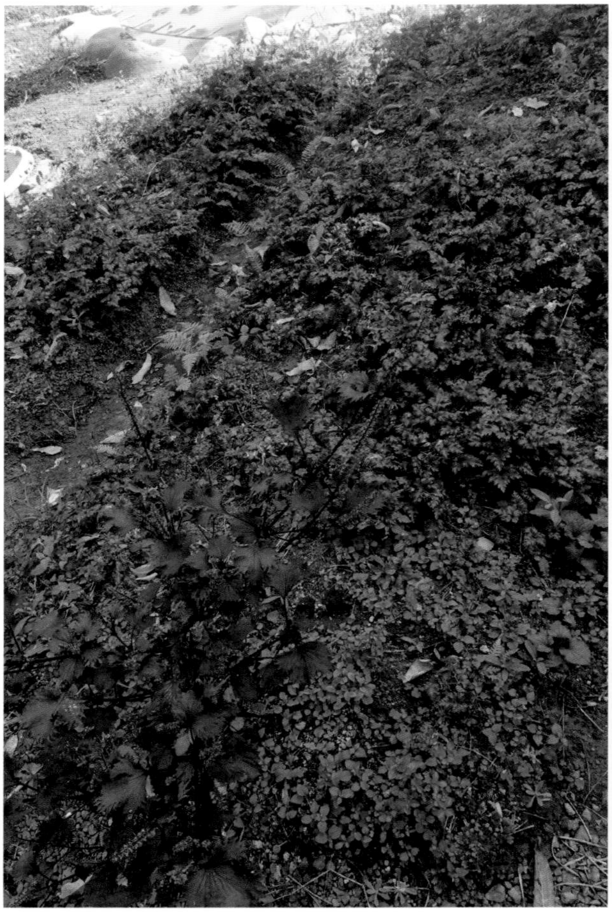

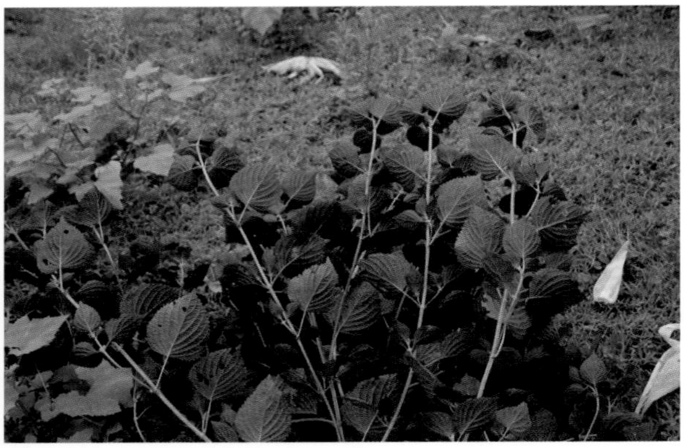

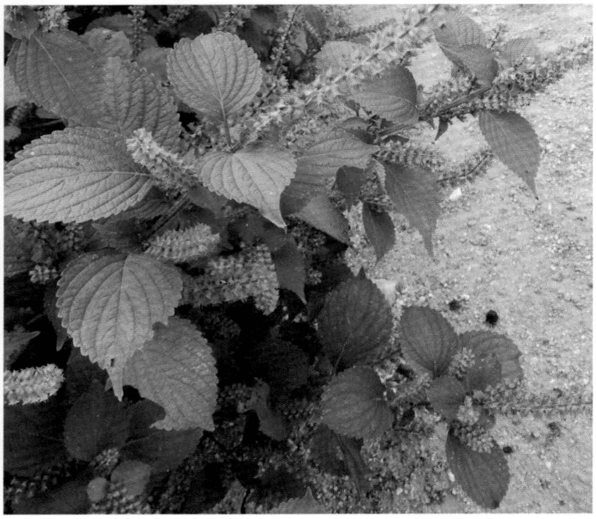

【形态特征】直立草本，高 30~200cm，有香气。茎四棱形，密被长柔毛。叶宽卵形至圆形，绿色或紫色，上面有柔毛，下面有贴伏长柔毛。轮伞花序具 2 花，组成偏向一侧的顶生及腋生总状花序；花萼钟形，10 脉，果时长达 1.1cm，基部有长柔毛，夹有黄色腺点；花冠白色至紫红色。小坚果近球形，灰棕色。花期 8~11 月，果期 8~12 月。

【适宜生境】生于荒坡或房前屋后。

【资源状况】分布于坝区、低山区。常见，有栽培，产量大，可以大量开发利用。

【入药部位】带叶嫩枝或叶（紫苏叶）、茎（紫苏梗）、果实（紫苏子）。

【功能主治】带叶嫩枝或叶发表，散寒，理气，和营，安胎。用于风寒感冒，恶寒发热，咳嗽，气喘，胸腹胀满，干呕，胎动不安。茎理气，舒郁，止痛，安胎。用于气滞，食滞，胸膈痞闷，脘腹疼痛。果实下气，消痰，润肺，宽胸，平喘。用于咳逆痰喘，痰涎壅盛，便秘，气滞。

野生紫苏

野紫苏

Perilla frutescens (Linn.) Britt. var. *acuta* (Thunb.) Kudo

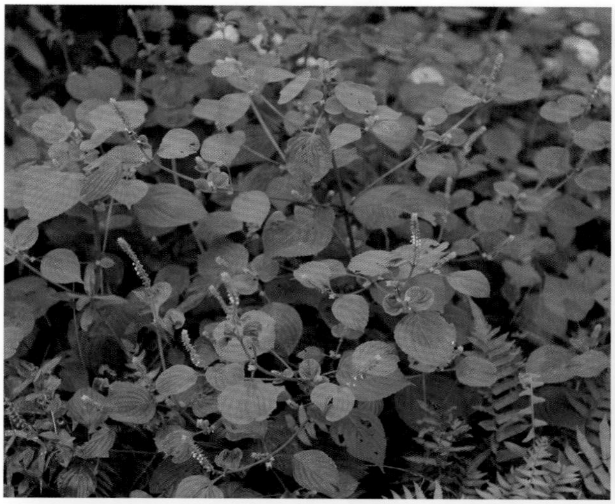
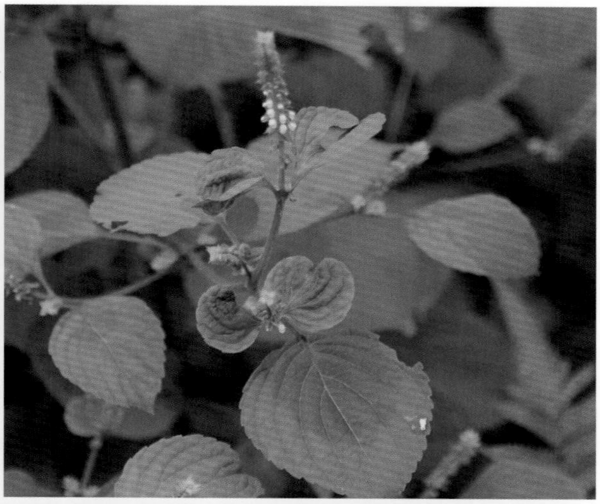
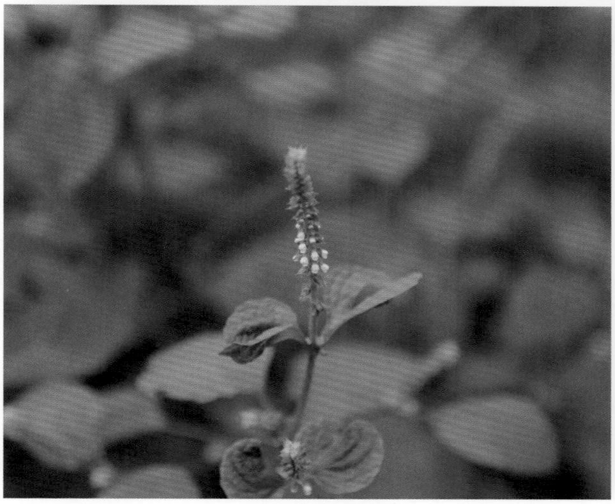
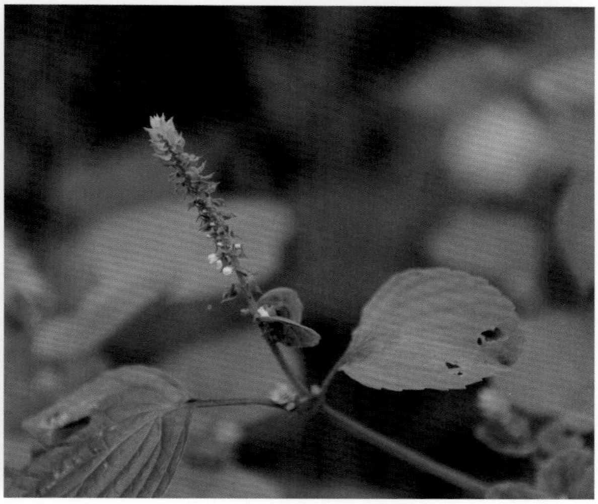

【形态特征】一年生草本。叶较小，卵形，长 4.5~7.5cm，宽 2.8~5cm，两面被疏柔毛。果萼较小，长 4~5.5mm；小坚果较小，土黄色。花期 8~11 月，果期 8~12 月。

【适宜生境】生于野生荒坡或耕地内。

【资源状况】分布于坝区、低山区。常见。

【入药部位】带叶嫩枝或叶（紫苏叶）、茎（紫苏梗）、果实（紫苏子）。

【功能主治】带叶嫩枝或叶发表，散寒，理气，和营，安胎。用于风寒感冒，恶寒发热，咳嗽，气喘，胸腹胀满，干呕，胎动不安。茎理气，舒郁，止痛，安胎。用于气滞，食滞，胸膈痞闷，脘腹疼痛。果实下气，消痰，润肺，宽胸，平喘。用于咳逆痰喘，痰涎壅盛，便秘，气滞。

夏枯草

夏姑草

Prunella vulgaris Linn.

【标本采集号】511423140515668LY、LEM120618008

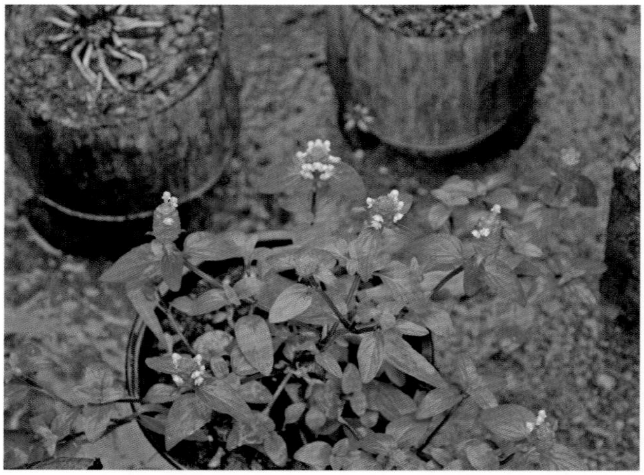

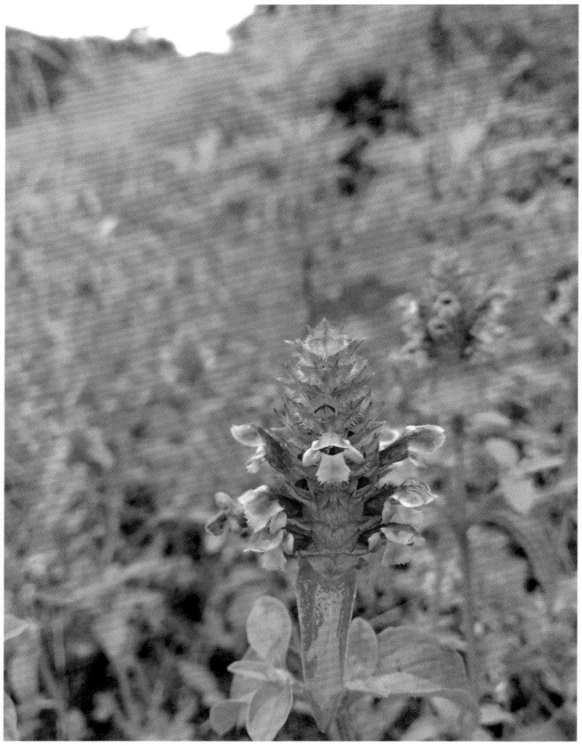

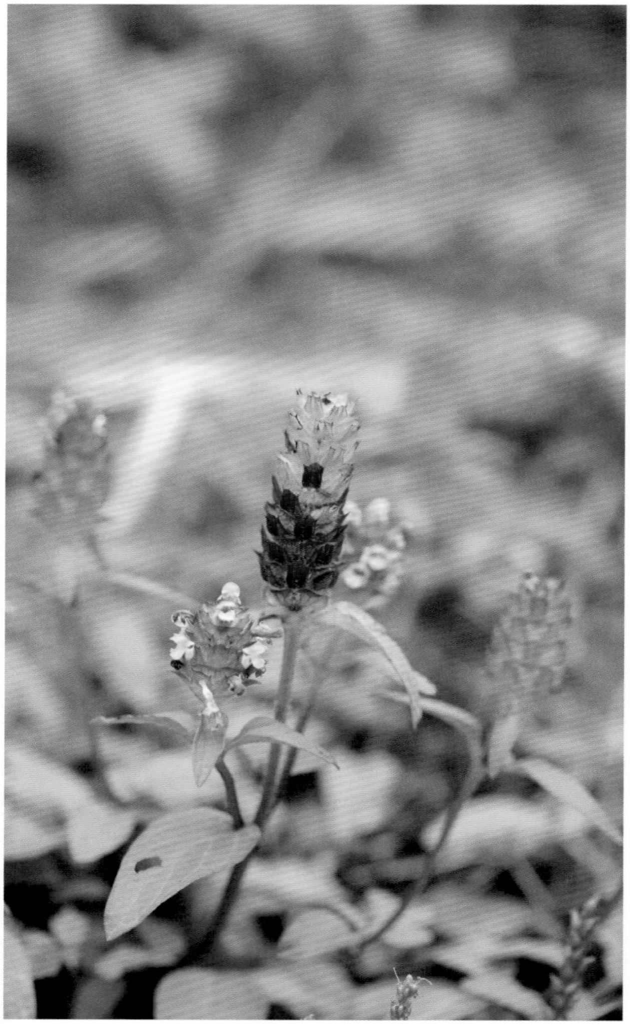

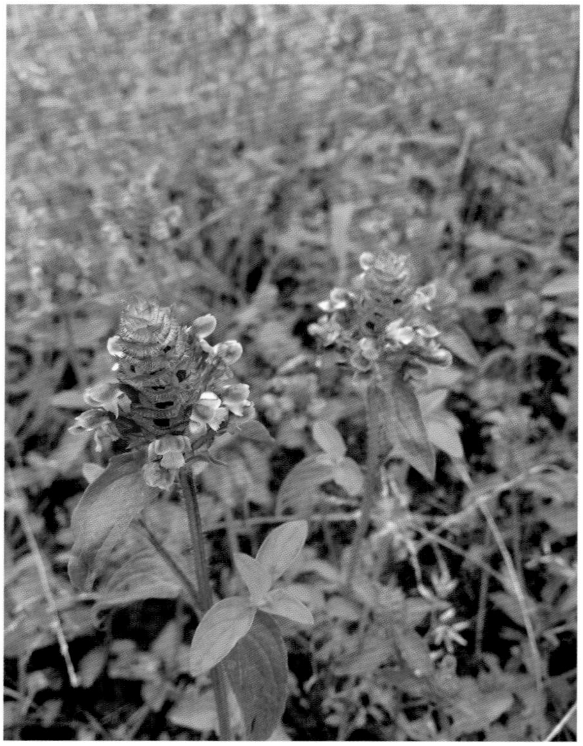

【形态特征】多年生草本。茎高 20~30cm，斜升，基部多分枝，紫红色。叶对生，卵状长圆形至卵形，边缘不明显波状至近全缘。花萼钟形，疏具硬毛；花冠紫色、蓝紫色或红紫色，冠檐二唇形，上唇近圆形，下唇近倒心形。小坚果黄褐色，微具 1 沟纹。花期 4~6 月，果期 7~10 月。

【适宜生境】生于海拔 1250m 以下的路旁、荒坡。

【资源状况】分布于坝区、低山区、中山区。常见，可以大量开发利用。

【入药部位】果穗（夏枯草）。

【功能主治】清肝泻火，明目，散结消肿。用于目赤肿痛，目珠夜痛，头痛眩晕，瘰疬，瘿瘤，乳痈，乳癖，乳房胀痛。

评　述　降血压效果显著。

毛萼香茶菜

黑头草

Rabdosia eriocalyx (Dunn) Hara

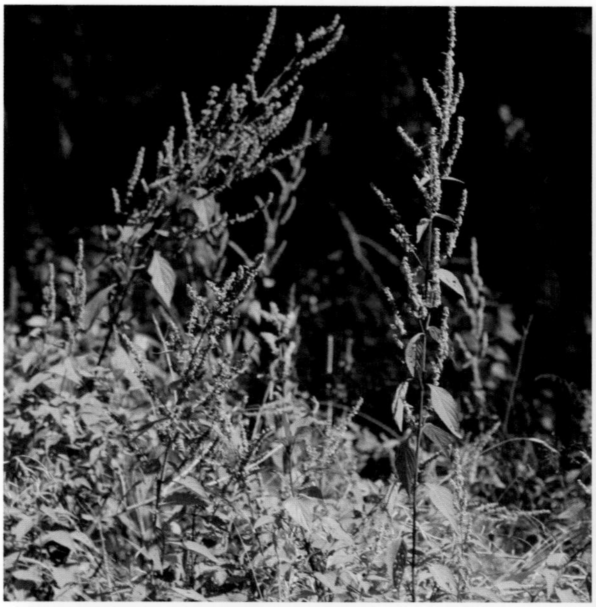

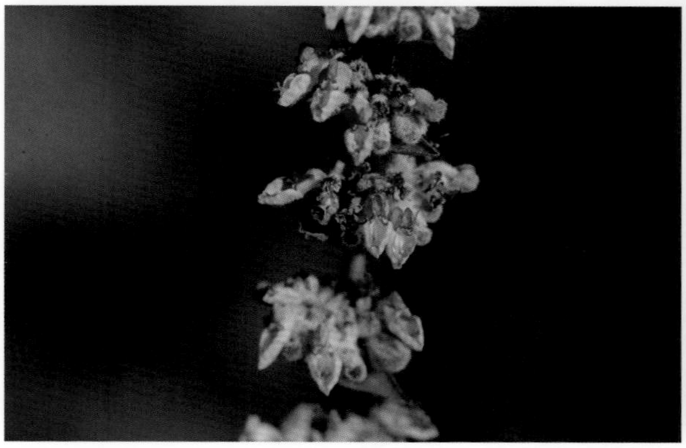

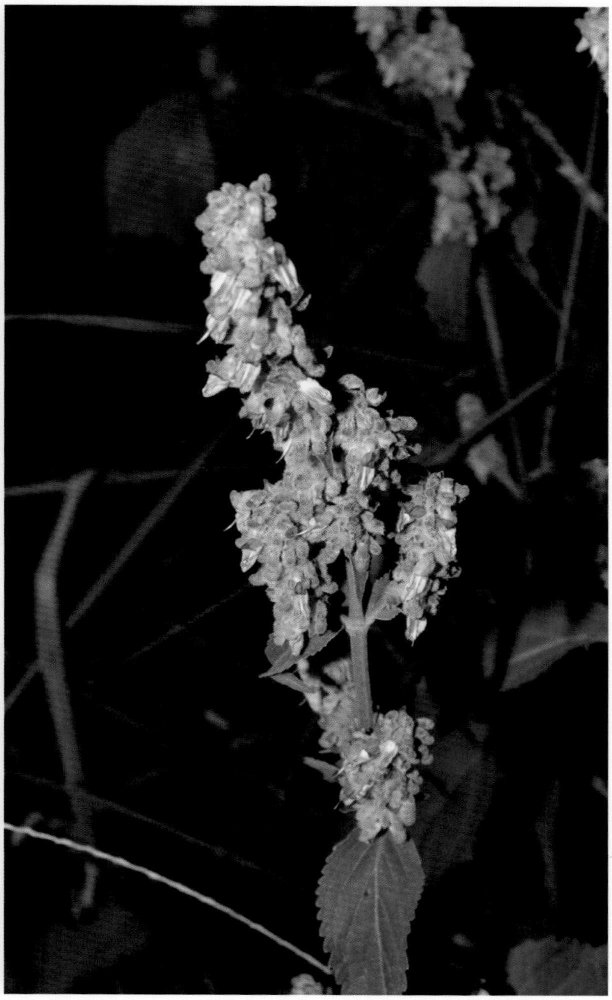

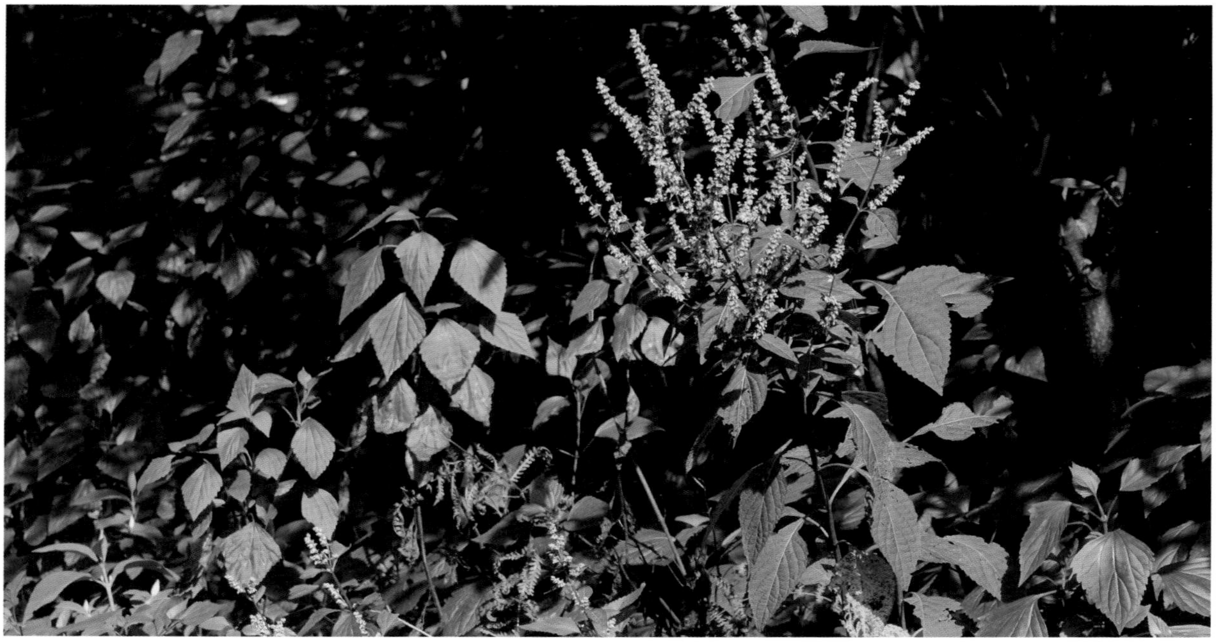

【形态特征】多年生草本或灌木，具匍匐茎。茎钝四棱形，具浅槽，常带紫红色，密被贴生微柔毛。叶纸质，沿脉疏具柔毛。圆锥花序穗状，顶生和腋生，密被白色卷曲短柔毛；无苞叶；花萼钟形，具灰色绵毛，渐无毛；花冠淡紫色或紫色，冠筒基部具浅囊状突起。小坚果卵形，极小，污黄色。花期 7~11 月，果期 11~12 月。

【适宜生境】生于荒坡草丛中或路旁。

【资源状况】分布于中山区。常见。

【入药部位】根、叶。

【功能主治】解毒，收敛。用于腹泻，痢疾。

线纹香茶菜

小疙瘩

Rabdosia lophanthoides (Buch.-Ham. ex D. Don) Hara

【标本采集号】LEM120802030

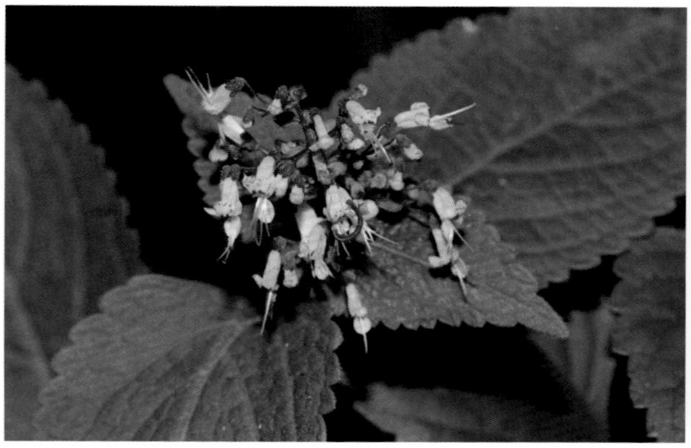

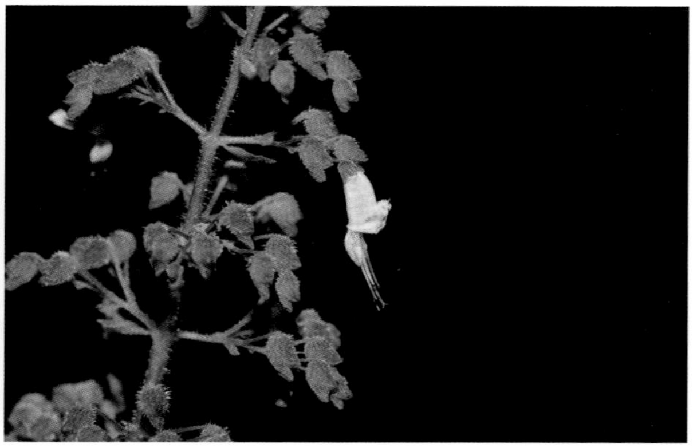

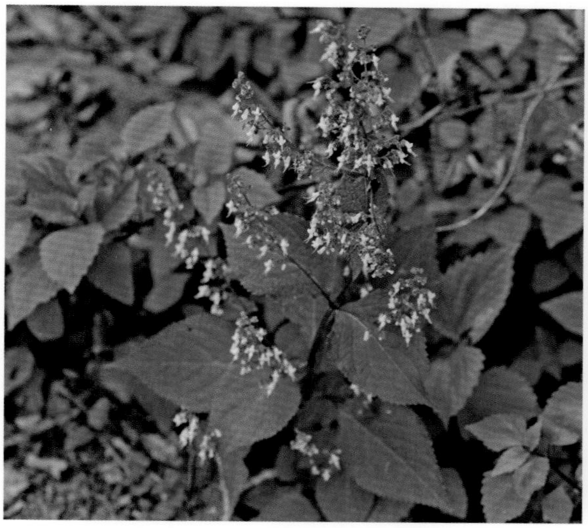
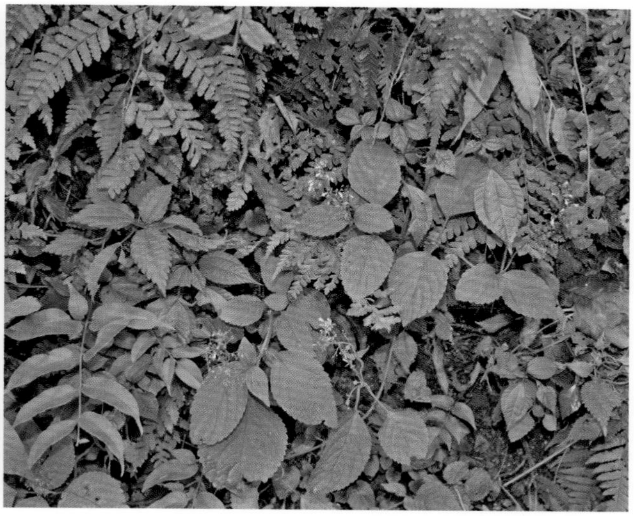

【形态特征】多年生草本，高 15~100cm。茎四棱形，多分枝。叶下面被褐色腺点，先端钝。聚伞花序分枝蝎尾状，具 11~13 花，组成圆锥状；花冠白色或粉红色，具紫色斑点，冠檐外面被稀疏小黄色腺点。花、果期 8~12 月。

【适宜生境】生于沟边、路旁。

【资源状况】分布于低山区、中山区。常见。

【入药部位】全草（溪黄草）。

【功能主治】清热解毒，利湿退黄，散瘀消肿。用于湿热黄疸，胆囊炎，泄泻，痢疾，疮肿，跌打损伤。

溪黄草　白升麻

Rabdosia serra (Maxim.) Hara

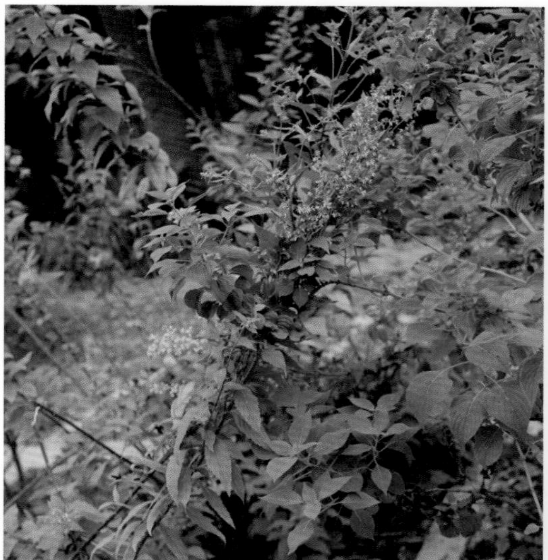
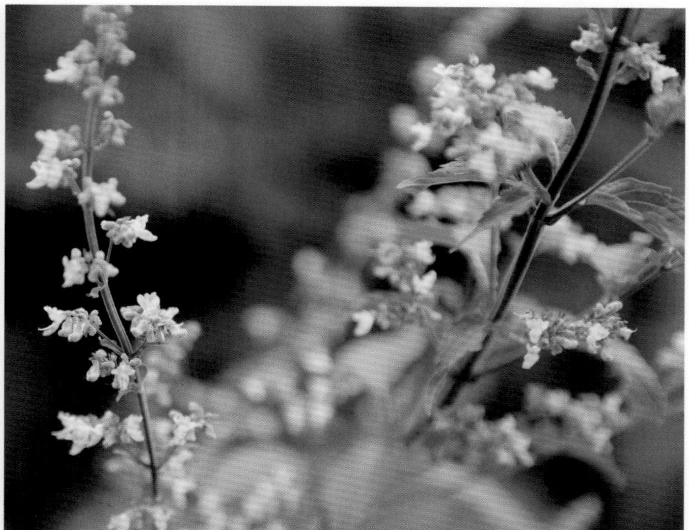

【形态特征】多年生草本。根状茎肥大，粗壮，有时呈疙瘩状，向下密生纤细的须根。叶柄顶部具宽翅。聚伞花序具5至多花，组成疏松顶生的圆锥状；花萼钟形，果时膨大，呈宽钟形；花冠紫色，冠檐二唇形，上唇外反。小坚果宽卵球形，先端具白色须毛。花期8~10月，果期9~10月。

【适宜生境】生于路旁灌木丛中。

【资源状况】分布于低山区。常见。

【入药部位】全草。

【功能主治】利湿退黄，清热解毒，散瘀消肿。用于湿热黄疸，胆囊炎，泄泻，痢疾，疮肿，跌打损伤。

峨眉鼠尾草 *Salvia omeiana* Stib.

【标本采集号】LEM120725026

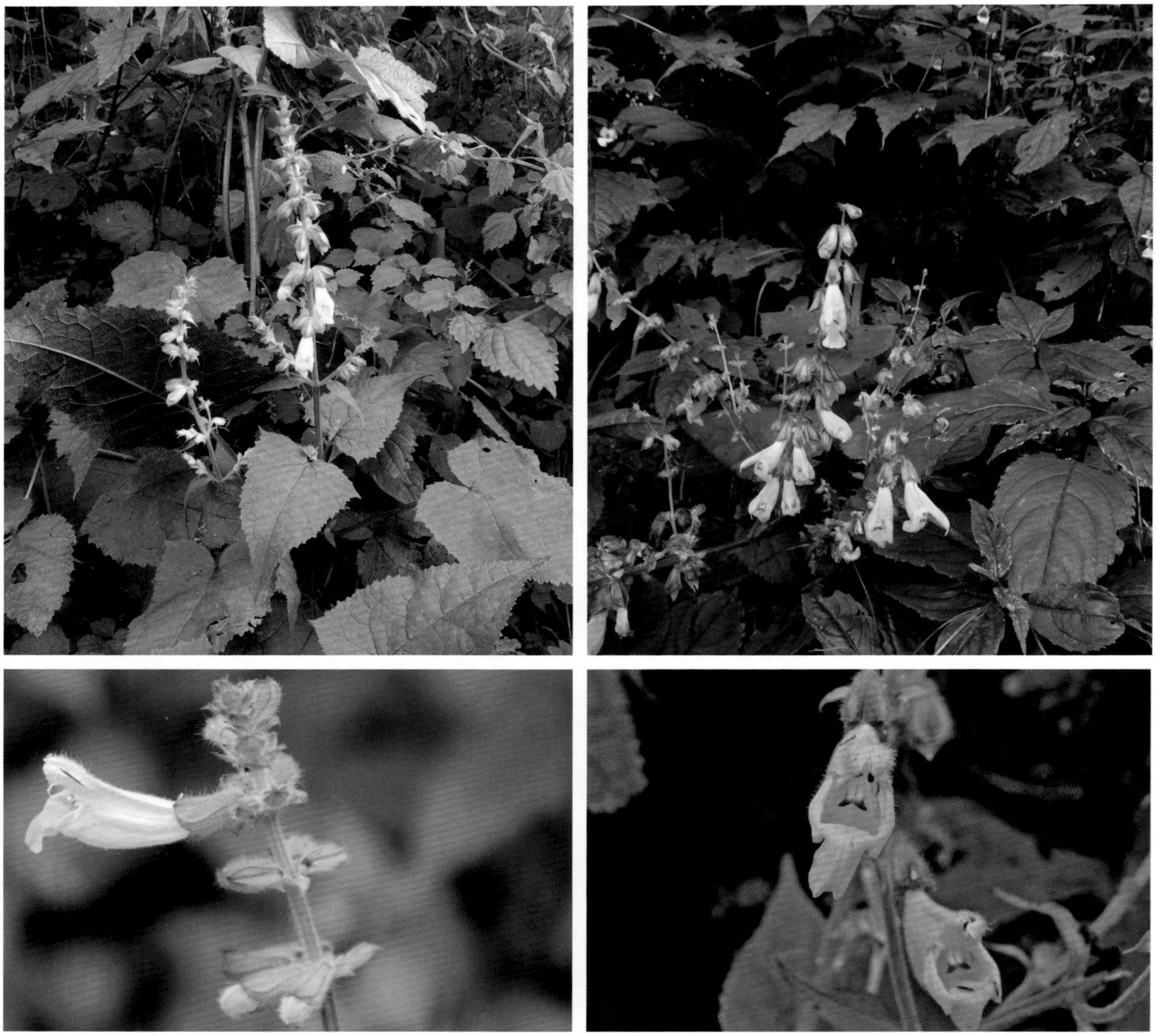

【形态特征】多年生草本。根状茎木质，深褐色，有宿存的叶鞘。茎生叶宽卵状心形至戟状卵形，上面疏生纤细糙伏毛，下面紫色，沿脉疏具柔毛和淡黄色腺毛，基部心形至近戟形。轮伞花序 2~6 花，排成总状圆锥花序；花萼狭钟状，下唇比上唇长，半裂成 2 齿，萼齿三角形，先端渐尖，果时花萼膨大；花冠黄色，自基部向上弯曲；柱头伸出花冠。小坚果倒卵球形，褐色。花期 7~9 月。

【适宜生境】生于山坡草地。

【资源状况】分布于中山区、高山区。少见。

【入药部位】根。

【功能主治】清热解毒，祛风除湿。

华鼠尾草 *石见穿*

Salvia chinensis Benth.

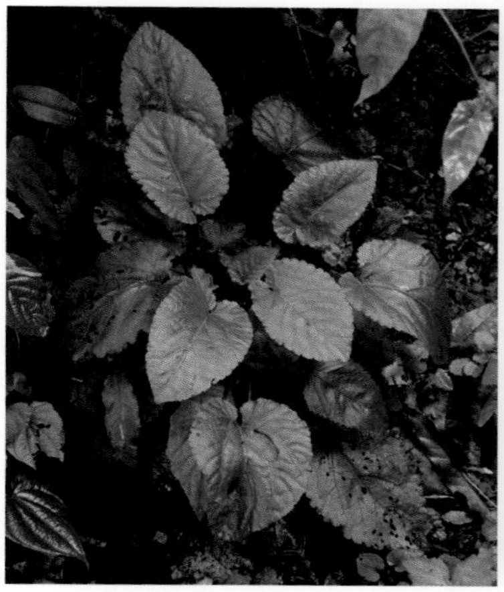

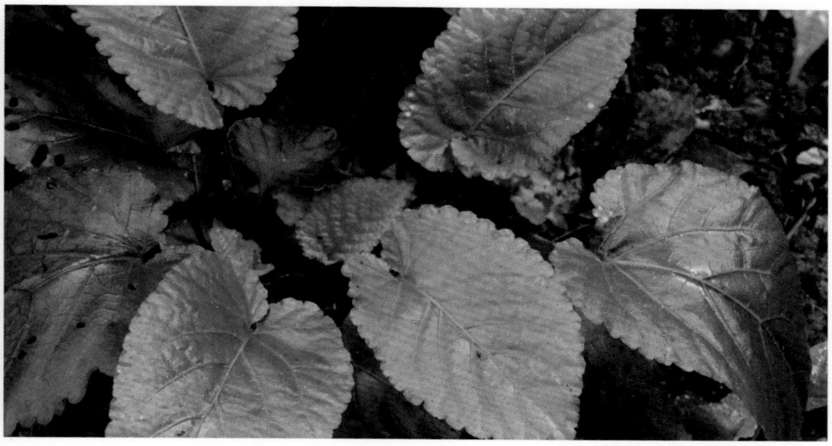

【形态特征】一年生草本，高 20~100cm。茎单一或分枝，直立或基部俯卧，被倒生的柔毛或绒毛。单叶或近基部叶为 3 小叶复叶；单叶叶片卵圆形至卵状椭圆形，近无毛，脉上被柔毛，基部心形至圆形，边缘具圆齿或钝锯齿。轮伞花序 6 花，组成总状或圆锥花序，被微柔毛；苞片披针形；花萼钟状，紫色，脉上被绒毛，花萼上唇近半圆形，下唇较上唇长，萼齿狭三角形，先端尖；花冠蓝紫色或紫色，被微柔毛；花药近伸出。小坚果棕色，椭圆状卵球形，包被于宿存花被内。花期 8~10 月。

【适宜生境】生于路旁灌木丛中。

【资源状况】分布于中山区。常见。

【入药部位】全草（石见穿）。

【功能主治】清热利湿，活血化瘀，散结消肿。用于月经不调，痛经，经闭，崩漏，便血，湿热黄疸，热毒，血痢，淋痛，带下病，风湿骨痛，瘰疬，疮肿，乳痈，带状疱疹，麻风，跌打伤肿。

丹　参

中江丹参

Salvia miltiorrhiza Bunge

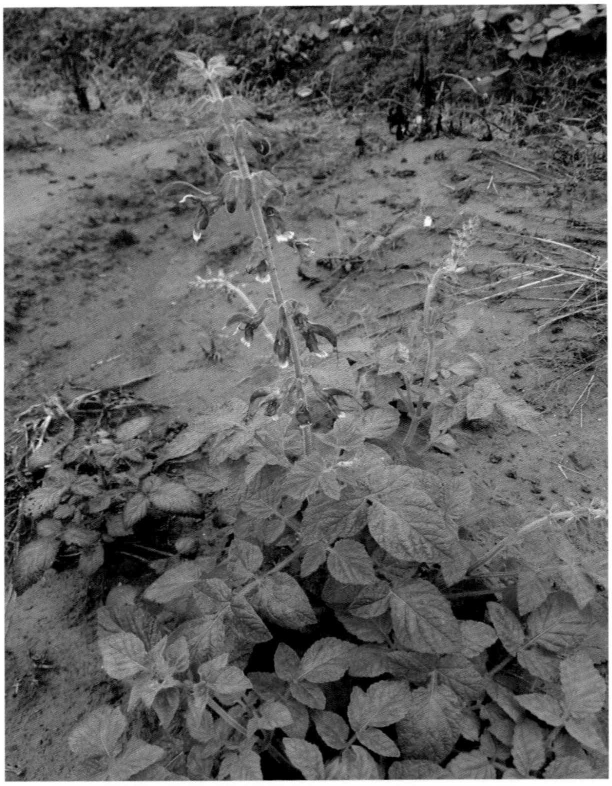

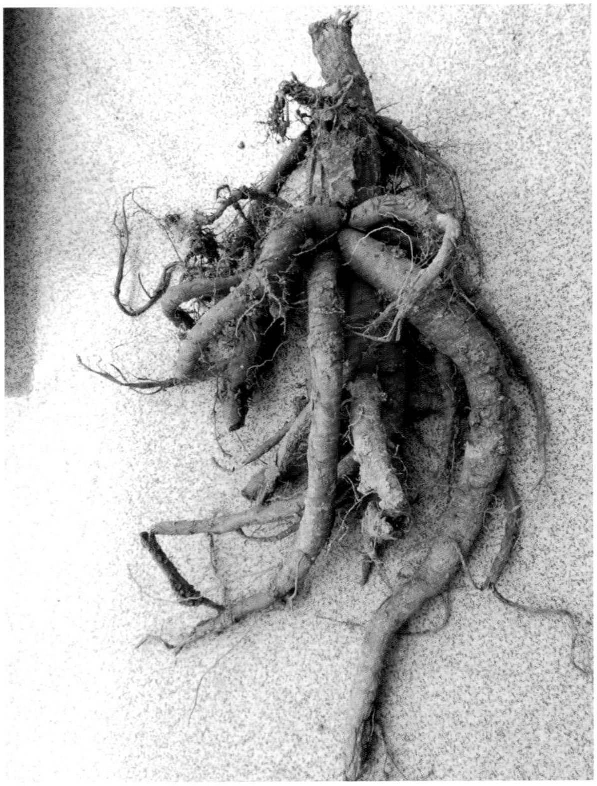

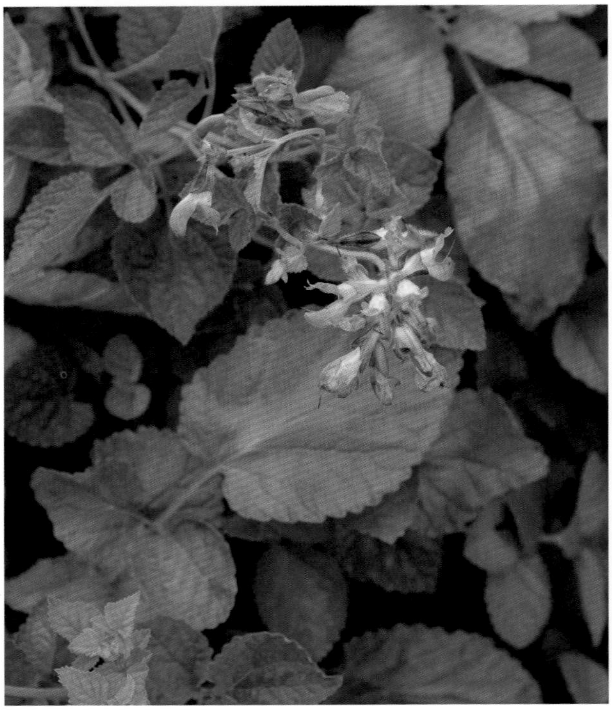

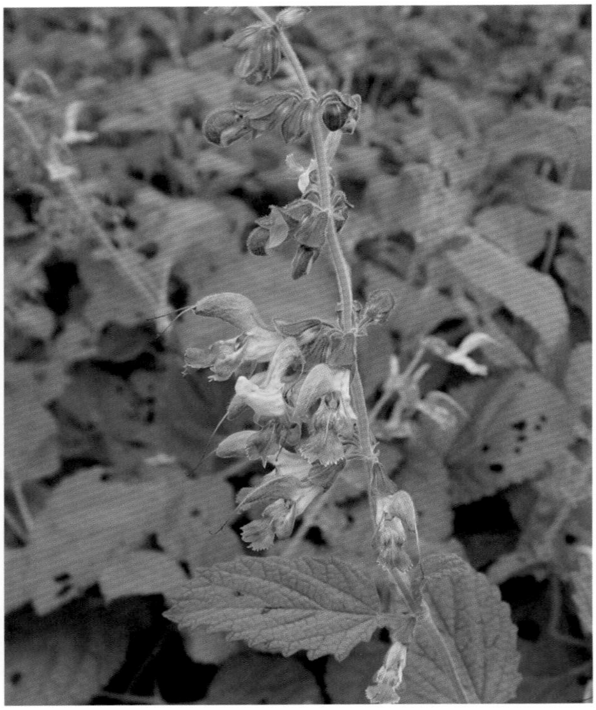

【形态特征】多年生草本，高 30~100cm，全株密被淡黄色柔毛及腺毛。根肥厚，肉质，圆柱形，外皮土红色。叶常为奇数羽状复叶，小叶 3~5（~7）枚。轮伞花序 6 至多花；花序轴密具绒毛或腺毛；花萼钟形，浅紫色，花后稍膨大；花冠蓝紫色或白色；能育雄蕊 2，伸出花冠外。花期 4~8 月，果期 9~10 月。

【适宜生境】生于海拔 1300m 以下山坡、灌木林下，大量栽培。

【资源状况】分布于坝区、低山区、中山区。常见，可以大量开发利用。

【入药部位】根。

【功能主治】祛瘀止痛，排脓，活血调经，安神宁心，清心除烦。用于心绞痛，骨节寒痛，惊悸不眠，疮疡肿痛，月经不调，血痢，胸痹，痛经，经闭，腹中包块，产后恶露不净，肝区疼痛，血瘀气滞，胃脘疼痛。

评　　述　川产道地药材，主产于德阳市（中江县石泉乡）。

荔枝草

青蛙草

Salvia plebeia R. Br.

【标本采集号】LEM120701002

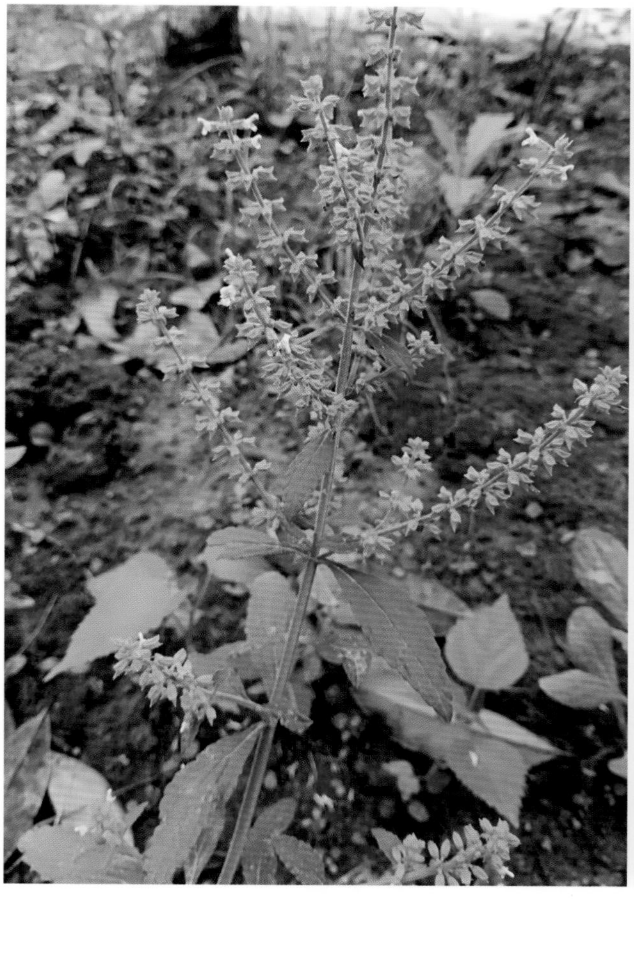
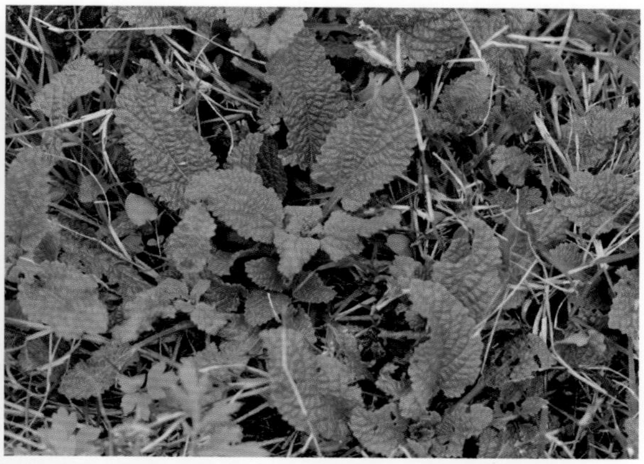
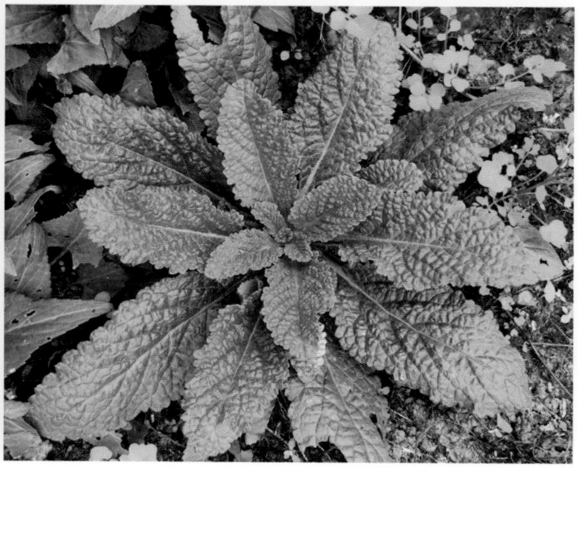

【形态特征】一年生或二年生草本，高 15~90cm。茎四棱形，上部多分枝。叶椭圆状卵形至椭圆状披针形。轮伞花序具 6 花，多数，排成总状或圆锥状；花冠淡红色、淡紫色、紫色、蓝紫色至蓝色，稀白色。小坚果倒卵形，褐色。花期 4~5 月，果期 6~7 月。

【适宜生境】生于潮湿的沟边或田坎边、荒地。

【资源状况】分布于坝区、低山区。常见，可以开发利用。

【入药部位】全草。

【功能主治】清热解毒，凉血散瘀，利水消肿。用于肺热咳嗽，感冒发热，咽喉肿痛，咯血，吐血，尿血，崩漏，痔疮出血，肾炎水肿，白浊，痢疾，痈肿疮毒，湿疹瘙痒，跌打损伤，蛇虫咬伤。

甘西鼠尾草

红秦艽

Salvia przewalskii Maxim.

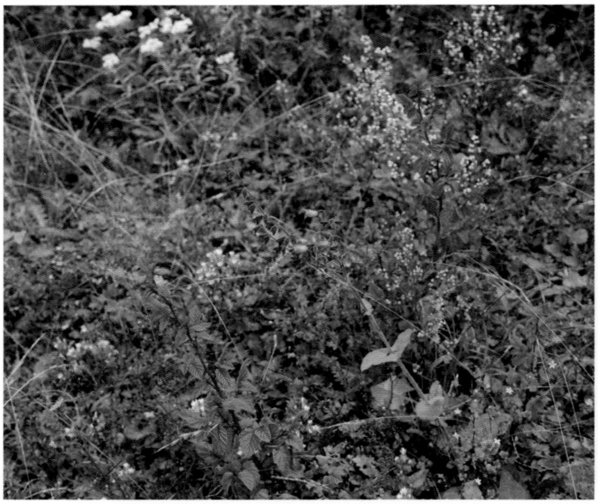

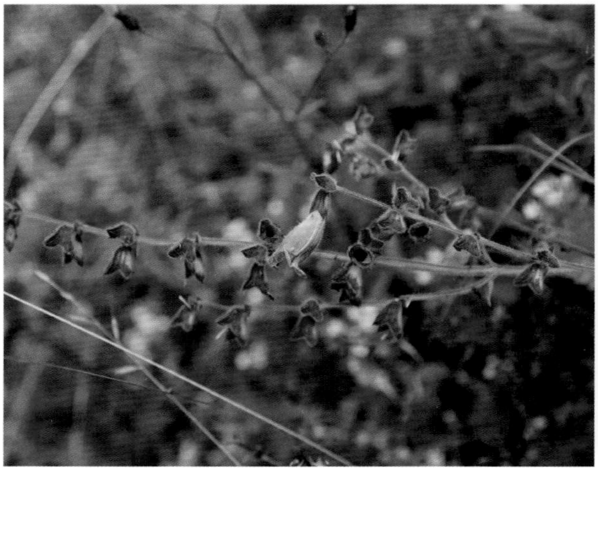

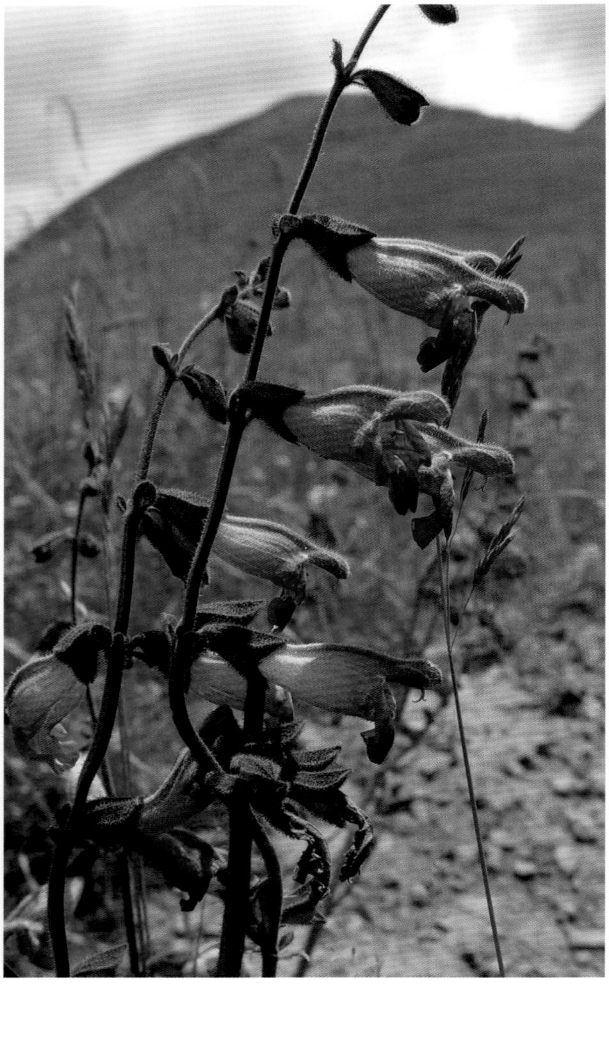

【形态特征】多年生草本。根木质，直伸，圆柱锥状，外皮红褐色。叶具长柄，三角状或椭圆状戟形，稀心状卵圆形，下面灰白色，密具灰色绒毛，基部心形至戟形，边缘具圆锯齿。轮伞花序 2~4 花，疏离，组成顶生长 8~20cm 的总状花序，有时具腋生的总状花序而形成圆锥花序；花冠紫红色或红褐色。小坚果灰褐色，倒卵球形。花期 5~8 月。

【适宜生境】生于灌木林中阴处、路边、山坡。

【资源状况】分布于高山区。常见，可以开发利用。

【入药部位】根。

【功能主治】祛瘀生新，祛风湿。用于月经不调，经闭腹痛，产后瘀血腹痛，风湿骨痛，跌打损伤，神经衰弱，失眠。

佛光草

瘢疙宝耳朵

Salvia substolonifera Stib.

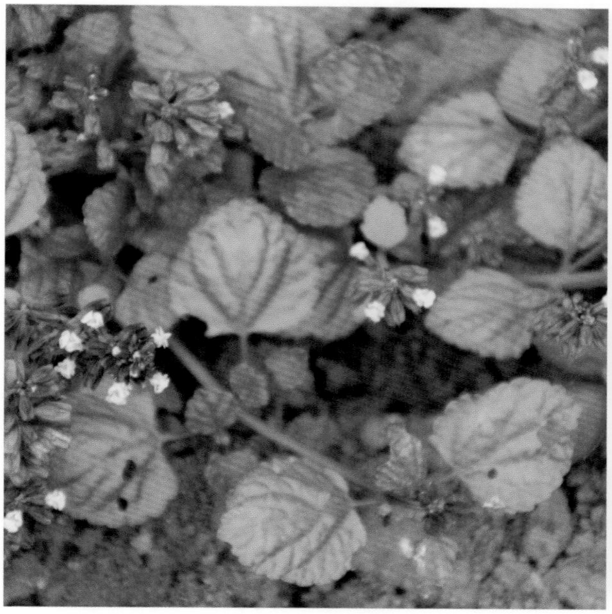

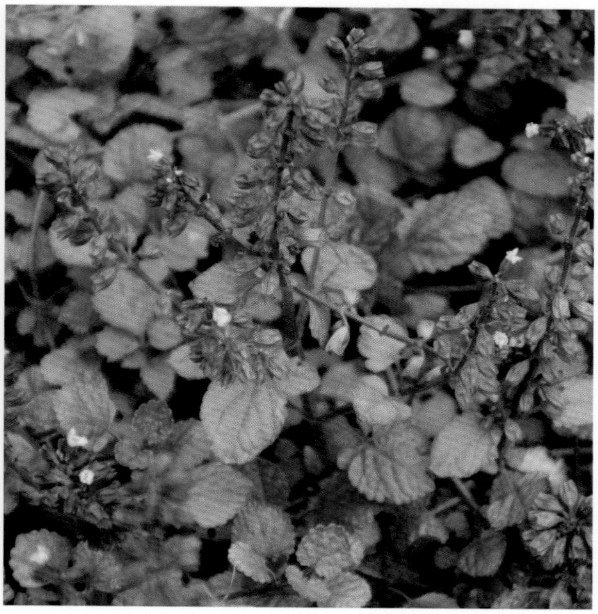

【形态特征】一年生草本。茎四棱形，具浅槽，被短柔毛或微柔毛。轮伞花序具 2~8 花，下部疏离，上部紧缩，组成腋生或顶生的总状或圆锥状；花梗与花序轴密被硬毛及腺状柔毛；花萼二唇形，上唇梯形，顶端截形；花冠浅红色或浅紫色，冠筒稍突出。小坚果浅褐色，卵球形。花期 3~5 月。

【适宜生境】生于沟边或栽培。

【资源状况】分布于低山区。常见，可以开发利用。

【入药部位】全草。

【功能主治】止咳平喘。用于咳嗽，吐血。

四棱草

四楞筋骨草、方筋骨草

Schnabelia oligophylla Hand. -Mazz.

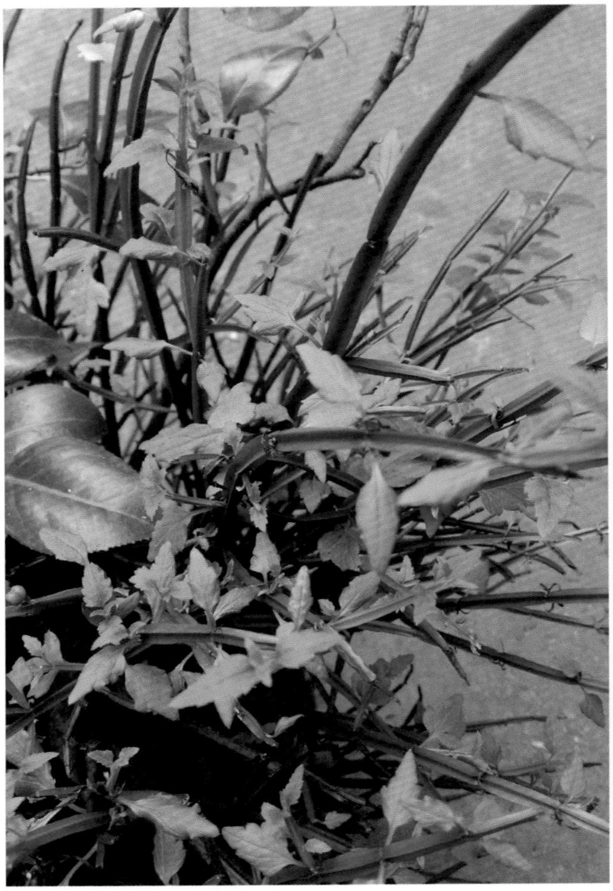

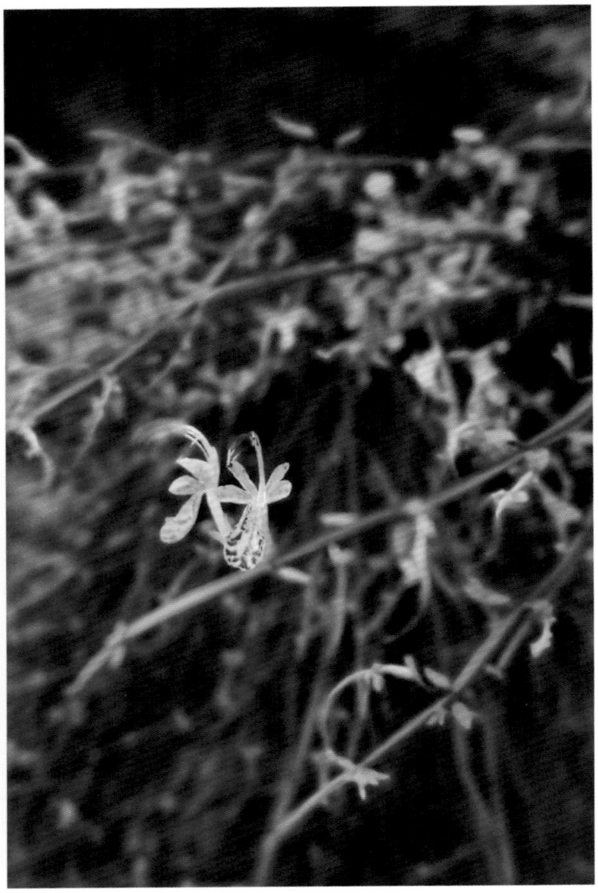

【形态特征】多年生草本，高50~130cm。茎四棱形，棱角有膜质翅，节处较细，呈断裂状，多对生分枝。叶卵形或三角状卵形，稀掌状3裂。花单生于叶腋；开花授粉的花：花冠淡紫蓝色或紫红色，冠檐二唇形，上唇2裂，下唇3裂，雄蕊4，二强，伸出花冠外；闭花授粉的花：花萼、子房及花盘与开花授粉的花形状相同，但较小，花萼萼片几线形，雄蕊内藏，着生于花冠筒喉部。小坚果倒卵珠形，4枚。花期4~5月，果期5~6月。

【适宜生境】生于海拔700~1500m的荒坡林下、阴湿处、石灰岩上。

【资源状况】分布于低山区、中山区。常见，可以适度开发利用。

【入药部位】全草。

【功能主治】祛风除湿，行血通络，散瘀止痛。用于风湿痹痛，筋骨疼痛，四肢麻木，跌打损伤，胸胁闷胀，经闭。

滇黄芩　*Scutellaria amoena* C. H. Wright

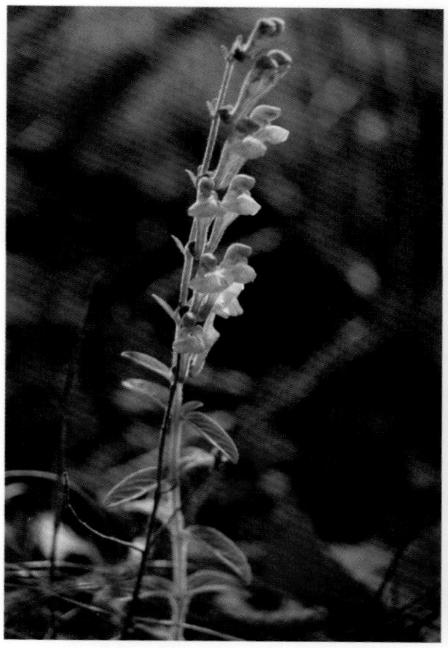
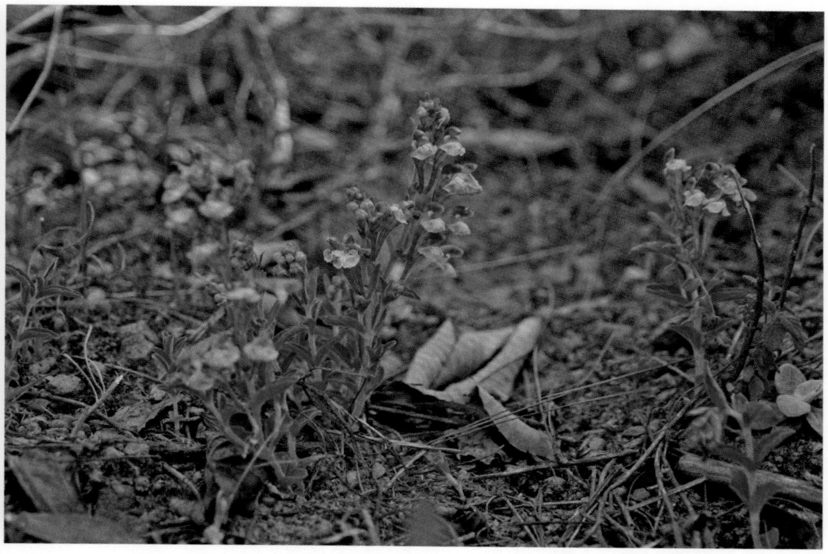

【形态特征】多年生矮小草本，高 15~25cm。根肥厚，常有分枝，断面黄绿色。茎淡紫色，多数，直立。叶对生；叶片长圆状卵形至长圆形，边缘具不明显圆齿至全缘。总状花序顶生；花萼淡紫色，具盾片；花冠紫色或蓝紫色，冠筒基部稍囊状，明显弯曲。花期 5~9 月，果期 7~10 月。

【适宜生境】栽培。

【资源状况】分布于低山区。常见。

【入药部位】根。

【功能主治】泻火解毒，安胎。用于风热咳嗽，湿热黄疸，目赤肿痛，疮毒。

半枝莲　赶山鞭、狭叶韩信草
Scutellaria barbata D. Don

【标本采集号】LEM120706002

【形态特征】草本，高 15~40cm。茎直立，四棱形，上面无毛或疏具平伏柔毛，下部匍匐生根。叶三角状卵形至卵状披针形，边缘疏生钝浅圆齿。花腋生；花萼二唇形，上唇背部有一盾状附属物，花冠落后封闭并增大；花冠蓝紫色，花冠管在基部前方囊状，在喉部渐膨大变宽。小坚果扁球形，有瘤点，包围宿存萼中。花、果期 4~7 月。

【适宜生境】生于海拔 400~2500m 的沟边、田埂、路旁。

【资源状况】分布于峨眉山各地。常见，可以开发利用。

【入药部位】全草。

【功能主治】清热解毒，活血行气。用于衄血，吐血，血淋，赤痢，黄疸，咽喉肿痛，肺痈，疔疮，瘰疬，疮毒，早期癌肿。

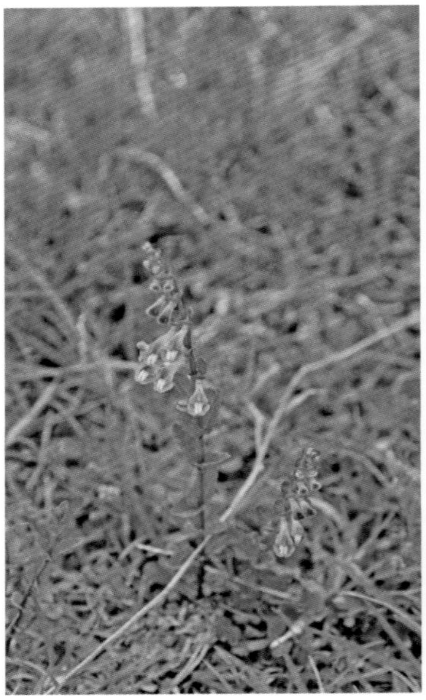
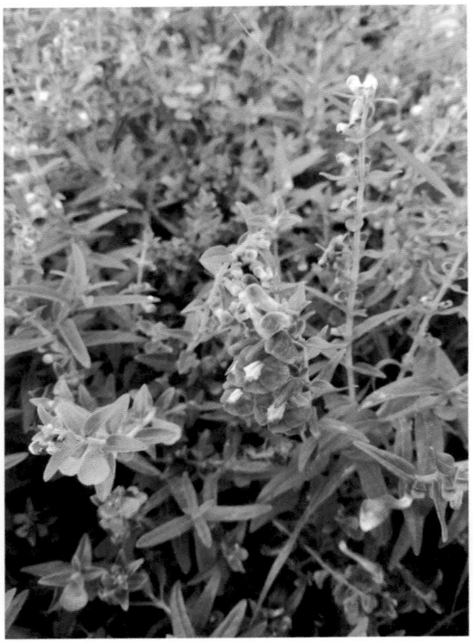
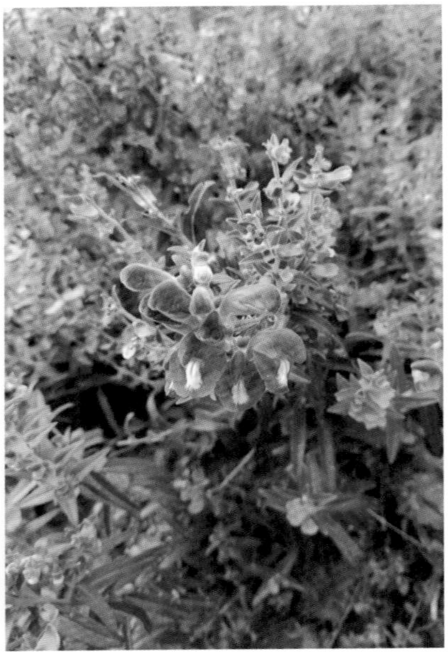

韩信草 *Scutellaria indica* Linn.

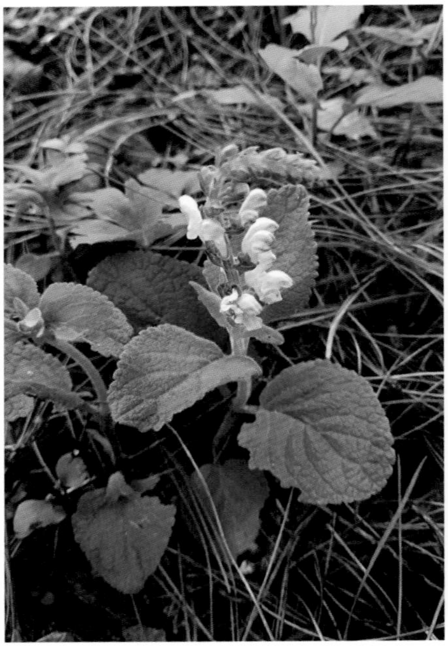
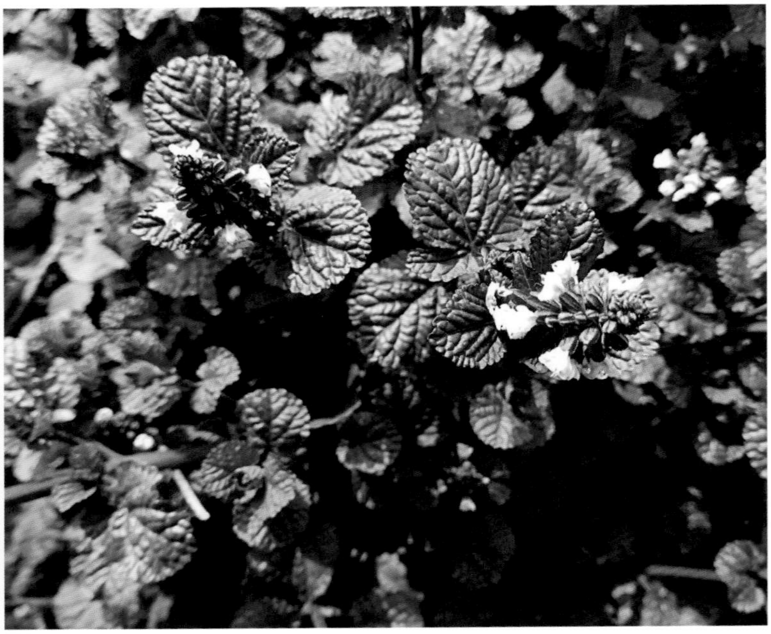

【形态特征】多年生草本，高达 28cm，全株被白色短毛。茎基部伏地，上部直立，四棱形。叶片心状卵圆形或椭圆形。花对生，排成顶生总状花序；花冠蓝紫色，外部疏具微柔毛，内面仅唇片具柔毛，下唇中裂片具深紫色斑点，中部稍收缩，先端凹缺。坚果具瘤，包围于宿存萼中。花、果期 2~6 月。

【适宜生境】生于荒坡、灌丛下阴湿处。

【资源状况】分布于低山区。常见。

【入药部位】全草（向天盏）。

【功能主治】清热解毒，活血止痛，止血消肿。用于痈肿疔毒，肺痈，肠痈，瘰疬，毒蛇咬伤，肺热咳喘，牙痛，喉痹，咽痛，筋骨疼痛，吐血，咯血，便血，跌打损伤，创伤出血，皮肤瘙痒。

钝叶黄芩

草黄芩、向天盏

Scutellaria obtusifolia Hemsl.

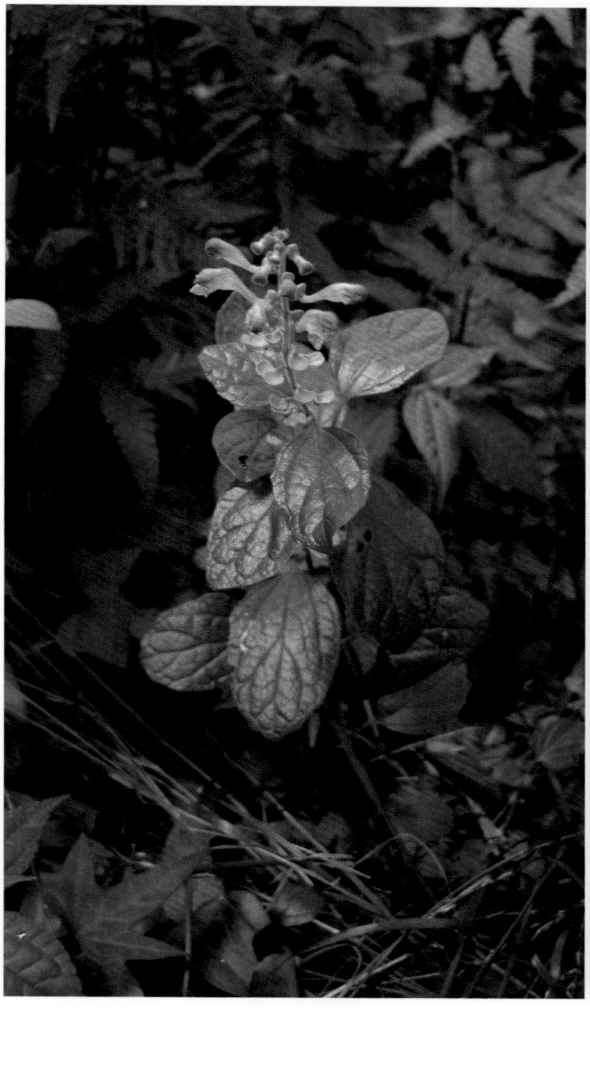

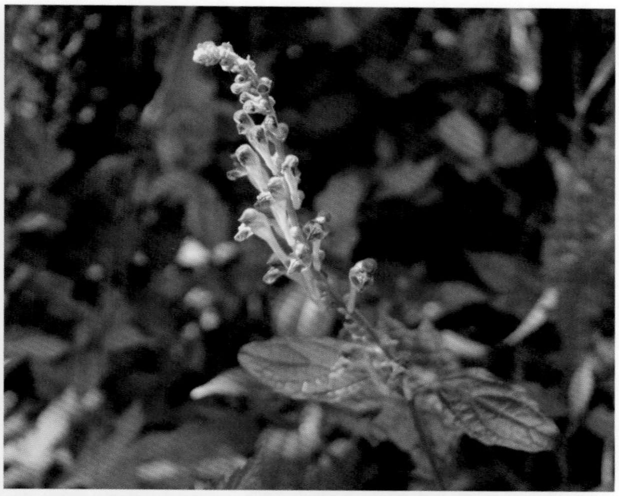

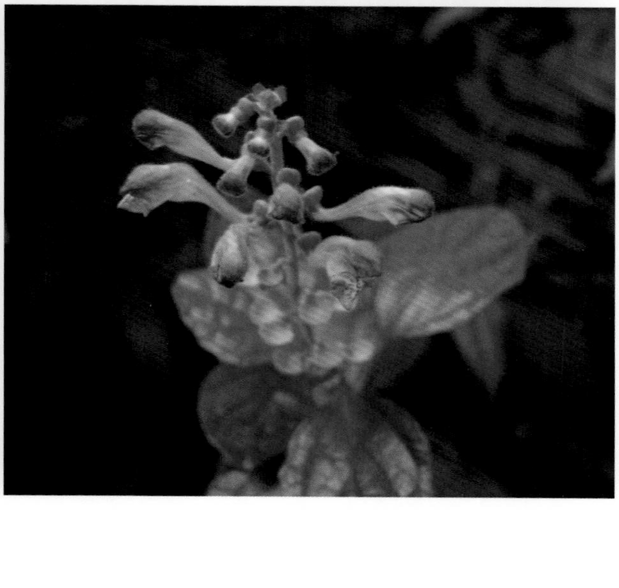

【形态特征】多年生草本，高 20~60cm。茎基部近木质，四棱形，被短柔毛。叶近革质，椭圆状卵圆形，下面密生灰白色短柔毛。花对生，排成顶生总状花序；花冠紫色或蓝紫色；雄蕊 4，二强。小坚果具瘤。花期 5~6 月，果期 6~7 月。

【适宜生境】生于海拔 400~1400m 的荒坡、灌丛下阴湿处。

【资源状况】分布于坝区、低山区、中山区。少见。

【入药部位】全草（草黄芩）。

【功能主治】泻火，清热解毒，安胎，燥湿，止血。用于肺热咳嗽，高热烦渴，血热吐衄，痈肿疮毒，胎动不安，湿热痞满。

筒冠花 *Siphocranion macranthum* (Hook. f.) C. Y. Wu

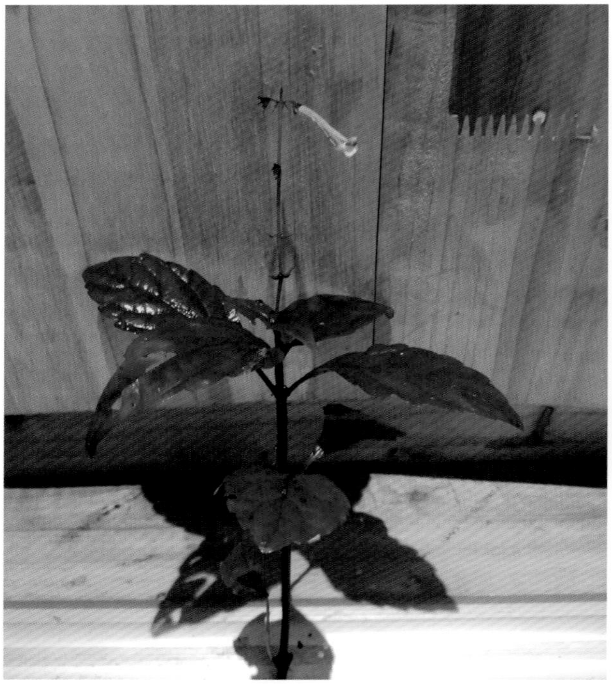

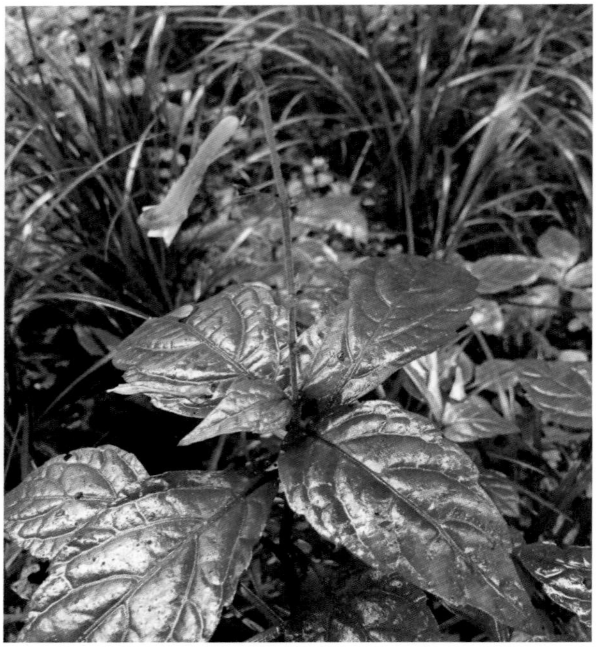

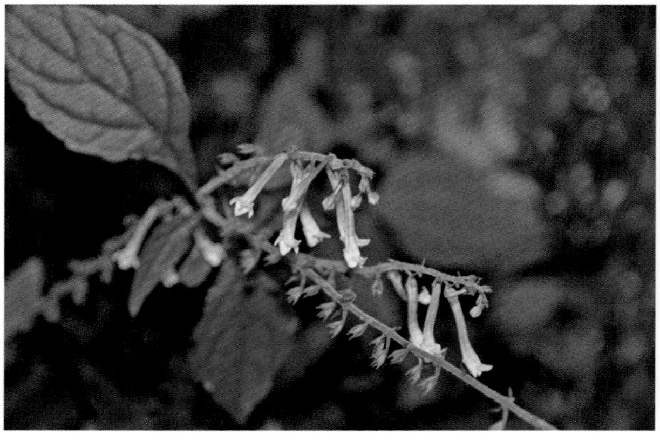

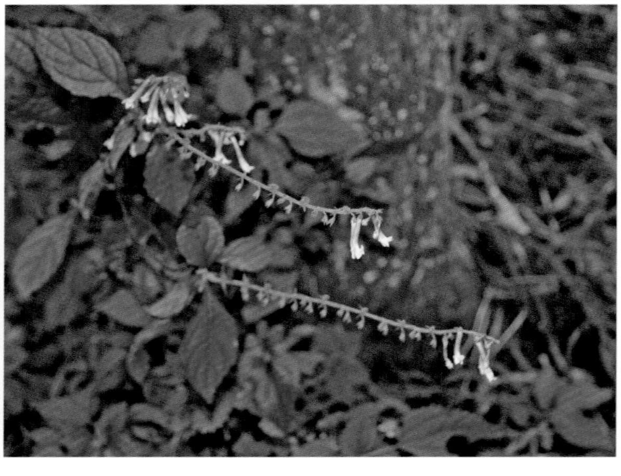

【形态特征】多年生草本。根状茎纤细，匍匐，其上密生须根；茎匍匐至斜升。叶卵状披针形至卵形，沿脉具柔毛。由具 2 花的轮伞花序组成总状花序；花冠淡红色至蓝紫色，筒状，长达 2.5cm，直而狭，喉部稍膨大。小坚果黄褐色，卵球形。花期 7~10 月，果期 10~11 月。
【适宜生境】生于灌丛林下阴湿处。
【资源状况】分布于中山区。少见。
【入药部位】茎、叶。
【功能主治】清热解毒。用于疮疡。

甘露子 草石蚕、地蛹子
Stachys sieboldii Miq.

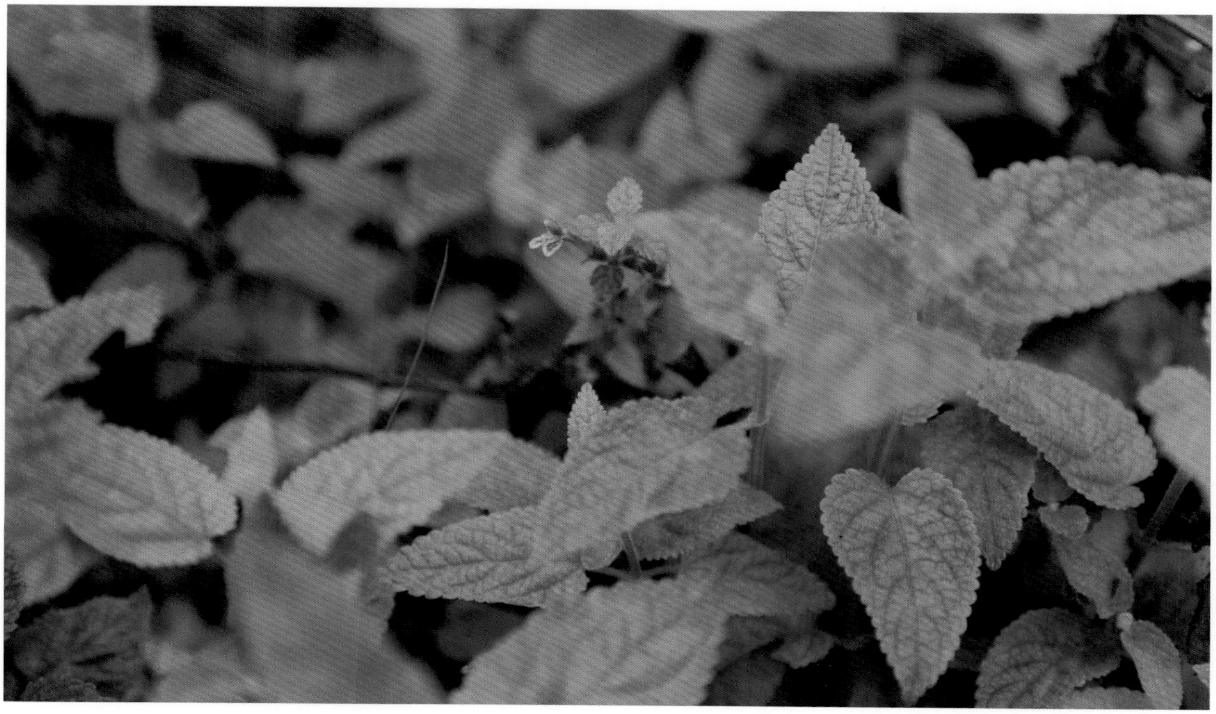

【形态特征】多年生草本，高 30~120cm。根状茎白色，顶端有念珠状或螺蛳形的肥大块茎。叶对生，卵形至椭圆状卵形。轮状聚伞花序具 6 花，较疏松；苞叶苞片状，反折；花冠红色至紫色，下唇具紫色斑点。小坚果黑褐色，卵球形，包于宿存萼内。花期 7~8 月，果期 9 月。
【适宜生境】栽培。
【资源状况】分布于低山区。常见，可以开发利用。
【入药部位】全草或块茎（草石蚕）。
【功能主治】解毒清肺，利湿解毒，健脾补虚。用于风热感冒，虚劳咳嗽，黄疸，淋证，疮毒肿痛，毒蛇咬伤。

穗花香科科

水藿香

Teucrium japonicum Willd.

【形态特征】多年生草本，具匍匐茎。茎四棱形，具明显的四槽。叶卵状长圆形至卵状披针形。假穗花序由密集的具 2 花的轮伞花序组成；花萼无毛，边缘具缘毛；花冠单唇形，外面在唇片上被鳞状短毛，冠筒长为花冠的 1/4，不伸出于花萼。小坚果栗褐色，倒卵球形，光滑，疏具白色波状毛。花期 7~9 月，果期 10 月。

【适宜生境】生于灌木林下路旁。

【资源状况】分布于低山区。少见。

【入药部位】全草。

【功能主治】疏风解表，透疹。用于外感风寒，头痛，咽喉痛，麻疹不透。

血见愁

假紫苏

Teucrium viscidum Bl.

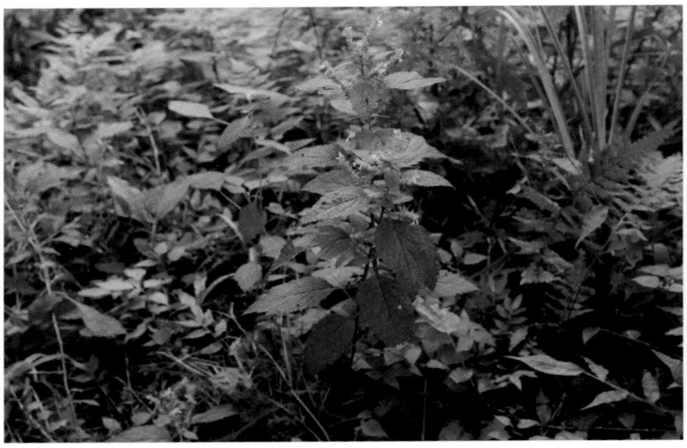

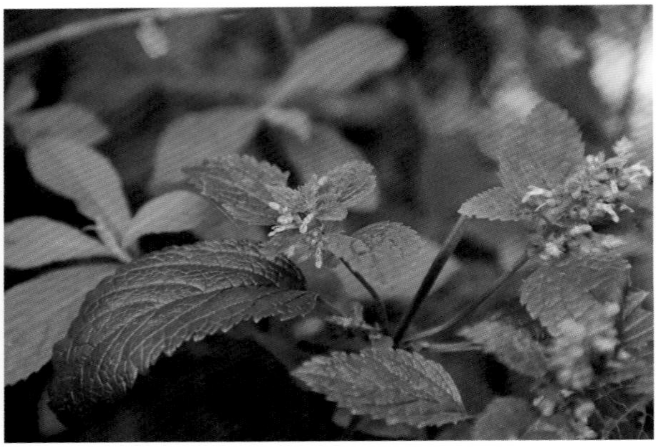

【形态特征】多年生草本，高 30~70cm，具匍匐茎。茎四棱形，上部直立，有分枝。叶对生，具长柄；叶片卵形至卵状长圆形。假穗状花序由密生轮伞花序组成；花萼外面密被腺柔毛；花冠白色、淡红色或淡紫色。小坚果黄褐色，扁球形，包藏于宿存萼中。花期 6~9 月。

【适宜生境】生于路旁或灌丛下阴处。

【资源状况】分布于低山区。常见。

【入药部位】全草（山藿香）。

【功能主治】止血，散瘀，活血祛风。用于风湿性关节炎，跌打损伤，肺脓肿，急性胃肠炎，消化不良，冻疮痈肿。